KB252503

병기(病期)·병태(病態)·중증도(重症度)로 본

근거 중심 질환별 간호 과정 4

Authorized translation from the Japanese language edition, entitled
病期・病態・重症度からみた 疾患別看護過程 + 病態関連図 第2版
ISBN 978-4-260-01561-5
edited by 井上　智子 / 佐藤　千史
published by IGAKU-SHOIN LTD., TOKYO Copyright ⓒ2012
All Rights Reserved. No part of this book may be reproduced or transmitted in any form or by any means,
electronic or mechanical, including photocopying, recording or by any information storage retrieval system,
without permission from IGAKU-SHOIN LTD.
Korean language edition published by HANEON PUBLISHING, Copyright ⓒ2014

병기(病期)·병태(病態)·중증도(重症度)로 본

근거 중심 질환별 간호 과정 4

이노우에 도모코, 사토 치후미 편집 | 엄옥주 감수 | 이민자 옮김

메디캠퍼스

일 러 두 기

이 책에 언급된 치료법과 간호에 관한 내용들은 출판된 시점에서 최신 정보를 바탕으로 정확성을 가질 수 있도록 저자, 편집자, 발행인이 최선의 노력을 기울였습니다. 그러나 의학과 의료 분야는 나날이 발전하기 때문에 수록된 내용이 모든 면에서 정확하고 완벽하다고 단언하기는 어렵습니다. 따라서 이 책을 실제 간호에 활용하고자 하는 독자는 최신 데이터에 해당하는지, 수록된 내용이 정확한지 확인하는 데 세심한 주의를 기울일 것을 부탁드립니다.

이 책에서 언급한 치료법과 약품이 의학 연구와 의료 발전에 따라 발행 후 새로 업데이트되었을 경우, 여기에 제시한 치료법과 의약품으로 인한 뜻하지 않은 사고에 대해 저자, 편집자, 출판사는 책임을 지지 않습니다.

* 감수자 주: 이 책에 기재된 '주요 치료약'이나 '처방 예'는 일본의 원서를 그대로 살린 것입니다. 그 내용 가운데 상당 부분은 우리나라와 같지만, 간혹 우리나라에는 없는 상품이 제시된 경우도 있습니다. 킴스온라인(http://new.kimsonline.co.kr)이나 드러그인포(http://www.druginfo.co.kr)에 접속하면 그에 해당하는 정보를 얻을 수 있으며, 해당 성분에 적합한 약들이 제약회사별로 나오고 있으므로 찾아보시길 바랍니다.

추 천 사

이 책 한 권으로 임상 현장에서 필요한 전반적인 간호 과정을 이해할 수 있다. 일러스트와 체계적인 설명으로 간호 과정을 일목요연하게 보여주며, 임상 현장에서 반드시 필요한 질병 관련 지식들을 소개했다.

– 이숙자 (대한병원협회 학술교육국 국장)

환자 중심의 의료 서비스는 질병의 치유 외에도 환자에게 감동을 주는 것을 목표로 한다. 감동은 어렵거나 복잡하지 않다. 환자를 위하는 진정성이 전달되면 감동을 느낀다. 알고, 이해하고, 환자에게 도움을 주고자 하는 의료인의 순수한 마음이 그것이다. 이 책에는 가장 필요한 지식과 함께 그 마음이 담겨 있다.

– 장희정 (한림대학교 간호학부 성인간호학 교수)

의학·간호학 및 건강 관련 학문은 매우 빠른 속도로 발전하고 있다. 이러한 변화에 발맞추어 오늘날 간호사는 전문적인 이론 및 광범위한 지식을 바탕으로 간호대상자의 요구에 부응하는 총체적인 간호접근이 필요하다.

이 책은 해부, 병태 생리, 증상 관리와 더불어 간호를 계획하고 제공하기 위한 객관적이고 과학적인 접근 방법인 간호 과정을 구체적으로 설명하고 있다. 따라서 실제 임상에서 환자에게 적용할 수 있을 뿐 아니라, 현장 간호사나 간호학을 전공하는 학생들의 기본을 더욱 탄탄하게 해주는 데 큰 도움이 될 것으로 기대한다.

– 문숙자 (세한대학교 간호학과 교수)

기본적인 질병들의 병태 생리를 쉽게 이해할 수 있는 책이다. 특정 환자에 국한하지 않고 임상적으로 일어날 수 있는 다양한 상황에서 더 많은 환자에게 적용할 수 있도록 폭넓은 관점으로 간호 과정을 조망할 수 있다. 예비 간호사들과 임상 현장의 간호사들은 물론, 후배들을 학습시키고자 하는 간호사 리더들에게도 반드시 필요한 책이라 확신한다.

– 공혜연 (나은병원 적정진료관리실 QI팀장)

질병에 따라 간호 과정을 구분하는 것은 결국 환자 중심의 의료서비스로 가는 길이다. 환자의 개별적인 질병에 초점을 맞추어 의료서비스를 제공하는 것이 결국 의료서비스 질 향상에 많은 도움이 될 것이다. 그렇다면 이 책에는 앞으로 의료기관이 가야 할 근본적인 방향이 제시되어 있다고 볼 수 있다.

– 김덕진 (한국만성기의료협회장, 전 대한노인요양병원협회장)

이 책은 단순히 환자들을 질환별로 나누어 묶도록 한 것이 아니라, 다양한 환자들의 간호 과정을 서로 효과적으로 융합시켜 의료 조직 간의 업무 효율을 높이는 방법이 된다는 것을 가르쳐준다.

– 문현근 (이노솔루션 대표)

서 문

Nursing Process, 즉 '간호 과정'이라는 용어가 간호계에 뿌리를 내린 지는 오래되었다. 이 용어의 중요성은 질병과 치료법에 따라 획일적인 간호를 하는 것이 아니라 환자의 개별적인 문제에 초점을 맞추는 데 있다. 즉 개별적인 문제 해결 방법에 따라 관리 계획을 세우고 간호 활동의 전개 방식을 도입하는 등 환자 개개인에게 눈을 돌리는 것이 양질의 간호와 연결된다고 보는 것이다. 기존의 병동 기준 간호 매뉴얼, 새로운 클리니컬 패스웨이(clinical pathway)와 케어 맵(care map) 등은 동일 진단군에 포함된 사람들, 같은 치료법(예를 들어 수술 방식·처방)을 적용하는 사람들의 공통점과 정체성에 주목하여 합리적이고 타당한 케어 방법을 보여주었다.

이 책은 이러한 사고에 기반하여 질병 이름은 물론 병태·중증도 등이 환자에 대한 평가와 간호 진단 등 문제를 명확하게 하는 데 도움이 되도록 서술하였다.

솔직히 처음 이 책의 성격을 '질환별 간호 과정'이라고 정의 내릴 때에는 많은 저항감이 있었다. 간호 과정은 개별 케어를 전개하기 위한 것이며, 환자들을 질환별로 묶는 것은 바람직하지 않다고 생각했기 때문이다. 또한 '(의학적) 진단에 따라서 간호가 결정되는 것이 아니며, 환자가 있기 때문에 간호가 존재한다'고 말할 수 있고, 질환의 이름이나 치료법이 간호에 선행한다고도 생각하지 않는다.

이러한 생각을 바탕으로 이 책을 기획하면서 '질병' 또는 '증상'을 출발점으로 하여 원인이나 발병 기전, 필요한 검사와 치료를 통해 간호 과정을 전개할 수 있으며, '평가—간호 진단-목표-간호 활동-평가'라는 사이클은 각 지점에서 더욱 유연하고 대담하게 시행될 것임을 실감했다.

이 책에서 보여주는 질환별 간호 과정은 여러 간호 과정을 질환별로 통합한 것이 아니다. 간호 과정의 전개에서 질병 이름은 물론, 병기·병태·중증도를 고려한 개별성을 충실히 반영해, 질환의 설명에 포함된 병인, 역학, 증상, 합병증 그리고 치료법에 대한 지식을 공고히 하기 위한 것이다. 간호 과정은 병의 치료와 별도로 존재할 수 없는 것이며, 중요한 것은 간호 과정과의 융합과 제휴 방법이다.

이 책은 기존의 것을 전제로 한 치료에 대한 지식이 아니라 환자들을 간호하는 과정을 유기적으로 통합하기 위한 방법을 보여준다. 또한 이 책에서 사용한 간호 진단명에 대해서는 새롭게 '간호 진단 색인'을 마련하여, 간호 진단이라는 측면에서 역방향으로 찾을 수 있도록 했다.

이러한 과정은 경험이 풍부한 집필진이 있어야 가능한 일로서, 현재 일본에서 간호의 제일선에서 활동하고 있는 분들이 참여해주었다. 그 결과 편집자들의 의도를 훨씬 뛰어넘는 내용을 제공받을 수 있었기에 크게 감사드린다. 또한 전자화 시대에 걸맞은 구성과 레이아웃에 공을 들인 의학서원 편집실 여러분에게도 진심으로 감사를 드린다.

이 책이 간호를 위한 학습과 간호에 종사하는 사람들에게 큰 도움이 된다면, 책을 세상에 내놓는 데 참여한 사람들 모두에게 기대 이상의 기쁨이 될 것으로 믿는다.

편집자를 대표하여 이노우에 도모코

편 집

이노우에 도모코　도쿄의과치과대학 대학원 보건대학원 교수-첨단 침습완화 케어 간호학

사토 치후미　도쿄의과치과대학 대학원 보건대학원 교수-건강정보 분석학

집 필

의학 해설

아오야기 마사루　도쿄의과치과대학 대학원 치의학종합연구과 준교수-신경기능 외과학

아카자 미호　도쿄의과치과대학 대학원 치의학종합연구과-뇌신경병태학

아키자와 다다오　쇼와대학 의학부 교수-신장내과학

아사노 유우　보에이의과대학교 병원 외래교수-소아과

히가시(와키원) 료코　도쿄의과치과대학 의학부 부속병원-순환제어내과

아라이 아야코　도쿄의과치과대학 대학원 치의학종합연구과 강사-혈액내과학

아라이 히로쿠니　도쿄의과치과대학 대학원 치의학종합연구과 교수-심장혈관외과학

아리이 시게키　독립 행정법인 노동자건강복지기구 히마마쓰 로사이 병원 원장

이시다 치호　독립 행정법인 국립병원기구 이오 병원 신경진료 부장

이즈미 나미키　무사시노 적십자 병원 부원장·소화기과 부장

이즈미야마 하지메　도쿄의과치과대학 의학부 부속병원 의료협력지원센터 강사

이소베 미쓰아키　도쿄의과치과대학 대학원 치의학종합연구과 교수-순환 제어내과학

이치오카 마사히코　공익 재단법인 도쿄보건의료공사 도시마 병원 부원장

이토 히로아키　아키타대학 대학원 의학계 연구과 교수-혈관내과학·호흡기내과학

이나지 모토키　도쿄의과치과대학 대학원 치의학종합연구과 조교수-뇌신경 기능 외과학

이리오카 다카쿠니　국가공무원공제조합연합회 요코스카 공제병원 신경내과 부장

우스이 유타카　사이타마의과대학 부교수-호흡기내과

우치다 치요코　후쿠시마대학 인간발달문화학 교수

우치무라 코헤이　구마모토대학 의학부 부속병원-신장내과

에노모토 노부유키　야마나시대학 대학원 의학공학종합연구부 교수-임상 의학 계열(내과학 강좌 제1교실)

| 엔도 겐 | 일본 적십자사 의료센터 대장항문외과 부장 |

| 오카와 아쓰시 | 도쿄의과치과대학 대학원 치의학종합연구과 교수-정형외과학 |

| 오타 가쓰야 | 도쿄의과치과대학 대학원 치의학종합연구과 강사-심리치료, 완화 의료학/온타 제2병원 진료부장 |

| 오쓰카 이사오 | 이사오 가메다소고 병원 부인과 부장 |

| 오토모 야스히로 | 도쿄의과치과대학 대학원 치의학종합연구과 교수-구급재해의학 |

| 오노 기쿠오 | 도쿄의과치과대학 대학원 치의학종합연구과 교수-신경기능외과학 |

| 오노 교코 | 도쿄의과치과대학 대학원 치의학종합연구과 준교수-안과학 |

| 오사나이 다카유키 | 요쓰야 메디컬 큐브 유선외과 과장 |

| 가키조에 유타카 | 구마모토대학 대학원 생명과학연구부-신장내과학 |

| 가게야마 유키오 | 사이타마 현립 암센터 비뇨기과 부장 |

| 가지와라 미치코 | 도쿄의과치과대학 의학부 부속병원 수혈부장 |

| 가타야마 이치로 | 오사카대학 대학원 의학계연구과 교수-내과계 임상의학 전공, 정보통합의학 강좌 피부과 |

| 가쓰노 데쓰야 | JA아이치후생련 비사이 병원-내과 |

| 가토 사토시 | 자치의과대학 교수-정신과 |

| 가토 다쿠로 | 제생회 가와구치 종합병원 피부과 부장 |

| 가네코 히토시 | 닛산 후생회 타마 병원 산부인과 부장 |

| 가모이 고쥬 | 도쿄의과치과대학 대학원 치의학종합연구과 조교수-안과학 |

| 가와카미 사토루 | 사이타마 의과대학교 종합의료센터 부교수-비뇨기과 |

| 고노 타쓰유키 | 도쿄의과치과대학 대학원 치의학종합연구과 교수-식도, 일반외과학 |

| 기시모토 세이지 | 도쿄의과치과대학 대학원 치의학종합연구과 교수-두경부 외과학 |

| 기타하라 사토시 | 공익 재단법인 도쿄보건질환공사 타마 남부지역 병원-비뇨기과 부장 |

| 기타무라 오토 | 도쿄의과치과대학 대학원 치의학종합연구과 교수-이비인후과학 |

| 기타무라 다카토시 | 기타무라 클리닉 원장 |

| 기하라 가즈노리 | 도쿄의과치과대학 대학원 치의학종합연구과 교수-신장 비뇨기외과학 |

| 기요카와 유스케 | 도쿄의과치과대학 대학원 치의학종합연구과-이비인후과학 |

| 구도 아쓰시 | 도쿄의과치과대학 대학원 치의학종합연구과 조교수-간담췌·종합 외과학 |

구보타 데쓰오   도쿄의과치과대학 대학원 보건대학원 교수-생체방어검사학

구보타 도시로   도쿄의과치과대학 대학원 치의학종합연구과 교수-생식기능협관학

구야마 야스시   데이쿄대학 의학부 교수-내과학

구루마지 아케오   도쿄의과치과대학 대학원 치의학종합연구과 준교수-정신행동의과학

구로키 아케오   쇼와대학 의학부 강사-신장내과학

구로사키 마사유키   무사시노 적십자병원 소화기과 부장

구로사 요시로   요시사쿠 종합병원 외과부장

구와하타 유코   전 오메 시립 종합병원 이비인후과 원장

고야 마사히코   오구라 기념병원 순환기내과 부장

고가 후미타카   도쿄의과치과대학 대학원 치의학종합연구과 강사-신장 비뇨기외과학

고마노 유키코   도쿄의과치과대학 대학원 치의학종합연구과 비상근 강사-교원병, 류머티즘 내과학

고야마 다카도시   도쿄의과치과대학 대학원 보건대학원 부교수-첨단 혈액검사학

사이토 가즈타카   도쿄의과치과대학 의학부 부속병원 강사-신장 비뇨기외과학

오타 마야   도쿄 도립 다마종합의료센터-내과

사사키 세이   도쿄의과치과대학 대학원 치의학종합연구과 교수-신장내과학

시치리 마사요시   가타자토대학 의학교수-내분비대사 내과학

시모카도 겐타로   도쿄의과치과대학 대학원 치의학종합연구과 교수-혈류 제어 과학

진노 데쓰야   도쿄의과치과대학 의학부 부속병원 강사-정형외과

진 야스토   히라쓰카 공제병원 호흡기과 과장

스기하라 겐이치   도쿄의과치과대학 대학원 치의학종합연구과 교수-종양외과학

스기모토 다로   도쿄의과치과대학 의학부 부속병원 강사-이비인후과

스미 다쿠로   도쿄의과치과대학 대학원 치의학종합연구과 강사-두경부외과학

세키타 요시히사   시키 시립 시민병원 외과장

세키야 이치로   도쿄의과치과대학 대학원 치의학종합연구과 교수-연골재생학

다카기와 준   도쿄공제병원 호흡기외과 부장

다케우치 다카시   도쿄의과치과대학 대학원 치의학종합연구과 조교수-정신행동의과학

다케시타 기미야   국제의료복지대학 아타미 병원 교수-소화기 센터

다테노 다에	도쿄의과치과대학 대학원 치의학종합연구과-분자 내분비내과학
다나카 아키라	영자영양대학 교수-임상영양의학연구소
다나카 도모히로	토론토대학 소화기내과-장기이식 의료부
다니구치 요시미	도쿄의과치과대학 의학부 부속병원 강사-주산, 여성진료과
다마키 마사시	무사시노 적십자병원 신경외과 부장
단 가즈오	일본의과대학 교수-혈액내과
지다 마모루	리버사이드 요미우리 빌클리닉 소장
데리다 미노리	아키타대학 대학원 의학계 연구과 조교수-혈관내과학
데라리 노리오	고치대학 의학부 교수-내분비대사, 신장내과학
도다 슈지	도쿄의과치과대학 대학원 치의학종합연구과 준교수-임상검사의학
도미타 기미오	구마모토대학 대학원 생명과학연구부 교수-신장내과학
도리야마 히데유키	도쿄해상일동 의료 서비스 의료본부
나카사와 마사유키	도쿄의과치과대학 대학원 치의학종합연구과 특임 교수-지역 소아 의료 연구강좌
나가호리 마사카즈	도쿄의과치과대학 조교수-소화기내과
나카무라 노리아키	도쿄의과치과대학 대학원 치의학종합연구과 조교수-간담췌·종합외과학
니시카와 도루	도쿄의과치과대학 대학원 치의학종합연구과 교수-정신행동과학
니시자와 아야	도쿄의과치과대학 대학원 치의학종합연구과 조교수-피부과
노구치 마사유키	오카야마현 정신보건복지센터 지역지원 상담과 참사
하기야마 히로유키	요코하마 시립 미나토 적십자병원 교원병 류머티즘 내과 부장
하라다 다쓰야	도쿄의과치과대학 대학원 치의학 종합연구과 강사-생식기능협관학
히구치 데쓰야	도호대학 의료센터 사쿠라 병원 부교수-피부과
히라다 유키오	공익 재단법인 첨단의료진흥재단 첨단의료센터 병원장
후카미 신	지바애우회 기념병원 안과부장
후쿠다 데쓰야	도쿄의과치과대학 대학원 치의학종합연구과 조교수-혈액내과학
후지이 도시미쓰	도쿄의과치과대학-소화기내과
후나코시 아키히로	후쿠오카 산노병원 췌장내과 부장
후루야 다다사	후루야 내과의원 원장

후루이 요시히코   가와구치 피부과 클리닉 원장

마쓰우라 마사토   도쿄의과치과대학 대학원 보건대학원 교수-생활기능 정보 해석학

마쓰시마 에이스케   도쿄의과치과대학 대학원 치의학종합연구과 준교수-심리치료·완화의료학

미즈사와 히데히로   도쿄의과치과대학 대학원 치의학종합연구과 교수-신경병태학

미야기 나오토   도쿄의과치과대학 의학부 부속병원 조교수-심장혈관 외과학

미야케 슈지   도쿄의과치과대학 보건관리센터 교수

미야자카 쿄코   동경가정대학 영양학과 교수

미야사카 노부유키   도쿄의과치과대학 대학원 치의학종합연구과 교수-교원병·류머티즘 내과학

미야자키 시게루   공익재단법인 결핵 예방 가이신야마다테 병원 생활습관병 센터장

미야자키 야스나리   도쿄의과치과대학 대학원 치의학종합연구과 준교수-수면제어학(호흡기내과)

무네타 다케시   도쿄의과치과대학 대학원 치의학종합연구과 교수-운동기외과학

무라카미 기미오   도쿄 도립 고마고메 병원 안과부장

모리오 도모히로   도쿄의과치과대학 대학원 치의학종합연구과 준교수-발생발달병태학

모리타 사다오   도쿄의과치과대학 의학부 부속병원 교수-재활부

야스미즈 타케히코   소카 시립병원 부원장(산부인과)

야마우치 신이치   도쿄의과치과대학 대학원 치의학종합연구과-종양외과학

야마다 마사히토   가나자와대학 대학원 의약보건학 종합연구과 교수-뇌 노화·신경병태학(신경내과학)

야마모토 다카시   데이쿄대학 의학부 강사-내과학

야마와키 마사나가   교토 부립 의과대학 대학원 의학연구과 교수-종합의료·의학교육학

요코제키 히로   도쿄의과치과대학 대학원 치의학종합연구과 교수-피부과

요코타 다카노리   도쿄의과치과대학 대학원 치의학종합연구과 교수-신경병태학

요시자와 야스유키   도쿄의과치과대학 이사-부학장

요시다 다케시   도쿄의과치과대학 대학원 치의학종합연구과 조교수-안과학

와카바야시 마이   도쿄의과치과대학 대학원 치의학종합연구과-신장내과학

와타나베 겐스케   기옥의과대학종합의료센터 객원 교수

와타나베 마모루   도쿄의과치과대학 대학원 치의학종합연구과 교수-소화기병태학

와타나베 무쓰히사   도쿄 도립 보쿠도병원 내과 원장

간호 과정 해설

아이다 노부코	나고야대학 의학부 보건학과 간호학 전공 부교수-임상간호학
아카시 게이코	나고야 시립대학 간호학부 간호학과 교수-크리티컬 케어 간호학
아키야마 사토루	시마 국제대학 간호학부 간호학과 교수-성인간호학
아호 준코	나가노현 간호대학 학장
아리타 기요코	데니의료대학 의료학부 간호학과
이시카와 노리코	지바 현립 의료대학 간호학과 강사-소아간호학
이즈미 다카코	일본적십자 간호대학 조교수-성인간호학
우에다 지요코	전 간사이의료대학 보건간호학부 교수
우치노 세이코	국제의료복지대학 오다와라 보건의료학부 부교수
우치보리 마유미	죠치대학교 종합인간과학부 간호학과 조교수-성인간호학
오네 키요카	이노우에 안과병원 간호부장
오미야 유코	메지로대학 간호학부 간호학과
오카 미치요	군마대학 대학원 보건대학원 교수-임상간호학
오카다 요시에	스쿠바대학 의학의료계 부교수-정신간호학
온베 히로미	군마대학 대학원 보건대학원 강사-성인간호학
가타오카 준	아이치 현립대학 간호학부 교수-성인 만성기간호학
가나자와 사유리	국립국제의료연구센터 도야마병원 16층 병동부 간호사장
가메이 도모코	세이료카간호대학 간호학부 교수-노인간호학
가와세 쇼코	전 도쿄의과치과대학 약해감시학 강좌
기다 이구사	도쿄 도립 기타교육원센터 간호장
구리하라 야요이	전 니가타의료복지대학 건강과학부 간호학과 강사-건강 장애 간호
고쿠부 히로코	구마모토대학 대학원 생명과학연구부 교수-성인간호학
고친다 치에미	의료교육컨설팅 아가리카제 대표
고니시 미유키	효고의료대학 간호학부 강사-요양지원 간호학
고하라 이즈미	자치의과대학 대학원 간호학 연구과 준교수
사이토 시노부	지바대학 대학원 간호학 연구과 준교수-기초 간호 교육 연구 분야

사이노 다카시   오사카 부립대학 간호학부 조교-감염간호학

사카이 아키코   후쿠이대학 의학부 간호학과 교수-임상간호학

사카모토 유코   도쿄 의료보건대학 간호학부 간호학과 강사

사쿠마 에리카   홋카이도의료대학 간호복지학부 간호학과 부교수-정신간호학

사쿠라이 아야노   세이료카간호대학 간호학부 조교-성인간호학

사사키 요시코   도쿄의과치과대학 대학원 보건대학원 부교수-첨단 침습 완화 케어 간호학

사이토 마사미   쓰쿠바대학 의학 의료계 부교수-성인간호학

사이토 도시코   오사카 부립대학 간호학부 교수-감염간호학

시게노 가오루   천리의료대학 교수

시노키 에리   도쿄의료 보건대학 의료보건학부 간호학과 교수

시마다 메구미   도쿄대학 대학원 인간건강과학연구과 준교수-간호과학 영역

쇼무라 마사코   도카이대학 건강과학부 간호학과 부교수-성인간호학

스기야마 유리   전 도쿄의료보건대학 의료보건학부 간호학과 조수

다카시마 나오미   도쿄 지케이의료대학 의학부 간호학과 교수-성인간호학

다카하시 사쓰키   군마 현립 현민건강과학대학 간호기술 교육학 연구분야 강사-기초 간호 기술학

다카하시 나쓰코   세이료카간호대학 대학원 박사과정 후기

다카히라 사치코   나가사키 현립대학 간호영양학부 간호학과 강사-성인간호학

다키시마 노리코   가와사키 시립 간호단기대학 교수

다케이 루미   고마키시민병원

다케우치 사치에   미에대학 의학부 간호학과 부교수

다테노 준코   야마구치대학 대학원 의학계 연구과 강사-임상간호학

스카모토 나오코   죠치대학교 종합인간과학부 간호학과 교수-기초간호학

쓰키다 가즈미   후쿠이대학 의학부 간호학과 부교수-성인·노인간호학

도미오카 아키코   도쿄의료보건대학 의료보건학부 간호학과 부교수-소아간호학

도모마사 준코   독립 행정법인 노동자 건강 복지기구 간사이 산재병원

나가사와 노리코   사이타마 시립병원 간호사장

나카지마 에미코   교린대학 보건학부 간호학과 교수-성인·노인 간호학

나카야마 유키   공익재단법인 도쿄의학종합연구소 감각 시스템 연구 분야 난치병 치료 간호 연구소
주임 연구원

나스 가즈미   히로시마대학 대학원 의치약보건학 연구과 조교-간호 개발 과학

히다이 리에   지바현 응급의료센터 간호국

히라마쓰 노리코   겐와카이 임상간호학 연구소 주임 연구원

후쿠다 유코   교린대학 보건학부 간호학과 강사-성인·노인 간호학

호리이 사토시   오사카 부립대학 간호학부 교수-감염간호학

마에카와 아쓰코   나고야대학 대학원 의학계 연구과 교수-지역 재택 간호

마쓰시마 모토코   독립 행정법인 노동자건강복지기구 오사카 로사이병원 간호사장

마나베 도모코   교린대학 의학부 부속병원

미우라 하나에   일본 적십자간호대학 부교수-성인간호학

미우라 미나코   도쿄여자의과대학 간호학부 조교-성인간호학

미타 유미코   성마리안나 의과대학 병원감염제어부 간호사장

야토미 유미코   도쿄의과치과대학 대학원 보건위생학연구과-대학원 첨단 침습 완화 케어 간호학

야마자키 도모코   죠우치대학교 종합인간과학부 간호학과 부교수-성인간호학

야마세 히로아키   야마구치대학 대학원 의학계 연구과 교수-임상간호학

야마다 유키   전 국립국제의료연구센터 병원 에이즈 치료·연구개발 센터

야마모토 이쿠코   준텐도대학 의학부 부속 우라병원 간호교육과

이 책의 콘셉트와 효과적인 학습법

이 책은 간호 과정의 프로세스를 체계적으로 설명하고 있습니다.

- 학생들이 간호 과정을 임상 현장에서 실제로 어떻게 전개하면 좋을지 배우는 것은 매우 어려운 일입니다. 이 책에서는 간호 과정이란 과연 무엇인지 철저하게 다루고 있으며, 학생들이 간호 과정을 이해할 수 있도록 체계적으로 설명하였습니다. 간호 과정의 개념은 '계통 간호학 강좌 기초 간호 기술'을 기준으로 하였습니다.

- 각 항목의 간호 과정 설명에는 먼저 전체를 파악할 수 있도록 '간호 과정의 순서도'를 실었습니다. 관찰 항목 → 간호 문제(간호 진단) → 간호 목표(간호 성과) → 간호 활동(간호 중재)의 흐름에 따라 잘 이해할 수 있도록 했습니다. 또한 간과해서는 안 되는 중요한 포인트 또는 기본 자세를 이해하고 실습에 임할 수 있도록, 이정표가 되는 '기본 개념'을 첫 부분에 넣었습니다.

- 이 책에서는 간호 과정을 'Step 1 영향 평가, Step 2 간호 초점, Step 3 계획, Step 4 실시, Step 5 평가'의 5단계로 나누어 설명하였습니다. 각 단계의 포인트나 착안점을 쉽게 알아볼 수 있도록 중요 사항은 빨간색으로 표시하고, 배경이 되는 근거를 확실히 설명하였습니다. 특히 학생들이 골칫거리로 여기는 평가 내용을 어디에서 착안하면 좋을지, 간과하기 쉬운 것은 무엇인지 그 내용을 실었습니다.

- 환자와 가족에 대해 전체적으로 파악하도록 하기 위해 각 항목의 마지막에는 일반적인 환자의 경우를 예로 '병태 관련도와 간호 문제'를 다루었습니다. 여기에서 병태를 바탕으로 한 근거를 이해할 수 있습니다. 전국의 간호대학에서 폭넓게 사용할 수 있는 부분이라고 생각합니다.

- 이 책에서는 각 간호대학이나 교과서 또는 대상의 특성에 따라 구분된 특정 간호 이론이나 평가의 틀을 존중하여, 군이 새로운 평가 틀을 설정하지 않고 물리적 검토의 기본인 head to toe의 구성 정보를 정리하였습니다. 따라서 고든, 오렘, 핸더슨, 로이, 탁소노미 Ⅱ(NANDA-I) 등의 실제 교육 내용에 따라 활용하시기 바랍니다. 참고로 기초 교육에서 널리 채용되고 있는 린다 J. 카르페니토, 모이에의 《간호 진단 핸드북》에 따른 고든의 기능적 건강 패턴에 의한 분류(예: 영양–대사 패턴)를 '간호 문제 목록'에 병기하였습니다. 따라서 고든의 기능적인 건강 패턴을 채용하고 있는 학교는 물론, 《카르페니토 간호 진단 핸드북》을 채용하는 학교에서도 이 책을 활용하여 일관성 있는 학습을 할 수 있습니다.
- 이 책에서는 간호 문제를 키워드로 간호 과정을 전개하기 때문에, NANDA-I 등 간호 진단 레이블을 사용하지 않아도 문제가 없습니다. 간호 문제에 대한 표기는 임상적이고 평이한 표현을 사용하였습니다.

NANDA-I, 카르페니토, 고든의 간호 진단을 병기하였습니다.

- 최고 전자 의료 기록의 도입에 따라 임상에서 공용 언어로 사용하는 간호 진단명을 소개하는 의료 시설이 증가하고 있습니다. 이 책에서는 NANDA-I의 간호 진단 레이블을 기본으로, NANDA-I에서는 채용되지 않았지만 임상적으로 유용하다고 생각되는 간호 진단 레이블 카르페니토의 《간호 진단 핸드북》에서도 채택하여 '간호 진단'으로 병기했습니다. 카르페니토와 고든도 기본 간호 진단 레이블은 NANDA-I에서 채용하고 있기 때문에, 카르페니토와 고든을 사용하는 수업에서도 이 책에서 설명한 내용으로 수업을 할 수 있습니다.

폭넓은 대상을 정하고 간호 과정을 전개하였습니다.

- 실제 임상에서는 환자의 상태가 매우 다양하고 개별성을 가집니다. 또한 시간이 지남에 따라 상태가 변화하게 마련입니다. 그러므로 이 책에서는 특정 환자의 상을 만들어내지 않고, 어느 정도 차별성이 있는 상황을 가정하여 임상적으로 일어날 수 있는 간호 문제를 가능한 한 넓은 관점에서 보도록 했습니다. 이는 특정 환자에게 한정된 지식만을 흡수하면 학생들이 상황에 따라 임기응변으로 대응하지 못할 것을 우려해서입니다. 책에서 얻은 지식을 바탕으로 실제 수업과 실습에서 환자 개인의 개별성을 가미한 간호 과정을 전개하면, 책을 통한 학습 효과를 더욱 실감할 수 있습니다.
- 또한 다양한 상황에서 학생이 임기응변으로 대응할 수 있도록 의학 논평의 '병기·병태·중증도별 치료 순서도'에 맞도록 '병기·병태·중증도별 관리 포인트'를 실었습니다.

이 책 한 권으로 최신 의학 지식을 배울 수 있습니다.

- 이 책에서는 기본적인 병태 생리를 학생들이 철저하게 이해하기를 바라는 마음으로 임상의가 저술한 의학서와 동등한 수준이면서도 분명하고 이해하기 쉬운 문장으로 의학 해설을 실었습니다. 현재 임상에서 실제로 이루어지는 진단과 치료에 대한 모든 항목을 각 분야의 전문성을 가진 의사가 집필하여, 내용의 신뢰도는 물론 최신 정보를 수록하였습니다. 또한 학생들이 건강기록부를 봤을 때 환자에게 사용되는 약물이 무엇인지 이해할 수 있도록 처방 사례도 충분히 도입하였으며, 치료제 일람표를 함께 실었습니다. 각 항목의 시작 부분에는 병태의 생리를 한눈에 파악할 수 있도록 그림을 중심으로 '눈으로 보는 질환'을 실어두었습니다.

이 책의 구성과 사용법

질환 설명

기본적인 의학 지식을 알기 쉽게 원 포인트로
해설하였습니다.

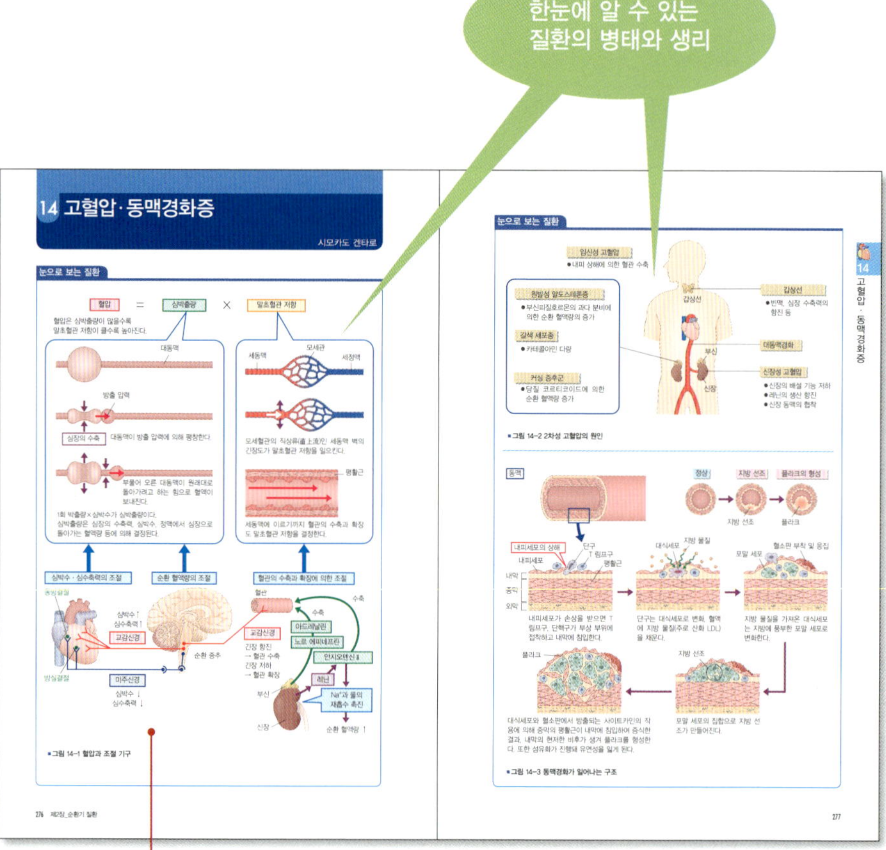

각 항목의 시작 부분에는 '눈으로 보는 질환'을
그림으로 보여주어 먼저 질병의 전체 모습을
파악하도록 하였습니다.

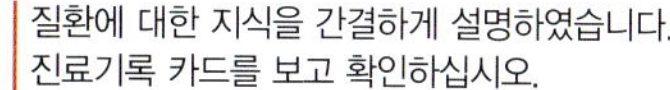

병태 생리

● 고혈압

- 고혈압은 혈압이 지나치게 높은 상태가 지속되는 병태에서 혈관·뇌·심장·신장 등의 장기에 장애가 있는 경우이다. 사람의 체질은 나이가 들면서 혈압이 상승하는데, 본태성 고혈압과 승압 호르몬 생산 종양 등에 따른 2차성 고혈압이 있다.

〈혈압 유지 기구와 고혈압〉
- 혈압은 심장에서 송출된 혈액이 전신을 둘러싼 압력으로 '심박출량×말초 저항'으로 규정된다. 심장에서 나온 혈액이 대동맥이 풍선처럼 부풀어 올라, 압력은 약화되고 말초로 전송된다. 이것이 수축기(심실 내압)보다 낮다. 심장의 이완기에는 심장의 방출 압력이 제로가 되지만, 부풀어 오른 대동맥의 수축에 의한 압력에서 말초 혈액을 계속해서 보낸다. 이때의 압력이 이완기 혈압이다(그림 14-1).
- 염분의 과잉 섭취는 체액을 증가시켜 심박출량을 높이기 때문에, 따뜻한 방에서 갑자기 추운 곳으로 나가면 혈관이 수축해 말초혈관 저항이 증가하므로 혈압이 상승한다.
- 혈압이 떨어지면 생명 유지에 필수적인 장기에 혈액을 공급할 수 없게 되므로 인체에는 혈압을 일정 정도 이상 유지하는 구조가 갖춰져 있다. 신경계에 의한 혈관 수축과 심장 박동 제어, 레닌-아지오텐신-알도스테론계에 의한 혈관 수축, 체액량 조절 제어가 대표적이다. 예를 들어 출혈보다 체액량이 감소하여 심박출량이 낮아지면 심박수가 증가하기 때문에, 1회 박출량의 저하를 보충하면 모든 말초혈관이 수축하고 혈압이 유지된다. 또한 신장에서 나트륨 배설이 감소하여 체액량 유지에 작용한다.
- 고혈압 여부는 혈압 상승에 의해 증가하는 심혈관 질환에 관한 역학 연구에서 얻어진 혈압 값에 따라 결정되며 다분히 편의적이다. 본태성 고혈압이 생리적 혈압 유지 기구가 높게 세팅되었기 때문에 2차성 고혈압은 주로 혈압 조절기구의 일부가 폭주하여 생기는 것이라 여겨진다. 또한 노인이 대동맥경화인 경우 심장의 방출 압력을 완충하는 작용이 저하하므로 수축기 혈압은 상승하고, 반대로 이완기 혈압은 낮아진다.

〈고혈압에 의한 장기 손상〉
- 높은 혈압에 노출되는 혈관계는 장애를 일으키고, 높은 압력에 저항하는 혈액을 보내 심장은 비대해진다.
  - 혈관: 뇌혈관의 괴사 → 뇌출혈 동맥경화 → 관상동맥 질환, 뇌경색, 사지의 말초동맥 질환(PAD)/신장 사구체의 파괴 → 신장 경화증(단백뇨, 말기 신부전)
  - 심장: 고혈압 심장 질환(심장 비대, 말기에는 심부전)

● 동맥경화증

- 동맥경화증은 혈관 벽의 지질 축적을 수반하는 만성 염증에 의해 생기는 혈관 루멘의 협착을 초래하는 질환이다.
- 고콜레스테롤혈증, 흡연, 고혈당, 고혈압 등에 의해 혈관 내피가 손상되는 것으로부터, 염증의 시작은 혈관 벽, 주로 내막에 지질의 침착을 동반한 섬유화 병변이 발생하는 것에서 비롯된다(그림 14-3).
- 항응고 작용을 하는 내피가 손상되기 때문에 혈전이 생기기 쉬워지지만 병변을 덮고 있는 피막이 깨지면 급격히 큰 혈전이 형성되어 소구경으로 혈관을 폐쇄한다.
- 급성 심근경색의 대부분은 이러한 동맥경화 병변의 파탄(불안정한 플라크의 파탄)에 의해 발생한다(그림 14-4).

병인 · 악화 요인

- 고혈압
  ① 본태성 고혈압: 체질
  ② 2차성 고혈압: 신장 질환(신장 혈관의 협착, 신장 실질 질환), 내분비 질환(원발성 알도스테론증, 갈색세포종, 쿠싱 증후군, 갑상선 기능 항진증 등), 대동맥경화(그림 14-2)
- 동맥경화: 당뇨병, 고혈압, 이상지질혈증, 흡연에 심근경색 가족력, 남성, 폐경 후 여성(관상동맥 질환의 위험 요인에 대해서는 '32 이상지질혈증(고지혈증)' 참조)

14 고혈압 · 동맥경화증

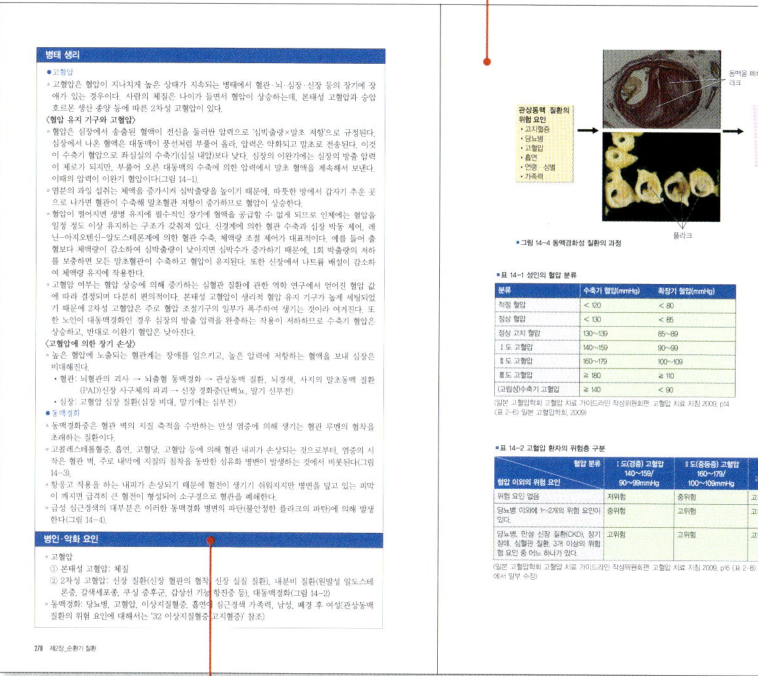

▪그림 14-4 동맥경화성 질환의 과정

▪표 14-1 성인의 혈압 분류

분류	수축기 혈압(mmHg)	확장기 혈압(mmHg)
적정 혈압	< 120	< 80
정상 혈압	< 130	< 85
정상 고치 혈압	130~139	85~89
Ⅰ도 고혈압	140~159	90~99
Ⅱ도 고혈압	160~179	100~109
Ⅲ도 고혈압	≥ 180	≥ 110
(고립성)수축기 고혈압	≥ 140	< 90

(일본 고혈압학회 고혈압 치료 가이드라인 작성위원회편: 고혈압 치료 지침 2009, p14 〈표 2-6〉 일본 고혈압학회, 2009)

▪표 14-2 고혈압 환자의 위험층 구분

혈압 이외의 위험 요인	Ⅰ도(경증) 고혈압 140~159/ 90~99mmHg	Ⅱ도(중등증) 고혈압 160~179/ 100~109mmHg	Ⅲ도(중증) 고혈압 ≥ 180 / ≥ 110mmHg
위험 요인 없음	저위험	중위험	고위험
당뇨병 이외에 1~2개의 위험 요인이 있다.	중위험	고위험	고위험
당뇨병, 만성 신장 질환(CKD), 장기 장애, 심혈관 질환, 3개 이상의 위험 요인 중 어느 하나가 있다.	고위험	고위험	고위험

(일본 고혈압학회 고혈압 치료 가이드라인 작성위원회편 고혈압 치료 지침 2009, p16 〈표 2-8〉 일본 고혈압학회, 2009에서 일부 수정)

중요 포인트는 알기 쉽게
빨간색으로 표시하였습니다.

한눈에 알 수 있는
치료제 일람표를 쉽게 찾아볼
수 있도록 표로 넣었습니다.

검사값의 체크는 이상을
조기에 발견하는 데
중요한 역할을 합니다.

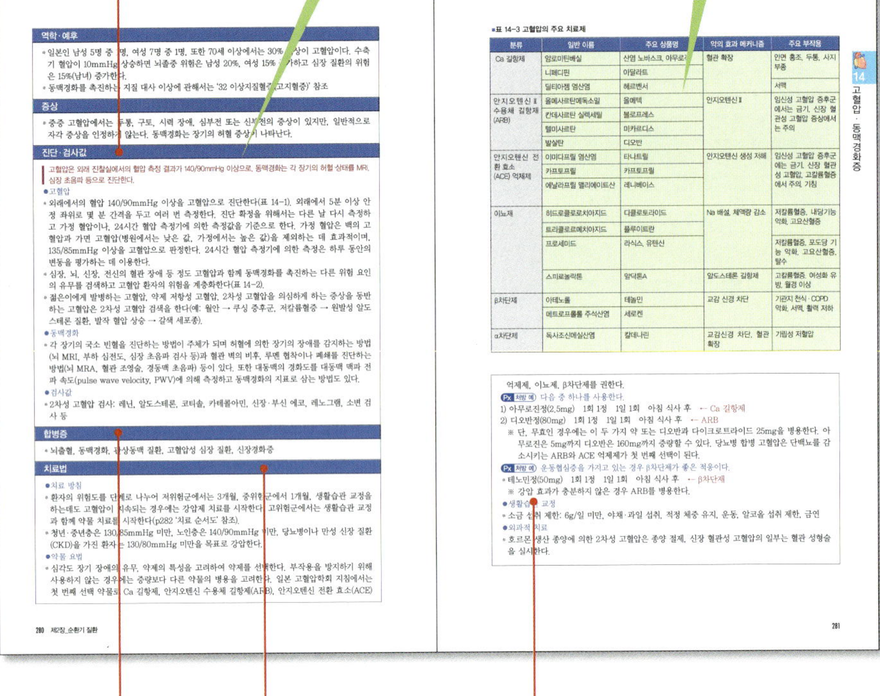

역학·예후

- 일본인 남성 5명 중 1명, 여성 7명 중 1명, 또한 70세 이상에서는 30% 이상이 고혈압이다. 수축기 혈압이 10mmHg 상승하면 뇌졸중 위험은 남성 20%, 여성 15% 증가하고 심장 질환의 위험은 15%(남녀) 증가한다.
- 동맥경화를 촉진하는 지질 대사 이상에 관해서는 '32 이상지질혈증(고지혈증)' 참조

증상

- 중증 고혈압에서는 두통, 구토, 시력 장애, 심부전 또는 신부전의 증상이 있지만, 일반적으로 자각 증상을 인정하게 않는다. 동맥경화는 장기의 허혈 증상이 나타난다.

진단·검사값

고혈압은 외래 진찰실에서의 혈압 측정 결과가 140/90mmHg 이상으로, 동맥경화는 각 장기의 허혈 상태를 MRI, 심장 초음파 등으로 진단한다.

●고혈압
- 외래에서의 혈압 140/90mmHg 이상을 고혈압으로 진단한다(표 14-1). 외래에서 5분 이상 안정 좌위로 몇 분 간격을 두고 여러 번 측정한다. 진단 확정을 위해서는 다른 날 다시 측정하고 가정 혈압이나, 24시간 혈압 측정기에 의한 측정값을 기준으로 한다. 가정 혈압은 백의 고혈압과 가면 고혈압(병원에서는 낮은 값, 가정에서는 높은 값)을 제외하는 데 효과적이며, 135/85mmHg 이상을 고혈압으로 판정한다. 24시간 혈압 측정기에 의한 측정은 하루 동안의 변동을 평가하는 데 이용한다.
- 심장, 뇌, 신장, 전신의 혈관 장애 등 정도 고혈압과 함께 동맥경화를 촉진하는 다른 위험 요인의 유무를 검색하고 고혈압 환자의 위험을 계층화한다(표 14-2).
- 젊은이에게 발병하는 고혈압, 약제 저항성 고혈압, 2차성 고혈압을 의심하게 하는 증상을 동반하는 고혈압은 2차성 고혈압 검색을 한다(예: 월안 → 쿠싱 증후군, 저칼륨혈증 → 원발성 알도스테론 질환, 발작 혈압 상승 → 갈색 세포종).

●동맥경화
- 각 장기의 국소 빈혈을 진단하는 방법이 주체가 되며 허혈에 의한 장기의 장애를 감지하는 방법(뇌 MRI, 부하 심전도, 심장 초음파 검사 등)과 혈관 벽의 비후, 루멘 협착이나 폐쇄를 진단하는 방법(뇌 MRA, 혈관 조영술, 경동맥 초음파) 등이 있다. 또한 대동맥의 경화도를 대동맥 맥파 전파 속도(pulse wave velocity, PWV)에 의해 측정하고 동맥경화의 지표로 삼는 방법도 있다.

●검사값
- 2차성 고혈압 검사: 레닌, 알도스테론, 코티솔, 카테콜아민, 신장·부신 에코, 레노그램, 소변 검사 등

합병증

- 뇌출혈, 동맥경화, 관상동맥 질환, 고혈압성 심장 질환, 신장경화증

치료법

●치료 방침
- 환자의 위험도를 단계로 나누어 저위험군에서는 3개월, 중위험군에서 1개월, 생활습관 교정을 하는데도 고혈압이 지속되는 경우에는 강압제 치료를 시작한다. 고위험군에서는 생활습관 교정과 함께 약물 치료를 시작한다(p282 '치료 순서도' 참조).
- 청년·중년층은 130/85mmHg 미만, 노인층은 140/90mmHg 미만, 당뇨병이나 만성 신장 질환(CKD)을 가진 환자는 130/80mmHg 미만을 목표로 강압한다.

●약물 요법
- 심각도 장기 장애의 유무, 약제의 특성을 고려하여 약제를 선별한다. 부작용을 방지하기 위해 사용하지 않는 경우에는 증량보다 다른 약물의 병용을 고려한다. 일본 고혈압학회 지침에서는 첫 번째 선택 약물로 Ca 길항제, 안지오텐신 수용체 길항제(ARB), 안지오텐신 전환 효소(ACE)

280 제2장_순환기 질환

■표 14-3 고혈압의 주요 치료제

분류	일반 이름	주요 상품명	약의 효과 메커니즘	주요 부작용
Ca 길항제	암로미틴배실	산염 노바스크, 아무로갬	혈관 확장	안면 홍조, 두통, 사지 부종
	니페디핀	아달라트		
	딜티아젬 염산염	헤르벤서		서맥
안지오텐신 II 수용체 길항제 (ARB)	올메사르탄메독소밀	올메틱	안지오텐신 II	임신성 고혈압 증후군에서는 금기, 신장 혈관성 고혈압 증상에서는 주의
	칸데사르탄 실렉세틸	블로프레스		
	텔미사르탄	미카르디스		
	발살탄	디오반		
안지오텐신 전환 효소 (ACE) 억제제	이미다프릴 염산염	타나트릴	안지오텐신 생성 저해	임신성 고혈압 증후군에는 금기, 신장 혈관성 고혈압, 고칼륨혈증에서 주의, 기침
	카프토프릴	카프토프릴		
	에날라프릴 맬리에이트산	레니베이스		
이뇨제	히드로클로로치아지드	디클로토라이드	Na 배설, 체액량 감소	저칼륨혈증, 내당기능 악화, 고요산혈증
	트리클로르메치아지드	플루이트란		
	프로세미드	라식스, 유텐신		저칼륨혈증, 포도당 기능 악화, 고요산혈증, 탈수
	스피로놀락톤	알닥톤A	알도스테론 길항제	고칼륨혈증, 여성화 유방, 월경 이상
β차단제	아테노롤	테놀민	교감 신경 차단	기관지 천식·COPD 악화, 서맥, 활력 저하
	메트로프롤롤 주석산염	세로켄		
α차단제	독사조신예실산염	칼데나린	교감신경 차단, 혈관 확장	기립성 저혈압

14 고혈압·동맥경화증

억제제, 이뇨제, β차단제를 권한다.

Px 처방 예 다음 중 하나를 사용한다.
1) 아무로진정(2.5mg) 1회 1정 1일 1회 아침 식사 후 ← Ca 길항제
2) 디오반정(80mg) 1회 1정 1일 1회 아침 식사 후 ← ARB
※ 단, 무효인 경우에는 이 두 가지 약 또는 디오반과 다이크로트라이드 25mg을 병용한다. 아무로진은 5mg까지 디오반은 160mg까지 증량할 수 있다. 당뇨병 합병 고혈압은 단백뇨를 감소시키는 ARB와 ACE 억제제가 첫 번째 선택이 된다.

Px 처방 예 운동협심증을 가지고 있는 경우 β차단제가 좋은 적응이다.
- 테노민정(50mg) 1회 1정 1일 1회 아침 식사 후 ← β차단제
  ※ 강압 효과가 충분하지 않은 경우 ARB를 병용한다.

●생활습관 교정
- 소금 섭취 제한: 6g/일 미만, 야채·과일 섭취, 적정 체중 유지, 운동, 알코올 섭취 제한, 금연

●외과적 치료
- 호르몬 생산 종양에 의한 2차성 고혈압은 종양 절제, 신장 혈관성 고혈압의 일부는 혈관 성형술을 실시한다.

281

치료 방침을 이해하여 관리의
질을 향상시킬 수 있도록 했습니다.

합병증을 조기에 발견하기 위한
항목을 체크해두었습니다.

실제 환자가 사용하고 있는 약을 알 수 있도록 구체적인 처방 사례를 수록하였습니다. 특히 처방의 목적을 알 수 있도록 약효 이름을 병기하였습니다. 진료기록 카드를 보면서 확인하십시오.

xxii

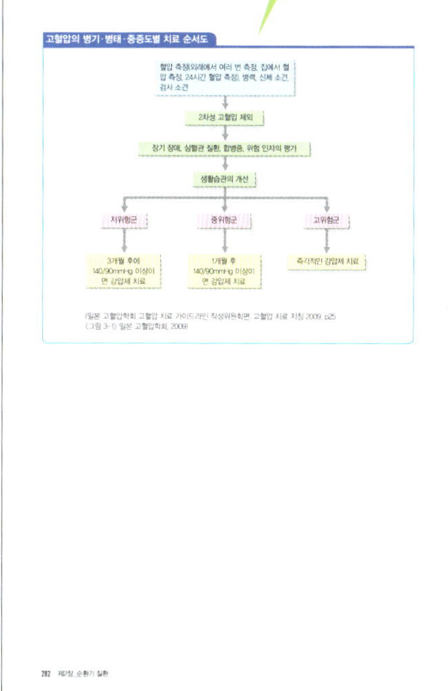

(일본 고혈압학회 고혈압 치료 가이드라인 작성위원회편, 고혈압 치료 지침 2009, p.25)
(그림 3-1) 일본 고혈압학회, 2009)

고혈압·동맥경화증 환자의 간호

아리타 기요코

간호 과정 순서도

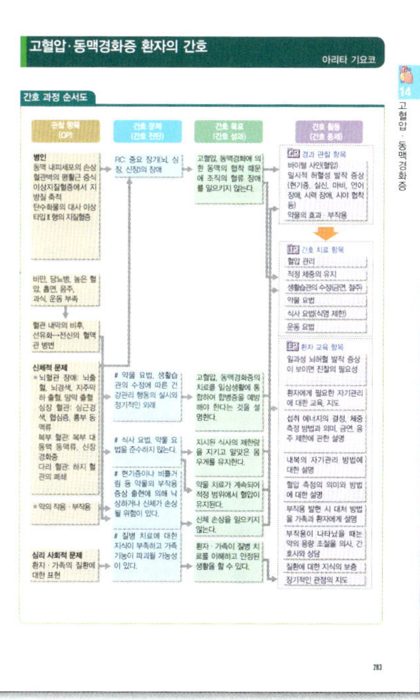

간호 과정의 이해

정보 수집으로부터 영향 평가, 치료 계획, 평가까지
어떤 환자에게도 대응할 수 있도록
상세하게 해설하였습니다.

Step 1 영향 평가

정보 수집과 영향 평가 포인트, 근거
에 대해 해설하였습니다. 또한 정보
를 통하여 수집한 간호 문제를 나란
히 실어 담당한 환자와 함께 참조하
여 영향 평가를 할 수 있습니다.

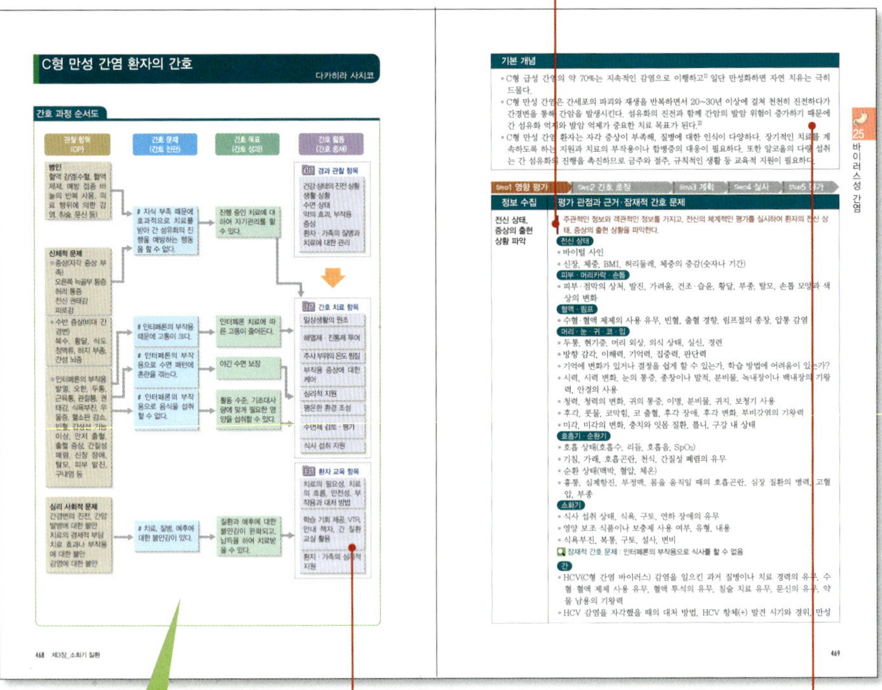

간호 과정의 순서도를
한눈에 볼 수 있습니다.

케어의 기본 개념을
먼저 이해하는 것에서 시작!

간호 과정의 개요를
우선 전체적으로 판단합니다.

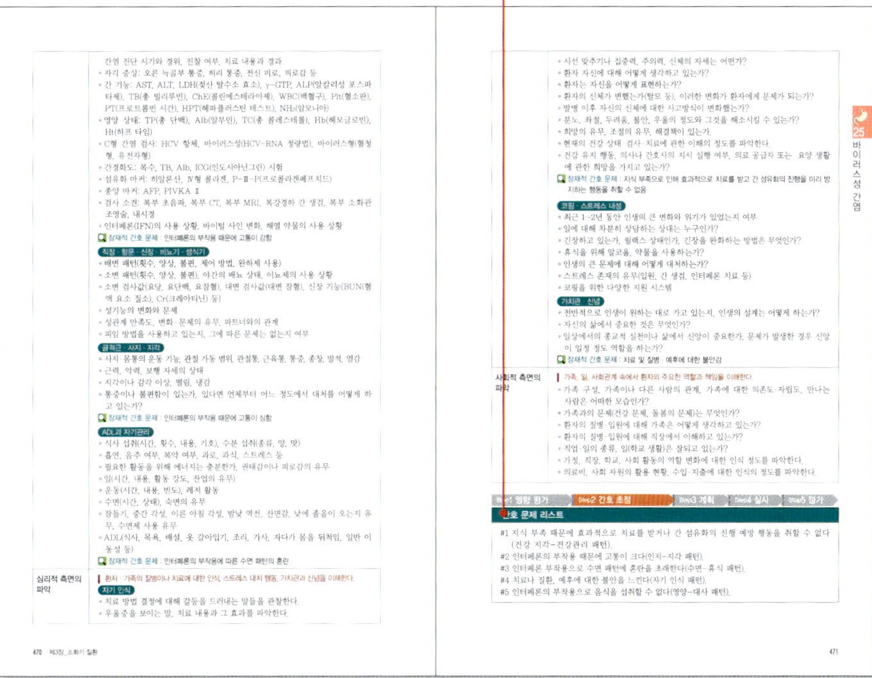

간염 진단 시기와 경위, 진찰 여부, 치료 내용과 경과
- 자각 증상: 오른 늑골부 통증, 허리 통증, 전신 미로, 피로감 등
- 간 기능: AST, ALT, LDH(젖산 탈수소 효소), γ-GTP, ALP(알칼리성 포스파타제), TB(총 빌리루빈), ChE(콜린에스테라아제), WBC(백혈구), Plt(혈소판), PT(프로트롬빈 시간), HPT(헤파플러스틴 테스트), NH3(암모니아)
- 영양 상태: TP(총 단백), Alb(알부민), TC(총 콜레스테롤), Hb(헤모글로빈), Ht(하프 타임)
- C형 간염 검사: HCV 항체, 바이러스성(HCV-RNA 정량법), 바이러스형(혈청형, 유전자형)
- 간경화도: 복수, TB, Alb, ICG(인도시아닌그린) 시험
- 섬유화 마커: 히알론산, IV형 콜라겐, P-III-P(프로콜라겐펩트피드)
- 종양 마커: AFP, PIVKA II
- 검사 소견: 복부 초음파, 복부 CT, 복부 MRI, 복강경하 간 생검, 복부 소화관 조영술, 내시경
- 인터페론(IFN)의 사용 상황, 바이탈 사인 변화, 해열 약물의 사용 상황
- 잠재적 간호 문제 : 인터페론의 부작용 때문에 고통이 강함

직장·항문·신장·비뇨기·생식기
- 배변 패턴(횟수, 양상, 불편, 제어 방법, 완하제 사용)
- 소변 패턴(횟수, 양상, 불편), 야간의 배뇨 상태, 이뇨제의 사용 상황
- 소변 검사값(요당, 요단백, 요잠혈), 대변 검사값(대변 잠혈), 신장 기능(BUN(혈액 요소 질소), Cr(크레아티닌) 등)
- 성기능의 변화와 문제
- 성관계 만족도, 변화·문제의 유무, 파트너와의 관계
- 피임 방법을 사용하고 있는지, 그에 따른 문제는 없는지 여부

골격근·사지·지각
- 사지·몸통의 운동 기능, 관절 가동 범위, 관절통, 근육통, 통증, 종창, 발적, 열감
- 근력, 악력, 보행 자세의 상태
- 지각이나 감각 이상, 멸림, 냉감
- 통증이나 불편함이 있는가, 있다면 언제부터 어느 정도에서 대처를 어떻게 하고 있는가?
- 잠재적 간호 문제 : 인터페론의 부작용 때문에 고통이 심함

ADL과 자기관리
- 식사 섭취(시간, 횟수, 내용, 기호), 수분 섭취(종류, 양, 맛)
- 흡연, 음주 여부, 복약 여부, 과로, 과식, 스트레스 등
- 필요한 활동을 위해 에너지는 충분한가, 권태감이나 피로감의 유무
- 일(시간, 내용, 활동 강도, 잔업의 유무)
- 운동(시간, 내용, 빈도), 레저 활동
- 수면(시간, 상태), 숙면의 유무
- 잠들기, 중간 각성, 이른 아침 각성, 밤낮 역전, 잔면감, 낮에 졸음이 오는지 유무, 수면제 사용 유무
- ADL(식사, 목욕, 배설, 옷 갈아입기, 조리, 가사, 자다가 몸을 뒤척임, 일반 이동성 등)
- 잠재적 간호 문제 : 인터페론의 부작용에 따른 수면 패턴의 혼란

심리적 측면의 파악

| 환자·가족의 질병이나 치료에 대한 인식, 스트레스 대처 행동, 가치관과 신념을 이해한다.

자기 인식
- 치료 방법 결정에 대해 갈등을 드러내는 말들을 관찰한다.
- 우울증을 보이는 말, 치료 내용과 그 효과를 파악한다.

- 시선 맞추기나 집중력, 주의력, 신체의 자세는 어떤가?
- 환자 자신에 대해 어떻게 생각하고 있는가?
- 환자는 자신을 어떻게 표현하는가?
- 환자의 신체가 변했는가(탈모 등), 이러한 변화가 환자에게 문제가 되는가?
- 발병 이후 자신의 신체에 대한 사고방식이 변화했는가?
- 분노, 좌절, 두려움, 불안, 우울의 정도와 그것을 해소시킬 수 있는가?
- 희망의 유무, 조절의 유무, 해결책이 있는가.
- 현재의 건강 상태·검사·치료에 관한 이해의 정도를 파악한다.
- 건강 유지 행동, 의사나 간호사의 지시 실행 여부, 의료 공급자 또는 요양 생활에 관한 희망을 가지고 있는가?
- 잠재적 간호 문제 : 지식 부족으로 인해 효과적으로 치료를 받고 간 섬유화의 진행을 미리 방지하는 행동을 취할 수 없음

코핑·스트레스 내성
- 최근 1~2년 동안 인생의 큰 변화와 위기가 있었는지 여부
- 일에 대해 차분히 상담하는 상대는 누구인가?
- 긴장하고 있는가, 릴랙스 상태인가, 긴장을 완화하는 방법은 무엇인가?
- 휴식을 위해 알코올, 약물을 사용하는가?
- 인생의 큰 문제에 대해 어떻게 대처하는가?
- 스트레스 존재의 유무(입원, 간 생검, 인터페론 치료 등)
- 코핑을 위한 다양한 지원 시스템

가치관·신념
- 전반적으로 인생이 원하는 대로 가고 있는지, 인생의 설계는 어떻게 하는가?
- 자신의 삶에서 중요한 것은 무엇인가?
- 일상에서의 종교적 실천이나 삶에서 신앙이 중요한가, 문제가 발생한 경우 신앙이 일정 정도 역할을 하는가?
- 잠재적 간호 문제 : 치료 및 질병·예후에 대한 불안감

사회적 측면의 파악

| 가족, 일, 사회관계 속에서 환자의 주요한 역할과 책임을 이해한다.
- 가족 구성, 가족이나 다른 사람의 관계, 가족에 대한 의존도·자립도, 사람은 어떠한 모습인가?
- 가족과의 문제(건강 문제, 돌봄의 문제)는 무엇인가?
- 환자의 질병·입원에 대해 가족은 어떻게 생각하고 있는가?
- 환자의 질병·입원에 대해 직장에서 이해하고 있는가?
- 직업·일의 종류, 일(학교 생활)은 잘되고 있는가?
- 가정, 직장, 학교, 사회 활동의 역할 변화에 대한 인식 정도를 파악한다.
- 의료비, 사회 자원의 활용 현황, 수입·지출에 대한 인식의 정도를 파악한다.

Step1 영향 평가 ｜ Step2 간호 초점 ｜ Step3 계획 ｜ Step4 실시 ｜ Step5 평가

간호 문제 리스트

#1 지식 부족 때문에 효과적으로 치료를 받거나 간 섬유화의 진행 예방 행동을 취할 수 없다(건강 지각-건강관리 패턴).
#2 인터페론의 부작용 때문에 고통이 크다(인지-지각 패턴).
#3 인터페론 부작용으로 수면 패턴에 혼란을 초래한다(수면-휴식 패턴).
#4 치료나 질환, 예후에 대한 불안을 느낀다(자기 인식 패턴).
#5 인터페론의 부작용으로 음식을 섭취할 수 없다(영양-대사 패턴).

이런저런 간호 문제에 대하여 간호 진단, 간호 목표, 간호 계획, 중재의 포인트와 근거를 구체적으로 수록하였습니다. 환자의 상태에 맞춘 치료 계획을 세울 수 있습니다.

근거를 잘 알 수 있습니다.

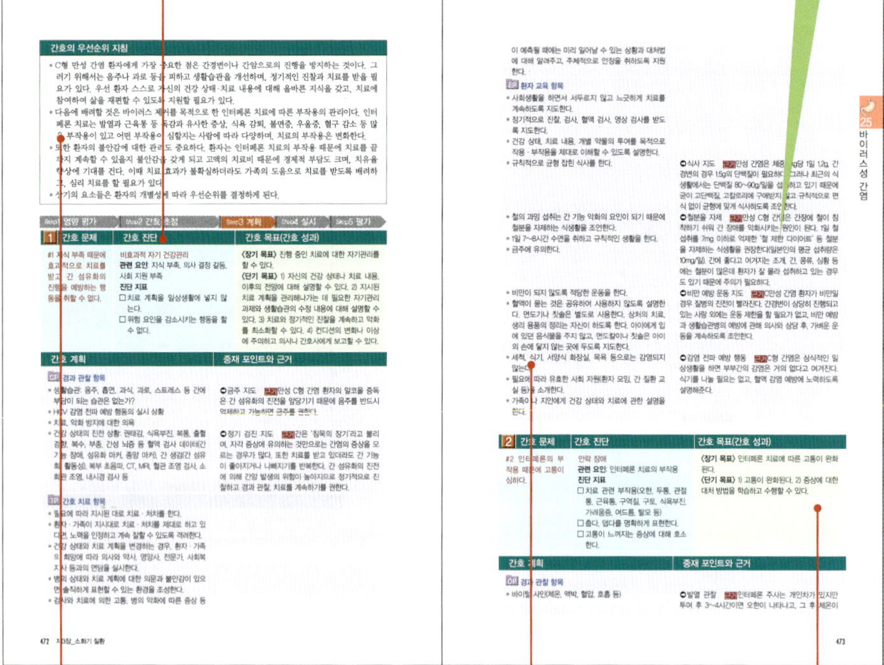

평가의 기준으로 고든의 《기능적 건강 패턴》을 사용한 경우, 분류를 참고하여 항목에 넣었습니다(분류와 표기는 린다 J. 카르페니토=모이에의 《간호 진단 핸드북 제9판》에 따랐습니다).

환자의 상태에 맞추어 치료 계획을 세웁니다.

간호의 장기 목표와 단기 목표를 보여줍니다.

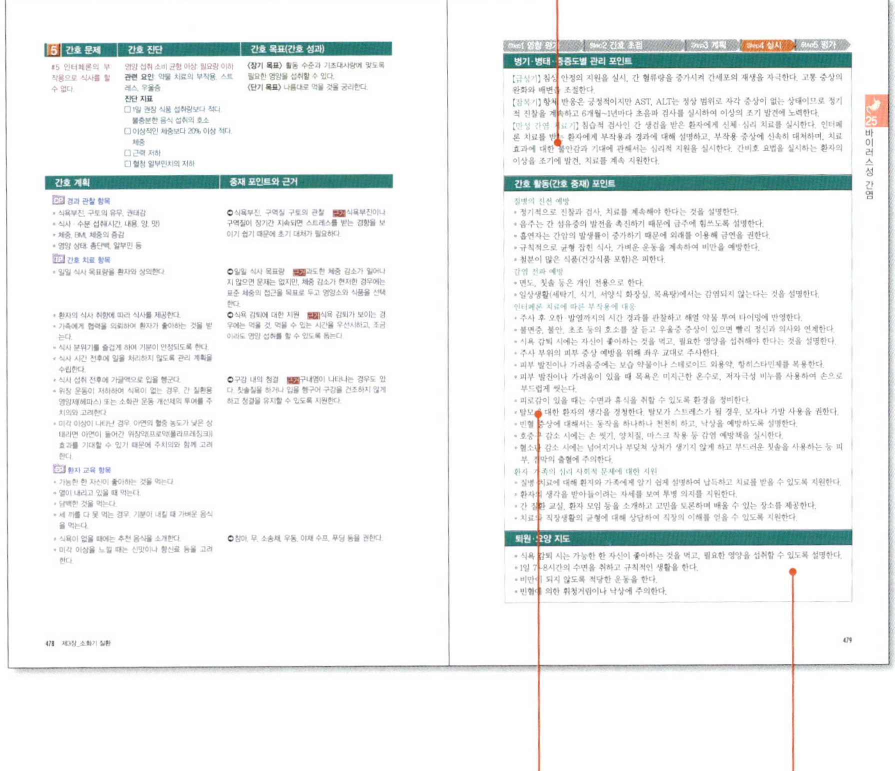

5 간호 문제 | 간호 진단 | 간호 목표(간호 성과)
#5 인터페론의 부작용으로 식사를 할 수 없다.
영양 섭취 소비 균형 이상: 필요량 이하 관련 요인: 약물 치료의 부작용, 스트레스, 우울증
진단 지표
□1일 권장 식품 섭취량보다 적다. 불충분한 음식 섭취의 호소
□이상적인 체중보다 20% 이상 적다. 체중
□근력 저하
□혈청 알부민치의 저하
〈장기 목표〉 활동 수준과 기초대사량에 맞도록 필요한 영양을 섭취할 수 있다.
〈단기 목표〉 나름대로 먹을 것을 궁리한다.

간호 계획 | 중재 포인트와 근거
OP 경과 관찰 항목
* 식욕부진, 구토의 유무, 권태감
* 식사·수분 섭취(시간, 내용, 양, 맛)
* 체중, BMI, 체중의 증감
* 영양 상태: 총단백, 알부민 등
TP 간호 치료 항목
* 일일 식사 목표량을 환자와 상의한다.
* 환자의 식사 취향에 따라 식사를 제공한다.
* 가족에게 협력을 의뢰하여 환자가 좋아하는 것을 받는다.
* 식사 분위기를 즐겁게 하여 기분이 안정되도록 한다.
* 식사 시간 전후에 일을 처리하지 않도록 관리 계획을 수립한다.
* 식사 섭취 전후에 가글액으로 입을 헹군다.
* 위장 운동이 저하하여 식욕이 없는 경우, 간 질환용 영양제(헤파스) 또는 소화관 운동 개선제의 투여를 주치의와 고려한다.
* 미각 이상이 나타난 경우, 아연의 혈중 농도가 낮은 상태라면 아연이 들어간 위장약(프로막(폴라프레징크)) 효과를 기대할 수 있기 때문에 주치의와 함께 고려한다.
EP 환자 교육 항목
* 가능한 한 자신이 좋아하는 것을 먹는다.
* 열이 내리고 있을 때 먹는다.
* 담백한 것을 먹는다.
* 세 끼를 다 못 먹는 경우, 기분이 내킬 때 가벼운 음식을 먹는다.
* 식욕이 없을 때에는 추천 음식을 소개한다.
* 미각 이상을 느낄 때는 신맛이나 향신료 등을 고려한다.

◎식욕부진, 구역질 구토의 관찰 근거 식욕부진이나 구역질이 장기간 지속되면 스트레스를 받는 경향을 보이기 쉽기 때문에 초기 대처가 필요하다.
◎일일 식사 목표량 근거 과도한 체중 감소가 일어나지 않으면 문제는 없지만, 체중 감소가 현저한 경우에는 표준 체중의 접근을 목표로 두고 영양소와 식품을 선택한다.
◎식욕 감퇴에 대한 지원 근거 식욕 감퇴가 보이는 경우에는 먹을 것, 먹을 수 있는 시간을 우선시하고, 조금이라도 영양 섭취를 할 수 있도록 돕는다.
◎구강 내의 청결 근거 구내염이 나타나는 경우도 있다. 칫솔질을 하거나 입을 헹구어 구강을 건조하지 않게 하고 청결을 유지할 수 있도록 지원한다.
◎참마, 무, 소송채, 우동, 야채 수프, 푸딩 등을 권한다.

478 제3장_소화기 질환

Step1 영향 평가 | Step2 간호 초점 | Step3 계획 | Step4 실시 | Step5 평가

병기·병태·중증도별 관리 포인트
[급성기] 침상 안정의 지원을 실시, 간 혈류량을 증가시켜 간세포의 재생을 자극한다. 고통 증상의 완화와 배변을 조절한다.
[잠복기] 항체 반응은 긍정적이지만 AST, ALT는 정상 범위로 자각 증상이 없는 상태이므로 정기적 진찰을 계속하고 6개월~1년마다 초음파 검사를 실시하여 이상의 조기 발견에 노력한다.
[만성 간염 치료기] 침습적 검사인 간 생검을 받은 환자에게 신체·심리 치료를 실시한다. 인터페론 치료를 받는 환자에게 부작용과 경과에 대해 설명하고, 부작용 증상에 신속히 대처하며, 치료 효과에 대한 불안감과 기대에 관해서는 심리적 지원을 실시한다. 간비호 요법을 실시하는 환자의 이상을 조기에 발견, 치료를 계속 지원한다.

간호 활동(간호 중재) 포인트
질병의 진전 예방
* 정기적으로 진찰과 검사, 치료를 계속해야 한다는 것을 설명한다.
* 음주는 간 섬유증의 발전을 촉진하기 때문에 금주에 힘쓰도록 설명한다.
* 흡연자는 간암의 발생률이 증가하기 때문에 외래를 이용해 금연을 권한다.
* 규칙적으로 균형 잡힌 식사, 가벼운 운동을 계속하여 비만을 예방한다.
* 철분이 많은 식품(건강식품 포함)은 피한다.
감염 전파 예방
* 면도, 칫솔 등은 개인 전용으로 한다.
* 일상생활(세탁기, 식기, 서양식 화장실, 목욕탕)에서는 감염되지 않는다는 것을 설명한다.
인터페론 치료에 따른 부작용에 대응
* 주사 후 오한·발열까지의 시간 경과를 관찰하고 해열 약물 투여 타이밍에 반영한다.
* 불면증, 불안, 초조 등의 호소를 잘 듣고 우울증 증상이 있으면 빨리 정신과 의사와 연계한다.
* 식욕 감퇴 시에는 자신이 좋아하는 것을 먹고, 필요한 영양을 섭취해야 한다는 것을 설명한다.
* 주사 부위의 피부 증상 예방을 위해 좌우 교대로 주사한다.
* 피부 발진이나 가려움증에는 보습 약물이나 스테로이드 외용약, 항히스타민제를 복용한다.
* 피부 발진이나 가려움이 있을 때 목욕은 미지근한 온수로, 저자극성 비누를 사용하여 손으로 부드럽게 씻는다.
* 피로감이 있을 때는 수면과 휴식을 취할 수 있도록 환경을 정비한다.
* 탈모에 대한 환자의 생각을 경청한다. 탈모가 스트레스가 될 경우, 모자나 가발 사용을 권한다.
* 빈혈 증상에 대해서는 동작을 하나하나 천천히 하고, 낙상을 예방하도록 설명한다.
* 호중구 감소 시에는 손 씻기, 양치질, 마스크 착용 등 감염 예방책을 실시한다.
* 혈소판 감소 시에는 넘어지거나 부딪쳐 상처가 생기지 않게 하고 부드러운 칫솔을 사용하는 등 피부, 점막의 출혈에 주의한다.
환자 가족의 심리 사회적 문제에 대한 지원
* 질병 치료에 대해 환자와 가족에게 알기 쉽게 설명하여 납득하고 치료를 받을 수 있도록 지원한다.
* 환자의 생각을 받아들이려는 자세를 보여 투병 의지를 지원한다.
* 간 질환 교실, 환자 모임 등을 소개하고 고민을 토론하며 배울 수 있는 장소를 제공한다.
* 치료와 직장생활의 균형에 대해 상담하여 직장의 이해를 얻을 수 있도록 지원한다.

퇴원·요양 지도
* 식욕 감퇴 시는 가능한 한 자신이 좋아하는 것을 먹고, 필요한 영양을 섭취할 수 있도록 설명한다.
* 1일 7~8시간의 수면을 취하고 규칙적인 생활을 한다.
* 비만이 되지 않도록 적당한 운동을 한다.
* 빈혈에 의한 휘청거림이나 낙상에 주의한다.

25 바이러스성 간염

479

- 넘어지거나 부딪쳐 상처가 생기지 않게 하고, 강하게 코를 풀지 않는다. 부드러운 칫솔을 사용하는 등 피부, 점막의 출혈에 주의한다.
- 손 씻기, 양치질을 하여 감염을 예방한다.

Step1 영양 평가	Step2 간호 초점	Step3 계획	Step4 실시	Step5 평가

평가 포인트

간호 목표의 달성도

- 자신의 건강 상태나 치료 내용, 자기관리 과제에 대해 설명할 수 있는가?
- 치료나 정기적인 진찰을 계속하고 병세의 악화를 최소화할 수 있는가?
- 컨디션의 변화나 이상을 알아채고 의사나 간호사에게 보고하는가?
- 인터페론 치료에 따른 고통이 완화되는가?
- 야간 수면을 확보할 수 있는가?
- 나름대로 먹을 궁리를 하고 필요한 영양을 섭취할 수 있는가?
- 적혈구, 백혈구, 혈소판 감소 시 자기관리 행동을 할 수 있는가?
- 질환과 예후에 대한 불안감을 표출할 수 있는가?
- 적절한 코핑을 사용할 수 있는가?

● 참고 문헌
1) 일본간학회편 만성 간염 · 간경변 진료 가이드 2011, p22~38, 문광당, 2011
2) 이즈미 나미키 편집 지침/지도 만성 간염, p32~36 일본의학분야신보사, 2011
3) 아카시 사야야, 이누이 요시아키 기노시타 요시코 IFN 근육 주사에 의한 온욕 요법의 개발, 간장47 p352~354, 2006

만성 C형 간염 환자의 병태 관계도와 간호 문제

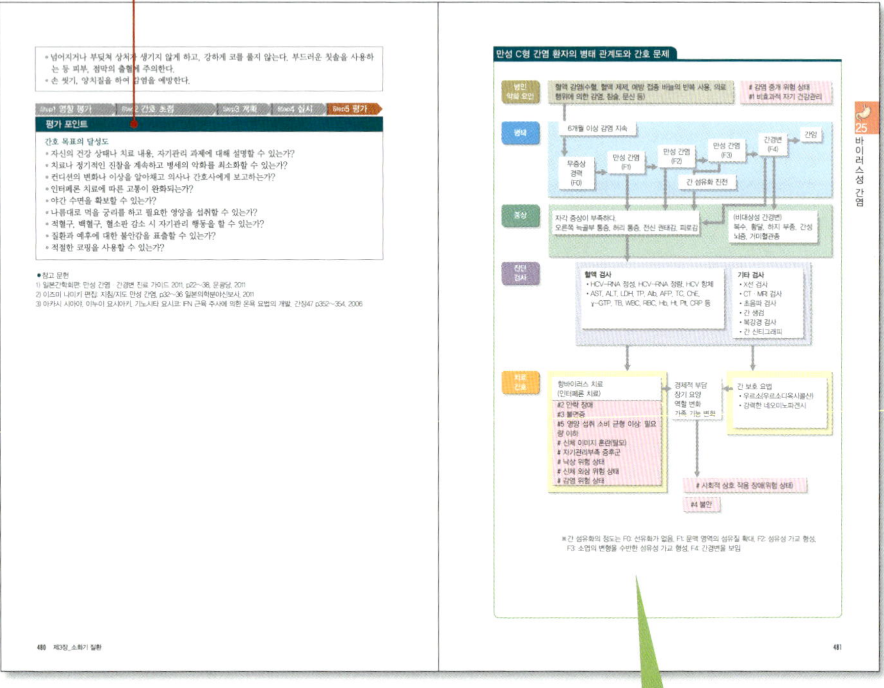

차 례

제 15 장

신경 질환

87 뇌출혈·지주막하 출혈

이나지 모토키 · 오노 기쿠오

눈으로 보는 질환

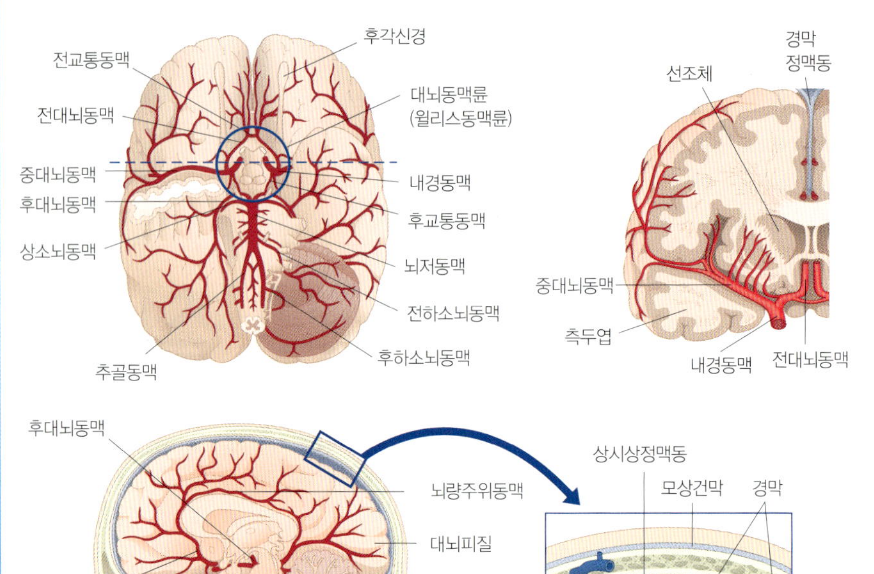

■ 그림 87-1 뇌의 동맥과 막

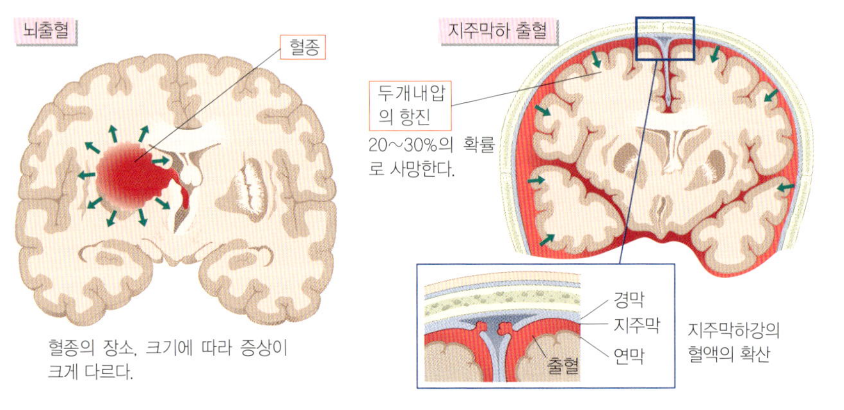

■ 그림 87-2 뇌출혈, 지주막하 출혈의 출혈 부위

눈으로 보는 질환

■ 그림 87-3 지주막하 출혈의 원인과 증상

■ 그림 87-4 뇌출혈 부위와 증상

87 뇌출혈 · 지주막하 출혈

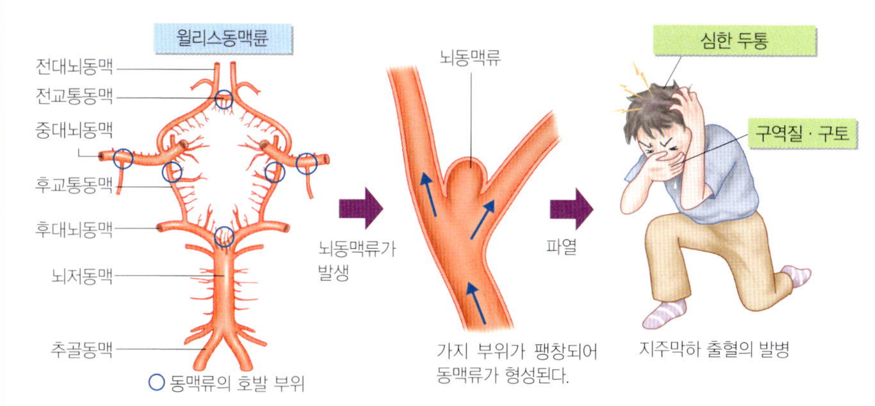

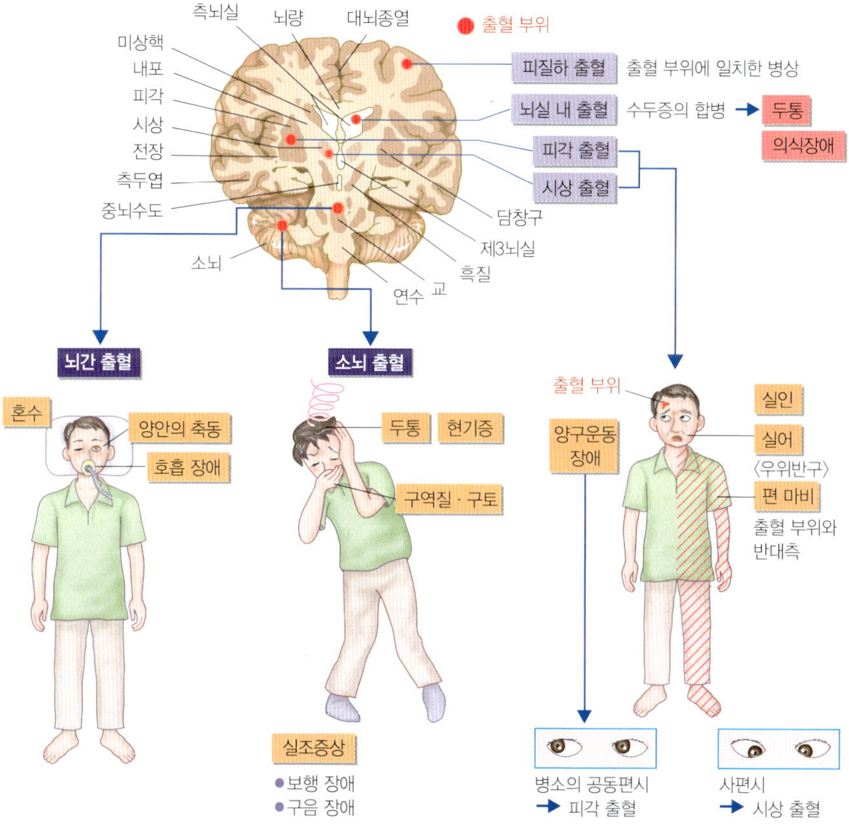

> 뇌출혈(뇌내출혈)은 뇌 안의 출혈, 지주막하 출혈은 지주막하강(뇌와 지주막 사이의 수액강)을 중심으로 한 출혈이며, 같은 두개내 출혈이지만 그 원인, 병태, 치료 방침, 예후 등은 크게 다르다.

- 두 가지가 뇌졸중의 약 40%를 차지하는데, 심한 장애가 남는 사례가 많아, 그 예방과 적절한 치료가 중요하다.
- 뇌출혈
- 뇌출혈은 주로 뇌 내의 작은 혈관에서 출혈에 의해 뇌에 혈종을 만든다. 혈종의 위치, 크기에 따라 증상, 경과, 수술 적응을 포함한 치료 방침이 크게 다르다.
- 뇌출혈은 출혈 부위에 따라 피각 출혈, 시상 출혈, 피질하 출혈, 소뇌 출혈, 뇌간 출혈, 뇌실 내 출혈 등으로 분류된다(그림 87-5).
- 대부분은 고혈압성 뇌출혈이지만, 뇌동정맥 기형, 해면상 혈관종, 아밀로이드 혈관 장애, 뇌종양 등에 의해 이차적으로 뇌출혈을 초래하는 것이 있다. 이러한 2차성(증후성) 뇌출혈은 각 혈관 장애나 뇌종양에 대한 치료가 필요하다.
- 수술적 치료는 구명의 의미가 강하고, 강압이나 전신 관리를 중심으로 한 내과적 치료, 재활 요법의 적극적인 도입이 중요하다.
- 지주막하 출혈
- 지주막하 출혈은 주로 뇌동맥류의 파열에 의해 일어난다. 출혈에 따라 두개내압이 항진하고, 20~30%의 확률로 사망하는 심각한 병리 현상이다. 뇌동맥류는 높은 비율로 재파열을 초래하므로 재파열 예방 치료가 필요하다.
- 발병 후 3~14일을 중심으로 혈관 연축이라는 동맥이 좁아지는 병태를 높은 비율로 합병한다. 이에 따라 뇌경색을 합병하면 생명 예후, 기능 예후에 심각한 악영향을 미친다.

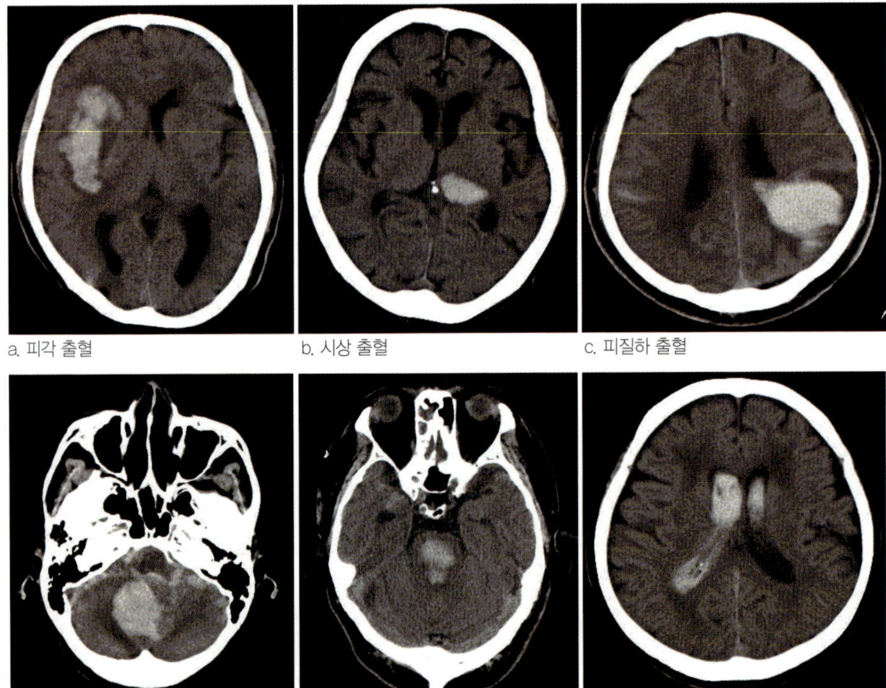

a. 피각 출혈 b. 시상 출혈 c. 피질하 출혈

d. 소뇌 출혈 e. 뇌간 출혈 f. 뇌실 내 출혈

■ 그림 87-5 각 뇌출혈의 CT상

- ● 뇌출혈
- ● 고혈압성 뇌출혈의 원인은 뇌 내의 소혈관이 장년의 고혈압에 노출됨으로써 미세 동맥류를 형성하여 출혈을 초래한다고 한다.
- ● 이 밖에 뇌동정맥 기형, 해면상 혈관종, 모야모야병, 아밀로이드 혈관 장애 같은 혈관 장애, 뇌종양 등이 뇌출혈의 원인이 된다.
- ● 뇌출혈의 위험 인자로는 고혈압, 과음, 혈청 총 콜레스테롤 낮은 수치 등이 있다. 따라서 뇌출혈의 발병 및 재발 예방에 고혈압에 대한 강압제 치료가 권장되고 있다. 또한 항혈소판제, 항응고제에 의한 출혈이 알려져 있다.
- ● 지주막하 출혈
- ● 지주막하 출혈의 원인은 주로 뇌동맥류 파열이다. 그 외에는 뇌종양과 뇌동정맥 기형, 경막동정맥 누관, 모야모야병 등의 혈관 장애가 원인이다. 또한 출혈 원인이 불명인 것이 10% 정도이다.
- ● 뇌동맥류는 주로 뇌동맥 분기점에 강한 혈행 역학적 스트레스가 더해져 혈관이 부풀어 올라, 동맥류를 형성하게 된다(그림 87-6).
- ● 고혈압, 흡연, 과도한 음주가 뇌동맥류 파열의 위험 인자가 된다.

역학 · 예후

- ● 뇌출혈
- ● 일본의 뇌출혈 환자는 전체 뇌졸중 환자의 30% 정도를 차지하고, 미국, 유럽 등 여러 나라보다 2~3배 높은 것으로 알려져 있다. 남성, 중년(50~70대)에 많다.
- ● 지주막하 출혈
- ● 지주막하 출혈의 연간 발생 빈도는 10만 명 중 10~30명으로 되어 있다. 호발 연령은 40~60대에서 여성에게 약간 많다. 미파열 뇌동맥류의 연간 파열율은 1% 이하로 되어 있고, 큰 것, 모양이 고르지 못한 것이 파열되기 쉽다.

증상

┃ 뇌출혈은 출혈 부위에 따라 증상이 다르다. 지주막하 출혈은 갑자기 심한 두통이 특징이다.

- ● 뇌출혈
- ● 뇌출혈은 혈종이 있는 부위의 기능 장애에 의한 국소 증상과 뇌를 압박함으로써 생기는 두개내압 항진에 의한 증상이 동시에 나타난다. 따라서 혈종의 부위마다 그 증상이 다르다. 두통, 구토는 반드시 동반한다고는 할 수 없다.
- ● 뇌간 출혈: 혈종의 크기에 비해 가장 심각하다. 혼수, 호흡 장애, 안구 운동 장애, 양안의 축동, 사지 마비가 인정되지만 경증의 경우 안구 운동 장애만 있는 경우도 있다.

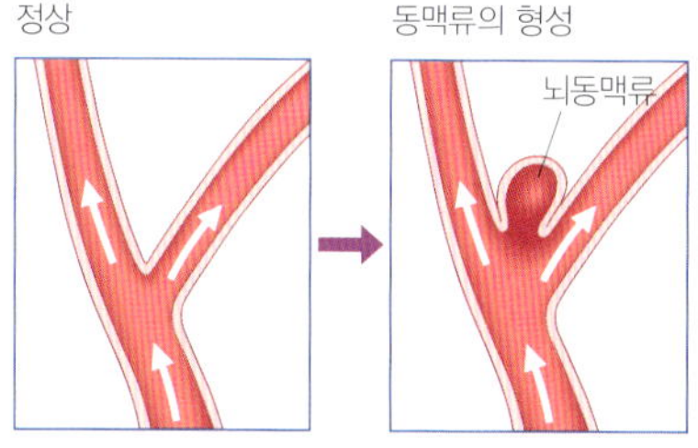

뇌동맥류는 대부분이 혈관의 분기점에 혈압에 부하가 더해져 낭상이 팽창하게 된다. 이것이 파열되면 지주막하 출혈을 일으키게 된다.

■ 그림 87-6 뇌동맥류

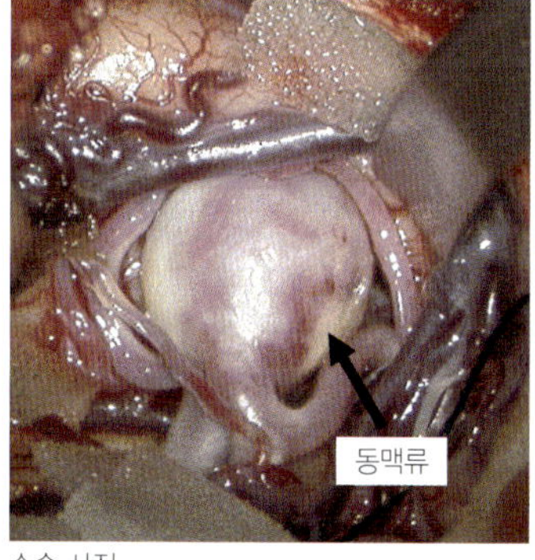

수술 사진

- 소뇌 출혈: 돌발 두통, 구역질·구토, 현기증, 실조 증상이 인정된다. 일반적으로 마비는 인정하지 않는다. 의식 장애의 진행이 있는 경우 수술을 고려한다.
- 피각 출혈: 출혈 측과 반대 측 편 마비, 감각 장애가 인정된다. 출혈이 우위 반구(주로 왼쪽)이면 실어, 비우위 반구(주로 오른쪽)이면 실행, 실인, 반측 공간 무시 등의 증상이 더해진다. 심한 의식 장애, 공동 편시, 동공 부동이 있으면 혈종이 크다는 것을 시사하고 예후가 불량하다.
- 시상 출혈: 출혈 측과 반대 측의 편 마비, 감각 장애, 안구 운동 장애(수직방향의 주시 마비) 등이 인정된다. 출혈이 우위 반구인 경우 실어증을 동반한다.
- 피질하 출혈: 출혈 부위와 일치된 증상을 나타낸다. 전두엽인 경우 출혈의 반대 측의 마비나 실어증, 두정엽은 반대 측의 감각 장애, 후두엽은 동명 반맹(두 눈의 같은 쪽의 시야가 이지러지다), 측두엽은 실어증과 시야 장애라고 하는 상태이다. 혈종이 커지면 의식 장애가 심하게 나타난다. 때때로 경련이 발생한다.
- 뇌실 내 출혈: 혈종이 수액의 흐름을 방해하여, 뇌수종을 합병하면 두통, 의식 장애 등 두개내압 항진 증상이 진행성으로 평가된다.
- 지주막하 출혈
- 지주막하 출혈의 특징은 지금까지 경험한 적이 없는 돌발적인 심한 두통으로 '머리를 방망이로 맞은 것 같다' 또는 '벼락이 떨어진 듯하다'는 호소가 많고, 구역질·구토를 동반하는 경우가 많다. 때로는 의식 소실을 동반한다. 다양한 정도의 의식 장애를 동반하지만 심한 경우에는 심폐가 정지된다. 시간 경과와 함께 의식 장애의 개선을 보이는 경우도 적지 않다.
- 뇌내혈종을 합병하면 마비나 실어증이라는 국소 증상을 합병한다.
- 동맥류의 발생 부위에 따라(내경동맥-후교통동맥 분기부동맥류 등), 동안신경 마비(안검하수, 안구 운동 장애, 분산 눈동자)를 합병할 수 있다.

뇌출혈, 지주막하 출혈과 함께 CT에 의한 영상 진단이 가능하다.
뇌혈관 조영술 및 조영 MRI 등에 의해 출혈 근원을 찾을 수 있다.

- 뇌출혈
- 뇌출혈은 CT에 의해 쉽게 진단이 가능하다. 혈종은 CT에서 고흡수영역으로 하얗게 묘사된다(그림 87-5). MRI에서 혈종의 시기에 따라 묘출되는 방법이 달라진다.
- 특히 젊은 사람의 경우, 뇌동정맥 기형에서 출혈하는 경우가 많다. 이 검사에 조영 MRI나 뇌혈관 조영이 유용하다.
- 지주막하 출혈
- 지주막하 출혈의 진단에 있어서 가장 중요한 것은 갑자기 심한 두통을 문진으로 확인할 수 있다. 이미지 진단 CT가 유용하며 뇌저부 수액조의 고흡수영역으로 진단된다. 수두증의 합병, 뇌내혈종의 합병 유무를 확인하는 것도 중요하다(그림 87-7).

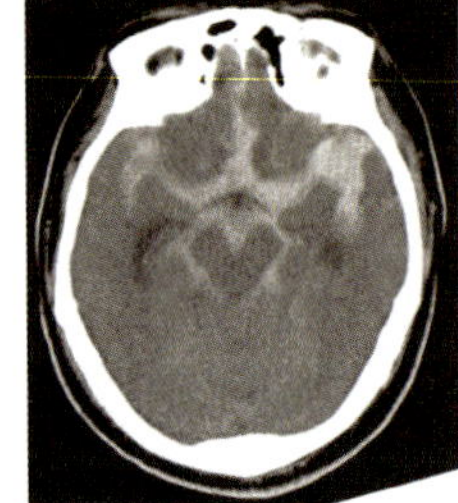

■ 그림 87-7 지주막하 출혈의 CT상

- 출혈량이 적고, CT에서 분명하지 않은 경우에는 수액 검사에 의한 수액 중 혈액의 증명에 의해 진단된다. 또한 MRI에 의해 보다 확실한 이미지 진단이 가능해졌다.
- 지주막하 출혈은 의식 장애의 정도와 마비의 유무에 따라 5단계의 중증도로 나뉜다. 중증도 분류로는 헌트-코스닉(Hunt-Kosnik) 분류(표 87-1), WFNS(세계신경외과 연맹) 분류(표 87-2) 등이 일반적으로 널리 사용되고 있다. 이 중증도를 기준으로 수술 적응 및 치료 방침이 결정된다.
- 지주막하 출혈이 확인된 경우 출혈 근원의 검사가 필요하다. 뇌혈관 촬영, 3D-CT, 자기 공명 혈관 조영술(MRA)에 의해 동맥류의 부위와 크기, 형상을 확인할 수 있다.

- 지주막하 출혈은 교감신경계의 긴장에 의해 부정맥 및 폐부종을 합병하기 때문에 전신 관리가 중요하다. 수두증에도 주의한다.

■ 표 87-1 사냥-코스닉(Hunt-Kosnik) 분류(1974)

Grade 0	미파열 뇌동맥류
Grade 1	무증상 또는 가벼운 두통 및 항부 경직을 나타내는 증례
Grade 1a	의식 명료하고 급성기 증상 없이 신경 증상의 고정된 증례
Grade 2	중등도에서 고도의 두통, 항부 경직을 보이지만, 뇌신경 마비 이외의 신경학적 장애는 인정되지 않는 사례
Grade 3	졸림 경향, 착란 상태, 또는 경도의 국소신경 장애를 나타내는 증례
Grade 4	의식 장애는 혼미, 중등도에서 심각한 편 마비, 때때로 제뇌 경직 및 자율신경 장애의 초기 증상을 동반하는 사례
Grade 5	깊은 혼수, 제뇌 경직, 빈사 상태

■ 표 87-2 WFNS(세계신경외과 연맹) 분류

Grade	GCS*	운동 실조증
I	15	−
II	14~13	−
III	14~13	+
IV	12~7	±
V	6~3	±

* GCS: 글래스고우 코마 스케일 (표 87-3)의 E, V, M의 항목을 합한 점수

■ 표 87-3 글래스고 코마 스케일(GCS : Glasgow Coma Scale, 1976)

E : 개안	V : 발어	M : 운동 기능
자발적으로 개안 … 4	혼란이 있는 … 5	명령에 따라 … 6
명령에 의해 개안 … 3	의미 없는 대화 … 4	통증 자극 부위를 앎 … 5
통증으로 개안 … 2	의미 없는 단어 … 3	도피 코드 운동 … 4
개안하지 않음 … 1	단어가 되지 않는 발성 … 2	이상 굴곡 … 3
	발어 없음 … 1	신전 반응 … 2
		반응 없음 … 1

E, V, M 각 항목의 합계에 따라 3~15 점으로 판정한다.

치료법

뇌출혈은 전신 관리와 혈압 조절이 중요하다. 지주막하 출혈은 뇌동맥류의 재파열 예방, 두개내압과 수두증의 관리, 혈관 경직의 예방, 전신 관리가 포인트가 된다.

● 뇌출혈

〈치료 방침〉

● 급성기에는 호흡 관리를 포함한 전신 관리와 적극적인 강압 치료가 중요하다. 특히 강압제 투여에 의한 혈압 조절은 급성기의 출혈의 증가를 감소시키고 궁극적으로 예후를 좋게 한다.
● 두개내압 항진에 대해서는 부위와 크기에 따라 외과적 치료를 고려한다. 고장액 글리세올 정맥 내 투여는 뇌부종 및 뇌대사의 개선에 효과가 있지만, 초급성기에는 출혈을 조장할 수 있으므로 주의를 요한다.
● 중증 뇌출혈 예에서는 소화관 출혈의 합병에 주의가 필요하며, 항궤양약(H_2 수용체 길항제) 등을 예방적으로 투여한다.
● 전신 상태의 안정 후 적극적인 재활이 중요하다.

〈외과적 치료〉

● 뇌출혈에 의해 파괴된 뇌조직의 기능은 수술로 회복되는 것은 아니다. 따라서 뇌출혈에 대한 혈종 제거술은 생명의 의미가 강하다. 이를 위해 소뇌출혈이나 피질하 출혈, 합병 수두증에 대한 수술을 제외하면 수술의 적응은 절대적인 것이 아니라 종합적인 판단이 요구된다. 일반적으로 출혈량

- 이 10㎖ 이하의 작은 출혈, 신경학적 소견이 경미한 사건에 관해서는, 혈종의 부위에 관계없이 수술 적응이 아니다. 또한 뇌간이나 시상 등 뇌 심부 혈종은 수술의 대상이 되기 어렵다.
- 혈종 제거술의 방법은 개두수술이 가장 일반적이지만 보다 최소 침습의 수술로 정위 수술, 내시경 수술이 있고, 앞으로는 내시경 수술의 적응이 점차 늘어날 것으로 보인다.
- 수두증의 경우 뇌실 배액 수술을 실시한다. 만성기에도 수두증이 낫지 않을 경우는 뇌실 복강 션트, 요추 복강 션트 같은 수술이 고려된다.
- 출혈 부위별 수술 적응은 일반적으로 다음과 같다.
  - 뇌간 출혈: 수술의 적응이 아니다
  - 소뇌 출혈: 최대 직경이 3cm 이상으로 신경학적 증상이 진행되는 경우 뇌간이 압박되기 때문에 혈종 제거술을 실시한다.
  - 수두증이 있는 경우는 수술이 적당하다. 혈종 제거술 이외에 뇌실 외 유도수술이 시행된다.
  - 피각 출혈: 신경학적 소견이 중증도로 혈종량이 30㎖ 이상인 경우는 수술을 고려한다.
  - 시상 출혈: 혈종 제거술은 적응이 아니다. 혈종이 뇌실 내에 천파하여 수두증을 합병하는 증례에서는 뇌실 배액 수술을 고려한다.
  - 피질하 출혈: 60세 이하, 혈종량 50㎖ 이상으로 의식 수준이 졸림에서부터 혼미의 증례에서는 수술이 권장된다.
  - 뇌실 내 출혈: 급성 수두증에 대해 뇌실 배액 수술을 실시한다.

● 지주막하 출혈

〈치료 방침〉

- 지주막하 출혈의 치료 포인트는 1) 재파열의 예방, 2) 두개내압·수두증의 관리, 3) 혈관 경직의 예방, 4) 전신 상태의 관리를 들 수 있다.

1) 재파열의 예방

- 지주막하 출혈 환자의 예후를 나쁘게 하는 가장 큰 요인은 뇌동맥류의 재파열이다.
- 재파열은 발병 당일이 특히 많기 때문에 신속하고 충분한 진정, 진통, 강압에 의한 혈압 관리가 중요하다.
- 뇌혈관 촬영, 3D-CT 등에 의한 뇌동맥류 검사를 하여, 조기(72시간 이내)에 수술을 실시한다.
- 하지만 심한 경우에는 급성 수술의 적응이 아니다. 심한 경우에서는 만성기에 의식의 개선이 있으면 치료의 적응을 검토한다.
- 수술에는 개두수술에 의한 동맥류 경부 클리핑 수술 및 혈관 내 수술의 코일 색전술이 있다. 어느 것을 선택하는가는 동맥류의 부위, 크기, 모양 및 환자의 상태 등을 종합적으로 판단하여 결정한다(그림 87-8).

2) 두개내압·수두증의 관리

- 수두증에 대해서는 급성기보다 뇌조·뇌실·요추 배수를 요하는 경우가 많다. 심한 경우 급성 수두증을 수반하는 경우는 재파열 예방 치료에 선행하여 뇌실 배액을 한다.
- 만성기에도 뇌실 확장이 보이며, 인지 장애 및 보행 장애, 요실금 등의 증상이 보이는 경우 정상압 수두증으로 진단하고 뇌실 복강 션트, 요추 복강 션트 등의 수술을 실시한다.

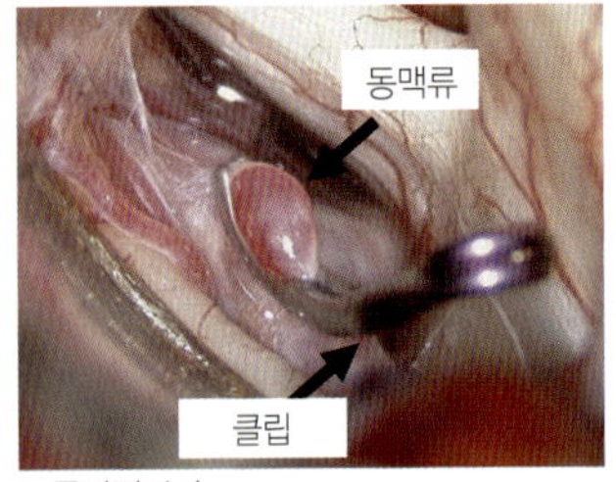

a. 클리핑 수술

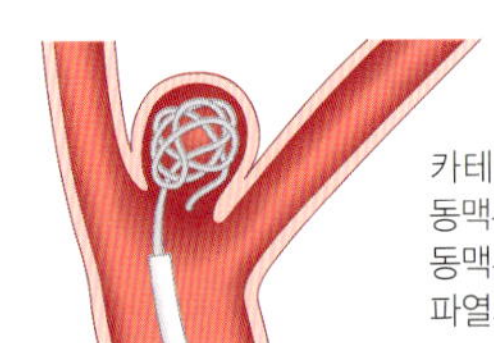

b. 혈관 내 수술(코일 색전술)

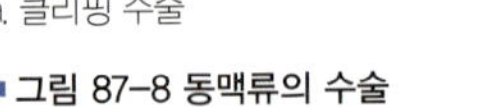

■ 그림 87-8 동맥류의 수술

3) 혈관 경직의 예방

- 혈관 경직의 예방을 위한 조기 수술시 뇌조 배출 및 요추 드레인을 삽입하고 뇌조 안의 혈종을 제거한다. 발병 후 7일을 정점으로 4~15일에 보이며, 이 시기의 탈수 상태는 금기 사항이다. 혈관 경직의 치료는 벌룬 카테터에 의한 협착 혈관의 확장 및 혈관 확장제의 동맥 내 투여가 이루어진다.

4) 전신 상태 관리

- 급성기에는 교감신경계의 확장에 의해 때로는 치명적인 부정맥 및 폐수종을 합병할 수 있다. 또한 의식 장애가 강한 증례에서는 흡인성 폐렴의 합병도 많아 신중한 관찰과 관리가 필요하다. 만성기에도 장기와상에 따른 폐렴 등 합병이 많으므로 장기적인 조직 관리를 필요로 한다.

〈외과적 치료〉

- 뇌동맥류의 재파열 예방 수술에는 개두수술로 인한 클리핑 수술 및 혈관 내의 코일 색전술이 있다(그림 87-8). 일반적으로 둘 다 가능한 경우 개두 클리핑 방법이 선택되어 뇌저동맥류·추골 동맥류는 혈관 내 수술, 그밖에는 개두 클리핑 방법이 선택된다. 또한 고령자나 중증 예에서는 혈관 내 수술을 선택하는 경향이 있다.
- 동맥류 경부 클리핑 절제가 어려운 경우 동맥류 트래핑 방법이나 친동맥근위부 폐쇄수술을 고려한다. 경우에 따라 두개내외 우회 수술을 병용한다. 이것도 어려운 경우는 동맥류 랩핑 수술(코팅 랩핑)을 시행한다.

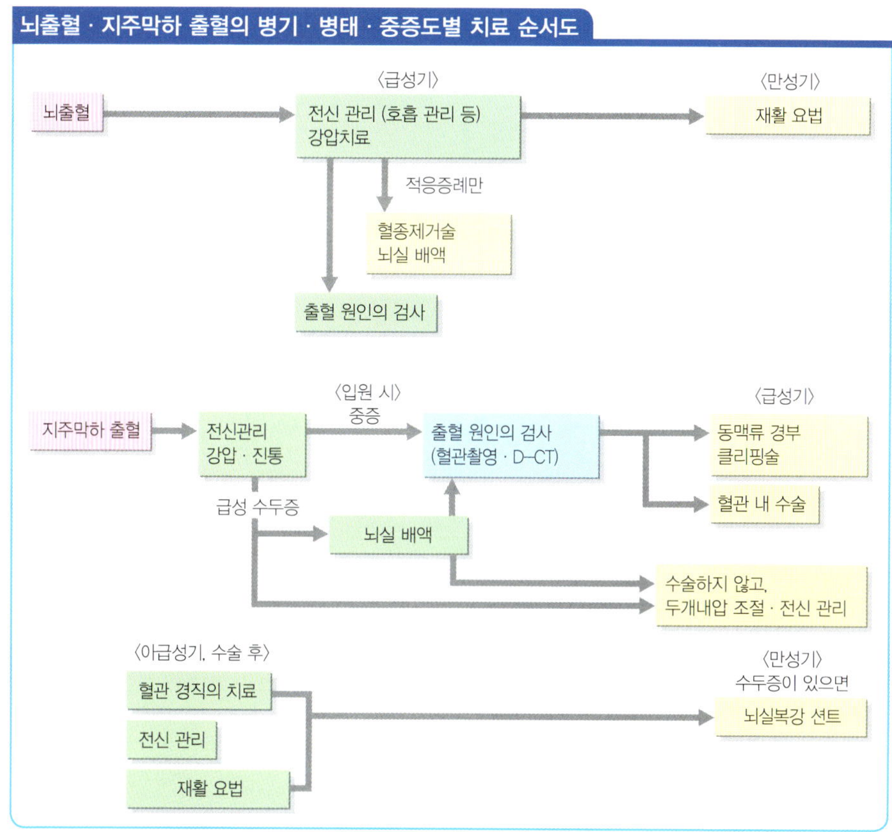

뇌출혈 · 지주막하 출혈의 병기 · 병태 · 중증도별 치료 순서도

간호 과정의 순서도

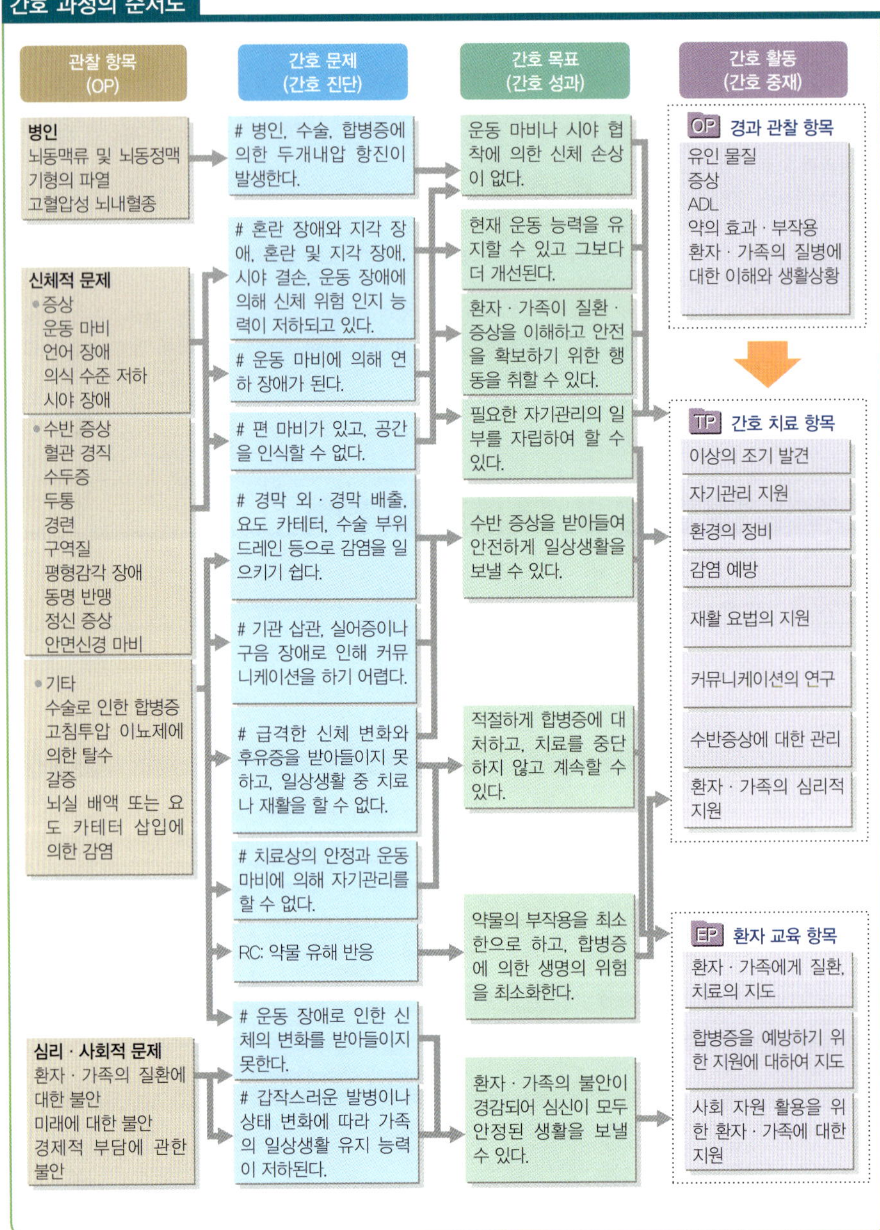

관찰 항목 (OP)
간호 문제 (간호 진단)
간호 목표 (간호 성과)
간호 활동 (간호 중재)

병인
뇌동맥류 및 뇌동정맥 기형의 파열
고혈압성 뇌내혈종

신체적 문제
• 증상
운동 마비
언어 장애
의식 수준 저하
시야 장애
• 수반 증상
혈관 경직
수두증
두통
경련
구역질
평형감각 장애
동명 반맹
정신 증상
안면신경 마비
• 기타
수술로 인한 합병증
고침투압 이뇨제에 의한 탈수
갈증
뇌실 배액 또는 요도 카테터 삽입에 의한 감염

심리 · 사회적 문제
환자 · 가족의 질환에 대한 불안
미래에 대한 불안
경제적 부담에 관한 불안

병인, 수술, 합병증에 의한 두개내압 항진이 발생한다.
혼란 장애와 지각 장애, 혼란 및 지각 장애, 시야 결손, 운동 장애에 의해 신체 위험 인지 능력이 저하되고 있다.
운동 마비에 의해 연하 장애가 된다.
편 마비가 있고, 공간을 인식할 수 없다.
경막 외 · 경막 배출, 요도 카테터, 수술 부위 드레인 등으로 감염을 일으키기 쉽다.
기관 삽관, 실어증이나 구음 장애로 인해 커뮤니케이션을 하기 어렵다.
급격한 신체 변화와 후유증을 받아들이지 못하고, 일상생활 중 치료나 재활을 할 수 없다.
치료상의 안정과 운동 마비에 의해 자기관리를 할 수 없다.
RC: 약물 유해 반응
운동 장애로 인한 신체의 변화를 받아들이지 못한다.
갑작스러운 발병이나 상태 변화에 따라 가족의 일상생활 유지 능력이 저하된다.

운동 마비나 시야 협착에 의한 신체 손상이 없다.
현재 운동 능력을 유지할 수 있고 그보다 더 개선된다.
환자 · 가족이 질환 · 증상을 이해하고 안전을 확보하기 위한 행동을 취할 수 있다.
필요한 자기관리의 일부를 자립하여 할 수 있다.
수반 증상을 받아들여 안전하게 일상생활을 보낼 수 있다.
적절하게 합병증에 대처하고, 치료를 중단하지 않고 계속할 수 있다.
약물의 부작용을 최소한으로 하고, 합병증에 의한 생명의 위험을 최소화한다.
환자 · 가족의 불안이 경감되어 심신이 모두 안정된 생활을 보낼 수 있다.

OP 경과 관찰 항목
유인 물질
증상
ADL
약의 효과 · 부작용
환자 · 가족의 질병에 대한 이해와 생활상황

TP 간호 치료 항목
이상의 조기 발견
자기관리 지원
환경의 정비
감염 예방
재활 요법의 지원
커뮤니케이션의 연구
수반증상에 대한 관리
환자 · 가족의 심리적 지원

EP 환자 교육 항목
환자 · 가족에게 질환, 치료의 지도
합병증을 예방하기 위한 지원에 대하여 지도
사회 자원 활용을 위한 환자 · 가족에 대한 지원

- 급성기를 안전하게 극복하고, 수술 후 합병증을 예방한다. 운동 마비나 언어 장애 등이 나타나고, ADL이 저해되어 간다. 재활에 의한 기능 회복을 추진하여 일상생활을 자립할 수 있도록 돕는다.
- 일반적으로는 운동 마비 및 언어 장애의 재활 이외에 환측의 보호를 소중히 하고, 시야 협착이나 평형감각 장애 등에 의한 낙상과 사고 방지 등 안전에 대한 배려가 필요하다.

Step1 영향 평가	Step2 간호 초점	Step3 계획	Step4 실시	Step5 평가

정보 수집	평가 관점과 근거 · 잠재적 간호 문제
전신 상태 관찰	**급성기에는 먼저 생명의 위기에서 벗어나는 것이 우선된다. 전신 상태를 빠르게 관찰하고 그 병태를 평가하는 것이 중요하다.** • 전신 상태의 파악 → 다음 항목 참조. • 마비나 장애가 어디에 얼마나 일어나고 있는지 파악한다. • 급성기의 경우는 중증도와 긴급도 평가를 하여, 뇌, 신경 기능의 장애 상태를 파악한다. • 드레인 및 모니터링을 위한 기계 장치의 관리 및 의식 수준의 변화나 스트레스에 따라 스스로 제거하거나 낙상 등의 위험이 있다. 🔍 잠재적 간호 문제 : 혼란 및 지각 장애, 시야 결손, 운동 장애에 의해 신체의 위험을 인지하는 능력이 저하된다./편 마비가 있고 공간을 인식할 수 없다./두개내압 항진에 의해 발생하는 생명의 위험이 있다./불안이나 급성 혼란에 의한 신체 부상의 위험이 있다./처치에 의한 감염의 위험이 있다./운동 장애로 인한 신체의 변화를 수용하기 어렵다.
증상의 부위, 출현상황, 정도의 관찰	**증상이 어느 부위에 어떻게 나타나고, 어느 정도인지를 관찰한다. 증상 상태 및 정도를 파악하여 질병의 중증 정도를 알고, 치료 계획, 간호 계획의 입안에 유효하다.** • 갑자기 심한 두통을 호소하는 경우는 지주막하 출혈을 의심한다. • 지주막하 출혈은 출혈 정도에 따라 증상과 예후가 달라진다. 출혈량이 누출같이 소량의 경우 두통, 구역질 · 구토 등의 수막 자극 증상을 나타낼 뿐이지만, 약간의 자극에 의해 대량 출혈로 이어지고 생명의 위험 및 심각한 의식 장애, 심각한 기능 장애를 초래한다. • 수술 후에 발생하는 혈관 경직은 경색 모양의 증상이 나타나고, 정상압수두증은 치매증상, 요실금, 보행 장애가 일어난다. • 치료적인 안정이 필요한 시기가 있고, 이것이 스트레스가 되는 경우가 있다. 🔍 잠재적 간호 문제 : 치료 상의 안정과 운동 마비에 의해 자기관리를 할 수 없다./사고나 낙상 위험이 있다./경막 외 · 경막하 배출, 요도 카테터, 수술 부위 드레인 등으로 감염을 일으키기 쉽다. **두개내압 항진** • 어떠한 원인으로 두개 내용에 변화를 초래했을 때 또는 이물질이 생겼을 때 발생한다. • 두개내 이물질로는 종양, 경막 외 · 경막 · 뇌내 혈종, 농양, 공기 등이 있다. • 이물질 주위에서 뇌부종이 시작되고, 이로 인해 항진 증상과(정상 압력) 수두증에 의한 두개내압 항진, 뇌혈관 경직에 의한 뇌부종에서 두개내압 항진도 있다. • 급성기에는 의식 장애, 동안 신경 마비에 의한 분산 눈동자, 대광 반사의 감약, 편 마비, 제뇌 경직, 호흡의 변화, 혈압, 호흡, 맥박 등의 변화가 보인다. • 최악의 경우 뇌 탈장이 발생하여 생명이 위험하다. 🔍 잠재적 간호 문제 : 두통, 구토로 인한 불안/공포/치료상의 안정에 따른 스트레스/치료상 안정과 운동 마비에 의해 자기관리를 할 수 없다.

87

뇌출혈 · 지주막하 출혈

<table>
<tr><td></td><td>

- 지주막하 출혈 직후에는 불안 상태와 급성 혼란으로 침대에서 갑자기 일어나려고 하는 등 사고 위험이 있다.
- 사지의 감각 마비와 혼란이 있고, 상황 파악을 하지 못하여 낙상이나 신체적 외상의 위험이 있다.
- 🔍 잠재적 간호 문제 : 혼란에 의한 사고의 위험성/낙상의 위험/신체 외상의 위험

- 발어에 관련한 근육과 신경, 청각 장애가 없어도 글씨 읽기·물건의 이름을 말할 수 없는 등의 실어증, 안면신경 마비 등 발어에 관한 신경이나 근육 장애에 의해 말을 잘할 수 없는 상태의 구음 장애가 있다.
- 환자는 하고 싶은 말이 전해지지 않아, 스트레스를 느끼는 경우가 많다.
- 감각성 실어증으로 다른 사람의 말을 이해하는 것처럼 하면서 이야기하는 내용은 지리멸렬할 때가 있다. 말투는 원활한 경우가 많다.
- 실독, 착독 등을 보일 수 있다.
- 실어증이 있는 경우는 우측 마비를 합병하는 경우가 많기 때문에 일상생활의 자립 정도도 관찰한다.
- 🔍 잠재적 간호 문제 : 기관 삽관, 실어증이나 구음 장애로 인해 커뮤니케이션을 하기 어렵다./구어장애로 인한 스트레스/일상생활 자립이 곤란

- 음식을 씹어 삼킬 수 없고, 입을 완전히 다물지 못한다. 혀의 움직임이 나쁘고, 음식을 먹으면 목이 멘다. 목이 고정되지 않는 등의 증상이 있다.
- 젤리나 푸딩 등의 반 고형물의 경우는 삼킬 수 있다.
- 음식 찌꺼기가 입에 남아 있을 수 있기 때문에 구강 내의 확인이 필요하다.
- 흡인성 폐렴을 일으키기 쉽다.
- 🔍 잠재적 간호 문제 : 운동 마비에 의해 연하 장애가 있다./식사를 충분히 취할 수 없는 것과 관련한 영양 섭취 곤란/흡인성 폐렴의 위험

</td></tr>
<tr><td>

약의 효과 · 부작용에 대한 관찰

</td><td>

❚ 약은 장기 복용을 계속해야 하는 것이 많기 때문에, 복용을 중단하지 않도록 지도한다.
- 항경련약을 사용하고 있는 경우는 약 복용의 중단이 없는지를 반드시 확인한다. 약이 너무 많거나 맞지 않으면 졸음, 발진, 피부 가려움, 흔들림과 현기증이 일어난다.
- 고 침투압제가 점적 누출이 된 경우 조직 괴사가 발생하기 때문에 특히 주의가 필요하다.
- 아레비아틴(페니트인)의 정맥 주사는 강한 통증을 느끼기 때문에 천천히 주입한다.
- 🔍 잠재적 간호 문제 : 급격한 신체 변화와 후유증을 받아들일 수 없고, 치료 및 재활을 일상생활에 넣을 수 없다./복약 준수의 저하

</td></tr>
<tr><td>

재활 요법의 수용과 그 진행 상태 관찰

</td><td>

❚ 최근 급성기의 재활이 중요시되고 있다. 급성기의 재활 요법과 함께 폐용 증후군의 예방을 위한 재활이 이루어지고 있는지, 이루어지지 않고 있으면 수행을 저해하는 요인이 무엇인지 파악할 필요가 있다.
- 환자의 상태에 따라 혈압이 변동하거나 안정도가 다르기 때문에 재활 허용 가능한 범위를 파악하고 혈압 변동 등에 의해 심각한 합병증을 일으키지 않는 범위의 재활 요법을 실시한다.
- 관절 가동역 훈련은 관절 구축이나 마비측의 부종과 순환 부전 예방에 적당하다.
- 관절 훈련법은 지도하면 가족도 할 수 있기 때문에 가능한 재활 요법은 협력하여 실시한다.
- 지주막하 출혈의 경우 침대에서의 휴식 기간이 길기 때문에 폐용 증후군의 관찰과 예방을 생각해 나갈 필요가 있다.

</td></tr>
</table>

환자·가족의 심리·사회적 측면의 파악	●운동 마비는 갑자기 일어나기 때문에 장애를 받아들일 수 없을 가능성이 있다. 재활 요법을 진행하기 위해서도 질환이나 장애 수용의 파악이 필요하다. 🔍 잠재적 간호 문제 : 급격한 신체 변화와 후유증을 받아들이지 않고, 일상생활 중 치료 및 재활을 할 수 없다./운동 장애로 인한 신체의 변화를 수용할 수 없다./치료상의 안정과 운동 마비에 의해 자기관리를 할 수 없다./비사용 증후군 위험 상태가 있다./불안/신체 이동성 장애
환자·가족의 심리·사회적 측면의 파악	환자·가족이 질병을 어떻게 인식하고 있는지를 확인한다. 재활 요법의 수용에 관계되고 치료 효과와 치료 지속 가능성에도 영향을 미치며, 요양 생활의 질에도 관계하고 있다. 또한 환자·가족이 불안을 느끼고 있다면, 정신적 지원을 계속하고, 가족의 경제적·신체적 부담에 대해서도 지원이 필요하다. ●환자·가족에게 병에 대한 느낌을 듣는다. 인식이 낮은 경우 정중하게 설명한다. ●가족의 간병 부담에 대해 가정 환경에 배려한 ADL의 연구를 실시한다. ●외부 지원자의 협력을 얻을 수 있는지 여부를 확인하고 간병 지원 시스템 만들기를 지원한다. 지역 관련 기관과 연락을 취하고 재택 요양 사회 자원을 활용할 수 있도록 도움을 요청한다. 🔍 잠재적 간호 문제 : 갑작스러운 발병이나 상태 변화에 따라 가족의 일상생활 유지 능력이 저하된다./불확실한 미래에 대한 불안/수면 장애/가족 일상생활의 변화

Step1 영향 평가 ▶ **Step2 간호 초점** ▶ Step3 계획 ▶ Step4 실시 ▶ Step5 평가

간호 문제 리스트

#1 혼란 장애와 지각 장애, 혼란 및 지각 장애, 시야 결손, 운동 장애에 의해 신체 위험 인지 능력이 저하되고 있다(건강 지각–건강관리 패턴).

#2 운동 마비에 의해 연하 장애가 된다(영양–대사 패턴).

#3 경막 외·경막 배출, 요도 카테터, 수술 부위 드레인 등으로 감염을 일으키기 쉽다(영양–대사 패턴).

#4 기관 삽관, 실어증이나 구음 장애로 인해 커뮤니케이션을 하기 어렵다(역할–관계 패턴).

#5 운동 장애로 인한 신체의 변화를 받아들이지 못한다(자기인식 패턴).

#6 편 마비가 있고, 공간을 인식할 수 없다(인지–지각 패턴).

#7 치료상의 안정과 운동 마비에 의해 자기관리를 할 수 없다(활동–운동 패턴).

#8 급격한 신체 변화와 후유증을 받아들이지 못하고, 일상생활 중 치료나 재활을 할 수 없다(건강 지각–건강관리 패턴).

#9 갑작스러운 발병이나 상태 변화에 따라 가족의 일상 생활 유지 능력이 저하된다(역할–관계 패턴).

간호의 우선순위 지침

●급성기는 생명의 위험을 방지하는 것이 중요하므로 신체 증상의 관찰과 위험을 피하는 관리가 중요하다. 그러나 폐용 증후군의 예방을 위한 조기 재활 계획을 잊어서는 안 된다.

●운동기능이 저하되기 때문에 생활 기능 장애가 진행된다. 또한 운동 마비나 언어 장애 등이 장기 지속되기 때문에 간병에 관련된 가족 문제도 일어나기 쉽다.

●개별 환자의 중증도에 따라 간호 문제의 우선순위를 결정하게 되는데, 운동 기능 장애와 관련된 요인이 크다. 해결책은 장애의 인식 방법과 재활에 대한 의욕이다. 다음으로 수반 증상이나 약물의 부작용을 염두에 두지만, 운동 기능 장애로 인한 신체 손상이나 외상, 낙상 위험에 대한 배려도 중요하다. 또한 장기간 재활 및 치료를 계속하기 위해 환자의 의욕을 지속적으로 개선시켜 나갈 웰니스의 관점도 중요하다.

1 간호 문제 / 간호 진단 / 간호 목표(간호 성과)

간호 문제

#1 혼란 장애와 지각 장애, 혼란 및 지각 장애, 시야 결손, 운동 장애에 의해 신체 위험 인지 능력이 저하되고 있다.

간호 진단

신체 외상 위험 상태
위험 요인: 감각 기능의 장애(평형 기능 장애, 인지 장애, 감각의 감퇴, 시야 장애), 근력 저하

간호 목표(간호 성과)

〈장기 목표〉 현재 신체 상태를 이해하고 신체 외상을 일으키지 않도록 행동을 취할 수 있다.
〈단기 목표〉 1) 마비 등의 신체 상황을 파악할 수 있다. 2) 외상 예방 대책을 이해할 수 있다.

간호 계획

OP 경과 관찰 항목
- 위험을 피하는 행동을 취할 수 있는가?
- 마비의 유무와 정도
- 마비의 인식 정도, 노작 시의 외상 위험의 유무

TP 간호 치료 항목
- 위험 예방을 위한 쿠션을 대주는 등 방호책 등의 설치
- PT(물리 치료사) 등의 직원과 제휴를 취하면서 재활의 각 단계에 맞는 지원을 한다.
- 환경을 정비한다.

EP 환자 교육 항목
- 간호사 호출의 사용법을 설명하고 위험을 조기에 대처한다.
- 환자가 신체 외상 예방 의식을 가질 수 있도록 설명·지도한다.
- 신체 외상의 위험성에 대하여 가족에게 지도한다.

중재 포인트와 근거

➡ 위험을 모른다. **근거** 운동 마비는 지각 장애도 동시에 일어나고 있으며, 설명을 해도 감각적으로 이해할 수 없는 경우가 많다. 설명했다고 안심하지 말고, 안전한 행동을 취할 수 있는지 확인하지 않으면 외상의 위험은 증가한다.

➡ 자립을 위해 환경을 정비한다. **근거** 마비의 인식과 감각을 알게 되면 마비된 쪽의 물건을 회피하는 동작을 취한다. 마비된 쪽의 손발을 안쪽으로 한다. 안전을 확인하는 조치를 취하는 등 단계에 따라 재활 요법을 실시한다. 항상 주위의 위험한 물건을 치우는 것과 가족을 포함한 지도가 중요하다.

2 간호 문제 / 간호 진단 / 간호 목표(간호 성과)

간호 문제

#2 운동 마비에 의해 연하 장애가 된다.

간호 진단

연하 장애
관련 요인: 뇌신경의 관여
진단 지표
☐ 연하 곤란의 징후 관찰

간호 목표(간호 성과)

〈장기 목표〉 연하 장애가 개선되고 ADL을 할 수 있다.
〈단기 목표〉 연하 재활 훈련을 할 수 있다.

간호 계획

OP 경과 관찰 항목
- 증상의 출현 상황, 정도의 관찰

TP 간호 치료 항목
- 식사는 사레들림 방지를 위해 간병인이 지켜보고 간병을 한다.
- 삼키기 쉬운 음식 형태로 하거나 잘게 써는 등 연구를 한다. 산미가 강한 것이나 가루 같은 것은 사레들기 쉽기 때문에 피한다.
- 환자가 서두르지 않고 식사를 할 수 있도록 환경을 조성한다.

중재 포인트와 근거

➡ 환자가 먹고 맛있다고 생각하는 것을 선택한다. **근거** 연하 장애와 함께 맛과 식감에도 변화가 나타나는 경우가 있다.

➡ 식사의 자세와 식사 형태의 설정 **근거** 연하 장애에 의해 흡인성 폐렴을 일으키기 쉽다. 사레들리지 않도록 환자의 속도로 식사를 진행시켜 나간다. 흡인을 방지하도록 식사 섭취 시 자세를 정돈한다.

- 서두르지 말고 천천히 식사를 하도록 지도한다.
- 연하 장애를 일으키기 쉬운 음식을 피할 수 있도록 지도한다.

➡ 환자와 함께 가족에게도 지도한다. **근거** 어떠한 것이 연하 장애를 일으키기 쉬운 것인지 모르는 경우가 많기 때문에 환자의 삼킴 상태에 맞게 구체적으로 지도한다. 지도한 내용을 반복해서 볼 수 있도록, 문장이나 그림으로 정리하여 전하는 것이 바람직하다.

3 간호 문제	간호 진단	간호 목표(간호 성과)
#3 경막 외·경막 배출, 요도 카테터, 수술 부위 드레인 등으로 감염을 일으키기 쉽다.	감염 위험 상태 **위험 요인:** 관혈적 처치(침습적 처치)	〈장기 목표〉 감염을 예방하는 방법을 알고 감염을 일으키지 않는다. 〈단기 목표〉 감염 증상을 알고 이상 시에는 간호사에게 전할 수 있다.

간호 계획	중재 포인트와 근거

OP 경과 관찰 항목

- 수술 부위 상태와 드레인 삽입부 관찰, 배액의 성상
- 감염 징후의 관찰
- 감염 예방 행동에 대한 환자의 이해

TP 간호 치료 항목

- 수술 부위 및 삽입부를 청결하게 유지
- 영양 관리
- 드레인 등의 자기 제거 예방

➡ 드레인의 청결한 관리 **근거** 침습적 처치는 체력의 저하를 초래하고, 드레인 삽입 외상은 미생물의 침입 경로가 되기 쉬워 감염의 위험이 높다.

➡ **근거** 혼란 장애가 있는 경우에는 드레인 장치를 스스로 제거할 가능성이 높고, 체력이 저하되고 있는 경우는 감염 위험이 더 높아진다

EP 환자 교육 항목

- 수술 부위와 드레인 삽입부를 손으로 만지지 않는 등 청결을 위한 행동을 지도한다.

4 간호 문제	간호 진단	간호 목표(간호 성과)
#4 기관 삽관, 실어증이나 구음 장애로 인해 커뮤니케이션을 하기 어렵다.	언어적 의사소통 장애 **관련 요인:** 뇌 순환의 감소, 신체적인 장벽 **진단 지표** □ 생각하는 것을 말로 표현하는 것이 어렵다. □ 사람, 장소, 시간 등에 관한 혼선 장애	〈장기 목표〉 1) 구음 장애를 경감시켜, 커뮤니케이션을 할 수 있다. 2) 기본적인 요구 사항을 적절한 방법으로 전달할 수 있다. 〈단기 목표〉 커뮤니케이션 수단을 알고 욕구불만이 감소한다.

간호 계획	중재 포인트와 근거

OP 경과 관찰 항목

- 말하기 능력과 전달 능력의 정도
- 설명이나 상대의 언행을 이해하는 능력
- 기본적인 욕구가 전해지고 있는가?
- 욕구불만의 유무

➡ 언어를 이해할 수 있는지 여부를 확인한다. **근거** 이해하는 경우는 욕구불만을 강하게 느끼고 있다고 생각된다. 먼저 기본적인 요구를 전달할 수 있도록 방안을 환자와 함께 생각한다.

- 환자가 기본적인 요구를 전달할 수 있는 방법을 찾는다.
- 짧거나 간단한 단어를 사용하여 의사소통을 한다.
- 언어 치료를 실시한다.

➡ 긴 말을 하고 싶은 경우도 있다. **근거** 구음 장애의 경우, 이야기해도 잘 전해지지 않았을 때 상대가 적당히 대답을 하고 환자는 민감하게 감지한다. 환자는 어떻게 언어 연습을 하면 좋은지를 모르는 경우가 있으므로, 간호사 및 ST(언어 치료사)가 지원뿐만 아니라 가족이 있을 때 환자가 자신의 시간을 사용하여 재활할 수 있는 환경을 만든다.

EP 환자 교육 항목

- 가족에 대하여 대화는 급하게 하지 말고, 중단시키지 않도록 하고, 느긋한 기분으로 대하도록 지도한다.

➡ 초조해하면 나올 말도 나오지 않는다. 환자가 상처를 입는 것 등을 전하고 환자에 있어서 유익한 시간을 제공하는 필요성을 지도한다.

5 간호 문제	간호 진단	간호 목표(간호 성과)
#5 운동 장애로 인한 신체의 변화를 받아들이지 못한다.	**신체 이미지 혼란** **관련 요인:** 질환, 신체 손상 **진단 지표** ☐ 현실에 존재하는 신체 기능 변화 ☐ 과거의 기능에 초점을 둠 ☐ 사회적 관계의 변화 ☐ 신체 부위에 손을 대려고 하지 않는다.	〈장기 목표〉 운동 장애를 받아들이고 신체의 상태를 스스로 조절할 수 있다. 〈단기 목표〉 1) 운동 장애를 알고 무서워하지 않고 신체에 접촉할 수 있다. 2) 괴로운 심정을 언어화할 수 있다.

간호 계획	중재 포인트와 근거

OP 경과 관찰 항목

- 운동 장애, 마비에 의한 신체 기능의 변화에 대한 인식, 수용 방법
- 기능 상실에 대한 언행
- 감정의 표출

TP 간호 치료 항목

- 괴로운 감정을 이해하고 신뢰 관계를 구축
- 신체에 대한 이미지를 언어화할 수 있도록 환경을 정돈한다.
- 가족이나 동료와 대화 시간을 만들어 관계가 깊어지도록 한다.
- 장애의 정도에 따라 재활을 실시한다.

➡ **근거** 환자는 자신의 상태를 받아들이지 않고, 간호사의 개입을 거부할 수 있어 신뢰 관계를 쌓아가는 것이 중요하다.

➡ **근거** 사회적인 상호 작용을 통해 자신이 수용되고 있는지 알 수 있고, 자기의식을 높일 수 있다. 긍정적인 측면을 강화하고 환자가 새로운 신체 이미지를 만드는 데 도움이 된다.

EP 환자 교육 항목

- 괴로운 감정을 이해하고 조금이라도 표출하는 것의 중요성을 설명한다.

➡ 지금 생각하는 것, 괴로운 감정을 언어화하는 것으로, 자신의 마음 상태를 정리하는 계기가 된다.

<table>
<tr><td>6 간호 문제</td><td>간호 진단</td><td>간호 목표(간호 성과)</td></tr>
<tr><td>#6 편 마비가 있고, 공간을 인식할 수 없다.</td><td>편 마비
관련 요인: 뇌혈관 문제로 인한 뇌 손상
진단 지표
□ 마비된 쪽의 팔다리 위치에 자각이 없음을 나타낸다.
□ 마비된 쪽에 대한 안전 대책의 부족</td><td>〈장기 목표〉 지각 장애를 인식하고 일상생활을 안전하게 보낼 수 있다.
〈단기 목표〉 환경을 결함에 적응시켜 일상생활을 무리 없이 보낼 수 있다.</td></tr>
</table>

간호 계획 / **중재 포인트와 근거**

OP 경과 관찰 항목
- 마비 사지 및 신체에 대한 마비의 유무와 정도
- 공간 인지의 정도, 외관 상황

➡ 공간 인지의 확인 **근거** 시야 장애가 없음에도 불구하고 시공간의 절반을 무시하는 상태이고, 무시되는 범위를 파악한다.

TP 간호 치료 항목
- 일상생활을 위해 필요한 것을 환자의 시야에 들어가도록 건강한 쪽에 놓는다.
- 구강 내에 섭취한 음식과 약이 남아 있지 않은지를 확인한다.
- 구강 관리를 실시한다.
- 환경에 적응하여 잊어버린 부분을 인식할 수 있도록 재활 요법을 한다.

➡ **근거** 환자는 충분한 질병에 대한 식별이 없기 때문에 일상생활에 있어서 무시하는 쪽으로 물건이 놓여 있으면 부딪치는 등 사고의 위험이 있다.

➡ 잊고 있던 부분을 생각나게 한다. **근거** 환자에게 질병 인식이 없는 경우가 많기 때문에 반복 설명하고 잊은 영역을 생각해내도록 한다.

EP 환자 교육 항목
- 식사는 건강한 쪽으로 먹기 때문에 아픈 쪽에 음식물이 남아 있지 않은지 확인하도록 환자에게 지도한다.
- 가족에게는 건강한 쪽으로 다가가 말을 걸고, 건강한 쪽에 물건을 두는 등의 지도를 실시한다.

➡ 마비된 쪽에서 말을 걸면 눈치채지 못하는 경우가 많고, 가족은 무시당한다고 생각할 수도 있다. 충분한 신뢰 관계를 구축하기 위해서라도 한쪽을 인식할 수 없는 것을 제대로 전할 필요가 있다.

<table>
<tr><td>7 간호 문제</td><td>간호 진단</td><td>간호 목표(간호 성과)</td></tr>
<tr><td>#7 치료상의 안정과 운동 마비에 의해 자기관리를 할 수 없다.</td><td>자기관리 부족 증후군
관련 요인: 인지 장애. 신체 부위를 인식할 수 없다. 탈의와 용모를 다듬을 수 없다. 식사 행동을 자립할 수 없다.
진단 지표
□ ADL의 수행 불능</td><td>〈장기 목표〉 자신이 원하는 것을 할 수 있는 범위에서 할 수 있다.
〈단기 목표〉 1) 자기관리를 하기 위해 필요한 재활을 적극적으로 수행할 수 있다. 2) 지원에 따라 환자가 원하는 것이 충족된다.</td></tr>
</table>

간호 계획 / **중재 포인트와 근거**

OP 경과 관찰 항목
- 자기관리를 할 수 있는 능력

➡ 자기관리를 할 수 있는 능력의 확인이 필요
근거 ADL은 환자 자신이 할 수 있다는 사실이 자신감으로 이어지기 때문에, 스스로 무리 없이 할 수 있도록 조언이 필요하다.

뇌출혈 · 지주막하 출혈

- 장애에 따라 환자의 ADL을 지원한다.
- 스스로 할 수 있는 범위에서는 환자 자신이 할 수 있도록 환경을 정비한다.
- 자기관리를 스스로 할 수 없는 심정에 대하여 환자에게 듣는다.
- 필요시에 적절한 자조도구를 선택한다.

EP 환자 교육 항목

- 자기관리 부족에 대한 불쾌한 감정과 불만을 언어화하도록 지도한다.
- 자신의 속도를 무너뜨리고 무리하게 하려고 하는 것은 사고나 외상의 위험이 있다는 것을 지도한다.
- 스스로 할 수 있는 범위를 자신의 속도로 하는 것은 재활 훈련이 되기 때문에 자기관리 능력이 향상될 수 있도록 지도한다.

➲ 환경을 정돈하는 것이 중요하다. 근거 마비에 따라서 할 수 없게 된 자기관리도 위치를 바꿀 수 있다. 옷을 입기 쉽도록 펼쳐 두는 등 작은 지원으로 할 수 있는 것도 많다. 자신이 할 수 있다는 기분이 되는 것은 중요하다.

➲ 속도를 지킨다. 근거 환자가 서둘러 무리하게 시도할 수 있다. 그러한 경우 반사나 방어가 되지 않는다. 이것은 골절이나 타박상으로 이어지기 때문에 위험하다.

---

8 간호 문제	간호 진단	간호 목표(간호 성과)
#8 급격한 신체 변화와 후유증을 받아들이지 못하고, 일상생활 중 치료나 재활을 할 수 없다.	비효과적 자기 건강관리 **관련 요인:** 중증이라는 생각, 지식 부족 **진단 지표** ☐ 치료 계획을 일상생활에 넣을 수 없다.	〈장기 목표〉 질병으로부터 회복과 합병증 예방을 위한 건강 행동을 취할 수 있다. 〈단기 목표〉 현재 신체 상태를 이해하고 스스로 재활이나 건강관리를 실시하고 싶다고 생각한다.

간호 계획	중재 포인트와 근거

OP 경과 관찰 항목

- 신체의 변화에 대한 인식, 수용 방법
- 환자의 질환에 대한 인식의 확인
- 자기 효능감
- 발병까지의 일상생활

TP 간호 치료 항목

- 치료 계획에 대한 충분한 설명
- 불안이나 의문을 전할 수 있도록 환경 조정
- 환자가 재활을 실행하고 싶은 동기 부여의 연구를 수행

EP 환자 교육 항목

- 신체의 변화를 일상생활에 통합해나가는 것은 시간이 걸리는 것을 설명하고 서두르지 않고 느긋하게 실시해가는 것이 중요하다는 것을 지도한다.

➲ 증상은 항상 체크한다. 근거 증상의 악화는 준수의 저하가 원인이 될 수도 있다.

➲ 환자의 행동 변화를 촉진한다. 근거 약물에 대해 이해하는 것은 준수의 향상으로 이어진다. 또한 부작용의 조기 발견과 조절로 이어진다.

➲ 환자, 가족, 의료진이 재활 목표를 공유한다. 근거 별도의 목표 설정은 환자에게 큰 부담이 되는데, 조바심으로 이어지거나, 재활이 효율적으로 진행되지 않게 되는 경우가 많다.

---

9 간호 문제	간호 진단	간호 목표(간호 성과)
#9 갑작스러운 발병이나 상태 변화에 따라 가족의 일상생활 유지 능력이 저하된다.	가족 기능 파괴 **관련 요인:** 가족의 역할 변이, 가족의 경제 상태의 변화, 상황 위기 **진단 지표** ☐ 할당된 업무의 변화 ☐ 서로간의 지지 변화 ☐ 커뮤니케이션 패턴 변화	〈장기 목표〉 환자의 질환에 의해 일어난 가족 기능의 변화에 대해 가족 성원들이 협력하여 임할 수 있다. 〈단기 목표〉 가족이 갑작스러운 변화에 대응하는 불안이나 스트레스를 표현할 수 있다.

<table>
<tr><th>간호 계획</th><th>중재 포인트와 근거</th></tr>
</table>

OP 경과 관찰 항목

- 가족의 역할 변화, 현상
- 가족 간의 죄책감과 분노, 비난, 분노의 유무

- 가족의 불안과 정신 상태

TP 간호 치료 항목

- 정확한 정보를 제공하고 현실적인 전망이 되도록 지원한다.
- 가족의 노력을 인정한다.
- 불안 등을 언어화하기 쉬운 환경을 만든다.
- 외부 지원을 얻을 수 있도록 지원한다.

- 지역 관련 기관과 연락을 취하고 재택 요양에 사회 자원을 활용할 수 있도록 지원을 요청한다.

EP 환자 교육 항목

- 질병에 대한 환자·가족에게 알기 쉽게 설명한다.
- 가족 전체 협력하여 피로가 축적되지 않도록 전한다.

➡ 심리 상태의 변화를 놓치지 않는다. **근거** 질환의 성격상 환자·가족은 심리적으로도 경제적으로도 부담을 느끼기 쉽다.

➡ 가족의 간병 부담을 경감한다. **근거** 가족은 간병 부담을 원인으로 불안을 안고 있는 경우가 많다.

➡ 효과적인 사회 자원을 활용한다. **근거** 가족은 사회 자원에 대한 정보를 모르고, 또는 정보를 요구하는 경우가 있다.

➡ 환자·가족에게의 정보 제공을 지원한다. **근거** 지식을 얻는 것은 불안 해소에도 도움이 된다.

➡ 생활상의 주의사항을 포함하여 설명한다. **근거** 질환의 이해는 준수의 향상뿐만 아니라 불안의 해소로도 이어진다. 1명의 부담이 가급적 증가하지 않도록 온 가족이 지지할 수 있는 환경 만들기가 중요하다.

Step1 영향 평가 ▶ **Step2 간호 초점** ▶ **Step3 계획** ▶ **Step4 실시** ▶ **Step5 평가**

병기·병태·중증도별 관리 포인트

【급성기】특히 지주막하 출혈의 경우 수술 전 혈관 조영이나 CT 검사 등의 이동 시에도 재출혈의 위험이 높다. 재출혈에 의해 의식 상태의 저하와 운동 마비 등의 신체 증상의 악화나 사망의 위험이 높아지기 때문에 재출혈을 예방해야 한다. 또한 수술이 무사히 끝나고도 수술 후 출혈, 뇌부종에 의한 증상의 악화나 혈관 경련에 의한 지배 영역의 허혈 상태에 의한 경색소가 출현할 가능성도 높고, 관찰을 세밀하게 하여 조기 발견에 노력할 필요가 있다.

【만성기】운동 마비나 실어증에 의해 일어나는 장애를 최소화하려면 조기에 재활 요법을 계획하고 침대 위에서도 해나가는데 가족의 협력을 얻어 실천한다. 또한 운동 마비 및 장애 등에 의해 자기 개념의 저하로 재활에 대한 의욕과 사회 복귀에 대한 자신감을 잃기 쉽기 때문에 주의가 필요하다.

【회복기】여러 장애를 갖고 사회생활로 돌아가는 불안을 고려하고 효과적으로 사회 자원을 활용하고 무리 없이 사회생활에 적응할 수 있도록 지원한다.

간호 활동(간호 중재) 포인트

진단치료 지원

- 이상의 조기 발견에 노력하고, 환자에게 신체적 부담이 가지 않도록 지원한다.
- 두개내압 항진 및 뇌부종에 대한 치료가 안전하고 효과적으로 이루어질 수 있도록 지원한다.
- 혈관 경직의 조기 발견에 노력하고, 증상을 일으키지 않도록 순환 관리를 실시한다.
- 운동 마비나 언어 장애 등의 재활을 안전하게 수행할 수 있도록 환경을 조성하는 것이 중요하다.
- 특히 항경련제를 사용하는 경우 약 복용의 중단이 없는지 반드시 확인한다. 약이 너무 많거나 맞지 않는 경우에는 졸음, 발진, 흔들림, 현기증이 일어나므로 즉시 의사에게 보고하고, 약의 양이나 시간 조정을 한다.

87 뇌출혈·지주막하 출혈

신체 외상 · 낙상 방지
- 혼란과 마비에 의한 감각의 실조로 침대에서 팔이 끼거나 침대 난간에 부딪치거나 자신이 확실하게 위험으로부터 자신을 보호할 수 없다. 삼각건이나 암 슬링으로 팔을 고정하고 어깨 관절의 아탈구 및 상지의 부상을 방지한다. 또한 환자 · 가족의 마비 측 보호, 위험을 피할 필요성을 설명한다.
- 편 마비의 경우 반측 공간 무시 증상이 나타나기 때문에, 식기나 항상 사용하는 것 등을 공간을 인식할 수 있는 측면에 설치하면 좋다.
- 안전한 병실 환경(침대 난간, 난간, 복도, 화장실, 화장실)을 정돈한다.
- 환자 · 가족에 운동 장애의 특징을 설명하고 생활상의 낙상 예방 방법을 지도한다.
- 감각(지각) 장애의 경우 감각이 없는 것에 대한 고통과 불안이 크다. 공감적 태도로 대한다.

의사소통 장애에 대한 대응
- 환자에게 침착하고 천천히 이야기하고 있다는 것을 전하고 서두르지 않는다. 가족의 이해와 협력을 요청한다.
- 환자는 지금까지처럼 자유롭게 의사소통을 할 수 없는 것에 고통을 느끼고 있다. 이에 따른 감정 악화나 과민성 우울증 등이 보이는 경우가 있다. 가족과 의료 종사자가 현재 상황을 파악하고, 언어 훈련 등을 수용할 수 있는 지원을 실시한다.
- 언어 이외의 커뮤니케이션 방법도 검토하고 의사소통을 도모한다.

자기관리 지원
- 균형 감각이나 순서 등은 즉시 몸에 붙지 않기 때문에 천천히 몇 번해야 하고 시간을 들여 할 마음이 필요하다.
- 시간이 걸리더라도 가능한 한 스스로 할 수 있도록 지도한다. 필요시에 지원한다.
- 옷은 느긋한 큰 사이즈로, 앞 열림 디자인을 선택한다.
- 장애물을 조심하고, 낙상에는 충분히 주의하도록 지도한다.
- 욕창이나 감염의 예방을 위해, 피부나 점막을 청결하게 하도록 지도 · 지원한다.

환자 · 가족의 심리 · 사회적 문제에 대한 지원
- 질환이나 운동 마비, 언어 장애에 대하여 환자 · 가족에게 알기 쉽게 설명하고 조금이라도 적극적으로 재활할 수 있도록 지원한다.
- 갑작스럽게 발병하여 가족의 불안이 크다. 가족의 불안을 받아들여 충분한 커뮤니케이션을 취한다.
- 간병 부담이 경감하도록 가정환경의 정비나 사회 자원의 활용 등 필요한 지원을 실시한다.

퇴원 · 요양 지도

- 환자 · 가족과 안정된 가정생활을 보낼 수 있도록 가족의 간병 부담을 고려하여 지원한다.
- 운동 마비나 언어 장애를 받아들이고 자기관리를 할 수 있는 방법을 환자 · 가족에 지도한다.
- 연하 장애 시의 식사 내용과 형태의 연구와 식사 시의 자세를 지도한다.
- 규칙적인 복약을 하도록 지도한다.
- 부작용이 발생한 경우에는 즉시 진찰하도록 지도한다.
- 낙상에 의한 외상이나 골절에 주의하도록 설명한다.
- 긴 경과 질환임을 이해하게 하고 지속적으로 재활을 할 수 있도록, 방문 간호 담당 등으로 연락 조정을 한다.
- 운동 마비나 언어 장애로 인해 외출 등을 싫어하는 경우가 있다. 사회와의 접점을 다양한 형태로 갖고 계속하도록 고무시키고 가능한 한 신체도 이동하도록 지도한다.

평가 포인트

간호 목표 달성도

- 마비 및 장애에 맞게 독립적인 ADL을 할 수 있는가?
- 마비나 장애를 받아들이고 적극적으로 생활할 수 있는가?
- 연하 장애 없이 ADL을 할 수 있는가?
- 수면 장애 없이 ADL을 할 수 있는가?
- 실어증이나 구음 장애를 경감시키고 의사소통을 할 수 있는가?
- 낙상에 의한 외상이나 골절을 일으키는 일 없이 ADL을 할 수 있는가?
- 청결, 배설, 식사, 탈의 등의 관리를 할 수 있는가?
- 적절한 복약 행동으로 최대의 치료 효과를 얻을 수 있는가?
- 가족의 불안이 완화되고, 환자·가족 모두 심신이 안정된 가정생활을 준비하고 있는가?

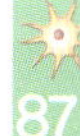

87

뇌출혈 · 지주막하 출혈

뇌출혈 · 지주막하 출혈 환자의 병태 관계도와 간호 문제

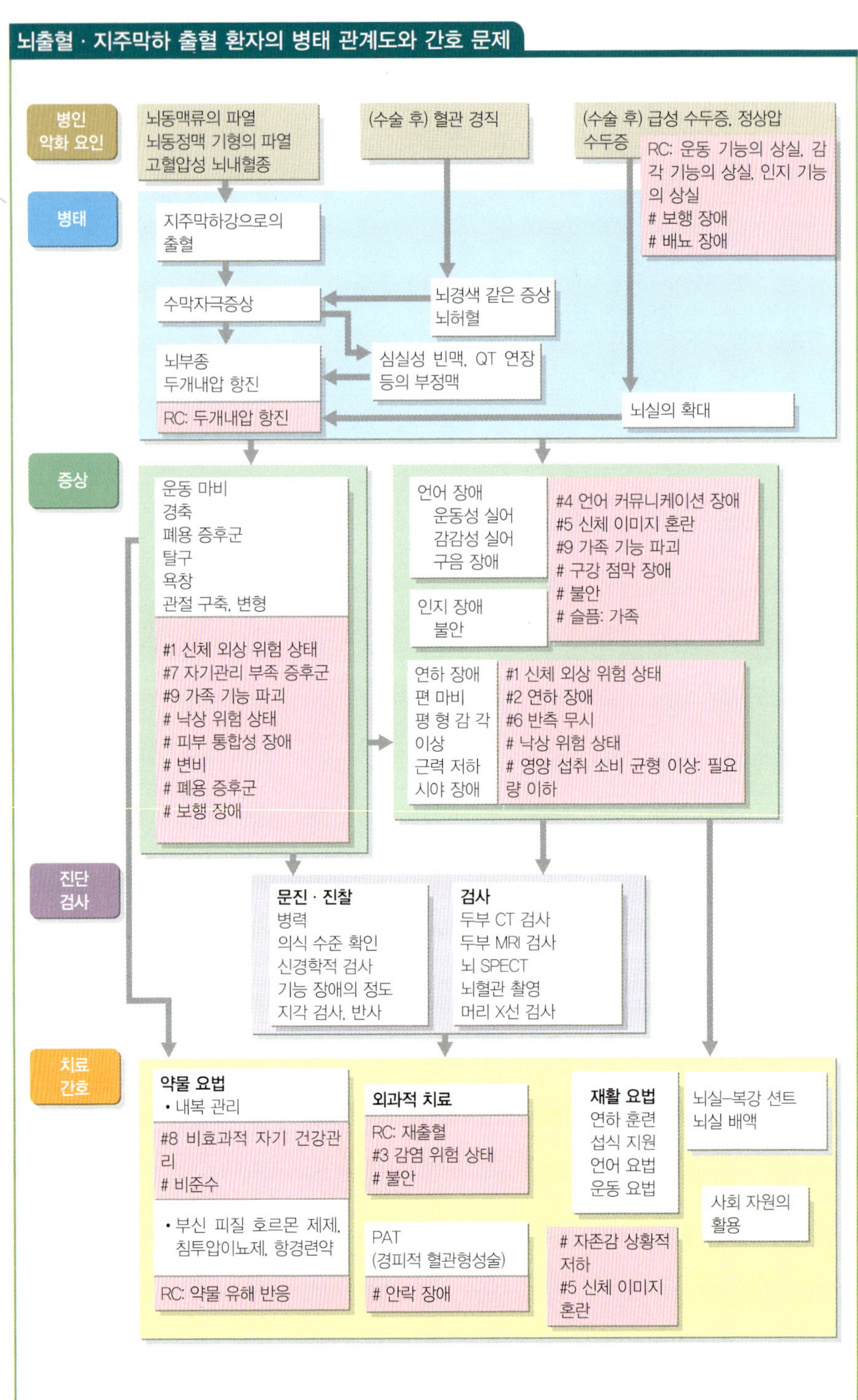

다마키 마사시 · 오노 기쿠오

눈으로 보는 질환

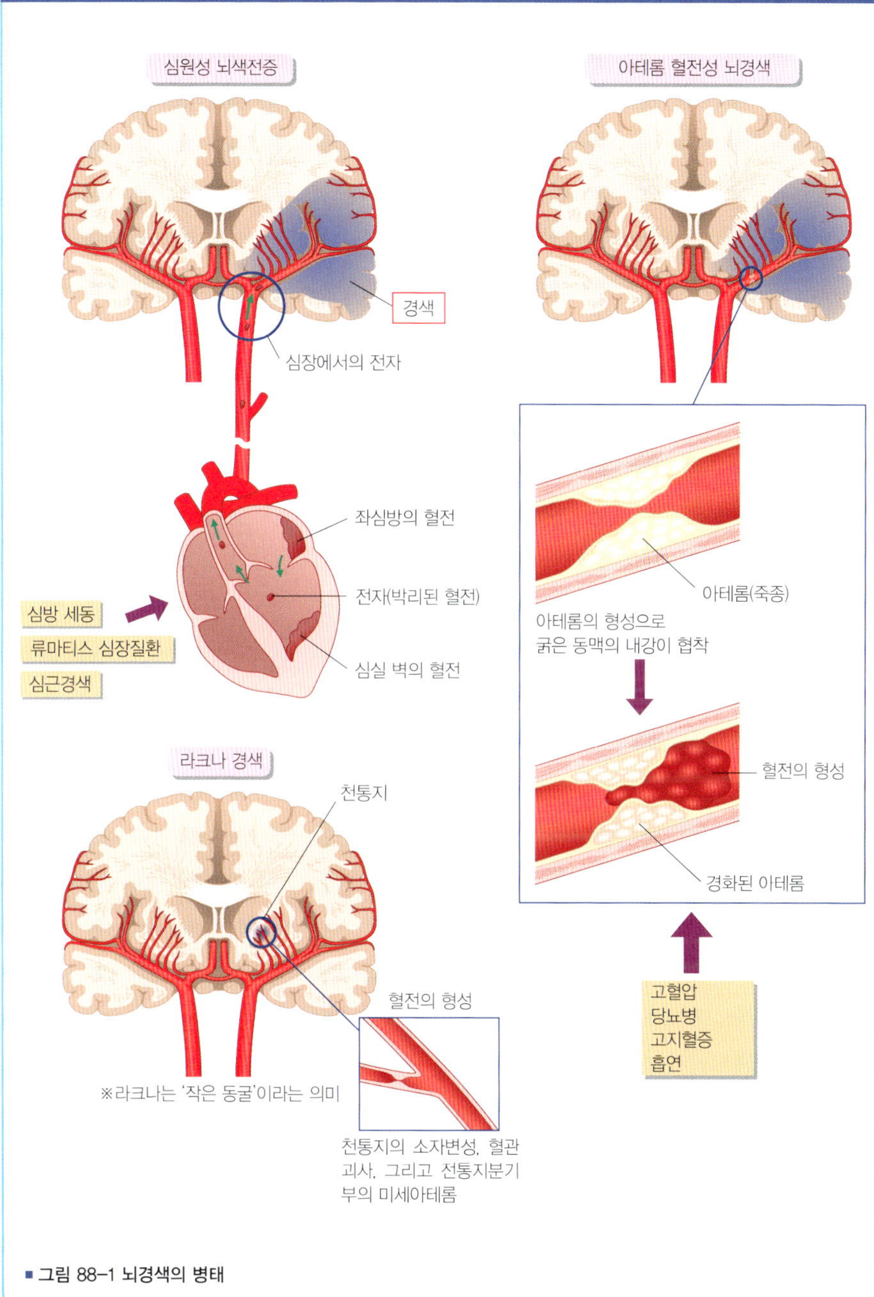

■ 그림 88-1 뇌경색의 병태

88
뇌경색

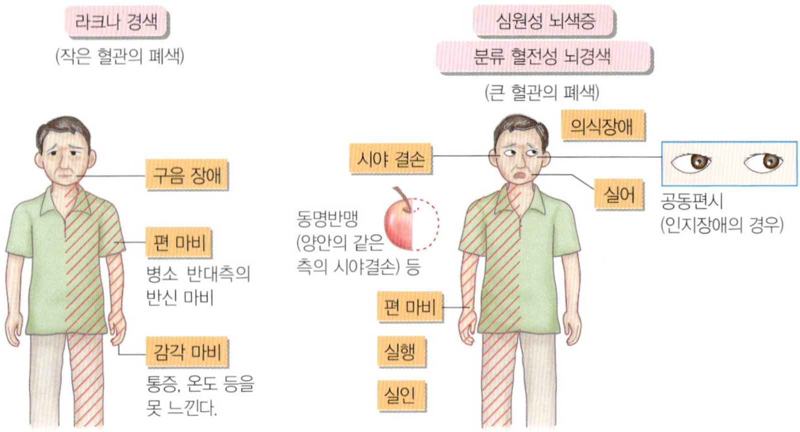

■ 그림 88-2 뇌경색의 증상

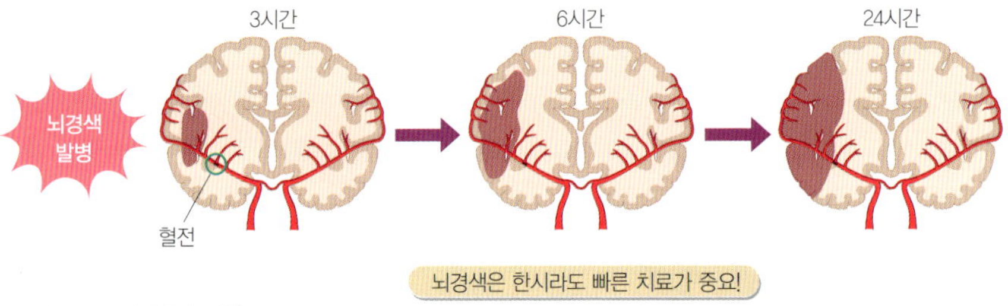

■ 그림 88-3 뇌경색의 진행

병태 생리

뇌경색은 뇌의 일부에 혈액 공급이 일시적으로 혹은 영구적으로 감소 혹은 소실하여 신경세포에 돌이킬 수 없는 변화(세포 죽음)를 초래한 상태를 의미한다.

- 발병 기전 및 책임 병변은 심원성 뇌색전증, 아테롬 혈전성 뇌경색, 라크나 경색의 세 가지 유형으로 구별된다.
- 심원성 뇌색전증은 심장 내에 생긴 혈전이 박리되어 혈류로 흘러, 뇌의 동맥을 폐색하여 경색이 되는 병태이다. 각종 심장 질환에 의해 발생하지만, 가장 많은 것은 심방세동이다.
- 아테롬 혈전성 뇌경색은 주요 두개내 동맥의 아테롬 경화증으로 인한 뇌경색이고, 고혈압, 당뇨병, 고지혈증(이상 지질혈증) 및 흡연 등의 어떤 위험 인자를 가지고 있는 경우가 많다. 발병 기전으로는 다음 세 가지 기전 모두가 관여된다.
  ① 아테롬 경화소와 그에 따른 혈전 형성이 뇌동맥을 막음으로 발생하는 혈전성 기전
  ② 뇌주간동맥 등의 플라크(죽종)에서 박리된 색전자가 말초에 가까운 뇌동맥을 폐색하는 데 따른 색전성 기전
  ③ 뇌주간동맥 등 비교적 굵은 동맥의 고도 협착 또는 폐색이 있는 증례에서 혈압 저하 등으로 인해 협착부보다 말초 혈액의 흐름이 비정상적으로 감소해서 혈행역학성 기전
- 라크나 경색은 뇌주간동맥에서 분기되는 천통지 1개가 지배하는 영역(기저핵, 내포, 시상 내지 심부 백질 등)에 발생하는 직경 1.5cm 이하의 소경색이다. 이것은 천통지의 유리 변성 내지 혈관 괴사 또는 천통지 분기부의 미세아테롬에 의한 혈전성 기전으로 발생한다. 또한 BAD(branch atheromatous disease)는 천통지 말초에 생기는 본 병태와 달리 천통지 동맥 분기부에 아테롬 혈

전이 생기고 천통지의 근원으로 폐쇄되는 경우로, 라크나 경색보다도 큰 허혈소를 나타내고 급성기 치료의 대응도 다르다.

- 위험 요인으로 다음을 생각할 수 있다.
  - 연령·성별: 가령에 따른 발병률의 증가는 현저하며, 남성 쪽의 위험이 높다.
  - 고혈압: 뇌졸중의 가장 큰 위험 인자이며 혈압이 높을수록 뇌경색 발병 비율도 증가한다.
  - 내당능 이상: 여성은 통계학적으로 유의한 위험이 되고, 남성도 위험한 경향이 있다. 또한 내당능 이상과 고혈압의 합병에 의해 뇌경색의 위험이 압도적으로 상승한다.
  - 지질 대사 이상: LDL 콜레스테롤 수치의 상승은 아테롬 혈전성 뇌경색 위험 요인이다.
  - 비만: 비만은 뇌경색에 의한 사망의 위험 인자로 생각된다.
  - 심장 질환: 뇌경색 중 뇌색전증의 위험 인자로서 중요하다.
  - 흡연: 흡연은 동맥 경화를 통해 뇌혈류의 감소, 혈액 응고 항진, 혈전 형성 촉진 등의 요인을 발생시켜 뇌경색 발병에 관련되어 있다고 하지만, 상당한 연관은 보고되지 않았다.
  - 음주: 알코올은 뇌출혈의 위험 요인이 되는 한편, 뇌경색에는 예방적으로 작용한다. 그러나 알코올 섭취량이 많으면, 색전원 유발, 고혈압과 내당능 이상의 악화, 뇌 혈류 감소를 초래하고, 뇌경색 예방 효과를 상쇄하는 것으로 생각되고 있다.

- 일본을 비롯한 선진국의 뇌졸중(뇌출혈, 뇌경색)의 사망률은 악성 종양, 심장 질환에 이어선 주요 사망 원인의 하나이다. 한때는 사인의 제1위였지만, 1981년 이후 감소 경향이고, 1997년 이후는 제3위이다. 실제로 뇌경색 사망률은 1970년대 중반까지 증가한 후 감소 추세로 돌아섰다.

편 마비, 감각 장애, 구음 장애, 실어증 등 경색부위에 의존한 증상이 출현한다. 심원성 뇌 색전증의 경우는 돌발적으로 발병한다.

- 심원성 뇌색전증: 일반적으로 비교적 굵은 동맥의 폐색이 급격하게 생기므로 발병은 일반적으로 돌발 완성형이고, 자주 의식 장애를 동반한다. 심한 편 마비 외에 실어증, 시야 결손 등의 증상을 초래한다. 광범위한 경색은 뇌부종이 심하고 치명적인 결과를 보이는 경우도 적지 않다.
- 아테롬 혈전성 뇌경색: 일과성 뇌허혈 발작(TIA)이 약 40%라는 높은 비율로 전구 증상으로써 일어난다. 발병 시, 의식 장애는 아닌지, 의식 장애가 있어도 경도이고, 증상이 며칠 동안 서서히 진행하거나 변동하거나 할 수 있다. 편 마비나 실어증, 시각 이상 등의 피질 증상도 자주 보인다.
- 라크나 경색: 무증상 경색이 되는 것도 적지 않지만 증상의 경우 부위에 따라 특징적인 증상을 나타낸다. 그러나 의식 장애와 피질 증상은 인정하지 않고 진행성 경과를 취하는 것은 적다. 회복도 좋고, 예후도 양호하다.

CT, MRI, MRA 검사 등으로 병소 검사를 한다.

- 발병 시의 상황을 잘 청취하고 의식 장애를 포함한 신경학적 이상 소견이 발견되면 뇌혈관 장애를 의심하고 즉시 컴퓨터 단층 촬영(CT)이나 자기 공명 영상(MRI) 검사를 실시하여 진단은 쉽다.
- 검사
- CT도 MRI도 뇌졸중 진료에 있어서는 필수 검사이다. MRI는 해상도와 뇌경색 발병 조기 병소의 검출 측면에서 CT보다 우수하다.
  ① CT: 뇌출혈의 진단은 CT로 쉽게 하지만, 뇌경색은 발작 직후는 이상을 인정하지 않고 대개는 12시간 이상 경과하고 보이므로, MRI가 필요하다.
  ② MRI: 급성 뇌경색의 진단, 특히 확산 강조 영상은 뇌경색 발병 1~2시간 후 초급성기 허혈소의 검사에는 위력을 발휘한다. 뇌간부 및 소뇌경색, 라크나 경색 등의 소경색의 검사도 뛰어나다.
  ③ MRA(자기 공명 혈관 조영): 두개내의 주요 혈관의 협착이나 폐색 소견뿐만 아니라 경부 경동맥 병변의 검사에서도 무침습적으로 할 수 있다.

88
뇌경색

④ 뇌관 촬영: MRA의 도입으로 그다지 하지 않게 된 검사이지만, 뇌순환 동태 및 측부 혈행 동태 같은 동적인 정보를 얻으려면 여전히 유용하다.

합병증

- 신경계 합병증: 경색소의 확대, 출혈성경색(특히 심원성 뇌색전증의 경우).
- 내과계 합병증: 신장 기능 장애, 심장 질환, 내분비 질환의 악화.
- 만성기 합병증: 우울증, 의욕의 감퇴, 특히 심한 경우나 지체성 의식 장애 환자에서 임상상태의 경우 만성적인 호흡기계 · 비뇨기계 감염증.

치료법

- 치료 방침
- 급성기에서는 허혈 뇌의 혈행 개선을 목적으로 한 혈전 용해 요법이나 항응고 요법과 뇌 손상 예방, 만성기에서는 재발 예방을 위한 항혈소판 요법과 뇌경색 위험 요인의 제어.
- 뇌경색급성기 치료

〈급성기 내과적 치료〉
- 허혈 조직을 개선하는 데는 두 가지 방법이 있다. 하나는 허혈성 뇌에 대한 혈액 순환 개선이고, 예를 들어 혈전 용해 및 혈액 희석 등이다. 두 번째는 허혈 상태이지만 여전히 생존한 신경세포가 독성 대사산물에 의해 한층 더 손상을 방지하는 방법으로 예를 들어, 가벼운 저체온증법의 응용과 각종 뇌 보호 약물(Ca 길항제, 항산화 약물 등)의 사용을 들 수 있다. 구체적으로는 다음 네 가지로 정리된다.
  ① 혈전 용해 요법: 유로키나제, t-PA(조직 플라스미노겐 액티베이타).
  ② 항응고 요법: 헤파린 제제, 와파린 칼륨, 선택적 항트롬빈 약(아가트로반 수화물) 등.
  ③ 항혈소판 요법: 아스피린, 티클로피딘 염산염, 선택적 TXA_2억제제(오자그렐 나트륨).
  ④ 그 외의 뇌경색 급성기의 약물 치료: 혈액 희석 요법, 항부종 치료(D-만니톨, 글리세올), 프리래디컬 포착 약(에다라본) 등.

〈급성기 외과적 치료(일본뇌졸중학회 '뇌졸중 치료 지침' 2009년판)〉
  ① 뇌실 배액술: 소뇌경색에서 수두증에 의한 혼미 등 중등도의 의식 장애가 있는 경우.
  ② 감압 개두 수술: 중대뇌 동맥 관류 영역을 포함 일측 대뇌반구 경색 중 진행하는 뇌부종에 의해 죽음의 결과를 초래하는 악성 중대뇌 동맥 경색의 일부 증례와 소뇌경색에서 뇌간부 압박이 있고, 이로 인한 혼수를 나타내는 경우, 이 방법이 적당하다.

- 뇌경색 만성기 치료

〈만성기 내과적 치료〉
- 대개의 경우 재발을 방지하는 2차적인 예방적 약물 치료이다.
  ① 혈소판 응집 억제제: 아테롬 혈전성 뇌경색 및 라크나 경색에 가장 효과적이다.
  ② 항응고제: 와파린 칼륨(심원성 뇌색전증의 첫 번째 선택 약물) 등.
  ③ 그 외 약물 치료: 뇌경색 후의 우울증이나 의욕 감퇴에 대해 뇌순환 대사개선제, 항우울제, 도파민 유리 촉진제 등.
  ④ 뇌경색의 위험 요인에 대한 대응:
  - 고혈압: 재발 예방에 있어 목표가 되는 혈압 수준은 적어도 140/90mmHg 미만(《뇌졸중 치료 가이드라인》 2009년판).
  - 흡연: 금연하면 뇌졸중 이환율 및 사망률이 낮아진다.
  - 심장 질환: 심방세동은 뇌경색 발병의 위험이 2~7배 높은 위험 요소이다.
  - 당뇨병: 뇌경색 2차 예방의 최적 혈당은 126mg/dℓ 미만.
  - 고지혈증: 뇌경색 기왕자는 고위험군에 해당하는 것으로 간주한다. 목표치로 LDL 콜레스테롤 120mg/dℓ 미만, HDL 콜레스테롤 40mg/dℓ 이상, 중성 지방(TG) 150mg/dℓ 미만이 권장되고 있다(《동맥 경화성 질환 예방 가이드라인》 2012년판).

〈만성기 외과적 치료〉
  ① 경동맥 내막 박리술: 경동맥 분기점에서 협착의 원인이 되는 죽종을 외과적으로 절제하는 수술.
  ② 경피적 혈관 형성술 및 스텐트 삽입술: 경동맥 내막 박리술을 대체 혈관 내 치료법.

분류	일반명	주요 상품명	약의 효과 메커니즘	주요 부작용
급성 혈전 용해제	알테프라제	아크티바신, 그르트파	혈전의 섬유소에 특이적으로 결합. 혈전 플라스미노겐을 활성화하여 플라스민이라 하고, 섬유소를 분해	뇌출혈 등의 심각한 출혈
항응고제	와파린 칼륨	와파린, 와파린 칼륨	비타민K에 대항하고 프로트롬빈 제7, 9, 10인자 생합성 억제	출혈, 피부 괴사, 간 장애
	헤파린 칼슘	카프로신, 헤파린 칼슘	안티 트롬빈 3의 항트롬빈 작용 증강	출혈, 혈소판 감소, 가려움증, 탈모, 출혈성 괴사, 골다공증, 저알도스테론증 등
	헤파린 나트륨	노보·헤파린, 헤파린 나트륨		
	다비가트란 에텍실레이트	프라닥사	항트롬빈 작용	소화기 증상(설사, 상복부통), 코 출혈, 피하 출혈, 혈뇨, 구역질, 흉통
	리바록사반	이그자렐토	응고 Xa 인자 저해	출혈(뇌출혈, 소화관 출혈 등), 간 기능 장애·황달 등
	알가트로반	노바스탄, 스론논	섬유소 생성 억제 작용, 혈소판 응집 억제 작용, 혈관 수축 억제 작용	출혈성 뇌경색, 뇌출혈, 소화관 출혈, 간 기능 장애, 극증 간염, 아나필락시 쇼크
혈소판 응집 억제제	아스피린	바이아스피린	COX-1 억제하여 TXA$_2$의 합성을 억제하여 혈소판 응집을 억제	출혈, 피부점막안 증후군, 중독성 표피 괴사증, 재생 불량성 빈혈 등
	클로피도그렐 황산염	플라빅스	혈소판 응집 억제 작용	출혈 경향, 간 기능 장애, 백혈구 감소증, 소화기 증상 등
	실로스타졸	프레탈, 실로스렛		출혈 경향, 뇌전증성 폐렴, 울혈성 심부전, 심근경색, 협심증, 심실 빈맥 등
	티클로피딘 염산염	파나르진		출혈 경향, 범 혈구 감소증, 간 장애, 위궤양 등
	오자그렐 나트륨	키산본	TXA$_2$ 유래 혈소판 응집의 저해, 뇌 혈류 개선 작용	출혈, 혈소판 감소, 간 기능 장애, 백혈구 감소, 신장 기능 장애 등
뇌보호제	에다라본	라지캇트	프리래디컬 소거에 의하여 세포막지질의 과민화를 억제하는 뇌 보호 작용	급성신부전, 간 기능 장애, 혈소판·과립구 감소, DIC, 급성 폐 장애, 횡문근융해증 등
뇌순환 대사개선제	이펜프로딜 주석산염	세로크랄	뇌동맥 혈류량 증가 작용	위장 장애, 두통, 과민증, 심계항진, 간 기능 장애, 빈혈 등
	니세르골린	사미온	뇌신경 기능 개선 작용·뇌 에너지 대사 개선 작용	식욕 부진, 설사, 변비, 간 장애, 현기증 등
	이브디라스트	케타스	뇌혈류 증가에 따른 뇌 대사 이상 개선 작용	혈소판 감소, 발진, 현기증, 두통, 식욕 부진, 구역질, 위궤양, 심계항진, 간 장애 등
항우울제	노트리프틸린 염산염	노리트렌	삼환계 항우울제이며, 감정 조정 작용을 갖는다.	뇌전증 발작, 무과립구증, 마비성 장폐색
	트라조돈 염산염	디지렐, 레스린	세로토닌 재흡수 억제	악성 증후군, 착란, 섬망, 마비성 장폐색, 무과립구증
도파민 유리 촉진제	아만타딘 염산염	신메트렐	뇌경색 후유증에 따른 의욕·자발성 저하의 개선	악성 증후군, 간 기능 장애, 신장 장애, 정신 증상, 경련, 미만성 표재성 각막염

③ 두개외-두개내(EC-IC) 우회 수술: 두개외 혈관에서 두개내 혈관에 우회하여 부족한 두개내
  의 뇌 혈류를 보충하는 수술법.

Px 처방 예 혈전 용해 용법
- 그르트파 주 또는 아크티바신 주　0.6mg/kg　총량의 10%을 급속 정맥 주사(1~2분), 나머지 1시
  간 정맥 주사　← 급성기 혈전 용해제

Px 처방 예 항응고 요법. 다음 중 하나를 사용한다.
- 와파린 정(0.5 · 1.5mg)　1회 1~5mg　1일 1회　아침 식사 후　← 항응고제
- 헤파린 나트륨 주　1일 10,000~15,000단위　지속 점적 정맥 주사　← 항혈전약(헤파린 제제)
- 플라자키사 캡슐(75mg)　1회 2캡슐　1일 2회　아침 · 저녁 식사 후　← 항응고제

Px 처방 예 항트롬빈약
- 노바스탄 HI 주(10mg/2㎖) 또는 스론논 HI 주(10mg/2㎖)　1일 60mg　지속 점적 정맥 주사(발
  병 후 2일간), 1회 10mg　1일 2회　점적 정맥 주사(발병 3~7일까지)　← 항응고제

Px 처방 예 항혈소판 요법. 다음 중 하나를 사용한다.
- 바이 아스피린 정(100mg)　1회 1정　1일 1회　아침 식사 후　← 혈소판 응집 억제제
- 플라빅스 정(75mg)　1회 1정　1일 1회　아침 식사 후　← 혈소판 응집 억제제
- 프레탈 정(100mg)　1회 1정　1일 2회　아침 · 저녁 식사 후　← 혈소판 응집 억제제
- 파나르진 정(100mg)　1회 1정　1일 2회　아침 · 저녁 식사 후　← 혈소판 응집 억제제
- 키산본 주(20mg/V)　1회 80mg　1일 2회　점적 정맥 주사(약 2주간)　← 혈소판 응집 억제제

Px 처방 예 뇌 보호제
- 라지캇트 주(30mg)　1회 30mg　1일 2회　점적 정맥 주사(14일 이내)　← 뇌 보호제

Px 처방 예 뇌 순환 대사 개선제. 다음 중 하나를 사용한다.
- 세로크랄 정(20mg)　1회 1정　1일 3회　아침 · 점심 · 저녁 식사 후　← 뇌 순환 대사 개선제
- 사미온 정(5mg)　1회 1정　1일 3회　아침 · 점심 · 저녁 식사 후　← 뇌 순환 대사 개선제
- 케타스 캡슐(10mg)　1회 1정　1일 3회　아침 · 점심 · 저녁 식사 후　← 뇌 순환 대사 개선제

Px 처방 예 항우울제. 다음 중 하나를 사용한다.
- 노리트렌 정(25mg)　1회 1정　1일 3회　아침 · 점심 · 저녁 식사 후　← 항우울제(삼환계)
- 디지렐 정(25mg)　1회 1정　1일 3~4회　← 항우울제(비삼환계)

Px 처방 예 도파민 유리 촉진제
- 신메트렐 정(50mg)　1회 1정　1일 2~3회　← 도파민 유리 촉진제

뇌경색의 병기 · 병태 · 중증도별 치료 순서도

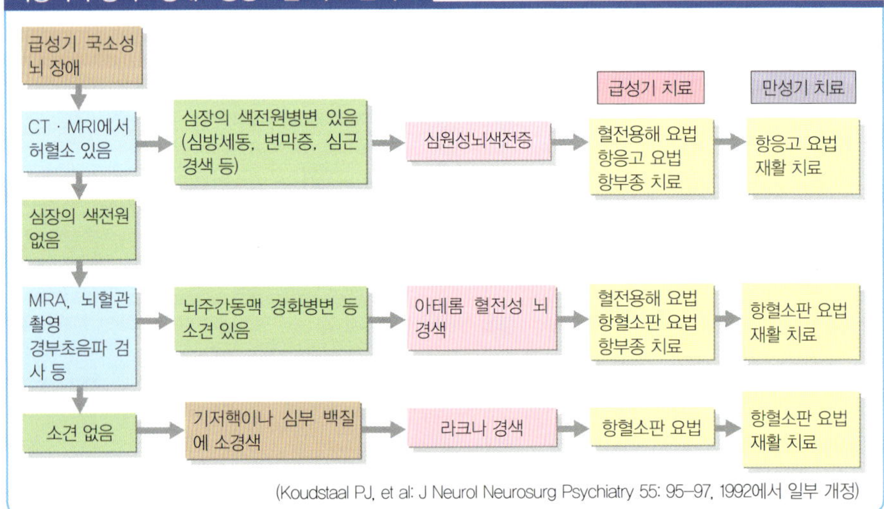

(Koudstaal PJ, et al: J Neurol Neurosurg Psychiatry 55: 95–97, 1992에서 일부 개정)

구리하라 야요이

간호 과정의 순서도

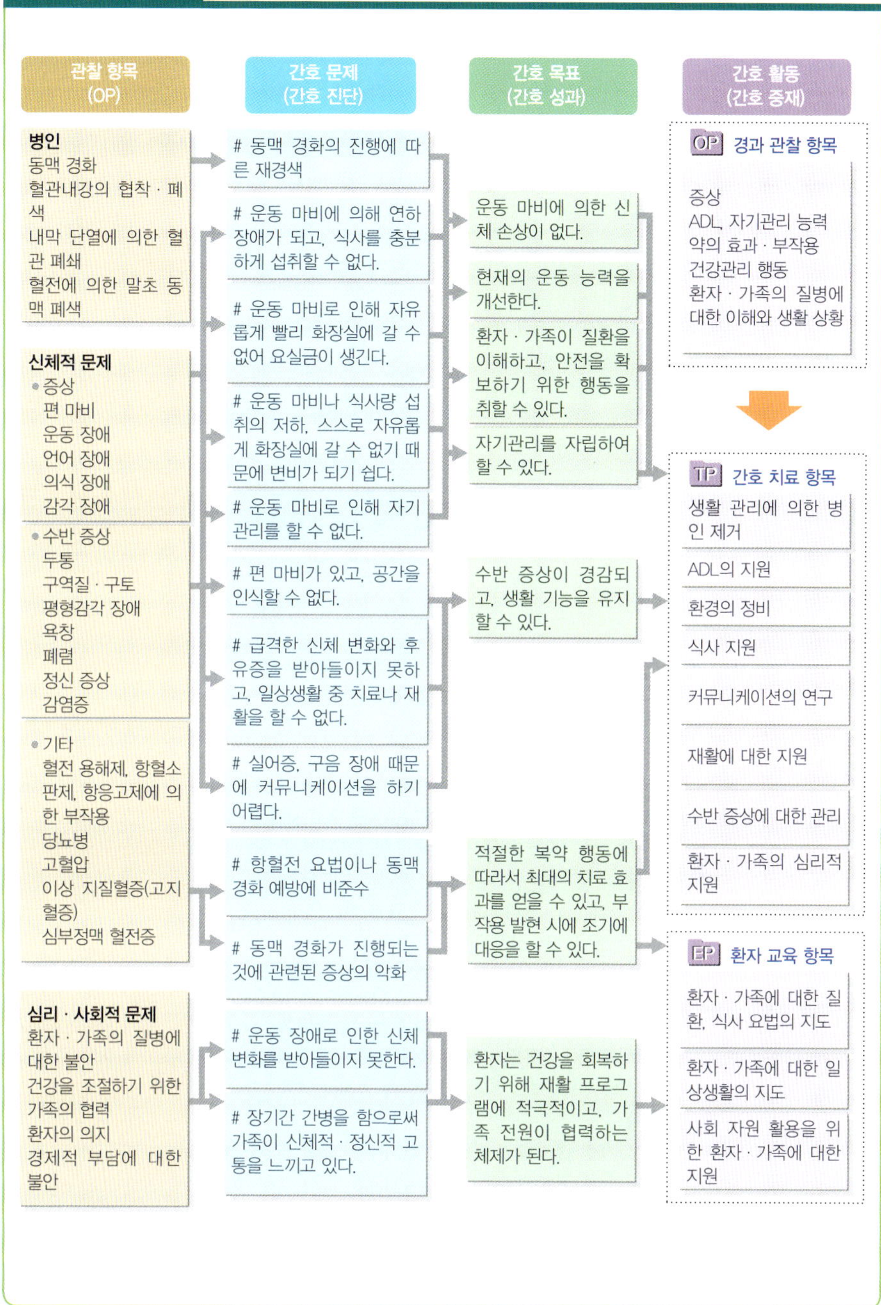

88
뇌경색

- 운동 마비나 언어 장애 등이 나타나고, ADL이 저해되어 간다. 재활에 의한 기능 회복을 추진하여 일상생활이 자립할 수 있도록 지원해야 한다.
- 동맥 경화와 대사 증후군의 개선을 통해 위험 요인을 제거한다. 재경색의 예방으로 항혈소판제 등의 약물 요법을 확실하게 계속할 필요를 잘 이해하고 일상생활을 관리하는 것과 함께 신체적·정신적 측면 모두의 지원을 계속해 나가는 것이 중요하다.

Step1 영향 평가	Step2 간호 초점	Step3 계획	Step4 실시	Step5 평가

정보 수집	평가 관점과 근거 · 잠재적 간호 문제
전신 상태 관찰	환자에서 신체적·심리적 상태를 드러내도록 함으로써 종합 관리를 할 수 있다. 심리적인 상태는 질병의 진행 및 치료 효과에도 관계한다. ● 전신 상태의 파악 → 다음 항목 참조. ● 마비나 장애가 어느 부위에 어느 정도 일어나고 있는지를 파악한다. ● 질병의 인식과 생활에 대한 불안을 파악한다. ● 재활 등에 대한 의욕을 파악한다. ● 재발 예방에는 고지혈증과 고혈압, 당뇨병 등에 대한 건강관리 행동이 요구된다. 입원 전의 생활에 대한 회고와 향후의 생활 지도가 필요하다. 🔍 잠재적 간호 문제 : 운동 장애 등으로 인한 일상생활의 지장/생활 습관을 바꿀 수 없는 것에 의한 건강관리 행동의 부족
증상의 부위, 출현 상황, 정도의 관찰	증상이 어느 부위에 어떻게 나타나고, 어느 정도인지를 관찰한다. 증상의 상태 및 정도를 파악하여 질환의 진행 정도를 알 수 있고, 치료 계획, 간호 계획의 입안에 유효하다. ● 급성기의 경우에 상하지의 마비나 언어 장애, 안면 마비 등의 정도, 부위의 확인과 함께 증상이 진행되고 있지 않은지 관찰하는 것이 중요하다. 또한 혈전 용해제를 사용하고 있는 경우는 고혈압이 출혈을 조장할 위험이 있고, 안정에 따른 뇌 혈류의 조정도 필요하다. ● 기능 장애의 출현과 미래에 대해 불안해하거나 포기할 수 있다. ● 재활을 확실하게 하지 않으면 폐용 증후군 등의 2차 장애가 나타난다. ● 안면신경 마비에 의한 식사 섭취 곤란, 마비에 의한 운동 제한 등에 의한 변비를 일으키기 쉽다. 🔍 잠재적 간호 문제 : 운동 마비에 의해 연하 장애가 되고 식사를 충분히 섭취할 수 없다./편 마비가 있고, 공간을 인식할 수 없다./운동 마비에 의해 자기관리를 할 수 없다./신체 외상의 위험/실어증, 구음 장애로 인해 의사소통을 하기 어렵다. **운동 마비** ● 사지, 신체의 근력 저하, 관절 가동역의 제한이 생긴다. ● 때로는 마비와 함께 지각(감각) 장애도 출현한다. ● 마비의 정도에 따라서는 몸통의 균형 장애가 일어난다. 🔍 잠재적 간호 문제 : 운동 마비에 의해 연하 장애가 되고 식사를 충분히 섭취할 수 없다./편 마비가 있고, 공간을 인식할 수 없다./운동 마비에 의해 자기관리를 할 수 없다./낙상의 위험/운동 마비에 의해 자유롭게 빨리 화장실에 갈 수 없어 요실금이 생긴다./운동 마비 및 식이 섭취의 저하, 스스로 자유롭게 화장실에 갈 수 없기 때문에 변비가 되기 쉽다. **언어 장애** ● 자신이 생각한 것이나 느낀 것을 언어로 표현할 수 없다. ● 말하려고 해도 발음이 잘되지 않고 전달되지 않을 수 있다. ● 상대와의 커뮤니케이션이 잘되지 않음으로써 감정실금과 좌절, 우울증 등의 증상을 나타낸다.

	• 발어에 관한 근육과 신경, 청각 장애가 없어도 문자 읽기 · 물건의 이름을 말할 수 없는 등의 실어증, 안면신경 마비 등 발어에 관한 신경이나 근육 장애에 의해 잘 이야기할 수 없는 상태의 구음 장애가 있다. • 환자는 하고 싶은 말이 전해지지 않아, 스트레스를 느끼는 경우가 많다. • 가족은 실어증에 대한 지식이 없는 경우가 많아 어떻게 대해야 하는지 고뇌한다. 🔍 잠재적 간호 문제 : 실어증, 구음 장애로 인해 의사소통을 하기 어렵다./실어증에 관련된 의사소통 곤란/구음 장애로 인한 스트레스/가족의 불안 **의식 장애** • 지금까지 가능했던 기억, 판단, 추상적 사고 등의 지적 능력의 저하가 보인다. • 기억 장애와 함께 언어 인식, 계산, 판단 등의 장애가 일어난다. • 배설이나 의복 탈의 등의 동작을 부분적으로 잊고 ADL에도 도움이 필요하다. 🔍 잠재적 간호 문제 : 환자의 의식 수준이 조금씩 떨어지는 것에 의한 가족의 불안/서서히 자기 관리할 수 없게 되는 것에 대한 불안과 공포 **연하 장애 · 안면신경 마비** • 입술과 혀의 움직임, 씹기 운동의 저하 등 구강 구조의 기능 저하가 보인다. • 연하 운동의 저하와 목이 메임, 쉰 목소리 등의 목 구조의 기능 저하가 보인다. • 목의 안정과 움직임이 나쁘고, 식도 구조의 기능이 저하된다. 🔍 잠재적 간호 문제 : 운동 마비에 의해 연하 장애가 되고 식사를 충분히 섭취할 수 없다./흡인성 폐렴 **시야 장애** • 동명 반맹, 양이측 반맹, 양비측 반맹 등 1/4맹, 맹인 등의 시야 장애로 인해 낙상하기 쉬워 외상의 위험이 있다. • 원근감을 알기 어렵고, 부분적 결손에 의해 자기관리를 할 수 없게 된다. 🔍 잠재적 간호 문제 : 낙상의 위험/신체 외상의 위험/편 마비가 있고, 공간을 인식할 수 없다.
약의 효과 · 부작용의 관찰	▎장기 복용을 계속할 필요가 있는 약이 많기 때문에, 복용의 중단이 없도록 지도한다. • 항경련약을 사용하는 경우는 약 복용의 중단이 없는지 반드시 확인한다. 약이 너무 많거나 맞지 않는 경우는, 졸음, 발진, 피부 가려움, 흔들림과 현기증이 일어난다. • 강압제, 혈당 강하제 등에 의한 부작용을 관찰하고, 확실하게 복용하여 증상이 컨트롤되어 있는지 확인한다. • 항혈소판제와 항응고제의 복용에 의한 부작용으로 간 기능 장애가 있다. 🔍 잠재적 간호 문제 : 급격한 신체 변화와 후유증을 받아들이지 않고, 치료 및 재활을 일상생활에 넣을 수 없다./복약 준수 저하
재활 요법의 수용과 진행 상태 관찰	▎최근 급성기의 재활이 중요시되고 있다. 급성기의 재활과 함께 폐용 증후군의 예방을 위한 재활이 이루어지고 있는지, 이루어지지 않고 있다면 저해하는 요인이 무엇인지 파악할 필요가 있다. • 환자의 상태에 따라 혈압이 변동하거나 휴식도가 다르기 때문에 재활 가능한 범위를 파악하고 혈압 변동 등에 의해 심각한 합병증을 일으키지 않는 범위의 재활 치료를 실시한다. • 관절 가동역 훈련은 관절 구축이나 마비 측의 부종과 순환 부전의 예방에 적당하다. • 관절 훈련법은 지도하면 가족도 할 수 있기 때문에 가능한 재활 치료는 협력하여 실시한다. 또한 폐용 증후군 등 2차 장애 발생 예방도 된다. • 운동 마비는 갑자기 일어나기 때문에 장애를 받아들이지 않을 가능성이 있다. 재활을 진행하기 위해서도 질병이나 장애 수용의 파악이 필요하다.

	🔍 잠재적 간호 문제 : 급격한 신체 변화와 후유증을 받아들이지 않고, 일상생활 중 치료 및 재활을 할 수 없다./운동 장애로 인한 신체의 변화를 수용할 수 없다./폐용 증후군 위험 상태/불안/신체 이동성 장애
환자 · 가족의 심리 · 사회적 측면 파악	환자 · 가족이 질환을 어떻게 인식하고 있는지를 확인한다. 재활의 수용에 관계하고 치료 효과와 치료 지속 가능성에도 영향을 미치고 요양 생활의 질에도 관계하고 있다. 또한 환자 · 가족이 불안을 느끼고 있다면, 정신적 지원을 계속하고, 가족의 경제적 · 신체적 부담에 대해서도 지원이 필요하다. ● 질병에 대하여 느끼는 것을 환자 · 가족이 드러내도록 한다. 인식이 낮은 경우 정중하게 설명한다. ● 가족의 간병 부담에 대해 가정환경에 배려한 ADL의 연구를 실시한다. ● 외부의 지원자 협력을 얻을 수 있는지 여부를 확인하고 간병 지원 만들기를 지원한다. ● 지역 관련 기관과 연락을 취하고 재택 요양에 사회 자원을 활용할 수 있도록 도움을 요청한다. 🔍 잠재적 간호 문제 : 불확실한 미래에 대한 불안/수면 장애/장기에 걸친 간병을 함으로써 가족이 신체적 · 정신적 고통을 느끼고 있다.

Step1 영향 평가	Step2 간호 초점	Step3 계획	Step4 실시	Step5 평가

간호 문제 리스트

#1 급격한 신체 변화와 후유증을 받아들이지 못하고, 일상생활 중 치료나 재활을 할 수 없다(건강 지각-건강관리 패턴).

#2 운동 마비에 의해 연하 장애가 되고, 식사를 충분하게 섭취할 수 없다(영양-대사 패턴).

#3 운동 마비로 인해 자유롭게 빨리 화장실에 갈 수 없어 요실금이 생긴다(배설 패턴).

#4 실어증, 구음 장애로 인해 커뮤니케이션을 하기 어렵다(역할-관계 패턴).

#5 운동 장애로 인한 신체의 변화를 받아들이지 못한다(자기인식 패턴).

#6 편 마비가 있고, 공간을 인식할 수 없다(인지-지각 패턴).

#7 운동 마비로 인해 자기관리를 할 수 없다(활동-운동 패턴).

#8 장기간 간병을 함으로써 가족이 신체적 · 정신적 고통을 느끼고 있다(코핑-스트레스 내성 패턴).

#9 운동 마비나 식사량 섭취의 저하, 스스로 자유롭게 화장실에 갈 수 없기 때문에 변비가 되기 쉽다(배설 패턴).

간호의 우선순위 지침

● 급성기는 생명의 위험을 방지하는 것이 중요하기 때문에 신체 증상의 관찰과 위험을 피하는 관리가 중요하다. 그러나 폐용 증후군의 예방을 위한 조기 재활 계획을 잊어서는 안 된다. 운동 기능의 저하로 생활 기능 장애가 진행되기 쉽다. 또한 운동 마비나 언어 장애 등이 장기 지속되는 장애이기 때문에 간병에 관련된 가족 문제도 일어나기 쉽다.

● 개별 환자의 중증도에 따라 간호 문제의 우선순위를 결정하게 되는데, 운동 기능 장애와 관련된 원인이 크다. 해결책은 장애의 인식 방법과 재활에 대한 의욕이다. 운동 기능 장애에 의한 신체 손상이나 외상, 낙상 위험에 대한 배려도 중요하다. 또한 장기에 걸친 고지혈증 등의 생활 관리가 필요하기 때문에 환자의 의욕을 지속적으로 향상시켜 나갈 웰니스의 관점도 중요하다.

1 간호 문제	간호 진단	간호 목표(간호 성과)
#1 급격한 신체 변화와 후유증을 받아들이지 못하고, 일상생활 중 치료나 재활을 할 수 없다.	비효과적 자기 건강관리 **관련 요인:** 중증이라는 생각, 지식 부족, 장벽이 있다는 생각 **진단 지표** □ 치료 계획을 일상생활에 통합할 수 없다. □ 위험 요인을 감소시키는 행동을 할 수 없다.	〈장기 목표〉 질병에서의 회복과 합병증 예방을 위한 건강 행동을 취할 수 있다. 〈단기 목표〉 현재의 신체 상태를 이해하고 스스로 재활 및 건강관리를 실시하고 싶다고 생각할 수 있다.

간호 계획	중재 포인트와 근거
OP 경과 관찰 항목 ● 신체의 변화에 대한 인식, 수용 방법 ● 환자의 질환에 대한 인식의 확인 ● 자기 효능감 ● 발병까지의 일상생활 **TP** 간호 치료 항목 ● 치료 계획에 대한 충분한 설명 ● 불안이나 의문을 말할 수 있도록 환경 조정 ● 환자가 재활을 실행하고 싶은 동기 부여의 연구를 수행한다. **EP** 환자 교육 항목 ● 신체의 변화를 일상생활에 통합해 나가는 것은 시간이 걸린다는 것을 설명하고 서두르지 않고 느긋하게 실시해가는 것이 중요함을 지도한다.	➡질환의 인식 방법을 안다. **근거** 질환을 수용하고 있지 않을 때 재활 및 행동 변화를 기대해도 행동할 수 없다. ➡환자의 행동 변화를 촉진한다. **근거** 질환 치료에 대해 이해하는 것은 규정 준수의 향상으로 이어진다. 또한 재활에 대한 의욕이 향상한다. ➡재활 계획을 공유한다. **근거** 어떤 단계를 목표로 하여 행동하는지, 지금 상태가 순조롭게 진행되고 있는지, 어디까지 좋아질 가능성이 있는지 등에 대해 환자와 논의하고 그들을 공유함으로써 자기 효능감을 높여 가는 것이 중요하다.

2 간호 문제	간호 진단	간호 목표(간호 성과)
#2 운동 마비에 의해 연하 장애가 되고, 식사를 충분하게 섭취할 수 없다.	연하 장애 **관련 요인:** 뇌신경 관여 **진단 지표** □ 목이 메임 □ 구강 내를 깨끗이 할 수 없다.	〈장기 목표〉 연하 장애가 되지 않고 먹을 것을 필요량 섭취할 수 있다. 〈단기 목표〉 연하 훈련을 실시할 수 있다.

간호 계획	중재 포인트와 근거
OP 경과 관찰 항목 ● 식사 섭취량 ● 연하 장애의 상태 ● 먹다 흘리는 등의 상태, 정도 ● 먹을 수 있는 음식의 형태 ● 흡인성 폐렴의 증상 **TP** 간호 치료 항목 ● 식사 중 사레들리지 않게 간병인이 지켜보고 돕는다. ● 삼키기 쉬운 음식 형태로 하거나 잘게 써는 등의 연구를 한다. 산미가 강한 것이나 가루 같은 것은 사레들리기 쉽기 때문에 피한다.	➡환자가 먹고 맛있다고 생각하는 것을 선택한다. **근거** 연하 장애와 동시에 미각이나 식감에도 변화가 나타나는 경우가 있다.

- 환자가 서두르지 않고 식사를 할 수 있도록 환경을 조성한다.
- 식사를 한 번에 충분히 취할 수 없는 경우는 횟수를 늘리던지 또는 간식 등으로 영양을 충분히 취할 수 있도록 고려한다.
- 연하하기 쉬운 체위의 연구, 연하 훈련을 실시한다.

EP **환자 교육 항목**
- 서두르지 말고 천천히 식사를 하도록 지도한다.
- 연하 장애를 일으키기 쉬운 음식은 피하도록 지도한다.
- 구강 관리의 필요성과 방법을 지도한다.

➡ 식사 자세와 음식물 형태의 설정 근거 연하 장애에 의해 흡인성 폐렴을 일으키기 쉽다. 흡인하지 않도록 자신의 속도로 식사를 진행시켜 나간다. 흡인을 방지하기 위하여 식사 섭취 시의 자세를 정돈한다.

➡ 지금까지의 식사 방법이나 속도로 식사를 하려고 하는 경향이 보이며, 충분히 씹지 않고 삼키려고 하는 경우가 많다. 씹는 시간을 재본다. 입에 넣은 것을 모두 삼키고 나서 다음을 입에 넣는 등, 보다 구체적으로 전하는 것이 중요하다.

---

3 간호 문제	간호 진단	간호 목표(간호 성과)
#3 운동 마비로 인해 자유롭게 빨리 화장실에 갈 수 없어 요실금이 생긴다.	**기능성 요실금** **관련 요인:** 신경–근육 기능의 제한 **진단 지표** □ 배뇨할 필요가 있다고 느낀다. □ 화장실에 도착하는 데 걸리는 시간이 요의를 느끼고 나서 조절하지 못하고 배뇨해버리는 시간의 길이를 초과한다.	〈**장기 목표**〉 요실금하지 않고 화장실에서 배뇨할 수 있다. 〈**단기 목표**〉 1) 요의를 다른 사람에게 전달할 수 있다. 2) 요실금하지 않기 위한 방안을 생각하고 실행할 수 있다.

간호 계획	중재 포인트와 근거
OP **경과 관찰 항목** • 요의의 유무, 배뇨량 • 배뇨 감각이나 횟수 • 화장실까지의 이동 상황 • 포기 및 심리적 혼란의 유무 • 마비의 상태 TP **간호 치료 항목** • 소변을 보는 시간을 가늠하여 사전에 유도한다. • 화장실에서 소변을 원활하게 실시할 수 있는 재활을 실시한다. • 회음부를 청결하게 유지한다. EP **환자 교육 항목** • 요의가 있을 때는 걱정하지 말고 전하고 화장실에서 배설하는 것의 중요성에 대해 지도한다.	➡ 요의의 유무 근거 요실금의 원인이 어디에 있는지 확인하고 그 원인에 맞는 방법으로 배뇨를 자립할 수 있도록 한다. ➡ 포기하는 기분이 되지 않도록 한다. 근거 요실금은 매우 괴로운 일이다. 그래도 간호사를 부르는 것을 주저하는 환자가 많다. 이것을 잊지 않고, 포기하지 않고, 화장실에서 소변을 볼 수 있는 환경을 설정한다. ➡ 환자와 상담하고 요의가 없어도 정기적으로 화장실로 유도하고, 요실금을 방지하려고 하는 것도, 배뇨의 자립을 향한 의욕으로 이어진다.

---

4 간호 문제	간호 진단	간호 목표(간호 성과)
#4 실어증, 구음 장애로 인해 커뮤니케이션을 하기 어렵다.	**언어적 의사소통 장애** **관련 요인:** 뇌 순환의 감소, 신체적 장벽 **진단 지표** □ 생각하는 것을 말로 표현해야 하는 것이 곤란	〈**장기 목표**〉 1) 구음 장애를 경감시켜, 커뮤니케이션을 취할 수 있다. 2) 기본적인 요구 사항을 적절한 방법으로 전달할 수 있다. 〈**단기 목표**〉 커뮤니케이션 수단을 알고 욕구불만이 감소한다.

□ 사람, 장소, 시간 등에 관한 혼란
장애

간호 계획	중재 포인트와 근거

OP 경과 관찰 항목
- 말하기 능력과 전달 능력의 정도
- 설명이나 상대의 언행을 이해하는 능력
- 기본적인 욕구가 전해지고 있는가?
- 욕구불만의 유무

TP 간호 치료 항목
- 환자가 기본적인 요구를 전달할 수 있는 방법을 찾아낸다.
- 짧은 단어와 간단한 단어를 사용하여 커뮤니케이션을 취한다.
- 언어 치료를 실시한다.

EP 환자 교육 항목
- 가족에 대하여 대화는 재촉하지 말고 중단시키지 않도록 하고 느긋한 기분으로 대하도록 지도한다.

➡언어를 이해할 수 있는지 여부를 확인한다. **근거** 이해하고 있는 경우는 욕구불만을 강하게 느끼고 있다고 생각된다. 먼저 기본적인 요구를 전달할 수 있는 방안을 환자와 함께 생각한다.

➡긴 말을 하고 싶은 경우도 있다. **근거** 구음 장애의 경우, 이야기해도 잘 전해지지 않을 때 상대가 적당히 대답을 하면 민감하게 감지한다. 환자는 어떻게 언어 연습을 하면 좋은 것인지를 모르는 경우가 있기 때문에, 간호사나 ST(언어 치료사)가 지원뿐만 아니라. 가족이 있을 때 환자가 자신의 시간을 사용하여 재활할 수 있는 환경을 만든다.

➡가족이나 친구와의 대화는 환자가 긴장하지 않고 이야기할 수 있는 중요한 시간임을 알린다.

5	간호 문제	간호 진단	간호 목표(간호 성과)

#5 운동 장애로 인한 신체의 변화를 받아들이지 못한다.

신체 이미지 혼란
관련 요인: 질환, 신체 손상
진단 지표
□ 현재 나타나는 신체 기능의 변화
□ 과거의 기능에 초점을 맞춤
□ 사회적 관계의 변화
□ 신체 부위에 손을 대려고 하지 않는다.

〈장기 목표〉 운동 장애를 받아들이고 신체의 상태를 스스로 컨트롤 할 수 있다.
〈단기 목표〉 1) 운동 장애를 알고 무서워하지 않고 신체에 접촉할 수 있다. 2) 괴로운 기분을 표현할 수 있다.

간호 계획	중재 포인트와 근거

OP 경과 관찰 항목
- 운동 장애, 마비로 인한 신체 기능 변화에 대한 인식
- 기능 상실에 대한 언행, 감정의 표출

TP 간호 치료 항목
- 괴로운 감정을 이해하고 신뢰 관계를 구축한다.
- 신체에 대한 이미지를 언어화할 수 있도록 환경을 정돈한다.
- 가족이나 동료와 대화 시간을 만들어 가는 관계가 깊어지게 한다.
- 장애의 정도에 따라 재활을 실시한다.

EP 환자 교육 항목
- 괴로운 감정을 이해하고 조금이라도 표출하는 것의 중요성을 설명한다.

➡ **근거** 환자는 자신을 받아들이지 않고, 간호사 개입을 거부하는 경우도 있어 신뢰 관계를 쌓아 가는 것이 중요하다.
➡새로운 신체 이미지를 만드는 데 도움이 된다.
근거 사회적인 상호 작용에 의해 자신이 수용되어 있는 것을 알 수 있다면 자기의식을 높일 수 있다. 긍정적인 측면을 강화하고 환자가 새로운 신체 이미지를 만드는데 도움이 된다.

<table>
<tr><td>6 간호 문제</td><td>간호 진단</td><td>간호 목표(간호 성과)</td></tr>
<tr><td>#6 편 마비가 있고, 공간을 인식할 수 없다.</td><td>반측 무시
관련 요인: 뇌혈관 문제로 인한 뇌 손상
진단 지표
☐ 무시하는 측면에 대한 안전 대책의 부족</td><td>〈장기 목표〉 지각 장애를 인식하고 일상생활을 안전하게 보낼 수 있다.
〈단기 목표〉 1) 공간 인식을 할 수 없는 상황을 이해하고 생활환경의 조정을 할 수 있다. 2) 사고 없는 안전한 환경을 만들 수 있다.</td></tr>
</table>

간호 계획	중재 포인트와 근거

OP 경과 관찰 항목
- 마비 사지 및 신체의 존재를 무시하는 유무와 정도
- 공간 인지의 정도, 외관 상황

➡ 공간 인지의 확인　**근거** 시야 장애가 없음에도 불구하고, 시공간의 절반을 무시하는 상태이다. 환자는 충분한 질병에 대한 지식이 없기 때문에 일상생활에서 무시하는 쪽에 물건이 놓여 있으면 부딪치는 등의 사고 위험이 있다.

TP 간호 치료 항목
- 일상생활을 위해 필요한 것이 환자의 시야에 들어가도록 마비가 없는 측에 놓는다.
- 섭취한 음식이나 약물이 구강 내에 쌓이지 않은지 확인한다.
- 구강 관리를 실시한다.
- 환경에 적응하고, 잊었던 부분을 인식할 수 있도록 재활을 한다.

➡ 잊고 있던 부분을 생각나게 한다.　**근거** 환자에게 질병에 대한 인식이 없는 경우가 많기 때문에 반복 설명하고 잊은 영역을 생각하게 한다.

EP 환자 교육 항목
- 식사는 건측으로 먹기 때문에 환측에 남아 있지 않은지 확인하도록 환자에게 지도한다.
- 가족은 건측으로 접근하고 말을 할 것, 건측에 물건을 두는 등의 지도를 실시한다.

➡ 가족에게도 한쪽 무시의 개념을 설명하고 협력하게 지도한다.

<table>
<tr><td>7 간호 문제</td><td>간호 진단</td><td>간호 목표(간호 성과)</td></tr>
<tr><td>#7 운동 마비로 인해 자기관리를 할 수 없다.</td><td>자기관리 부족 증후군
관련 요인: 신체 부위를 인식할 수 없다, 탈의 및 용모단정을 할 수 없다. 식사 행동을 자립하여 할 수 없다.
진단 지표
☐ ADL의 수행 불능</td><td>〈장기 목표〉 자신이 원하는 것을 할 수 있는 범위에서 할 수 있다.
〈단기 목표〉 1) 자기관리를 하기 위해 필요한 재활을 적극적으로 수행하는 것을 할 수 있다. 2) 도움에 의해 환자가 원하는 것이 충족된다.</td></tr>
</table>

간호 계획	중재 포인트와 근거

OP 경과 관찰 항목
- 자기관리를 할 수 있는 능력
- 장애의 정도, 부위

➡ 자기관리를 하기 위한 능력의 확인이 필요
근거 ADL은 환자 자신이 하는 것으로 자신감으로 이어지기 때문에 무리 없게, 또한 스스로 할 수 있는 조언이 필요하다.

TP 간호 치료 항목
- 장애에 따라 환자의 ADL을 돕는다.

- 자력으로 가능한 범위는 환자 자신이 할 수 있도록 환경을 정돈한다.
- 자기관리를 스스로 할 수 없다는 것에 대한 기분을 듣는다.
- 필요시에 적절한 보조기국를 선택한다.

EP 환자 교육 항목
- 자기관리 부족에 대한 불쾌한 기분이나 불만을 언어화하도록 지도한다.
- 자신의 속도를 무너뜨려 무리하게 시도하면 사고나 외상의 위험이 있다는 것을 지도한다.
- 스스로 할 수 있는 범위를 자신의 속도로 하는 것은 재활이 되기 때문에 자기관리 능력의 향상이 되도록 지도한다.

➡ 환경을 정돈하는 것이 중요하다. **근거** 마비에 의해 할 수 없게 된 자기관리도 위치를 바꾸고, 옷을 입기 쉽게 펼쳐 두고, 잡는 손을 손닿는 곳에 놓는 등 약간의 지원으로 할 수 있는 것도 많다. 스스로 할 수 있다고 하는 기분이 되는 것이 중요하다.

➡ 속도를 지킨다. **근거** 서둘러 무리하게 시도할 경우 반사나 방어할 수 없다. 이것이 골절이나 타박 등으로 이어지기 때문에 위험하다.

8 간호 문제	간호 진단	간호 목표(간호 성과)
#8 장기간 간병을 함으로써 가족이 신체적·정신적 고통을 느끼고 있다.	간병인 역할 긴장 **관련 요인:** 지원 부족, 불충분한 재원 **진단 지표** □ 관리 이용자의 건강 상태의 장래 모습에 대한 걱정 □ 피로 □ 초조함 □ 스트레스 □ 가족 갈등	〈장기 목표〉 간병의 역할을 가족만이 담당하지 않고, 사회 자원을 충분히 활용하여 정신적으로 안정된다. 〈단기 목표〉 스트레스가 되고 있는 것이나 초조함을 언어화할 수 있다.

간호 계획	중재 포인트와 근거

OP 경과 관찰 항목
- 가족의 역할의 변화, 현상
- 가족 간의 죄책감과 화, 비난, 분노의 유무

- 가족의 불안과 정신 상태

TP 간호 치료 항목
- 정확한 정보를 제공하고 현실적인 전망을 할 수 있도록 지원한다.
- 가족의 노력을 인정한다.
- 불안 등을 언어화하기 쉬운 환경을 만든다.
- 외부 지원자의 협력을 얻을 수 있도록 간병 지원 만들기를 지원한다.

- 지역의 관련 기관과 연락을 취하고 재택 요양 사회 자원을 활용할 수 있도록 지원을 요청한다.

EP 환자 교육 항목
- 질환에 대하여 환자·가족에게 알기 쉽게 설명한다.
- 가족 전체가 서로 협력하여 피로가 축적되지 않도록 전한다.

➡ 심리 상태의 변화를 간과하지 않는다. **근거** 질환의 성격상, 환자·가족은 심리적으로도 경제적으로도 부담을 느끼기 쉽다.
➡ 가족의 간병 부담을 경감한다. **근거** 가족은 간병 부담을 원인으로 불안을 안고 있는 경우가 많다.

➡ 효과적인 사회 자원을 활용한다. **근거** 가족은 사회 자원에 대한 정보를 모르거나 또는 정보를 요구하는 경우가 있다.
➡ 환자·가족에게의 정보 제공을 지원한다. **근거** 지식을 얻는 것은 불안 해소에도 도움이 된다.

➡ 생활상의 주의사항을 포함하여 설명한다. **근거** 질환의 이해는 준수의 향상뿐만 아니라 불안의 해소로도 이어진다. 가능한 한 1명만의 부담이 증가하지 않도록 온 가족이 서로 지지하는 환경 조성이 중요하다.

<table>
<tr><td>9 간호 문제</td><td>간호 진단</td><td>간호 목표(간호 성과)</td></tr>
<tr><td>#9 운동 마비나 식사량 섭취의 저하, 스스로 자유롭게 화장실에 갈 수 없기 때문에 변비가 되기 쉽다.</td><td>변비 위험 상태
위험 요인: 부적절한 배변 방법, 식습관의 변화, 부족한 신체 활동, 항경련제</td><td>〈장기 목표〉 규칙적인 배변이 있고, 복부의 불쾌감이 사라진다.</td></tr>
</table>

간호 계획	중재 포인트와 근거

OP 경과 관찰 항목

- 배변의 회수, 양, 성상
- 식사 섭취량
- 운동 장애의 정도
- 화장실의 이동 수단

➡배변 시간의 연구　근거운동 마비가 있는 경우, 스스로 화장실에 데려가 달라고 말하지 못하고 경변이 되는 경우가 많다. 또한 변이 나오니까 식사를 하지 않는 경우도 있다. 언제든지 화장실에서 배설할 수 있는 환경을 조성한다.

TP 간호 치료 항목

- 배변 습관을 들인다.
- 매일 운동을 명심한다.
- 필요에 따라 복부 마사지나 온찜질을 한다.

EP 환자 교육 항목

- 식후에는 화장실에 가는 습관을 들여 배에 힘을 주지 않고 배변을 하는 것의 필요성을 지도한다.

➡배변 시에 배에 힘을 주지 않는다.　근거배변 습관은 재경색이나 뇌출혈의 예방을 위해서도 중요하다.

Step1 영향 평가	Step2 간호 초점	Step3 계획	Step4 실시	Step5 평가

병기 · 병태 · 중증도별 관리 포인트

【급성기】 뇌경색의 확대와 재경색이 발생하지 않도록 보존적 치료를 중심으로 하면서, 2차 장애인 폐용 증후군의 발병 예방과 합병증의 예방 및 조기 움직임을 위한 지원이 필요하다. 증상이 몇 시간에서 며칠에 걸쳐 단계적으로 진행되는 경우가 있으므로 증상의 관찰 및 이상의 조기 발견이 필요하다.

【만성기】 낙상에 의한 골절에 주의하면서 기능 훈련을 적극적으로 실시한다. 고혈압, 당뇨병, 이상지질혈증(고지혈증) 관리 및 식이 요법 등의 지도가 중요하다.

【회복기】 기능장애를 가지면서 사회 복귀가 원활하게 진행되도록 지원한다. 또한 입원 이전 생활로 돌아가지 않아도 건강을 유지할 수 있는 생활을 보낼 수 있는 지도가 필요하다. 또한 가족의 부담이 증가하기 때문에 사회 자원의 효과적인 활용을 검토한다.

간호 활동(간호 중재) 포인트

진찰 · 치료 지원

- 이상의 조기 발견에 노력하고, 환자에게 신체적인 부담이 가지 않도록 지원한다.
- 두개내압 항진 및 뇌부종에 대한 치료가 안전하고 효과적으로 이루어질 수 있도록 지원한다.
- 혈관 경련의 조기 발견에 노력하고, 증상을 일으키지 않도록 순환 관리를 실시한다.
- 운동 마비나 언어 장애 등의 재활을 안전하게 실시할 수 있는 환경 조정이 중요하다.
- 특히 항경련제 등을 사용하는 경우 약 복용의 중단이 없는지 반드시 확인한다. 약이 너무 많거나 맞지 않는 경우는, 졸음, 발진, 흔들림, 현기증이 일어나므로 즉시 의사에게 보고하고, 약물의 양이나 시간 조정을 실시한다.

신체 외상 · 낙상 방지

- 혼란과 마비에 의한 감각의 실조에 의해 침대에서 팔을 끼거나 침대 난간에 부딪치거나 스스로 확실하게 위험으로부터 자신을 보호할 수 없다. 삼각건이나 암 슬링으로 팔을 고정하고 어깨 관절의 아탈구 및 상지의 부상을 방지한다. 또한 환자 · 가족에게 마비 측의 보호, 위험 회피가 필요함을 설명한다.
- 편 마비의 경우는 반측 공간 무시의 증상이 나오기 때문에 식기나 항상 사용하는 것 등을 공간을 인식할 수 있는 측면에 설치하면 좋다.
- 안전한 병실 환경(침대 난간, 난간, 복도, 화장실, 세면대)을 정돈한다.
- 환자 · 가족에 운동 장애의 특징을 설명하고 생활의 낙상 예방 방법을 지도한다.
- 감각(지각) 장애의 경우 감각이 없는 것에 대한 고통과 불안이 크다. 공감적 태도로 대한다.

의사소통 장애에 대한 대응

- 환자에게 침착하게 천천히 이야기해도 좋다는 것을 전하고 서두르지 않는다. 가족의 이해와 협력도 요청한다.
- 환자는 지금까지와 같이 자유롭게 의사소통을 할 수 없는 것에 고통을 느끼고 있다. 이에 따른 감정실금이나 초조함, 우울증 등을 보이는 경우가 있다. 가족과 의료 종사자가 현상을 파악하고, 언어 훈련 등을 수용할 수 있도록 지원을 실시한다.
- 언어 이외의 커뮤니케이션 방법도 검토하고 의사소통을 도모한다.

자기관리 지원

- 균형 감각이나 순서 등은 즉시 몸에 붙지 않기 때문에 천천히 몇 번이라도 시간을 걸쳐 하는 기분이 필요하다.
- 시간이 걸리더라도 가능한 한 스스로 할 수 있도록 지도한다. 필요시에 지원한다.
- 옷은 느긋한 큰 사이즈로, 앞 열림의 디자인을 선택한다.
- 장애물을 조심하고 넘어지지 않도록 주의하도록 지도한다.
- 욕창이나 감염의 예방을 위해, 피부나 점막을 청결하게 하도록 지도, 지원한다.

환자 · 가족의 심리 · 사회적 문제에 대한 지원

- 질환이나 운동 마비, 언어 장애에 대하여 환자 · 가족에게 알기 쉽게 설명하고 조금이라도 적극적으로 재활할 수 있도록 지원한다.
- 급격한 발병에 의해 가족의 불안이 크다. 가족의 불안을 받아들여 충분한 커뮤니케이션을 취한다.
- 간병의 부담을 경감하도록 가정환경의 정비나 사회 자원의 활용 등 필요한 지원을 실시한다.

퇴원 · 요양 지도

- 환자 · 가족 모두 안정된 가정생활을 보낼 수 있도록 가족의 간병 부담을 고려하여 지원한다.
- 운동 마비나 언어 장애를 받아들이고 자기관리를 할 수 있는 방법을 환자 · 가족에게 지도한다.
- 연하 장애일 때의 식사 내용 형태의 연구와 식사 시 자세를 지도한다.
- 규칙적인 복약을 하도록 지도한다. 또한 동맥 경화의 예방을 위한 생활 관리를 할 수 있도록 지도한다.
- 부작용이 발현한 경우에는 즉시 진찰하도록 지도한다.
- 낙상에 의한 외상이나 골절에 주의하도록 설명한다.
- 긴경과 질환임을 이해하고 지속적으로 재활을 할 수 있도록 방문 간호 담당 등과 연락 조정을 실시한다.
- 운동 마비나 언어 장애로 인해 외출 등을 싫어하는 경우가 있다. 사회와의 접점을 다양한 형태로 갖고 계속하도록 고무시키고 가능한 한 신체도 움직이도록 지도한다.

평가 포인트

간호 목표 달성도

- 마비 및 장애에 맞게 독립적인 ADL을 할 수 있는가?
- 마비나 장애를 받아들이고 적극적으로 생활할 수 있는가?
- 연하 장애 없이 ADL을 할 수 있는가?
- 수면 장애 없이 ADL을 할 수 있는가?
- 실어증이나 구음 장애를 경감시키고 의사소통을 할 수 있는가?
- 낙상에 의한 외상이나 골절을 일으키는 일없이 ADL을 할 수 있는가?
- 청결, 배설, 식사, 탈의 등의 자기관리를 할 수 있는가?
- 적절한 복약으로 최대의 치료 효과를 얻을 수 있는가?
- 가족의 불안이 완화되고, 환자·가족 모두 심신이 안정된 가정생활을 준비하고 있는가?

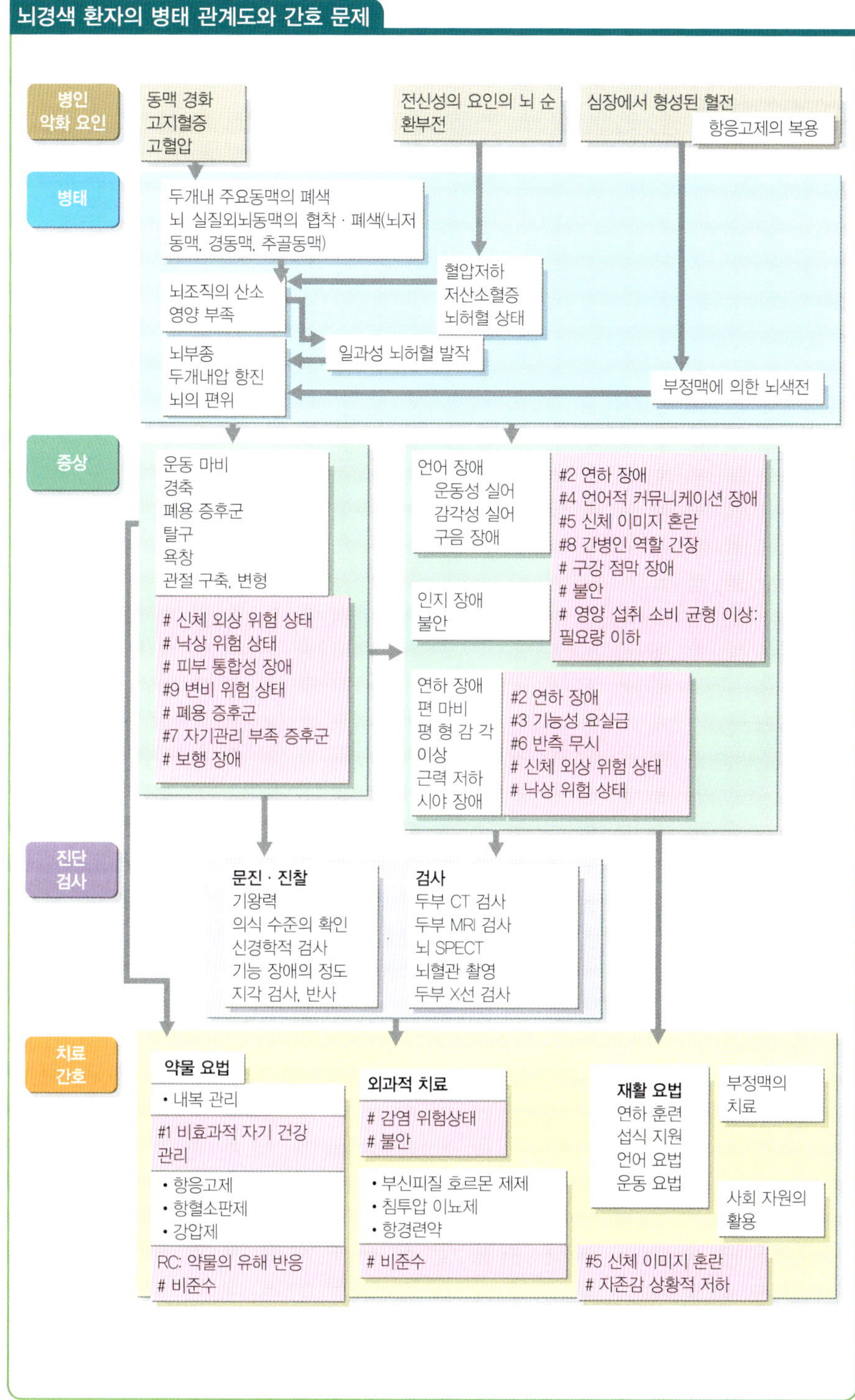
병인 악화 요인

동맥 경화
고지혈증
고혈압

전신성의 요인의 뇌 순환부전

심장에서 형성된 혈전
항응고제의 복용

병태

두개내 주요동맥의 폐색
뇌 실질외뇌동맥의 협착 · 폐색(뇌저동맥, 경동맥, 추골동맥)

혈압저하
저산소혈증
뇌허혈 상태

뇌조직의 산소 영양 부족

일과성 뇌허혈 발작

뇌부종
두개내압 항진
뇌의 편위

부정맥에 의한 뇌색전

증상

운동 마비
경축
폐용 증후군
탈구
욕창
관절 구축, 변형

신체 외상 위험 상태
낙상 위험 상태
피부 통합성 장애
#9 변비 위험 상태
폐용 증후군
#7 자기관리 부족 증후군
보행 장애

언어 장애
　운동성 실어
　감각성 실어
　구음 장애

인지 장애
불안

#2 연하 장애
#4 언어적 커뮤니케이션 장애
#5 신체 이미지 혼란
#8 간병인 역할 긴장
구강 점막 장애
불안
영양 섭취 소비 균형 이상: 필요량 이하

연하 장애
편 마비
평형 감각 이상
근력 저하
시야 장애

#2 연하 장애
#3 기능성 요실금
#6 반측 무시
신체 외상 위험 상태
낙상 위험 상태

진단 검사

문진 · 진찰
기왕력
의식 수준의 확인
신경학적 검사
기능 장애의 정도
지각 검사, 반사

검사
두부 CT 검사
두부 MRI 검사
뇌 SPECT
뇌혈관 촬영
두부 X선 검사

치료 간호

약물 요법
• 내복 관리

#1 비효과적 자기 건강 관리

• 항응고제
• 항혈소판제
• 강압제

RC: 약물의 유해 반응
비준수

외과적 치료
감염 위험상태
불안

• 부신피질 호르몬 제제
• 침투압 이뇨제
• 항경련약

비준수

재활 요법
연하 훈련
섭식 지원
언어 요법
운동 요법

부정맥의 치료

사회 자원의 활용

#5 신체 이미지 혼란
자존감 상황적 저하

88
뇌경색

도리야마 히데유키 · 아오야기 마사루

눈으로 보는 질환

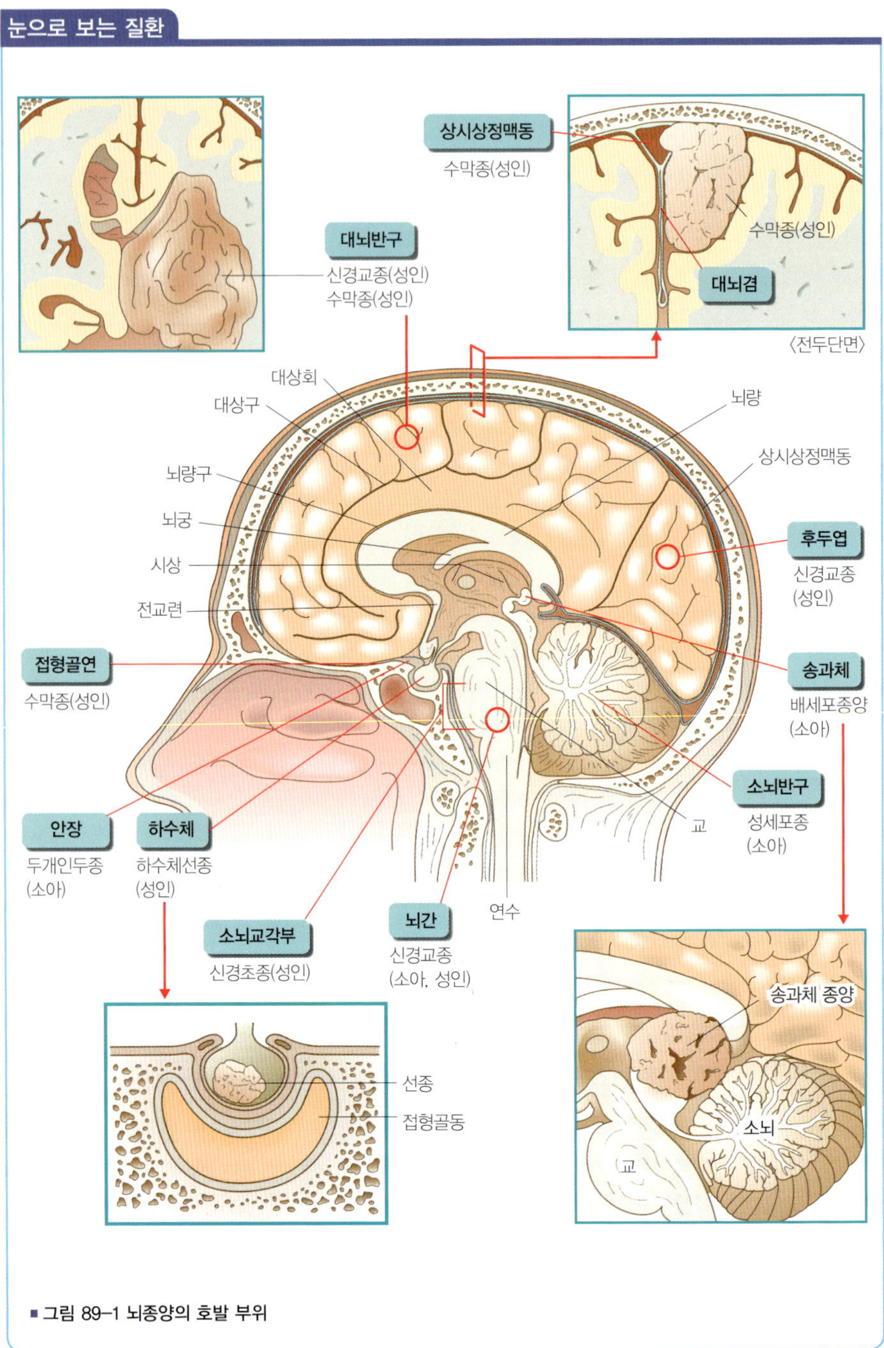

■ 그림 89-1 뇌종양의 호발 부위

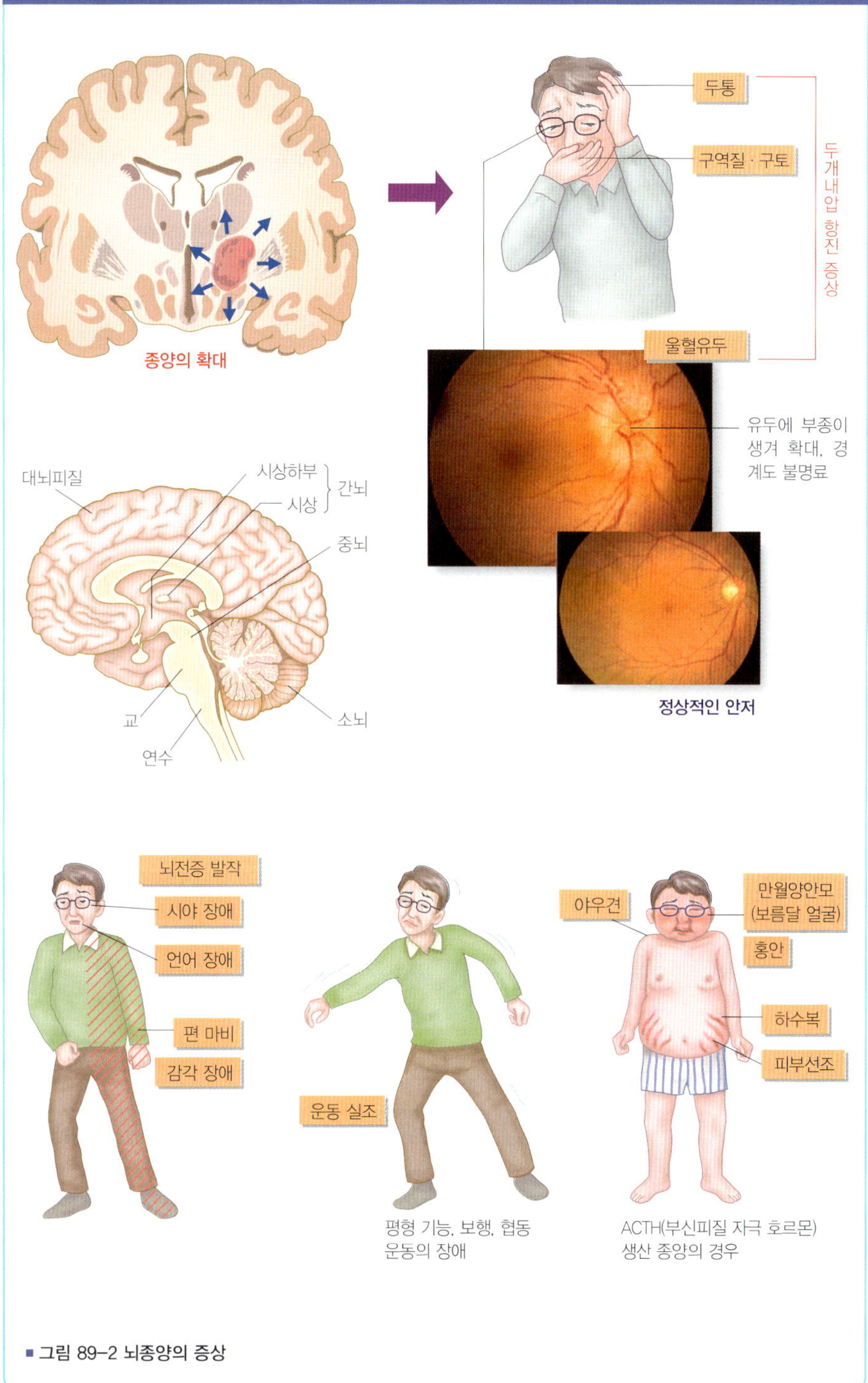

■ 그림 89-2 뇌종양의 증상

▌ 뇌종양은 두개골 내에서 발생하는 종양(신생물)의 총칭이다.

- 뇌종양은 두개골 내 조직 유래의 원발성 뇌종양과 다른 장기에서 전이된 전이성 뇌종양으로 나누어진다.
- 원발성 뇌종양의 발생모지는 뇌실질(신경세포, 신경 교세포), 지주막 등의 수막, 뇌하수체, 뇌신경, 선천성 유잔 조직, 혈관, 두개골 등이며 뇌종양은 발생모지의 차이에 따라 병리 조직학적으로 분류된다.

〈신경교종〉

- 뇌의 지지 조직인 신경 교세포에서 발생하는 종양으로, 대표적인 뇌실질 유래의 원발성 뇌종양이다. 병리 조직학적으로 비교적 양성인 성세포종(아스트로사이트)에서 가장 악성인 신경교아종(글리오브라스토마), 외에 핍지교종(올리고덴드로글리오마), 상의세포종(에펜디모마) 등이 있다. 뇌 조직 내에 침윤성으로 성장하기 때문에 양성의 신경교종이라도 전적출 수술이 어려운 경우가 많다.

〈수막종〉

- 뇌를 둘러 감싸는 지주막 등의 수막세포에서 발생하는 종양으로 원발성 뇌종양 중 가장 빈도가 높다. 기본적으로는 뇌 실질 내에 침윤하는 것이 아니라 뇌를 압박하고 서서히 성장하는 종양이며 대부분은 양성 종양이다.

〈뇌하수체 종양〉

- 각종 내분비 호르몬을 분비하는 뇌하수체 전엽의 내분비선에서 발생하는 종양으로 대부분은 양성 종양이다. 선종에서 전엽 호르몬을 과다하게 분비하여 증상을 나타내는 기능성 뇌하수체 종양과 전엽 호르몬을 분비하지 않는 비기능성 뇌하수체 종양으로 나뉜다.

〈신경초종〉

- 신경세포의 축삭을 싸고 말이집을 형성하는 슈완세포에서 발생하는 양성 종양이다.
- 뇌신경에서 발생하지만, 두개골 내에서는 특히 내이도 내의 전정신경(청신경)에서 발생하는 경우가 많다. 다른 뇌신경은 삼차신경, 설인신경, 미주신경에서도 발생한다.

〈두개 인두종〉

- 태생기의 두개인두관의 잔유 조직에서 발생하는 종양이다. 대부분이 터키안 내에서 안장상부에 발생하고 기본적으로는 양성 종양이지만, 전적출 수술이 어려운 경우가 많다.

〈악성 림프종〉

- 림프구계 세포가 종양화한 것으로, 두개내에는 림프 조직이 존재하지 않기 때문에 두개내 원발 악성 림프종은 전신의 다른 장기의 악성 림프종에 비해 드물다.
- 중추신경 원발의 악성 림프종은 일반적으로 비호지킨 림프종으로 B세포 림프종인 경우가 많다.

〈배세포 종양〉

- 배세포 종양은 생식기 세포 유래의 종양으로 생식기 이외에도 후복막, 종격, 뇌에 발생한다. 병리 조직학적으로 배세포종, 기형종, 난황낭종, 융모암, 태아성암으로 나뉘고 각각에 악성도가 다르지만, 모두 악성 종양이다.

〈전이성 뇌종양〉

- 다른 장기 원발의 암세포가 뇌에 전이하여 발생하는 종양이며, 악성 종양이다. 빈도는 폐암이 가장 많고, 다음으로 유방암이다. 다발성으로 발생하는 경우도 많다.

- 부분적으로 신경 섬유종증 등의 유전 뇌종양이 있지만, 대부분의 뇌종양의 발생은 원인 불명이다.

- 원발성 뇌종양의 발생 빈도는 인구 10만 명당 1년간 10명 정도로 되어 있다. 2009년 일본 뇌종양 전국 통계에 의하면, 가장 많은 것이 수막종(29%)이며 다음이 신경교종(24.5%), 그 다음이 뇌하수체 종양(18.1%), 신경초종(10.7%), 두개인두종(3.5%), 악성 림프종(3.1%)으로 이어진다.
- 뇌종양의 예후에 가장 영향을 주는 인자는 종양의 병리 조직형이다. 양성 종양인가, 악성 종양인가로 예후가 크게 다르다. 또한 종양의 크기와 발생 부위도 영향이 있다.
- 양성 종양은 적출 수술에 의해 완치가 예상되지만, 발생 부위에 따라 전적출이 곤란한 경우도 많

고, 이러한 경우는 재발·재확대의 가능성이 있다.
- 악성 종양의 대부분은 예후가 불량하며, 특히 신경교종 중에서 가장 악성 신경교아종은 여러 가지의 치료를 해도 1년 생존율이 55%이다.

〈신경교종〉
- 원발성 뇌종양 중 수막종에 이어서 많다. 병리 조직은 비교적 양성에서 악성까지 다양하다.
- 가장 악성인 신경교아종은 성인에 많고, 대뇌에 발생하는 경우가 많다.
- 비교적 양성인 성세포종은 성인·소아 모두 발생하지만 소아에서는 소뇌에 많이 보인다.
- 신경교아종은 다른 뇌종양에 비해 매우 예후가 불량하며 5년 생존율이 7%이다.

〈수막종〉
- 원발성 뇌종양으로 가장 많다. 40~70대 성인에 많고, 남성에 비해 여성이 많다.
- 대부분 양성 종양이며, 종양 전적출을 할 수 있다면 예후는 좋다.

〈뇌하수체 종양〉
- 원발성 뇌종양은 수막종, 신경교종에 이어 세 번째로 많다. 20~60대 성인에 많으며 여성에게 더 많다. 양성 종양이 대부분으로 예후는 양호하다.

〈신경초종〉
- 40~60대 성인에 많고, 여성에게 약간 더 많다. 양성 종양이 대부분으로 예후는 양호하다.

〈두개 인두종〉
- 모든 연령층에 발생할 수 있지만 소아와 30~50대 성인에 많다. 양성 종양이고, 전적출이 어려운 경우도 많다.

〈악성 림프종〉
- 최근 증가 추세에 있으며, 50대 이상 성인에 많다. 악성 종양으로 급속하게 진행하고 예후는 불량하다.

〈배세포 종양〉
- 소아기에서 20대까지 많고, 남성에 많다.

〈전이성 뇌종양〉
- 암 환자의 증가에 따라 전이성 뇌종양도 증가하고 있다. 다른 장기인 뇌에 전이되고 있는 상태이며, 암으로 말기이기 때문에 예후는 불량하고, 수술·방사선 치료를 실시한 경우에도 생존 기간은 평균 1년 정도이다.

증상

뇌종양의 증상은 두개내압 항진 증상과 뇌국소 증상으로 나뉜다.

● 뇌·신경 증상
- 뇌종양은 서서히 증대하고 종괴의 증대 및 뇌부종으로 두개내압이 항진하여 만성의 두개내압 항진 증상이다. 두통, 구역질·구토, 울혈유두를 나타낸다. 진행되면 시력 장애, 외전신경 마비, 의식 장애 등도 인정된다. 수두증이나 종양내의 출혈에 의해 급성으로 두개내압 항진 증상이 나타날 수 있다.
- 뇌국소 증상은 종양의 부위에 따라 다양한 증상을 일으킬 수 있다. 대뇌 반구의 경우에는 편 마비와 언어 장애(실어증), 감각 장애, 시야 장애, 뇌전증 발작 등을 보이고, 소뇌는 운동 실조가 나타난다. 신경초종 등 소뇌 교각부의 종양은 뇌신경 증상, 뇌하수체 종양 등 터키안 종양은 내분비 증상과 시력·시야 장애를 일으킨다.

〈신경교종〉
- 신경교종은 뇌의 모든 부분에 발생할 수 있기 때문에 다양한 뇌의 국소 증상을 일으키는 동시에 두개내압 항진 증상도 일으킨다.

〈수막종〉
- 뇌실질 밖에서 뇌를 압박하고 천천히 증대하기 때문에 뇌의 국소 증상은 비교적 가벼운 경우가 많다. 만성의 두개내압 항진 증상과 뇌전증 발작을 보이는 경우가 많지만, 최근에는 증상이 없어 두부 CT, MRI로 우연히 발견되는 일도 증가하고 있다.

〈뇌하수체 종양〉
- 국소 압박 증상과 내분비 증상이 있다. 종양이 커지면 바로 위의 시신경·시교차를 압박하고, 시

력 · 시야 장애를 보인다. 전형적으로는 양쪽 귀 옆의 시야가 장애되는 양이측 반맹을 나타낸다. 내분비 증상은 선종이 뇌하수체 전엽 호르몬을 과다하게 분비하는 증상(쿠싱병, 말단 거대증, 유즙 분비 · 무월경 증후군 등)과 정상 뇌하수체가 압박되어 정상적인 분비가 장애가 되는 뇌하수체 기능 저하증(부신피질 기능 저하증, 갑상선 기능 저하증, 성선 기능 저하증)이 있다.

〈신경초종〉
● 처음 증상은 청력 저하 및 이명이다. 종양이 점차 증가하면 안면신경 마비, 안면 감각 장애(3차신경 장애), 소뇌 압박에 의한 운동 장애, 뇌간 장애 등이 나타난다.

〈두개 인두종〉
● 터키안 상부에서 터키안 내에 발생하기 때문에 시력 · 시야 장애, 뇌하수체 기능 저하증이 나타난다. 시상 하부 증상(체온 이상, 의식 장애, 요붕증)과 뇌수종을 합병한 경우에는 두개내압 항진 증상도 나타난다.

〈악성 림프종〉
● 종양의 발생 부위에 따라 다양한 뇌 국소 증상이 나타나는데, 뇌 심부에 발생하는 빈도도 높고, 의식 장애, 기억 장애도 보인다. 두개내압 항진 증상도 나타난다.

〈배세포 종양〉
● 송과체부와 터키안 상부에 호발한다. 송과체부에서는 수두증을 합병하여 두개내압 항진 증상을 일으킨다. 중뇌의 압박으로 상향 주시 마비가 인정된다. 터키안 상부에서는 거의 요붕증이 발생하고, 그밖에 시력 · 시야 장애, 뇌하수체 기능 저하증이 인정된다.

〈전이성 뇌종양〉
● 다른 뇌실질 내 종양과 마찬가지로 뇌의 모든 부분에 전이될 수 있기 때문에 다양한 뇌 국소 증상을 일으키는 것과 함께, 두개내압 항진 증상도 일으킨다.
● 신체 증상
● 유전 뇌종양으로 다른 전신의 종양을 합병하는 것이 있지만, 대부분의 뇌종양은 특이적인 조직 합병증은 아니다.

진단 · 검사값

뇌종양의 진단은 병력 문진과 신경학적 검사 이외에, CT, MRI 등의 영상 진단이 중요하다. 최종적인 진단 확정은 수술이나 생검에 의한 병리조직 진단이 필요하지만 수술을 포함한 치료 방침을 결정하는 데 있어 영상 진단이 필수적이다.

● 두부 단순 X선 촬영: 종양내의 석회화와 두개골(터키안 등)의 변화를 평가한다.
● 두부 CT, MRI: 종양 부위나 형태, 성상을 평가한다. 조영 검사(특히 조영 MRI)에서 조영의 정도와 범위 등의 정보를 얻을 수 있어 수술 전 진단에 중요하다.
● 뇌혈관 촬영: 종양의 혈류 정도, 종양의 영양 혈관과 도출 정맥, 종양 주위의 동 · 정맥의 주행 등을 평가한다.

〈신경교종〉
● 신경교종은 비교적 양성에서부터 악성도가 매우 높은 것까지 있지만, 두부 CT, MRI는 일반적으로 악성일수록 조영제에 의해 강하게 대비되고(일부 예외 있음), 특히 가장 악성인 신경교아종은 불규칙 고리 모양으로 조영되는 경우가 많다. 두부 MRI가 치료 방침 결정에 가장 중요하다.

〈수막종〉
● 수막종은 내부가 균질이며, 두부 CT, MRI에서 조영제에 의해 강하게 대비된다. 두개내 지주막의 모든 부분에 발생할 수 있기 때문에 종양의 부위에 따라서는 안과 · 이비인후과적 검사에 의한 신경 증상의 평가가 필요하다.

〈뇌하수체 종양〉
● 두부 단순 X선 촬영으로 터키안의 변화(확대)를 확인한다.
● 두부 MRI가 진단에 가장 중요하다. 미세 선종(정상 뇌하수체 체내에 존재하는 작은 종양)은 조영제에, 보다 정상적인 뇌하수체가 강하게 조영되기 때문에 상대적으로 낮은 신호가 된다. 거대 선종에서는 조영제의 조영이 가능하다.
● 두부 CT는 수술 전 검사로 터키안이나 비강 · 부비강의 상태를 확인한다.

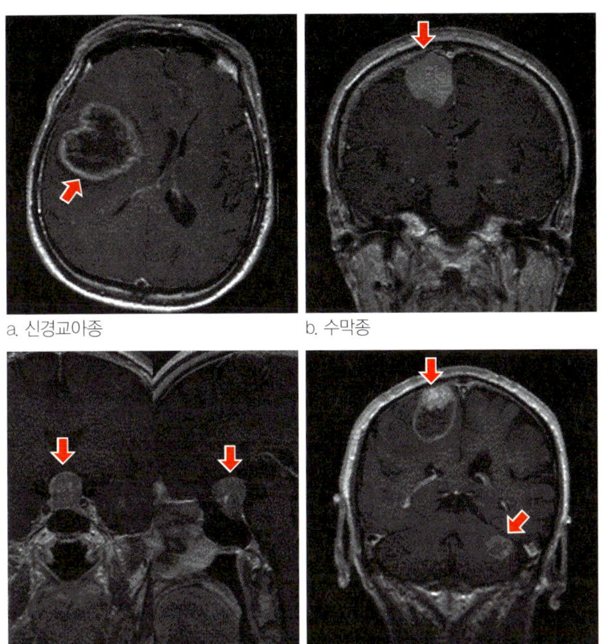

■ 그림 89-3 뇌종양의 이미지

〈신경초종〉
- 두부 단순 X선 촬영으로 내이도의 변화(확대)를 확인한다.
- 두부 MRI가 진단에 중요하고, 종양은 조영제에 의해 강하게 조영된다. 낭포를 동반한 것도 있다. 종양 크기나 주위 뇌신경, 뇌간, 소뇌와의 관계를 확인한다.
- 두부 CT는 수술 전 검사로 추체골 등 주위 구조를 검사한다.
- 이비인후과 검사로 청력(순음 청력 검사, 어음 이해력 검사, 청성뇌간 반응), 전정 기능 검사(캐롤릭 테스트) 등을 실시한다.

〈두개 인두종〉
- 두부 단순 X선 촬영으로 석회화의 유무와 터키안의 변화를 확인한다. 두부 CT, MRI에서 실질성 부분과 낭포벽은 대조된다. 뇌하수체 종양과 마찬가지로, 내분비학적 검사 및 안과 검사를 실시한다.

〈악성 림프종〉
- 두부 CT, MRI에서 종양은 균일하고 강하게 대비된다. 주위에 부종을 수반하고, 때때로 다발성인 경우도 있어, 전이성 뇌종양과의 감별이 필요하다.

〈배세포 종양〉
- 종양은 일반적으로 두부 CT, MRI에서 조영되지만, 병리 조직에 의해 화상 소견은 다양하다. 종양 표지자가 진단에 유용하며 AFP(α태아성 단백)과 hCG(human chorionic gonadotropin)의 값으로 병리 조직을 어느 정도 짐작할 수 있다.

〈전이성 뇌종양〉
- 두부 CT, MRI에서 병변은 조영제에 의해 강하게 강화된다. 종양 주위의 뇌부종이 현저하거나 종양이 다발병인 경우에는 전이성 뇌종양이 강하게 의심된다. 원발소가 불명인 경우에는 종양 표지자나 FDG-PET(양전자 단층 촬영)가 유용하다. 치료 방침 결정을 위해 다른 장기로의 전이 정도를 파악할 필요가 있는 경우에는 흉복부 CT 등도 실시한다.

▌무증상의 양성 종양의 경우는 경과 관찰할 수 있지만, 증상 또는 징후가 될 가능성이 높은 경우, 치료를 실시한다.

● 치료 방침

● 치료는 외과적 치료, 방사선 요법, 화학 요법을 함께 실시한다.

● 외과적 치료

● 개두 수술로 종양을 제거한다. 종양에 의한 주위 뇌로의 압박을 해제하고, 적출한 조직으로 병리 조직 진단을 실시한다.

● 수막종이나 신경초종 등의 양성 종양은 전적출할 수 있으면 수술 요법만으로 치료가 될 수 있지만, 발생 부위나 주위 뇌조직과의 관계에서 전적출이 불가능한 경우도 있다.

● 신경교종은 종양이 주위 뇌에 침윤하고 있기 때문에 일반적으로 전적출은 곤란하고, 방사선 요법이나 화학 요법을 병용한다. 그러나 절제도가 다음의 예후와의 상관관계 때문에 신경 증상이 악화되지 않는 한 가급적 대부분 종양 적출을 목표로 한다.

● 방사선 요법이나 화학 요법이 효과가 있는 악성 림프종이나 배세포 종양은 병리 조직 진단 목적으로 일부 절제(생검술)만 한다.

● 방사선 요법

● 뇌종양의 보조 요법으로 가장 빈번하게 이용된다. 종래부터 실시되어 온 외부 조사 이외에, 감마 나이프 등으로 국소에 집중적으로 조사하는 정위 방사선 치료가 이루어지고 있다.

● 화학 요법

● 화학 요법으로 효과가 높은 것은 배세포 종양이나 악성 림프종 등에 한정되고 다른 뇌종양에 대해서는 보조 요법으로 이루어진다.

〈신경교종〉

● 신경교종은 수술에 의해 병리조직 진단을 하는 것과 동시에, 신경 증상이 악화하지 않는 범위에서 가능한 한 종양을 제거한다. 악성도가 높은 종양의 경우에는 방사선 치료와 화학 요법의 보조 요법을 실시한다.

● 화학 요법은 최근 경구 약물인 테모졸로미드(테모달)의 효과가 있어 사용하게 되었다.

〈수막종〉

● 수막종은 양성 종양이며, 전적출수술을 하면 치유되기 때문에 원칙적으로 적출수술을 실시한다. 그러나 전체 절제가 불가능하여 부분적출로 끝나는 경우도 많다. 이러한 경우 감마 나이프로 치료하는 경우가 많다.

〈뇌하수체 종양〉

● 뇌하수체 종양의 치료는 원칙적으로 적출수술을 실시한다. 수술은 경접형골동 종양적출술(하디법)로 하는 경우가 많고, 최근에는 내시경을 이용하여 수술하는 것이 증가하고 있다.

● 프로락틴을 생산하는 뇌하수체 종양에서는 내복약인 브로모크립틴 메실산염(팔로델)으로 종양이 축소되기 때문에 내과적 치료만 하는 경우가 있다. 또한 뇌하수체 기능 부전이 있으면 내분비 보충 요법을 실시한다.

〈신경초종〉

● 신경초종의 치료는 전적출이 기본이다. 작은 종양은 감마 나이프 등의 정위 방사선 치료를 실시하는 경우도 있다.

〈두개 인두종〉

● 두개 인두종은 양성 종양이며, 수술로 전적출하는 것이 이상적이지만, 실제로 전적출하는 것이 어려워 종양이 남는 경우가 많다. 이러한 경우 감마나이프 등의 방사선 치료를 실시한다.

〈악성 림프종〉

● 악성 림프종은 메토트렉세이트 대량 요법에 의한 화학 요법이나 방사선 요법이 적용되므로 수술로는 한 부위를 적출하여 병리 조직 진단을 한 후에, 화학 요법과 방사선 요법을 실시한다.

〈배세포 종양〉

● 배세포 종양은 조직형에 따라 치료법이 다르다. 대표적인 배세포종(세미노마)은 화학 요법과 방사선 요법이 적용되므로 수술로 병리 조직 진단을 한 후에, 화학 요법과 방사선 요법을 실시한다.

■ 표 89-1 뇌종양의 주요 치료제

	분류	일반명	주요 상품명	약의 효과 메커니즘	주요 부작용
만니톨 제제		D-만니톨	만니톨, 만니겐, 만니트T15	침투압 이뇨에 의한 뇌부종 개선	신부전
이뇨제		농글리세린	글리세올	침투압 이뇨에 의한 뇌부종 개선	유산 산증
부신피질 호르몬제제		베타메타손	린데론, 리네스테론	항염증 작용에 의한 뇌부종 개선	당뇨병, 소화관 출혈, 쉬운 감염성
산분비 억제제		파모티딘	가스타	히스타민 수용체 차단에 의해 산분비 억제	간 기능 장애
항암제	백금제제	카보플라틴	파라프라틴	DNA 합성, 세포 분열 억제	골수 억제
	토포이소메라제 억제제	에토포사이드	라스테트, 베프시드	DNA 합성 저해	골수 억제
	알칼로이드계	빈크리스틴황산염	온코빈	세포분열 억제	골수 억제 말초신경 장애
	알킬화제	이포스파미드	이포마이드	DNA 합성 억제	구역질·구토, 출혈성 방광염
		니무스틴 염산염	니드란		골수 억제, 변비, 림프구 감소
		테모졸로미드	테모달		
		프로카바진 염산염	염산 프로카바진		골수 억제, 구역질·구토
도파민 수용체 작용제		브로모크립틴 메실산염	파로델	도파민 수용체 자극에 의한 프로락틴 저하	악성 증후군

<전이성 뇌종양>
- 전이성 뇌종양은 다발성인 경우가 많아 치료의 중심은 방사선 치료이다. 최근에는 감마 나이프 등 정위 방사선 치료를 많이 이용하게 되었다.
- 외과적 치료는 종양으로 인한 압박 증상이 수술로 개선되거나 원발소가 불명하여 병리조직 진단이 필요한 경우에 이루어진다. 그러나 전신 상태 및 원발소가 안정되어 있는 것이 조건이다.

Px 처방 예 고도한 뇌부종, 급성 수두증에 의한 두개내압 항진 등에 대한 응급 처치

※ 아래 약을 증상에 따라 적절히 사용한다.
- 만니톨 주(20%) 1회 300㎖ 30분에 급속 정맥 주사 ← 만니톨 제제
- 글리세올 주 1회 200㎖ 1일 2~4회 1~2시간으로 점적 정맥 주사 ← 이뇨제
- 린데론 주 1회 4mg 1일 2~3회 정맥 주사 ← 부신피질 호르몬제제
- 가스타 주(20mg) 1회 20mg 1일 2회 정맥 주사 ← 산분비 억제제
- 가스타 정(20mg) 1회 1정 1일 2회 경구 투여 ← 산분비 억제제

Px 처방 예 화학 요법

※ 아래의 약제를 병리 조직 진단에 따라 적절히 사용한다.
- 파라프라틴 주 1회 450mg/㎡ 점적 정맥 주사 1일 1회 ← 백금제제
- 라스테트 주 1회 150mg/㎡ 점적 정맥 주사 1일 1~3회 ← 토포이소메라제 억제제
- 온코빈 주(1mg) 1회 1.5mg/㎡ 정맥 주사 1일 1회 ← 알칼로이드계
- 이포마이드 주(1g) 1회 1,800mg/㎡ 점적 정맥 주사 1일 1~5회 ← 알킬화제
- 니드란 주 1회 80mg/㎡ 점적 정맥 주사 1일 1회 ← 알킬화제
- 염산 프로카바진 캡슐(50mg) 1회 1캡슐 1일 1~3회(1일 양 60mg/㎡) 14일간 ← 메틸히드라진 화합물

- 파로델 캡슐 ① 1회 75mg/㎡ 1일 1회 방사선 요법과 병용 ← 알킬화제
        ② 1회 150mg/㎡ 1일 1회 단독
※먼저 ①을 연일 42일 경구투여하고 4주간 휴약한 다음 ②를 연일 5일 경구투여하고 23일 휴약한다. 그 다음 이 28일을 1주기로 하고 다음 주기에는 200mg/㎡으로 증량이 가능하다.
- 파로델 정(2.5mg) 1일 1회 2.5mg (석식 직후) 효과를 보면서 하루 5~7.5mg까지 점차로 증량한다. 2~3회로 나눈다(식사 직후). ← 도파민 수용체 작용제

뇌종양의 병기 · 병태 · 중증도별 치료 순서도

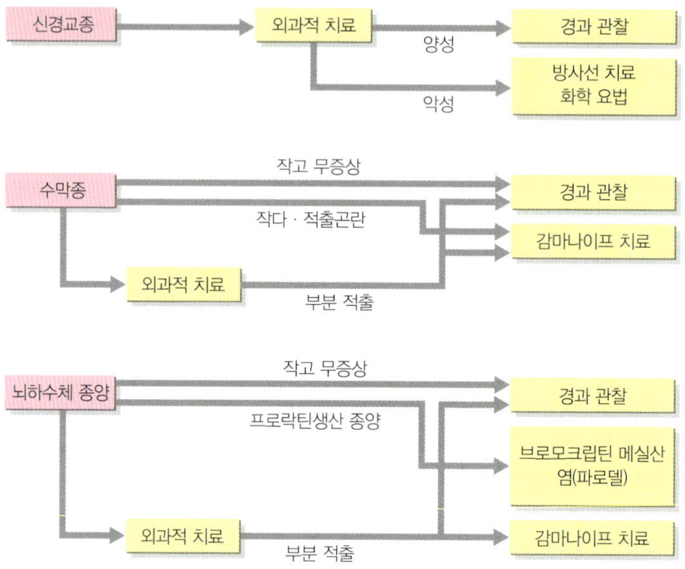

뇌종양 환자의 간호

구리하라 야요이

간호 과정의 순서도

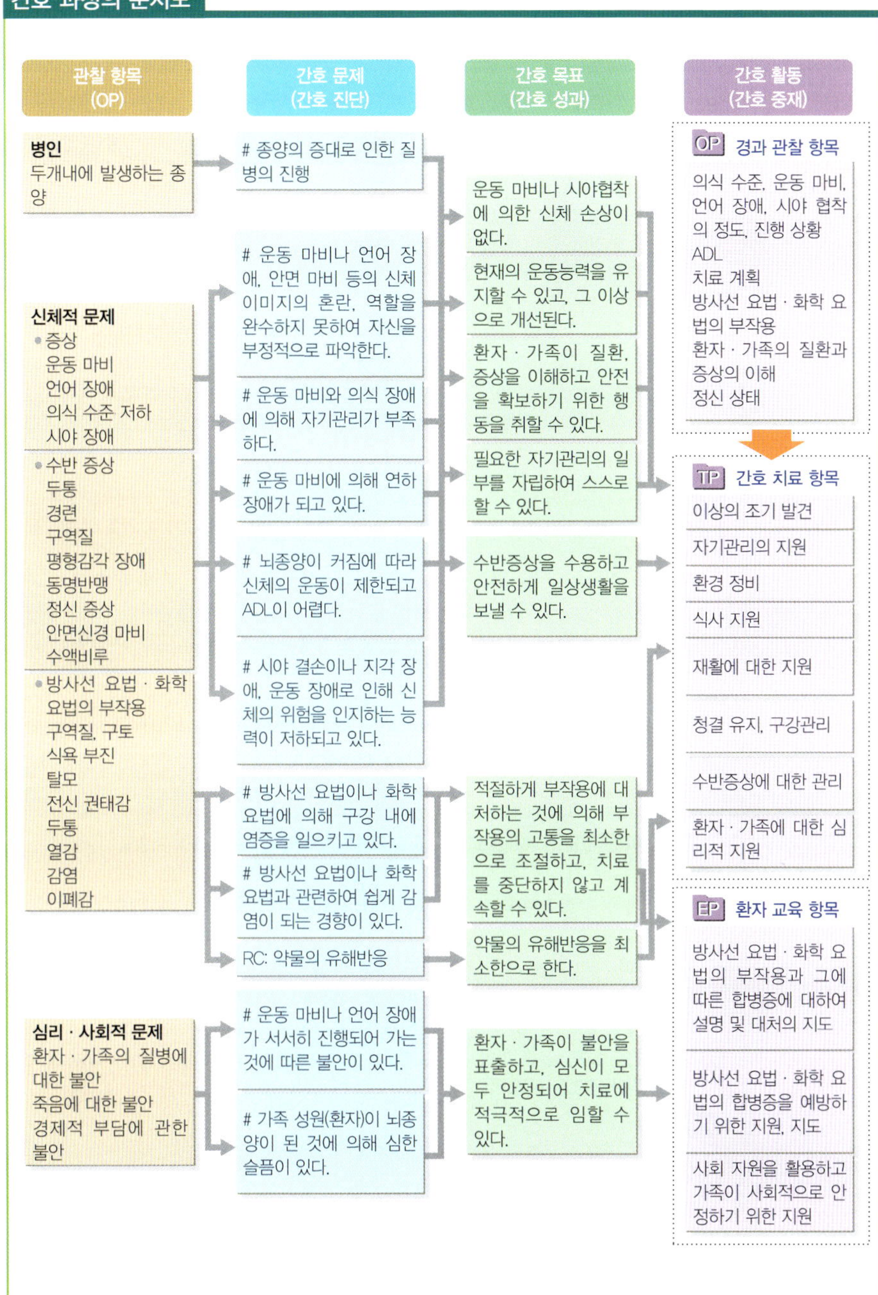

89
뇌종양

- 뇌종양은 진행성으로 운동 마비나 언어 장애, 시야 협착 등이 나타나고 ADL이 저해되어 간다. 조금씩 악화되어 가는 것이 정신적으로 불안정한 상태를 일으키기 쉽다. 환자 · 가족을 정신적으로 지원해 나갈 필요가 있다.
- 일반적으로, 운동 마비와 언어 장애의 재활뿐만 아니라 점차 악화되는 환측의 보호를 소중히 하고, 시야 협착이나 평형감각 장애 등에 의한 사고 방지 등 안전에 대한 배려가 필요하다.

Step1 영향 평가	Step2 간호 초점	Step3 계획	Step4 실시	Step5 평가

정보 수집	평가 관점과 근거 · 잠재적 간호 문제
전신 상태 관찰	환자에게 신체적 · 심리적 상태를 드러내도록 함으로써 종합 관리를 할 수 있다. 심리적인 상태는 질병의 진행 및 치료 효과에도 관계하고 있다. • 두개내압 항진 상태의 파악. • 질병의 진행을 나타내는 증상 · 징후를 파악한다. • 수술로 나타나는 증상의 관찰 및 관리. • 방사선 요법이나 화학 요법의 부작용을 이해하고 부작용이 최소화되도록 관리한다. 또한 합병증은 예후를 달리할 수 있기 때문에 그 예방에 노력한다. Q 잠재적 간호 문제 : 뇌종양의 증대로 인해 신체의 운동이 제한되어 ADL이 어렵다./방사선 요법이나 화학 요법의 부작용으로 인한 일상생활의 지장이 있다./자신을 보호하는 능력이 저하되고 있다.
증상의 부위, 출현 상황, 정도의 관찰	종양의 증대와 치료에 따라 어느 부위에 어떻게 나타나고, 어느 정도인지 파악한다. 또한 악화되고 있는지를 파악하는 것은 질병의 진행 정도를 알 수 있고, 치료 계획, 간호 계획의 입안에 효과적이다. • 뇌종양의 증상은 두통, 청력 장애, 평형감각 이상, 운동 장애, 언어 장애 등의 국소 증상뿐만 아니라 의식 장애에 빠질 가능성이 있는 진행성 병변이다. 또한 종양이 증대하여 두개내를 점거함으로써 증상이 진행되고 말기에는 혼수상태가 된다. • 전신 상태의 파악 → 전 항목 참조. • 마비나 장애가 어느 부위에 어느 정도 일어나고 있는지 파악한다. • 급성기에는 중증도 및 긴급도 평가를 하여 뇌 · 신경 기능의 장애 상태를 파악한다. Q 잠재적 간호 문제 : 뇌종양의 증대로 인해 신체의 운동이 제한되어 ADL이 어렵다./운동 마비나 의식 장애로 인해 자기관리가 부족하다./운동 마비에 의해 연하 장애가 된다./시각 결손이나 지각 장애, 운동 장애에 의해 신체의 위험을 인지하는 기능이 저하되고 있다./신체 외상의 위험/언어 장애/불안/방사선 요법 및 화학 요법의 안락의 변화/비효과적 저항력 **운동 마비** • 종양에 의한 침윤과 압박 등에 의해 나타나는 증상이다. 주로 대뇌 반구(특히 전두엽)에 종양이 있는 경우 많다. • 사지, 몸의 근력 저하, 관절가동역의 제한이 생긴다. • 때로는 마비와 함께 지각(감각) 장애도 나타난다. • 마비의 정도에 따라. 몸의 균형 장애가 일어난다. Q 잠재적 간호 문제 : 운동 마비나 의식 장애로 인해 자기관리가 부족하다./운동 마비에 의해 연하 장애가 된다./낙상의 위험 **언어 장애** • 자신이 생각하고 느낀 것을 언어로 표현할 수 없다. • 말을 하려고 해도 발음이 잘되지 않고 전달되지 않는 경우가 많다. • 상대와의 커뮤니케이션이 잘되지 않음으로써 감정이 상하고 초조해지며 우울증 등의 증상을 나타낸다.

- 발어와 관련한 근육과 신경, 청각 장애가 없어도 문자 읽기 · 물건의 이름을 말할 수 없는 등의 실어증의 증상, 안면신경 마비 등 발어에 관한 신경이나 근육의 장애로 인해 말하려고 해도 발음이 잘 되지 않는 구음 장애가 생긴다.
- 🔍 잠재적 간호 문제 : 언어 장애가 나타나고 의사소통을 할 수 없다./가족의 불안/실어증에 관련된 의사소통의 어려움이 있다./구음 장애로 인한 스트레스/일상생활의 자립이 어렵다.

의식 장애
- 지금까지 하던 기억, 판단, 추상적 사고 등의 지적 능력의 저하가 보인다.
- 기억 장애와 함께 언어 인식, 계산, 판단 등의 장애가 나타난다.
- 뇌종양은 서서히 진행되어 가기 때문에 환자의 불안이 심해지고 정신적으로 불안정해진다.
- 배설이나 의복의 탈의, 기타 동작을 부분적으로 잊어 ADL의 도움이 필요하다.
- 말기에는 수면 경향이 되는 경우가 많다.
- 🔍 잠재적 간호 문제 : 운동 마비나 의식 장애로 인해 자기관리가 부족하다./환자의 의식 수준이 조금씩 저하되는 것에 의한 가족의 불안/점차 자기관리를 할 수 없게 되는 것에 대한 불안과 공포

연하 장애 · 안면신경 마비
- 입술과 혀의 움직임, 저작 운동 저하 등의 구강상의 기능 저하가 보인다.
- 연하 운동의 저하와 목이 메고, 목소리가 쉬는 등 인후상의 기능 저하가 보인다.
- 목의 안정과 움직임이 나빠 식도 단계의 기능 저하가 있다.
- 🔍 잠재적 간호 문제 : 운동 마비에 의해 연하 장애가 된다./연하 장애로 인해 식사를 충분히 섭취할 수 없다./흡인성 폐렴

시야 장애
- 동명 반맹, 양이측 반맹 양비측 반맹 등 1/4맹, 맹인 등 시야 장애로 인해 낙상하기 쉽고 외상의 위험이 있다.
- 원근감이 저하되고, 부분적 결손에 의해 자기관리를 할 수 없게 된다.
- 🔍 잠재적 간호 문제 : 시야 결손이나 지각 장애, 운동 장애에 의해 신체의 위험을 인지하는 능력이 저하된다./낙상의 위험/신체 외상의 위험/시야 장애로 인한 일상생활의 지장

외과적 치료에 의한 합병증의 관찰	▌수술로 인해 합병증이 나타나지 않는지 관찰한다. - 수술에 대한 의사의 설명과 이해 상황, 환자의 상태를 파악하고 수술에 임할 수 있도록 지원한다. - 수술로 인한 합병증 발생의 관찰과 함께 수술로 나타나는 기능장애를 관찰하고, ADL을 최대한 자립할 수 있도록 지원한다. 🔍 잠재적 간호 문제 : ADL의 저하에 의한 자기관리의 어려움
방사선 요법 · 화학 요법의 부작용 관찰	▌방사선 요법이나 화학 요법의 부작용을 관찰한다. 종양의 크기나 부위 등에 따라 외과적 치료뿐만 아니라 방사선 요법이나 화학 요법을 실시한다. 치료에 따른 부작용에 따라서는 뇌부종을 악화시키는 경우도 있고, 생명의 위험이 따르며, 치료에 대한 의욕이 저하될 수 있어, 신체적으로도 정신적으로도 지원할 필요가 있다. - 부작용으로 백혈구, 혈소판이 감소하여 감염의 위험이 높아진다. - 구내염의 부작용은 식욕을 저하시켜 체력 저하와 피로 등의 증상이 나타난다. - 구강 관리를 게을리 하지 않는 것과 식사의 연구가 필요하다. - 남성과 여성 모두 방사선 요법이나 화학 요법에 의해 탈모와 부분적인 탈모나 피부의 열감, 색소 침착이 신체 이미지를 변화시켜 자기 존중감을 저하시킬 수 있으므로 충분한 배려가 필요하다. 🔍 잠재적 간호 문제 : 방사선 요법이나 화학 요법에 의해 구강 내에 염증을 일으키고 있다./방사선 요법 및 화학 요법과 관련하여 쉽게 감염 경향이 있다./구내염에 의한 식욕 저하/전신 권태감/탈모 등에 의한 신체 이미지 혼란

| 환자·가족의
심리·사회적
측면의 파악 | 환자·가족이 질병을 어떻게 인식하고 있는지를 확인한다. 환자가 질환의 진단을 받아들이지 않는 경우가 있으므로 주의한다. 운동 마비나 언어 장애, 시야 협착 등 다양한 장애를 갖고 생활해 나가기 위해서는 환자·가족의 질병이나 증상의 이해 상황을 파악하는 것이 중요하다. 또한 가족 역할의 변화에 따라 경제 불안과 가족의 신체·정신적 부담이 증가하기 때문에 지원이 필요하다. |

- 질병에 대한 느낌을 환자·가족에게 드러내도록 한다.
- 질병 및 치료, 부작용에 대해 어떻게 생각하고 있는가?
- 장애로 인한 ADL 저하에 대한 구체적인 노력에 대해 확인하고 연구를 한다.
- 가족의 간병 부담에 관하여 가정환경에 배려한 ADL의 연구를 실시한다.
- 정신적 지원의 필요성을 파악하고, 고민을 이야기하거나 간병의 연구를 배울 수 있는 '환자 모임' 등의 정보를 제공한다.

🔍 잠재적 간호 문제 : 운동 마비나 언어 장애가 서서히 진행되어 가는 것에 의한 불안이 있다./가족 성원(환자)이 뇌종양이 된 것에 의한 강한 슬픔이 있다./운동 마비나 언어 장애, 안면 마비 등 신체 이미지의 혼란, 책임을 다하지 못하는 것으로 자신을 부정적으로 파악한다.

| Step1 영향 평가 | Step2 간호 초점 | Step3 계획 | Step4 실시 | Step5 평가 |

간호 문제 리스트

#1 운동 마비나 언어 장애가 서서히 진행되어 가는 것에 따른 불안이 있다(자기인식 패턴).
#2 가족 성원(환자)이 뇌종양이 된 것에 의한 강한 슬픔이 있다(역할–관계 패턴).
#3 운동 마비나 언어 장애, 안면 마비 등의 신체 이미지의 혼란, 책임을 다하지 않은 것으로 자신을 부정적으로 파악한다(자기인식 패턴).
#4 뇌종양의 증대로 인해 신체의 운동이 제한되고 ADL이 어렵다(활동–운동 패턴).
#5 운동 마비나 의식 장애로 인해 자기관리가 부족하다(활동–운동 패턴).
#6 운동 마비에 의해 연하 장애가 된다(영양–대사 패턴).
#7 방사선 요법 및 화학 요법으로 구강 내에 염증을 일으키고 있다(영양–대사 패턴).
#8 방사선 요법 및 화학 요법과 관련하여 쉽게 감염이 되는 경향이 있다(영양–대사 패턴).
#9 시야 결손이나 지각 장애, 운동 장애에 의해 신체의 위험을 인지하는 능력이 저하되고 있다(건강 지각–건강관리 패턴).

간호의 우선순위 지침

- 증상은 급격하지 않고, 서서히 나타나는 경우가 많다. 그 증상이 치료에 의해 개선되지 않거나 또는 재발한 경우 질병이나 죽음에 대한 불안으로 마음이 쏠린다. 또한 운동 마비 등의 증상으로 일상생활의 기능 장애가 생기기 쉽다. 방사선 요법이나 화학 요법에 따른 부작용은 환자에게 고통을 주고 생명의 위험과 투병에 대한 의욕 저하에도 관계한다. 또한 뇌종양은 평형기능 장애나 시야 장애 등의 증상도 나타나기 때문에 이러한 장애를 안고 일상생활을 원활하게, 또한 외상이나 낙상 등의 위험 없이 보낼 수 있도록 지원이 필요하다.

| Step1 영향 평가 | Step2 간호 초점 | Step3 계획 | Step4 실시 | Step5 평가 |

1 간호 문제	간호 진단	간호 목표(간호 성과)
#1 운동 마비나 언어 장애가 서서히 진행되어 가는 것에 따른 불안이 있다.	**불안** **관련 요인:** 건강에 대한 위협, 죽음에 이르는 위협 **진단 지표** ☐ 고뇌한다. ☐ 식욕 부진 ☐ 혼란 ☐ 특정할 수 없는 결과에 대한 공포	〈**장기 목표**〉 질병과 증상을 받아들이고 불안 없이 일상생활을 보낼 수 있다. 〈**단기 목표**〉 1) 질병에 대한 불안을 언어화할 수 있다. 2) 장애를 받아들이고 적극적인 기분이 된다.

<table><tr><td>**간호 계획**</td><td>**중재 포인트와 근거**</td></tr></table>

OP 경과 관찰 항목
- 언행, 표정, 식욕, 수면 상태
- 질병 · 장애의 이해, 수용 상황
- 위기 상황과 지금까지 문제의 대처 행동

➡위기 상태의 파악 **근거** 뇌종양은 증상이 서서히 진행되어 일상생활을 자유롭게 할 수 없게 된다. 이것에 대한 정신적 충격이 강하고, 받아들이는 것이 어렵다. 지금의 상태를 받아들이지 않을 경우 무리한 격려는 오히려 역효과가 된다. 가족과 협력하여 환자를 지지하는 것이 중요하다

TP 간호 치료 항목
- 불안하게 생각하고 있는 것을 말할 수 있는 환경을 만든다.
- 위기 상황에 맞게 대응한다(지켜본다, 무리하게 이야기하게 하지 않는다, 이야기를 잘 듣는다 등).
- 환자의 행동을 지켜본다.

EP 환자 교육 항목
- 가족의 지원이 중요하다는 점을 설명하고 환자에게 도움이 되도록 지도한다.
- 지원 시스템의 활용

➡재활에만 마음이 향하지 않도록 한다. **근거** 일반적인 뇌출혈이나 뇌경색은 다르다. 증상이 악화되어 가는 것이 많다. 우선 환자가 할 수 없게 된 것을 보충하고 정신적으로 안정되게 지지해간다.

<table><tr><td>**2 간호 문제**</td><td>**간호 진단**</td><td>**간호 목표(간호 성과)**</td></tr>
<tr><td>#2 가족 성원(환자)이 뇌종양이 된 것에 의해 많이 슬퍼하고 있다.</td><td>슬픔
관련 요인: 중요한 사람의 상실을 받아들임
진단 지표
□ 절망
□ 심리적 고뇌</td><td>〈장기 목표〉 환자의 질병을 받아들이고 정신적 안정을 취할 수 있다.
〈단기 목표〉 받아들이기 어려운 상황을 표현할 수 있다.</td></tr></table>

<table><tr><td>**간호 계획**</td><td>**중재 포인트와 근거**</td></tr></table>

OP 경과 관찰 항목
- 언행, 표정, 질병의 인식
- 예후를 어떻게 생각하고 있는가?

TP 간호 치료 항목
- 가족의 생각을 받아들인다(수용적인 태도로 대한다).
- 코핑 행동을 함께 찾는다.
- 질환이나 증상, 예후에 대해 설명한다. 필요시 의사에게 충분한 설명을 의뢰한다.
- 가족을 지원하는 존재를 찾아 기분 전환을 촉구한다.

➡가족은 환자의 예후를 나쁘게 받아들이고 있다. **근거** 환자보다 가족의 예상치적인 슬픔이 강한 경우가 있다. 환자의 괴로운 감정과 좌절을 받아들이지 못하고 고민하고 있는 예가 많다

➡가족의 코핑을 돕는다. **근거** 환자를 돕고 싶은 일념으로 혼자서 가족 전체의 것을 잘 움직이려고 하는 경우가 있다. 스트레스에 대해 가족도 코핑 행동을 취할 수 있도록 지원할 필요가 있다.

EP 환자 교육 항목
- 불안과 슬픔을 표현하는 것이 중요하다는 것을 설명한다.
- 가족이 혼자서 고민을 떠안지 말고 다른 가족과 공유하는 것도 중요하다는 것을 설명한다.

➡다른 가족도 함께 속상해하고 있다는 것을 전한다. **근거** 가족(예를 들어 환자의 아내, 남편)이 혼자서 고민을 안고 있는 것은 다른 가족이 환자의 질병 및 건강 상태를 받아들이는 것을 저해하게 된다. 이것은 환자가

사망한 후에 그리프워크(슬픔을 위로하는 일)가 잘 되지 않는 것과 또는 가족 관계의 악화로도 이어질 수 있어 유가족 관리도 고려한 관계가 필요하다.

3 | 간호 문제 | 간호 진단 | 간호 목표(간호 성과)

간호 문제	간호 진단	간호 목표(간호 성과)
#3 운동 마비나 언어 장애, 안면 마비 등의 신체 이미지 혼란, 역할을 다할 수 없는 것으로 자신을 부정적으로 파악한다.	자존감 상황적 저하 **관련 요인:** 신체 이미지의 혼란, 기능 장애, 상실 **진단 지표** □ 상황이나 물건을 잘 처리하지 못한다고 자신을 평가한다. □ 쓸모없다고 표현한다. □ 자기 부정적인 발언을 한다.	〈**장기 목표**〉 장애를 수용하고 긍정적인 언행을 취한다. 〈**단기 목표**〉 장애를 이해하고 지금 할 수 있는 행동을 무리 없이 할 수 있다.

간호 계획	중재 포인트와 근거
OP 경과 관찰 항목 • 질환과 장애의 인식 방법 • 언행이나 표정, 우울감, 불안 • 수면, 식사 섭취량	➡ 외모의 변화를 받아들이고 있는가? **근거** 점차 늘어나는 증상에 대해 바로 받아들일 수 없는 신체 이미지의 변화를 어떻게 인식하고 있는지 파악할 필요가 있다.
TP 간호 치료 항목 • 자신의 생각과 감정을 언어화할 수 있도록 수용적인 태도로 대한다. • 신체 이미지의 변화와 장애를 받아들일 수 있도록 적절한 재활 및 간호를 한다. • 언제든지 생각을 표출할 수 있는 환경을 조성한다. • 충격이나 부인하는 시기에 억지로 이야기를 시키지 않는다.	➡ 장애를 인식하는 방법에도 단계가 있다 **근거** 장애를 사실로 받아들일 수 있도록 단계에 따라 서두르지 않고 지원한다.
EP 환자 교육 항목 • 환자가 느끼는 위화감이나 감정, 질병에 대한 의문이나 불안 등을 말하는 것에 대한 중요성을 설명한다.	➡ 환자의 의욕이 저하된다. **근거** 증상이 개선되지 않을 경우 환자는 재활에 대한 의욕이 지속되지 않는다. 코핑 행동을 잘 취할 수 있도록 가족과 함께 지원한다.

4 | 간호 문제 | 간호 진단 | 간호 목표(간호 성과)

간호 문제	간호 진단	간호 목표(간호 성과)
#4 뇌종양의 증대에 의해 신체의 운동이 제한되어 ADL이 곤란하다	신체 이동성 장애 **관련 요인:** 신경·근육 계통의 장애, 구축 **진단 지표** □ 관절 가동역의 제한 □ 보행의 변화	〈**장기 목표**〉 필요한 운동이나 재활 훈련을 하여, 폐용 증후군을 방지할 수 있다. 〈**단기 목표**〉 1) 관절 가동 범위(ROM) 훈련을 스스로 할 수 있다. 2) ROM 훈련에 의해 ADL을 무리 없이 실시할 수 있다.

간호 계획	중재 포인트와 근거
OP 경과 관찰 항목 • 운동 마비의 부위와 정도 • 관절 구축의 유무, ROM의 제한 • ADL 장애의 정도	➡ 운동 기능의 평가 **근거** 운동 마비에 대해 조기 재활을 위해서도 지금 있는 능력을 확인해 둘 필요가 있다.

TP 간호 치료 항목

- ROM 훈련 실시
- 낮에는 가급적 일어나 재활훈련을 한다.
- 폐용 증후군을 예방한다.
- 침대에서 재활훈련을 한다.

EP 환자 교육 항목

- 건측으로 스스로 할 수 있는 ROM 훈련 방법을 지도한다(가족에게도 지도하고 집에서도 할 수 있도록 한다).
- 지팡이나 휠체어의 사용 방법을 지도한다.
- 기구 · 장구의 사용 방법을 지도한다.

➡ 조기 재활 훈련 **근거** 관절과 근육은 방치하면 2주 후부터 경직되어 간다. 조기 재활훈련은 심부정맥 혈전증 및 부종의 예방도 된다. 운동 마비가 일어난 직후의 딱딱하지 않은 시기부터 가능한 ROM 훈련을 시작하는 것이 필요하다.

➡ 가족의 협력을 얻는다. **근거** 가족도 환자를 돕고 싶다고 원하고 있다. 또한 간호사가 항상 ROM 훈련을 할 수 있는 것은 아니다. 재활은 퇴원 후에도 지속해야 하기 때문에 가족에 대한 교육이 중요하다.

5 간호 문제	간호 진단	간호 목표(간호 성과)
#5 운동 마비나 의식 장애에 의해 자기관리가 부족하다.	자기관리 부족 증후군 **관련 요인:** 인지 장애, 신체의 부분을 지각할 수 없다. 탈의나 용모를 가꿀 수 없다. 식사 행동을 자립하여 할 수 없다. **진단 지표** □ ADL의 수행 불능	〈장기 목표〉 자신이 원하는 것을 할 수 있는 범위에서 실시할 수 있다. 〈단기 목표〉 1) 자기관리를 하기 위해 필요한 재활을 적극적으로 수행할 수 있다. 2) 간병에 의해 환자가 원하는 것을 충족시킨다.

간호 계획	중재 포인트와 근거

OP 경과 관찰 항목

- 자기관리를 할 수 있는 능력
- 장애의 정도, 부위

➡ 환자가 할 수 있는 자기관리, 할 수 없는 자기관리를 파악한다. **근거** 자기관리에는 다양한 항목이 있다. 환자 · 가족과 상의하여 어떤 자기관리에서 우선적으로 충족하는지 스스로 할 수 있는 것은 어떠한 것인지 확인한다.

TP 간호 치료 항목

- 장애에 따라 환자의 ADL을 돕는다.
- 자력으로 가능한 범위는 환자 자신이 할 수 있도록 환경을 정돈한다.
- 자기관리를 스스로 할 수 없는 것에 대한 기분을 듣는다.
- 필요시에는 적절한 자조 도구를 선택한다.

➡ 환자의 자립성을 소중히 한다. **근거** 간호사가 모든 것을 보충하는 것이 아니라 환자 자신이 할 수 있는 것을 찾아 서로 협력하는 것이 자기관리 수준을 향상시킨다.

EP 환자 교육 항목

- 자기관리 부족에 대한 불쾌한 감정과 불만을 언어화하도록 지도한다.
- 자신의 페이스를 무너뜨리고 억지로 하려고 하면 사고나 외상의 위험이 있다는 것을 설명한다.
- 자신의 페이스로 하는 것은 재활이 되기 때문에 자기관리 능력이 향상되는 것을 지도한다.

➡ 불안정한 상태가 아닌지 확인한다. **근거** 환자는 가능한 한 스스로 하려고 할 것이다. 자세가 불안정함에도 불구하고 무리해서 일어서려고 할 수도 있어, 사고나 낙상에 충분한 주의가 필요하다.

6 간호 문제	간호 진단	간호 목표(간호 성과)
#6 운동 마비에 의해 연하 장애가 된다.	**연하 장애** **관련 요인:** 신경·근육 계통의 장애 **진단 지표** □ 연하 곤란의 징후 관찰	〈장기 목표〉 연하 장애가 개선되고 ADL을 수행할 수 있다. 〈단기 목표〉 연하 곤란의 재활 훈련을 실시할 수 있다.

간호 계획	중재 포인트와 근거
OP 경과 관찰 항목 • 식사 섭취량 • 연하 장애의 상태 • 먹을 수 있는 음식의 형태 • 흡인성 폐렴의 증상	➡ 폐렴 증상의 관찰 **근거** 연하 장애로 인해 흡인성 폐렴을 일으키기 쉽다. 흡인하지 않도록 자신의 페이스로 식사를 한다.
TP 간호 치료 항목 • 흡인 예방을 위해 식사는 간병인이 지켜보고 돕는다. • 삼키기 쉬운 음식 형태로 하거나 잘게 써는 등 연구를 한다. 산미가 강한 것이나 가루 같은 음식은 피한다. • 환자가 서두르지 않고 식사를 할 수 있도록 환경을 조성한다. • 식사를 한 번에 충분히 취할 수 없는 경우는 횟수를 늘리거나, 간식 등으로 영양을 취할 수 있도록 고안한다. • 삼키기 쉬운 체위의 연구, 삼키는 훈련을 한다. **EP** 환자 교육 항목 • 당황하지 말고 천천히 식사를 하도록 지도한다. • 연하 장애를 일으키기 쉬운 음식은 피하도록 지도한다. • 구강 관리의 필요성과 방법을 지도한다.	➡ 실제 식사하는 모습 관찰 **근거** 연하 장애와 동시에 식감에도 변화가 나타나고 있는 경우가 있다. ➡ 연하 장애를 일으키기 쉬운 음식을 구체적으로 환자·가족에 지도한다.

7 간호 문제	간호 진단	간호 목표(간호 성과)
#7 방사선 요법이나 화학 요법에 의해 구강 내에 염증을 일으킬 수 있다.	**구강 점막 장애** **관련 요인:** 화학 요법, 방사선 요법 **진단 지표** □ 창백한 잇몸 □ 미각의 감퇴 □ 구강 내 궤양	〈장기 목표〉 염증이 개선되고, 통증 없이 식사를 충분히 섭취할 수 있다. 〈단기 목표〉 1) 식사의 연구에 의해 영양을 취할 수 있다. 2) 통증 없이 식사를 할 수 있다. 3) 구강 내를 청결하게 할 수 있다.

간호 계획	중재 포인트와 근거
OP 경과 관찰 항목 • 구강 점막 상태, 염증, 통증의 정도 • 식사 섭취량 • 구강 관리의 실시 상황	➡ 구강 점막의 변화를 간과하지 않는다. **근거** 구강 점막염에 대한 발적이나 통증, 백태, 타액 분비 저하에 의한 구강 내 건조 등 다양한 증상이 나타난다. 모두 조기에 치료를 시작하고 조금이라도 고통이 경감되도록 지원한다.
TP 간호 치료 항목 • 구강 내 청결 • 인공 타액의 사용 • 자극이 적은 식사의 선택	

- 환자의 취향을 고려한 간식 등을 가지고 오게 한다.
- 딱딱한 음식을 피하고 구강 내를 손상시키지 않게 한다.

- 구강 내에서 감염을 일으키지 않게 하기 위하여 구강 관리 방법을 지도한다.
- 먹기 쉬운 것으로 영양을 보급하는 것이 중요하다는 것을 지도하고 필요한 칼로리를 섭취할 수 있도록 지도한다.

○통증이 심하다. 근거 구강 내 염증에 의한 통증은 겉보기에는 작은 궤양이라도 꽤 아프다. 환자의 고통을 조금이라도 개선한다. 또한 영양을 취할 수 있는지 반드시 확인한다.

○감염을 일으키기 쉽다. 근거 타액 분비가 감소하면 구강 내의 세균을 제거할 수 없다. 구강 내를 건조하게 하지 않게 하고 동시에 구강 내 청결을 유지한다.

---

8 간호 문제	간호 진단	간호 목표(간호 성과)
#8 방사선 요법 및 화학 요법과 관련하여 쉽게 감염 경향을 나타낸다.	감염 위험 상태 위험 요인: 부적절한 2차 방어기구	〈장기 목표〉 적절한 감염 예방 대책을 실행할 수 있고, 감염을 일으키지 않는다. 〈단기 목표〉 1) 손 씻기를 할 수 있다. 2) 감염 예방 조치를 실행할 수 있다. 3) 감염의 원인 · 유발 원인을 안다.

간호 계획	중재 포인트와 근거

- 감염 증상의 유무, 정도
- 가래의 유무, 성상
- 발열, 발한
- 피로감 등의 자각 증상의 유무
- 운동 장애 및 혼란에 의한 요실금의 유무

- 신체의 청결을 유지한다(운동 마비 등으로 자기관리를 할 수 없는 경우 생식기의 청결을 유지할 수 있도록 지원한다).
- 식사의 섭취를 촉진한다. 구강 내 염증이 있거나 연하 장애가 있는 경우 등이라도 영양을 충분히 섭취할 수 있도록 배려한다.

- 위생적인 손 씻기를 지도한다.
- 양치질을 하고, 호흡기 감염을 일으키지 않도록 지도한다.
- 면회자나 직원이 감염원이 되지 않도록 지도, 및 환경 정비를 실시한다.

○감염의 징후를 놓치지 않는다. 근거 감염 증상의 악화는 질환의 치료에도 영향을 미친다.

○감염의 위험을 줄인다. 근거 환자 자신의 신체나 구강 내 청결 유지를 할 수 없는 경우에는 간호사가 돕는다.

○영양 섭취 근거 부작용에 의해 식사를 섭취할 수 없으면 체력 저하를 초래하기 때문에 감염의 위험이 높아진다.

○환자와 함께 감염 예방에 대하여 생각한다. 근거 쉽게 감염이 되는 경향에 대해서는 환자 스스로가 감염 예방책을 실시하는 것이 효과적이다. 충분히 움직일 수 없는 경우 환자와 함께 손을 씻거나 양치질을 하여, 위험을 감소시킬 필요가 있다.

---

9 간호 문제	간호 진단	간호 목표(간호 성과)
#9 시야 결손이나 지각 장애, 운동 장애에 의해 신체의 위험을 인지하는 능력이 저하되고 있다.	신체 외상 위험 상태 관련 요인: 평형기능 장애, 인지 장애, 근력 저하, 감각의 감퇴, 시야 장애	〈장기 목표〉 현재 신체 상황을 이해하고 신체 외상을 일으키지 않도록 조치를 취할 수 있다. 〈단기 목표〉 1) 마비 등의 신체 상황을 파악할 수 있다. 2) 외상 예방 대책을 이해할 수 있다.

간호 계획	중재 포인트와 근거

OP 경과 관찰 항목

- 위험을 피하는 행동을 취할 수 있는가?
- 마비의 유무와 정도
- 마비의 인식 정도, 행동할 때의 외상 위험의 유무

➡위험을 모른다. **근거** 운동 마비는 지각 장애도 동시에 일어나고 있어 아무리 설명을 해도 감각적으로 이해할 수 없는 경우가 많다. 설명하는 것으로 안심하지 말고 안전한 행동을 취할 수 있는지 확인하지 않으면 외상의 위험은 증가한다.

TP 간호 치료 항목

- 위험 예방을 위한 쿠션을 대주는 등 방호책의 설치
- 물리 치료사(PT) 등의 직원과 제휴를 취하면서 재활의 각 단계에 맞는 지원을 한다.
- 환경을 정비한다.

➡자립을 위해 환경을 정비한다. **근거** 마비의 인식과 감각을 알게 되면 마비된 측의 물건을 피하는 동작을 취한다. 마비 측의 손발을 안쪽으로 한다. 안전을 확인하는 조치를 취하는 등 단계에 따라 재활을 실시한다. 항상 주위의 위험한 물건을 배제하는 것과 가족을 포함한 지도가 중요하다

EP 환자 교육 항목

- 간호사 호출의 사용법을 설명하고 위험을 조기에 해결한다.
- 환자가 신체 외상 예방의 의식을 가질 수 있도록 설명·지도를 실시한다.
- 신체 외상의 위험에 대해 가족에게 지도한다.

Step1 영향 평가 ▷ **Step2 간호 초점** ▷ **Step3 계획** ▷ **Step4 실시** ▷ **Step5 평가**

병기 · 병태 · 중증도별 관리 포인트

【급성기】 환자는 증상의 출현으로 검사하는 것이 많고, 신체적인 변화를 용납하기 어려운 경우가 있다. 질병과 그에 따른 증상을 충분히 이해할 수 있도록 설명한다. 방사선 요법 및 화학 요법 등 치료에 따른 부작용과 합병증 예방에 대한 주의사항(방사선에 의한 피부염, 방사선 숙취 해결, 구내염 예방, 감염 예방, 구역질·구토의 대책)을 환자에게 잘 이해시킨다. 운동 마비나 언어 장애, 치료에 의한 부작용으로 치료에 대한 긍정적인 태도와 사회생활에 대한 자신감을 잃기 쉽기 때문에, 심리적 케어에도 충분히 배려한다.

【회복기】 사회생활에 적응이 무리 없이 진행되도록 지원한다. 가족의 수용 태세에 배려하는 것과 함께 사회 자원의 유효한 활용을 검토한다.

【말기】 의식 소실이 선행되기 때문에 남은 시간을 의미 있게 보내는 것이 우선된다. 환자의 존엄을 지키는 것도 중요하다.

간호 활동(간호 중재) 포인트

진찰·치료 지원

- 두개내압 항진 및 뇌부종에 대한 치료가 안전하고 효과적으로 이루어질 수 있도록 지원한다.
- 운동 마비나 언어 장애 등의 재활을 안전하게 실시할 수 있는 환경 조정이 중요하다.
- 특히 항경련제를 사용하는 경우 약 복용의 중단이 없는지 반드시 확인한다. 약이 너무 많거나 맞지 않는 경우는, 졸음, 발진, 휘청거림, 현기증이 일어날 수 있기 때문에 즉시 의사에게 보고하고, 약의 양과 시간조절을 한다.
- 방사선 요법이나 화학 요법 부작용에 대해 관찰하고 감염 등의 심각한 증상을 일으키지 않도록 지원한다.

낙상 방지

- 운동 마비뿐만 아니라 시야 협착이나 평형감각 장애로 인해 낙상의 위험이 높아진다. 원근감도 알기 어렵고, 공동 운동 불능을 초래하므로 낙상 및 추락의 위험이 증가하는 것을 설명한다.
- 안전한 병실 환경(침대 난간, 난간, 복도, 화장실, 세면대)을 정돈한다.

●환자 · 가족에게 질병의 특징을 설명하고 생활상의 낙상 예방 방법을 지도한다.

의사소통 장애에 대한 대응

●환자에게는 침착하게 천천히 이야기해도 괜찮다는 것을 전하고 서두르지 않는다. 가족의 이해와 협력을 요청한다.
●환자의 자존심을 유지하면서 의사소통을 도모한다.
●언어 이외의 의사소통 방법도 검토하여 의사소통을 도모한다.

자기관리 지원

●시간이 걸리더라도 최대한 스스로 할 수 있도록 지도한다. 그러나 종양이 증가하고 증상이 갈수록 악화되는 경우는 무리한 재활과 자기관리를 권하지 않는다.
●옷은 넉넉한 큰 사이즈로, 앞 열림의 디자인을 선택한다.
●장애물을 조심하고 넘어지지 않게 주의하도록 지도한다.
●욕창이나 감염의 예방을 위해, 피부나 점막을 청결하게 하도록 지도, 지원한다.

환자 · 가족의 심리 · 사회적 문제에 대한 지원

●질환에 대해 환자 · 가족에게 알기 쉽게 설명하고 불안을 해소하도록 지원한다.
●악성 뇌종양의 경우 예후가 불량인 경우가 많으며, 종양의 증대에 따라 다양한 기능 장애가 나타난다. 환자의 존엄을 잃지 않도록, 또한 환자의 자기 결정을 지원하는 도움이 필요하다.
●간병의 부담을 경감하도록 가정환경과 사회 자원의 활용 등 필요한 지원을 실시한다.
●환자가 질병을 어떻게 받아들이고 앞으로 어떻게 살고 싶은지, 또한 가족은 어떻게 생각하는지 등에 대해, 이야기를 할 수 있도록 평소부터 신뢰 관계의 확립이 필요하다.

퇴원 · 요양 지도

●환자 · 가족과 안정된 가정생활을 보낼 수 있도록 가족의 간병 부담을 고려하여 지원한다.
●연하 장애의 경우는 식사 내용, 형태의 연구와 식사 시의 자세를 지도한다.
●항뇌전증약 복용이 필요한 경우가 많아, 규칙적인 복용과 부작용에 대해 지도한다.
●부작용이 나타난 경우에는 즉시 진찰받도록 지도한다.
●낙상에 의한 외상이나 골절에 주의하도록 설명한다.
●외래에서 방사선 요법이나 화학 요법을 실시할 때는 부작용을 설명하고 대증 요법과 식이 요법 등 안전하게 치료가 계속될 수 있도록 지도한다.
●퇴원 후 집에서 요양하고 있을 때, 의식 장애, 운동 마비나 언어 장애 등의 증상이 출현하면 즉시 진찰하도록 지도한다.
●질병이 진행되고 약 효과가 약해져 가면, 사회생활이나 일상생활에 자신감을 잃게 되므로, 아직 할 수 있는 것에 관심을 두고 고무시키는 심리적 지원을 한다.
●사회와의 접점을 다양한 형태로 갖고 계속하도록 하고, 최대한 몸도 이동하도록 지도한다.

Step1 영향 평가　　Step2 간호 초점　　Step3 계획　　Step4 실시　　Step5 평가

평가 포인트

간호 목표 달성도

●약효 시간을 이해하고 그 시간에 맞추어 독립적인 ADL을 할 수 있는가?
●연하 장애 없이 ADL을 할 수 있는가?
●수면 장애 없이 ADL을 할 수 있는가?
●구음 장애를 경감시키고 의사소통을 할 수 있는가?
●낙상에 의한 외상이나 골절을 일으키는 일없이 ADL을 할 수 있는가?
●가족의 불안이 완화되고, 환자 · 가족 모두 심신이 안정된 가정생활을 준비하고 있는가?

뇌종양 환자의 병태 관계도와 간호 문제

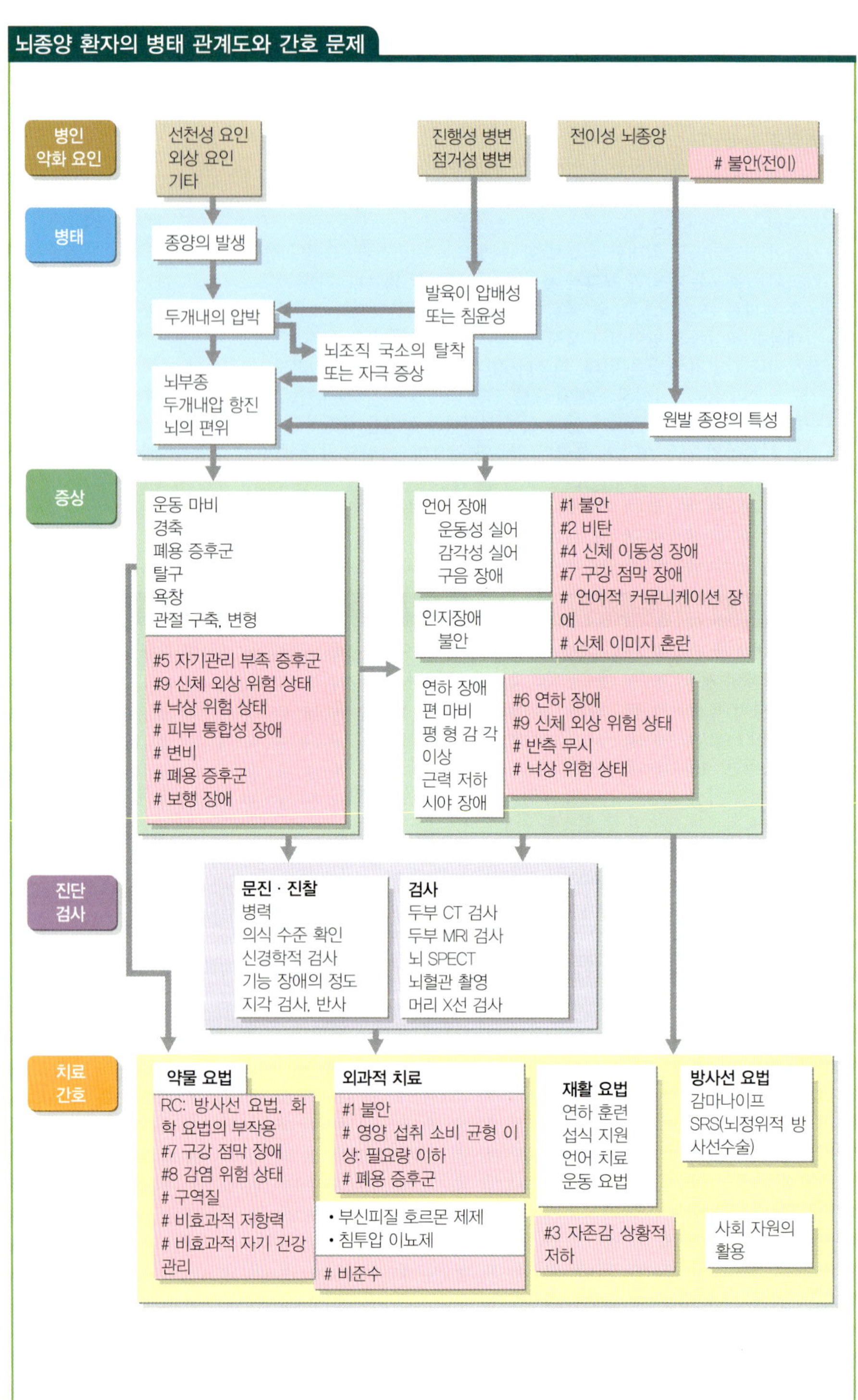

마쓰우라 마사토

눈으로 보는 질환

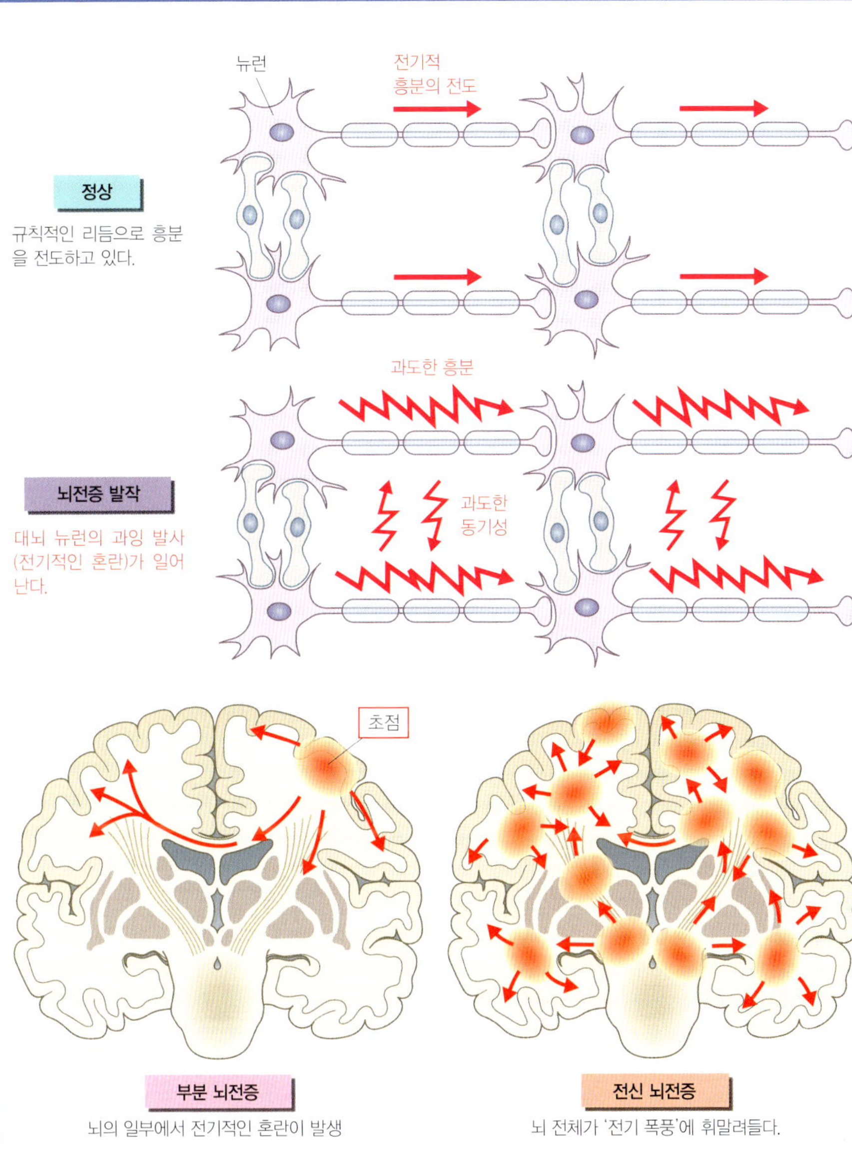

정상

규칙적인 리듬으로 흥분을 전도하고 있다.

뇌전증 발작

대뇌 뉴런의 과잉 발사(전기적인 혼란)가 일어난다.

부분 뇌전증

뇌의 일부에서 전기적인 혼란이 발생

전신 뇌전증

뇌 전체가 '전기 폭풍'에 휘말려들다.

■ 그림 90-1 뇌전증의 병태

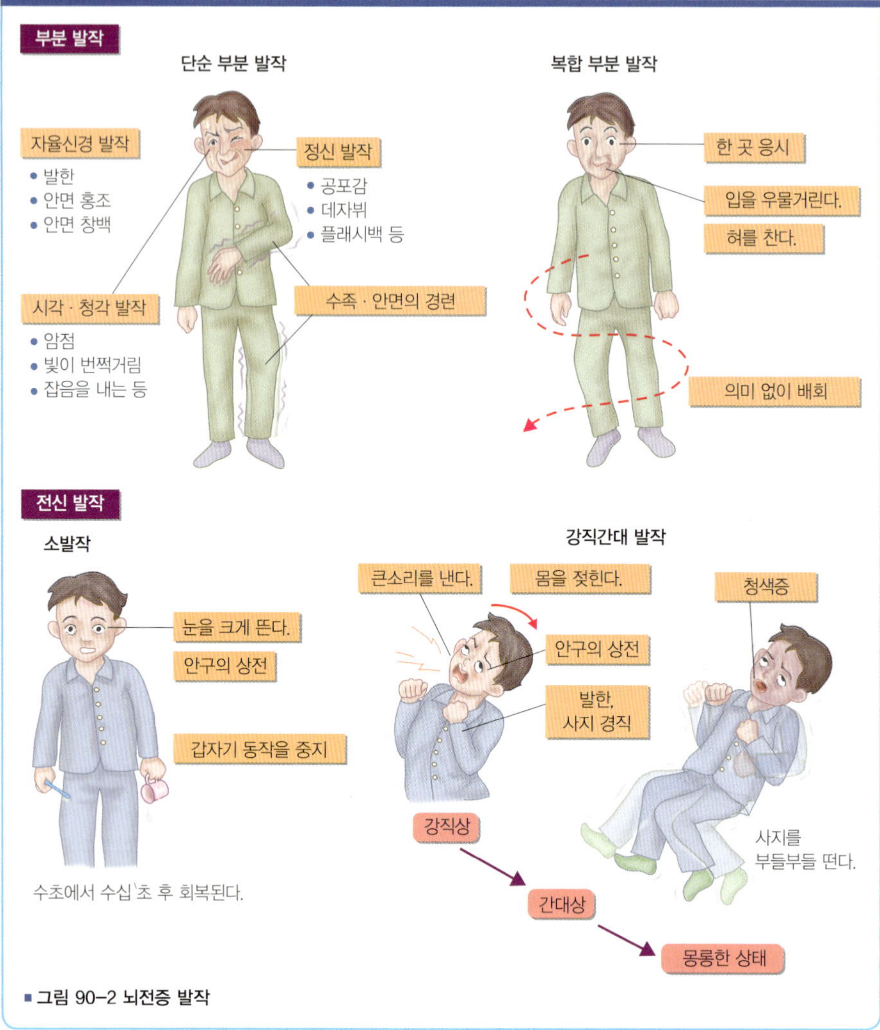

■ 그림 90-2 뇌전증 발작

병태 생리

▌뇌전증은 다양한 원인으로 뇌의 신경세포에 과도한 전기적 흥분과 과도한 동기성이 생기는 병태이다(그림 90-1).
• 임상적으로는 자발적 발작을 2회 이상 반복하는 만성 뇌질환으로 정의된다. 따라서 특정 상황에서
만 유발되는 기회성 경련과 다양한 질환의 급성기에 나타나는 경련(급성 증후성 발작) 등은 뇌전
증이라고 하지 않는다(표 90-1).

병인 · 악화 요인

• 소인이 관련된 특발성 뇌전증과 뇌 손상으로 인한 증후성 뇌전증이 있다.
• 특발성 뇌전증의 대부분은 다인자형 유전이라고 생각되지만, 멘델형 우성 유전을 나타내는 드문
특발성 뇌전증은 단일 유전자 이상이 발견되고 있다. 특발성 뇌전증 발작은 수면각성 리듬과 관련

■ 표 90-1 뇌전증 이외 경련 등의 발작 증상을 일으키는 질환(급성 증후성 발작 등)

급성 뇌질환	두부 외상, 뇌졸중, 뇌염, 뇌종양 등
급성 신체 질환	저산소, 대사 장애, 전해질 이상 등
약물 · 알코올 관련 질환	급성 약물 중독, 알코올 금단 발작 등
기회성 경련 등	열성 경련, 빛 과민성 경련, 자간 등

■ 표 90-2 뇌전증 증후군과 예후

		특발성 뇌전증	증후성 뇌전증
부분 뇌전증		롤란드 뇌전증 소아 양성 후두엽 뇌전증 (조기 발병형, 만기 발병형) 등	전두엽 뇌전증 측두엽 뇌전증 두정엽 뇌전증 후두엽 뇌전증
	〈예후〉	때로는 치료하지 않고 경과 관찰한다. 성인기 이전에 치유된다.	발작의 경과는 다양 난치의 경우에는 수술
전신 뇌전증		소발작 뇌전증 젊은 나이 근간대 뇌전증 각성 시 대발작 등	웨스트 증후군 레녹스 증후군 등
	〈예후〉	약 복용으로 80% 이상 발작 억제 투약 중단에 의해 재발한다.	발작 억제가 어렵다. 지적 장애를 동반하는 것이 많다.

되고, 각성 직후에 발생하기 쉽다. 따라서 불규칙한 생활과 수면 부족으로 발작이 유발될 수 있다. 또한 TV 시청이나 비디오 게임 등으로 발작이 유발되는 광과민성 뇌전증도 있다.
- 증후성 뇌전증은 뇌 손상이 있는 것으로 간주되고 두부 CT · MRI 등 영상 검사로 병변을 발견할 수 있다. 뇌의 선천성 기형이나 종양성 병변뿐만 아니라 해마 위축 등의 경미한 이상도 원인이 된다. 그러나 임상적으로 증후성 뇌전증으로 생각할 수 있지만, 다양한 영상 검사를 해도 이상 소견을 발견할 수 없는 증후성 뇌전증도 적지 않다.

역학 · 예후

- 어린 시절과 노인기에 발병률이 높고 유병률은 일반 인구의 0.5~1%에 달한다.
- 특발성 뇌전증과 증후성 뇌전증 각각 뇌의 일부 신경세포의 병적 흥분에서 시작하는 부분 뇌전증(초점성 뇌전증)과 뇌 전체가 순식간에 과도하게 흥분하는 전신 뇌전증이 있다. 따라서 뇌전증 증후군은 4개로 분류되고 각각의 예후가 다르다(표 90-2).
- 2~3종류 이상의 항뇌전증약으로 단제 치료를 해도 발작이 억제되지 않는 것을 난치성 뇌전증이라 하고, 뇌전증 전체의 20~30%에 해당한다.

증상

뇌전증 발작은 두 종류가 있어, 부분 뇌전증은 부분 발작을, 전신 뇌전증에는 전신 발작을 일으킨다(그림 90-1, 90-2, 표 90-3).
- 부분 발작
- 부분 발작은 세 종류가 있다(표 90-3).
- 단순 부분 발작: 발작하는 동안 의식이 유지되고 있는 것으로, 전조라고도 한다.
- 복합 부분 발작: 발작 시 의식이 없고 복잡한 동작이나 행동을 나타내는 자동증이 발생한다.
- 2차성 전신 발작: 단순 또는 복합 부분 발작으로 시작하지만 곧 뇌 전체가 휘말려 전신 경련 발작에 이르는 것을 말한다. 발작 후반만 보면, 다음에 말하는 전신 발작의 강직간대발작과 구별이 안된다.
- 부분 뇌전증 증례는 한 가지만의 부분 발작을 하는 경우도, 세 종류 모두의 부분 발작을 일으키는 경우도 있다.

■ 표 90-3 뇌전증 발작의 종류와 제1 선택약

부분 발작	단순 부분 발작 복합 부분 발작 2차성 일반화 발작	카바마제핀
전신 발작	소발작 근간대 발작 탈력 발작 강직간대발작	발프로산나트륨

■ 표 90-4 뇌전증 발작과 감별해야 할 증상 · 상태

소아	성인
실신 심인성 발작 호흡정지 발작 경증 설사에 따른 발작 수면(입면) 때 경련, 악몽 짜증 틱 등	실신 심인성 발작 뇌허혈 발작 부정맥 발작 편두통 메니에르 병 REM 수면 행동장애 등

● 전신 발작
- 전신 발작에는 대표적인 것이 네 종류가 있다(표 90-3).
- 소발작: 10초 정도로 의식 상실이 자주 일어난다.
- 근간대 발작: 한쪽 또는 양쪽의 팔이 순간적으로 움찔 수축되는 것으로, 일반적으로 단발이지만 수차례 걸쳐 반복되는 경우도 있다.
- 탈력 발작: 갑자기 힘이 빠지고 낙상하기 때문에 외상의 위험이 있으며, 여러 차례 발생하는 경우에는 머리를 보호하기 위해 헤드기어가 필요하다.
- 강직간대발작: 초기에 전신의 근육이 뻣뻣해지는 강직상이 생기고 다음으로 사지를 부들부들 떠는 간대상으로 이행한다(소위 전신 경련 발작).
- 발작하는 동안 호흡이 정지되고 있기 때문에 청색증을 보이지만 발작이 끝나면 큰 호흡이 재개된다. 발작 후에는 깊이 잠을 자거나 얕은 의식 혼탁 상태로 목적 없는 동작이나 행동을 보이는 몽롱한 상태를 거쳐 정상 상태로 돌아간다.
- 전신 뇌전증 증례에는 한 종류만 전신 발작을 하는 경우도, 복수의 전신 발작을 하는 경우도 있다.

진단 · 검사값

본인이나 가족, 또 발작 목격자의 발작 증상과 병력에 대한 자세한 청취가 진단의 기본이며, 뇌전증 발작과 감별해야 할 증상과 병태에 주의한다.

- 의사가 발작을 목격하는 것은 드물기 때문에 발작 증상(일어난 시기, 좌우 차이, 의식 상태, 경과, 지속 시간)과 병력(기왕력, 현재 병력, 가족력, 출산 경력, 이력 등)을 환자, 가족, 혹은 발작을 목격한 사람에게서 상세하게 듣는 것이 진단의 기본이 된다.
- 소아와 성인에서 감별해야 할 질환이 다르다(표 90-4). 소아는 발작 시 발열, 제읍, 설사의 유무, 공복 여부, 수면 각성 리듬과 관련 등도 묻는다. 성인은 전조의 유무, 갑자기 일어서는 등의 동작과의 관련, 복용중인 약물 등에도 주의한다.
- 심인성 발작은 모든 연령에서 발생하고, 때로는 뇌전증 발작과의 감별이 어렵기 때문에, 심인성 발작을 시사하는 징후(표 90-5)를 알아두면 좋다.

● 검사값
- 뇌전증의 보조 진단은 발작 간헐기에 뇌파(EEG) 검사가 중요하다. 이상파가 나타나기 쉽기 때문에 안정 시 기록 이외에 과 호흡 부하, 섬광 자극, 수면 기록 등의 부활법을 실시한다.
- 뇌전증의 약 절반은 처음 뇌파 검사에서 뇌전증성 이상파를 보이지 않기 때문에 반복하여 뇌파 검사를 실시하거나, 한 번의 기록 시간을 늘리거나, 발작 후 조기에 기록하는 등의 연구를 한다. 그

■ 표 90-5 심인성 발작을 시사하는 징후

유발 인자		환경 변화, 감정의 갈등, 암시, 대중
수면 중에 발작		각성 후(가짜 수면)에 발생
발작 시작과 끝		서서히 시작하고 서서히 끝남
발작의 지속 시간		전신 경련 같은 발작이 2분 이상 지속
발작의 경과		증상의 강도가 변화한다. 의식이 명료한 것으로 보이는 반응이 있다. 전신 경련 모양의 발작에 청색증을 수반하지 않는다.
발작 중	눈 증상	눈꺼풀에 빠른 떨림이 보인다. 계속 눈을 감고 있다. 강제 개안에 저항한다. 강제 개안하면 안구는 위쪽으로 전위되어 있다. 대광 반사 · 각막 반사가 있다. 머리를 돌려도 안구 위치가 고정된 채로 동공산대가 일어날 수 있다.
	입 증상	계속 입을 굳게 다문다. 강제로 입을 벌리면 저항한다.
	운동 증상	좌우 사지의 비협조 운동, 후궁반장, 하복부를 밀어내며 움직이고, 머리와 몸 전체를 좌우로 흔든다. 흐느껴 울거나 제읍, 비명과 신음, 복잡한 내용의 속삭임, 통증 자극에 반응은 하지 않을 수도 있다. 신경학적 검사에 저항한다.
발작 후		전신 경련성 후 몽롱한 상태가 아니다.
외상		타박상이나 상처는 생길 수 있다.
혀		혀끝과 입술을 문다.
요실금		일어날 수 있다.
뇌파 검사		눈을 감고 의식 장애를 연상시키는 상태에서 α파가 나타나고, 양측성 운동 증상이 있는데 뇌파 변화가 없다.

래도 뇌전증성 이상파가 보이지 않는 경우가 10% 정도 있기 때문에 정상적인 뇌파라도 뇌전증으로 진단할 수 있다. 그리고 뇌파에 뇌전증성 이상파가 발견되어도 그것이 발작을 설명할 수 있는 것이어야 한다.

- 뇌의 기질적 이상을 찾기 위해 머리 영상 검사를 실시한다. 두부 CT 검사는 뇌의 석회화 병변 등의 발견에는 유용하지만, 측두엽 뇌전증의 원인이 되는 뇌심부 해마 위축 등은 검사할 수 없다. CT, MRI를 모두 선택할 수 있는 경우에는 MRI 검사를 권한다. 명백한 특발성 뇌전증은 영상 검사는 반드시 필요하지 않다.

- 난치성 뇌전증의 수술 치료 시에는 발작 시 비디오 · 뇌파를 동시 기록하고 증상에 대한 자세한 분석을 한다. 수술 전에 뇌자도(MEG) 검사 및 SPECT · PET 검사를 실시한다. 또한 수술 전 · 수술 중에 피질 또는 뇌심부에서 뇌파를 기록하고 병적인 흥분을 나타내는 신경세포가 존재하는 부위(뇌전증 초점)를 상세하게 분석한다.

합병증

- 뇌전증에 합병하는 증상은 지적 장애, 발달 장애, 인지 장애, 수면 장애, 정신과적 합병증 등 다양하다. 치료는 이러한 증상의 원인 규명과 치료처치 및 재활, 생활의 질을 높이는 서비스를 제공할 필요가 있다. 뇌전증의 포괄적 의료가 강조되는 까닭이다.

- 뇌전증 발작의 합병증에는 낙상 등의 사고에 의한 외상이나 화상 등이 있다.

- 뇌전증 지속 상태(status epilepticus): 발작이 30분 이상 지속된다. 복합 부분 발작이나 소발작 등의 비 경련성 지속 상태와 2차성 전신 발작과 강직간대발작 등의 경련성 지속 상태이다. 후자는 조기에 발작을 억제하지 않으면 뇌 장애를 포함하여 합병증을 일으킬 위험이 있다. 발작의 억제와 함께 저산소와 두개골 내압 항진의 예방, 혈압 유지, 대사성 산증에 대한 보정이 필요하다.

치료법

▮ 항뇌전증 약물 치료는 두 번째 발작에서 시작한다.

● 치료 방침

- 처음 발작으로 즉시 항뇌전증약 치료를 시작하는 것은 아니다. 〈표 90-1〉에 나타낸 바와 같이 기

90
뇌전증

일반명	주요 상품명	제형	용량	부작용
페노바르비탈	페노발	말, 가루, 엘릭실, 정	30~200mg	졸림, 실조, 진정, 인지 장애
페니토인	아레비아틴, 히단톨	가루, 정	200~300mg	현기증, 실조, 다모, 잇몸 증식
프리미돈	프리미돈	과립, 정	250~2,000mg	졸림, 실조, 진정, 인지 장애
에토석시미드	에필렙톨, 자론틴	가루, 시럽	450~1,000mg	위장 장애
카바마제핀	테그레톨, 텔레스민, 레키신	과립, 정, 서방정	200~1,200mg	현기증, 실조, 발진
발프로산 나트륨	발레린, 에피레나트, 데파켄, 하이셀레닌, 세레니카R	과립, 정, 서방과립, 서방정, 시럽	400~1,200mg	위장 장애, 탈모, 체중 증가
클로나제팜	란도센, 리보토릴	과립, 정	2~6mg	졸림, 실조, 진정, 인지 장애
클로바잠	마이스탄	과립, 정	10~40mg	졸림, 실조, 진정, 인지 장애
조니사미드	엑세그란	가루, 정	100~600mg	현기증, 체중 감소, 신장 결석
가바펜틴	가바펜	정, 시럽	600~2,400mg	졸림, 현기증, 체중 증가, 하지 부종
토피라마트	토피나	정	200~600mg	졸림, 체중 감소, 언어 장애
라모트리진	라미크탈	정	100~400mg	현기증, 발진, 초조
레베티라세탐	이케프라	정	1,000~3,000mg	행동 장애

초 질환이 있으면 그 치료를 실시한다. 급성 질환이 제외되면 치료하지 않고 경과를 본다. 특별한 동기가 없는 처음 발작 후 발작이 재발할 위험은 50% 이하이다. 그러나 뇌파 검사에서 뇌전증성 이상이 확인되고, 사회생활상의 이유로, 첫 발작이라도 예외적으로 항뇌전증 약물 치료를 시작하는 것이 있다. 그때 일단 치료를 시작하면 장기간 복용이 필요하게 되고 생활상의 다양한 제약이 발생할 수 있음을 염두에 두어야 한다.

- 일반적으로 두 번째 발작이 일어나면 비로소 항뇌전증약 치료를 시작한다. 충분한 임상 정보를 얻을 수 있는 경우 뇌전증 증후군의 유형 진단이 가능하고, 예후 및 결과를 추측할 수 있기 때문에 치료 초기에 환자와 가족에게 장기에 걸친 치료 계획을 전하고 치료에 협력을 요청한다.

● 약물 요법

- 치료의 기본은 항뇌전증 약물 단독 투여에 의한 발작의 억제이다. 부분 발작이면 카바마제핀을, 전신 발작이면 발프로산나트륨(valproate)을 투여한다(표 90-3). 정보가 부족하고 부분 발작 또는 전신 발작인지 불분명할 때는 우선 발프로산나트륨(valproate)을 투여한다.

- 갑자기 증량하면 카바마제핀은 복시와 실조, 발프로산나트륨은 위장 장애나 떨림 등의 용량 의존성 부작용이 나타나기 때문에 점차로 증량한다. 특이 체질성 부작용에는 카바마제핀은 투여 초기에 스티븐스-존슨 증후군, 유지기에 백혈구 감소 및 저나트륨혈증이 있다. 발프로산나트륨은 초기에 치명적인 중독성 간염, 유지기에 고암모니아혈증 등이 있다. 발프로산 나트륨은 태아에 이분 척추가 발생할 수 있으므로 가임 여성의 고용량 투여는 피한다.

- 단제 치료는 최고 내용양까지 사용하여 효과를 확인한다. 첫 번째 선택약이 주효하지 않거나 불내성으로 사용할 수 없을 때, 제2의 선택 약물을 사용한다. 부분 발작이면 페니토인과 조니사미드를, 전신 발작이면 소발작에는 에토석시미드, 미오크로니발작에 클로바잠, 강직간대발작(대발작)에 페니토인 또는 조니사미드가 권장된다.

- 단제 치료를 2~3종류 실시해, 효과가 없는 경우에 새롭게 다제 병용요법을 실시한다. 새로운 항뇌전증 약물인데, 가바펜틴, 토피라메이트, 레베티라세탐 등은 병용에 의한 약물의 상호 작용이 적다. 카바마제핀, 페니토인, 페노바르비탈 등은 간 효소를 유도하고, 다른 병용 약물의 혈중 농도를 저하시키고, 발프로산나트륨은 간 효소를 억제하여 병용 약물의 혈중 농도를 증가시킨다. 다제 병용에 의해 약물 동태가 복잡한 경우 혈중 농도를 측정할 필요가 있다. 페니토인은 비선형 용

일반명	주요 상품명	용법	용량
포수클로랄	에스클레	좌약, 장 주입	1.5g을 넘지 않는다(소아)
페노바르비탈 나트륨	와코비탈, 루피알	좌약	4~7mg/kg(소아)
	노벨바르 정맥주사용	정맥 주사	15~20mg/kg
페니토인	아레비아틴 주사액	정맥 주사	125~250mg
다이아제팜	다이업	좌약	4~10mg(소아)
	세루신, 호리존	정맥 주사	10mg
포스페니토인 나트륨 수화물	호스트인	정맥 주사	750mg

량-혈중 농도 곡선을 나타내 쉽게 중독 영역에 이르기 때문에 혈중 농도 측정을 여러 차례 실시한다. 그 외에도 준수 사항의 불량이 의심되는 경우나 임신 중에도 혈중 농도를 측정한다.

Px 처방 예 특발성 뇌전증
- 데파켄R 서방정(200mg) 1회 2정 1일 2회 아침ㆍ저녁 식사 후 ← 항뇌전증약
  ※이후 2주마다 200mg씩 점차 증량하면, 발작이 억제된다. 내성 한계 최대 1,200mg까지 투여한다.

Px 처방 예 증후성 뇌전증
- 테그레톨(100mg) 1회 2정 1일 2회 아침ㆍ저녁 식사 후 ← 항뇌전증약
  ※이후 2주마다 200mg씩 점차 증량하여, 발작이 억제된다(혹은 내성 한계, 최대 1,200mg)까지 투여한다.

Px 처방 예 뇌전증 지속 상태
- 세루신(10mg) 정맥 주사: 발작이 억제될 때까지 같은 양을 추가 투여한다.
- 노벨바르 주(250mg) 정맥 주사 또는 호스트인(750mg) 정맥 주사: 호스트인은 생리 식염수와 포도당 주사액 등을 이용하여 희석이 가능하다. 경구 투여가 가능해지면 내복으로 전환한다.
  ※소아는 도르미캄(2㎖/10mg) 점적 정맥 주사: 정맥 확보가 곤란한 경우에는 근육 주사, 비강, 구강 내 투여도 가능하다.
- 치료의 종결은 뇌전증 증후군에 의존한다. 특발성 부분 뇌전증이면, 성인기 이전에 치료를 종결한다. 증후성 부분 뇌전증은 4~5년 발작이 없는 경우, 그 시점에서 감량을 하는 경우와 더 몇 년간 경과를 보고 나서 감량을 할 경우는 재발의 위험은 거의 변하지 않는다. 따라서 치료 시작 후 조기에 발작이 억제된 경과 좋은 예에서는 사회인이 되기 전에 감량을 시도할 가치가 있다.

● 외과적 치료
- 난치의 증후성 뇌전증에서 초점 부위가 국한되고 절제 가능한 피질 영역인 경우는 수술 절제를 고려한다. 특히 한쪽 해마 위축으로 난치성 발작을 하는 내부형 측두엽 뇌전증은 해마 절제술 후 발작 억제율이 90%에 달한다. 수술 후의 후유증도 없기 때문에 절제술에 좋은 대상으로 외과로 치료할 수 있는 뇌전증(surgically remediable epilepsy)이라고 한다.
- 난치성 뇌전증으로 수술 절제가 불가능하거나 외과적 치료 후에도 발작이 잔존하는 경우에는 미주신경 자극 장치를 심는 수술을 실시한다.

뇌전증의 병기 · 병태 · 중증도별 치료 순서도

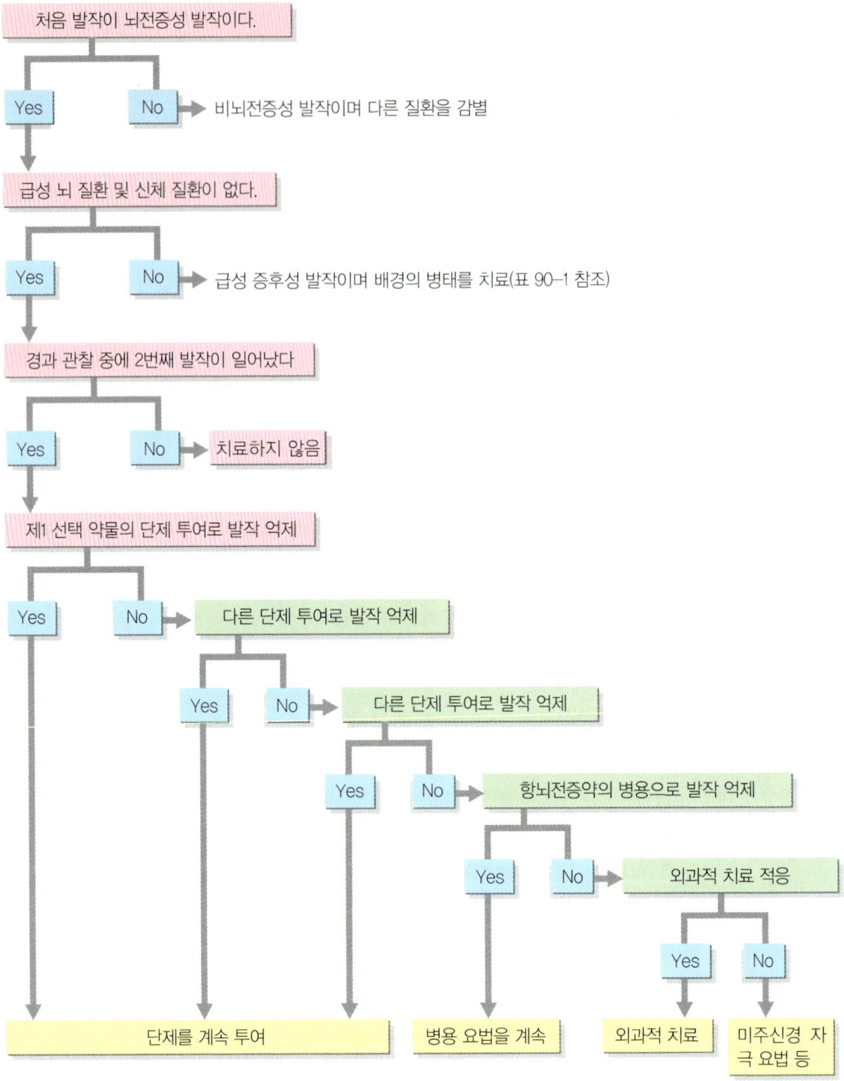
처음 발작이 뇌전증성 발작이다.
Yes
No
비뇌전증성 발작이며 다른 질환을 감별
급성 뇌 질환 및 신체 질환이 없다.
Yes
No
급성 증후성 발작이며 배경의 병태를 치료(표 90-1 참조)
경과 관찰 중에 2번째 발작이 일어났다
Yes
No
치료하지 않음
제1 선택 약물의 단제 투여로 발작 억제
Yes
No
다른 단제 투여로 발작 억제
Yes
No
다른 단제 투여로 발작 억제
Yes
No
항뇌전증약의 병용으로 발작 억제
Yes
No
외과적 치료 적응
Yes
No
단제를 계속 투여
병용 요법을 계속
외과적 치료
미주신경 자극 요법 등

뇌전증 환자의 간호

간호 과정의 순서도

관찰 항목 (OP)	간호 문제 (간호 진단)	간호 목표 (간호 성과)	간호 활동 (간호 중재)
병인 다인자형 유전이나 단일 유전자 이상 태생기 및 주산기 뇌 손상 주산기 이후 뇌 손상 병인을 특정할 수 없는 것	# 발작에 의해 전신·뇌에 악영향, 발작의 반복에 의한 뇌신경세포의 미세 구조의 변화·소실 등 2차적 뇌 손상을 야기하는 것과 관련하여 일상 활동이 저하될 우려가 있다.	발작 발현 시에는 발작의 상태 관찰과 지시약 사용으로 발작을 억제할 수 있다.	**OP 경과 관찰 항목** 전구·초기 증상 발작형, 부위, 지속시간, 호흡, 맥박, 혈압, 의식 발작 빈도, 복약 상황, 생활 리듬 사회 참여, 뇌전증에 대한 인식방법
신체·정신적 문제 • 발작 초점의 뇌기능과 관련된 증상 • 발작의 반복에 의한 뇌신경 미세 구조의 변화·소실 등 2차적 뇌 손상 야기, 발작 준비성의 항진 • 전신 경련 지속에 의한 전신·뇌에 악영향 • 발작 시 의식 소실, 탈력 및 근육 긴장 등에 의한 외상·익수 • 일과성 및 일정 기간 지속되는 정신 증상이나 행동 장애	# 발작과 그에 따른 외상, 질식, 익수 등을 일으킬 수 있다.	발작에 따른 신체 외상 등의 위험을 피할 수 있고, 안전하게 지낼 수 있다.	**TP 간호 치료 항목** 발작 시의 지시를 비롯하여 사전에 의사에게 받아 둔다. 발작 시에는 지시약을 사용한다. 발작이 멈추고 의식이 명료해질 때까지 주의 깊게 지켜본다. 지속 발작 시에는 상태에 따라 응급 처치를 한다.
	# 발작 유발 인자의 해결을 일상생활에서 할 수 없음으로 발작의 우려가 있다.	규칙적인 복약과 발작 유인을 피하는 일상생활을 보낼 수 있다.	
	# 뇌전증의 일과성 및 일정 기간 지속되는 정신 증상과 행동 장애에 의해 사고 과정과 자기 개념의 혼란과 관련하여 심리·사회적 문제가 발생한다.	안심하고 다른 사람과의 관계를 구축할 수 있고 사회에 참여할 수 있다.	**EP 환자 교육 항목** 규칙적인 복약과 발작 유인을 피하는 일상생활 헤드기어 등의 보조 기구의 사용
심리·사회적 문제 환자·가족의 뇌전증에 대한 불안 장기 복약에 대한 심리적 부담 뇌전증에 대한 전망 및 미래에 대한 불안 뇌전증에 대한 사회의 이해 부족이나 발작으로 인한 사회적 불이익	# 발작 시의 대응이나 복약 관리 등 관리에 대한 가족의 불안과 스트레스가 있다.	가족은 환자 치료를 지속하면서 적극적인 생활감을 가질 수 있다.	발작 시 안전 확보 뇌전증의 이해와 치료의 진행법, 복약 관리, 생활면의 주의 사항 등

90 뇌전증

- 뇌전증으로 입원 적응이 되는 것은 ① 정밀검사·진단, ② 발작 조절을 위한 약물 조정, ③ 뇌전증 지속 발작의 응급 입원, ④ 정신 증상, ⑤ 복약에 대한 환자의 적극적 참여의 정착(교육 입원) 등이다.
- 뇌전증 발작은 이른바 '경련'뿐만 아니라 다양한 증상을 나타낸다. 따라서 뇌전증의 종류에 대한 지식을 갖고, 종류에 따른 대응을 할 수 있게 한다.
- 발작에 따른 신체 외상이나 익수 등의 위험을 방지한다. 빠른 탈력과 근육 긴장, 의식 소실 등에 대비, 평상시부터 환경을 조정한다.
- 뇌전증 지속 상태(status epilepticus, 특히 강직간대발작의 지속 상태)는 오래 계속될수록 몸과 뇌에 미치는 영향이 크다. 초기 단계(30~60분 이내)에서는 카테콜아민 분비가 증가하고 심장 박동, 혈압, 혈당, 체온이 상승한다. 부정맥도 나타나기 쉽다. 후기 단계(30~60분 이상)에서는 혈압과 혈당이 내려가는 것을 비롯하여, 부정맥, 폐수종, 뇌부종, 신부전, 간 기능 부전, DIC 등을 합병한다. 즉시 의사에게 보고하고 다이아제팜의 정맥 주사 등 응급조치의 준비·지원을 실시한다.
- 발작의 재발과 악화를 방지하기 위해서는 규칙적인 약물 복용과 발작 유인을 피하는 생활이 중요하다. 입원 시부터 환자의 생활 전체를 파악한 정보를 수집하고 지원한다.
- 약물 치료는 발작을 제어할 수 없는 경우, 수술의 적응 기준을 충족한 사람은 외과적 치료의 대상이 된다.
- 뇌전증은 만성 질환이며, 사회적 편견이 여전히 남아 있는 질환이다. 제대로 이해되지 않으면 환자·가족의 심리적 부담이 커진다. 적극적으로 치료에 임하도록 사회 복지사와 심리치료사와 연대하여 지원한다.
- 뇌전증의 배경에 있는 뇌의 기능·기질적 장애로 인해 다양한 정신 증상이 발생하는 경우가 있다. 이 경우 그러한 면도 배려한 지원 계획을 세운다.

| Step1 영향 평가 | Step2 간호 초점 | Step3 계획 | Step4 실시 | Step5 평가 |

정보 수집	평가 관점과 근거 · 잠재적 간호 문제
뇌전증 발작 증상의 파악	발작은 지속 상태가 아니면 몇 분 만에 회복된다. 소발작, 정신 운동 발작 등 경련 이외의 발작도 놓치지 않도록 주의한다. 당황하지 말고 다음 사항을 관찰하면서 대응한다. • 발작이 일어나는 상황(태만한 복약 준수 상태, 과로, 수면 부족·감기나 발열 등의 컨디션 불량, 빛 자극 등)을 파악한다. • 발작이 일어나는 시간(낮 활동 중, 야간 수면 중 등)을 파악한다. • 자각·타각 증상을 파악한다. • 발작의 시작, 의식 변화, 경련 상태, 언행의 이상을 관찰한다. • 눈·머리·신체의 움직임, 표정·안색·호흡의 모습, 경련의 초발 부위와 확산, 뻣뻣해졌는지 부들부들 떨었는지를 파악한다. • 발작 후는 잠을 자는지, 서서히 회복되는지, 몽롱한 상태(불안·흥분)인지, 이름을 부를 때의 모습, 동작이나 표정의 변화, 발작에 의한 타박상, 외상의 유무를 관찰한다.
증상의 부위, 출현 상황, 정도의 관찰	발작 증상의 부위, 나타난 상황, 정도를 관찰한다. 전조(두중, 현기증, 피부 감각 등)는 어떠한지, 그것에 대해 인식했는지를 잘 듣고, 발작의 동향을 파악한다. 그러한 것들은 안전한 생활을 보내는데 있어서 중요한 정보가 된다. **전신 발작** • 전신 발작은 뇌전증의 원인 부위(초점)가 뇌의 일부에 국한하지 않고, 뇌 전체에 이르는 발작을 말한다. • 소발작(Absence): 대부분은 10~30초 정도, 길어야 2~3분 의식이 갑자기 소실되고, 단시간에 회복하는 발작. 대화가 끊어지거나 멍한 표정 등을 나타내지만, 발작 직전의 행동을 계속하기 때문에 간과하기 쉽다. • 근간대 발작: 미오크로니는 근육이 순간적으로 불수의적(자신의 의사와는 무관)으로 수축하는 현상. 전신성, 사지, 몸통, 안륜근 등에 실룩거림이나 전율과 같

■ 표 90-8 단순 부분 발작의 증상

발작	증상
운동 마비	안면, 팔, 다리, 몸통 등에 국한한 경련
감각 마비	다른 자극 없이 신체의 일부에 갑자기 생기는 마비, 압통, 팽창감, 작열감, 찌릿찌릿
	빛이 빛나는 느낌, 다양한 모양, 색깔, 어른거림, 소리가 들리지 않는, 종소리가 들린다. 이상 미각 등(특수 감각)
자율신경 마비	위장 증상: 상복부의 불쾌감 등 순환 · 혈관 운동 증상: 심계항진, 혈압 변화, 과호흡, 요실금 등
정신 발작	크기가 달리 보이는 등 실제로는 존재하지 않는 것을 지각한다(환각).

■ 표 90-9 복합 부분 발작의 증상

발작	증상
의식 장애 발작	가벼운 의식 혼탁에서 완전히 의식이 없는 상태까지, 의식 장애의 정도는 다양하고, 질문에 반응할 수도 있지만, 발작 시의 일을 기억하지 못하는 경우가 많다.
운동 마비 (자동증)	발작이 일어나기 직전까지 했던 동작을 그대로 계속하거나 습관이 된 몸짓을 하는 등을 의식 장애와 함께 나타낸다. 눈을 깜빡거리거나 입을 할짝거리거나 손을 흔들고, 어느 정도 종합된 행동을 취하며 대부분 반복적으로 같은 동작을 상시적으로 한다.
정신 발작	아직 본 적이 없는데 보았다고 느낀다(기시감). 본적이 있는데 없다고 느낀다(미시감). 실제로 존재하지 않는 것을 있다고 느낀다(환각 발작). 발작에 불안과 공포, 분노, 우울증 등에 휩싸인다(감정 발작) 등, 이러한 의식 장애를 수반한다.

은 상황이 일어난다. 발작 시에는 의식이 있는 경우가 많으며, 발작한 것을 일반적으로 기억하고 있다.

- 간대 발작: 갑자기 생기는 의식 소실 및 일반적으로 그에 따른 전신성, 양측성 근육의 수축과 이완을 반복하는 발작이다.
- 강직 발작: 갑자기 일어나고, 근육이 뻣뻣해지는 발작으로 보통 1분 정도 지속되며, 갑자기 또는 점차적으로 끝난다.
- 강직간대 발작: 발작은 매우 짧은 양측성 근육 수축과 의식 소실로 시작된다. 그 다음 전신을 굴곡, 강직시키고 안구가 상전된다. 그리고 간대성 경련으로 이행하며, 근육이 이완하는 시간이 점차 길어지고 이어 소실되고 발작이 끝난다. 발작 후 몽롱한 상태가 되거나 수면으로 이행하고 또한 잠에서 깨어났을 때 두통을 호소하는 경우가 있다.
- 탈력 발작: 갑자기 근육 긴장을 상실. 예를 들어, 경부 근육 주위에 국한하고 그 결과 머리를 흔들거나 모든 몸 근육이 뒤틀려 바닥에 쓰러진다.

🔍 잠재적 간호 문제 : 발작과 그에 따른 외상, 질식, 익수 등을 일으킬 수 있다./갑자기 의식을 잃고 낙상하는 유형이 있다./강직간대발작은 갑자기 의식이 소실되고, 그대로 낙상할 위험이 있다./발작에 따른 기도 폐색, 흡인의 위험이 있다./발작 회복기에는 몽롱한 상태가 될 수 있다./발작에 의해 전신 · 뇌에 악영향, 발작의 반복에 의한 뇌신경세포의 미세 구조 변화 · 소실 등 2차적인 뇌 손상의 야기와 관련하여 일상 활동이 저하될 우려가 있다.

부분 발작

- 부분 발작은 뇌전증의 원인 부위(초점)가 뇌의 일부에 국한된 것. 병변 부위의 기능과 관련된 임상 증상과 뇌파 변화가 나타난다.
- 단순 부분 발작: 뇌전증의 원인이 되는 과도한 신경세포의 활동이 뇌의 다른 부위로 확산되지 않고 의식이 있다. 증상은 갑자기 시작되고 대부분은 1분 전후의 짧은 시간에 끝난다. 초점이 한곳에만 국한되고, 〈표 90-8〉과 같은 증상이 나타난다.
- 복합 부분 발작: 의식 장애(의식이 명료하지 않은 모습. 조금 멍한 모습의 상태에

90
뇌
전
증

■ 표 90-10 주요 항뇌전증약 및 유효 혈중 농도

약물명	상품명	유효 혈중 농도(μg/mℓ)
발프로산 나트륨	데파켄, 데파켄R, 발레린, 세레니카R, 하이세레닌	40~120
카바마제핀	테그레톨, 테레스민	4~8
페노바르비탈	페노발, 루미날	10~25
조니사미드	엑세그란	20 전후
페니토인	아레비아틴	10~20

<table>
<tr><td></td><td>

서 완전히 의식이 없는 상태까지 포함)를 수반하는 것. 발작은 보통 1~2분 안에 진정된다. 〈표 90-9〉와 같은 증상이 나타난다.

- 2차성 전신 발작: 과도한 신경세포의 활동이 뇌 전체에 퍼져 전신 경련에 이른다. 전신경련에 선행하여 부분 발작이 나타날 수 있다. 부분 발작에서 시작하여 2차성 전신 강직간대발작은 환자 특유의 수초 내지 수십 초에 걸친 부분 발작이 선행한다. 발작은 항상 일정한 패턴을 나타내는 경우가 많다.

🔍 잠재적 간호 문제 : 뇌전증 일과성 및 일정 기간 지속되는 정신 증상과 행동 장애에 의해 사고 과정과 자기 개념의 혼란에 관련하여 심리·사회적 문제가 발생한다./발작으로 인한 전신·뇌에 악영향, 발작의 반복에 의해 뇌신경세포의 미세 구조의 변화·소실 등 2차적인 뇌 손상을 야기하는 것과 관련하여 일상 활동이 저하될 우려가 있다.

</td></tr>
<tr><td>

약의 효과 관찰

</td><td>

발작이 억제되고 뇌파가 정상이 되어 몇 년을 거치면(일반화된 경련 발작은 2~3년 이상), 약을 점차적으로 감량해 나갈 수 있다. 감량하는 동안 정기적으로 뇌파 검사를 하고, 발작의 재발이 없고, 뇌파도 악화되지 않는 것을 확인하면서 반년 이상에 걸쳐 서서히 줄여 나간다. 약의 양이 너무 적으면 발작은 충분히 억제되지 않는다. 반대로 너무 많아도 발작은 억제되지 않고 오히려 발작이 증가하는 경우가 있다.

- 약의 양이 많아지면 졸음, 휘청거림, 물건이 이중으로 보이는 등의 부작용이 발생하기 쉬워진다. 발작이 억제되고, 또한 부작용이 없는 최소한의 투여량이 적량이며, 적량을 결정하는 유력한 방법이 혈중 농도의 측정이다(표 90-10).

🔍 잠재적 간호 문제 : 발작 유발 인자를 피하는 것을 일상생활에 통합할 수 없는 것에 의해 발작의 우려가 있다./복약을 장기에 걸쳐 계속 하는 것이 번거로워지고 복약을 임의 조정하거나 약을 먹지 않을 수 있다.

</td></tr>
<tr><td>

약의 부작용 관찰

</td><td>

부작용은 다방면에 걸친다. 항뇌전증 약물은 뇌에 작용하기 때문에 신경계와 정신면에 대해 작용과 부작용이 많고, 대부분의 약은 졸음, 비틀거림, 현기증, 두통, 구역질·구토 등이 공통적으로 보인다. 특히 약을 처음 먹을 때 이러한 부작용이 자주 나타난다(표 90-11).

🔍 잠재적 간호 문제 : 복약 관리 부족으로 인해 발작이 유발될 가능성이 있다.

</td></tr>
<tr><td>

환자·가족의 심리·사회적 측면의 파악

</td><td>

뇌전증은 만성 경과를 보이는 질환이다. 또한 사회적 편견이 존재하기도 한다. 환자뿐만 아니라 가족에게도 불안과 절망, 소극성, 고립감 등을 가지기 쉽고, 심리적 부담이 크다. 뇌전증에 대해 제대로 이해하고 적극적으로 치료에 임할 수 있게 지원하는 것이 중요하다.

- 질환의 특성과 치료의 진행 방식, 약에 대한 지식(작용, 부작용, 복약 관리), 발작에 대한 관찰 및 대응 방법, 생활면의 주의 사항 등에 대한 프로그램을 제공하고 치료에 적극적으로 참여하게 한다.
- 심리적 부담의 구체적인 내용
  - 발작에 대한 불안과 공포, 자기혐오.
  - 장기간 약물에 대한 심리적 부담, 약으로 인한 졸음·흔들림 등의 부작용.
  - 학교나 직장에서의 제약, 취업, 결혼, 임신, 출산 등에 대한 걱정과 망설임.
  - 주위로부터의 소외, 편견.

</td></tr>
</table>

■ 표 90-11 장기별로 본 항뇌전증약의 부작용과 간호 케어

장기	부작용	간호 케어
정신·신경계	졸음, 비틀거림, 복시, 운동 실조, 두통, 두중감, 불면, 초조, 집중력 저하, 말투가 이상함	치료를 시작하고 머지않아 일어나며, 몇 주간 하면 진정되는 것이 많다. 증상이 나타나면 의사에게 보고한다. 낙상 등에 주의한다.
소화기계	구역질·구토, 위의 불쾌감, 식욕부진, 설사, 변비	치료 초기에 나타나기 쉽고, 증상에 따라 케어를 한다.
간	간 장애(APL, γ-GTP 등의 상승)	정기적인 혈액 검사 데이터의 파악
조혈계	빈혈, 백혈구 감소, 혈소판 감소 등	드물지만 중증화하면 위험하므로 혈액 데이터를 충분히 파악한다.
피부	습진, 발진 등	원인이 되는 약을 중단할 필요가 있다. 증상이 나타났을 때 즉시 의사에게 보고한다.
기타	잇몸 증식, 다모, 체중 증가, 체중 감소, 골다공증, 최기형성 등	잇몸 증식: 구강 내가 불결하게 되기 쉽기 때문에, 매 식후 양치질을 한다. 잇몸마사지에 유의한다. 골다공증: 혈액 데이터의 혈청 칼슘 농도를 파악한다. 골절에 주의한다. 최기형성: 계획적인 임신으로 기형 발현 빈도가 억제되기 때문에 임신 시에는 의사와 충분히 상담하도록 전한다.

• 환자의 치료에 대한 불안과 스트레스.

🔍 잠재적 간호 문제 : 질병의 전망과 발작에 대한 고민, 미래에 대한 막연한 불안이 있다./발작 시의 대응 및 복약 관리 등 관리에 대한 가족의 불안과 스트레스가 있다.

Step1 영향 평가　**Step2** 간호 초점　**Step3** 계획　**Step4** 실시　**Step5** 평가

간호 문제 리스트

#1 발작에 의해 전신·뇌에 악영향, 발작의 반복에 의한 뇌신경세포의 미세 구조의 변화·소실 등 2차적 뇌 손상을 야기하는 것과 관련하여 일상 활동이 저하될 우려가 있다(활동-운동 패턴).
#2 발작과 그에 따른 외상, 질식, 익수 등을 일으킬 수 있다(건강 지각-건강관리 패턴).
#3 발작 유발 인자의 해결을 일상생활에서 할 수 없음으로 발작의 우려가 있다(건강 지각-건강관리 패턴).
#4 뇌전증의 일과성 및 일정 기간 지속되는 정신 증상과 행동 장애에 의해 사고 과정과 자기 개념의 혼란과 관련하여 심리·사회적 문제가 발생한다(역할-관계 패턴).
#5 발작 시의 대응이나 복약 관리 등 관리에 대한 가족의 불안과 스트레스가 있다(코핑-스트레스 내성 패턴).

간호의 우선순위 지침

• 발작에 의한 전신·뇌에 악영향, 발작의 반복에 의한 뇌신경세포의 미세 구조의 변화·소실 등 이차적인 뇌 손상을 야기하는 것과, 발작 준비성의 항진 등을 억제하는 것이 중요하다. 발작이 나타났을 시에는 의사의 지시에 따라 처치를 한다.
• 발작에 따른 외상, 익수 등을 예방한다. 특히 입욕 중의 발작은 사망 사고로 이어질 위험이 크며, 안전 관리에 충분히 유의한다.
• 뇌전증은 만성 질환으로 장기적인 치료가 필요하다. 약 먹는 것을 잊거나 일상생활에서 주의를 게을리해서 발작을 유발할 수 있다. 발작 억제에 필요한 일상생활 관리를 할 수 있도록 지원한다.
• 뇌전증의 정신 증상과 행동 장애와 관련하여 심리·사회적 문제가 발생할 수 있다. 주위의 이해를 얻으면서 사회에 참여할 수 있도록 지원한다.
• 뇌전증의 대부분은 아동기에 발병하고 만성적인 경과를 보이는 질환이다. 치료나 생활상의 주의점 등 가족을 포함한 지도와 심리적 지원을 실시한다.

90
뇌전증

1 간호 문제	간호 진단	간호 목표(간호 성과)
#1 발작에 의해 전신·뇌에 악영향, 발작의 반복에 의한 뇌신경세포의 미세 구조의 변화·소실 등 2차적 뇌 손상을 야기하는 것과 관련하여 일상 활동이 저하될 우려가 있다.	활동내성 저하 위험 상태 **위험 요인:** 체력을 감퇴시키는 상태	〈장기 목표〉 필요한 일상 활동을 하기 위해 발작에 의한 생리적 에너지 저하의 위험이 없다. 〈단기 목표〉 발작 후 휴식을 취할 수 있고, 저하된 생리적 에너지를 회복할 수 있다.

간호 계획	중재 포인트와 근거

OP 경과 관찰 항목

- 발작 유도: 태만한 복약 준수 상황, 과로, 수면 부족, 감기, 발열 등의 컨디션 불량, 정신적 스트레스, 변비, 대량 음수, 생리(여성), 빛 자극 등의 유무
- 발작의 모습(경련 또는 비경련 또는 경련성의 경우 경련 부위가 신체의 일부분에 국한되는지, 전신성인지, 좌우 차이, 발작의 변화, 의식이 처음부터 장애가 있는지 도중에서인지, 그리고 발작 지속 시간 등)
- 발작 후 상태(의식·행동), 바이털 사인

➲ 체크리스트 등을 이용하면 좋다. **근거** 발작 유발 인자를 정확히 파악하고 조기에 중재한다.

➲ 발작의 모습을 시간의 흐름을 따라 그대로 기록하고 의사에게 보고한다. **근거** 의사에게는 발작형 진단 및 치료제 선택의 중요한 정보원이 된다.

➲ 의식이 명료해질 때까지 관찰을 계속한다. **근거** 경련 시에는 호흡이 정지되고 있기 때문에 뇌는 저산소 상태가 된다. 또한 발작 회복기에는 의식이 명료한 것 같이 보여도 몽롱한 상태이다.

TP 간호 치료 항목

- 발작 시의 대응(강직·대간 경련의 경우)
  - 발작이 일어나면 누운 자세를 취하고, 의류 및 벨트를 푼다.
  - 굳게 입을 다물고 있는 경우는 무리하게 입을 벌리지 않는다.
  - 한쪽 손을 머리에, 다른 손을 턱 부분에 대고 턱을 위로 밀어 올린다.
  - 의식이 명료해질 때까지 주의 깊게 지켜본다.
- 뇌전증 지속 상태(status epilepticus)는 의사의 지시에 따른 응급 처치를 한다.

➲ 발작 시의 지시를 미리 의사로부터 받아 두고 당황하지 말고 대응한다. 호흡 상태를 확인하고 호흡의 회복을 촉진한다. **근거** 발작은 갑자기 발생하지만 대부분은 몇 분 이내에 자연적으로 진정된다.

➲ 바이트블럭 등을 무리하게 넣으려고 하지 않는다. **근거** 치아 파손 및 구강 점막의 손상을 일으키거나, 손가락을 물을 위험이 있다.

➲ 기도를 확보하고 혀를 물지 않도록 예방한다. 또한, 얼굴을 옆으로 향하게 하여 구토에 의한 흡인을 방지한다. 간대기에는 사지를 가볍게 잡고 탈구를 예방한다. **근거** 경련하는 동안의 강직간대 운동은 혀가 뒤로 넘어가 기도를 막는 원인이 된다.

➲ 부주의하게 말을 걸거나 움직임을 멈추게 하는 일은 하지 않는다. **근거** 부주의하게 억제하면 흥분 이상을 초래할 수 있다.

➲ 기도 확보, 흡인, 산소 투여, 정맥 주사 등의 구급 처치의 준비를 빠르게 한다. **근거** 뇌전증 지속 상태(특히 강직간대 발작 지속)는 오래 계속 될수록 전신이나 뇌에 미치는 영향이 크다. 초기 단계(30~60분 이내)에서 카테콜아민 분비가 증가하고 심장 박동, 혈압, 혈당, 체온이 상승한다. 부정맥도 출현하기 쉽다. 후기 단계(30~60분 이상)에서는 혈압과 혈당이 내려가는 것을 비롯, 부정맥, 폐수종, 뇌부종, 신부전, 간 기능 부전, DIC 등을 합병한다. 즉시 의사에게 보고하고 응급조치 준비·중재한다.

- 발작 회복기에는 안정과 수면을 충분히 취할 것을 설명한다.

⊃발작 후 몽롱한 상태 또는 수면으로 이행한다.
근거 발작은 뇌가 과잉 반응을 하고 있는 상태이므로, 발작 후 뇌의 피로를 회복시킨다.

2 간호 문제	간호 진단	간호 목표(간호 성과)
#2 발작과 그에 따른 외상, 질식, 익수 등을 일으킬 수 있다.	신체 외상 위험 상태 **위험 요인:** 근육 협조 운동의 감퇴	〈장기 목표〉 발작에 따른 신체 외상 등을 미리 예방할 수 있고 안전하게 지낼 수 있다. 〈단기 목표〉 발작에 따른 신체 외상을 예방할 수 있다.

간호 계획	중재 포인트와 근거

OP 경과 관찰 항목

- 전구·초기 증상의 자각(두중, 현기증, 구역질, 초조, 문득 기가 멀어지는 느낌, 따끔따끔하거나 찌릿찌릿한 피부 감각, '마비가 오는 구나' 하는 느낌), 타각적인 소견(고함, 신음 등)의 유무

⊃전구·초기 증상에 대해 환자·가족에게 정보를 얻어 둔다. 증상이 발견되면 발작 시에 대응할 수 있도록 안전한 장소에 눕는 등 자세를 취하게 한다. **근거** 전구·초기 증상을 파악하여 조기에 위험을 피할 수 있다.

TP 간호 치료 항목

- 일상생활 수칙
- 침대 주위, 병실의 환경을 정비한다.

⊃침상 받침대 등의 모서리에 커버를 부착한다. 쿠션성이 있는 바닥 소재로 하고, 직사광선을 피하는 등의 의식을 하고 주위에 위험한 물건이 없도록 평소에 배려한다. **근거** 발작으로 인한 의식의 변화나 갑작스러운 탈진에 대비한다.

- 의사에게 행동 범위를 확인하고 지시를 받는다(병동 내에서 자유, 병원 내에서 자유 등).

⊃병동 이외로 나갈 때는 간호사에게 연락하도록 설명한다. 발작에 대비해 약 내용, 주의를 쓴 메모를 휴대하게 한다. 발작이 빈발할 때에는 간호사와 팔짱을 끼고 걷고, 서서 이야기하거나 서서의 작업을 피하는 등의 생각을 한다. **근거** 발작 빈발 시는 행동 범위를 파악하고 이동 중의 발작에 대비한다.

- 헤드기어와 무릎·팔꿈치 보호대 등 보조 장비를 착용한다.

⊃보조 도구의 사용을 싫어할 수 있지만, 필요성을 설명하고 가능한 한 본인이 마음에 드는 디자인을 선택한다. 또한 낙상 시의 충격을 완화하는 보호 모자 안쪽에 모자를 겹쳐 쓰는 등의 궁리를 한다. **근거** 보조 도구를 사용하여 낙상 시의 충격을 줄일 수 있다.

- 혼자서 목욕은 피하고 반드시 간호사가 함께하고 절대로 눈을 떼지 않는다.
- 상황에 따라 샤워나 물수건으로 닦아서 깨끗이 한다.

⊃입욕 시의 안전 확보에 있어서의 연구: 위험물을 치우고 목욕 매트를 깔고, 욕조 물의 양을 적게 하는 등 욕실·욕조의 환경을 정비한다. **근거** 발작을 충분하게 제어할 수 없는 경우 사고를 방지하는 데 주의가 가장 필요한 것은 목욕이다. 욕실·욕조에 체온 변화가 발작을 유발하는 원인이 될 수 있다. 욕조에서의 발작은 익수의 위험이 높다.

EP 환자 교육 항목

- 두중감이나 현기증, 구역질, 초조함, 문득 기가 멀어지는 느낌, 따끔따끔하거나 찌릿찌릿한 피부 감각, '발작이 오는구나' 하는 느낌, 등의 조기 증상(자각)이 있으면 바로 간호사에게 알리도록 설명한다.

⊃초기 증상을 확인한 경우는 조기에 안전 조치를 취할 수 있다. **근거** 발작의 전에 떨림과 정신 발작, 지각 마비를 느끼는 경우가 있다. 또한 의식을 소실하는 발작에서도 의식이 없어지기 직전에 환각 발작이 몇 초간만 선행하는 경우가 있다.

- 발작에 따르는 위험이나 그것을 피하는 방법에 대하여 설명한다.

- 발작 후 몽롱한 상태에 대비해 주위 사람들이 지켜봐줄 수 있도록 미리 협력을 얻어 두는 것의 필요성을 설명한다.

➡ 발작에 대한 지식이나 입원 전에 환자가 실시하던 안전 대책에 대해 확인하면서 설명한다. 설명은 비디오나 팜플렛 등을 이용하여 구체적으로 한다. 소아는 이해 상황에 따라 만화나 그림을 이용하면 좋다. 근거 퇴원 지도로 이어지기 때문에 초기부터 간호 계획에 넣는다.

➡ 사고를 방지하기 위해 안전한 환경을 확보한다. 근거 전신성 강직간대발작 또는 측두엽 부분 발작 등에 계속 몽롱한 상태가 나타난다. 보통은 몇 분간으로 자연적으로 회복하거나, 수면으로 이행한다. 몽롱한 상태가 몇 시간~며칠에 걸쳐 지연될 수 있다.

3 간호 문제	간호 진단	간호 목표(간호 성과)
#3 발작 유발 인자의 해결을 일상생활에서 할 수 없음으로 발작의 우려가 있다.	**비효과적 자기 건강관리** **관련 요인:** 치료 계획의 복잡함, 행동을 일으키는 계기 불충분, 지식 부족, 치료 계획에 대한 불신 **진단 지표** □ 치료 계획을 일상생활에 넣을 수 없다. □ 위험 요인을 감소시키는 행동을 취할 수 없다. □ 건강 목표를 달성하기 위해 효과적이지 않은 선택을 일상생활 속에서 한다.	〈**장기 목표**〉 규칙적인 복약과 발작 유발 인자를 피하는 일상생활을 보낼 수 있다. 〈**단기 목표**〉 질환 및 치료, 일상 생활상의 주의 사항에 대해 이해할 수 있다.

간호 계획	중재 포인트와 근거

OP 경과 관찰 항목

- 인지 능력(이해력, 나이 등)

- 발병 전 생활(취학이나 직장 환경, 업무 내용, 일일 생활 패턴, 수면 패턴, 음주 등), 라이프스타일에 대한 가치관

- 지금까지 받은 뇌전증에 대한 설명의 유무와 이해하고 있는 내용, 향후 치료에 대한 기대

- 복약 상황, 복약에 대한 의식과 지식수준

➡ 중복 장애(자폐증이나 지적 장애)의 유무 등을 확인하고 이해력과 자기관리 능력을 평가한다. 근거 인지 능력이 낮고 자기관리 능력이 부족할 수 있다.

➡ 일이 바빠서 깜빡하고 잊는 등의 이유로 약 먹는 것을 잊을 수 있다. 규칙적인 약물이나 생활 조절에 지장을 초래하는 원인을 평가한다. 근거 입원 전에 어떤 생활을 했는지, 또 가족을 포함한 가치관에 대하여 확인한다.

➡ 뇌전증이나 발작 유발 인자에 대한 지식, 복약의 자기관리의 상황이나 외박 시 복약 상황 등도 포함하여 환자 및 가족에서 정보를 얻고 지식수준을 확인한다. 근거 발병 후 경과가 다양한 환자가 입원한다.

➡ 부작용이 걱정이고, 약 먹는 것을 잊거나 너무 먹어버린 등, 여러 가지 문제가 발생한다. '발작이 없기 때문에', '어차피 낫지 않기 때문에', '병을 숨기고 있기 때문에 다른 사람 앞에서 먹을 수 없는' 등 다른 여러 가지 이유로 약 먹는 것을 게을리할 수 있다. 근거 장기에 걸친 복약의 필요성에서 약물에 대한 의식이 저하될 우려가 있다.

TP 간호 치료 항목

- 의사의 설명을 이해하고 납득했는지 확인하고 필요한 경우 보충한다.

➡ 설명에 대한 환자의 반응과 이해한 내용을 간호 기록에 남기고 직원 간에 정보를 공유한다. 근거 불안을

- 발작을 유발 인자를 피하는 생활이나 일상생활에 있어서 복약 방법에 대해 상의한다. 또한 외박 시의 모습을 연락 수첩에 적게 한다. 환자 · 가족과 함께 확인한다.

 환자 교육 항목

- 약을 먹는 것을 생활의 일부에 넣고, 규칙적인 생활을 하는 것이 발작을 억제하기 위하여 중요하다는 것을 반복하여 지도한다.

감소하여 치료에 주체적으로 임하는 데는 뇌전증에 대한 지식을 갖는 것이 중요하다.

➡상황을 확인하고 환자 · 가족과 함께 실천 방법을 생각한다. 또한 잘되고 있는 점은 칭찬하고 행동을 강화한다. 환자가 자기관리할 수 없는 경우에는 가족의 협력을 얻는다. **근거** 각각의 라이프스타일에 따라 발작을 유발 인자의 조절이 중요하다.

➡태만한 복약 준수상황, 과로, 수면 부족, 정신적 스트레스, 변비, 대량 음수 등은 발작을 유발하는 인자가 된다. 특히 약의 임의 조정이나 태만한 약의 복용은 발작 유발 인자로 위험하다. 삽화 등이 있는 팜플렛, 학습, 비디오 등을 활용하여 항목별 체계적으로 지도한다(예: 복약의 자기관리 도입기 시도기 실행기). 환자의 지식 수준을 확인하면서 계획에 따라 지도를 실시한다. 또한 약사와 연계하여 항뇌전증약의 작용 · 부작용, 복약 시간 등 복약상의 주의사항을 알기 쉽게 설명한다. **근거** 약물 요법과 생활 수칙을 지킴으로써 발작 억제율이 높아진다. 발병 이전의 라이프스타일을 바꿀 필요가 있지만, 환경을 정돈하여 안심하고 안전하게 생활을 보낼 수 있다.

4 간호 문제	간호 진단	간호 목표(간호 성과)
#4 뇌전증의 일과성 및 일정 기간 지속되는 정신 증상과 행동 장애에 의해 사고 과정과 자기 개념의 혼란과 관련하여 심리 · 사회적 문제가 발생한다.	**사회적 상호 작용 장애** **관련 요인:** 상호 관계를 촉진하는 방법에 대한 부족(지식, 기술), 사고 과정 혼란 **진단 지표** ☐ 다른 사람과의 상호 작용이 잘 기능하지 않는다.	〈**장기 목표**〉 뇌전증을 받아들이고 사회적 교류에 만족할 수 있다. 〈**단기 목표**〉 뇌전증에 대해 이해할 수 있고, 일상생활에서 타인과의 상호 작용에 대해 긍정적인 견해를 표현할 수 있다.

간호 계획	중재 포인트와 근거

 경과 관찰 항목

- 뇌전증에 대한 불안의 내용과 정도: 발작, 치료의 전망, 결혼, 임신, 출산, 학교 문제, 취업 문제, 부모가 사망 후의 것 등

- 일과성 또는 지속적인 정신 증상의 발현 상태 · 발작과의 시간적 관계 · 지속 시간
  - 발작 전: 초조, 불만감, 기분 변화
  - 발작 시: 의식 변화, 반응의 감퇴 등
  - 발작 후: 의식 변화, 방향 감각 상실, 불안, 초조, 흥분, 우울증, 환각 · 망상, 문제 행동, 의식 장애
  - 지속적: 조현병, 환각 · 망상 상태나 발작의 원인이 뇌 기질 장애로 정신 증상

➡발작과 관련된 고민이나 미래에 대한 불안이 혼재하고 있는 경우가 많다. 뇌전증에 대한 지식, 사회적 배경(가정, 학교, 직장 등), 가치관(취미, 흥미, 관심) 등에 대해 정보를 얻는다. **근거** 뇌전증은 사회적 편견이 남아 있는 질환이다. 막연한 불안이나 고민, 부정적인 감정, 절망, 소외감, 고립감, 무력감 등을 품을 수 있다. 발작이 억제되지 않고 발작 빈도가 높을수록 이러한 불안이 높다.

➡문제가 되고 있는 정신 증상이 언제 어떤 상황에서 일어났는지, 또한 발작과의 시간적 관계, 정신 증상의 지속 시간 등을 관찰한다. **근거** 정신증상은 발작에 관련된 것뿐만 아니라 발작을 일으키는 원 질환에 의한 것, 긴 뇌전증 발병에 의한 영향으로 인한 것, 중복 장애에 의한 것 등이 있다. 대인 관계 및 커뮤니케이션 장애가 그러한 것에 의해 영향을 받고 있지 않은지 의사에게 확인함과 함께 평가한다.

- 대인 관계, 커뮤니케이션 기능

  ⮕ 대인 관계에서는 내향성과 의존성 · 수동적 태도의 유무 등을 평가한다. 커뮤니케이션의 내용이 적절한지, 부정적인 것으로 받아들이지 않는지 대화의 패턴은 적절하고 자신의 생각을 고집하고 있지는 않은지를 관찰한다. **근거** 소아기에 발병 또는 과보호에 의한 생활 체험의 부족, 의미의 오인, 자신감 결여 등 관련하여 대인 관계 및 커뮤니케이션 능력에 영향을 미칠 수 있다. 소아의 경우 진단이 내려지면 특히 어머니가 죄책감을 가질 수 있다. 보호하고 싶은 마음에서 과보호와 지나친 간섭을 할 우려가 있다. 그 결과 정신적으로 미성숙한 채로 해를 거듭하여, 가족에 대한 과도한 의존, 사회성의 부족을 가져올 위험이 있다.

- 질환이나 발작에 관련된 자기 부정적인 언행의 내용 · 정도

  ⮕ 말뿐만 아니라 얼굴 표정, 목소리 톤, 말투 등에도 유의한다. **근거** 발작과 발작으로 인해 생기는 여러 가지 제약 등으로 초조함이나 스트레스, 부정적인 자기감정을 가질 수 있다.

 간호 치료 항목

- 발작 시 환자의 프라이버시를 지킨다.

  ⮕ 발작 시에는 발작의 상태를 다른 사람이 볼 수 없도록 환경을 정비한다. 또한 발작 시 요실금 등이 인정되는 경우에는 신속하게 처리한다. **근거** 발작을 다른 사람에게 보이는 것으로 인하여 견딜 수 없는 기분이 되거나 자기 혐오감을 갖는다.

- 뇌전증과 관련된 정신 증상에 대해 의사로부터 설명을 실시하고 일관된 태도로 대한다.

  ⮕ 이해력에 따라 설명한다. 환자가 정신 증상에 대해 이해하고 올바르게 인식하는 것이 일상적인 문제에 대처해 나가기 위한 첫 걸음이 된다. **근거** 발작은 다양한 정신과적 합병증을 일으킨다. 그 정신 증상은 다양하다.

- 정해진 일과나 주간 예정에 따라 생활을 촉진한다. 또한 개별성에 맞추어 작업 요법, 운동 요법, 노래방, 비디오 감상, 산책 등의 레크리에이션을 한다.

  ⮕ 지금까지의 고생과 심정을 받아들이면서, 다시 활기찬 생활을 가지려면 어떻게 해야 좋을지 일상생활에서의 관계를 통해 환자와 함께 생각하고 상의한다. **근거** 작업 요법과 운동의 모습에서 일상생활의 발작에 미치는 영향, 약물의 부작용 양상을 알 수 있다. 발작으로 인해 생활 범위가 제한되거나 정신적으로 이상을 초래하거나 하는 경우, 새로운 체험으로 의욕과 집중력을 기른다. 또한 대인 관계에 대하여 생활 체험을 통해 배우고 규칙적인 일상생활 리듬을 얻는 기회이다.

- 환자가 같은 입장의 사람들과 만날 수 있는 장에 대해 검토한다.

  ⮕ 지원 단체나 가족 모임 등을 소개한다. **근거** 동일한 상황의 사람들과 교류하여 보다 현실적인 견해가 생길 수 있게 된다.

 환자 교육 항목

- 발작은 인간으로서의 존엄을 손상하는 사건이 아니라는 것, 발작이 있거나 발작을 조절하기 위한 삶을 어떻게 만들어갈 것인가가 중요하다는 것을 전한다.

  ⮕ 환자가 괴로워하거나 슬퍼하거나 하는 감정에 대하여 부정 · 비판적 태도를 취하지 않고, 수용적이고 공감적인 태도로 대한다. **근거** 뇌전증은 사회적 편견이 남아 있는 질환이다. 병명이 다른 사람에게 알려지는 것, 발작을 타인에게 보이는 것 등에 대해 치욕감을 느낄 수 있다.

- 조금 앞을 내다보고 안심하고 사회생활을 하는 법을 주치의와 잘 논의하는 것이 중요함을 전한다.

  ⮕ 직업과 학업, 결혼, 임신, 출산 등에 대해서는 의사와 충분하게 상담하고, 필요에 따라 사회 복지사나 심리 상담사와 상담 기회를 만드는 등 연락 조정을 한다. **근거** 뇌전증임을 숨기고 취직이나 결혼을 하는 경우도 적지 않다. 임신 · 출산에 관해서는, 아이에게 뇌전증의 유전, 약물의 최기형성, 환자 자신의 발작 빈도에 미치

- 다른 사람과 만족을 위한 상호 관계를 맺기 위해서는 질환에 따라 생기는 장애와 한계를 받아들이고 동시에 자신의 장점을 인식하는 것이 중요하다는 것을 설명한다.

는 영향과 불안을 안고 있다. 불안을 완화하고 치료에 주체적으로 임해 나가기 위해서는 구체적인 전망을 세우는 것이 중요하다.

➡ 장애와 한계를 받아들이고, 안심하고 타인과의 관계를 쌓아 가기 위한 방법을 함께 생각해 현실적으로 문제 해결을 도모해 간다. 그 토대가 되는 것은 자신이 할 수 있는 점과 장점에 대해 긍정적으로 보는 것이다. `근거` 타인과의 긍정적인 인간관계는 긍정적인 자기 개념을 필요로 한다.

5 간호 문제	간호 진단	간호 목표(간호 성과)
#5 발작 시의 대응이나 복약 관리 등 관리에 대한 가족의 불안과 스트레스가 있다.	간병인 역할의 긴장 위험 상태 **위험 요인:** 간호 업무의 복잡성, 간병인 고립, 간병인의 힘든 코핑 패턴	〈장기 목표〉 가족은 환자의 치료를 계속하면서, 긍정적인 생활관을 가질 수 있다. 〈단기 목표〉 환자 치료에 관련된 스트레스를 줄일 수 있다.

간호 계획	중재 포인트와 근거

`OP` 경과 관찰 항목

- 가족이 느끼고 있는, 간병에 대한 불안과 스트레스의 내용 · 정도

➡ 가족의 특성(나이, 가족 구성, 경제적 부담, 라이프 스타일, 신체적 에너지) 질병에 대한 지식과 인식(경과, 치료 및 예후) 등의 정보와 겸하면서 불안과 스트레스에 관한 정보를 얻는다. `근거` 특히 발병 후 얼마 되지 않은 시기는 가족이 뇌전증 발작에 대한 공포와 불안을 갖기 쉽고, 질환을 적절하게 수용할 수 없는 경우가 많다.

- 지원 시스템(가족, 친척, 친구 등 상담할 수 있는 주요 인물의 유무)와 지원 방법

➡ 가족을 지원할 수 있는 사람과 자원을 확인한다. 필요에 따라 사회복지사와의 상담기회를 마련한다. `근거` 혼자서 떠맡고 있는 경우나 가족 내에서는 감당할 수 없는 경우가 있다.

`TP` 간호 치료 항목

- 가족의 가치관과 인생관을 고려하면서 가족이 안고 있는 질환이나 간병에 대한 불안, 고민을 경청한다.

➡ 지금까지의 노력에 대해 경의를 표하고, 가족이 안고 있는 불안과 고민에 항상 귀를 기울이며 심리적 지원을 한다. `근거` 가족이 발작에 대한 두려움과 불안을 갖는 경우 환자가 질환과 장애를 적절하게 수용하지 못할 수 있다.

- 사회 복지사와 면담하는 기회를 마련하거나, 가족회나 지원 기관 등을 소개한다.

➡ 가족회, 상담 기관, 지원 단체 등이 있다. 또한 의료비 보조제도, 정신 장애인 보건 복지 수첩의 교부, 취업 지원, 연금 지급 등이 있다. `근거` 발작이 억제되지 않거나 중복 장애가 있을수록 소외감이나 외로움은 더해진다. 같은 입장의 사람들과 교류하고 정보를 얻음으로써 마음의 여유가 생겨 객관적으로 바라볼 수 있다.

`EP` 환자 교육 항목

- 가족이 환자를 지원할 수 있도록 뇌전증에 대한 기본적인 지식과 발작 시 대응에 대해 설명한다.

➡ 지금까지의 고생을 위로하고 발작의 대응에 휘둘리는 일이 없도록 지원한다. `근거` 지식을 얻음으로써 현실적인 견해가 생기고, 구체적 대응을 아는 것으로 불안이 완화된다.

- 환자가 어린이인 경우, 부모는 죄책감을 가질 필요가 없다는 것, 질병에 대해 객관적으로 바라보고 극복해 나가는 것이 중요하다는 것을 전한다.

➡ 어린이의 작은 성장에도 관심을 갖고 기쁨을 공유할 수 있도록 관계한다. 　근거　 질환의 원인이 부모에 있는 것은 아닐까 하는 죄책감이나 양심의 가책감이 생길 수 있다. 부모로서 더 해줄 수 있는 것은 없는지, 다른 아이들이 부럽다든지, 미래에 대한 불안·초조감 등이 생길 수 있다.

| Step1 영향 평가 | Step2 간호 초점 | Step3 계획 | **Step4 실시** | Step5 평가 |

병기 · 병태 · 중증도별 관리 포인트

【급성기(최초 발작~발작 빈발 시)】 발작 시의 대응과 발작 증상을 관찰·기록한다. 뇌전증 발작인지 여부의 진단을 포함하여 의사의 치료 선택·결정 관련 자료가 된다. 발작 빈발 시에는 발작에 따른 신체 손상의 위험이 크기 때문에 충분히 관찰하고 헤드기어를 착용하는 등 위험 방지에 최대한 주의를 기울인다. 발작 시에는 호흡 장애 및 흡인에 의한 질식, 타박·골절 등이 생길 수 있어, 안전한 환경을 갖추고 지켜본다. 필요에 따라 흡인·산소 투여, 백 밸브 마스크에 의한 인공 환기 등의 처치를 한다. 또한 발작의 유도, 약의 작용·부작용, 환자의 불안이나 고민 등 심신의 일반 상태를 관찰한다.

【만성기】 만성 경과를 보이는 것이 많다. 오랜 규칙적인 복약(혈중 농도 유지)과 발작을 유도하는 것을 피하는 생활이 재발과 악화를 예방하는 데 중요하다. 밤낮이 바뀌는 등 불규칙한 생활, 약물의 임의 조정이나 약을 중단하는 일 등이 없도록 반복하여 설명한다.

【회복기(외래 통원, 사회생활 적응)】 사회생활의 장애 등에 대해 불안이나 고민을 안고 있다. 타 직종과 연계하고, 필요에 따라 정신 장애인 보건 복지 수첩의 취득, 상담 기관 및 지원 단체 등을 소개한다.

간호 활동(간호 중재) 포인트

발작 시 관찰 포인트
- ① 발작이 일어난 시간, 상황·유인, ② 의식 장애의 유무, ③ 어떤 발작인지, ④ 청색증의 유무, ⑤ 지속 시간, ⑥ 발작 때의 모습.

경련 발작 시의 대응
- ① 위험한 물건을 멀리 치우고 환자가 부상을 당하지 않도록 한다. ② 옷의 목 언저리를 풀고 벨트를 벗기며, 옆으로 눕게 하여 발작 상태를 관찰한다. ③ 식사 중이나 식사 직후 발작이 일어나면 구토하고, 토사물에 의해 질식할 위험이 있으므로 주의한다.

치료 지원
- 발작 시는 그 특징을 관찰하고 즉시 의사에게 보고하여 대처한다. 특히 처음 발작 시 뇌전증 이외의 질환을 감별하기 위한 채혈·영상 검사 등이 필요한 경우가 많다.
- 뇌전증 지속 상태(status epilepticus) 시에는 신속하게 의사에게 보고하고 응급조치에 대응할 수 있도록 준비해 둔다.

신체 손상 방지
- 발작을 유도하는 것을 조절하기 위한 지도를 실시한다.
- 발작 시의 대응과 안전 대책에 대한 지도를 실시한다.

환자 · 가족의 심리 · 사회적 문제에 대한 지원
- 질병의 전망과 미래의 문제에 대한 불안감이 완화되도록 심리·사회적 지원을 실시한다. 정보의 제공과 관계 기관 소개, 필요에 따라 다른 직종에 협력을 의뢰한다.
- 환자 · 가족의 고생을 위로하고 장애를 받아들일 수 있도록 심리적 지원을 한다.
- 질환을 받아들이고 주변의 이해와 협력을 얻으면서 사회에 참여할 수 있도록 지원한다.

- 발작이 일어났을 때의 조치나 응급 의료 케어와 연락 타이밍 등을 설명한다.
- 약을 복용하는 것을 잊었거나 잘못 먹었을 때의 대처법에 대해 약사가 설명한다. 결코 자기 판단으로 약을 중단하거나 임의 조정하지 않도록 충분히 설명한다.
- 안전 대책에 대해 재확인한다.
- 인생의 중대사(취학, 취직, 결혼, 임신 · 출산 등)에 대해서는 의사와 상담하도록 설명한다.
- 긴 경과 질환임을 이해하게 하고 지속적으로 내원하도록 설명한다.

Step1 영향 평가　　Step2 간호 초점　　Step3 계획　　Step4 실시　　Step5 평가

평가 포인트

간호 목표 달성도

- 필요한 일상 활동을 하기 위하여 발작에 의한 생리적 에너지의 저하는 없는가?
- 발작에 따른 신체 부상을 예방하고 안전하게 보낼 수 있는가?
- 발작 유발 인자를 피하는 일상생활을 보낼 수 있는가?
- 뇌전증을 받아들이고, 사회적 교류에 만족할 수 있는가?
- 가족이 환자 케어를 계속하면서 긍정적인 생활관을 가질 수 있는가?

● 참고 자료
1) 아키모토 하루오 감수: 신간 뇌전증. 일본 문화 과학사, 2002.
2) 가네코 스나오, 야마모토 미츠토시: 환자와 가족을 위한 뇌전증 Q&A 개정 4판. 라이프 · 사이언스. 2001.
3) 고지마 다쿠야 편저: 알고 싶은 '뇌전증'의 진단과 치료. 진흥교역의서 출판부, 2000.
4) 하드맨. T 헤더 편(일본간호진단학회 감역): NANDA-I 간호 진단-정의와 분류 2012-2014. 의학 서원. 2012.
5) 칼페니트 = 모이에, LJ 편(신도 유키에 감역): 칼페니트 간호 진단 매뉴얼 제4판. 의학 서원. 2008.
6) 일본뇌전증학회 가이드라인 작성위원회: 성인 뇌전증의 정신과적 합병증에 관한 진단 · 치료 지침. 뇌전증 연구 24(2) :74-77. 2006.
7) 장 아이카디(Jean Aicardi), 니와 신이치 감역: 소아 뇌전증 원저 제2판. 도쿄의학사. 2001.
8) 스가 루미코: 뇌전증 환자의 임신 · 출산 관리. 소아 내과 41(3) :427-430. 2009.
9) 아키모토 하루오, 야마모토 도시오 편: 뇌전증학의 발전 No.3. 이와사키학술 출판사. 1996.

뇌전증 환자의 병태 관계도와 간호 문제

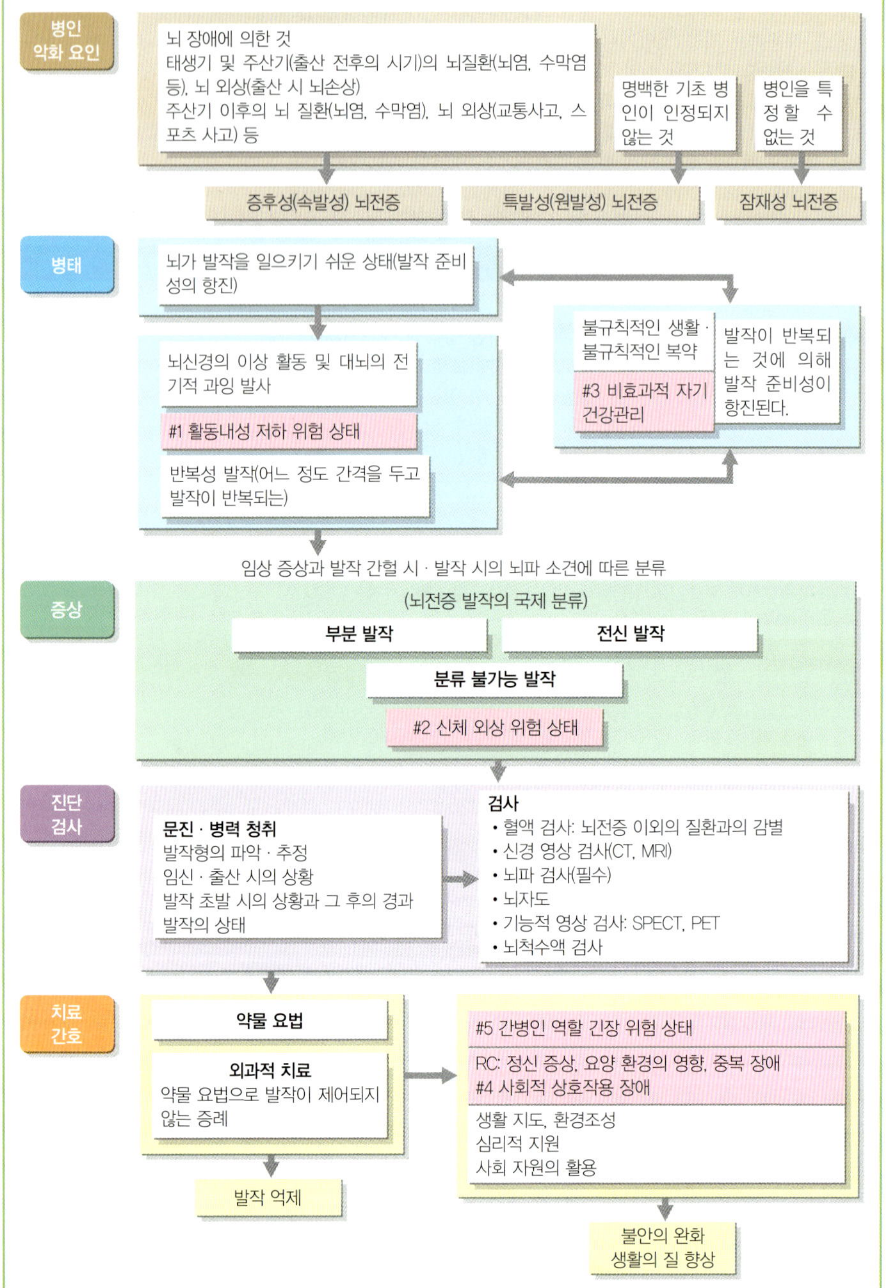

병인 · 악화 요인

뇌 장애에 의한 것
태생기 및 주산기(출산 전후의 시기)의 뇌질환(뇌염, 수막염 등), 뇌 외상(출산 시 뇌손상)
주산기 이후의 뇌 질환(뇌염, 수막염), 뇌 외상(교통사고, 스포츠 사고) 등

명백한 기초 병인이 인정되지 않는 것

병인을 특정할 수 없는 것

↓

증후성(속발성) 뇌전증   특발성(원발성) 뇌전증   잠재성 뇌전증

병태

뇌가 발작을 일으키기 쉬운 상태(발작 준비성의 항진)

↓

뇌신경의 이상 활동 및 대뇌의 전기적 과잉 발사

#1 활동내성 저하 위험 상태

반복성 발작(어느 정도 간격을 두고 발작이 반복되는)

불규칙적인 생활 · 불규칙적인 복약

#3 비효과적 자기 건강관리

발작이 반복되는 것에 의해 발작 준비성이 항진된다.

↓

임상 증상과 발작 간헐 시 · 발작 시의 뇌파 소견에 따른 분류

증상

(뇌전증 발작의 국제 분류)

부분 발작   전신 발작

분류 불가능 발작

#2 신체 외상 위험 상태

↓

진단 · 검사

문진 · 병력 청취
발작형의 파악 · 추정
임신 · 출산 시의 상황
발작 초발 시의 상황과 그 후의 경과
발작의 상태

검사
- 혈액 검사: 뇌전증 이외의 질환과의 감별
- 신경 영상 검사(CT, MRI)
- 뇌파 검사(필수)
- 뇌자도
- 기능적 영상 검사: SPECT, PET
- 뇌척수액 검사

치료 · 간호

약물 요법

외과적 치료
약물 요법으로 발작이 제어되지 않는 증례

#5 간병인 역할 긴장 위험 상태

RC: 정신 증상, 요양 환경의 영향, 중복 장애
#4 사회적 상호작용 장애

생활 지도, 환경조성
심리적 지원
사회 자원의 활용

↓

발작 억제

불안의 완화
생활의 질 향상

이리오카 다카쿠니 · 미즈사와 히데히로

눈으로 보는 질환

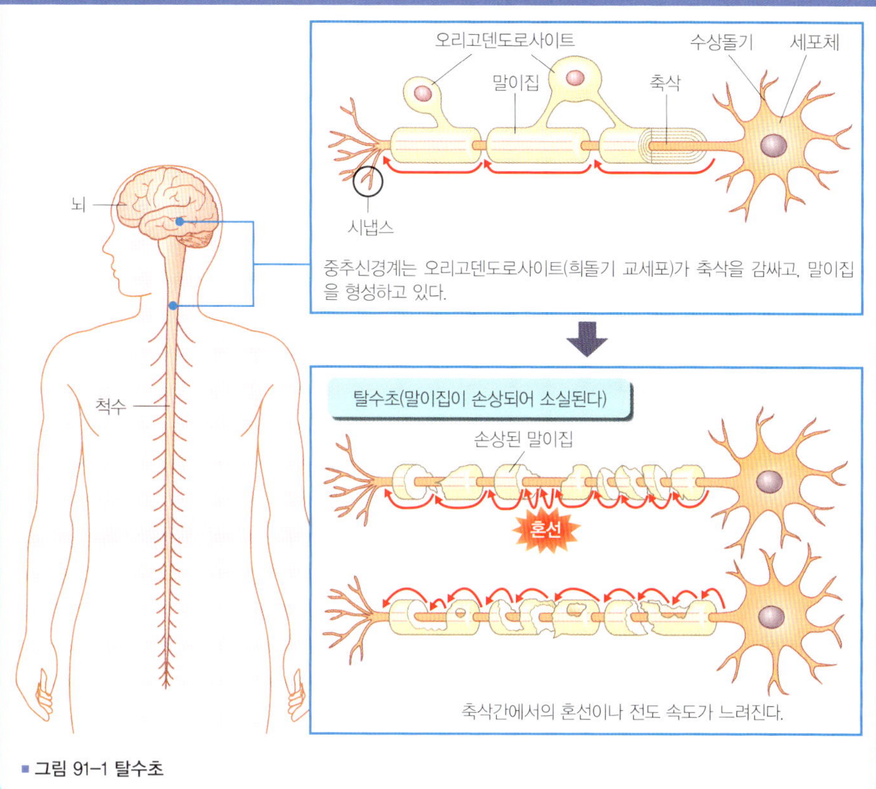

■ 그림 91-1 탈수초

병태 생리

▋ 다발성 경화증(MS)은 자가 면역 이상에 의해 중추신경계 내에 탈수초 병변을 초래하는 질환이다.

- 자가 면역 현상: 개인의 체내에 미생물 등의 '이물질'이 침입했을 때 백혈구, 항체, 보체 등으로 구성된 면역 체계에 의해 이물질이 배제된다. 면역 체계에 이상이 발생하면 본래 지켜야 할 자기 체내의 여러 조직을 자신의 면역 체계가 스스로 공격한다(자가 면역 질환).
- 중추신경계(대뇌, 간뇌, 중뇌, 뇌교, 소뇌, 연수 및 연속적인 척수)에 병변이 일어날 수 있다. 〔뇌 신경의 일부인 후각신경(제1 뇌신경), 시신경(제2 뇌신경)도 중추신경계에 속한다.〕
- 탈수초성 병변: 신경세포체는 축삭을 늘리고, 다른 신경세포에 흥분을 전달한다. '중추신경계의 축삭은 오리고덴도로사이트의 세포 돌기가 만드는 다층성 막상물에 싸인다(말이집, 그림 91-1). 말이집은 축삭을 전하는 전기 신호의 전도 속도를 빠르게 하거나(도약 전도), 복수의 축삭 사이에서 혼선을 막는 기능(자기장 같은)을 하고 있다. 탈수초성 질환은 말이집이 장애가 일어남으로써 다양한 병태가 발생한다.

병인 · 악화 요인

- 다발성 경화증(multiple sclerosis: MS)뿐만 아니라 많은 자가 면역 질환이 생기는 원인은 불명이다. 여러 유전 요인과 환경 요인이 합쳐져 생기는 것으로 생각하고 있다.

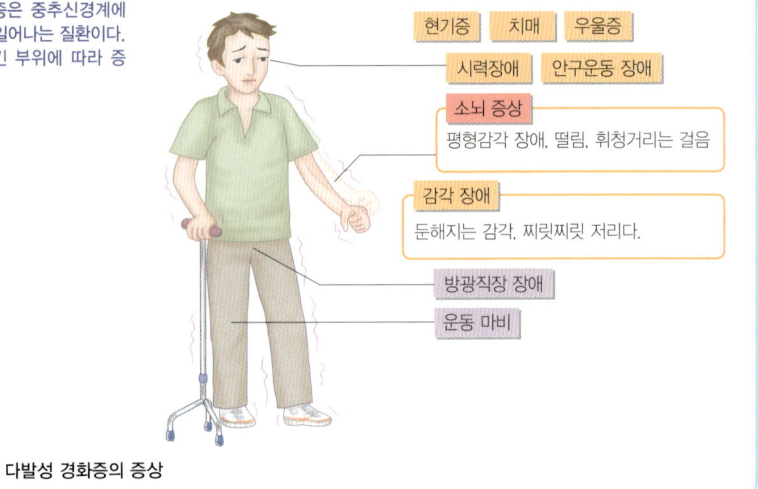

■ 그림 91-2 다발성 경화증의 증상

- 자가 면역 질환은 감기 등의 감염을 계기로 발병, 재발할 수 있다.

역학 · 예후

- 젊은 층 성인(20~40대)에 처음 발생하는 경우가 많고 여성에게 약간 많다고 되어 있지만, 최근에는 노인 발병도 드물지 않다.
- 탈수초성 병변에 의한 다양한 신경 증상이 재발 · 회복을 반복하는 것이 특징(재발 완화형 MS)이다. 그러나 경과 속에서 충분한 회복이 되지 않고 후유증이 축적되어 점차 증상이 진행되는 경우도 있다(2차성 진행형 MS). 또한 드물게 처음부터 진행성 병태를 나타내는 경우도 있다(1차성 진행형 MS).

증상

탈수초는 중추신경계의 모든 부위에 발생할 수 있으므로 증상은 다양하다. 그러나 일본의 MS 환자는 시신경과 척수에 탈수초 병변이 일어나는 것이 많다고 알려져 있다(그림 91-2).
- 빈도가 높은 증상: ① 시력 장애, ② 안구 운동 장애, ③ 운동 마비, ④ 감각 장애(척수 병변의 경우는 몸을 포함), ⑤ 방광직장 장애.
- 후유증으로 나타나기 쉬운 증상: 통증, 마비, 유통성 경직성 경련(painful tonic spasm).
- 경과가 긴 환자에게서 발생할 수 있는 증상: 치매와 우울증 등의 정신신경 증상.
- 레르미테(Lhermitte) 징후: 경부를 앞으로 굽히면 등에서 엉덩이 또는 다리 쪽으로 전기가 통하듯이 강한 찌릿한 감을 자각한다. 경수의 후색에 탈수초 병소가 있는 환자에게서 보인다.
- 우소프(Uhthoff) 징후: 목욕이나 운동 등에 의한 체온 상승에 따라 일시적으로 마비 또는 탈력, 시력 저하 같은 신경 장애가 악화되는 것.

진단 · 검사값

MRI 소견에서 T$_2$강조 또는 FLAIR 영상의 높은 신호를 평가한다. ADL의 평가는 EDSS의 중증도 분류를 사용한다.
- MRI, 뇌척수액 검사(요추천자), 안과 검사(안저경 등), 전기 생리학 검사(중추신경계 탈수초에 의한 전기 신호 전달 지연을 검사한다).
- 중증도의 진단: EDSS(Kurtzke Expanded Disability Status Scale)의 중증도 분류가 가장 일반적이다. 점수 0(정상)~10(MS에 의한 사망)까지 0.5점 단위로 평가한다. EDSS는 주로 보행 능력

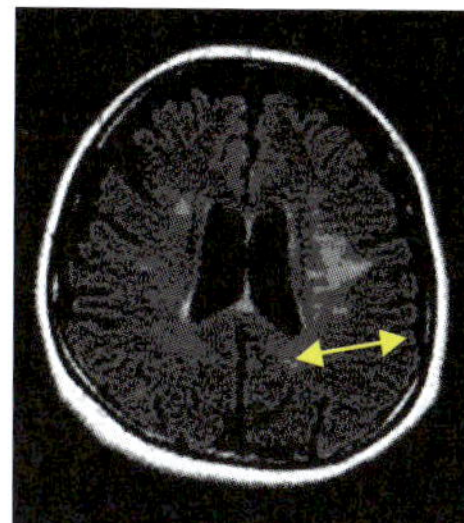
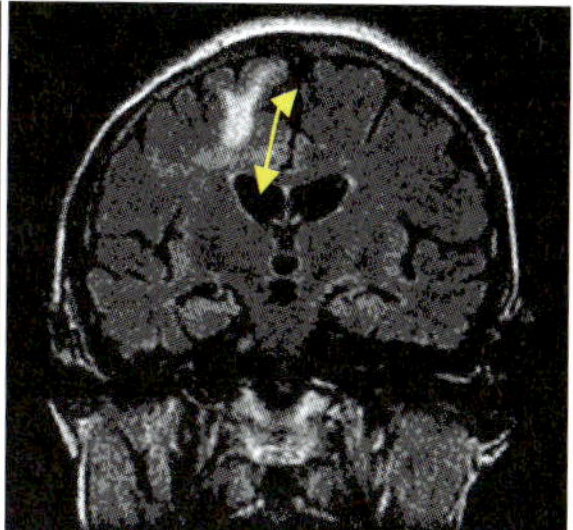
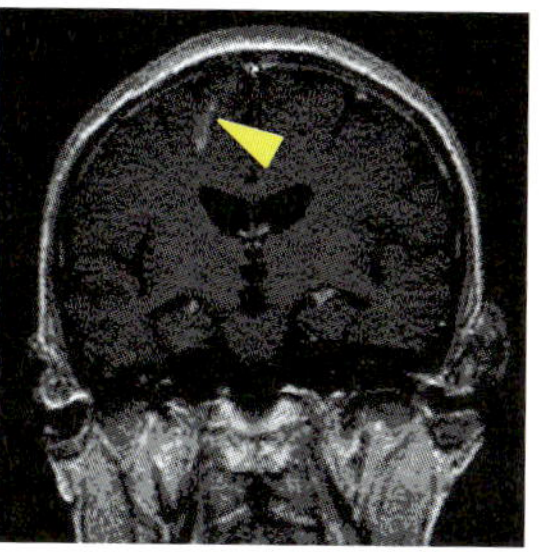

a. FLAIR 영상 중심면 b. FLAIR 영상 관상단면 c. T₁강조 화상 관상 단면(가돌리늄 조영)

a, b는 백질을 구성하는 축삭의 주행에 따른 형태로 MS 탈수초 병변이 보인다(←→).
b의 병변은 가돌리늄 증강 효과를 보여(c) 활동성이 높은 것을 알 수 있다 (◀).

■ 그림 91-3 MS의 뇌 MRI 소견

에 따라 환자의 ADL을 평가하는 것으로, EDSS 3.5점 이하는 자립 보행이 가능한, EDSS 7점 이상은 보행 불능 상태이다. 그러나 EDSS의 정확한 평가는 숙련된 신경내과의 진찰을 요한다.

● 검사값
● MRI: T₂강조 또는 FLAIR 이미지의 높은 신호. 활동성 높은 탈수초 병변은 가돌리늄 조영 효과(T₁강조 영상)를 보여준다(그림 91-3). 급성기의 탈수초 병변은 확산강조 영상(DWI)에서 높은 신호를 보여준다.
● 수액 이상: 단백질 농도의 상승, 올리고크로날밴드(MS에 특이성이 높은), 미엘린(myelin) 염기성 단백질(MBP)의 상승.
● 전기 생리학적 검사: VEP(시각 유발 전위), SEP(체성감각 유발 전위) 등의 전도지연.
※ 최근, 지금까지 MS에 포함했던 **시신경 척수염**(neuromyelitis optica: NMO)은 척수 병변이 길고, 환자에서 혈청 자가 항체(항아크아포린-4 항체: 항AQP-4 항체)가 높은 빈도로 검출되어 병태가 다르다고 생각하고 있다. 항AQP-4 항체가 양성으로 NMO 외에도 다양한 중추신경계 자가 면역 질환을 일으키는 병태를 항AQP-4 항체 증후군이라고 한다.

합병증

● 후유증으로 보행 장애, 방광직장 장애(자가도뇨) 등.
● 치료에 따른 기회 감염(치료의 부작용에 주의).

치료법

▌급성기에는 부신피질 호르몬 제제의 약물 요법을 실시하여 증상의 회복을 도모한다.

● 치료 방침
● 급성기(재발기): 증상의 회복을 촉진하기 위해 부신피질 호르몬 제제(스테로이드) 치료를 한다. 스테로이드 약물로 증상의 개선을 볼 수 없는 경우, 사지 마비를 보이고 인공호흡기 관리를 요하는 중증의 경우, 항AQP-4 항체를 가진 예에 대하여 혈액 정화 요법을 하는 경우도 있다.
● 만성기(회복기): 재발 빈도를 줄이기 위해 면역 조절(immunomodulation)을 실시한다.
● 대증 요법: 후유증으로 남아있는 신경 증상을 완화한다.

● 약물 요법
〈급성기〉
● 일본에서는 스테로이드 펄스 요법에 이어 경구 스테로이드 약물을 투여하여 경감하는 치료법을 선택하는 경우가 많다.
● 스테로이드 약물의 부작용 예방으로 제산제(H₂ 수용체 길항제) 및 골다공증 치료제(비스포스포네이트 제제), 항생제(ST 합제의 바크타 정 등)를 병용하는 경우가 많다.

분류	일반명	주요 상품명	약의 효과 메커니즘	주요 부작용
부신피질 호르몬 제제(스테로이드 약)	호박산 메틸프레드니솔론 에스테르 나트륨	솔 메도롤	염증성 사이토카인 · 케모카인의 생산 억제	유발 감염증
	프레드니솔론	프레드닌, 프레드니솔론, 프레드항		
인터페론 제제	인터페론베타 – 1a	아보넥스	여러 가지 기전에 의해 항바이러스 작용, 항종양 작용, 면역 증강 작용을 나타낸다.	우울증, 자살 기도
	인터페론베타 – 1b	베타페론		
대사 길항제	메토트렉세이트	메토트렉세이트	세포를 죽이는 작용	골수 억제
면역 억제제	아자티오프린	아자닌, 이무란	퓨린뉴클레오티드의 생합성을 억제	
	핀골리모드 염산염	이무세라, 지레니아	2차 림프 조직에서 림프구의 이출을 저지	서맥성 부정맥, 황반 부종

Px 처방 예 스테로이드 펄스 요법

- 솔 메도롤 주(500mg) 1일 1회 1,000mg 100~200㎖의 수액에 섞어 점적 정맥 주사 ← 부신피질 호르몬 제제
  ※1일 1회 1,000mg의 투여를 3일간 실시(스테로이드 펄스 요법).

Px 처방 예 경구 프레드니솔론 요법

- 프레드닌 정(5mg) 6~12정 한 번에 모두 아침 식사 후 ← 부신피질 호르몬 제제
  ※경구 스테로이드 약의 투여량, 투여 방법, 투여 기간은 각 시설과 의사에 따라 다양하기 때문에 잘 확인할 것.

〈만성기〉

- 만성기에는 인터페론 제제에 의해 MS의 재발 빈도와 재발 시 증상의 정도가 억제되는 환자도 많지만 완전히 재발을 일으키지 않는 것은 어렵다. 한편, 인터페론 제제가 효과가 없는 환자나, 오히려 인터페론 제제 투여에 의해 병세가 악화된 것으로 생각되는 환자도 있다. 검사값의 항에서 언급한 혈청 AQP-4 항체를 가진 환자(NMO 항AQP-4 항체 증후군)이나 쇼그렌 증후군 등 다른 자가 면역 질환, 교원병을 합병한 환자는 안이하게 인터페론 제제는 투여하지 않는다. 그 같은 환자는 소량에서 중간량(10~15mg/일 정도)의 경구 스테로이드 약물을 장기간에 걸쳐 투여하거나 보험적용 외이지만 다음의 면역 억제제를 투여하는 것이 종래에 이루어져 왔다. 이외에 최근 새로운 경구 면역 억제제(핀골리모드 염산염)가 MS의 재발 예방 약물로 승인되었다.

Px 처방 예 인터페론 제제

- 베타페론피하 주(960만 IU) 1회 800만 단위 격일 피하 주 ← 인터페론베타 – 1b
  ※1일 간격으로 하복부 등으로 주사 부위를 바꿔 가며 자가 주사.
- 아보넥스 근육 주사용 주사기(30㎍, 0.5㎖) 1회 30㎍ 1주간 1회 근육 주사 ← 인터페론베타 – 1a
  ※베타페론과 투여 간격, 주사법이 다르다는 점에 유의한다.

Px 처방 예 면역 억제 치료

- 메토트렉세이트 정(2.5mg) 1주일에 3정(7.5mg/주) ← 면역 억제제
  ※구체적인 복용 방법: 1주일 안에 메토트렉세이트 정을 복용하는 요일을 결정(목요일과 금요일 등), 처음 첫째 날은 1회 1정을 1일 2회(아침 · 저녁 식사 후) 다음의 2일째는 1회 1정을 1일 1회(아침 식사 후)에 복용한다.
  ※항생제의 ST합제(바크타 정) 및 비스테로이드성 소염제〔록소프로펜 나트륨 수화물(록소닌 정) 등〕과의 병용에 주의를 요한다.
- 아자닌 정(50mg) 1회 1~2정 1일 1회 아침 식사 후 ← 면역 억제제
  ※통풍 치료제 알로프리놀(자이로릭 정 등)과의 병용에 엄중한 주의를 요한다.

 새로운 경구 면역 억제제: 핀골리모드 염산염

- 이무세라 캡슐(0.5mg) 또는 지레니아 캡슐(0.5mg) 1회 1캡슐 1일 1회 ← 면역 억제제
  ※환자가 처음 복용할 경우 심각한 부작용(서맥성 부정맥)이 일어날 수 있으므로 입원 후, 24시간 바이털 사인의 관찰을 계속한다.
- 처음 투여 후 적어도 6시간은 바이털 사인(혈압, 심장박동 수)의 관찰을 1시간마다 실시한다.
- 처음 투여 전 및 첫 투여 후 6시간 후에 12 유도 심전도 검사를 한다.
- 24시간 연속적 심전도 모니터링을 실시한다.

● 대증 요법
- 경련 · 경축(당김)에 대하여: 근육 이완의 티자니딘 염산염(테루네린 정)과 바클로펜(가바론 정) 등. 심한에 경축에 대해서는 체내 삽입형 펌프로 가바론 척수주사도 실시 가능하다.
- 통증(신경통)에 대해: 항우울제의 아미트립틸린 염산염(트립타놀 정), 항전간제 카바마제핀(테그레톨 정)과 클로나제팜(리보트릴 정), 항부정맥약의 멕시레틴 염산염(멕시틸 캡슐) 등이 사용된다.
- 방광직장 장애에 대하여: 탐스로신 염산염(하루날 정) 등 신경인성 방광에 대한 내복 치료. 남성의 발기 부전에 대한 실데나필(sildenafil) 구연산(비아그라 정)

다발성 경화증의 병기 · 병태 · 중증도별 치료 순서도

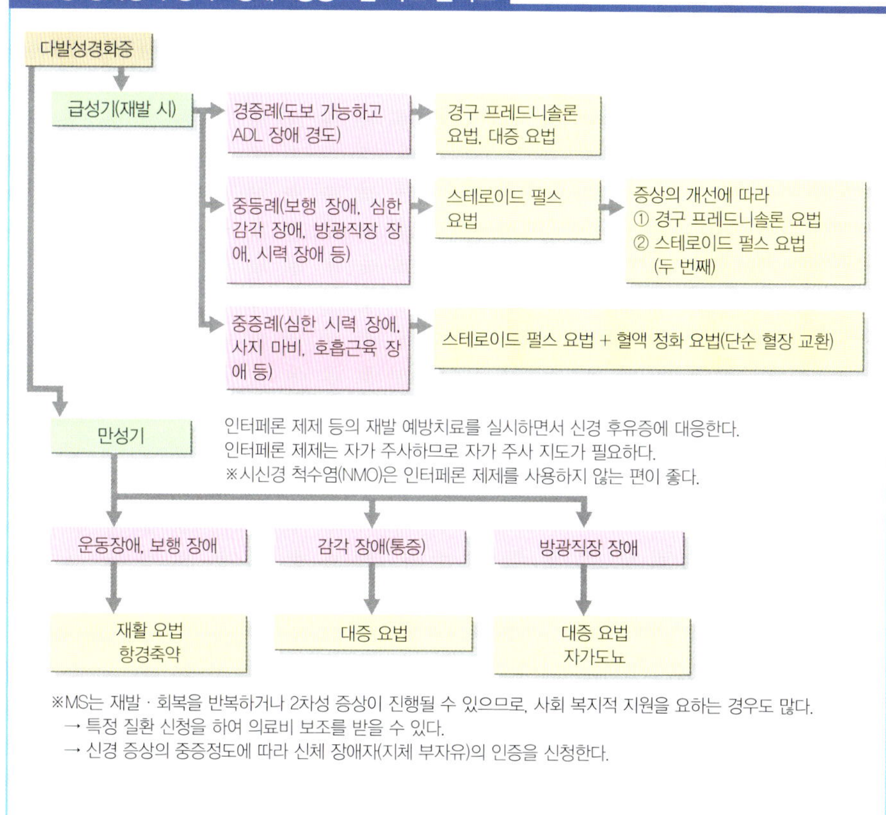

※MS는 재발 · 회복을 반복하거나 2차성 증상이 진행될 수 있으므로, 사회 복지적 지원을 요하는 경우도 많다.
  → 특정 질환 신청을 하여 의료비 보조를 받을 수 있다.
  → 신경 증상의 중증정도에 따라 신체 장애자(지체 부자유)의 인증을 신청한다.

다발성 경화증(시신경 척수염 포함)

아키야마 사토루

간호 과정 순서도

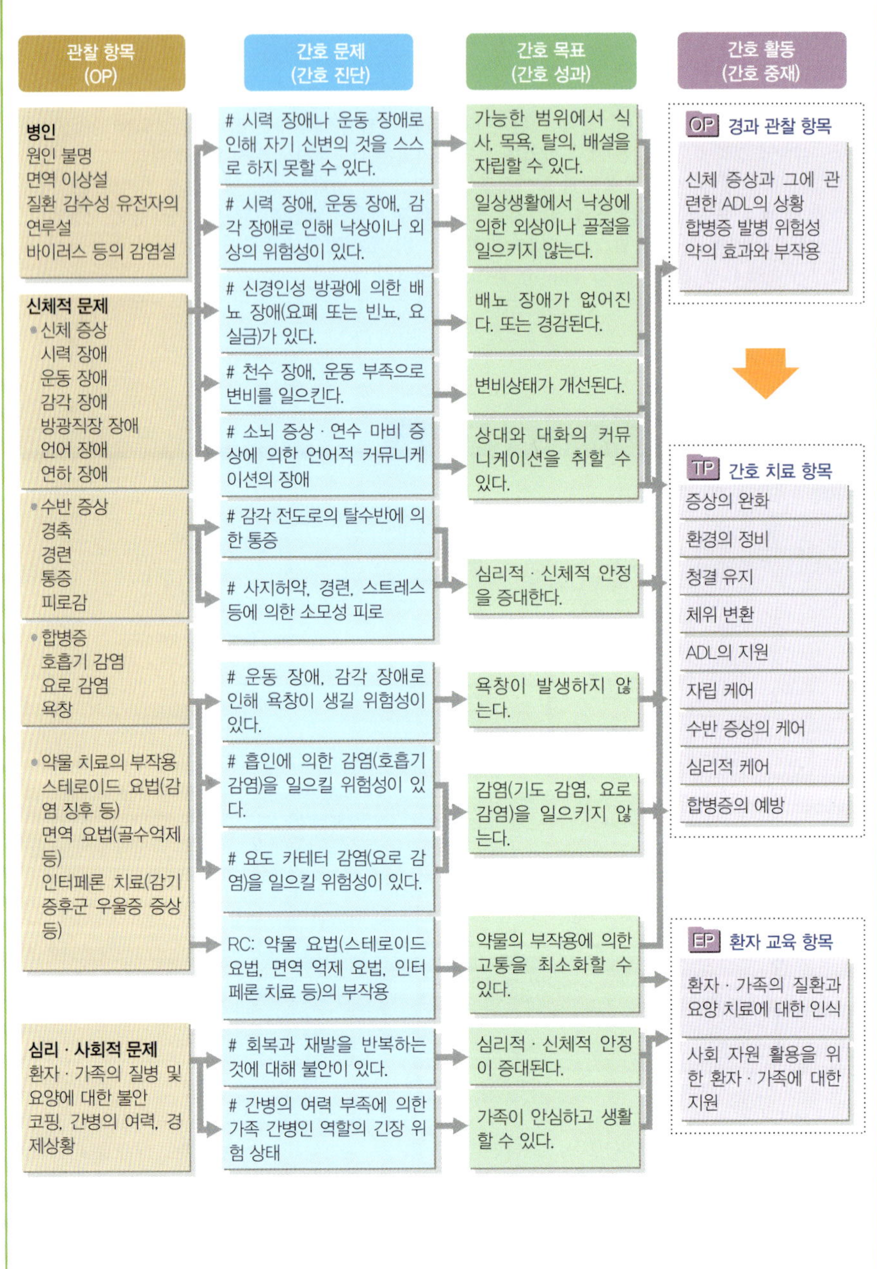

- 다발성 경화증(MS)은 급성 악화기·재발기와 회복기를 반복하는 특징이 있어 환자·가족이 긴 경과를 보게 되는 것을 잘 이해하게 할 필요가 있다. 급성기에는 안정 요법의 유지와 함께 약물 치료의 부작용의 관찰과 대처가 필요하다. 급성기를 벗어나면 물리 치료 등 재활에 관련한 케어가 더해진다.
- 장애 부위에 의한 다양한 증상에 대한 대증 치료를 하는 한편, 합병증이나 낙상 등의 2차 장애의 예방이 필요하다. 동시에 긴 경과를 보이기 때문에, 심리·사회적 지원, 가족에 대한 지원도 중요하다.

Step1 영향 평가	Step2 간호 초점	Step3 계획	Step4 실시	Step5 평가

정보 수집	평가 관점과 근거 · 잠재적 간호 문제
전신 상태 파악	다발성 경화증은 다양한 증상을 나타내기 때문에 전신 상태의 파악은 필수이지만, 심리적인 면에서도 질환의 진행과 치료 효과에 영향을 미치는 경우가 많고, 환자에게서 신체적·심리적인 상태를 듣는 것으로, 토탈 케어를 할 수 있다. • 질환의 개념과 병태를 파악한다. • 질환의 유형, 현재의 병기, 예후의 예측을 파악한다. • 전신의 임상 증상을 파악한다. → 다음 항목 참조. • 지시된 치료 내용 및 그에 따른 합병증의 유무를 파악한다. • 환자의 질환과 치료에 대해 받아들이는 인식이나 불안 등을 파악한다. 🔍 공동 문제 : 약물 요법(스테로이드 요법, 면역 요법, 인터페론 요법 등)의 부작용 🔍 잠재적 간호 문제 : 재발하기 쉬운 것에 대한 불안
증상의 부위, 출현 상황, 정도의 관찰	증상이 어느 부위에서 어떻게 나타나고, 어느 정도인지를 관찰한다. 증상 상태 및 정도를 파악하여 질환의 진행 정도를 알 수 있어, 치료 계획, 간호 계획의 입안에 유효하다. • 뇌, 척수, 시신경 등의 중추신경 조직에 다발적으로 탈수초 병변이 생겨 다양한 신경 증상이 반복해서 일어난다. • 회복과 재발을 반복하는 것이 특징이며, 이러한 병변은 시간적으로도 공간적으로도 다수 발병하고 생기는 증상도 다양하다. • 병소형은 척수형, 시신경 척수형, 소뇌뇌간형, 대뇌형이 있고, MRI 등의 검사 소견과 관련하여 앞으로 일어날 수 있는 상황을 예측한다. • 전구 증상으로 발병 전 몇 주 또는 몇 달에 감기와 같은 증상, 전신 피로, 위장 질환, 두통 등을 보이는 경우도 있다. • 급성 또는 돌발적으로 발병하는 경우가 많으며, 주요 증상은 시력 장애, 운동 마비, 감각 장애, 방광직장 장애 등이며, 증상의 절정은 약 1주일 이내이다. 언제부터 증상이 나타났는지 파악하는 것이 중요하다. • 감각 전도로의 탈골수반에 따른 통증이 나타날 수 있다. • 만성기에서도 척수에 병변이 있는 경우는 경축(경련성 마비)으로 인해 기립·보행 장애, 방광직장 장애, 유통증성 경련 등으로 고생하는 경우가 많다. 피로감을 호소하는 것도 적지 않다. **시력 장애** • 일본인은 시력 장애로 발병하고, 진행은 급속도로 고도의 장애가 남은 경우가 많다. • 구후시신경염에 의한 시력 저하로 양안 장애가 되는 경우가 많다. • 시야 검사에서는 중심 암점과 주변 시야 협착이 인정된다. • 그 외, 안구 운동 장애로 인한 복시 및 안구 진동도 수반한다. 🔍 잠재적 간호 문제 : 시력 장애로 인해 낙상이나 외상의 위험이 있다./시력 장애로 인해 신변의 것을 자립하지 못할 수 있다.

91
다발성 경화증(시신경 척수염 포함)

운동 마비

- 하나의 사지 또는 그 이상의 사지 마비, 하반신 마비 상태가 되는 경우가 많다.
- 추체로 징후, 즉 병적 반사의 출현과, 반사의 항진, 경축 등이 보인다.
- 한쪽의 마비의 경우에도 추체로 징후는 양쪽으로 보이는 경우가 많다.
- 보행 장애는 마비성 외에도 소뇌 실조증이나 심부 감각 장애에 의한 실조의 경우도 있다.
- 소뇌 실조증은 기도 떨림이나 측정 장애를 나타낸다.

🔍 잠재적 간호 문제 : 운동 장애로 인해 신변의 것을 자립하지 못할 수 있다./운동 장애로 인해 낙상이나 외상의 위험이 있다./운동 장애로 인해 욕창이 생길 위험성이 있다.

감각 장애

- 마비에 합병하여 감각 장애를 동반하기 쉽다.
- 지각 이상으로 감각 이상 및 감각 상실이 있다.
- 척수 장애 측의 추체로 장애, 심부 지각 장애, 가벼운 촉각 장애가 보인다.
- 온도와 통증 촉각의 과민이나 둔해짐 등이 분절성으로 분포한다.
- 위치 감각이나 진동 감각 장애가 될 수도 있다.
- 경수후색 병변을 의미하는 레미테 현상은 목을 앞으로 굽히면 등에서 다리에 전격 통증이 발산하는 것을 말한다.

🔍 잠재적 간호 문제 : 감각 장애로 인해 낙상이나 외상의 위험이 있다./감각 장애로 인해 욕창이 생길 위험성이 있다./감각 전도로의 탈골수반에 따른 통증

방광직장 장애

- 천수(sacral) 장애, 운동 부족과 관련된 변비가 보인다.
- 천수 장애는 요폐를 일으킬 수도 있다.
- 선수보다도 높은 위치의 척수 장애의 경우는 빈뇨, 절박성 요실금이 나타난다.
- 발기 부전이 나타날 수 있다.

🔍 잠재적 간호 문제 : 신경인성 방광에 의한 배뇨 장애(요폐 또는 빈뇨, 요실금)이 있다./요도 카테터 감염(요로 감염)의 위험이 있다./천수 장애, 운동 부족으로 변비를 일으킨다.

기타

- 연수 마비와 가성 연수 마비에 의한 연하 장애와 구음 장애가 나타날 수 있다.
- 소뇌실조에 의한 구음 장애는 단독성 언어가 나타난다.
- 현기증, 난청, 안면신경 마비가 나타나기도 한다.
- 다행증, 우울, 불안 등의 정신 증상이 나타날 수 있다.
- 사지 허약, 경련, 스트레스 등에 의해 피로감이 있다.

🔍 잠재적 간호 문제 : 흡인에 의한 감염(호흡기 감염)을 일으킬 위험이 있다./소뇌증상, 연수 마비 증상에 의한 언어적 의사소통 장애/사지 허약, 경련, 스트레스 등에 의한 소모성 피로

| 약의 효과, 부작용 관찰 | 약의 효과와 부작용을 주의 깊게 관찰한다. 특히 스테로이드 요법, 면역 억제 요법, 인터페론 치료에 특유의 부작용이 있기 때문에, 일어날 수 있는 부작용을 충분히 예측하고 중점적으로 관찰한다. 그것이 부작용의 예방과 발생한 경우 조기 대처로 이어진다. |

- 스테로이드 치료는 감염 징후, 전해질 이상, 당 대사 이상, 위장 출혈 등에 주의한다.
- 면역 억제 요법은 골수 억제의 출현에 주의한다. 특히 감염 징후, 출혈 경향, 빈혈에 유의한다.
- 인터페론 요법은 투여 초기에는 감기와 유사한 증상(발열, 오한, 관절통 등의 증상), 피로감, 식욕 부진, 우울 상태 등이 많은 사람에게 나타난다. 증상의 정도나 기간은 사람에 따라 다르지만 익숙해지면 서서히 진정된다.

🔍 공동 문제 : 약물 요법(스테로이드 요법, 면역 요법, 인터페론 요법 등)의 부작용

환자 · 가족의 심리 · 사회적 측면 파악	환자 · 가족이 향후 요양 생활에 대해 어떻게 인식하고 있는지를 확인한다. 그리고 가정환경 및 요양 생활의 파악은 필수이며, 그것이 퇴원 지도로 이어진다. 또한 가족의 경제적 · 신체적 부담에 대해서도 지원이 필요한 경우도 있으므로, 가능하면 중재가 바람직하다. ● 향후 요양 생활에 대한 인식과 불안한 것 등을 환자 · 가족에게 듣는다. ● 가족의 간병 부담을 파악하고 가정환경에 배려한 ADL의 연구를 생각한다. ● 외부 지원자의 협력을 얻을 수 있는지 확인하고 필요에 따라 간병 지원 만들기로 연결한다. ● 정신적 · 경제적 지원의 필요성을 파악한 후 필요에 따라 지역의 보건소, 동병 환자 모임, 인터넷 커뮤니티 등에 관한 정보 제공, 특정 질환과 신체 장애자 수첩 등의 신청 방법에 관한 지도 등을 생각한다. 🔍 잠재적 간호 문제 : 회복과 재발을 반복하는 것에 대해 불안이 있다./간병 여력의 부족으로 인한 가족 간병인 역할 긴장 위험 상태

Step1 **영향 평가** Step2 **간호 초점** Step3 **계획** Step4 **실시** Step5 **평가**

간호 문제 리스트

RC: 약물 요법(스테로이드 요법, 면역 억제 요법, 인터페론 요법 등)의 부작용

※여기에서는 공동 문제로 다루었지만, 각 간호 진단의 관련 인자로 생각해도 좋다.

#1 시력 장애, 운동 장애, 감각 장애로 인해 낙상이나 외상의 위험성이 있다(건강 지각 – 건강관리 패턴).

#2 시력 장애나 운동 장애로 인해 자기 신변의 것을 스스로 하지 못할 수 있다(활동 – 운동 패턴).

#3 신경인성 방광에 의한 배뇨 장애(요폐 또는 빈뇨, 요실금)가 있다(배설 – 패턴).

#4 흡인에 의한 감염(호흡기 감염)을 일으킬 위험성이 있다(영양 – 대사 패턴).

#5 요도 카테터 감염(요로 감염)을 일으킬 위험성이 있다(영양 – 대사 패턴).

#6 운동 장애, 감각 장애로 인해 욕창이 생길 위험성이 있다(영양 – 대사 패턴).

#7 천수 장애, 운동 부족으로 변비를 일으킨다(배설 패턴).

#8 회복과 재발을 반복하는 것에 대해 불안이 있다(자기인식 패턴).

간호의 우선순위 지침

● 초기에는 약물 치료로 인한 부작용이 일어나기 쉽다. 회복과 재발을 반복하는 만성 경과를 보이고, 서서히 운동 기능이 저하되는 질환이기 때문에 생활 기능 장애가 진행되기 쉽다. 개별 환자의 중증도에 따라 간호 문제의 우선순위를 결정하게 되는데, 운동 기능 장애, 감각 기능 장애에 의한 촉발 요인이 크다. 그것에는 자기관리 부족과 낙상 위험 등을 들 수 있다. 또한 신경 질환 특유의 합병증과 관련된 문제도 일어나기 쉽다. 여기에는 감염이나 욕창 등이 포함된다. 한편, 장기간 치료를 계속하기 때문에, 정신적인 면에서의 간호도 중요하다.

Step1 **영향 평가** Step2 **간호 초점** Step3 **계획** Step4 **실시** Step5 **평가**

공동 문제	간호 목표(간호 성과)
RC : 약물 요법(스테로이드 요법, 면역 억제 요법, 인터페론 요법 등)의 부작용	〈장기 목표〉 약물 부작용으로 인한 고통을 최소화한다. 〈단기 목표〉 1) 감염을 일으키지 않는다. 2) 출혈 경향으로부터 몸을 스스로 보호할 수 있다. 3) 피로, 발열, 오한 등에 대처한다. 4) 기타 합병증에 대처한다.

<table>
<tr><th>간호 계획</th><th>중재 포인트와 근거</th></tr>
<tr><td>

OP 경과 관찰 항목

감염 징후
- 바이털 사인, 오한
- 검사 데이터: 백혈구, CRP, ESR

전해질
- 바이털 사인, 심전도, CVP(중심 정맥압), 뇨량
- 나트륨 상승: 부종, 핍뇨, 졸림
- 칼륨 저하: 심전도 변화, T파 평탄화, U파 증가, 부정맥, 구역질·구토, 근육 마비
- 검사 데이터: 나트륨, 칼륨, 클로르, Bun, Cr, 소변 삼투압, 혈장 삼투압 등

당 대사 이상
- 혈당값, 요당값

소화관 출혈
- 복부 증상: 복통, 구역질·구토, 속 쓰림
- 변성상(타르변), 변잠혈
- 검사 데이터: 철

출혈 경향
- 내출혈(피하 출혈)
- 구강 내 출혈(양치질에 의한)
- 코피(코풀기에 의한 점막 출혈)
- 피부의 점상 출혈, 반상 출혈
- 검사 데이터: 혈소판

빈혈
- 안색, 안구 결막, 피로감의 유무
- 심계항진, 호흡 곤란
- 검사 데이터: 백혈구, 헤모글로빈, 헤마토크리트

감기와 같은 증상
- 발열, 오한, 관절통, 식욕, 피로감의 유무
- 우울 상태
- 기분, 불안감

TP 간호 치료 항목
- 발열, 구역질, 우울증 등에 대해서는 필요에 따라 해열제 투여, 제토제, 항우울제 등 의사의 지시에 따라 약물을 투여한다.
- 증상에 따라 찜질, 빙침, 기타, 대증 요법의 케어를 한다.

- 안정 시에는 신변 관리를 실시한다. 필요에 따라 물수건으로 닦아서 깨끗이 한다.

EP 환자 교육 항목
- 증상은 약물의 부작용임을 설명한다.
- 고통을 참지 말고 알리도록 설명한다.

</td><td>

➡️이상을 조기에 발견하고 조기에 치료할 수 있다.
근거 백혈구가 감소하면 세균이 증식하기 쉬워진다. 감염증이 발병하면 급격히 악화될 수 있다. 최악의 경우 패혈증으로 세균성 쇼크(엔도톡신 쇼크)를 일으키기도 한다.
➡️이상을 조기 발견하고 조기에 치료할 수 있다.
근거 스테로이드(광질 코르티코이드)의 작용에 의한 신장 나트륨 재흡수와 칼륨 배설의 촉진에 의해 전해질 이상을 초래하기 쉽다.

➡️이상을 조기 발견하고 조기에 치료할 수 있다.
근거 스테로이드의 생리 작용으로 단백질에서 포도당 신생을 촉진하기 때문에, 당 대사 이상을 초래한다.
➡️궤양을 조기에 발견하여 소화관 출혈을 예방할 수 있다. 근거 스테로이드의 작용에 의한 염산과 펩신의 분비 촉진과 점액 분비 억제 작용에 의해 소화관 궤양이 형성되기 쉽다.
➡️이상을 조기에 발견하고 조기에 치료할 수 있다.
근거 골수 억제에 의한 혈소판 감소의 결과, 지혈하기 어렵게 되거나 자연적으로 출혈을 일으키는 것이 있다.

➡️이상을 조기에 발견하고 조기에 치료할 수 있다.
근거 골수 억제에 의한 적혈구 감소의 결과 빈혈이 되고, 심계항진과 호흡 곤란 등이 나타날 수 있다.

➡️이상을 조기에 발견하고 조기에 대처할 수 있다.
근거 인터페론의 투여 초기에는 감기와 같은 증상(발열, 오한, 관절통 등의 증상)이 흔하기 때문에 해열·진통제가 필요하다. 기타 식욕부진이나 우울 증상이 나타나는 경우도 많다. 증상의 정도나 회복하기까지의 기간은 사람에 따라 다르지만 익숙해지면 서서히 진정되기도 한다.

➡️대증적으로 약물 요법을 실시한다. 근거 약물 요법에 의한 부작용은 투여 전에 예측되는 것이므로, 미리 사전에 의사의 지시를 받아둘 필요가 있다.
➡️조금이라도 안락하게 지낼 수 있도록 지원한다.
근거 고통을 완화하고 빠르게 증상이 진정되도록 연구할 필요가 있다.
➡️안정 시의 케어가 필요하다. 근거 증상이 진정될 때까지 신변의 것을 할 수 없다.

➡️각종 증상이 왜 일어나는지 이해하는 것으로 불안이 완화된다. 근거 증상의 원인을 알 수 없는 것은 불안이며, 또한 고통은 참지 않아도 좋다는 것을 이해하게 한다.

</td></tr>
</table>

<table>
<tr><td>

1 간호 문제

</td><td>

간호 진단

</td><td>

간호 목표(간호 성과)

</td></tr>
<tr><td>

#1 시력 장애, 운동 장애, 감각 장애로 인해 낙상이나 외상의 위험성이 있다.

</td><td>

신체 손상 위험 상태
위험 요인: 시력 장애, 운동 장애, 감각 장애

</td><td>

〈**장기 목표**〉일상생활에서 낙상에 의한 외상이나 골절을 일으키지 않는다.
〈**단기 목표**〉1) 위험에 대한 유의점에 대하여 말할 수 있다. 2) 필요한 경우, 간호사 호출 등에 의해 타인의 도움을 얻을 수 있다.

</td></tr>
</table>

간호 계획	중재 포인트와 근거

OP 경과 관찰 항목
- 마비 상황, 저림의 상태

- 주위 환경

- 시야 장애의 종류: 시력 · 시야의 상태, 복시, 눈 떨림, 침침한 눈
- 움직임에 대한 인식

➡ 운동 장애, 감각 장애의 종류와 정도를 파악한다. **근거** 환자에게 필요한 대책을 고려한다.
➡ 외상이나 낙상의 실제 원인을 관찰한다. **근거** 환자에 필요한 대책을 고려한다.
➡ 시야 장애의 종류와 정도를 파악한다. **근거** 환자에게 필요한 대책을 고려한다.
➡ 움직임의 필요성과 위험성을 어떻게 인식하고 있는지 파악한다. **근거** 환자에게 필요한 교육 내용을 고려한다.

TP 간호 치료 항목
- ADL을 지원한다.
- 화장실 보행 등을 지원한다.

- 침대는 적절한 높이로 조절하고, 침대 난간, 난간, 발판 등을 준비, 조정한다.
- 수액 라인 및 카테터, 인터폰 코드 콘센트 등의 위치에 주의한다.
- 미끄러지지 않고, 잘 벗겨지지 않는 신발을 신도록 한다.
- 장애 정도에 따라 보조 도구 및 관리 보호대를 사용한다.

- 복시에 대해서는 안대 사용을 시도한다.

➡ 위험하지 않도록 하고, 신변의 일 가운데 스스로 할 수 없는 부분은 지원한다. **근거** 가능한 한 자신 신변의 일은 스스로 하는 것이 기본이지만, 그것이 위험으로 이어지는 경우는 예외로 한다.
➡ 위험하지 않도록 환경을 정돈한다. **근거** 미리 낙상이나 외상의 원인이 되는 요인을 제거하는 것이 중요하다.

➡ 조금이라도 자립할 수 있도록 연구한다. **근거** 자립에 대한 지원과 위험 방지의 양면을 고려하는 것이 중요하다.
➡ 환자의 상황에 맞게 사용한다. **근거** 복시가 있으면 위험하기 때문에 한쪽 눈으로 물건을 보게 하는 것이 안전할 수 있다.

EP 환자 교육 항목
- 환자의 신체 상황을 설명한다.
- 낙상하기 쉬운 상황 그 예방 대책에 대해 환자 · 가족과 이야기한다.

➡ 낙상이나 외상을 예방하기 위해 그 원인이나 동기, 예방책 환자 · 가족과 대화한다. **근거** 낙상이나 외상의 원인으로써 주위 환경 이상으로 환자의 인식이 중요하다.

<table>
<tr><td>

2 간호 문제

</td><td>

간호 진단

</td><td>

간호 목표(간호 성과)

</td></tr>
<tr><td>

#2 시력 장애나 운동 장애로 인해 자기 신변의 것을 스스로 하지 못할 수 있다.

</td><td>

섭식 자기관리 부족
목욕 자기관리 부족
탈의 자기관리 부족
배설 자기관리 부족
관련 요인: 시력 장애, 운동 장애
진단 지표
☐ 식사 행위에 대한 자기관리 부족
☐ 목욕 행위에 대한 자기관리 부족

</td><td>

〈**장기 목표**〉가능한 범위에서 식사, 목욕, 탈의, 배설을 자립할 수 있다.
〈**단기 목표**〉1) 혼자 힘으로 할 수 있는 일이 늘어난다(구체적 지표를 든다). 2) 보조 기구를 적절하게 사용할 수 있다.

</td></tr>
</table>

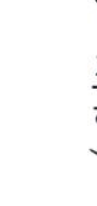

다발성 경화증(시신경 척수염 포함)

□ 탈의 행위에 대한 자기관리 부족
□ 배설 행위에 대한 자기관리 부족

간호 계획	중재 포인트와 근거
OP 경과 관찰 항목 • 식사 행동에서 할 수 있는 것, 할 수 없는 것 • 입욕 행동에서 할 수 있는 것, 할 수 없는 것 • 탈의 행동에서 할 수 있는 것, 할 수 없는 것 • 배설 행동에서 할 수 있는 것, 할 수 없는 것	➡ 신변의 일에서 할 수 있는 것과 할 수 없는 것을 파악한다. ON 시와 OFF 시의 차이에도 주의한다. **근거** 최대한 자립할 수 있도록 생각을 고안한다.
TP 간호 치료 항목 • 기본적으로는 신변의 것은 스스로 하게 한다. 천천히 해도 좋다. 결코 서두르지 않는다. • 가능한 한 자립할 수 있도록 환자와 함께 생각한다. • 필요한 보조 기구를 도입한다. • 할 수 없는 부분만 지원한다.	➡ 느려도 상관없이, 스스로 하는 것이 중요하다. **근거** 본 질환은 움직이지 않으면 점차적으로 병세가 진행되고, 점점 ADL이 악화된다. 조바심에서 오히려 잘 안 되고, 자존심을 훼손하게 된다. ➡ **근거** 자립과 지원의 균형을 취하면서 환자의 의욕을 유지해나간다.
EP 환자 교육 항목 • 왜 자립이 필요한지 그 필요성을 설명한다. • 가족도 마찬가지로 지도한다.	➡ 가능한 한 자신의 일은 스스로 하도록 환자에게 이해시키고, 협력을 촉진한다. **근거** 질환의 진행을 방지하는 것과 동시에 퇴원 지도로도 이어진다.

3 간호 문제	간호 진단	간호 목표(간호 성과)
#3 신경인성 방광에 의한 배뇨 장애 (요폐 또는 빈뇨, 요실금)가 있다.	**배뇨 장애** **관련 요인:** 감각운동신경 기능 장애 (신경인성 방광) **진단 지표** □ 요폐(방광의 팽만, 잔뇨) □ 요실금(소변 급박에 이어 일어나는 요실금, 화장실에 가기 전에 일어나는 요실금)	〈장기 목표〉 배뇨 장애가 없어지거나 완화된다. 〈단기 목표〉 1) 비뇨기: 적당한 양의 배뇨를 할 수 있다. 2) 요실금: 소변을 자제할 수 있다.

간호 계획	중재 포인트와 근거
OP 경과 관찰 항목 • 수분 I&O 양 • 요의, 복부 팽만감, 잔뇨감 • 소변의 횟수 • 요실금의 유무	➡ 이상을 조기 발견하고 조기 치료할 수 있다. **근거** 천수 장애는 요폐가 나타난다. 고위 척수 장애는 빈뇨 및 요실금(절박성)이 나타난다.
TP 간호 치료 항목 • 의사의 지시에 따른 약물을 투여한다. • 요폐 시에는 요도를 실시한다. 경우에 따라서는 요도 유치 카테터를 선택한다. • 화장실에 가까운 병실 또는 휴대용 소변용구를 준비한다. • 요실금의 경우는 기저귀를 사용한다. • 적절히 생식기를 세척한다.	➡ 무균 조작으로 실시한다. **근거** 요로 감염을 일으키기 쉽기 때문에 엄중한 기법이 요구된다. ➡ 낙상에 주의하고, 이동이 쉽도록 환경을 정돈한다. **근거** 다른 신체 증상이 있고, 낙상하기 쉽다. ➡ 환자와 상담하여 기저귀를 사용한다. **근거** 2차 감염 예방을 위한 어쩔 수 없는 일이지만 자존심에는 충분히 주의한다.

- 약물 요법이나 요도의 필요성에 대해 설명한다.
- 요폐는 참지 않도록 설명한다.

○환자에게 상황을 이해하도록 설명한다. 근거 자존심에 유의하면서 상황을 개선하고, 환자에게 협력을 얻는다.

4 간호 문제	간호 진단	간호 목표(간호 성과)
#4 흡인에 의한 감염(호흡기 감염)을 일으킬 위험성이 있다.	감염 위험 상태: 호흡기 감염 **위험 요인**: 만성 질환, 흡인, 약물 요법에 의한 방위력 저하	〈장기 목표〉 감염을 일으키지 않는다. 〈단기 목표〉 1) 감염 징후가 보이지 않는다. 2) 감염의 위험 요인, 예방법에 대해 말할 수 있다.

간호 계획	중재 포인트와 근거

OP 경과 관찰 항목

- 흡인 상태, 정도
- 천명, 목이 메임
- 감염 증후: 바이털 사인, 오한
- 검사 데이터: 백혈구, CRP, ESR

TP 간호 치료 항목

- 식전에 연하 체조로 준비 운동을 실시한다.

- 흡인 예방을 위해 식사는 보호자가 지켜보고, 필요에 따라 지원한다.

- 삼키기 쉬운 형태의 음식을 이용하거나 잘게 썬 음식, 걸쭉한 음식 등의 연구를 한다.
- 식사 시 자세에 주의를 기울인다.
- 환자가 서두르지 않고 식사를 할 수 있도록 환경을 조성한다.
- 잘 삼킬 수 없는 경우에는 의사와 상의하여 경관 영양이나 위루와의 병용도 고려한다.
- 식후 바로 눕지 않는다.

- 식후와 자기 전에 구강 관리를 한다.

- 금식자나 입으로 음식을 먹을 수 없는 사람의 경우는 구강 내의 가습·보습을 적극적으로 한다.

○이상을 조기에 발견하고 조기에 치료할 수 있다. 근거 연수 마비에 의한 연하 장애가 있는 경우 흡인하기 쉽다. 또한 금식 등으로 구강을 사용하지 않는 사람은 구강이 매우 건조하고 연하를 잘 할 수 없게 된다.

○입의 개폐나 침을 삼키는 등 준비 체조를 한다. 근거 첫 숟가락이 제일 사레들리기 쉽기 때문에, 움직임을 미리 해두면 흡인 예방에 효과가 있다.
○할 수 있는 것은 스스로 하고 할 수 없는 부분을 지원한다. 근거 흡인하지 않도록 주의하면서 충분한 영양을 섭취할 필요가 있다.
○삼키기 쉬운 형태, 자세, 환경을 정돈한다. 근거 먼저 체력을 기르는 것이 필요하다. 합병증 예방을 위해 저 영양이나 수분 부족은 금물이다. 가능한 한 경구 섭취할 수 있도록 연구를 하지만, 잘 되지 않는 경우는 사레들림을 피하여 영양을 보급하기 위한 다음 방법을 생각한다.

○식후 수십 분은 충분히 침대 오르기를 해둔다. 근거 위에서 식도로의 역류를 방지한다.
○1일 최소 3회, 가능하면 수면 전에 양치질, 가글을 한다. 근거 구강 내를 청결하게 하여 세균 수를 감소하고, 다소 흡인해도 피해를 최소화한다.
○구강의 청결을 유지한다. 근거 금식자는 가래도 굳어 빼기 어렵다. 혀의 움직임도 좋지 않고, 삼키는 일도 잘 안 되게 된다. 구강 내의 잡균도 쉽게 번식하고 흡인의 위험성도 증가한다. 따라서 구강 내의 가습·보습을 적극적으로 추진하는 것이 필요하다.

- 흡인의 위험성과 예방법을 설명한다.
- 당황하지 말고 천천히 자신의 페이스로 식사를 하도록 설명한다.

○환자가 이해하고 협력하도록 촉진한다. 근거 감염 예방이 되면 동시에 퇴원 지도로도 이어진다.

91 다발성 경화증(시신경 척수염 포함)

<table>
<tr><td>**5** 간호 문제</td><td>간호 진단</td><td>간호 목표(간호 성과)</td></tr>
<tr><td>#5 요도 카테터 감염(요로 감염)을 일으킬 위험성이 있다.</td><td>감염 위험 상태: 요로 감염
위험 요인: 만성 질환, 요도 카테터 유치, 약물 요법 방위력 저하</td><td>〈**장기 목표**〉 감염을 일으키지 않는다.
〈**단기 목표**〉 1) 감염 징후가 보이지 않는다. 2) 감염의 위험 요인, 예방 방법에 대해 말할 수 있다.</td></tr>
</table>

간호 계획	중재 포인트와 근거

OP 경과 관찰 항목
- 바이털 사인
- 수분 I&O 양, 소변의 성상, 소변 가운데의 세균
- 검사 데이터: 백혈구, CRP, ESR
- 하복부의 불쾌감
- 배뇨통, 빈뇨, 잔뇨감, 하복부 통
- 발열, 오한, 불쾌감, 허리 통증, 측복부 통증
- 요도구에서의 배농, 발적, 종창, 열감

⇨이상을 조기 발견하고 조기에 치료할 수 있다. **근거** 요도염은 하복부의 불쾌감, 방광염은 배뇨 통증, 잦은 소변, 잔뇨감, 하복부 통증 등의 증상이 보인다. 이는 발열하는 것은 아니다. 한편, 요관 및 신장에 감염이 일어나는 상부 요로 감염은 발열, 오한, 불쾌감, 요통, 측 복부 통증이 인정된다.

TP 간호 치료 항목
- 카테터 삽입 시 멸균 작업
- 카테터 유치 중의 엄중 관리
- 카테터 및 튜브 연결부는 가능한 한 떼지 않는다.
- 채뇨 시 특히 주의한다.
- 소변 주머니는 항상 방광보다 낮은 위치에 놓는다.

⇨항상 청결 작업을 기본으로 한다. **근거** 적절한 청결 작업은 병원성 미생물이나 미생물의 매체가 되는 분비물을 제거한다.

⇨이동 시 등 한 순간이라도 소변 주머니를 방광보다 위로 이동하려면 반드시 잠근다. **근거** 소변의 방광에 대한 역류를 방지한다.

- 생식기를 씻는다.

⇨생식기는 하루에 여러 번 씻는다. **근거** 적절하게 청결하게 하는 것은 병원성 미생물이나 미생물의 매개체가 분비물을 제거한다.

- 속옷이나 기저귀가 더러워지거나 습기가 차거나 하는 경우에는 즉시 교환한다.
- 하루에 물 몇 잔을 섭취한다.

⇨언제나 청결한 상태를 유지한다. **근거** 습기는 병원성 미생물의 온상이 되기 쉽다.

⇨신부전 등의 금기가 없으면 가능한 한 많이 수분을 섭취한다. **근거** 적절한 수분은 높은 수준의 병원성 미생물을 포함한 농축뇨가 되는 것을 예방한다.

EP 환자 교육 항목
- 요로 감염의 원인에 대하여 설명한다.
- 요로 감염의 예방 방법에 대하여 설명한다.

<table>
<tr><td>**6** 간호 문제</td><td>간호 진단</td><td>간호 목표(간호 성과)</td></tr>
<tr><td>#6 운동 장애, 감각 장애로 인해 욕창이 생길 위험성이 있다.</td><td>피부 통합성 장애 위험 상태
위험 요인: 신체 이동 불능, 감각 장애</td><td>〈**장기 목표**〉 욕창이 생기지 않는다.
〈**단기 목표**〉 1) 발적, 홍반이 보이지 않는다. 2) 피부 표면의 손상이 보이지 않는다.</td></tr>
</table>

간호 계획	중재 포인트와 근거

OP 경과 관찰 항목
- 호발 부위의 발적, 홍반의 유무
- 피부 표면의 손상
- 발한 상태, 피부의 오염 여부
- 잠옷과 시트의 주름
- 영양 상태: 총 단백, 헤모글로빈
- 쇠약의 여부

⇨이상을 조기 발견하고 조기에 해결할 수 있다. **근거** 운동 장애, 감각 장애 때문에 욕창이 생기기 쉬운 상황이다. 습기나 물리적 자극이 유인이 되기 쉽다. 영양 상태가 나쁘면 더 큰 원인이 된다.

- 스스로 움직일 수 없는 환자의 경우 시간마다 체위 변환을 수행한다.

- 목욕할 수 없는 기간에는 물수건으로 전신을 닦아서 깨끗이 한다.
- 가능하다면 가급적 샤워 또는 목욕 지원을 한다.

- 호발 부위 주변 건강한 피부를 부드럽게 마사지한다.
- 균형 잡힌 영양을 섭취한다.

EP 환자 교육 항목
- 욕창 발생의 위험성과 예방 방법에 대해 설명한다.

➡ 좌우 옆으로 누운 자세, 바로 누운 자세를 적절하게 바꾼다. 근거 신경 질환은 욕창이 생기기 쉽기 때문에 같은 부위에 체압이 눌리지 않게 한다.
➡ 피부의 청결을 유지한다. 호발 부위 주변의 건강한 피부의 부드러운 마사지를 병용하면 좋다. 근거 항상 청결을 유지하고 혈액 순환을 좋게 하여 욕창의 위험을 없앤다.
➡ 발적 부위의 마사지는 금기
➡ 영양 상태를 정돈한다. 근거 물리적 상태뿐만 아니라 영양 상태가 나쁘면 더 큰 원인이 된다.

➡ 환자가 이해하고 협력하도록 촉진한다. 근거 욕창 예방이 되면 퇴원 지도로도 이어진다.

7 간호 문제	간호 진단	간호 목표(간호 성과)
#7 천수 장애, 운동 부족으로 변비를 일으킨다.	변비 **관련 요인:** 천수 장애, 운동 부족 **진단 지표** □ 단단한 유형의 변 □ 배변 시간이 걸리고, 배변 불능 □ 배변 횟수의 감소 □ 직장의 팽만감	〈장기 목표〉 변비 상태가 개선된다. 〈단기 목표〉 1) 적어도 2~3일에 한 번 배변을 볼 수 있다. 2) 직장 팽만감이 보이지 않는다.

간호 계획	중재 포인트와 근거

OP 경과 관찰 항목
- 배변의 유무
- 변의 성상 · 양
- 복부 팽만감
- 수분 I&O 양, 식사 섭취량

TP 간호 치료 항목
- 매일 정시에 배변을 시도한다.

- 적절한 수분 섭취(1일양을 결정)
- 기상 시에 매일 한 잔의 냉수를 마신다.

- 복부 마사지나 온찜질을 한다.

- 의사와 상담 후, 완하제의 사용, 좌약이나 관장의 실시를 검토한다.

EP 환자 교육 항목
- 예방 방법을 지도한다.
- 관리의 필요성을 설명한다.

➡ 이상을 조기 발견하고 조기에 극복할 수 있다. 근거 이 질환은 자율신경 증상으로 인한 변비가 높은 빈도로 나타난다. 또한, 운동이 적은 것, 약물(특히 인터페론)의 부작용 등으로 더욱 빈도가 높아진다.

➡ 환자와 상의하여 매일 정해진 시간에 화장실로 유도한다. 근거 대변의 유무에 관계없이 습관을 들이는 것이 중요하다.

➡ 기상 시, 식후, 식사 도중, 재활 훈련 후, 목욕 전후 등 수분량과 시간을 논의한다. 근거 매일 정기적으로 섭취하지만, 수면 전에는 밤에 화장실이 가고 싶으므로 미리 마신다.
➡ 물리적 자극을 준다. 근거 장의 연동 운동을 촉진한다.
➡ 2일 배변이 없으면 설사, 3일째에는 좌약 등과 대처법을 정해둔다. 근거 장기적인 변비를 피하기 위해 반드시 2~3일에 한 번 배변을 볼 수 있도록 처치한다.

➡ 환자가 이해하고 협력하도록 촉진한다. 근거 변비가 예방되면 퇴원 지도로도 이어진다.

91
다발성 경화증(시신경 척수염 포함)

8 간호 문제	간호 진단	간호 목표(간호 성과)
#8 회복과 재발을 반복하는 것에 대해 불안이 있다.	**불안** **관련 요인:** 건강 상태의 변화, 역할 기능의 변화, 스트레스 **진단 지표** ☐ 행동 지표(초조하고, 불면 등) ☐ 감정 지표(걱정, 신경질, 불안 등) ☐ 인지적 지표(의식 집중이 어려움, 생각에 잠긴다)	〈**장기 목표**〉 심리적·신체적 안락이 증가했다고 말할 수 있다. 〈**단기 목표**〉 1) 생리적인 지표가 경감된다. 2) 정신적인 지표가 경감된다. 3) 인지적인 지표가 경감된다.

간호 계획

OP 경과 관찰 항목

- 행동 지표의 유무(침착하지 못하고, 불면증, 식욕 부진 등)
- 감정 지표의 유무(걱정, 신경질, 불안 등)
- 인지적 지표의 유무(집중하지 못하고, 생각에 잠기는 등)

TP 간호 치료 항목

- 증상이나 경과, 치료 등에 대해 의사에게 충분히 설명을 듣는다.

- 질환 또는 치료, 앞으로의 생활에 대한 인식과 불안한 것 등을 환자·가족에게서 듣는다.
- 불안에 대해 환자의 기분이 안정되도록 경청한다.
- 손을 잡고, 등을 문지르는 등 적절히 터치를 한다.

EP 환자 교육 항목

- 질환이나 요양에 대하여 환자·가족에게 알기 쉽게 설명한다.

- 인식이 낮은 경우에는 이해할 수 있도록 쉽게 설명한다.

중재 포인트와 근거

➡ 불안 증상에 대해서, 행동, 감정, 생리적, 교감신경, 부교감신경, 인지적 지표에서 파악한다. **근거** 불안이 있으면 다양한 증상을 나타내기 때문에 간과하지 않는다.

➡ 질환에 대한 환자·가족의 인식과 불안 **근거** 환자·가족에게 질병에 대한 올바른 인식을 가짐으로 불안이 완화된다.
➡ 환자·가족의 질환에 대한 불안을 드러내도록 한다. **근거** 감정 표출을 장려하는 것은 공포와 불안의 출구가 되어 환자의 자기인식을 높이는 데 도움이 된다.
➡ 경청하면서 실시한다. **근거** 신뢰 관계의 확립을 목표로 하고 환자에게 안정감을 준다.

➡ 관련된 생활상의 유의점 등을 포함하여 지도한다. **근거** 질환이나 요양에 대하여 이해함으로써 안심하고 요양생활을 보낼 수 있음과 함께 합병증이나 2차 장애의 예방으로도 이어진다.

Step1 영향 평가	Step2 간호 초점	Step3 계획	**Step4 실시**	Step5 평가

병기·병태·중증도별 관리 포인트

【급성 악화기·재발기】급성 악화기 및 재발 시에는 부신피질 호르몬 제제(스테로이드)의 펄스 요법 또는 내복 요법이 필요하다. 또한 스테로이드 약물을 사용할 수 없는 환자에게는 면역 억제 요법을, 또한 재발 예방을 위해 인터페론 요법을 하는 경우가 있다. 기본적으로는 환자의 안정과 회복을 유지하면서 이러한 약물의 부작용의 관찰과 대처가 필수이다. 그리고 병변 부위의 각종 증상, 운동 마비, 감각 장애, 시력 장애, 방광직장 장애. 통증 등에 대한 대증 요법 치료를 실시한다. 발병 초기와 진행기에는 진단이 확정되지 않거나 확정되어도 난치병이기 때문에 질병에 대한 불안을 갖기 쉽다. 이 질환에 대한 올바른 이해를 촉진하는 것도 필요하다.

【회복기】급성 악화기와 마찬가지로 운동 마비, 감각 장애, 시력 장애, 방광직장 장애 등에 대한 대증 요법의 케어를 한다. 재활이 필요하지만, 환자가 움직일 수 있는 경우, 시력 장애 나 신체 이동성 문제로 낙상을 하기 쉽기 때문에 주의가 필요하다. 회복과 재발을 반복하기 쉽고, 긴 경과를 보이는 질환이므로 환자와 의료진이 협력하여 각 환자에 맞는 치료를 실시한다. 활동성이 저하된 환자는 사회생활에 자신감을 잃기 쉽기 때문에, 심리적 케어에도 충분히 배려한다.

약물 요법의 부작용에 대처

- 스테로이드 요법 증상(감염 징후, 전해질 이상, 당 대사 이상, 소화관 출혈 등), 면역 억제 요법에 의한 골수 억제(감염 징후, 출혈 경향, 빈혈 등), 인터페론 요법에 의한 감기와 같은 증상(발열, 오한, 관절통 등의 증상)과 우울증이 나타날 가능성이 높기 때문에 일어날 수 있는 부작용을 충분히 예측하고 중점적으로 관찰한다. 이렇게 함으로써 부작용을 예방하고 부작용이 발생한 경우 조기 대처로 이어진다.
- 부작용 발생 시에는 그 특징을 관찰하고 즉시 의사에게 보고하고 대처함과 함께, 안락을 위한 대증 간호를 실시한다.

자기관리 지원

- 시간이 걸리더라도 가능한 한 환자가 스스로 할 수 있도록 지도한다.
- 의류는 넉넉한 큰 사이즈로, 단추는 앞 열림의 것으로 한다.
- 환자가 가능한 한 자립할 수 있도록 일상 생활면에서의 연구를 한다.

낙상 · 외상의 대처

- 운동 마비, 감각 마비, 소뇌 증상에 따라 낙상 위험이 높아지므로 장애물에 조심하도록 지도한다.
- 특히 시력 장애가 있을 경우에는 넘어지지 않도록 더욱 세심한 주의를 한다.
- 안전한 병실 환경(침대 난간, 난간, 복도, 화장실, 욕실)을 정돈한다.
- 환자 · 가족에게 질병의 특징을 설명하고 생활의 낙상 예방 방법을 지도한다.

합병증 예방

- 호흡기 감염, 요로 감염이 일어나지 않도록 예방한다.
- 욕창이나 외상의 예방을 위해, 피부나 점막을 청결하게 지도 및 지원한다.
- 배뇨 장애, 변비에 대처한다.
- 의사소통 장애가 있는 경우에는 환자의 자존심을 유지하면서 의사소통을 도모한다.
- 환자에게 침착하게 천천히 이야기해도 좋다는 것을 전하고 서두르지 않는다. 가족의 이해와 협력을 요청한다.

환자 · 가족의 심리 · 사회적 문제에 대한 지원

- 질병 및 치료, 앞으로의 생활에 대한 인식과 불안한 것 등을 환자 · 가족이 드러내도록 한다. 질환이나 요양에 대해 환자 · 가족에게 알기 쉽게 설명하고 불안을 해소하도록 지원한다. 또한 인식이 낮은 경우는 이해할 수 있도록 알기 쉽게 설명한다.
- 가족의 간병 부담에 대해 가정환경에 배려한 ADL의 연구를 실시한다.
- 외부 지원자의 협력을 얻을 수 있는지 여부를 확인하고 간병 지원을 만들도록 돕는다.
- 지역의 관련 기관과 연락을 취하고 재택 요양 사회 자원을 활용할 수 있도록 도움을 요청한다.
- 정신적 · 경제적 지원의 필요성을 파악한 후 필요에 따라 지역의 보건소, 환자 자조모임, 인터넷 커뮤니티 등에 관한 정보와 사회 보장 제도를 소개한다.

퇴원 · 요양 지도

- 환자 · 가족과 안정된 가정생활을 보낼 수 있도록 환경 정비를 지원한다.
- ADL을 유지할 수 있도록 연구하고, 낙상에 의한 외상이나 골절에 주의하도록 지도한다.
- 규칙적인 복약을 준수하고 어떤 부작용이 나타난 경우에는 즉시 연락하도록 지도한다.
- 더운 환경(자외선 포함), 감염증에 의한 발열, 고온 목욕, 과도한 운동 등으로 체온이 올라가면 증상이 악화될 위험성(우소프 징후)이 있기 때문에 피하도록 지도한다.
- 눈 증상의 진행을 방지하기 위해, PC 모니터와 TV 등을 장시간 계속 보지 않도록 지도한다.
- 연하 장애에는 식사 섭취의 연구, 방광 직장 장애에 대한 대처 방법 등을 지도한다.
- 환자에 따라서는 성생활의 지도가 필요하다.
- 긴 경과 질환임을 이해하고 지속적으로 내원하도록 제의한다.
- 가능한 한 신체도 움직이게 할뿐만 아니라 어떤 식으로든 사회와의 접점을 계속하도록 관계한다.
- 사회 자원의 활용에 대해서는, 전출 '환자 · 가족의 심리 · 사회적 문제에 대한 지원'을 참조.

평가 포인트

간호 목표 달성도

- 약물 치료에 의한 합병증과 관련한 고통을 최소화하였는가?
- 일상생활에서 낙상에 의한 외상이나 골절을 일으키지 않았는가?
- 가능한 범위에서 섭식, 청결, 탈의, 배설을 자립할 수 있었는가?
- 배뇨 장애가 없어지거나 감소했는가?
- 감염(호흡기 감염, 요로 감염)을 일으키지 않았는가?
- 욕창이나 외상을 생기지 않았는가?
- 변비 상태가 개선되었는가?
- 심리적 · 신체적 안락함이 증가했다고 말할 수 있는가?

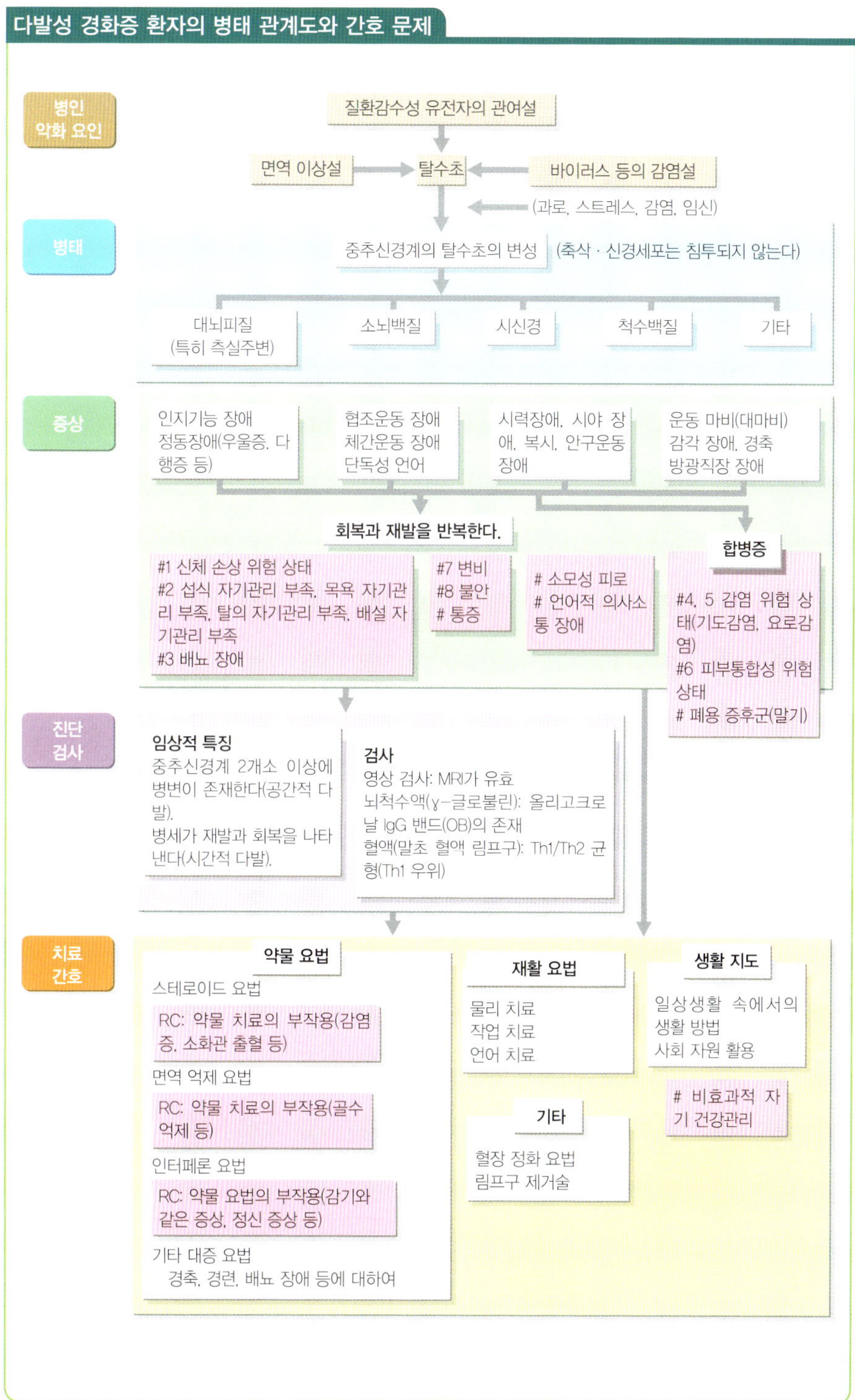
병인
악화 요인

질환감수성 유전자의 관여설

면역 이상설
탈수초
바이러스 등의 감염설
(과로, 스트레스, 감염, 임신)

병태

중추신경계의 탈수초의 변성
(축삭·신경세포는 침투되지 않는다)

대뇌피질
(특히 측실주변)
소뇌백질
시신경
척수백질
기타

증상

인지기능 장애
정동장애(우울증, 다
행증 등)

협조운동 장애
체간운동 장애
단독성 언어

시력장애, 시야 장
애, 복시, 안구운동
장애

운동 마비(대마비)
감각 장애, 경축
방광직장 장애

회복과 재발을 반복한다.

합병증

#1 신체 손상 위험 상태
#2 섭식 자기관리 부족, 목욕 자기관
리 부족, 탈의 자기관리 부족, 배설 자
기관리 부족
#3 배뇨 장애

#7 변비
#8 불안
통증

소모성 피로
언어적 의사소
통 장애

#4, 5 감염 위험 상
태(기도감염, 요로감
염)
#6 피부통합성 위험
상태
폐용 증후군(말기)

진단
검사

임상적 특징
중추신경계 2개소 이상에
병변이 존재한다(공간적 다
발).
병세가 재발과 회복을 나타
낸다(시간적 다발).

검사
영상 검사: MRI가 유효
뇌척수액(γ−글로불린): 올리고크로
날 IgG 밴드(OB)의 존재
혈액(말초 혈액 림프구): Th1/Th2 균
형(Th1 우위)

치료
간호

약물 요법

스테로이드 요법
RC: 약물 치료의 부작용(감염
증, 소화관 출혈 등)
면역 억제 요법
RC: 약물 치료의 부작용(골수
억제 등)
인터페론 요법
RC: 약물 요법의 부작용(감기와
같은 증상, 정신 증상 등)
기타 대증 요법
경축, 경련, 배뇨 장애 등에 대하여

재활 요법
물리 치료
작업 치료
언어 치료

기타
혈장 정화 요법
림프구 제거술

생활 지도
일상생활 속에서의
생활 방법
사회 자원 활용

비효과적 자
기 건강관리

야마와키 마사나가

눈으로 보는 질환

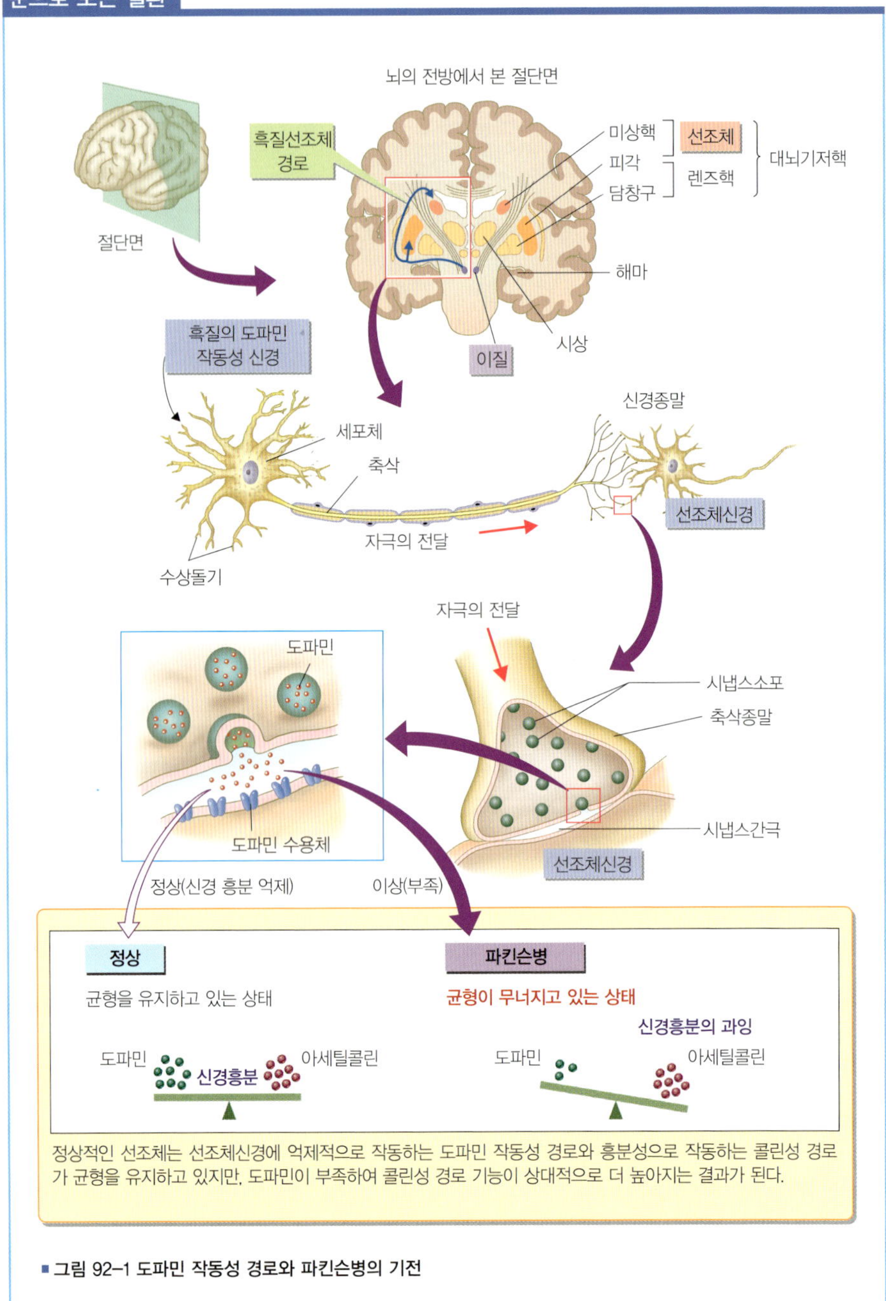

■ 그림 92-1 도파민 작동성 경로와 파킨슨병의 기전

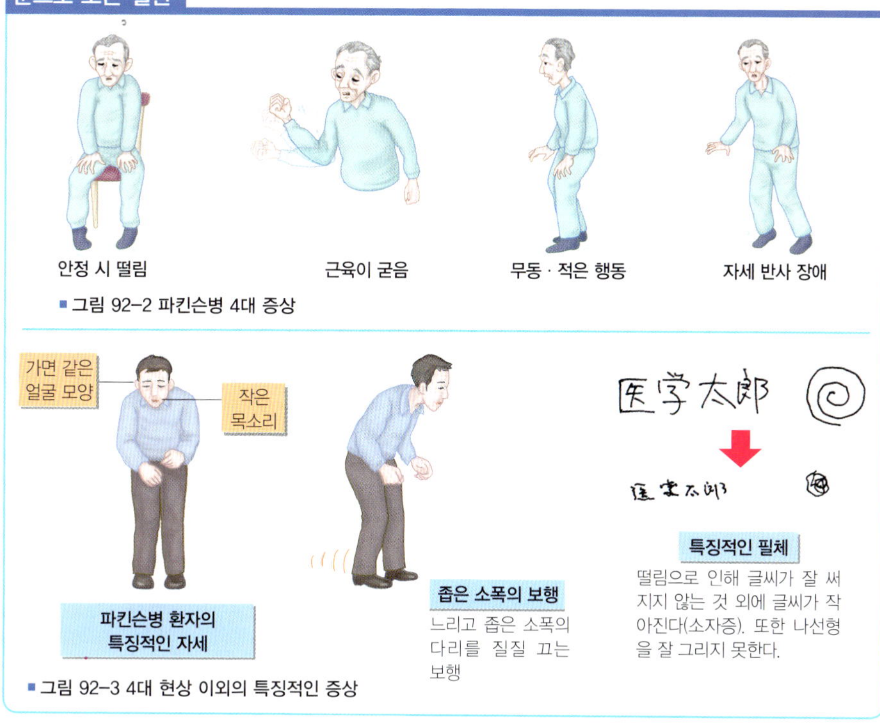

■ 그림 92-2 파킨슨병 4대 증상

■ 그림 92-3 4대 현상 이외의 특징적인 증상

병태 생리

파킨슨병은 뇌의 도파민 부족과 상대적으로 과잉된 콜린 작동성 자극에 의해 일어나는 운동 기능 장애가 주체인 신경 퇴행성 질환이다.

- 파킨슨병의 주요 원인은 도파민 작동성 신경이 탈락되는 것이다. 중뇌의 흑질신경세포에서 신경 종말인 선조체의 투사로가 장애를 받는다. 이 경로는 억제성 신경 전달 물질인 도파민을 생산 · 운송하는 것이다(도파민 작동성 신경). 파킨슨병의 병태는 선조체에서 도파민 저하가 첫 번째 원인이다.
- 파킨슨병의 두 번째 원인은 콜린 작동성 신경의 활동이 상대적으로 높아지는 것이다. 콜린 작동성 신경에서 방출되는 아세틸콜린은 도파민과는 반대로 선조체신경을 흥분시키는 작용이 있다. 정상적인 선조체는 이 도파민 작동성 경로와 콜린 작동성 경로가 균형을 이루고 있다(그림 92-1).
- 한편 파킨슨병에서는 도파민의 작용이 저하되어 있기 때문에, 선조체에서의 아세틸콜린의 기능이 상대적으로 높아진다.

병인 · 악화 요인

- 단일 유전자 이상(가족 파킨슨병증)과 특발성 파킨슨병으로 분류된다.
- 압도적으로 특발성이 많은데, 특발성 파킨슨병의 원인으로 유전적 요인이 80%, 환경 요인이 20%라고 알려져 있다.
- 도파민 작동성 신경이 변성 탈락하는 것은 원인불명이다.

역학 · 예후

- 일본에서는 10만 명당 유병률 120~130명이고, 발병률 10~15명으로 추정하고 있다. 여성이 남성보다도 1.5~2배 많은 경향이 있으며, 50세 이상으로 나이가 들수록 발병빈도가 증가한다.

■ 표 92-1 호앤야 척도의 중증도 분류

	호앤야 척도의 중증도 분류	생활기능 장애도
1단계	한쪽 질환으로 몸의 한쪽만의 떨림, 고축을 나타낸다. 경증례이다.	1도 일상생활, 통원에 거의 도움을 요하지 않는다.
2단계	양측성 장애, 자세의 변화가 매우 명확해져, 떨림, 고축, 적은 동작~무동이 양쪽에 있기 때문에 일상생활이 약간 불편하다.	
3단계	명백한 보행 장애를 보이며, 방향 전환의 불안정 등 반송 반사 장애가 있다. 일상생활 동작 장애도 꽤 진행되어, 돌진 현상도 명확하게 보인다.	2도 일상생활, 통원에 도움을 요함.
4단계	기립이나 보행 등 일상생활 동작의 저하가 현저하고, 노동 능력이 손실된다.	
5단계	완전 폐질 상태로 간병에 의한 휠체어 이동 또는 누워만 있게 된다.	3도 일상생활에 전면적인 간병을 요하고 보행, 기립 불능

- 경과는 서서히 진행되고 만성의 경과를 보인다. 개인차는 있지만, 일반적으로 발병 후 10년 정도는 독립적인 일상생활이 가능하지만, 그 이후는 시중이 필요한 경우가 많다.
- 고령자는 탈수, 영양 장애, 악성 증후군에 주의한다. 생명 예후는 누워만 있게 되는 생활 이후 합병증에 의한 경우가 많으며, 가장 높은 비율의 사인은 폐렴, 기관지염이다.

증상

❚ 4대 증상은 안정 시 떨림, 근육 고축, 움직이지 않음(무동), 자세 반사 장애이다.
- 주된 증상은 추체외로 증상이라고 불리는 안정 시 떨림(진전), 근육고축(근육이 단단해진다), 무동·과동(움직임이 적어진다), 자세 반사 장애(자세 유지 장애, 낙상하기 쉬워진다)가 4대 증상이다.
- 그 외 특징적인 증상으로 가면과 같은 얼굴 모양(표정 없는 얼굴 모양), 특유한 자세(굴곡 자세, 앞으로 굽어진 자세), 보행 장애(질질 끄는 다리, 소폭의 보행, 돌진 보행, 팔의 움직임이 없는 등), 작은 목소리, 글씨를 작게 쓰는 것 등을 초래한다.
- 연하 장애, 침 흘림, 자율신경 증상(변비, 지루성 안모, 방광 장애 등)도 합병한다.
- 정신 증상으로는 40%에 우울증 증상이 약 20%에 인지 기능 저하가 합병하지만, 처음 증상·주증상은 아니다.

진단 · 검사값

❚ 결정적 수단은 파킨슨병 4대 징후 확인, L-도파(L-dopa)의 효과와 제외 진단이다.
- 파킨슨병 증상(파킨슨병증)을 문진과 진찰로 확인한 후 파킨슨병증을 초래한 다른 질환을 배제한다. 감별해야 할 질환으로는 신경퇴행성 질환(다계통위축증 등), 뇌혈관 장애, 약제성 파킨슨병증이 있다. 파킨슨병은 떨림이 거의 발생한다. 도파민 전구체 보충제(L-도파, 레보도파)에 대한 반응에 의해서도 결정된다(파킨슨병이면 L-도파에 반응하여 증상이 개선된다).
- 중증도의 진단에는 호앤야 척도(Hohn-Yahr)의 중증도 분류(표 92-1)가 사용된다.
- 검사값
- 혈액 검사·수액 검사에서 특이한 이상을 나타내는 것은 없다. 뇌 영상으로도 파킨슨병에 특이적인 이상은 없다(이 점은 뇌혈관성 파킨슨병증과의 감별에 중요하다).
- 의료 면접과 신체검사에서 특징적인 소견과 증상에 따라 거의 진단을 확정한다.
- 최근 파킨슨병 및 기타 파킨슨병증을 초래하는 질환의 진단에 MIBG(메타 요오드 벤질구아니딘), 심근 신티그래피가 이용된다. 정상인에서 심근 전체에 혼잡이 보이지만, 파킨슨병은 ^{123}I의 심근에 혼잡이 현저히 저하된다. 감별을 요하는 다계통 위축증, 뇌혈관성 파킨슨병증 등에서는 심근에 집적이 정상 패턴이다.

합병증

- 정신 증상: 우울증 증상, 환각·망상(파킨슨병 치료제의 부작용도 발생), 치매
- 자율신경 증상: 기립성 저혈압, 변비, 배뇨 장애, 장폐색, 성기능 장애, 발한 장애, 수면 장애
- 악성 증후군

분류	일반명	주요 상품명	약의 효과 메커니즘	주요 부작용
도파민 전구체 보충제	레보도파	도파스톤, 도파졸, 도팔	부족한 도파민을 증가시킨다.	악성 증후군, 환각 · 우울증, 구역질 · 구토
도파민 방출 촉진제	아만타딘 염산염	신메토렐	도파민신경 종말 작용 도파민의 방출을 촉진	악성 증후군, 각막염
도파민 수용체 작용제	브로모크립틴 메실산염	파로델	선조체의 도파민 수용체를 자극하여 도파민 자극의 전달을 촉진	악성 증후군, 환각, 늑막염
	카베코린	카바사루		
	페고리도 메실산염	페르맥스		
	타리펙솔 염산염	도민		
	프라미펙솔 염산염 수화물	비 시프롤		
	로피니롤 염산염	레킵		
항콜린제	트리헥시페니딜 염산염	아텐, 토레민	도파민 작동성 자극에 반대하는 콜린 작동성 자극을 억제	환각, 인지 장애
모노아민 산화 효소 B 저해제	세레기린 염산염	에프피	도파민을 분해하는 모노아민 산화 효소 B 억제	환각, 섬망
COMT저해제	엔타카폰	곰탄	말초에서 도파민을 분해하는 COMT(카테콜-O-메틸기전이효소)를 억제	운동 이상증, 구역질
다음 약제는 파킨슨 증후군을 일으키는 원인 약제이기 때문에 투여하지 않는다.				
도파민 수용체 차단제	할로페리돌	세레네스, 하로스텐, 린튼	이러한 약제는 도파민 수용체를 차단하기 위해 중지하면 도파민 수용체의 활성이 부활	

치료법

도파민의 필요 최소한의 사용 및 기타 약물 요법, 수술 치료를 결합한다.

● 치료 방침
- 파킨슨병의 주요 치료제는 도파민 작동성 약물이며, 도파민을 보충하는 약(레보도파 제제), 도파민 수용체 작용 약물(도파민 작용제)의 단독 또는 조합이 기본이 된다.
- 레보도파의 장기 사용은 운동 이상증(구부러진 자세, 무도병과 같은 불수의 운동), 정신 증상(환각 · 망상), wearing-off 현상(레보도파의 약효 시간을 단축하고 증상 일내변동이 나타난다.) 등의 부작용이 발생하기 때문에, 장기적으로 레보도파의 부작용을 어떻게 완화할지가 과제이다. 따라서 도파민 수용체 작용 약물, 수술 요법을 초기부터 함께 레보도파 복약 양을 최소로 하는 치료가 주류이다.

● 약물 요법
- 도파민 전구체 보충제, 도파민 방출 촉진제, 도파민 수용체 작용제, 항콜린제, 모노아민 산화 효소 B(MAO-B) 억제제가 사용된다. 모두 작용 기전, 적응, 부작용이 다르기 때문에 각 환자에 맞게 사용한다.

Px 처방 예 조기 또는 경증례
- 도파졸 정(200mg)　1회 1정　1일 3회　매 식후　← 도파민 전구체 보충제
  ※이후 2~3일마다 200~400mg씩 증량하여 2~4주 후에 유지량으로 2.0~3.6g으로 한다.
- 에프피 정(2.5mg)　1회 1~2정　1일 1~2회　아침 식사 후 또는 아침 · 점심 식사 후　← MAO-B 저해제
- 나우제린 정(5mg)　1회 1정　1일 3회　매 식전　← 위 보호제

※레보도파 시작할 때 에프피를 병용하면 wearing-off 현상의 억제를 기대할 수 있다.

Px 처방 예 상기에서 효과가 불충분한 경우, 다음 중 하나를 병용한다.
- 아텐 정(2mg)　1회 1정　1일 1~3회　아침 식사 후~매 식사 후　← 항콜린제
- 신메토렐 정(50mg)　1회 1정　1일 1~3회　아침 식사 후~매 식사 후　← 도파민 방출 촉진제
  ※처음부터 항콜린제와 아만타딘 염산염을 병용할 수도 있다.

Px 처방 예 환각·망상을 수반하는 경우
- 순차적으로 약물을 감량·중지하고 궁극적으로 레보도파의 감량이 어려운 경우는 비정형 항조현병약, 티아프리드 염산염(그라마릴), 정형 항조현병약을 투여한다.
- 세로크엘 정(25mg)　1회 1~2정　1일 1~3회　저녁 식사 후~매 식사 후　← 비정형 항조현병약

Px 처방 예 질질 끄는 다리를 수반하는 경우
- 도프스 캡슐(100mg)　1회 1~3캡슐　1일 1~3회　매 식사 후　← 노르에피네프린계 작용제
- **수술적 치료**
- 정위뇌수술과 도파민 생산 조직의 뇌내 이식술이 있다. 원칙적으로 약물 요법으로 콘트롤이 어려운 경우가 적응이 된다.
- 정위뇌수술은 뇌에 전극을 삽입·유치하는 뇌 심부 전기 자극(DBS)을 하는 경우가 많으며, 떨림, 근육고축에는 시상, 소폭의 보행에 대해서는 시상하핵·담창구내절을 자극한다.
- 이식 치료는 뇌 이외의 도파민 생산 조직(교감신경절, 부신)을 뇌에 이식하는 방법이지만, 일본에서는 하지 않는다.

조기 파킨슨병의 병기·병태·중증도별 치료 순서도

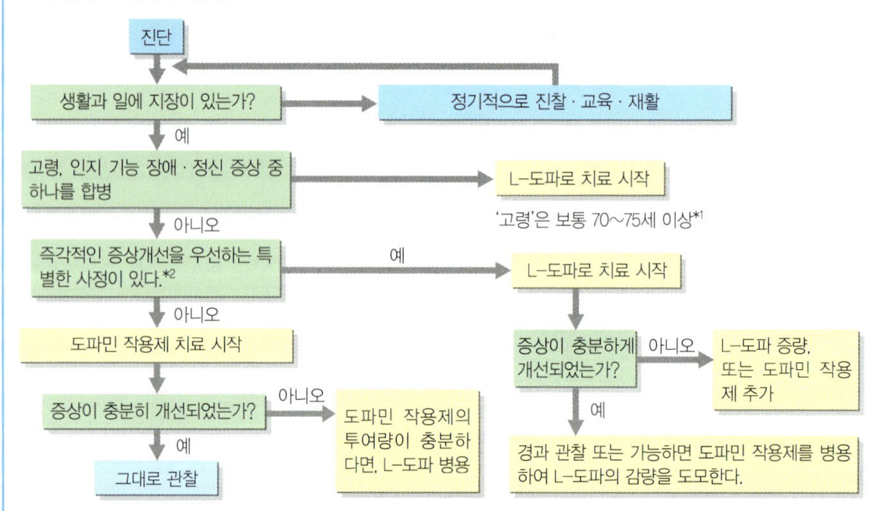

*1: 구체적인 기준은 없지만 일반적으로 70~75세 이상을 노인으로 생각하는 경우가 많다.
*2: 예를 들어, 증상이 심하고 낙상의 위험이 높거나 환자에게 증상 개선의 필요도가 높은 경우가 해당한다.

(일본신경학회 감수 : 파킨슨병 치료 지침 2011, p.77, 의학서원, 2011)

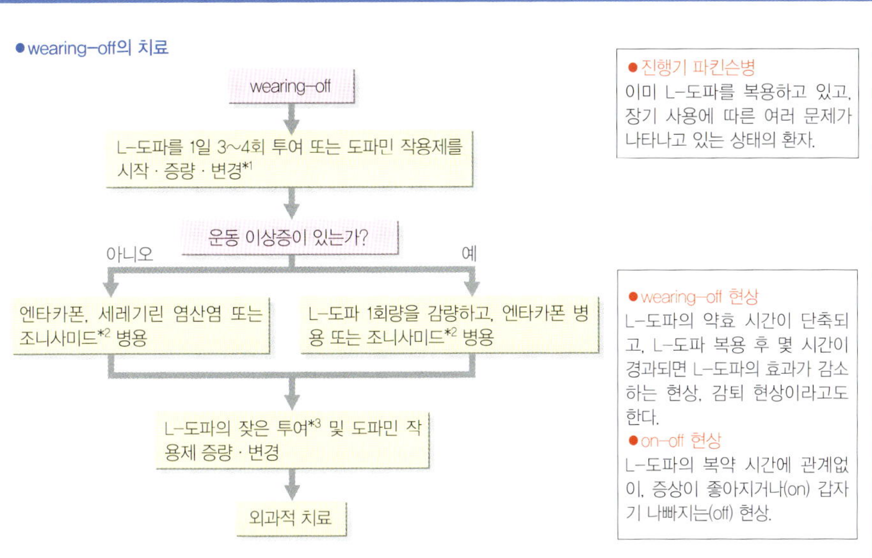

*1: wearing-off 출현 시는 투여량 부족의 가능성도 있으므로, L-도파를 1일 3~4회 투여하지 않거나 도파민 작용제를 충분히 먹지 않은 경우 먼저 이렇게 한다.
*2: 조니사미드는 25mg에서는 off 증상의 개선을, 50~100mg에서 off 시간의 개선이 인정되었다.
*3: 1일 5~8회 정도

(일본신경학회 감수: 파킨슨병 치료 지침 2011, p.107, 의학 서원, 2011)

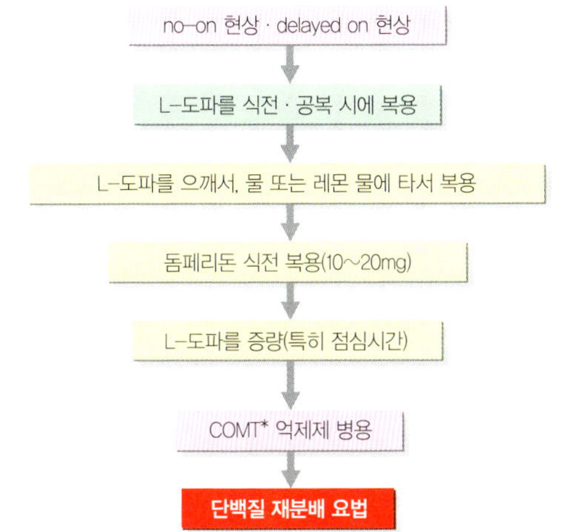

(일본신경학회 감수: 파킨슨병 치료 지침 2002, p.327, 의학 서원, 2003에서 수정)

● 생활에 지장이 되는 peak-dose 운동 이상증의 치료

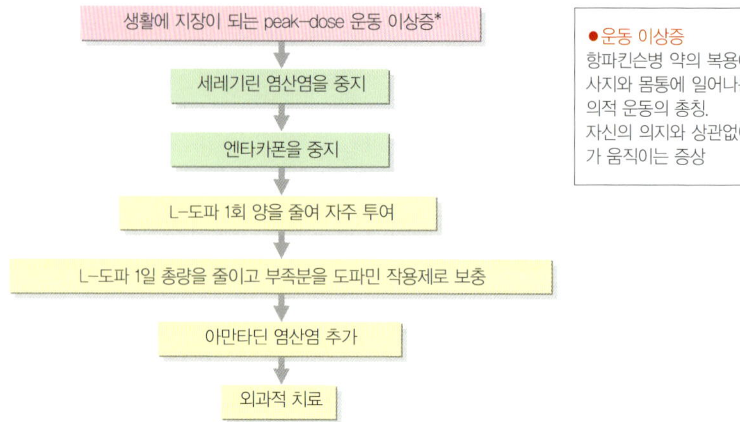

● 운동 이상증
항파킨슨병 약의 복용에 따라 사지와 몸통에 일어나는 불수의적 운동의 총칭.
자신의 의지와 상관없이 신체가 움직이는 증상

* 장기간 L-도파 치료를 받고 있는 파킨슨병 환자에게 L-도파의 혈중농도가 최고에 이르렀다고 생각되는 시기에 생기는 운동 이상증

● off-period 디스토니아
(이른 아침 디스토니아)의 치료

● 질질 끄는 다리의 치료

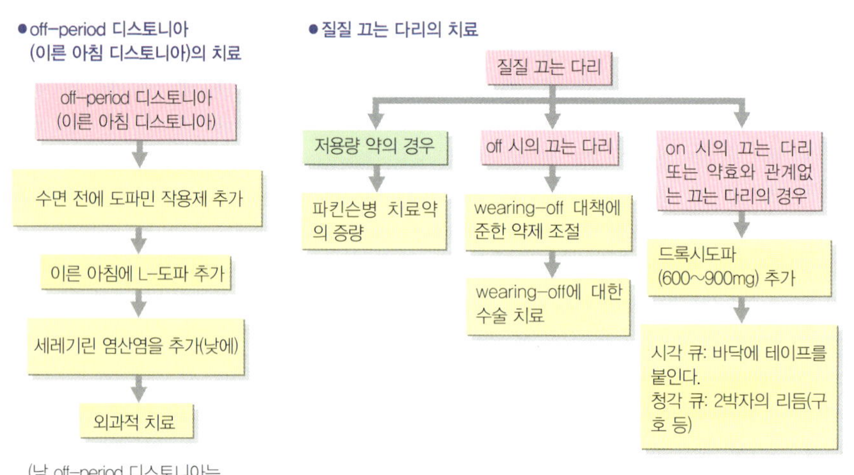

(낮 off-period 디스토니아는
wearing-off 대책에 준하여 실시)

(일본신경학회 감수: 파킨슨병 치료 지침 2011, p.119(위 그림), p.111(아래 왼쪽), p.115(아래 오른쪽) 의학서원, 2011)

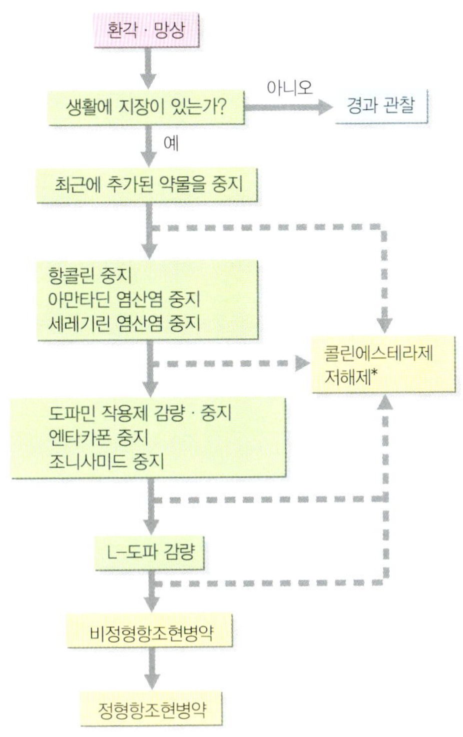

*파킨슨병 치료제 감량과 병행하여 추가를 고려

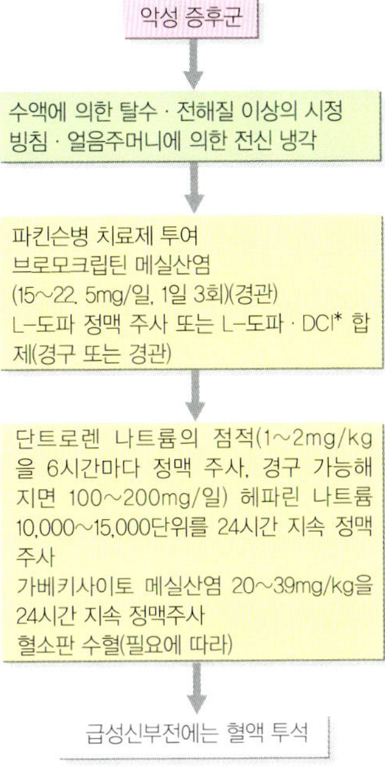

* DCI: 도파탈산효소억제제

● 악성 증후군
항조현병약의 투약 중 파킨슨병 치료제의 중단이나 복용량의 변경에 따라 일어나는 부작용으로 고열, 의식 장애, 근육 뻣뻣함이나 떨림 등의 추체외로 증상, 땀이나 빈맥 등의 자율신경 증상이 나타난다. 방치하면 횡문근 융해 및 급성신부전, 혈관 내 응고 증후군을 일으키고, 빠르게 사망에 이를 가능성이 있으므로 조기 발견, 조기 치료가 필요.

92
파
킨
슨
병

(일본신경학회 감수: 파킨슨병 치료 지침 2011, p.164(왼쪽), p.97(오른쪽), 의학 서원, 2011)

간호 과정 순서도

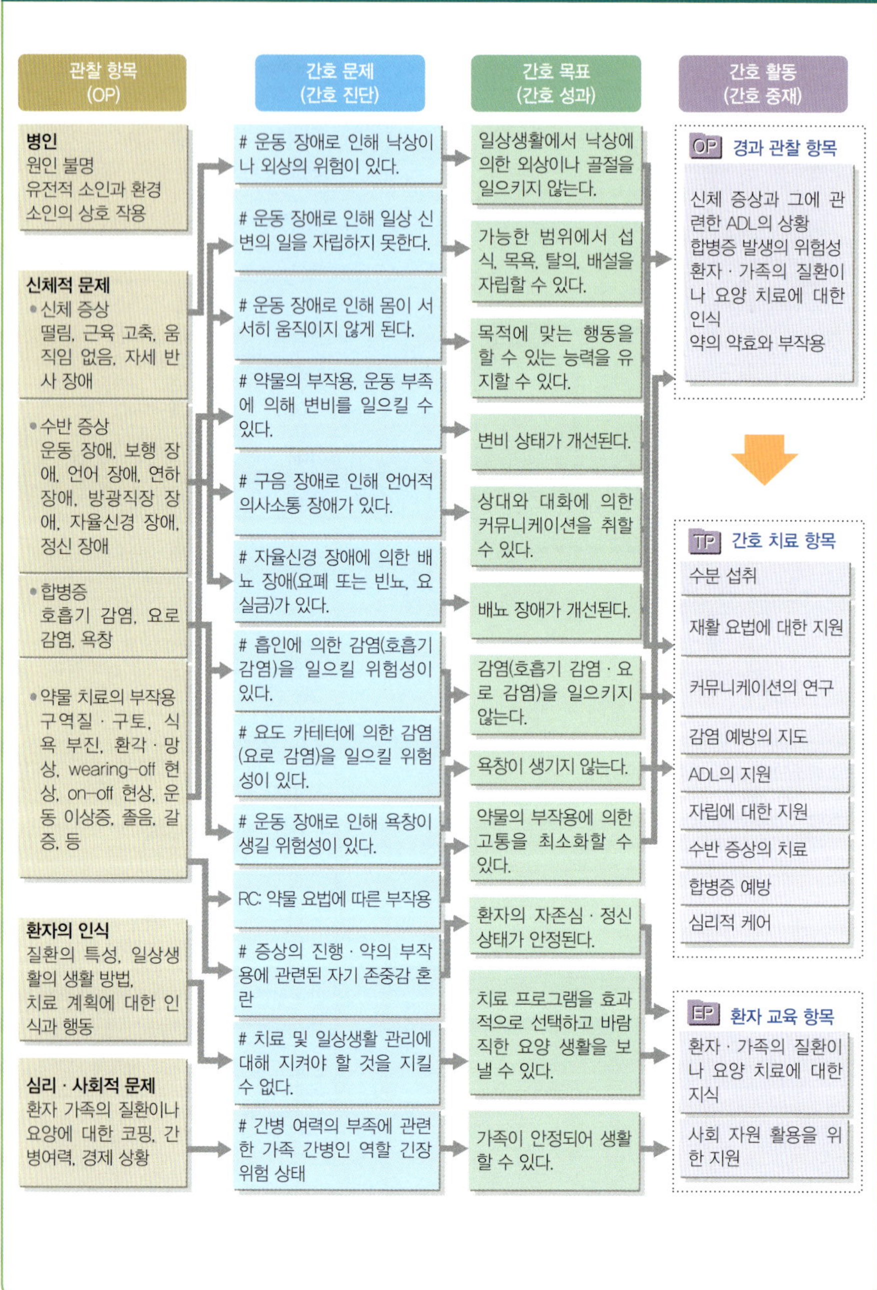

관찰 항목 (OP)
간호 문제 (간호 진단)
간호 목표 (간호 성과)
간호 활동 (간호 중재)

병인
원인 불명
유전적 소인과 환경 소인의 상호 작용

신체적 문제
• 신체 증상 떨림, 근육 고축, 움직임 없음, 자세 반사 장애
• 수반 증상 운동 장애, 보행 장애, 언어 장애, 연하 장애, 방광직장 장애, 자율신경 장애, 정신 장애
• 합병증 호흡기 감염, 요로 감염, 욕창
• 약물 치료의 부작용 구역질 · 구토, 식욕 부진, 환각 · 망상, wearing-off 현상, on-off 현상, 운동 이상증, 졸음, 갈증, 등

환자의 인식
질환의 특성, 일상생활의 생활 방법, 치료 계획에 대한 인식과 행동

심리 · 사회적 문제
환자 가족의 질환이나 요양에 대한 코핑, 간병여력, 경제 상황

운동 장애로 인해 낙상이나 외상의 위험이 있다.
운동 장애로 인해 일상 신변의 일을 자립하지 못한다.
운동 장애로 인해 몸이 서서히 움직이지 않게 된다.
약물의 부작용, 운동 부족에 의해 변비를 일으킬 수 있다.
구음 장애로 인해 언어적 의사소통 장애가 있다.
자율신경 장애에 의한 배뇨 장애(요폐 또는 빈뇨, 요실금)가 있다.
흡인에 의한 감염(호흡기 감염)을 일으킬 위험성이 있다.
요도 카테터에 의한 감염(요로 감염)을 일으킬 위험성이 있다.
운동 장애로 인해 욕창이 생길 위험성이 있다.
RC: 약물 요법에 따른 부작용
증상의 진행 · 약의 부작용에 관련된 자기 존중감 혼란
치료 및 일상생활 관리에 대해 지켜야 할 것을 지킬 수 없다.
간병 여력의 부족에 관련한 가족 간병인 역할 긴장 위험 상태

일상생활에서 낙상에 의한 외상이나 골절을 일으키지 않는다.
가능한 범위에서 섭식, 목욕, 탈의, 배설을 자립할 수 있다.
목적에 맞는 행동을 할 수 있는 능력을 유지할 수 있다.
변비 상태가 개선된다.
상대와 대화에 의한 커뮤니케이션을 취할 수 있다.
배뇨 장애가 개선된다.
감염(호흡기 감염 · 요로 감염)을 일으키지 않는다.
욕창이 생기지 않는다.
약물의 부작용에 의한 고통을 최소화할 수 있다.
환자의 자존심 · 정신 상태가 안정된다.
치료 프로그램을 효과적으로 선택하고 바람직한 요양 생활을 보낼 수 있다.
가족이 안정되어 생활할 수 있다.

OP 경과 관찰 항목
신체 증상과 그에 관련한 ADL의 상황 합병증 발생의 위험성 환자 · 가족의 질환이나 요양 치료에 대한 인식 약의 약효와 부작용

TP 간호 치료 항목
수분 섭취
재활 요법에 대한 지원
커뮤니케이션의 연구
감염 예방의 지도
ADL의 지원
자립에 대한 지원
수반 증상의 치료
합병증 예방
심리적 케어

EP 환자 교육 항목
환자 · 가족의 질환이나 요양 치료에 대한 지식
사회 자원 활용을 위한 지원

- 약물 치료로 증상을 조절하는 한편, 일상생활 행동 능력을 유지하고 가정생활이나 사회생활이 어려워지지 않도록 도와 나가야 한다.
- 파킨슨병은 특징적인 운동 장애를 나타내므로 환자·가족 일상생활을 보낼 때의 주의사항을 잘 이해하도록 함과 동시에, 심신 양면으로 지원을 계속해 나가는 것이 중요하다.

Step1 영향 평가	Step2 간호 초점	Step3 계획	Step4 실시	Step5 평가

정보 수집	평가 관점과 근거·잠재적 간호 문제
전신 상태 파악	환자가 신체적·심리적 상태를 드러내도록 함으로써 종합 케어를 할 수 있다. 심리적 상태는 질병의 진행 및 치료 효과에도 관계가 있다. • 전신 상태의 파악 → 다음 항목 참조. • 지시된 치료 내용 및 복약을 지시대로 복용하고 있는지 파악한다. • 약물 치료에 의한 합병증의 유무를 파악한다. • 질환이나 약물 요법에 대한 인식을 파악한다. 🔍 공동 문제 : 약물 요법의 부작용. 🔍 잠재적 간호 문제 : 치료 및 일상생활 관리에 대해 지켜야 할 것을 지킬 수 없다./약의 부작용으로 인한 일상생활의 지장
증상의 부위, 출현 상황, 정도의 관찰	증상이 어느 부위에서 어떻게 나타나고 어느 정도인지를 관찰한다. 증상의 상태 및 정도를 파악하여 질환의 진행 정도를 알 수 있고, 치료 계획, 간호 계획의 입안에 효과적이다. • 처음 증상은 일측성으로 한쪽 손이나 발을 떨고, 손이 뻣뻣해지고, 다리를 질질 끄는 보행으로 시작한다. • 증상은 서서히 진행되고 처음에는 한쪽 팔 또는 다리뿐이지만, 진행되면 N자형 또는 역N자형으로 증상이 진행되어 양측성이 된다. • 떨림, 근육 고축, 움직임이 없음은 초기부터 나타나는데, 자세 장애는 질환이 어느 정도 진행되고 나서 나타난다. 이상을 4대 증상이라 한다. • 기타 변비를 중심으로 한 자율신경 증상, 우울증 경향 등의 정신 증상이 수반 증상으로 나타나는 경우가 많다. • 약에 의한 다양한 부작용이 있고, 질병 본래의 증상과 구별할 필요가 있다. **떨림** • 파킨슨병 환자의 70%에서 나타난다. • 규칙적인 떨림으로 안정 시에 볼 수 있는 것이 특징이다. 동작 중에는 떨림이 억제되지만 같은 자세를 유지하면 다시 떨림이 나타난다. • 팔에 많이 나타난다. 경부에서 관찰되는 것은 아니다. • 손가락으로 환약을 둥글리는 것 같은 움직임으로 보이는 떨림도 보인다. 🔍 잠재적 간호 문제 : 운동 장애로 인해 낙상이나 외상의 위험이 있다./운동 장애로 인해 신변의 것을 자립할 수 없는 것이 있다./운동 장애로 인해 몸이 서서히 움직이지 않게 된다. **근육 고축** • 환자의 관절을 신장·굴곡하여 근육을 늘린 때에 기어와 같이 덜덜 떨며 작고 간헐적인 저항이 있다. 🔍 잠재적 간호 문제 : 운동 장애로 인해 낙상이나 외상의 위험성이 있다./운동 장애로 인해 신변의 것을 자립하지 못할 수 있다./운동 장애로 인해 몸이 서서히 움직이지 않게 된다. **움직이지 않는 상태(무동)** • 동작의 시작에 시간이 걸리거나 시작하는 동작 속도가 느린 증상으로, 운동 마비가 없는데 빠른 동작을 할 수 없고, 손가락의 섬세한 동작을 못하기도 한다.

	●눈 깜빡임이 줄고 표정 없는 마스크처럼 얼굴 모양이나 작은 소리도 무동의 하나 이다. ●단추를 채우거나, 화장실·의복 착탈 등 일상생활 전반의 동작이 느려진다. ●추체외로 증상에 따라 매끄러운 운동을 할 수 없게 되어, 보행할 때 팔을 흔들지 않는다. ●음식을 삼키는 횟수도 줄고 사레들림과 침 흘림이 늘어난다. 🔍 잠재적 간호 문제 : 운동 장애로 인해 낙상이나 외상의 위험이 있다./운동 장애로 인해 신변의 것을 자립하지 못할 수 있다./운동 장애로 인해 몸이 서서히 움직이지 않게 된다./구음 장애로 인해 언어 커뮤니케이션 장애가 있다./사레들림에 의한 감염(호흡기 감염)을 일으킬 위험성이 있다. **자세 반사 장애** ●일어설 때의 자세가 앞으로 굽는다(전굴, 전경 자세). 보폭도 좁아진다. ●걷기 시작하면 도중에 행보가 빨라지고, 작게 뛰게 되거나 가볍게 누른 것만으로 돌진하거나 넘어져 버리는 일이 있다(돌진 현상). ●걷기 시작한 첫 걸음을 내디지 않고 다리가 가늘게 떨리는 증상도 나온다(질질 끄는 다리). 이 경우 발밑에 따르기 위한 표시(라인)를 하면 쉽게 내디딜 수 있게 된다. 🔍 잠재적 간호 문제 : 자세 장애에 의한 낙상의 위험 **자율신경 증상** ●변비가 가장 많고, 70%의 환자에게 나타난다. ●기립성 저혈압은 약물의 부작용으로도 나타난다. ●지루성 얼굴 모양이 나타나는 경우도 있다. 🔍 잠재적 간호 문제 : 약물의 부작용에 의한 낙상의 위험/자율신경 장애로 인한 변비/자율신경 장애에 의한 배뇨 장애(요폐 또는 빈뇨, 요실금)가 있다. **기타** ●우울상태, 불안, 치매 등의 정신 증상이 나타날 수 있다. ●피부 점막이 약해지고, 진행되면(특히 단계 4 이상) 호흡기 감염, 요로 감염, 욕창 등의 합병증이 생기기 쉽다. 🔍 잠재적 간호 문제 : 흡인에 의한 감염(호흡기 감염)을 일으킬 위험성이 있다./요도 카테터 감염(요로 감염)을 일으킬 위험성이 있다./운동 장애로 인해 욕창이 생길 위험성이 있다.
약의 효과와 부작용에 대한 관찰	약으로 인한 부작용을 주의 깊게 관찰한다. 약에 의해 부작용이 다르기 때문에 발생하는 약을 밝히고 의사와 상담 후 치료 방법을 재검토할 필요가 있다. 또는 부작용에 따라 기립성 저혈압 등으로 낙상 위험이 높아지는 경우도 있다. 위험을 예방하는 차원에서도 중요하다. ●약이 효과가 있는지를 관찰한다. 약이 효과가 없으면 약물 요법 자체의 효과에 원인이 있는지, 환자의 복약에 문제가 있는지를 분명히 할 필요가 있다. ●부작용 발현 시에는 그 특징을 관찰하고 신속하게 의사에게 보고하고, 약의 양이나 시간 조절을 한다. ●약에 따라서는 구역질·구토, 식욕 부진을 일으킬 수 있다. 또한, 환각·망상 등의 부작용이 나타나는 경우도 있다. 이러한 부작용은 QOL의 저하를 초래할 뿐만 아니라, 치료 효과의 저하로도 이어진다. ●레보도파를 장기 사용하면 효과의 지속 시간이 짧아지거나(wearing-off 현상), 효과 일 내의 변동이 급격하게 변하고(on-off 현상), 불수의 운동(운동 이상증)이 생기거나 하므로 주의 깊게 관찰한다. ●콜린제는 변비가 높은 빈도로 나타난다. 매일 정시에 화장실로 유도하고 배변의 습관화 등의 지원을 실시한다. 2일 이상 배변이 없으면 의사와 상담 후 완하제 조정, 좌약이나 관장을 검토한다. ●갑작스런 복약 중단은 악성 증후군을 일으킬 수 있으므로 주의한다.

	🔍 공동 문제 : 약물 요법의 부작용
	🔍 잠재적 간호 문제 : 약물의 부작용으로 인한 일상생활의 지장/낙상의 위험/약의 부작용에 의해 변비를 일으킬 수 있다.
환자·가족의 심리·사회적 측면 파악	환자·가족이 향후 요양 생활에 대해 어떻게 인식하고 있는지를 확인한다. 또한 가정환경 및 요양 생활의 파악은 필수이며, 그것이 퇴원 지도로 이어진다. 그리고 가족의 경제적·신체적 부담에 대한 지원이 필요한 경우도 있으므로, 가능하다면 중재하는 것이 바람직하다. ● 향후 요양 생활에 대한 인식과 불안한 것 등을 환자·가족에게 듣는다. ● 가족의 간병 부담을 파악하고 가정환경을 배려한 ADL의 연구를 생각한다. ● 외부 지원의 협력을 얻을 수 있는지 확인하고 필요에 따라 간병 지원 만들기에 연결한다. ● 정신적·경제적 지원의 필요성을 파악한 후 필요에 따라 지역의 보건소, 동병 환자 모임, 인터넷, 커뮤니티 등에 관한 정보 제공, 특정 질환과 신체 장애자 수첩 등의 신청 방법에 관한 지도 등을 생각한다. 🔍 잠재적 간호 문제 : 간병여력 부족과 관련된 가족 간병인 역할 긴장 위험 상태

Step1 영향 평가	Step2 **간호 초점**	Step3 계획	Step4 실시	Step5 평가

간호 문제 리스트

RC: 약물 요법의 부작용
※ 약물 요법의 부작용을 공동 문제로 다루었는데, 각 간호 진단의 관련 인자로 생각해도 좋다.
#1 치료 및 일상생활 관리에 대해 지켜야 할 것을 지킬 수 없다(건강 지각-건강관리 패턴).
#2 운동 장애로 인해 낙상이나 외상의 위험이 있다(건강 지각-건강관리 패턴).
#3 운동 장애로 인해 일상 신변의 일을 자립하지 못한다(활동-운동 패턴).
#4 운동 장애로 인해 몸이 서서히 움직이지 않게 된다(활동-운동 패턴).
#5 약물의 부작용, 운동 부족으로 변비를 일으킬 수 있다(배설 패턴).
#6 구음 장애로 인해 언어적 의사소통 장애가 있다(역할-관계 패턴).
#7 흡인에 의한 감염(호흡기 감염)을 일으킬 위험성이 있다(영양-대사 패턴).
#8 요도 카테터 감염(요로 감염)을 일으킬 위험성이 있다(영양-대사 패턴).
#9 운동 장애로 인해 욕창이 생길 위험성이 있다(영양-대사 패턴).
#10 자율신경 장애에 의한 배뇨 장애(요폐 또는 빈뇨, 요실금)가 있다(배설 패턴).

간호의 우선순위 지침

● 만성 경과를 보이며 서서히 운동 기능의 저하가 진행하는 질환으로 인해 생활 기능 장애가 진행되기 쉽다. 우선 질병이나 요양 생활에 대한 올바른 인식을 가지는 것이 필요하다. 그리고 자립 생활을 최대한 길게 보내기 위하여 신체 이동성 장애와 자기관리에 대한 지원이 필요하다. 그때 운동 기능 장애로 인한 낙상 위험에 대한 배려도 중요하다. 또한 장기간에 걸친 약물의 부작용과 진행된 경우의 감염이나 욕창 등 2차 장애가 발생하는 경우가 많아 예방이 중요하다. 또한 간병에 관련된 가족 문제도 일어나기 쉬우므로 조정한다.

Step1 영향 평가	Step2 간호 초점	Step3 **계획**	Step4 실시	Step5 평가

공동 문제	간호 목표(간호 성과)
RC: 약물 요법에 의한 부작용	〈장기 목표〉 약물의 부작용으로 인한 고통을 최소화한다. 〈단기 목표〉 1) 약물의 부작용에 대해 이해한다. 2) 소화기 증상, 정신 증상 등 부작용에 대처한다. 또는 부작용을 일으키지 않는다. 3) 약물의 효과 시간이 길어진다.

<table>
<tr><th>간호 계획</th><th>중재 포인트와 근거</th></tr>
<tr><td>

OP 경과 관찰 항목

•복용하고 있는 약물, 양, 시간 파악

•소화기 증상: 구역질·구토, 식욕부진

•정신 증상: 환각·망상, 불안

•wearing-off 현상, on-off 현상
•불수의 운동: 운동 이상증

•기타: 졸음, 갈증, 기립성 저혈압 등

TP 간호 치료 항목

•고통스런 일이 있으면 상황을 의사에게 상담한다.

•대증 요법(구역질, 구강 건조 등)

EP 환자 교육 항목

•증상은 약물의 부작용임을 설명한다.
•고통스러운 것은 참지 말고 알리도록 설명한다.

•그 환자에 맞는 레보도파의 효과적인 먹는 방법을 지도한다(약사와 공동으로 하는 것이 바람직하다). 예: ① 식간에 복용한다. ② 비타민B6의 포함된 약품이나 식품을 피한다. ③ 단백질이 많은 식품은 저녁에 먹는다. ④ 레몬즙과 같이 먹어서는 안 되는 약이 있다. ⑤ 함께 먹어서는 안 되는 약이 있다. ⑥ 금기 사항 등

</td><td>

➡환자가 어떤 약을 얼마나 먹고 있는지 파악한다. **근거** 각각의 약이 발생하기 쉬운 부작용을 잘 알고서 파악한다.

➡이상을 조기 발견하고 조기에 대처한다. **근거** 레보도파, 맥각계 도파민 수용체 작용제(도파민작용제) 시작 시 등에 잘 나타난다. 제토제를 병용하면서 모습을 지켜본다. 익숙해지면 진정되는 경우가 많다.

➡문제를 조기 발견하고 대처한다. **근거** 도파민 작용제, 아만타딘 염산염 복용으로 발생하기 쉽다. 환자의 상태를 잘 파악하고 의사와 상담한다.

➡이상을 조기 발견하고 대처한다. **근거** 레보도파의 장기 복용에 의해 일어나기 쉽다. 환자의 상황을 잘 파악하고 의사와 상담한다.

➡이상을 조기에 발견하고 대처한다. **근거** 비맥각계 도파민 작용제는 졸음이 문제가 되는 경우가 많다. 항콜린제는 구강 건조가 잘 나타난다. 환자에게 상태를 잘 듣고 고통스럽다면 의사와 상담한다.

➡이상을 조기에 발견하고 대처한다. **근거** 환자의 허용 범위와 참을 수 없는 점을 잘 감별하여 필요에 따라 의사와 상담하고 처방을 변경해 받는다.

➡고통을 완화한다. **근거** 약물의 부작용으로 어느 정도 어쩔 수 없는 증상에는 대증적으로 치료를 한다.

➡각종 증상이 왜 일어나는지 이해하여 불안을 완화한다. **근거** 증상의 이유를 알 수 없는 것은 불안을 초래한다. 또한 고통은 참지 않아도 된다는 것을 이해하게 한다.

➡같은 양으로도 보다 좋은 효과를 얻는 방법, 또는 금기 사항 등을 지도한다. **근거** 피리독신 염산염(비타민B6)은 레보도파가 뇌에 도달하기 전에 도파민에 분해되는 과정을 가속화시킨다. 단백질은 뇌로의 도달에서 레보도파와 경합한다. 그리고 복용을 갑자기 중지하면 악성증후군의 위험성이 있어 절대 중지하면 안 된다.

</td></tr>
</table>

<table>
<tr><th>1 간호 문제</th><th>간호 진단</th><th>간호 목표(간호 성과)</th></tr>
<tr><td>

#1 치료 및 일상생활 관리에 대해 지켜야 할 것을 지킬 수 없다.

</td><td>

비효과적 자기 건강관리
관련 요인: 지식 부족
진단 지표
☐ 치료 계획을 일상생활에 넣을 수 없다.
☐ 건강 목표를 달성하기 위해 효과적이지 않은 선택을 일상생활 속에서 계속한다.

</td><td>

〈**장기 목표**〉 치료 프로그램을 효과적으로 선택하고 바람직한 요양 생활을 보낼 수 있다.
〈**단기 목표**〉 1) 일상생활 행동에서 허용 가능한 한 자립하도록 노력하는 자세를 보일 수 있다.
2) 치료 계획의 필요성을 이해하고, 효과적으로 자기관리를 할 수 있다.

</td></tr>
</table>

<table>
<tr><td>간호 계획</td><td>중재 포인트와 근거</td></tr>
</table>

OP 경과 관찰 항목
- 질환의 특징, 일상생활의 생활 방법
- 치료 계획에 대한 인식과 행동

TP 간호 치료 항목 · EP 환자 교육 항목
- 질환의 특징과 일상생활을 보내는 방법에 대해 설명한다.
- 재활의 필요성과 방법에 대해 설명한다.
- 약물의 작용 · 부작용 및 관리 방법에 대해 설명한다.
- 환자뿐만 아니라 가족에게도 지도한다.

➡ 일상생활의 생활 방법이나 치료 계획에 대한 인식과 행동을 파악한다. **근거** 이것이 지도의 기본이지만, 가족의 인식도 함께 파악하는 것이 좋다.

➡ 환자와 가족에게 일상생활이나 치료 계획에 대해 자세하게 설명한다. **근거** 이것이 진행의 예방이 되면 동시에 퇴원 지도로도 이어진다.

➡ 자신의 일은 가능한 한 스스로 하도록 환자 · 가족이 이해하게 하고 협력을 촉진한다. **근거** 환자의 자립을 촉진하는 것과 동시에, 가족에 지도하여 환자에 대한 대응 방법을 학습하게 한다.

<table>
<tr><td>2 간호 문제</td><td>간호 진단</td><td>간호 목표(간호 성과)</td></tr>
<tr><td>#2 운동 장애로 인해 낙상이나 외상의 위험성이 있다.</td><td>신체 손상 위험 상태
위험 요인: 신경계 질환, 운동 장애</td><td>〈장기 목표〉 일상생활에서 낙상에 의한 외상이나 골절을 일으키지 않는다.
〈단기 목표〉 1) 위험에 대한 유의점에 대해 말할 수 있다. 2) 필요한 경우, 간호사 호출 등으로 타인의 도움을 얻을 수 있다.</td></tr>
</table>

<table>
<tr><td>간호 계획</td><td>중재 포인트와 근거</td></tr>
</table>

'91 다발성 경화증 환자의 간호'의 '간호 문제 #1' 참조

<table>
<tr><td>3 간호 문제</td><td>간호 진단</td><td>간호 목표(간호 성과)</td></tr>
<tr><td>#3 운동 장애로 인해 일상 신변의 일을 자립하지 못한다.</td><td>섭식 자기관리 부족
목욕 자기관리 부족
탈의 자기관리 부족
배설 자기관리 부족
관련 요인: 신경계의 장애, 운동 장애, 2차 장애의 발생
진단 지표
□ 식사 행위에 관한 자기관리 부족
□ 목욕 행위에 대한 자기관리 부족
□ 탈의 행위에 대한 자기관리 부족
□ 배설 행위에 대한 자기관리 부족</td><td>〈장기 목표〉 가능한 범위에서 섭식, 목욕, 탈의, 배설을 자립할 수 있다.
〈단기 목표〉 1) 혼자 힘으로 할 수 있는 일이 늘어난다(구체적 지표를 든다). 2) 적절한 보조 기구를 사용할 수 있다.</td></tr>
</table>

<table>
<tr><td>간호 계획</td><td>중재 포인트와 근거</td></tr>
</table>

'91 다발성 경화증 환자의 간호'의 '간호 문제 #2' 참조

<table>
<tr><td>4 간호 문제</td><td>간호 진단</td><td>간호 목표(간호 성과)</td></tr>
<tr><td>#4 운동 장애로 인해 몸이 서서히 움직이지 않게 된다.</td><td>신체 이동성 장애
관련 요인: 신경계 장애, 고축
진단 지표
□ 운동인성의 떨림
□ 관절 가동 범위(ROM)의 제한</td><td>〈장기 목표〉 목적에 맞는 행동을 할 수 있도록 능력을 유지할 수 있다.
〈단기 목표〉 1) 관절 가동역이 유지된다. 2) 근력이 저하되지 않는다.</td></tr>
</table>

□ 반응시간 지연
□ 미세한 운동기능 능력의 제한

간호 계획	중재 포인트와 근거
OP 경과 관찰 항목 • 관절 가동역 • 근력 • 약의 효과 • 질병 특유의 증상(떨림, 근육 고축, 무동)	⊃현재의 신체 능력과 증상, 약물의 효과를 평가한다. **근거** 그날 그때 환자 상황에 맞는 훈련·관리가 필요하다.
TP 간호 치료 항목 • 프로그램에 맞춘 재활 훈련을 한다(물리 치료, 작업 치료). • 병동 생활에 재활실에서의 훈련을 응용해 도입한다.	⊃전문가 프로그램에 맞추어 계획적으로 한다. **근거** 효과적이며 무리가 없는 범위에서 실시가 중요하다. ⊃일상생활의 다양한 장소에서 그때그때의 환자의 상황에 맞게 스스로 할 수 있도록 한다. **근거** 재활훈련실에서의 프로그램만이 재활이 아니라 생활 전반을 재활이라고 생각한다.
EP 환자 교육 항목 • 재활의 필요성, 방법 등을 설명한다.	⊃환자가 이해하게 하고, 협력을 촉진한다. **근거** 재활의 중요성을 환자가 잘 이해하지 않으면 효과를 얻을 수 없다.

5 간호 문제	간호 진단	간호 목표(간호 성과)
#5 약물의 부작용, 운동 부족으로 인해 변비를 일으킬 수 있다.	**변비** **관련 요인:** 자율신경 증상, 약의 부작용, 운동 부족 **진단 지표** □ 단단한 유형변 □ 배변 시간이 걸린다. 배변 불능 □ 배변 횟수의 감소 □ 직장의 팽만감	〈장기 목표〉 변비 상태가 개선된다. 〈단기 목표〉 1) 적어도 2~3일에 한 번은 배변이 보인다. 2) 직장 팽만감이 보이지 않는다.

간호 계획	중재 포인트와 근거
OP 경과 관찰 항목 • 배변의 유무 • 변의 형태·양 • 복부 팽만감 • 수분 I&O 양, 식사 섭취량	⊃문제를 조기 발견하고 조기 대처할 수 있다. **근거** 본 질환은 자율신경 증상으로 인한 변비가 높은 빈도로 나타나지만 이외에, 운동이 적은 것, 약(특히 항콜린제, 레보도파)의 부작용 등이 더해져 더욱 빈도가 높아진다.
TP 간호 치료 항목 • 매일 정시에 배변을 시도한다. • 적절한 수분 섭취(1일 양을 결정) • 기상 시에는 매일 한 잔의 냉수를 마신다. • 복부 마사지나 온찜질을 한다.	⊃환자와 상의하여, 매일 정해진 시간에 화장실로 유도한다. **근거** 변의의 유무에 관계없이 먼저 습관을 형성하는 것이 중요하다. ⊃기상 시 식후, 식간, 재활 훈련 후, 목욕 전후 등 양·시간을 상의한다. **근거** 매일 정기적으로 섭취하지만, 취침 전은 야간에 화장실 가는 것을 배려하여 피하는 것이 좋다. ⊃물리적인 자극을 준다. **근거** 소장의 연동 운동을 촉진한다.

• 의사와 상담 후, 완하제의 사용, 좌약이나 관장, 적변의 실시를 검토한다.

 환자 교육 항목
• 예방 방법을 지도한다.
• 관리의 필요성을 설명한다.

➋2일 동안 없으면 설사제, 3일째에는 좌약 등으로 대처 방법을 정해둔다. **근거** 장기적인 변비를 피하기 위해 반드시 2~3일에 한 번은 배변을 볼 수 있도록 처치한다.

➋환자가 이해하게 하고 협력을 촉진한다. **근거** 변비예방이 되면 퇴원 지도로도 이어진다.

6 간호 문제	간호 진단	간호 목표(간호 성과)
#6 구음 장애로 인해 언어적 의사소통 장애가 있다.	언어적 의사소통 장애 **관련 요인:** 중추신경의 변화 **진단 지표** ☐ 말하기가 어렵다. ☐ 말을 이어 불명확하게 이야기한다.	〈장기 목표〉 상대와 대화의 커뮤니케이션을 취할 수 있다. 〈단기 목표〉 1) 명백한 발어가 보인다. 2) 구강 내를 청결하게 유지한다.

간호 계획	중재 포인트와 근거
경과 관찰 항목 • 발어 상태: 목소리의 크기, 선명도, 얼굴의 표정 • 약의 효과 • 질환 특유의 증상(떨림, 근육 고축, 무동) 간호 치료 항목 • 프로그램에 맞춘 재활을 한다(언어 치료). • 병동 생활에 재활실에서 훈련을 응용해 도입한다(거울 앞에서 연습, 발성 연습, 혀의 운동, 입술과 턱 운동, 표정 등의 훈련과 함께, 가족, 같은 병실 사람, 의료진과의 대화 등을 적극적으로 한다). • 구강 관리 환자 교육 항목 • 언어 훈련의 필요성, 방법 등을 설명한다.	➋현재의 신체 능력과 증상, 약물의 효과를 평가한다. **근거** 그때그때 환자의 상황에 맞춘 훈련·관리가 필요하다. ➋전문가에 의해 프로그램에 맞게 계획적으로 한다. **근거** 효과적이고 무리가 없는 범위에서 실시가 중요하다. ➋적절하게 가능한 한 큰소리로 하거나, 입의 움직임을 훈련하기도 한다. 또한 의식적으로 사람과 대화의 기회를 갖는다. **근거** 재활실에서 프로그램만이 재활이 아니라 생활 전반을 재활이라고 생각한다. ➋구강 내 청결을 유지하도록 환자 스스로 할 수 없는 부분은 지원한다. **근거** 구강 내가 건조하거나 더러우면 발음하기가 어려워진다. ➋환자가 이해하게 하고, 협력을 촉진한다. **근거** 언어 훈련의 중요성을 환자가 이해하지 않으면 효과를 얻을 수 없다.

7 간호 문제	간호 진단	간호 목표(간호 성과)
#7 흡인에 의한 감염(호흡기 감염)을 일으킬 위험성이 있다.	감염 위험 상태: 호흡기 감염 **위험 요인:** 만성 질환, 흡인	〈장기 목표〉 감염을 일으키지 않는다. 〈단기 목표〉 1) 감염 증후가 보이지 않는다. 2) 감염의 위험 요인, 예방 방법에 대해 말할 수 있다.

간호 계획	중재 포인트와 근거

'91 다발성 경화증 환자의 간호'의 '간호 문제 #4' 참조

8 간호 문제	간호 진단	간호 목표(간호 성과)
#8 요도 카테터에 의한 감염(요로 감염)을 일으킬 위험성이 있다.	감염 위험 상태 : 요로 감염 **위험 요인:** 만성 질환, 요도 카테터의 존재	〈장기 목표〉 감염을 일으키지 않는다. 〈단기 목표〉 1) 감염 증후가 보이지 않는다. 2) 감염의 위험 요인, 예방 방법에 대해 말할 수 있다.

간호 계획	중재 포인트와 근거

'91 다발성 경화증 환자의 간'의 '간호 문제 #5' 참조

9 간호 문제	간호 진단	간호 목표(간호 성과)
#9 운동 장애로 인해 욕창이 생길 위험성이 있다.	피부 통합성 장애 위험 상태 **위험 요인:** 신체 움직임 불능	〈장기 목표〉 욕창이 발생하지 않는다. 〈단기 목표〉 1) 발적, 홍반이 보이지 않는다. 2) 피부 표면의 이상이 보이지 않는다.

간호 계획	중재 포인트와 근거

'91 다발성 경화증 환자의 간호'의 '간호 문제 #6' 참조

10 간호 문제	간호 진단	간호 목표(간호 성과)
#10 자율신경 장애에 의한 배뇨 장애(요폐 또는 빈뇨, 요실금)가 있다.	배뇨 장애 **관련 요인:** 자율신경 장애, 약물(항콜린제)의 부작용 **진단 지표** ☐ 요폐(방광의 팽만감, 잔뇨) ☐ 요실금(요의 급박에 이어 일어나는 요실금, 화장실에 가기 전에 일어나는 요실금)	〈장기 목표〉 배뇨 장애가 없어지거나 완화된다. 〈단기 목표〉 1) 요폐: 적절한 양의 배뇨를 할 수 있다. 2) 요실금: 배뇨를 자제할 수 있다.

간호 계획	중재 포인트와 근거

'91 다발성 경화증 환자의 간호'의 '간호 문제 #3' 참조

Step1 영향 평가	Step2 간호 초점	Step3 계획	**Step4 실시**	Step5 평가

병기·병태·중증도별 관리 포인트

호앤야 척도의 중증도 분류에 의한 관리 포인트를 보여준다.

【단계 1·2】 진단 초기 증상은 경증이지만, 난치병이기 때문에 질병에 대한 불안을 안기 쉽다. 질환에 대한 올바른 이해를 촉진하는 것이 필요하다. 진행되면 서서히 신체 이동성 저하로 낙상하기 쉬워지므로, 일상생활상의 주의사항을 환자에게 이해시키는 것이 필요하다.

【단계 3·4】 기본적으로는 가능한 환자가 자립할 수 있는 일상생활에서의 연구를 해나간다. 진행성으로 긴 경과를 보이는 질환이기 때문에 환자와 의료진이 협력하여 각 환자에 맞는 치료를 실시한다. 복약에 따른 주의사항(약효의 약화, 부작용, 각 환자에 따라 맞춤 처방이 필요하다)을 환자에게 잘 이해하게 한다. 활동성의 저하로 사회생활에 자신감을 잃기 쉽기 때문에, 심리적인 관리에도 충분히 배려한다.

【단계 5】 감염, 욕창 등 합병증의 발생을 예방하는 것이 중요하다. 또한 사회생활에 적응이 무리 없이 진행되도록 지원한다. 가족의 수용 태세에 배려하는 것과 동시에, 사회 자원의 유효 활용을 검토한다.

약물 치료의 부작용에 대한 대처

- 정해진 시간에 확실히 복용하도록 지도한다.
- 떨림에 의해 약의 개봉이 어려울 수 있으므로, 필요에 따라 복약을 지원한다.
- 약의 효과는 시간에 따라 달라지므로, 이에 따라 환자의 활동 상황이 바뀌므로, 활동 상황에 맞게 ADL을 지원한다.
- 부작용 발현 시에는 부작용의 특징을 관찰하고 신속하게 의사에게 보고하고, 약의 양이나 시간 조정을 한다.

자기관리 지원

- 시간이 걸리더라도 최대한 스스로 할 수 있도록 지도한다.
- 의류는 넉넉한 큰 사이즈로, 버튼은 앞 열림의 것으로 한다.
- 자신의 신변의 것을 가능한 한 자립할 수 있도록 연구한다.

낙상 · 외상의 대처

- 운동 장애, 기립성 저혈압, 신체의 흔들림에 의해 낙상의 위험성이 높아진다. 특히 첫 걸음을 내디딜 때에 주의한다.
- 소폭의 보행에는 복도에 테이프를 붙이고, 따라 걷도록 지도하면 잘 보행할 수 있다.
- 안전한 병실 환경(침대 난간, 난간, 복도, 화장실, 세면장)을 정돈한다.
- 환자 · 가족에게 질환의 특징을 설명하고 생활상의 낙상 예방 방법을 지도한다.

의사소통 장애에 대한 대응

- 환자에게는 침착하게 천천히 이야기해도 좋다는 것을 전하고, 서두르지 않는다.
- 환자의 자부심을 유지하면서 의사소통을 도모한다.
- 경우에 따라서는 언어 이외의 의사소통 방법도 검토하여 의사소통을 도모한다.
- 가족의 이해와 협력을 요청한다.

합병증 예방

- 호흡기 감염, 요로 감염이 일어나지 않도록 예방한다.
- 욕창 또는 점막의 염증 예방을 위해 피부(특히 욕창 호발 부위)나 점막(생식기와 구강 내)를 청결하게 할 수 있도록 지도 · 지원한다.
- 외상(상처, 찰과상 등)에서의 감염 예방을 위해, 피부나 점막을 청결하게 하도록 지도 · 지원한다.
- 배뇨 장애, 변비를 해결한다.

환자 · 가족의 심리 · 사회적 문제에 대한 지원

- 질환 및 치료, 앞으로의 생활에 대한 인식과 불안한 것을 환자 · 가족에게서 듣고, 불안의 경감에 노력한다.
- 질환이나 요양에 대하여 환자 · 가족에게 알기 쉽게 설명하고 불안을 해소하도록 지원한다. 또한 인식이 낮은 경우에는 이해할 수 있도록 알기 쉽게 설명한다.
- 가족의 간병 부담에 대해 가정환경을 배려한 ADL의 연구를 실시한다.
- 외부 지원의 협력을 얻을 수 있는지 여부를 확인하고 간병 지원 만들기를 지원한다.
- 지역 관련기관과 연락을 취하고 재택 요양, 사회 자원을 활용할 수 있도록 도움을 요청한다.
- 정신적 · 경제적 지원의 필요성을 파악한 후 필요에 따라 지역의 보건소, 동변 환자 모임, 인터넷 커뮤니티 등에 관한 정보 제공을 실시한다.
- 사회 보장 제도(특정 질병, 장애인 수첩 등)의 신청 방법을 소개한다.

- 환자 · 가족과 함께 안정된 가정생활을 보낼 수 있도록 환경 정비를 지원한다.
- 가능한 한 ADL을 유지할 수 있도록 연구하고, 낙상에 의한 외상이나 골절에 주의하도록 지도한다.
- 적절한 복약 방법을 준수하는 한편, 어떤 부작용이 발현한 경우에는 즉시 연락하도록 지도해야 한다.
- 연하 장애 시 식사 섭취 방법, 방광 직장 장애에 대한 대처 방법 등을 지도한다.
- 긴 경과 질환임을 이해하게 하고 지속적으로 내원하도록 제의한다.

92
파킨슨병

- 가능한 한 몸을 움직이게 할 뿐만 아니라, 할 수 있으면 어떻게든 사회와의 접점을 갖고 계속하도록 고무시킨다.
- 사회 자원의 활용에 대해서는, 전출 '환자 · 가족의 심리 · 사회적 문제에 대한 지원'을 참조

| Step1 영향 평가 | Step2 간호 초점 | Step3 계획 | Step4 실시 | Step5 평가 |

평가 포인트

간호 목표 달성도
- 약물의 부작용으로 인한 고통을 최소화하였는가?
- 치료 프로그램을 효과적으로 선택하여 바람직한 요양 생활을 보낼 수 있었는가?
- 일상생활에서 낙상에 의한 외상이나 골절을 일으키지 않았는가?
- 가능한 범위에서 섭식, 목욕, 탈의, 배설을 자립할 수 있었는가?
- 목적에 맞는 행동을 할 수 있는 능력을 유지할 수 있었는가?
- 변비 상태가 개선되었는가?
- 상대와 대화에 의한 커뮤니케이션이 이루어졌는가?
- 감염(호흡기 감염, 요로 감염)을 일으키지 않았는가?
- 욕창이나 외상이 발생하지 않았는가?
- 배뇨 장애가 없어지거나 감소했는가?

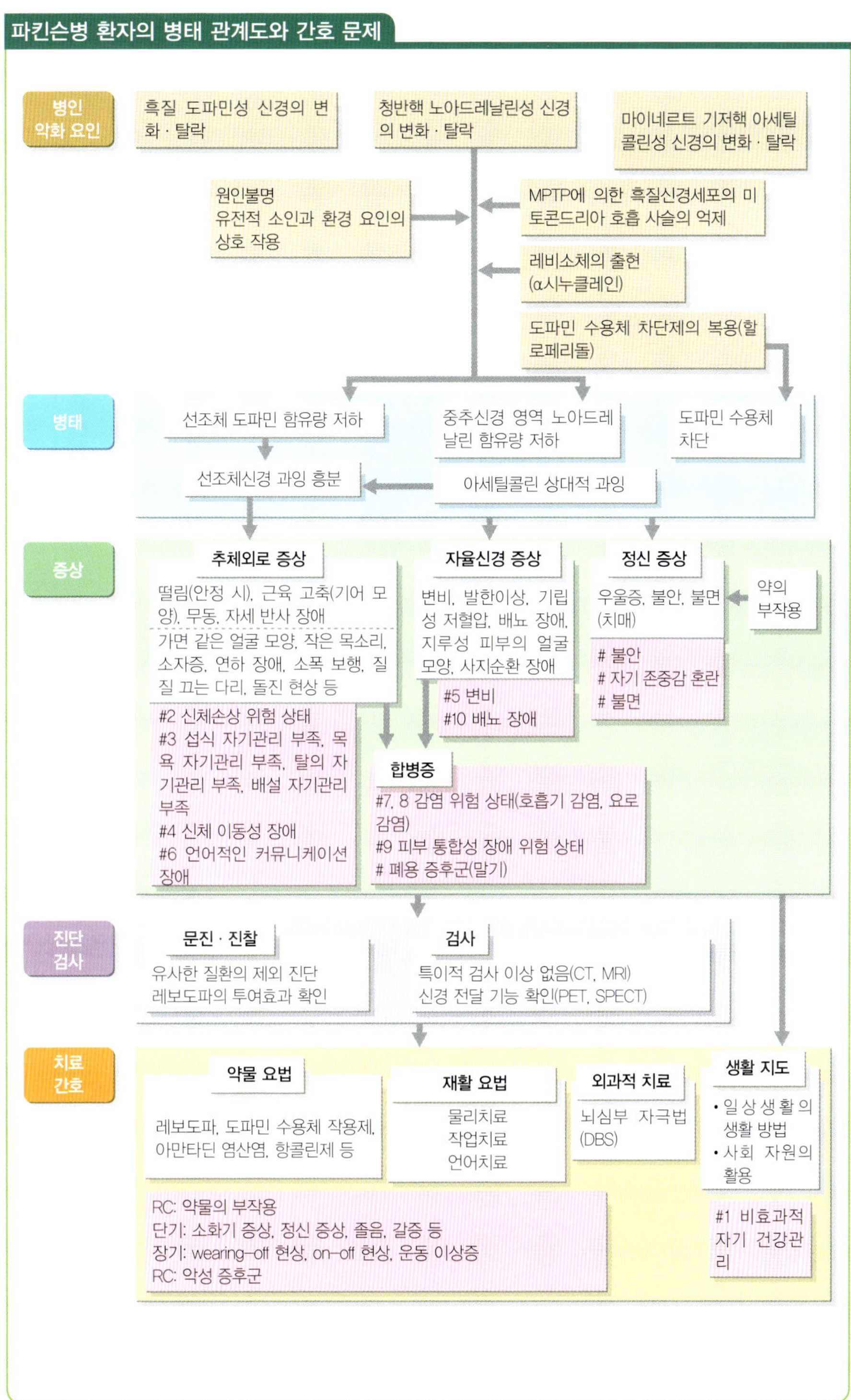
병인
악화 요인

흑질 도파민성 신경의 변화 · 탈락

청반핵 노아드레날린성 신경의 변화 · 탈락

마이네르트 기저핵 아세틸콜린성 신경의 변화 · 탈락

원인불명
유전적 소인과 환경 요인의 상호 작용

MPTP에 의한 흑질신경세포의 미토콘드리아 호흡 사슬의 억제

레비소체의 출현
(α시누클레인)

도파민 수용체 차단제의 복용(할로페리돌)

병태

선조체 도파민 함유량 저하

중추신경 영역 노아드레날린 함유량 저하

도파민 수용체 차단

선조체신경 과잉 흥분

아세틸콜린 상대적 과잉

증상

추체외로 증상

떨림(안정 시), 근육 고축(기어 모양), 무동, 자세 반사 장애
가면 같은 얼굴 모양, 작은 목소리, 소자증, 연하 장애, 소폭 보행, 질질 끄는 다리, 돌진 현상 등

#2 신체손상 위험 상태
#3 섭식 자기관리 부족, 목욕 자기관리 부족, 탈의 자기관리 부족, 배설 자기관리 부족
#4 신체 이동성 장애
#6 언어적인 커뮤니케이션 장애

자율신경 증상

변비, 발한이상, 기립성 저혈압, 배뇨 장애, 지루성 피부의 얼굴 모양, 사지순환 장애

#5 변비
#10 배뇨 장애

합병증

#7, 8 감염 위험 상태(호흡기 감염, 요로 감염)
#9 피부 통합성 장애 위험 상태
폐용 증후군(말기)

정신 증상

우울증, 불안, 불면
(치매)

약의 부작용

불안
자기 존중감 혼란
불면

진단
검사

문진 · 진찰

유사한 질환의 제외 진단
레보도파의 투여효과 확인

검사

특이적 검사 이상 없음(CT, MRI)
신경 전달 기능 확인(PET, SPECT)

치료
간호

약물 요법

레보도파, 도파민 수용체 작용제, 아만타딘 염산염, 항콜린제 등

재활 요법

물리치료
작업치료
언어치료

외과적 치료

뇌심부 자극법
(DBS)

생활 지도

· 일상 생활 의 생활 방법
· 사회 자원의 활용

RC: 약물의 부작용
단기: 소화기 증상, 정신 증상, 졸음, 갈증 등
장기: wearing-off 현상, on-off 현상, 운동 이상증
RC: 악성 증후군

#1 비효과적 자기 건강관리

이시다 치호 · 야마다 마사히토

눈으로 보는 질환

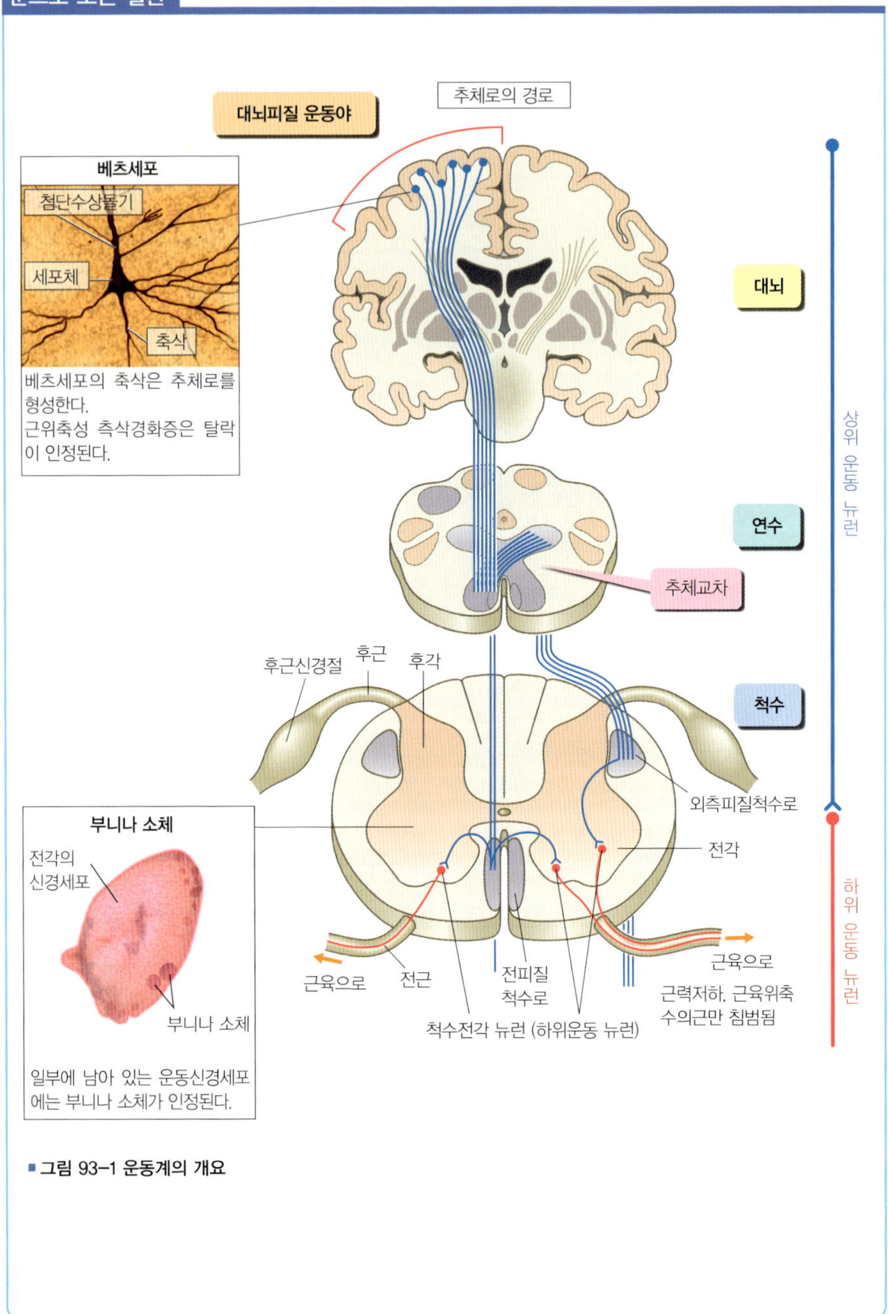

■ 그림 93-1 운동계의 개요

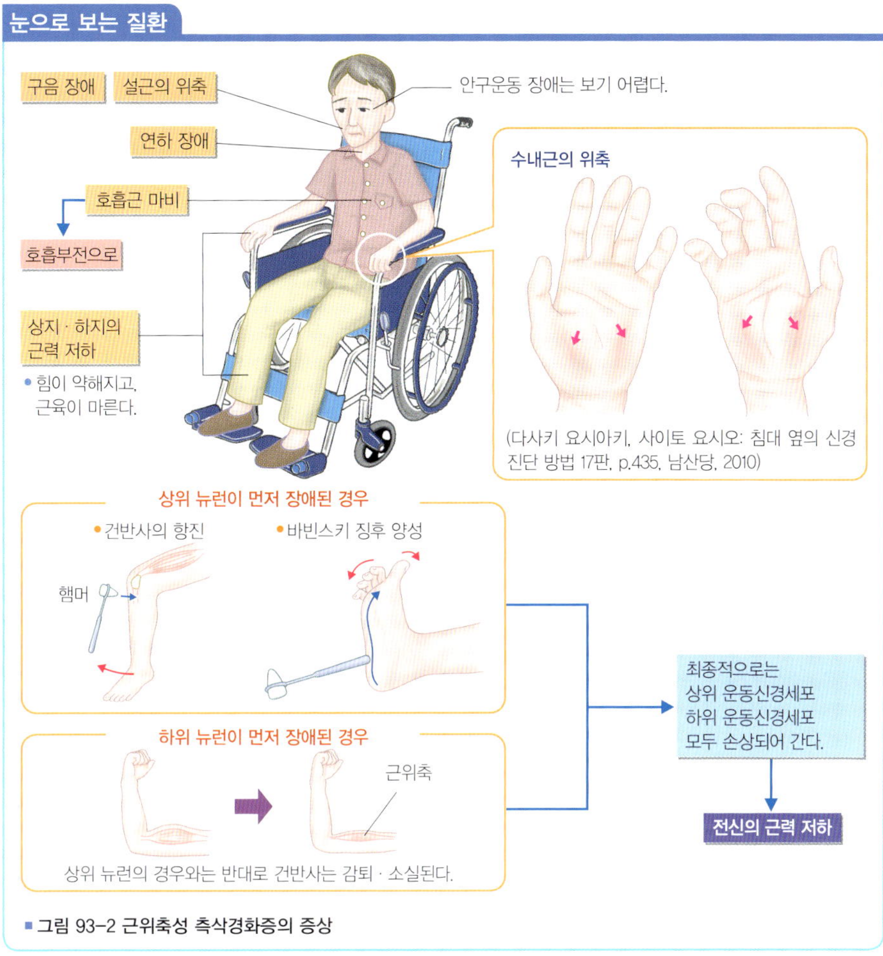

■ 그림 93-2 근위축성 측삭경화증의 증상

병태 생리

근위축성 측삭경화증(ALS)은 상위 운동신경(대뇌피질 운동야의 운동신경세포)과 하위 운동신경(척수 전각·뇌간의 운동신경세포)이 점차 탈락하여 전신의 근력 저하, 근육위축이 진행되는 신경 퇴행성 질환으로, 운동신경 질환의 하나이다.

- 전신의 수의근 운동은 대뇌피질 운동야에 있는 운동신경세포(베츠세포)로부터의 자극이 뇌간과 척수 전각에 있는 운동신경세포에 전달되어, 지배하는 근육을 수축시킴으로써 제어되고 있다. 이러한 운동신경세포가 점차 변성·탈락하면 사지, 몸통의 근육뿐만 아니라, 안면, 목, 호흡 등 전신의 모든 수의근의 근력 저하가 일어난다(그림 93-1).

- 원칙적으로 운동계(상위 및 하위 운동신경세포) 이외의 계통은 침범되지 않는다. 즉, 감각계, 협조운동계, 자율신경계, 고차 기능은 유지되어 감각 장애, 자율신경 장애, 지능 장애는 동반하지 않는다. 소화관 평활근과 심근은 수의근이 아니기 때문에 근위축성 측삭경화증(amyotrophic lateral sclerosis: ALS)에서는 장애가 일어나지 않는다.

- 병리상으로는 뇌간·척수전각의 운동신경세포의 탈락(감소)과 그에 대체 교세포의 증가 생산(글리오시스)이 일어난다. 또한 잔존하는 운동신경세포의 일부 부니나 소체를 평가한다. 근육은 신경원성 변화와 지방변성을 평가한다. 추체로 특히 척추측삭(외측 피질 척수로)·전색(전피질 척수

로)에는 변성상(축삭의 탈락, 글리오시스)이 보인다. 대뇌 피질 운동야의 병리 변화는 눈에 띄지 않지만, 베츠세포의 탈락이나 대식세포의 탐식을 인정할 수 있다.

병인 · 악화 요인

- 왜 운동계만 변성 탈락하는가는 원인불명이다. 뇌의 글루타민산 과잉 상태가 운동신경세포를 죽이는 것은 아닐까하는 글루타민산 과잉설, 괌과 기이 반도 등에 발병자가 많은 것에서 환경 속에 원인이 있는 것은 아닐까 하는 환경설, 뇌의 신경 영양인자가 결핍된 것이 원인이 아닐까 하는 신경 영양인자 부족설 등의 가설이 있다.
- 독발성 ALS(가족에 같은 질환을 발병한 경우가 없을 경우를 독발병이라 한다)와 일부의 가족성 ALS는 하위 운동 뉴런의 세포질이나 일부의 대뇌 피질의 신경세포에, TDP^{-43}(transactivation responsive region DNA−binding protein^{-43})이 비정상적으로 축적되고 있는 것이 최근 증명되었다. 이것이 운동신경세포 탈락의 원인으로 이어질 가능성이 지적되고 있다.
- 일부의 상염색체 우성 유전의 ALS는 제21번 상염색체에 있는 슈퍼 옥사이드 디스무 타제 1(Cu/Zn SOD1) 유전자의 돌연변이가 증명되고 있다. 실제로 SOD1 유전자 변이가 있는 트랜스 변형 생쥐에서는 ALS가 발병한다. 그러나 SOD1 활성과의 관련성으로는 왜이 유전자 변이에서 ALS가 발병하는가는 불명이다. 기타 제1번 상염색체에 있는 TDP^{-43} 유전자 변이중 제16번 상염색체에 있는 FUS(fused in sarcoma/translated in liposarcoma, FUS/TLS) 유전자 변이에 의해 가족 ALS가 보고되고 있다.

역학 · 예후

- 일본에서의 유병률은 2~7/10만 명, 연간 발병률은 0.4~1.9/10만 명이며, 남녀비율은 2:1로 남성이 많다. 50~60대에 발병이 많고 5~10%가 가족성이라고 한다(SOD1 유전자 변이를 포함).
- 처음 증상은 상지 또는 하지의 근력 저하, 연하 장애, 구음 장애 등 다양하고 이후 서서히 진행하여 증상은 전신의 근육에 이른다. 진행 방법이나 그 속도도 다양하지만 일반적으로 발병에서 1~5년(대부분의 증례는 2~3년)에서 호흡 근육 마비에 의한 호흡 부전을 초래하는 경우가 많으며, 인공호흡기를 사용하지 않으면 죽음에 이른다. 인공호흡기 장착 예는 또한 수년에서 수십 년 생존을 기대할 수 있어 그 경우 생명 예후는 누워 지내는 상태에서의 전신 합병증에 의한다.

증상

▎상위 운동신경 장애와 하위 운동신경 장애로 인한 증상이 합쳐져 나타난다.
- 주된 증상은 근력 저하이지만, 상위 운동신경이 장애된 경우에는 근육 긴장이나, 반사가 항진하는 것과 함께 바빈스키 현상 등의 병적 반사가 양성이 된다. 하위 운동신경이 장애된 경우 근육 위축이나 섬유 다발성 수축이 인정되고(그림 93-2), 건반사는 감약 또는 소실된다. 인두 · 후두 · 혀 등 근육 군이 침범되면 연하 장애와 구음 장애가 인정되고 혀 근육의 위축, 혀의 섬유 다발성 수축, 인두 반사의 소실 등의 증상이 보인다(연수 마비, 가성 연수 마비). 호흡 근육 장애가 더해지면 호흡 부전에 빠진다.
- 운동계 이외의 계통은 원칙적으로는 장애가 되지 않는다. 안구 운동 장애, 감각 장애, 방광직장 장애, 욕창을 초래하는 경우는 적고, 4대 음성 현상이라 한다. 그러나 인공호흡기를 장착한 장기 생존 예에서는 이러한 증상이 나타날 수 있다.
- 침을 삼키기 어렵기 때문에 침 흘림이 눈에 띈다.
- 가성 연수 마비 증상으로 강제 울음, 강제 웃음이 인정된다.
- 자유롭게 몸을 움직일 수 없는 것, 근력 저하, 저산소혈증 등으로 신체의 통증과 전신 피로감을 호소하는 경우가 많다.

진단 · 검사값

- 상위 운동신경 장애와 하위 운동신경 장애가 전신의 근육에서 진행되고 있는 것을 증명하고 유사 질환을 제외한다.
- 문진과 신경학적 진찰에서 상위 및 하위 운동신경 증상을 확인한다.
- 제외해야 할 질환으로, 경추증(퇴행성 경추증, 경추 추간판 탈출증 등), 뇌 · 척수 종양, 말초신경 장

애(특히 다소성 운동신경병증) 등이 있다. 이러한 치료 가능한 질환을 놓치지 않는 것이 중요하다.
- 진단을 확정하기 위한 진단 기준으로는 후생성 신경 퇴행성 질환 조사 연구반 진단 기준(2001년 개정)이 있다(표 93-1). 진단의 확실성에 등급을 붙인 국제적인 것으로 El Escorial 개정 Airlie House 진단 기준(1998년)이 있고, ① 임상적으로 확실한 ALS, ② 임상적으로 가능성이 큰 ALS, ③ 임상적으로 가능성이 크고 검사 소견으로 뒷받침되는 ALS, ④ 임상적으로 ALS일 가능성이 있고, ⑤ 임상적으로 ALS 의심으로 분류되며 ⑤는 기준에서 제외된다.
- 검사값
- 혈액·생화학 검사에서는 근육 일탈 효소(CK, ALT, AST, LDH)의 높은 수치, 호흡 부전에 의한 저크롤링혈증과 중탄산혈증, 근육량 저하에 의한 혈청 Cr 낮은 값 등을 인정할 수 있지만, 특이적인 소견은 아니다. 뇌척수액 검사에서 단백이 가볍게 상승할 수 있지만 진단적 의의로 부족하다.
- 말초신경 전도 검사: 운동신경은 원칙적으로 전도 속도는 정상이지만, 복합 근육 활동 전위가 저하되는 경우에만 속도는 조금 저하된다. 감각신경은 속도도 진폭도 정상이다.
- 침 근전도: 안정 시에 섬유 자발 전위와 양성 예파 등의 탈신경 전위를 평가한다. 또한 근육 수축 시 운동 단위는 감소하고 높은 진폭·다상성 전위 등의 신경원성 변화를 평가한다.
- 두부 MRI: 증상의 원인이 되는 뇌 병변(종양이나 혈관 장애 등)이 없는지 확인한다. ALS에서는 내포에서 연수의 추체로에 걸쳐 변성을 T_2 강조 영상에서 높은 신호 영역으로 볼 수 있다. 또한 대뇌피질 운동야의 변성이 T_2 강조 영상에서 낮은 신호 영역으로 보이는 경우가 있다.
- 척추 단순 X선·척추 MRI: 증상의 원인이 되는 척추 병변과 척수 병변이 없는지 확인한다.

합병증

- ALS에 치매를 합병하는 것이 있다. 그 치매 증상은 알츠하이머와 달리 성격 변화, 자발어의 감소, 집중력 저하, 강박 등이 주요 증상으로 전두 측두형 치매인 경우가 많다. 예후는 ALS의 진행에 따른다.
- 연하 장애와 호흡근 장애, 기도 감염을 일으키기 쉽다. 또한 와상 상태가 장기화되면 폐렴이나 요로 감염도 발생하기 쉽기 때문에 이러한 것들이 사인이 된다.

■ 표 93-1 후생성 신경 퇴행성 질환 조사 연구반 진단 기준(2001년 개정)

1. 신경 소견
1) 연수 마비 소견: 혀의 마비, 위축, 섬유 다발성 수축, 구음 장애, 연하 장애 2) 상위 신경 증상(추체로 징후): 경축, 건반사 항진, 병적 반사 3) 하위 신경 증상(전각세포 징후): 근육 위축, 근력 저하, 섬유 다발성 수축
2. 임상 검사 소견
1) 침 근전도에서 (1) 고진폭 전위, (2) 다상성 전위 2) 신경전도 검사에서 (1) 운동·감각신경 전도 속도는 원칙적으로 정상 (2) 복합 근육활동 전위의 저하
3. 감별 진단
1) 하위 운동신경 장애만을 나타내는 퇴행성 질환: 척수성 진행성 근위축증 2) 상위 운동신경 장애만을 나타내는 퇴행성 질환: 원발성 측삭경화증 3) 뇌간 병변에 의한 것: 종양, 다발성 경화증 등 4) 척수 병변에 의한 것: 경추증, 후종인대 골화증, 추간판 탈출증, 종양, 척수 공동증, 척추염 등 5) 말초신경 병변에 의한 것: 다소성 운동신경병증(루이스-섬너(Lewis-Sumner) 증후군), 폴리 뉴로파치(유전성, 비유전성) 6) 근육 병변에 의한 것: 근위축증, 다발성 근염 등 7) 가성(위성) 연수 마비
[진단 판정]
다음의 1)~5) 모두에 해당하는 것을, 근위축성 측삭경화증으로 진단한다. 1) 성인 발병이다. 2) 경과는 진행성이다. 3) 신경 소견으로 상기 1)~3) 중 두 개 이상을 보인다. 4) 근전도에서 상기의 소견을 보인다. 5) 감별 진단에서 상기의 어느 것도 아니다.

■ 표 93-2 근위축성 측삭경화증의 주요 치료제

분류	일반명	주요 상품명	약의 효과 메커니즘	주요 부작용
ALS 치료제	릴졸	릴루텍	글루타민산 유리 억제에 의해 신경 보호 작용	무력감, 구역질, 현기증, 변비, AST나 ALT 등의 상승
파킨슨병 치료제	트리헥시페니딜 염산염	아텐, 트레민	항콜린 작용에 의한 타액 분비 억제	갈증, 정신 착란, 환각, 섬망, 구역질·구토, 배뇨 장애, 눈 조절 장애
소화성 궤양 치료제	로트 엑기스	로트 엑기스	항콜린 작용에 의한 타액 분비 억제	갈증, 분산 눈동자, 빈맥, 배뇨 장애, 두통
항우울제	아미트리프틸린 염산염	트립타놀	노르에피네프린·세로토닌 재흡수 저해 작용	갈증, 변비, 배뇨 장애, 기립성 저혈압, 악성 증후군
	후르보키사민마레인산염	데프로멜, 루복스	선택적 세로토닌 재흡수 저해에 의한 세로토닌 수용체 자극 작용	갈증, 변비, 배뇨 장애, 기립성 저혈압, 악성 증후군 구역질·구토, 갈증, 변비, 졸음, 현기증, 경련

치료법

▌ 증상이나 장애에 대한 대증 요법이 치료의 중심이 된다.

● 치료 방침

● ALS에는 유효한 근본 치료법이 없다. 따라서 환자 본인이 질병과 그 예후에 대해 충분히 이해하고 동의한 다음 대증 요법을 실시하는 것이 중요하며, 개개인의 QOL을 존중해야 한다.

● 약물 요법

● 효과적인 근본 치료는 없다. 뇌의 글루타민산 과잉 상태로 인해, 혹은 악영향을 초래하고 있다는 가설에서 릴졸(릴루텍)이 이용될 수 있다. 평균 3개월 수명 연장 효과가 있다고 하지만, 근력 저하·호흡근 장애 등의 진행에 변화가 없으며, 노력성 폐활량이 60% 미만의 경우 효과가 없다고 되어있다. 부작용이 극소수 예로 구역질·구토, 설사, 식욕 부진 등의 소화기 증상, 무력감, 현기증, 착감각 등의 신경 증상, 간 기능 장애, 빈혈, 호중구 감소 등을 보인다. 그 외는 대증 요법이 된다.

Px 처방 예 노력성 폐활량이 60%이상인 경우

● 릴루텍 정(50mg)　1회 1정　1일 2번　아침·저녁 식전　← ALS 치료제

Px 처방 예 침 흘림이 많은 경우 다음 중 하나를 병용할 수 있다.

● 아텐 정(2mg)　1회 1~2정　1일 3회　아침·점심·저녁 식사 후　← 파킨슨병 치료제

● 로트 엑기스 10%(100mg/g)　1회 0.05~0.2mg　1일 3~4회　아침·점심·저녁 식사 후 및 취침 전　← 소화성 궤양 치료제

Px 처방 예 강제 울고, 강제 웃음이 있는 경우 다음 중 하나를 병용 할 수 있다.

● 트립타놀 정(10mg)　1회 1~2정　1일 3회　아침·점심 저녁 식사 후　← 항우울제(삼환계)

● 데프로멜 정(25mg)　1회 1~3정　1일 2회　아침·저녁 식사 후　← 항우울제(선택적 세로토닌 재흡수 억제제)

● 영양 관리

● ALS에서는 삼키는 기능이 장애가 되므로 음식 재료의 형태의 연구(크기, 모양, 부드러움, 끈기, 걸쭉하게 등)나, 식사 자세와 타이밍의 연구가 필요하다.

● 한층 더 진행되어 경구 섭취가 어렵게 될 때 경구 섭취 이외의 영양·수분의 확보가 필요하다. 일반적으로 경관 영양, 특히 내시경적 위루조설술(PEG)을 하는 사례가 많다. 내시경을 안전하게 하기 위해서는 노력성 폐활량이 50% 이상인 것이 바람직하다고 되어있다. 어떤 이유로 PEG를 시행할 수 없는 경우에는 경비 위관, 위루 형성 수술이 선택되는 경우도 있다.

● 호흡 관리

● 호흡근 장애에 대한 호흡 보조(인공호흡)의 방법으로 코 마스크 또는 얼굴 마스크에 의한 비침습

적 양압 환기(NPPV)와 기관절개를 실시한 다음의 침략적 양압환기(TPPV)가 있다. 어느 정도의 자발적 호흡과 연하와 발화 기능이 유지되고 있는 경우에는 일반적으로 NPPV의 간헐적 사용으로 도입된다. 그러나 기도 분비물이나 흡인물의 객담이 어려워지거나 호흡근 마비가 더 진행되거나 하면 NPPV는 충분한 환기량을 확보하지 못하고, 더욱더 생명 유지에 TPPV이 필요하게 된다.

● 완화 케어

● 영양 관리, 호흡 관리를 어느 정도 대증적으로 실시하는가 여부는 질병의 예후를 충분히 이해한 후, 환자 본인이 결정할 사항이다. 특히 인공호흡기를 장착하지 않는다는 의사가 있는 경우에는 답답함과 피로감에 대하여, 항불안제나 오피오이드 등이 투여될 수 있다.

● 재택 케어, 간병, 복지, 지원 네트워크

● 진행성 질환이며 전신의 근력 저하와 함께 간병의 양이 증가한다. 또한 경관 영양, 보조 호흡을 도입하면 의료도도 높아진다. QOL 면에서 장기 요양 환자에게 반드시 입원 생활이 최적의 것은 아니다. 가정 간호의 발전과 함께 지원 네트워크 등의 정비가 진행되고 있다.

근위축성 측삭경화증의 병기 · 병태 · 중증도별 치료 순서도

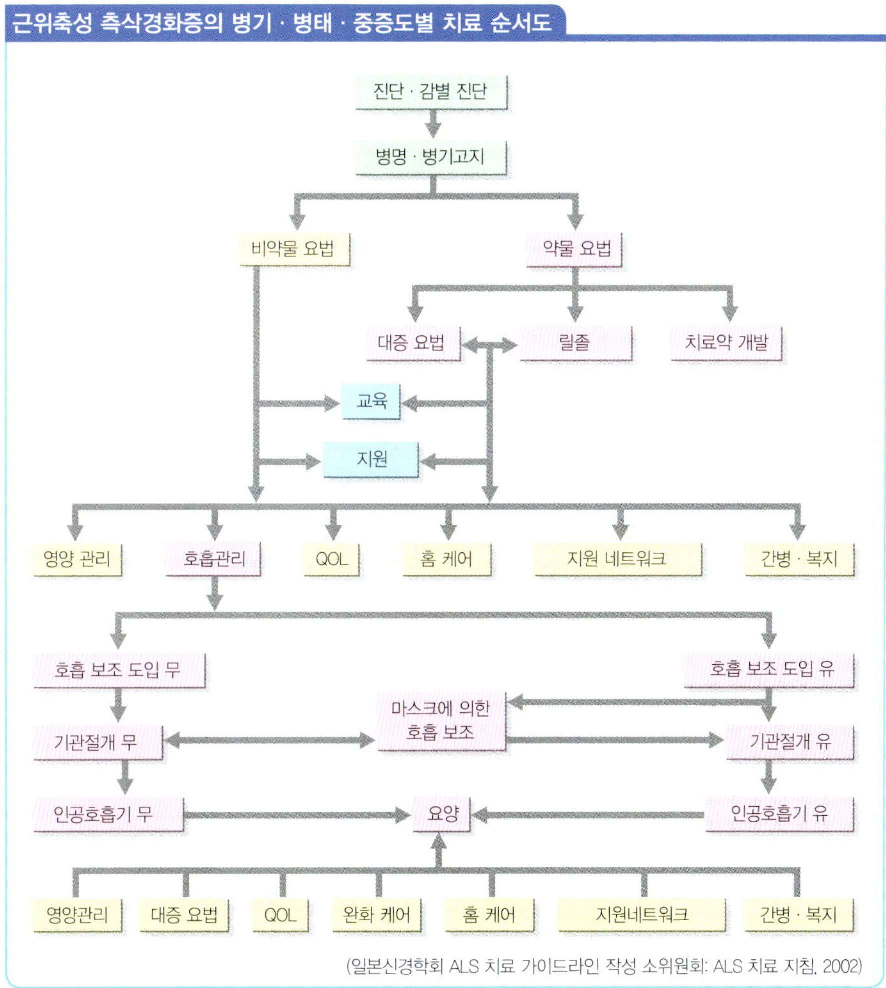

(일본신경학회 ALS 치료 가이드라인 작성 소위원회: ALS 치료 지침, 2002)

나카야마 유키

간호 과정 순서도

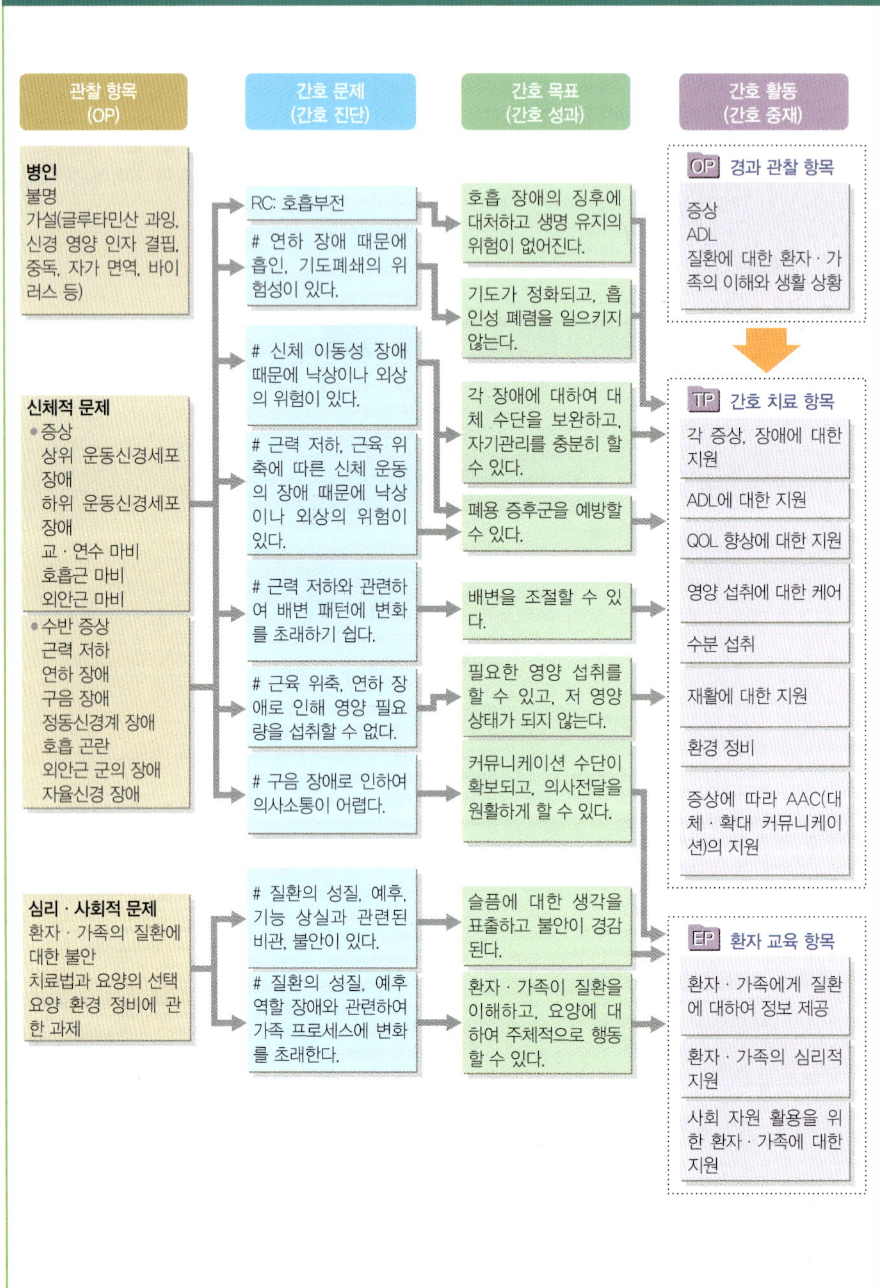

- 근위축성 측삭경화증(이하 ALS)은 만성·진행성 경과를 보이는 원인불명의 신경 퇴행성 질환이며, 운동신경이 선택적으로 장애가 되어 자신의 의지로 몸을 움직이려고 하는 수의 운동, 호흡까지도 할 수 없게 되는 것을 특징으로 하는 질환이다.
- ALS는 사람에 따라 다양한 경과를 보이면서 진행된다. 질환의 완치 치료는 아직 없지만 합병증에 대한 치료는 가능하다는 것을 이해시키면서 그 증상에 따른 완화법을 제시하고 질환과 공존해 나가는 삶을 지원하는 것이 중요한 지원이다.

Step1 영향 평가	Step2 간호 초점	Step3 계획	Step4 실시	Step5 평가

정보 수집	평가 관점과 근거·잠재적 간호 문제
전신 상태 파악	환자로부터 신체적·심리적 상태를 드러내도록 함으로써 토탈 케어를 할 수 있다. 심리적인 상태나 일상생활을 보내는 방법은 요양의 주체성에도 관계하고 있다. - 전신 상태의 파악 → 다음 항목 이하 참조. - 초발 증상과 진행의 패턴은 어느 정도 경과 예측이 가능하다. - 발병 초기에 10~20kg의 급격한 체중 감소를 초래하는 예도 있어, 근육 위축에 따른 것만으로는 설명이 안 되고, 단백질 이화 항진이 일어나고 있을 가능성이 있다. - 손이 올라가지 않고, 넘어지기 쉬운 경우는 정형외과로, 삼키기 어려운 경우는 이비인후과로, 라고 하는 의료기관을 전전하여, 확정 진단에 이르기까지 시간이 걸리는 경우가 있으니 신속히 전문 기관의 진찰로 이어질 수 있도록 지원한다. 🔍 잠재적 간호 문제 : 질환의 성질, 예후, 기능 상실과 관련한 비관, 불안이 있다./질환의 인식 부족이나 충격 등으로부터 자포자기, 도는 과도한 대처 행동이 나타날 수 있다.

증상 부위, 나타난 상황, 정도의 관찰	증상이 어느 부위에서 어떻게 나타나고, 어느 정도인지를 관찰한다. 증상의 상태 및 정도를 파악함으로 질환의 진행 정도를 알 수 있고, 치료 계획, 간호 계획을 세우는 데 효과적이다.
	
	- 본 질환은 원인 불명이고, 운동신경이 선택적으로 장애되어 상위 운동신경, 하위 운동신경 모두에 장애가 생긴다. 주 증상은 근력 저하와 근육 위축이며, 근육이 찌릿찌릿한 섬유 다발성 경련이 발병 초기부터 나타난다.
	- 상위 운동신경 장애는 경축이라고 하는 당기는 증상이 일어난다. 하위 운동신경 장애는 골격근이 위축되고 근력이 저하되고 근육의 실룩거림을 평가한다.
	- 수의 운동 장애는 가장 최근에 획득되어 성숙한 수의 운동부터 장애가 시작되며, 수의 운동으로써 오래되고, 태어날 때부터 가지고 있는 운동은 장애되기 어려운 것을 알게 되었다.
	- 장애의 정도와 진행 과정은 환자마다 다르지만, 결국 모든 수의근이 장애를 받을 가능성이 있다. 다음의 발병 시 초발 증상에 따른 분류에서는 비슷한 경과를 보이는 것으로 알려져 있으며, 다음 일어나는 증상의 예측 및 대응 준비 등에 대해 도움이 된다.
	  • 상지형: 상지 원위부의 모지구·골격근의 위축, 근력 저하로 손가락의 탈력, 운동을 하기 어렵고, 경직 등의 증상으로 시작된다.
	  • 하지형: 하지의 근육 위축·건반사의 저하 등 보행 장애를 포함한 하지의 증상으로 시작된다.
	  • 연수 마비형: 언어, 연하 장애로 시작, 혀의 위축 등 구근의 마비 증상이 주체이다.
	  • 호흡 근육 마비형: 호흡근의 근력 저하, 호흡 곤란 증상으로 시작된다.
	  • 결국 모든 수의근이 장애를 받는 상태를 TLS(totally-locked in state)라고 한다.
	
	🔍 잠재적 간호 문제 : 신체 이동성 장애로 인해 일상생활에 지장을 초래하고 있다./호흡 장애·연수 마비 증상과 관련된 생명 유지의 위험/근육 위축, 연하 장애가 있어 영양 필요량을 섭취할 수 없다./근력 저하와 관련하여 배변 패턴에 변화를 초래하기 쉽다.

- 상위·하위 운동 뉴런의 변성에 의한 근육 위축, 근력 저하가 주 증상이다. 다리를 질질 끌고, 낙상하기 쉬워진다. 팔이 올라가지 않는다고 하는 호소와 함께 실제 동작을 할 수 없게 된다. 관절과 근육의 통증으로 인해 동작을 할 수 없다고 하는 호소도 있다.
- 🔍 잠재적 간호 문제 : 신체 이동성 장애로 인해 일상생활에 지장을 초래한다./근력 저하, 근육 위축에 따른 신체 운동의 장애 때문에 낙상이나 외상의 위험이 있다.

- 호흡근의 근력 저하, 흉곽의 운동 제한에 의한 구속성의 2형 호흡 부전의 증상을 나타낸다. 만성으로 경과하기 때문에 이산화탄소의 저류가 있어도 자각적인 호흡 곤란으로 느끼기 어렵다.
- 저 환기 증상으로 수면 장애, 아침에 두통 및 두중감, 동작 시 호흡 곤란 등이 있다. 또한 연수 마비에 의한 기도 폐색, 기도내의 가래 등의 축적, 객출의 어려움이 증상을 악화시킨다.
- 🔍 잠재적 간호 문제 : 호흡 장애로 인한 저 환기 증상을 초래한다./가래의 객출력이 저하되어 기도 폐색의 위험성이 있다.

- 연수 마비에 의한 연하 장애는 삼키는 중 제1단계, 혀에 의한 넣기 하락에서 시작하는 경우가 많다. 점차 제2단계 인두기 장애가 더해져, 음식이 코로 넘어가 숨이 막혀 흡인하게 된다.
- 침 삼키기가 어려워지고 연하 장애는 흡인성 폐렴의 가장 큰 위험이 된다.
- 🔍 잠재적 간호 문제 : 연하 장애로 인해 흡인, 기도 폐쇄의 위험성이 있다./근육 위축, 연하 곤란이 영양 필요량을 섭취할 수 없다.

- 연수 마비에 의한 구음 장애로 인해 언어적 의사소통이 어려워진다.
- 발성은 호기(호흡 근육)가 성대를 진동하여 소리를 발생시켜(후두원음) 일시적으로 인후 안쪽(인두강)에 만들어지는 공간에서 공명하는 소리를 구음 근육(설근, 구륜근, 개구·폐구근군 등)을 이용하여 말이 된다는 협력 운동이며, 어느 장애에서도 발생하기 쉽다.
- 음성 언어에 구애받지 않고 진행에 따라 대체 의사소통 방법을 모색할 필요가 있다.
- 🔍 잠재적 간호 문제 : 구음 장애에 의해 의사소통이 어렵다.

- 자신의 정서(감정의 고조, 자신의 불안이나 호소 등)를 억제하기 어려울 수 있다.
- 강제 울음이나 강제 웃음 등 감정 표현 근육이 억제하지 못하고 과도하게 표현되는 증상이나 정서 제지 곤란 증세 등이 있다.
- 정신 증상을 동반한 ALS 군이 존재한다.
- 🔍 잠재적 간호 문제 : 감정 운동계 장애에 관련한 사고 과정의 변화

| 호흡 장애의 징후 출현, 진행의 파악 | 호흡 장애에 대한 대응이 생명 유지의 관점에서도 요양의 선택 관점에서도 중요한 포인트가 된다. 만성으로 경과하는 저환기 증상을 간과하지 않는다. 또한 인공호흡기 장착 후에는 인공호흡기의 안전 관리 및 합병증 예방이 중요한 지원이 된다. |

- 호흡 장애의 징후: 운동 시 호흡 곤란감, 잠이 얕고 잘 깬다, 잠을 못 잔다. 이른 아침의 두통
- 호흡 장애의 진행 증상: 낮에 안정 시의 호흡 곤란감, 수면 장애.
- 1990년대부터 비침습 양압 환기(NPPV)가 세계적으로 보급되고 있다. 신경학회의 권고는 %폐활량(%VC) 50% 전후의 도입을 권장하고 있다. ALS에서는 연수 마비 증상의 악화에 의한 NPPV 이용의 한계가 있지만, 그 이전에는 호흡근 피로

	의 완화, 저환기 증상의 개선에 효과가 있고, 기관 절개하에서 인공호흡 치료(TPPV)의 선택을 고려하는 유예 기간으로도 큰 의미를 갖는다. ● 시기를 놓치지 않는 대응을 가능하게 하기 위해서도, 경과를 따라가는 것이 중요하다. 지표로는 노력성 폐활량 등 폐 기능과 혈중 이산화탄소 농도가 유용하지만 침대 옆에서 간편하게 측정할 수 있는 최대 흡기용량(MIC) 및 천식용 호기량 미터를 활용한 기침의 최대 유속(PCF)의 추이가 임상상, 매우 유용하다. ● 특히 기침하는 힘은 기도 분비물의 객출력의 지표가 되어, 호흡기 합병증의 예방에도 도움이 된다. ● 인공호흡기 장착 후 인공호흡기의 정상 작동 유지, 문제 · 비상 대응 방법의 정비, 기도 정화와 전신 관리에 의한 합병증의 위험 예방을 하는 것이 중요하다. 🔍 공동 문제 : 호흡 부전 🔍 잠재적 간호 문제 : 호흡 장애로 인한 저환기 증상을 초래한다./호흡 곤란, 기침하는 힘이 저하되어 가래 객출력이 떨어진다(기도 폐쇄).
환자 · 가족의 심리 · 사회적 측면 파악	원인 불명이고 치료법이 없는 질환이지만, 각 증상에 대한 대응 및 완화법이 확립되고 있으며, 적절한 정보 제공과 환자 · 가족의 질환에 대한 인식, 생각을 확인하여 스스로 결정하는 데 지원한다. 또한 지역 케어 체제는 요양의 질에 영향을 주기 때문에 관계 직종 간의 제휴에 의한 사회 자원의 활용이 중요하다. 가족 간병에 의존할 수밖에 없는 상황이기도 하여 가족의 경제적 · 심리적 지원이 필요하다. ● 병명의 진단 또는 동의가 그 요양에 미치는 영향이 커서, 의사와 연계하여 지원 팀이 연대하여 지원할 수 있도록 한다. ● 의사결정은 한 번 하면 그만이 아니라는 것을 전하고 흔들리는 생각을 수용하면서 지원하는 것이 필요하다. 🔍 잠재적 간호 문제 : 질환의 성격, 예후, 기능 상실과 관련된 비관, 불안이 있다./질환의 성격, 예후 역할 장애와 관련하여 가족 프로세스에 변화를 초래한다./의료 처치에 대한 의사결정에 관한 갈등

Step1 영향 평가	Step2 간호 초점	Step3 계획	Step4 실시	Step5 평가

간호 문제 리스트

RC: 호흡 부전
#1 연하 장애 때문에, 흡인, 기도폐쇄의 위험성이 있다(인지–지각 패턴).
#2 근육 위축, 연하 장애로 인해 영양 필요량을 섭취할 수 없다(영양–대사 패턴).
#3 신체 이동성 장애로 인해 일상생활에 지장을 초래하고 있다(활동–운동 패턴).
#4 구음 장애로 인해 의사소통을 하기 어렵다(역할–관계 패턴).
#5 근력 저하, 근육 위축에 따른 신체 운동의 장애 때문에 낙상이나 외상의 위험이 있다(건강 지각–건강관리 패턴).
#6 근력 저하와 관련하여 배변 패턴에 변화를 초래하기 쉽다(배설 패턴).
#7 질환의 성질, 예후, 기능 상실과 관련된 비관, 불안이 있다(역할–관계 패턴: 자기인식 패턴).
#8 질환의 성질, 예후 역할 장애와 관련하여 가족 프로세스에 변화를 초래한다(역할–관계 패턴: 코핑–스트레스 내성 패턴).

간호의 우선순위 지침

● 만성으로 진행성 경과를 보이기 때문에, 생명 유지 및 생활 기능 장애에 대한 대응이 우선시된다. 동시에 환자 · 가족은 진행되는 장애에 직면하고 고뇌하며, 수용 과정을 밟으면서, 또한 새롭게 나타나는 장애에 직면한다. 반복되는 정신적 고통과 자기 개념의 변화에 의한 고뇌, 현재 치료법이 없는 상황에서 의료 처치를 실시할지 여부에 관한 의사결정의 갈등 등을 경험하기 때문에 요양을 적극적으로 파악해 자기 결정을 지원하는 웰니스(wellness) 관점도 중요하다.

공동 문제

RC: 호흡 부전

간호 목표(간호 성과)

〈장기 목표〉 호흡 곤란을 완화하고 환자가 안락하게 지내도록 대처한다.

〈단기 목표〉 호흡근의 피로를 방지하고 흉곽의 가동성을 유지한다(인공호흡기 장착 후: 인공호흡기에 적응하고 정상 작동이 유지된다).

간호 계획

OP 경과 관찰 항목

- 호흡 상태, 가래 축적의 유무, 가래의 양, 성상
- 바이털 사인, SpO_2 값, 호흡하는 소리
- 호흡 곤란의 유무와 안색, 청색증, 쌕쌕거림의 유무
- 만성 폐포 저환기 증상: 수면 장애, 아침에 두통 및 두중감, 집중력 저하, 동작 시 호흡 곤란, 빈맥
- 의식 수준
- 기침의 유무, 기침 시 가래 객출 상황, 기침의 최대 유속
- 연하 상태
- 검사 데이터(폐활량, 혈액 가스, 염증 소견, 흉부 X선)

TP 간호 치료 항목

- 호흡하기 쉬운 체위(파울러 자세, 세미 파울러자세)
- 기침, 심호흡의 연습
- 필요시에는 태핑, 체위 배수, 흡인
- 수분 섭취의 확보
- 필요시 흡입, 가습기의 사용
- 체위 변환
- 안심하도록 말을 건다.
- 필요시 모니터 장착
- 급변 시는 기도를 확보하고 의사에게 보고한다.
- 의사의 지시로 산소흡입, 기관 삽관, 인공호흡기 장착 준비 및 지원
- 인공호흡기 장착 시는 관리

EP 환자 교육 항목

- 올바른 호흡, 심호흡, 기침의 필요성에 대해 설명
- 호흡하기 쉬운 자세 설명
- 호흡 근육 재활훈련의 설명
- 호흡 곤란이 발생되면 즉시 보고하도록 설명

중재 포인트와 근거

➡ 만성으로 경과하기 때문에 호흡 곤란을 자각하기 어렵고, 만성 저환기 증상으로는 가슴이 답답하고, 불면, 밤새 여러 차례 깨어 이른 아침 두중감이 있다. **근거** ALS 환자에게 호흡 장애는 생명 예후에 관련된 문제이며, 경시적인 주의를 요한다. 자각하기 어려운 경우도 있으므로, 객관적인 정보와 주관적인 정보를 충분히 파악하여 종합적으로 판단할 필요가 있다.

➡ 기침하는 힘, 호흡량 파악 **근거** 기도 분비물의 객출의 어려움은 기도 폐색이나 폐렴 등으로 이어질 위험이 있다. 기도 정화에 가장 효과적인 것은 객출력이고, 진행 상황의 모니터가 된다.

➡ 검사(혈액 가스) **근거** 장기에 걸쳐 서서히 호흡 부전이 진행되는 경우 현저한 임상 증상이 나타나지 않는 경우가 있다. 이러한 경우 동맥혈의 PCO_2 값 상승이 중요한 지표가 된다. 또한 환기 장애가 주증상이기 때문에 폐활량과 기침의 최대 유속의 경시적 확인은 예후 예측을 위해 빼놓을 수 없다.

➡ 체위를 연구한다. **근거** 횡경막을 낮추고 호흡 면적을 확대하여 호흡을 쉽게 한다.

➡ 1,500㎖/일 이상을 기준으로 한다. **근거** 수분 부족은 가래의 점도를 높여 객출을 어렵게 한다.

➡ 인공호흡기 장착 준비 및 중재를 한다. **근거** 호흡 부전은 갑자기 일어날 가능성이 높다. 일찍부터 호흡 부전과 그 대응 방법에 대해 환자·가족에게 충분히 설명하고 의사를 확인해둘 필요가 있다.

➡ **근거** 폐 물리 치료는 환자의 협조가 없으면 효과가 없다. 따라서 환자·가족 스스로가 제대로 할 수 있을 때까지 지도할 필요가 있다.

<table>
<tr><th>1 간호 문제</th><th>간호 진단</th><th>간호 목표(간호 성과)</th></tr>
<tr><td>#1 연하 장애 때문에, 흡인, 기도폐쇄의 위험성이 있다.</td><td>흡인 위험 상태

위험 요인: 연하 장애, 신경근계 장애</td><td>⟨**장기 목표**⟩ 필요한 영양과 수분을 흡인하지 않고 섭취할 수 있고, 경구 섭취의 한계를 예측하여 대체 방법(경관 영양 요법)으로 이행할 수 있다.
⟨**단기 목표**⟩ 흡인성 폐렴 징후가 없다.</td></tr>
</table>

간호 계획	중재 포인트와 근거

OP 경과 관찰 항목
- 연하, 저작 상태
- 식사에 관한 ADL(식사 시의 자세, 식사 방법)
- 기도 정화 상태: 기침하는 힘, 침 흘림
- 수반 증상의 유무와 정도(기침, 흡인, 구역질·구토, 목 메임, 잔류감)
- 바이털 사인: 발열의 유무, 호흡 상태, SpO_2 값
- 검사: 연하 조영 검사, CRP, 흉부 X선 소견 등
- 식사 섭취량과 내용(수분도 포함)
- 식사 시간
- 식사에 대한 생각: 연하 곤란이나 식사 내용 등에 대한 생각
- 구강 내 상태

➡ **근거** 연하 제1단계 장애에서 시작되는 경우가 많다.

➡ **근거** 기도 정화에 대한 대응이 흡인 방지의 가장 중요한 대응이 된다.

➡ 연하 조영 검사는 연하 기능을 시각적 객관적으로 판단할 수 있다.

➡ **근거** 식사에 30분~1시간 소요되거나 현저한 체중 감소, 연하성 폐렴이 나타나게 되면, 경관 영양을 시작한다. 특히 NPPV를 이용하고 있는 경우, PEG(내시경적 위루 설정)는 어려운 경우가 있어 빠른 PEG가 권장된다.

TP 간호 치료 항목
- 먹기 쉬운 환경 조정
- 삼키기 쉬운 체위의 연구
- 기침하는 힘을 기르기 위한 호흡 물리 요법, 기계적으로 기침 보조 기구를 이용
- 연하 상태와 기호를 고려한 식사 내용으로 변경한다.
- 반 고형물(푸딩, 요구르트 등)이나 증점제(걸쭉한 제품 등) 이용

➡ 체위는 파울러 자세, 기좌위로 한다. **근거** 상반신을 세우고, 중력의 작용을 이용하여 음식의 역류·사레들림을 예방한다.

➡ **근거** 흡인하기 어려운 음식은 ① 밀도가 균일, ② 적당한 점도가 있어 잘 흘러내리지 않는, ③ 구강·인두를 통과할 때 변형하기 쉬운, ④ 달라붙지 않는(점막에 잘 들러붙지 않는) 것이다. 수분 등 술술 넘어가는 것은, 인두 단계의 체류 시간이 짧고, 연하 반사의 타이밍의 차이가 생긴다.

- 필요시 가래 배출 지원 및 흡인 등 기도 정화를 지원한다.
- 식사 후 구강 내 청결유지
- 저작근의 재활 훈련을 한다.
- 삼키는 상태가 나빠지면 의사에게 보고한다.
- 필요할 때는, 경관 영양, 수액 관리, 수분 I&O 관리를 한다.

➡ **근거** 식사 중 목이 메거나 사레들릴 경우, 흡인을 하고, 연하성 폐렴이나 질식을 예방한다.

➡ **근거** 구강 케어는 흡인성 폐렴의 발병률 저하, 섭식·연하 기능 개선이나 미각 등의 구강 내 감각의 활성화, 각성 수준의 개선에도 도움이 된다.

EP 환자 교육 항목
- 당황하지 말고 천천히 식사를 하도록 지도한다.
- 잘 삼킬 수 없을 때는 천천히 호흡을 조정하도록 설명한다.
- 저작근의 재활 훈련에 대하여 설명한다.
- 연하 장애를 일으키기 쉬운 음식을 피하도록 지도한다.
- 가족에게 식사 지원 방법과 그 유의점에 대해 설명한다.

➡ **근거** 연하와 호흡은 밀접하게 상관되어 있어 호흡 곤란에 의해 연하 곤란이 되는 경우도 있다.

• 경구 섭취의 한계, 대안 방법의 정보 제공, 의사결정에 지원한다.

◐대체 방법(경관 영양 등)의 의사결정에 지원한다.
`근거` 경구 섭취가 곤란하게 되면 의사로부터 대체법으로서 경관 영양이나 흡인 방지로 후두 분리 등의 적응이 제시된다. 적절한 정보 제공과 자기 결정을 지원한다.

2 간호 문제	간호 진단	간호 목표(간호 성과)
#2 근육 위축, 연하 장애로 인해 영양 필요량을 섭취할 수 없다.	영양 섭취 소비균형 이상: 필요량 이하(와상 상태에서는 필요량 이상) **관련 요인**: 근육 위축, 단백 이화 항진 **진단 지표** □ 연하 곤란의 증상 □ 이상적인 체중보다 20% 이상 작은 체중 □ 연하나 씹기에 필요한 근력 저하	〈장기 목표〉 필요한 영양 섭취를 할 수 있고, 저영양 상태가 되지 않는다. 〈단기 목표〉 필요한 지원, 대체 방법에 의하여 영양 섭취를 할 수 있다.

간호 계획	중재 포인트와 근거

OP 경과 관찰 항목
• 식사에 관한 ADL(식사 시의 자세, 식사 방법)

◐연수 마비 증상에 주의한다. `근거` 연수 마비에 의해 연하 장애와 저작 곤란이 일어나고 영양 저하를 초래한다.

• 근력 저하, 근위축의 정도
• 사지 경직의 유무와 정도
• 연하 · 저작 상태
• 영양 상태 검사(혈액 검사 데이터, 체중)
• 식사 섭취량 수분 섭취와 내용
• 식사 중의 피로도와 식사 시간

◐하지의 근력 저하의 평가에도 유의 `근거` 화장실에 이동하는 어려움 때문에 식사 · 먹는 물을 일부러 제한하는 경우가 있다.

◐영양 관리에 혈액 검사 데이터(총 단백 값, 혈청 알부민 값)도 중요하지만, 검사 데이터에만 구애되지 않는다. `근거` 고도의 탈수로 인해 알부민 값 등은 이상 값이 되지 않아 놓칠 수 있다.

• 체중의 추이

◐체중을 관리한다. `근거` 체중 감소는 영양 부족에 의한 것과 근육 위축에 의한 것이 있다. 최근의 연구 결과는 호흡기 관리 이전의 병상 진행기에는 단백질 이화 항진이 있고, 급격한 체중 감소가 알려져 있다. 따라서 이시기에는 고 단백질, 고 에너지가 필요하다. 반대로 와상 상태에서는 대사가 저하되고, 과도한 에너지는 비만의 원인이 되기도 한다. 기초 대사의 활동 계수는 0.9로 계산된다.

• 식사에 대한 생각, 경관 영양법의 수용
• 기호품
• 구강 내 상태

◐식사에 대한 생각 `근거` 식사는 생명 유지를 위한 영양 보급 외에도 삶의 의욕과 먹는 즐거움 등의 심리적 요소도 있다. 또한 정신적인 초조감과 혼란이 투병 의욕의 감퇴가 되어 나타나기도 한다.

TP 간호 치료 항목
• 먹기 쉬운 환경 조정
• 연하하기 쉬운 체위의 연구
• 필요시 가래 배출 지원 및 흡인 등 기도 정화
• 섭취하는 순서의 연구
• 보조 도구의 활용
• 연하 상태와 취향을 고려한 식사 내용으로 변경한다.

◐경관 영양법의 도입을 검토한다. `근거` 연하 곤란이 진행되어 필요량을 섭취할 수 없게 되면 경관 영양이 필요하게 된다. 빠른 도입이 권장된다. 인공호흡 관리의 시비를 불문하고, 영양이 예후에 큰 영향을 주기 때

• 연하 반사의 이용
• 반 고형물(푸딩, 요구르트 등)이나 증점제의 이용
• 섭취하는 순서 연구
• 식사 후 구강 내 보정
• 저작근의 재활 훈련을 한다.
• 연하 상태가 나빠지면 의사에게 보고한다.
• 필요할 때는, 경관 영양, 수액 관리, 수분 I&O 관리를
  한다.
• 정신적으로 지지하고 격려한다.

 환자 교육 항목
• 천천히 먹도록 설명한다.
• 잘 삼킬 수 없을 때는 천천히 호흡을 조정하도록 설
  명한다.
• 저작근의 재활 훈련에 대해 설명한다.
• 가족에게 식사 지원 방법과 그 유의점에 대해 설명
  한다.
• 영양 부족이나 먹는 즐거움을 보완하기 위해 가족에
  게 환자가 좋아하는 음식을 가져오게 한다.
• 대체법의 하나로 경관 영양법에 대해 제대로 인식할
  수 있도록 설명한다.

문에 영양 섭취를 확보하는 것은 필수적이다. 장기적으
로는 PEG가 권장되지만, 환자의 생각을 헤아리면서 부
족한 부분을 보충하는, 간헐적인 방법도 고려한다.

➡ **근거** 연하 반사를 이용하여 음식을 구강 내의 안쪽
으로 넣는다. 음식을 차게 또는 인두 벽을 얼음물에 적
신 거즈로 차게 하면 좋다.

➡ 정신면에서의 보충도 중요하다. **근거** 먹는 행위는
기본적인 욕구이다. 이것이 충족되지 않는 것에 의해
많은 정신적인 문제가 발생할 위험성이 있다.

➡ 경관 음식 섭취를 도입해도 경구 섭취가 불가능한
것은 아니라는 것, 양자를 병용하는 것으로, 영양 상태
가 개선되는 장점이 있다는 것을 전한다. **근거** 경관
영양으로 하면 경구 섭취가 전혀 불가능하다고 생각하
고, 연기하는 경우가 많다.

3 간호 문제	간호 진단	간호 목표(간호 성과)
#3 신체 이동성 장애로 인해 일상생활에 지장을 초래하고 있다.	자기관리 부족 증후군 **관련 요인:** 근력 저하, 위축, 경직 **진단 지표** ☐ 식사 행위에 대한 자기관리 부족 ☐ 목욕 행위에 대한 자기관리 부족 ☐ 탈의 행위에 대한 자기관리 부족 ☐ 배설 행위에 대한 자기관리 부족	〈장기 목표〉 지원을 받으면서 일상생활 동작을 유지할 수 있다. 〈단기 목표〉 ADL을 충족할 수 있다.

간호 계획	중재 포인트와 근거
경과 관찰 항목 • 근력 저하, 근위축의 정도 • 식사, 청결, 탈의, 배설에 대한 ADL • 사지 경직의 유무와 정도 • 식사 시간, 방법 • 피부 상태 • 구강 내 상태	➡ **근거** 상지를 올리기 어려울 때 어깨 관절이 경직되기 쉽다. 탈의 및 체위 변환이 어려워지거나 통증을 초래하기 때문에 조기부터 관절 가동역 훈련을 하는 것이 바람직하다. ➡ **근거** 탈의를 하여 생활 리듬이 생겨 자발성의 향상, 중병감 감소, 상쾌감 등 심리적 작용으로 이어진다.

- 배뇨 횟수, 배뇨 간격
- 배변 횟수, 배변 간격

TP 간호 치료 항목

- 전신을 물수건으로 닦아서 깨끗이 하고, 목욕 등 청결에 대한 지원할 수 없는 부분을 지원한다.
- 환자의 ADL에 맞는 지원을 실시한다.
- 구강 내의 청결 유지
- 손톱 깎기

- 의복의 연구
- 자력으로 할 수 있는 사람은 손이 닿는 위치에 물품을 놓는 등 환경을 정비한다.
- 배변 습관의 확립
- 환자의 ADL에 맞게 지원한다(화장실, 휴대용 화장실, 소변기).

- 소변기를 사용할 수 있는 사람은 손이 닿는 위치에 두는 등 환경을 정돈한다.
- 프라이버시를 보호한다.

EP 환자 교육 항목

- 불가능한 부분은 도움을 요청하도록 설명한다.
- 가족에게도 환자의 ADL 정보를 제공하고 가능한 한 지켜보도록 설명한다.
- 입고 벗기 쉬운 옷을 준비한다.
- 가정에서의 화장실 등 환경 정비(OT(작업 요법사) MSW(의료 사회 복지사)의 이용)

➡ **근거** 배설은 매일 반복 되는 중요한 ADL이다. 예후 · 간병인 부담과 밀접하게 관련되어 있기 때문에 정확한 판단과 대응이 요구된다.

➡ 손발톱을 관리한다. **근거** 특히 발톱은 근력 저하로 말리는 발톱이 될 수 있다. 또한 마비의 정도에 따라 손가락의 사용 빈도의 감소로 손톱과 같이 손톱 안쪽의 조직도 손상될 수 있다. 손톱을 자를 때 조직도 손상시키는 원인이 되므로, 자극을 주어 가끔 손톱과 조직을 살짝 떼어 놓을 필요가 있다.

➡ 면으로 된 앞트임 지퍼(매직테이프)의 의복 이용 **근거** 손끝의 정교성이 저하되는 경우가 많지만 조대운동은 유지되는 경우가 많아 스스로 할 수 있는 부분을 늘린다.

➡ 가능한 한 지켜본다. **근거** 시간이 걸리면 가족은 도와주고 싶지만 그리하여 환자의 자립심이 손상되어 의존적으로 되는 경우가 있다.

➡ 쾌적한 배설 보조 도구를 이용한다. **근거** 남성용 요관리 장치(에펙스 등) 등 편리한 제품이 개발되고 있다.

➡ 재택에서의 환경 정비 **근거** 단차해소 및 난간을 설치하면 자립도가 늘어나, 가족이 간병하는 양이 감소한다.

4 간호 문제	간호 진단	간호 목표(간호 성과)
#4 구음 장애로 인해 의사소통을 하기 어렵다.	**언어적 의사소통 장애** **관련 요인:** 중추신경계의 변화(연수 마비, 입 근육의 위축) **진단 지표** □ 말하기가 어렵다. □ 호흡 곤란	〈장기 목표〉 의사와 욕구의 전달을 원활하게 할 수 있다. 〈단기 목표〉 장애를 보완하는 대안을 유지할 수 있다.

간호 계획	중재 포인트와 근거
OP 경과 관찰 항목 - 발성, 구음 장애의 정도 - 소리의 크기, 말하는 속도, 입의 움직임 - 호흡 상태 - 표정과 태도 - 정신 상태	➡ **근거** 의사전달은 적절한 간호 · 간병을 원활하게 제공하기 위해 필요하고 환자 자신, 관리 직원 모두에게 중요하다.

- 잔존 기능의 정도

- 의사소통 장애의 잠재적인 상태(청력, 시력, 인식 장애, 주의력 및 단기 기억력의 부족)
- 청력, 시력에 영향을 주는 증상(중이염이나 눈부심 현상)

TP 간호 치료 항목

- 가능한 한 환자가 말하기 쉽게 말을 건넨다.
- 끈기 있게 환자가 전달하고자 하는 말을 이해하도록 노력한다.
- 대화의 시간에 여유를 갖고 서두르지 않는 환경을 만든다.
- 여러 차례에 방문하고 의사소통을 도모한다.
- 장애의 정도에 따라 커뮤니케이션 방법을 상담·선택 연구한다: 문자판 사용(낱말, 대면식, 가나다), 몸짓, 필담, 깜빡임, 안구 운동, PC
- 간호사 호출의 연구(센서 및 족용 전화 등)

- 호흡·발어 훈련
- 환자의 구체적인 욕구를 필기해두고 직원 모두 통일할 수 있도록 한다.
- 가족과 커뮤니케이션을 취할 수 있도록 사이에서 가족 관계를 유지할 수 있도록 지원한다.
- 산책 등으로 기분 전환을 한다.

EP 환자 교육 항목

- 천천히, 크게 입을 벌려 발성하도록 설명한다.
- 대안에 대한 정보를 제공한다.
- 가족 커뮤니케이션의 취하는 방법을 설명한다.

➡ **근거** 진행의 다음 단계의 커뮤니케이션 수단을 논의하고 조기에 연습을 시작할 수 있어야 바람직하지만, 환자에게 받아들여지기 어려운 경우도 있다. 환자의 기분에 따라 무리하게 억제하지 않는 것도 중요하다.

➡ **근거** 질환의 정도 이외에 독해력, 언어 습관 등을 포함한 커뮤니케이션 능력을 알아 보다 더 환자에 입각한 지원을 할 수 있다. 또한 인공호흡기 장착 중에는 삼출성 중이염이나 눈의 건조 등이 문제가 되기 쉬우므로 주의가 필요하다.

➡ 자주 이용하는 언어, 단어를 파악한다. **근거** 나이, 성별, 지역, 직업, 사회 환경에 의해 어휘는 달리하거나, 또한 증상이나 가치관에 의해 많이 사용하는 단어도 바꾼다.

➡ 기관 절개, 인공호흡기 장착의 경우 스피치 캐뉼라 및 스피킹 밸브 등을 이용하여 발어가 가능하게 될 수도 있다.

➡ 잔존 기능을 살린 형태로 대안을 유지하고 계속한다. **근거** 커뮤니케이션 방법의 확립은 불안, 외로움, 소외감 등을 완화한다.

➡ **근거** 발어에 필요한 호기압을 일정 시간 유지하고 발성·발어에 필요한 호흡 패턴을 얻는다.

➡ **근거** 환자는 질환이 진행됨으로 커뮤니케이션을 할 수 없게 되는 것을 가장 두려워한다. PT(물리 치료사) 및 OT, ST(언어 치료사)와 연대하여 각 단계의 잔존 기능을 살린 커뮤니케이션 방법의 존재의 정보 제공이 필요하다.

5 간호 문제	간호 진단	간호 목표(간호 성과)
#5 근력 저하, 근육 위축에 따른 신체 운동의 장애 때문에 낙상이나 외상의 위험이 있다.	신체 손상 위험 상태 **위험 요인:** 신체적 요인(전신의 근육 위축과 근력 저하)	〈장기 목표〉 폐용 증후군을 예방할 수 있다. 〈단기 목표〉 낙상하지 않고 일상생활을 보낼 수 있다.

간호 계획	중재 포인트와 근거

OP 경과 관찰 항목

- 근력 저하, 근육 위축의 정도
- 보행이나 이동에 대한 ADL
- 근육 위축에 따른 통증, 불편 증상

➡ **근거** 진행은 불가역적이다. 손을 잡고 악력을 평가하는 등 간이로 도수 근력 테스트를 할 수 있지만, 그것이 ADL에 어떤 영향을 주고 있는지 평가하고 간호 중재의 방법을 검토하는 것이 중요하다.

• 사지 경직의 유무와 정도
• 침대 주위의 환경

TP 간호 치료 항목
• ADL에 맞춘 지원을 실시
• 컨디션이 나쁠 때는 난간, 지팡이, 휠체어 등의 사용을 권한다.
• 폐용 증후군의 예방을 위해 피로하지 않을 정도의 기능 훈련이나 일상생활 속에서 재활 훈련을 한다.
• 생활 속에서 등을 보이는 좌위 등을 도입하고, 누워만 있게 되는 상태가 되지 않도록 한다.
• 타동적으로 관절 구축 예방 등을 실시한다.

• 환경 정비: 동작 시 편안한 복장, 바닥 및 병실 등의 환경 정비, 조명 등

EP 환자 교육 항목
• 적당하게 적절한 도움을 요구하도록 설명한다.
• 가족에게 환자의 ADL 정보를 제공하고 가능한 한 지켜보도록 설명한다.
• OT, PT의 지도를 바탕으로 스스로 하는 운동의 필요성을 설명한다.

➡ **근거** 관절 가동 범위는 타행적으로도 확인하고 움직이지 않는 것에 의한 폐용 증후군을 예방하기 위한 평가도 필요하다.

➡ 잔존 근력의 정도에 맞추어 피로가 남지 않을 정도로 안전하게 한다. **근거** 과도한 운동 부하는 오히려 근력 저하를 부르고 다음날에 피로하지 않을 정도로 기능 훈련을 한다.

➡ **근거** 신체를 일으키는 것은 등 근육과 복근 등 전신의 근육이 균형을 갖는 협력운동이기도 하여 무엇보다 재활 훈련이 된다. 간병의 양이 늘어 가면 지팡이 등에 의한 신체를 지탱하는 것이 필요하게 되지만 가능한 한 등을 보이는 좌위를 취한다.

➡ 침대 가로장 사용, 난간의 설치, 위험물의 제거 등 **근거** 질환에 따른 운동 기능 저하로 낙상하기 쉬워지며 민첩한 움직임을 할 수 없고, 위험을 피하기 어려워진다.

➡ 신체 기능이 저하되는 가운데 오늘 할 수 있었던 것을 그 다음날은 할 수 없게 되는 것을 경험하며 환자의 불안이 심해진다. 이동 등 '오늘 할 수 있었던' 것에 집착한 나머지 필요한 도움을 요청하지 않는 경우가 있다. 무리를 하여 낙상이나 골절의 위험이 높아지고, 사고가 나면 간병인의 부담도 커진다. '오늘 할 수 있었던 것'을 계속할 수 있는 것이 투병 의지가 되는 경우도 있으므로, 환자의 기분을 받아들이면서 그에 따라 적당하게 적절한 도움을 받을 수 있도록 지원하는 것이 중요하다.

6 간호 문제	간호 진단	간호 목표(간호 성과)
#6 근력 저하와 관련하여 배변 패턴에 변화를 초래하기 쉽다.	변비 **관련 요인:** 근력 저하 **진단 지표** □ 단단한 유형변 □ 배변 횟수의 감소	〈장기 목표〉 배변이 컨트롤되고 쾌변감을 얻을 수 있다. 〈단기 목표〉 정기적으로 배변할 수 있다.

간호 계획	중재 포인트와 근거
### OP 경과 관찰 항목 • ADL 파악 • 근력 저하, 근위축의 정도 • 사지 경직의 유무와 정도 • 배변 상태, 배변 간격 • 복부에 힘주기의 유무	➡ **근거** 배변 동작이 어려운 경우나 간병인의 도움이 필요한 경우 불안과 걱정으로 배변의 의식적인 억제가 일어날 수 있다. 이것이 지속되면 자율신경 실조에 의해 변을 정체시키고 변의의 역치가 상승하고 생리적 자극만으로 배변 반사가 일어나지 않게 된다. 커뮤니케이션 장애로 인한 의사 전달의 어려움으로 배변 지원이 지연되지 않도록 유의한다. ➡ **근거** ADL 저하로 인한 운동 부족, 식사량·섬유질 부족, 근력 저하에 따른 복압의 감소, 배변 자세를 유지할 수 없는 점 등으로 변비에 걸릴 위험이 있다. 전신

- 복부 팽만감, 장내 연동음
- 식사량과 내용, 수분량

TP 간호 치료 항목
- 수분 섭취를 촉진한다.
- 복부 마사지
- 가스배출
- 온찜질
- 의사의 지시에 따라 좌약, 관장, 완하제의 사용
- 배변 곤란 시에는 필요에 따라 적변을 한다.

EP 환자 교육 항목
- 배변 컨트롤의 필요성에 대해 설명한다.
- 항문 괄약근의 근력 유지의 필요성과 그 방법을 설명한다.

의 근력 저하가 진행됨에 따라 배출 능력도 약해지지만 변의는 자각할 수 있다.

➡ **근거** 복부 팽만에 의해 횡격막이 올라가면 호흡에 대한 영향도 있다. 특히 NPPV로 보조 환기를 하고 있는 경우, 태평함으로 있을 수 있어 주의가 필요하다.

➡ 일정 기간 이상 배변이 없고, 변이 하행 결장 아래에 정체되는 경우에 한다. **근거** 변의 장내 정체 시간의 연장으로 수분의 과다 흡수가 일어나 변이 굳어지고 점점 배출하기 어려워진다.

➡ **근거** 항문이나 요도 괄약근은 ALS에 의한 장애를 받기 어렵게 되는 신경핵(선수의 오누프 핵)의 지배를 받고 있다. 끝까지 유지할 수 있는 유일한 수의 운동 근육이 될 가능성도 있기 때문에 평소에 힘을 주거나 느슨하게 하거나, 같은 동작을 의식하여 수행함으로써 근력의 유지를 기대할 수 있다.

7 간호 문제	간호 진단	간호 목표(간호 성과)
#7 질환의 성질, 예후, 기능 상실과 관련된 비관, 불안이 있다.	비관 **관련 요인:** 신체 기능의 상실 **진단 지표** ☐ 심리적 고뇌 ☐ 절망 불안 **관련 요인:** 건강 상태의 변화, 건강 상태에 대한 위협 **진단 지표** ☐ 초조감(안절부절) ☐ 긴장한 표정	〈장기 목표〉 1) 비탄의 생각을 표출할 수 있다. 2) 불안이 완화된다.

간호 계획	중재 포인트와 근거
OP 경과 관찰 항목 - 비관의 호소, 수면 상태 - 표정, 어조, 안절부절, 긴장감 - 질환의 이해와 인식 방식 - 의사로부터의 건강 상태 설명의 내용(급변 시 대응, 환자의 의향) - 통증, 마비, 조임, 탈력, 경직, 떨림 등의 어떤 증상 악화의 유무 - 예후에 대한 환자의 인식 방법 - 환자가 신뢰하고 있는 사람 - 면회 상황, 가족의 언행, 대하는 방법, 인식 방법, 가족 관계	➡ **근거** 두려움과 불안을 나타내는 징후와 증상이다. 그 외에 발한, 빈맥, 혈압 상승, 안절부절, 창백 또는 홍조를 띤 얼굴 등이 있다. 평소와 건강할 때의 개별 징후와 반응 정보를 알아두는 것도 좋다.

근위축성 측삭경화증

● 환자가 요구하는 정보의 질과 양

 간호 치료 항목

● 처치 및 치료를 할 때 설명하면서 실시한다.
● 커뮤니케이션을 여러 차례에 하고 지지적인 태도로 대한다.
● 침착한 태도로 대한다.
● 의사로부터 건강상태에 대한 설명을 듣는다(질병의 성격, 건강상태, 예후 급변 시 대응).
● 질환, 건강상태, 예후에 대한 언어의 통일을 도모하고, 환자가 혼동하지 않도록 배려한다.
● 산책 등으로 기분 전환을 도모한다.
● 불면이 계속되면 환경 조정과 의사에게 보고한다.
● 다른 직종의 연대를 기반으로 한 팀 지원으로 진행하고, 전인적 케어를 제공한다.

EP 환자 교육 항목

● 정신적 동요가 있을 때에는 혼자서 고민하지 말고 말할 수 있도록 설명한다.
● 가족 · 환자가 신뢰하고 있는 사람의 면회를 많이 받는다.

● **근거** 환자에 따라 필요한 정보는 다르다. 자세한 정보에 당혹해하는 환자도 있는 반면 불안을 해결할 수 있는 환자도 있다.

● 발병 직후부터 난치병 환자 치료 = 완화 관리라는 인식을 갖고, 다른 직종의 연대를 기반으로 팀으로의 진행이 중요하다는 점, 불치병에 걸린 환자의 아픔은 전반적인 상처(신체적 고통, 정신적 고통, 사회적 고통, 영적 고통)라고 한다. 암 환자의 완화 치료로 대표되는 전인적 케어를 하는 완화 케어의 개념이 난치병 환자에도 적용될 수 있다는 것이 최근 확산되었다.

8 간호 문제	간호 진단	간호 목표(간호 성과)
#8 질환의 성질, 예후 역할 장애와 관련하여 가족 프로세스에 변화를 초래한다.	**가족 기능 파괴** **관련 요인:** 가족의 건강 상태의 변이 **진단 지표** □ 커뮤니케이션 패턴의 변화 **간병인 역할 긴장** **관련 요인:** 질병의 중증도 및 관리 요구의 증대 **진단 지표** □ 케어 이용자의 건강 상태의 미래상에 대한 걱정 □ 간병인 관리 제공 능력의 미래상에 대한 걱정	〈장기 목표〉 1) 가족이 생각을 표출할 수 있고 원활한 관계를 유지할 수 있다. 2) 간병인의 부담을 줄일 수 있다.

간호 계획	중재 포인트와 근거

OP 경과 관찰 항목

● 환자 · 가족의 불안, 부담, 욕구, 생각
● 환자 · 가족의 역할(중요 인물은 누구인가)
● 가족 간의 관계, 협력체제
● 가족 간의 커뮤니케이션
● 가족의 스트레스에 대한 적응 능력

- 가족의 건강 상태, 피로도
- 사회 자원에 대한 지식

TP 간호 치료 항목

- 필요에 따라 사회 자원 활용 및 정보 제공
- 타 직종과 연대를 도모한다.
- 필요시 의사에게 환자·가족에게 건강 상태에 대한 설명을 받는다.
- 가족의 호소와 불안을 경청하고 더 나은 방법을 제공한다.
- 가족과의 커뮤니케이션을 취할 수 있도록 사이에서 가족 관계를 유지할 수 있도록 지원한다.
- 가족의 피로가 예측되는 경우, 빨리 휴식을 취할 수 있도록 배려한다.
- 재택 요양을 위해서, 지역사회 지원팀을 형성한다.

EP 환자 교육 항목

- 가족에게 의사소통 방법을 설명한다.
- 가족에게 간병 방법을 설명한다.
- 주요 인물을 중심으로 통일된 설명을 한다.

근거 장기 재택 요양자, 특히 인공호흡기 장착 환자의 가족은 가족 휴양(레스파이트 케어)의 정보를 제공하며 활용할 수 있도록 연구한다.

근거 ALS는 진행성으로 가장 심각한 난치병이며, 특정 질환 치료 연구사업의 대상 질환으로 인정되고 있으며, 의료 및 간병 비용의 공비 부담, 장애인 시책 등 각종 제도를 이용할 수 있다. 반면 각 제도의 적용과 중복 이용에 관한 제한 등이 복잡하다. 실제로 활용하려면 각종 지식이 필요하고, 적절하게 사용할 수 없는 경우도 많다. 이러한 제도 나 제도의 이용 방법을 모르는 환자·가족도 많기 때문에 정확한 정보 제공과 제도 활용의 지원이 중요하다.

근거 재택 요양을 위해 환자에게 합당한 재택 요양을 보낼 수 있도록 환자·가족의 자립성을 기반으로 한 지원이 필요하다. 그러기 위해서는, 난치병 대책의 요점인 보건소의 보건사나 간호사를 중심으로 일찍부터 지역의 요양 지원 체제를 구축하는 것이 중요하다.

| Step1 영향 평가 | Step2 간호 초점 | Step3 계획 | Step4 실시 | Step5 평가 |

병기·병태·중증도별 관리 포인트

【발병 초기】'손을 들어올리기 어렵다', '계단 올라가기 어렵다' 등이 초발 증상인 경우가 많으며, 처음에 정형외과 진찰을 받거나 원인 불명으로 다양한 의료기관을 전전, 확정 진단에 이르기까지 시간이 걸리는 경우가 있다. 원인 불명이고 예후 불량이며, 진단 충격은 헤아릴 수 없다. 진단 시의 심리적 동요를 지지하고 올바른 정보 제공을 함으로 요양 생활을 주체적으로 계획할 수 있도록 하기 위해 초기부터 케어 팀의 형성을 지원한다.

【증상 진행기(의료 과정 도입 전)】초발 증상, 나이, 진행 경과에 따라 다양한 진행 패턴을 나타내기 때문에 어떤 진행패턴으로 증상이 경과하고 있는지를 판별하여 다음에 어떤 문제가 일어날지 예측하면서 시기를 놓치지 않도록 지원한다. 그러나 많은 경우 환자는 질환 수용의 갈등과 치료를 지연하고 싶다는 생각을 갖고 있어, 앞서는 지원은 잘못될 수 있다. 환자의 흔들리는 마음을 받아들여 특히 생명 유지에 직결되는 호흡 장애, 연수 마비 증상에 대응하면서 자기 결정을 지원하는 지원이 필요하다.

【증상 악화기】각 장애에 대해 의료 과정 중재가 필요한 시기이다. 환자의 자기 결정에 따른 대응이 요구되고 각 장애에 대한 치료를 실시한다. 또한 다음의 요양 정책 등이 검토되는 시기이기도 하여, 사회 자원을 활용하여 환자가 자신다운 생활을 보낼 수 있도록 지원한다.

증상, 장애에 대한 지원

- 사라져가는 기능에 대해 비관만 하는 것이 아니라, 잔존 기능을 살펴 생활상의 연구를 제안하고 할 수 있는 것을 가능한 한 해나가는 자세를 중요시한다.
- ALS의 재활 요법이 훈련이나 기능 회복을 의미하는 것이 아니라는 것을 이해하게 하고, 폐용 증후군 예방을 위해 피로하지 않을 정도의 운동이나 일상생활 속에서의 관절 가동역을 유지한다.
- 흉곽의 가동역 유지는 호흡기 장착의 유무를 불문하고, 어떤 단계에서도 중요하며, 각 단계에 따른 호흡 재활 요법을 도입한다.
- 연하 장애에 대해서는 환자의 음식에 대한 생각이나 조건을 받아들이면서, 흡인 위험을 최소화할 수 있도록 지원한다. 가능한 조기에 대체 영양법을 도입하여 부족분을 보충하고 영양실조와 체중 감소를 방지한다. 또한 인공호흡기 장착 후에는 활동의 저하로 인한 지방 축적이 지적되며, 섭취 에너지의 재검토 등 병기에 따른 적절한 영양 관리를 실시한다.
- 통증이나 저림 등의 불편 증상에 대해서, 질환으로 인해 생긴다는 인식을 공유하고 호소를 경청하고 완화 방안을 함께 검토한다.

의사소통 장애에 대한 대응

- 환자가 지닌 '전하고 싶다'는 마음을 소중히하고 침착하게 천천히 말할 수 있는 환경을 만든다. 가족 관리와 협력도 요청한다.
- 언어 이외의 의사소통 방법도 검토하여 의사소통을 도모한다.
- 간호사 호출은 환자의 생명줄이다. 불안으로 빈번한 통화가 될 수도 있지만, 환자의 기분을 받아들여 잔존 기능을 살려 여러 통화 수단을 확보한다.
- 최근 고집이나 성격의 변모, 강제 웃음 등 ALS에서도 감정 운동계에 장애가 발생할 수 있음이 지적되고 있다. 지금까지 그 사람이 쌓아 온 관계를 막는 일이 없도록 주변의 이해가 필요하다.

환자 · 가족의 심리 · 사회적 문제에 대한 지원

- 질환이나 증상에 대해 환자 · 가족에게 알기 쉽게 설명하고 불안을 해소하도록 지원한다.
- 다양한 선택 사항에 압박감을 느끼고 환자는 불안, 갈등 가운데에 있다. 흔들리는 마음을 받아들여 일단 선택한 것이 절대적이 아니라 그때그때 상황에 따라 변경할 수 있음을 전한다.
- 간병의 부담을 경감하도록 가정환경과 사회 자원의 활용, 지역 지원팀의 연계 등 필요한 지원을 실시한다.
- 환자 모임 등을 소개하고 고민을 나누거나 간호 연구를 배울 수 있는 장소의 정보를 제공한다.

- 환자 · 가족과 안정된 가정생활을 보낼 수 있도록 환경정비, 사회 자원의 조성을 지원한다.
- 연하 장애 시의 식사 섭취의 연구를 지도, 흡인 시의 주의사항, 대체 방법에 대한 정보를 제공한다.
- 의료 처치(인공호흡기와 위장 누관 등)를 실시하고 있는 경우에는 그 관리 및 관리 방법에 대해 교육을 실시한다.
- 환자 · 가족에게 장애가 광범위한 진행성 질환임을 이해하게 하고 지속적으로 진료를 받을 수 있도록 제의한다.
- 질병이 진행되면 사회생활이나 일상생활에 자신감을 잃게 되므로 아직 할 수 있는 것에 눈을 돌리도록 자극하며, 내러티브(자기 이야기)의 개서로 연결되게 지원한다.
- 사회와의 접점을 다양한 형태로 갖고 계속하도록 촉구하고 최대한 몸도 움직이도록 지도한다.

평가 포인트

간호 목표 달성도
- 호흡 장애가 완화(대응)되고 ADL을 할 수 있는가?
- 연하 장애가 완화(대응)되고 ADL을 할 수 있는가?
- 구음 장애를 경감시키고 의사소통을 할 수 있는가?
- 낙상에 의한 외상이나 골절을 일으키는 일 없이 ADL을 할 수 있는가?
- 규칙적인 배변이 있고 복부 불편감이 소실했는가?
- 환자의 불안이 완화되고 생각을 말할 수 있는가?
- 가족의 불안이 완화되고, 환자·가족 모두 심신이 안정된 가정생활을 준비하고 있는가?

93 근위축성 측삭경화증

근위축성 측삭경화증 환자의 병태 관계도와 간호 문제

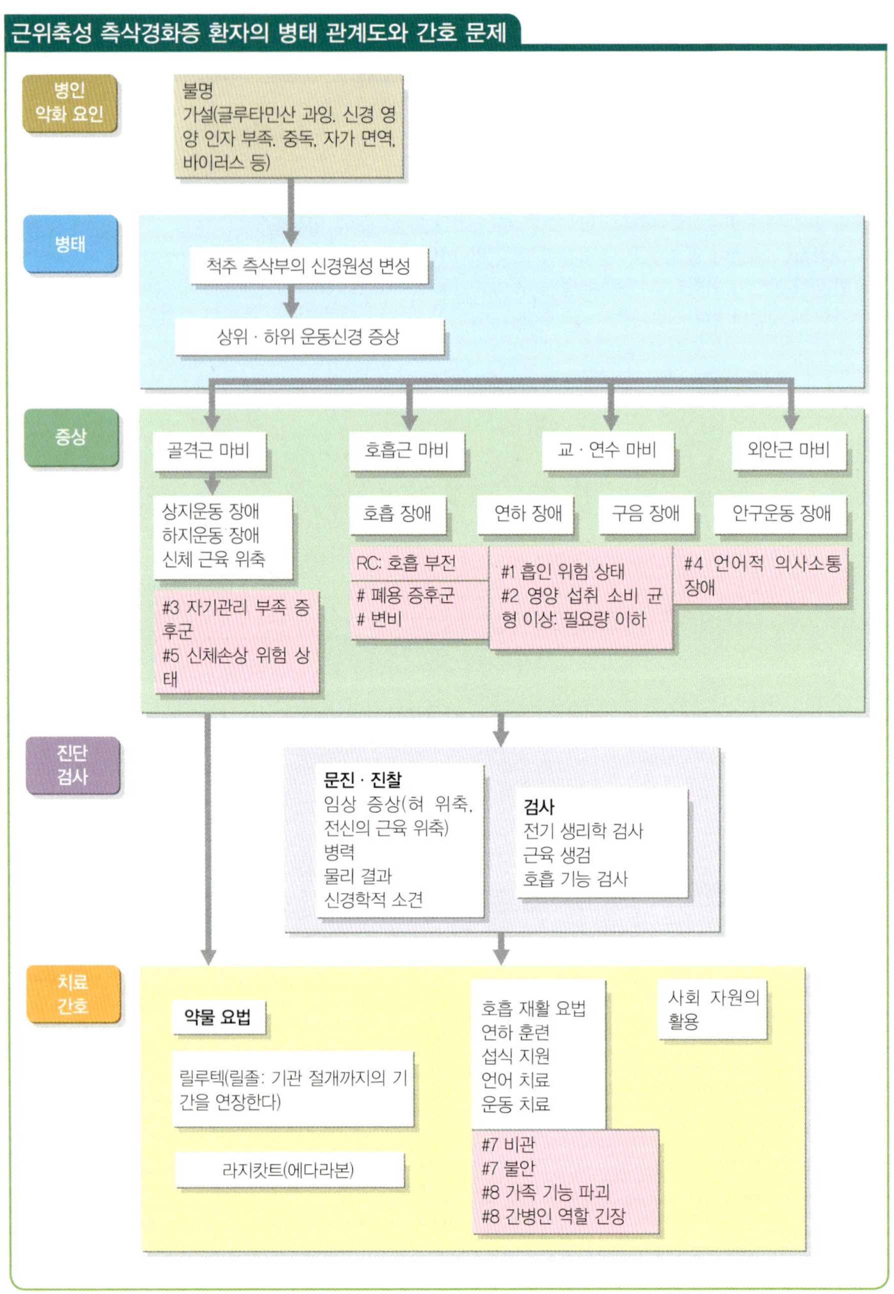

아카자 미호 · 요코타 다카노리

눈으로 보는 질환

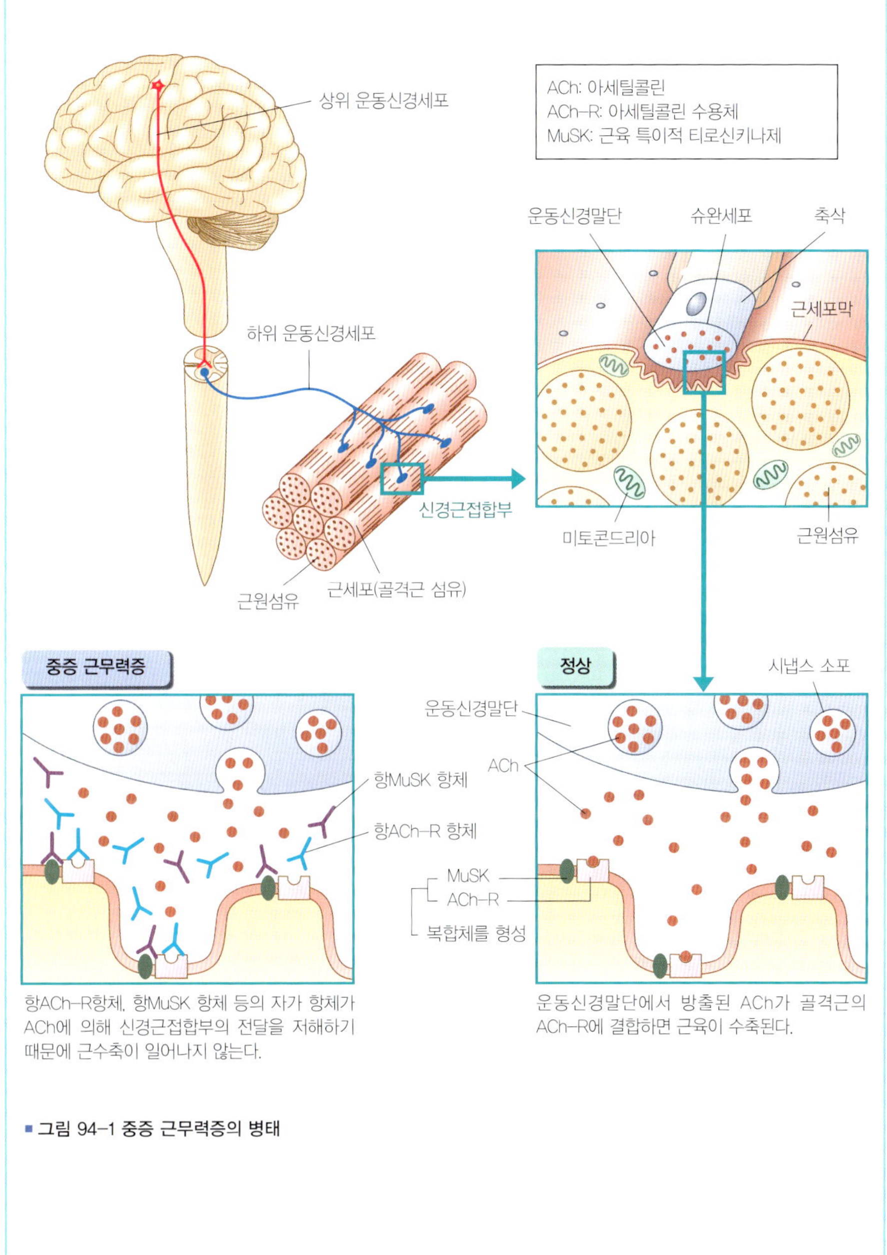

항ACh-R항체, 항MuSK 항체 등의 자가 항체가 ACh에 의해 신경근접합부의 전달을 저해하기 때문에 근수축이 일어나지 않는다.

운동신경말단에서 방출된 ACh가 골격근의 ACh-R에 결합하면 근육이 수축된다.

■ 그림 94-1 중증 근무력증의 병태

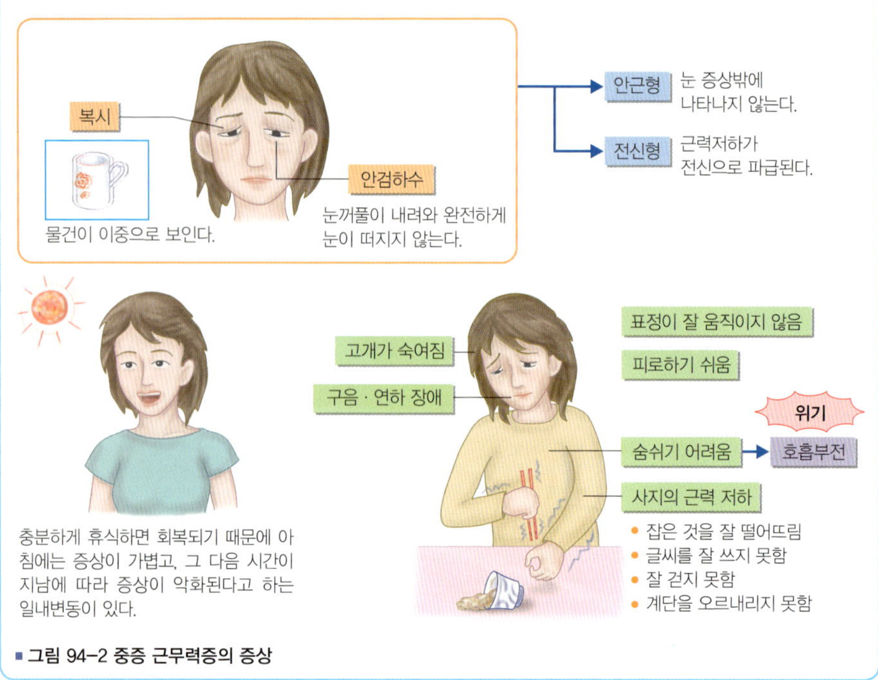

■ 그림 94-2 중증 근무력증의 증상

병태 생리

중증 근무력증은 골격근세포막의 아세틸콜린 수용체에 대한 자가 항체에 의해, 신경 근육 접합부의 전달이 저해되어 근육 수축이 일어나지 않는 병태이다.

- 정상은 운동신경의 말단에서 아세틸콜린(ACh)이 방출되어 골격근세포 표면에 있는 아세틸콜린 수용체(ACh-R)에 결합하여 근육의 수축이 일어난다. 중증 근무력증은 골격 근육의 ACh-R에 대한 자가 항체가 만들어져 그것이 ACh-R에 결합하여 신경말단에서 방출 된 ACh를 방해하므로 근육 수축이 일어나지 않게 되어 근력이 저하된다.
- 약 20%의 환자에서는 항ACh-R 항체는 음성이며, 그중 약 70%에 ACh-R과 복합체를 형성하는 근육 특이적 티로신키나제(muscle-specific tyrosine kinase: MuSK)에 대한 자가 항체가 인정된다.
- 운동신경이나 근육 자체에 대한 병변이 아니라 신경 근육 접합부 이상의 질환이다.
- 안검하수 및 안구 운동 장애로 인해 복시 등의 눈에 대한 증상만이 나타나는 안근 형과 사지 근력 약화, 연하 장애, 호흡 장애도 초래하는 전신형으로 나뉜다.

병인·악화 요인

- 자가 항체가 생기는 원인에 대해서는 정확히 알려져 있지 않다.
- 중증 근무력증 환자의 10~25%에 흉선종을 70%로 흉선의 증식이 평가되는 흉선에 면역 관여가 의심되고 있다.

역학·예후

- 유병률은 11.8명/10만 명이다.
- 남녀 비율은 1:1.7로 여성에게 많다. 여성은 10세 이하와 30대, 남성은 10세 이하와 50대에 많다.

■ 표 94-1 Osserman 분류(성인형)

1형	안근형
2A형	경증 전신형: Ch-E 억제제에 잘 반응
2B형	중등 전신형: Ch-E 억제제에 반응 불충분
3형	급성 극증형: 급격하게 전신증상으로 진행, 위기
4형	만기 중증형: 1형 또는 2형으로 발병에 2년 이내에 3형에 이르는 것
5형	근위축형

- 중증 근무력증의 첫 번째 보고는 1672년이며, 그 이름대로 당시는 급격하게 호흡 부전에 빠지는 '위기'에 의해 목숨을 잃는 경우도 있었다. 그러나 치료법과 인공호흡기의 발달로 1980년대 이후, 위기는 감소하고 위기에 빠진 경우에도 구명이 가능해졌다.
- 예후는 비교적 양호하고 1/3에서 절반이 회복(근무력 증상이 인정되지 않음)되며 사망률은 몇 % 정도이다.

증상

중요한 것은 근육이 쉽게 피로하고, 증상이 눈에만 나타나는 안근형과 전신에 증상이 나타나는 전신형이 있다 (그림 94-2).
- 자가 항체에 의해 신경근 접합부의 전달이 장애가 되어 근력이 저하된다.
- 처음 증상은 외안근 마비에 의한 안검하수와 복시인 경우가 많고, 눈 증상만 나타나는 안근형과 전신의 근력 저하, 구음 장애(비음), 연하 장애(삼키기 어려움) 및 호흡근 장애도 나타나는 전신형 으로 분류된다.
- 운동을 계속하면 근육이 피로해 한층 더 근력이 저하되는 근육 피로성이 특징이며, 휴식을 취하면 회복된다. 따라서 아침에는 증상이 가볍고, 오후부터 저녁에 근력 저하가 뚜렷하다는 증상으로 일 내변동이라 한다.
- 감염 등을 계기로 급격히 증상이 악화되는 것을 위기(crisis)라고 하고, 심각한 경우에는 호흡을 충분히 할 수 없어 기관 삽입을 하고 인공호흡기가 필요할 수 있다.
- 증상과 콜린에스테라아제(Ch-E) 억제제의 효과에 의한 Osserman 분류가 사용된다(표 94-1).

진단 · 검사값

근육이 쉽게 피로하고, 근력 저하의 일내변동의 유무, 텐실론 테스트, 반복 유발 근전도, 항ACh-R 항체, 항 MuSK 항체의 유무로 진단한다.
- 문진: 증상 일내변동의 유무.
- 진단: 근력 저하의 분포. 다른 신경 질환과의 감별을 위해 감각 장애 또는 상위 운동신경 증상(근 육 토누스나 심부건반사의 항진 등)의 유무. 근염 등의 다른 근육 질환을 구별하기 위한 자발적인 근육 통증과 파악 통증의 유무를 확인하고 근육이 쉽게 피로한 것의 유무(악력 10회 연속 및 스쿼 트 10회 연속 등을 하면 좋다).
- 검사값
- 혈액 검사: CK, 갑상선 기능(TSH, FT_3, FT_4), 전해질(Na, K, Ca 등)은 정상치. 항ACh-R 항체 가(80%의 증례에서 양성이 되는) 항MuSK 항체의 양성화.
- 텐실론 테스트(네오스타그민 테스트): Ch-E 억제제의 에도로포니움 염화물(안티렉스)을 투여하 면 신경 근육 접합부의 ACh가 증가하기 때문에 중증 근무력증인 경우에 일시적으로 근력이 회복 된다. 효과가 나타나기까지는 30초로 짧지만 효과의 지속이 5분 정도이다. 부작용으로 무스카린 작용으로 구역질, 침 흘림, 서맥, 실신, 심실세동 등이 있으며, 검사할 때는 아트로핀 황산염 수화 물 등의 준비를 충분히 해둔다(그림 94-3).
- 반복 유발 근전도: 골격근을 지배하는 운동신경에 지속적으로 자극을 가하면 근육의 전기 활동의 진폭이 줄어든다(그림 94-4).
- 흉부 CT: 흉선종의 유무(그림 94-5).

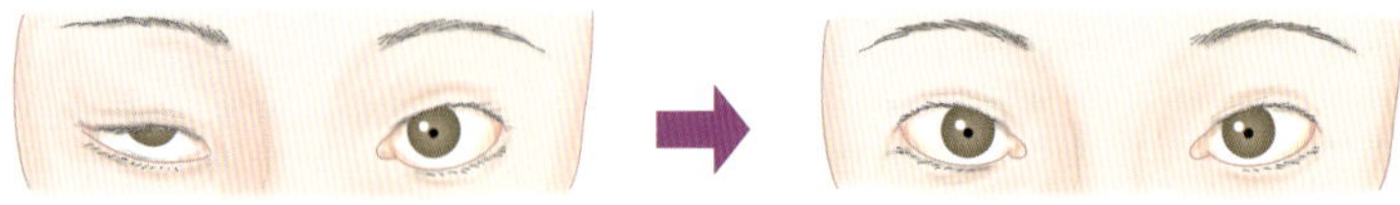

■ 그림 94-3 텐실론 테스트 전후

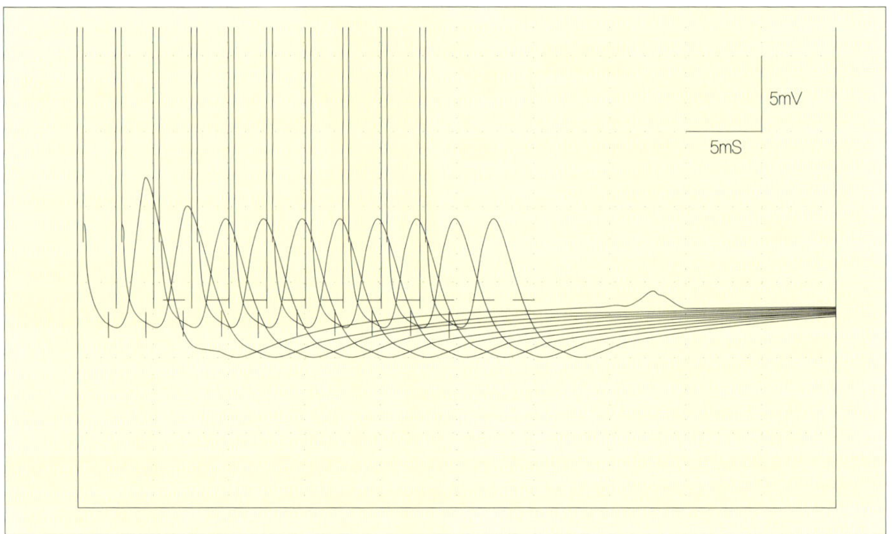

■ 그림 94-4 반복 유발 근전도

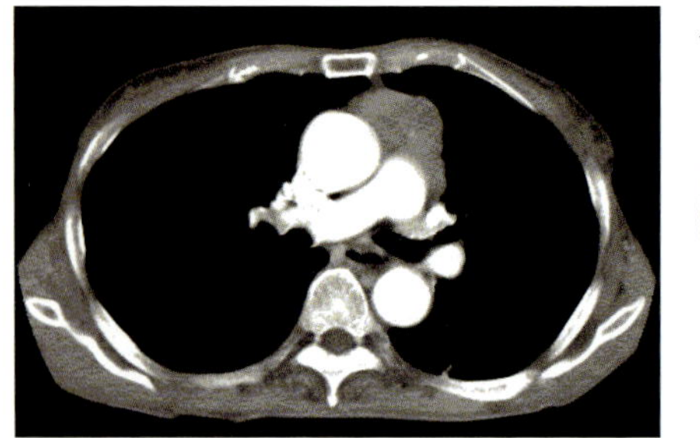

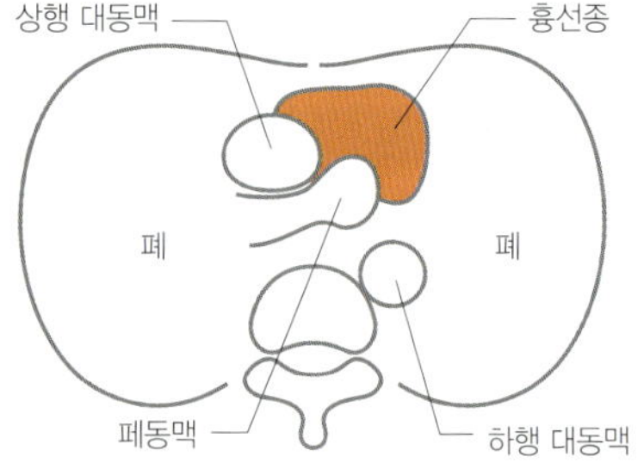

■ 그림 94-5 흉선종의 CT 상

합병증

- 자가 면역 질환(갑상선 기능 항진증, 만성 갑상선염, 전신성 홍반성 낭창(SLE), 류마티스 관절염 등).
- 흉선종.
- 폐렴(연하 장애에 의한 흡인이 원인).
- 면역 억제제의 사용으로 인한 기회 감염.

치료법

안근형, 전신형, 흉선종의 유무, 항MuSK 항체의 유무, 나이 등에 따라 치료 방침이 다르고, 다음의 치료를 함께 실시한다.

■ 표 94-2 중증 근무력증의 주요 치료제

분류	일반명	주요 상품명	약의 효과 메커니즘	주요 부작용
콜린에스테라제(Ch-E)억제제	피리도 스티그민 염화	메스티논	ACh을 분해하는 효소인 Ch-E를 저해하고 신경근 접합부의 ACh 농도를 증가시킨다.	소화기 증상, 발한, 침흘림, 호흡근 마비
	안베노니움	마이테라제		
부신피질 호르몬 제제(스테로이드제)	프레드니솔론	프레드닌, 프레드니솔론, 프레도한	자가 항체 생산 억제	쉬운 감염성, 당뇨병, 고혈압, 골다공증, 불면증, 우울증, 불안
	메틸프레드니솔론 호박산 에스테르 나트륨	솔루메드롤, 데카코트, 프리돌		
면역 억제제	아자티오프린	이무란, 아자닌	자가 항체 생산 억제	골수 억제, 출혈 경향, 간 장애, 신부전
	타크로리무스 수화물	프로그라프		

● 치료 방침
〈대증 요법〉
① 콜린에스테라아제(Ch-E) 억제제: 신경근접합부의 ACh 양을 늘려 시냅스 전달 기능을 회복.
② 혈액 정화 요법: 혈액에서 항ACh-R 항체와 항MuSK 항체를 감소시킨다.
③ 면역 글로불린 대량 요법: 항ACh-R 항체와 항MuSK 항체와 경합하여, ACh-R 또는 MuSK 등의 결합을 막는 것이 아닌가 생각된다.
〈완치 요법〉
● 항ACh-R 항체와 항MuSK 항체 생산을 억제한다.
① 흉선 절제술: 안티 ACh-R 항체 생산에 관여한다고 생각되는 흉선을 적출. 항MuSK 항체 양성 예는 부적응.
② 부신피질 호르몬 제제(스테로이드제)의 점적 또는 내복: 면역 기능을 저하시켜 자기 항체의 생산을 억제한다.
③ 면역 억제제: 면역 기능을 저하시키고 자기 항체의 생산을 억제.
  • 안근형으로 흉선종(-): Ch-E 억제제의 복용. 효과가 불충분하면 스테로이드 약물의 복용과 면역 억제제의 복용을 추가, 흉선 절제술의 적응은 아니다.
  • 안근형으로 흉선종(+): Ch-E 억제제 투여, 흉선 절제술의 적응.
  • 전신형: 흉선 절제술의 적응(단, 항MuSK 항체 양성 예는 부적응). 증상이 무거운(특히 호흡근 장애가 있는) 증례에서는 수술 후 발관이 어려울 것이 예상되므로 Ch-E 억제제의 복용 이외에 혈액 정화 요법, 면역 글로불린 대량 요법, 스테로이드제 투여 등으로 증상이 나아짐을 기다렸다가 수술할 수 있다.
  • 위기: 전신 관리 이외에 즉효성이 있는 혈장 교환 또는 면역 글로불린 대량 정맥 주사 치료(IVIg). 증상이 개선되지 않으면 스테로이드제를 시작하거나 증량한다.
● 약물 요법
Px 처방 예 부작용이 없으면 거의 모든 증례에 투여
● 메스티논(60mg) 1~3정 1~3으로 나누어 ← 콜린에스테라아제 억제제
Px 처방 예 위에서 효과가 불충분한 경우
● 프레드닌 정(5mg) 10~20mg/일부터 시작하여 1일 1mg/kg까지 서서히 증량 ← 부신피질 호르몬 제제(스테로이드제)
  ※갑자기 다량의 스테로이드 약물을 복용하면 증상을 악화시키기(초기 진행) 때문에 점차 증량하는 경우가 많다.
  ※부작용의 경감을 위해 격일 투여할 수 있다.
Px 처방 예 난치의 증례나 스테로이드 감량이 어려운 증례의 경우. 혈중 농도를 보면서 증감
● 프로그라프 캡슐(1mg) 1회 3~5캡슐 1일 1회 저녁 식사 후 ← 면역 억제제

● 수술적 치료
• 흉선 절제술: 흉선을 둘러싼 지방 조직과 함께 적출하는 확대 흉선 절제술이 일반적이고 수술 방법은 흉골 중간 절개 또는 흉강경으로 하는 것이 많다.

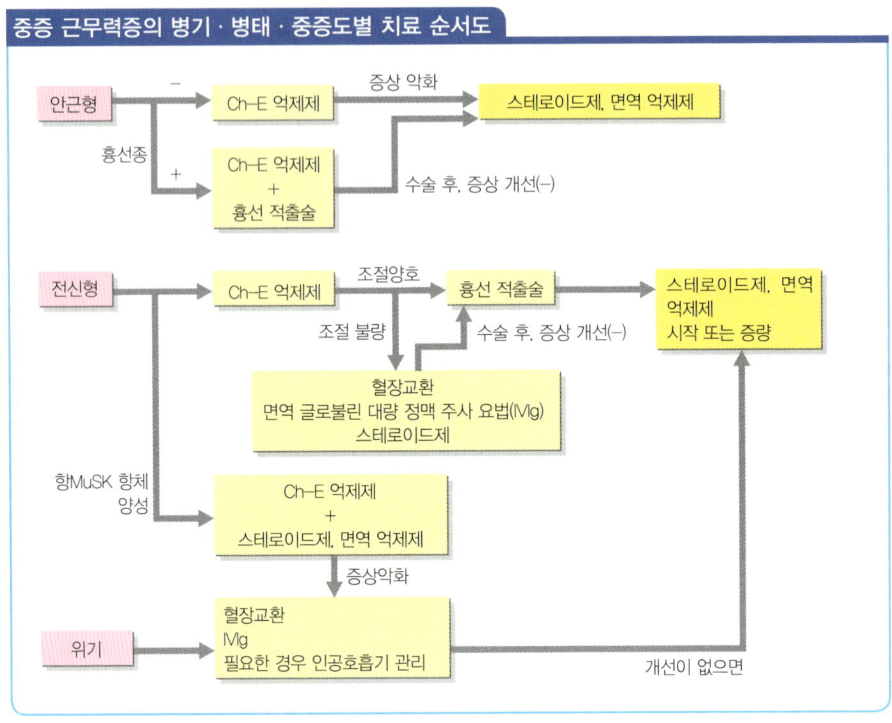

나카야마 유키

간호 과정 순서도

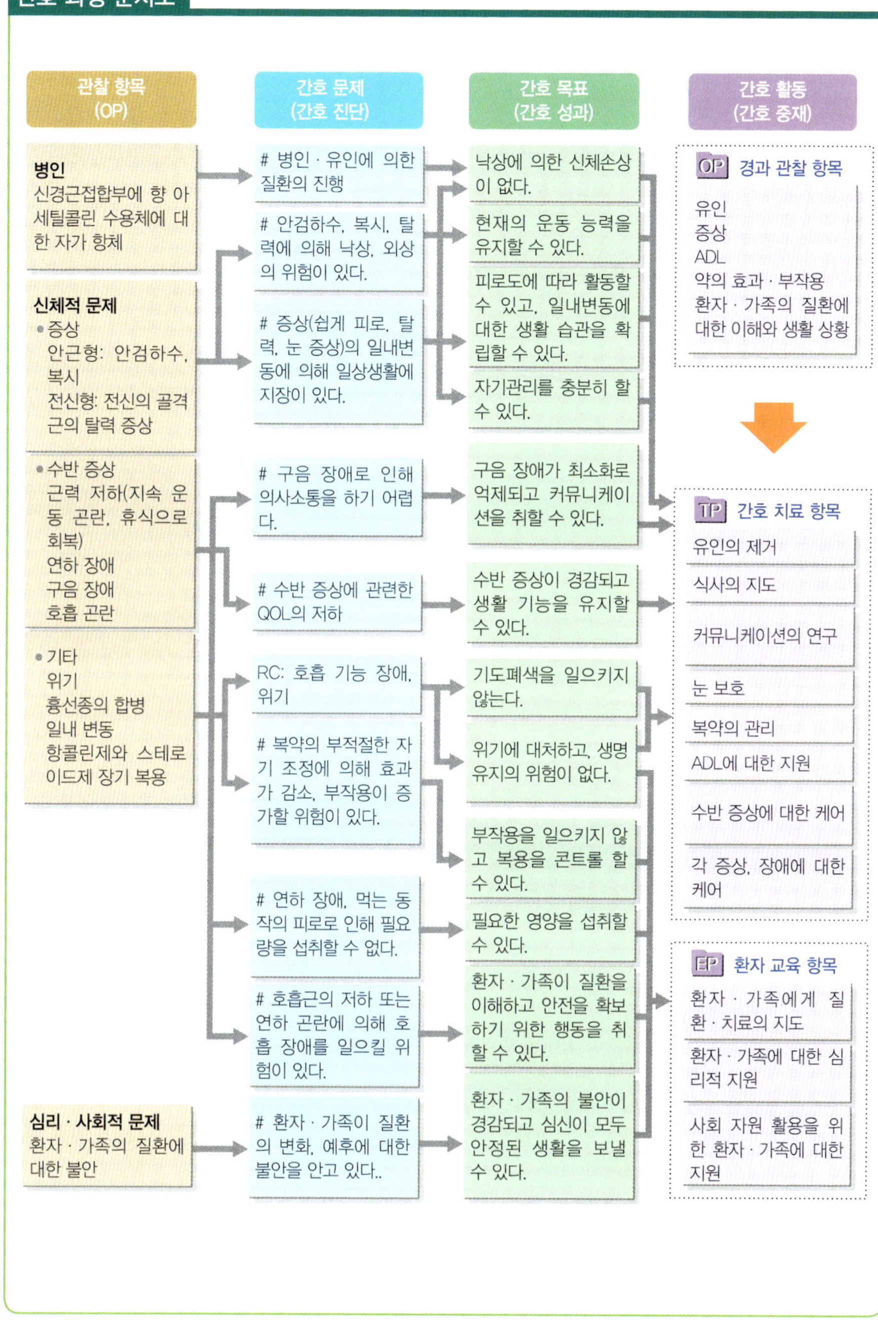

기본 개념

- 중증 근무력증(MG)은 만성으로 경과하고 예측하기 어려운 자가 면역 질환이며, 골격근의 쉬운 피로성 및 근력의 저하를 주 증상으로 하고 콜린에스테라아제 억제제의 사용 및 휴식으로 개선되는 등의 증상 변화를 특징으로 하는 질환이다.
- 증상의 변화를 파악하고 가장 심각한 증상으로 급성 악화(위기)의 예방과 조기 발견, 유인이 되는 감기, 발열, 과로, 스트레스 등을 피하는 일상생활 관리에 대한 지원이 중요하다.

Step1 영향 평가	Step2 간호 초점	Step3 계획	Step4 실시	Step5 평가

정보 수집	평가 관점과 근거 · 잠재적 간호 문제
전신 상태 파악	환자에게서 신체적 · 심리적 상태를 드러내도록 함으로써 종합 케어를 할 수 있다. 심리적 상태나 일상생활 보내는 방법은 질환의 진행과 치료에도 관계되고 있다. ● 전신 상태의 파악 → 다음 항목 참조. ● 원인이나 동기가 되는 것을 파악한다. ● 감기나 피로, 스트레스 등에 의해 증상이 급격하게 변하는 것으로 알려져 있으며, 이러한 것에 유의하는 일상생활을 보낼 수 있는가? ● 발병 초기와 안검형 등 증상이 국한되어 있는 경우, '어쩐지 이상하다' '피곤하다'고 말하는 상황에서 방치하여 확정 진단에 이르기까지 시간이 걸리는 경우가 있기 때문에, 신속히 전문 기관에 진찰할 수 있도록 지원한다. 🔍 잠재적 간호 문제 : 병인 · 유인에 의한 질환의 진행
증상 부위. 나타난 상황, 정도의 관찰	증상이 어느 부위에서 어떻게 나타나고, 어느 정도인지를 관찰한다. 증상의 상태 및 정도를 파악하여 질환의 진행 정도를 알 수 있고, 치료 계획, 간호 계획의 입안에 효과적이다. ● 본 질환은 신경근접합부의 아세틸콜린 수용체에 대한 자가 항체에 의한 신경 전달 장애가 원인으로 전달 장애가 발생하는 부위에 따른 증상을 나타낸다. 발생하기 쉬운 것은 안근, 구근, 안면근, 사지 · 체간근이고 자각 증상으로는 복시, 안검하수, 연하 곤란, 기립 보행 장애, 머리가 쳐지고(목이 앞으로 굽음), 호흡 곤란 등 다양하다. ● 반복 지속 운동에 의해 쉽게 피로하고 휴식에 의해 회복되는 것이 특징이다. ● 병형으로, 단독으로 눈 근육만 나타나는 경우(안근형), 다발성으로 전신의 근육에 나타나는 경우(전신형)가 있다. 또한 약 절반 정도로 흉선종을 합병하는 경우가 있으며, 병형과 흉선종의 유무 등에 따라 치료법이 다르다. ● 일반적인 분류: 흉선종의 합병 유무에 ① 흉선종군, 비흉선종군으로 나누고 ②는 나이나 증상으로 a. 젊은 발병형(40세 이전에 발병한 것), b. 고령 발병형(40세 이상에서 발병한 것), c. 안근형(증상이 눈 근육에 국한되어 있는 것), d. 항체 음성형(항아세틸콜린 수용체 항체가 음성 형태)으로 분류된다. 🔍 잠재적 간호 문제 : 안검하수, 복시, 탈력으로 인해 낙상 위험이 있다./증상(쉽게 피로하고, 탈력, 눈 증상) 일내변동으로 인해 일상생활에 지장이 있다. **안검하수** ● 중증 근무력증 환자의 대부분에서 발견된다. ● '눈꺼풀이 무겁다' '눈을 뜨기 어렵다' 등의 증상으로, 아침에는 가벼워도 저녁이 되면 악화되는 등 일내변동을 수반하는 것이 특징이다. 🔍 잠재적 간호 문제 : 안검하수와 복시에 의해 낙상, 외상의 위험이 있다./눈 증상의 일내변동으로 인해 일상생활에 지장이 있다. **복시** ● 외안근의 근력 저하에 의해 '사물이 이중으로 보이는' 증상이며, 안검하수처럼 일내변동이 있다.

🔍 잠재적 간호 문제 : 안검하수와 복시에 의해 낙상, 외상의 위험이 있다./눈 증상의 일내변동
으로 인해 일상생활에 지장이 있다.

연하 곤란
- 교근의 피로, 연수 마비 증상에 관련하여 연하 곤란이 발생한다.
- 안면근, 저작근 장애로 인해 뺨을 부풀릴 수 없다. 식사 중에 씹을 수 없다.
🔍 잠재적 간호 문제 : 떨림이나 근육 고축에 의한 일상생활에 대한 지장/연하 장애, 먹는 동작
으로 쉽게 피로하여 필요량을 섭취할 수 없다.

자세 장애(고개가 처짐) · 기립 보행 장애
- 경부 및 정수리부의 골격근에 힘이 빠지면 목이 나른해져 내려간다. 전경근의 장
애로 인해 누워서 머리를 들 수 없다. 전신형의 대부분은 손발의 몸통에 가까운
부분이 장애되기 쉽고, 상지 거상 곤란, 계단 오르내리기 어렵고, 또한 쉽게 피로
하다 등이 주된 증상이다.
🔍 잠재적 간호 문제 : 자세 장애/탈력에 의해 낙상, 외상의 위험이 있다.

호흡 장애
- 주로 늑간근이나 횡격막의 탈력 증상으로 발생한다. 호흡 장애가 빈발하는 경우
는 위기를 일으키기 쉽다. 감기 및 폐렴에 충분한 주의가 필요하다.
🔍 잠재적 간호 문제 : 늑간근이나 횡격막의 탈력에 의한 호흡 기능의 변화

위기
- 급성 호흡 장애이며, 생명 유지의 위험이 있다. 치료법이 발전하여 20년 사이에
급감되고(30%→3%), 상당히 심각한 단계에 있는 사람 이외에는 거의 걱정 없다
고 알려져 있다. 그러나 연수 마비 증상이 있는 경우는 감기나 과로, 정신적 충
격, 생리 등이 계기가 되어 발생할 수 있다는 것을 충분히 인식하고, 만일의 경우
에 대비해 미리 대처법을 검토하는 것이 필요하다.
- 위기에는 질환 자체가 악화될 때 보이는 근무력증성 위기와 치료에 이용되는 항
콜린 에스테라제 약물 과다 복용으로 생기는 콜린 작용성 위기가 있다.
🔍 공동 문제 : 호흡 기능 장애/위기

쉽게 피로 증상, 일내변동의 관찰	쉽게 피로 증상, 일내변동이 본 질환의 특징이지만, 질환의 이해 없이 주위 사람으로부터 '게으르다'라고 오해받는 경우도 적지 않다. 따라서 환자 자신도 '컨디션이 좋다, 나쁘다'라는 정도로 표현하는 경우가 있어 구체적인 증상을 관찰, 분석할 필요가 있다. • 쉽게 피로한 것은 일상적으로 사용하는 '지친' 상황을 생각하는 것이 아니라, 근육의 기능 저하로 관찰하는 것이 중요하다. • 질환이 진행하여 일어나는 것으로 믿고 있다가 대응을 잘못하는 경우도 있어 휴식을 취하면 회복된다는 것을 설명한다. 연하 장애는 '먹을 수 없다'는 것이 아니라, 혀의 움직임이나 삼키거나 음식을 입에 나르는 손의 움직임 여부 등 구체적으로 관찰하고, 환자 스스로도 상태를 분석할 수 있도록 돕는다. • 증상의 일내변동은 '아침에는 한 손으로 들 수 있었던 냄비를 오후에는 들기 어려워지고, 그 다음에는 들 수 없게 된다' 등 하루 중 아침에 잘할 수 있었던 것을, 오후, 저녁에는 나빠진다는 특징을 보이지만, 달에 의해, 한 달을 통해서 봐도 분명히 변화하는 경우를 많이 볼 수 있다. 여성의 경우 생리주기나 감염, 과로, 정신적 부하 등과도 관련이 있으며, 조기 발견의 시점에서는 변동에 현혹되지 않는 냉정함이 요구된다. • 주위의 질환에 대한 이해가 깊어져 일내변동에 따른 생활 설계를 고려할 수 있도록 지원해 나간다. 🔍 잠재적 간호 문제 : 증상(쉽게 피로)의 일내변동으로 인해 일상생활에 지장이 있다.

<table>
<tr><td>약의 효과 · 부작용의 관찰</td><td>약의 효과가 나타나고 있는지, 또한 약에 의한 부작용이 있는지를 주의 깊게 관찰한다. 증상에 따라 복약 관리할 수 있는 자기관리 능력을 향상하는 지원이 효과적이다.
또한 부신피질 호르몬 제제(스테로이드)를 사용하는 경우는 장기 복용에 따른 부작용이 자주 나타나기 때문에 주의를 요한다.

●약의 효과를 관찰한다. 약의 효과가 없으면 약물 자체의 효과에 원인이 있는지, 환자의 복약 관리에 문제가 있는지를 분명히 할 필요가 있다.
●자기관리 능력이 높으면 증상에 따라 약물을 자기관리로 하고 소량으로 효과적으로 복용 할 수도 있다. 따라서 증상의 일내변동, 일차변동, 월별 변화 등을 알 수 있게 관찰 기록하도록 한다.
●부작용 발현 시에는 그 특징을 관찰하고 신속하게 의사에게 보고한다.
🔍 잠재적 간호 문제 : 약물의 부적절한 자기 조정에 의해 효과가 감소, 부작용이 증가할 위험이 있다./복약 준수의 하락</td></tr>
<tr><td>환자 · 가족의 심리 · 사회적 측면 파악</td><td>환자 · 가족이 질환을 어떻게 인식하고 있는지를 확인한다. 복약 준수에 관계되고 치료 효과와 치료 지속 가능성에도 영향을 주기 때문이다. 또한 요양 생활의 질에도 영향이 있다. 환자 · 가족이 불안을 느끼고 있는 경우에는, 정신적 지원을 계속해야 한다. 또한 가족의 경제적 · 신체적 부담에 대해서도 지원이 필요하다.

●질환에 대해 느끼고 있는 것을 환자 · 가족에서 드러내도록 하고, 인식이 낮은 경우 정중하게 설명한다.
●질환의 본질을 이해하고 질병과 공존할 수 있는 생활 설계가 요구되고, 주위의 이해를 촉진할 수 있도록 배려한다.
●정신적 지원의 필요성을 파악하고, 고민을 상의하거나 간호 연구를 배울 수 있는 '환자 모임' 등의 장소 정보를 제공한다.
🔍 잠재적 간호 문제 : 환자 · 가족이 질환의 변화, 예후에 대한 불안을 안고 있다./구음 장애로 인해 의사소통을 취하기 어렵다.</td></tr>
</table>

Step1 영향 평가 ▶ **Step2 간호 초점** ▶ Step3 계획 ▶ Step4 실시 ▶ Step5 평가

간호 문제 리스트

RC: 호흡 기능 장애, 위기
#1 증상(쉽게 피로, 탈력, 눈 증상) 일내변동으로 인해 일상생활에 지장이 있다(활동–운동 패턴).
#2 연하 장애, 먹는 동작의 피로로 인해 필요량을 섭취할 수 없다(영양–대사 패턴).
#3 구음 장애로 인해 의사소통을 하기 어렵다(역할–관계 패턴).
#4 안검하수, 복시, 탈력에 의해 낙상, 외상의 위험이 있다(건강 지각–건강관리 패턴).
#5 환자 · 가족이 질환의 변화, 예후에 대한 불안을 안고 있다(자기인식 패턴).
#6 복약의 부적절한 자기 조정에 의해 효과가 감소, 부작용이 증가할 위험이 있다(건강 지각–건강 관리 패턴).

간호의 우선순위 지침

●일본에서는 특정(난치성) 질환 치료 연구 사업의 대상 질환으로 지정되어 있다. 현대 의학의 발전으로 치료법이 발달하고 생명에 영향이 미치는 것은 거의 없어졌지만 위기 등 생명 유지의 위험을 염두에 두고 간호할 필요가 있다. 간호는 질병과의 공존으로 자기관리를 높여가는 지원이 중요하다. 일차 · 일내변동, 월 단위 변동 등 증상에 변화가 크기 때문에 생활 기능 장애에 대하여 상태에 따른 지원이 요구된다. 또한 완치할 수 없기 때문에 장기에 걸친 치료 지속이 필요하며, 심리 · 사회적 문제가 일어나기 쉽다. 각 환자의 중증도에 따라 간호 문제의 우선순위를 결정하게 되지만, 생명 유지, 일상생활의 충족, 질병과의 공존을 염두에 두고 우선순위를 결정해 나간다.

공동 문제	간호 목표(간호 성과)
RC: 호흡 기능 장애	〈장기 목표〉기도 폐색을 일으키지 않는다. 〈단기 목표〉호흡 상태의 변화를 조기 발견하고 조기에 대처한다.

간호 계획	중재 포인트와 근거

OP 경과 관찰 항목
- 위기의 징후, 유인의 유무

➡ 호흡 상태나 호흡 곤란의 유무 **근거** 본 질환은 호흡근의 근력 저하, 쉽게 피로함에 따라 호흡 장애를 초래할 수도 있다. 중추신경계 질환과는 달리 의식장애를 수반하는 호흡 장애를 초래하지 않으므로, 대부분의 경우 환자는 호흡의 어려움을 호소할 수 있다.

- 호흡 상태나 호흡 곤란의 유무
- 연하 상태, 구강 내 음식물 잔사의 유무
- 저작 상태

➡ 호흡 상태, 연하 상태 **근거** 연수 마비 증상은 10% 이상의 환자에서 처음에 발생한다. 안면근, 저작근도 장애가 일어나고 뺨을 부풀릴 수 없고, 식사 도중에 씹을 수 없는 경우가 있다. 전경근의 장애로 인해 누운 자세에서 머리를 들 수도 없다.

TP 간호 치료 항목
- 식사 시에는 반드시 좌위로 한다.
- 필요시 흡입 · 흡인 및 체위 배수
- 수분 보급
- 식사의 지원
- 상태에 따라 식사 내용을 연구한다.
- 식후 구강 케어(음식 잔사 제거, 양치질)

➡ **근거** 연하성 폐렴을 예방하는 데 도움이 된다.

EP 환자 교육 항목
- 가래의 객출방법
- 식사 시에는 천천히 씹고 · 삼키도록 설명한다.

공동 문제	간호 목표(간호 성과)
RC: 위기	〈장기 목표〉조기에 발견하고 심각한 증상에 이르지 않도록 대처한다. 〈단기 목표〉전구 증상을 안다.

간호 계획	중재 포인트와 근거

OP 경과 관찰 항목
- 호흡 상태, 가슴이 답답함, 청색증, 혈액 가스
- 천명, 기침, 호흡근의 움직임
- 발한, 식은 땀, 의식 장애, 가슴에 고통

➡ 호흡 상태, 가슴이 답답함 **근거** 근무력 상태가 호흡근, 구근군에 발생하여 급격하게 증상이 악화되어 기도 폐색, 호흡 부전 상태가 되는 것을 위기라고 한다. 연수 마비 증상(연하 곤란, 구음 장애)이 나타나고 노력 호흡을 하고 있는 경우에는 위기를 의심한다. 치료법의 향상으로 현재는 잘 발생하지 않지만, 생명 위기가 되기 쉬운 상태이므로 주의가 필요하다.

- 긴장감, 체위, 악화 인자
- 위기에 대하여 이해
- 내복 상황

➡ 악화 인자 **근거** 감염, 과로, 발열, 생리, 임신, 정신적 스트레스, 고열, 특정 약물이 위기의 유인이 된다.

TP 간호 치료 항목
- 악화 요인의 제거
- 흡인기 준비

94
중증 근무력증

- 기도 확보(옆으로 누운 자세와 파울러 자세) 지시에
  따라 인공호흡기의 준비 및 관리
- 경청하고, 정신적 고통을 완화한다.
- 호흡 훈련

EP 환자 교육 항목
- 위기의 전구 증상의 이해
- 금연 지도

➡ 정신적 고통의 완화 **근거** 환자에게 일시적인 악화라는 것을 충분히 설명하고 당황하지 않도록 한다.

1 간호 문제	간호 진단	간호 목표(간호 성과)
#1 증상(쉽게 피로, 탈력, 눈 증상) 일내변동으로 인해 일상생활에 지장이 있다.	자기관리 부족 증후군 **관련 요인:** 신경 근육 계통의 장애 **진단 지표** ☐ 식사 행위를 자립할 수 없다. ☐ 목욕 행위를 자립할 수 없다. ☐ 탈의 행위를 자립할 수 없다. ☐ 배설 행위를 자립할 수 없다.	〈장기 목표〉 환자가 피로도에 맞는 활동을 할 수 있고, 일내변동에 대한 생활 습관을 확립할 수 있다. 〈단기 목표〉 일상생활을 보낼 수 있다.

간호 계획	중재 포인트와 근거
OP 경과 관찰 항목 - 근력, 상지의 수직 거상 시간, 악력, 보행 상태, 기립, 계단 승강 - 울고 웃는 증상, 안검하수 - 일내변동 - 피로감, 권태감과 회복력 - 악화 인자와의 관계(상기도 감염, 과로, 정신적 스트레스, 생리, 임신, 고열, 특정 약물) - 복약 상황, 약효 시간 - 언행 **TP** 간호 치료 항목 - 정확한 복약 - 피로가 적은 생활에 대한 지원 - 면회자의 제한, 자립한 생활을 계속하는데 뺄 수 없는 활동을 최대한 적은 에너지로 할 수 있도록 연구한다. 약효가 있는 동안 볼일을 끝내도록 한다. **EP** 환자 교육 항목 - 피로에 의해 근력의 변화가 있다는 것, 휴식으로 회복되는 것을 설명한다. - 약물 관리의 필요성을 설명한다.	➡ **근거** 중증 근무력증 운동 장애의 특징은 외안근 마비에 의한 눈 증상이 나타나기 쉬우므로 경부 및 사지 근위부의 근력 저하가 나타나기 쉽다. 쉽게 피로하다. ➡ **근거** 아침보다 저녁에 증상이 눈에 띄는 등의 일내변동이 있는 경우가 많다. ➡ 중증 근무력증 치료제 이외의 약물에도 유의한다. **근거** 스트렙토마이신, 카나마이신, 클로르프로마진, 다이아제팜 등이 증상을 악화시키는 것으로 알려져 있다. ➡ 규칙적인 생활을 보낸다. **근거** 피로와 스트레스가 증상을 악화시킨다.

2 간호 문제	간호 진단	간호 목표(간호 성과)
#2 연하 장애, 먹는 동작의 피로로 인해 필요량을 섭취할 수 없다.	영양 섭취 소비 균형 이상: 필요 양 이하 **관련 요인:** 교근력 저하, 연하 장애, 혀 위축 **진단 지표** ☐ 연하나 씹기에 필요한 근력 저하	〈장기 목표〉 필요한 영양을 섭취할 수 있어 영양 상태가 개선된다. 〈단기 목표〉 필요량을 섭취할 수 있다.

<table>
<tr><td>

OP 경과 관찰 항목

- 연수 마비 증상의 유무, 연하 상태, 수분 I&O
- 체중, 검사 데이터
- 증상의 일내변동
- 약효의 상태
- 섭식 시의 피로도

TP 간호 치료 항목

- 고단백질로 영양가 있는 식사를 하도록 권한다.
- 상태에 따라 연하 · 씹기 쉬운 음식을 선택한다.
- 수분 보급
- 사레들림은 상기도 감염이나 폐렴의 원인이 되는 것을 설명하고 지시에 따라 경관 영양을 실시한다.

EP 환자 교육 항목

- 간호 치료 항목의 내용을 가족에게 설명하고 협력을 얻는다.

</td><td>

중재 포인트와 근거

➡연수 마비 증상 **근거** 연수 마비에 의해 연하 장애 및 저작 곤란이 일어나고 영양 저하를 초래한다.
➡ **근거** 수의근이 쉽게 피로함에 따라 상지 근력의 탈력이 일어나고, 식사 섭취의 동작이 어려워진다.
➡ **근거** 환자의 약 33%가 씹기에 의해 쉽게 피로하기 때문에 연하 장애를 일으킨다고 알려져 있다.

➡연하 · 씹기 쉬운 음식으로 부드러운 것, 푸딩, 요구르트 등 반 유동식, 자극이 적은 것, 잘게 썬 것 등이 있다. **근거** 중증 근무력증 환자는 음식 덩어리를 혀 위에 유지하는 것이 어렵고, 식사 형태에 주의가 필요하다. 사레들리기 어려운 음식은 ① 밀도가 균일, ② 적당한 점도가 있고 뿔뿔이 흩어지지 않고, ③ 구강 · 인두를 통과할 때 변형하기 쉬우며, ④ 달라붙지 않는 것 (점막에 들러붙기 어려운)이다.

</td></tr>
</table>

3 간호 문제	간호 진단	간호 목표(간호 성과)
#3 구음 장애로 인해 의사소통을 하기 어렵다.	언어적 의사소통 장애 **관련 요인:** 중추신경계의 변화 **진단 지표** □ 말하는 것이 어렵다. □ 혀가 꼬인다.	〈장기 목표〉 구음 장애를 최소화하고 커뮤니케이션이 이루어진다. 〈단기 목표〉 의사를 전달할 수 있다.

<table>
<tr><td>

간호 계획

OP 경과 관찰 항목

- 발성이나 구음 장애의 정도
- 호흡 상태
- 약효 및 증상의 일내변동
- 의사소통 장애의 잠재적인 상태(청력, 시력, 인식 장애, 주의력 및 단기 기억력의 부족)

TP 간호 치료 항목

- 대화의 기회를 많이 갖는다.
- 천천히 말할 수 있는 환경을 조성한다.
- 언어 훈련
- 비언어적인 의사소통 방법을 갖는다.

</td><td>

중재 포인트와 근거

➡ **근거** 연구개, 인후두근, 설근의 장애로 인해 연하 장애, 구음 장애가 생긴다. 긴 대화나 전화 중간에 말소리가 비음이 되고 알아듣지 못하게 된다.
➡ **근거** 질환의 유무나 정도 이외에 독해력, 어휘, 언어 습관과 언어 수준을 포함한 원래의 커뮤니케이션 능력을 아는 것으로, 보다 환자에 입각한 중재를 할 수 있다.

➡비언어적인 의사소통으로 필담, 몸짓, 문자판 등 **근거** 언어에 의한 커뮤니케이션이 장애되는 것으로, 일반적으로 사람과의 접촉을 피하는 경향이 된다. 그러나 잔존 기능을 활용, 유지하고 의사소통을 도모하는 것은 적절한 간호 · 간병을 원활하게 제공하기 위하여 필요하며, 환자 자신뿐만 아니라 간호 관리 직원에 있어서도 중요하다.

</td></tr>
</table>

- 서두르지 말고 천천히 의사를 전달하도록 설명한다.
- 가족에게 환자와 간호사가 의사소통을 하고 있는 장면을 보여, 요령을 취하게 한다.
- 가족에게 서두르지 말고 대하는 필요성을 설명한다.
- 외출지·여행지 등의 긴급 시에 대비해 환자 수첩을 휴대한다.

➡ 환자 수첩 휴대　근거 처음 의사에게 진료를 받을 때 질병을 말할 필요가 있지만, 긴급 시(특히 언어 장애가 심한 경우) 그것이 어려운 경우도 예견되기 때문이다.

4　간호 문제	간호 진단	간호 목표(간호 성과)
#4 안검하수, 복시, 탈력에 의해 낙상, 외상의 위험이 있다.	신체 손상 위험 상태 **위험 요인:** 신체 인자(안근 장애에 의한 안검하수, 복시, 탈력)	〈장기 목표〉 외상으로부터 자신을 보호할 수 있다. 〈단기 목표〉 시야 불량을 최소화할 수 있다.

간호 계획	중재 포인트와 근거

OP 경과 관찰 항목

- 눈 근육 장애의 정도(안검하수, 무거움, 푸석푸석함, 폐안부전)
- 안구 운동 제한
- 복시, 흐르는 눈물, 눈부심

TP 간호 치료 항목

- 직사광선이나 실내등의 직시를 피하기 위해 선글라스나 안대를 사용한다.
- 경청하고, 불안 경감에 노력한다.
- 테이프 등을 사용하여 기계적으로 눈꺼풀을 끌어올린다.
- 환경을 정비하고 주변에 위험한 물건을 두지 않는다.

EP 환자 교육 항목

- 눈 근육 장애에 맞는 일상생활의 연구, 위험 방지 방법을 설명한다.

➡ 근거 외안근 마비에 의한 복시, 안검하수 등의 눈 증상이 나타나기 쉽다. 특히 안검하수는 필발 증상이라 할 수 있을 정도이다.

➡ 불안의 경감　근거 눈·귀 등의 감각기를 통해 얻을 수 있는 사회생활에 필요한 정보 중 시각으로 받아들여지는 정보는 80% 이상이라고 한다. 시각적 정보를 감지할 수 없는 것에 따른 불안, 공포, 무기력, 정신적 초조감이 생길 가능성이 있다.

➡ 환경 정비　근거 안검하수를 동반한 주변 시야의 협착에 적응하지 않으면 외상의 위험이 생긴다.

5　간호 문제	간호 진단	간호 목표(간호 성과)
#5 환자·가족이 질환의 변화, 예후에 대한 불안을 안고 있다.	불안 **관련 요인:** 건강 상태의 변화, 건강 상태에 대한 위협 **진단 지표** ☐ 침착하지 못하다. ☐ 불면증 ☐ 고뇌한다. ☐ 의식 집중 곤란 ☐ 생각을 쥐어짜다.	〈장기 목표〉 1) 환자 및 가족의 불안을 줄일 수 있다. 2) 질환과 공존하는 형태로 코핑을 도모한다. 〈단기 목표〉 불안을 표출할 수 있다.

간호 계획	중재 포인트와 근거

OP 경과 관찰 항목

- 표정, 말과 행동
- 수면 상태나 식욕

➡ 행동　근거 눈 증상, 사지 근육이 쉽게 피로함에 따라 ADL이나 취업에 미치는 영향을 생각할 수 있다.

- 환자가 요구하는 정보의 질과 양
- 가족의 면회 상황, 전화 등의 연락 상황
- 가족에 대한 호소

- 경청하고 불안의 내용을 이해하여 경감을 도모한다.
- 산책이나 취미 등을 하게하고 기분 전환을 도모한다.
- 필요시 의사로부터 충분한 설명을 받을 수 있도록 한다.
- 면회 시 환자의 신변의 지원을 가족이 할 수 있도록 관계한다.
- 스트레스가 악화 요인이 되는 것을 설명하고 스트레스를 완화한다.
- 지역 관련 기관과 연락을 취하고 재택 요양 사회 자원을 활용할 수 있도록 지원을 의뢰한다.
- 환자 모임 등을 소개하고 고민을 나누거나 간병 연구를 배울 수 있는 장을 찾아내도록 지원한다.

- 의문이나 걱정이 있을 때는 반드시 표출하도록 설명한다.
- 질환·증상에 대해 의사와 간호사가 설명을 한다.
- 가족의 도움이 투병 의지를 높여 환자의 정신적 안정을 촉진하는 것을 설명한다.

- 환자가 요구하는 정보의 질과 양　**근거** 환자에 따라 필요한 정보는 다르다. 자세한 정보에 의해 당혹해 하는 환자도 있는 반면 그로 인하여 불안을 해소할 수 있는 환자도 있다.

- 효과적인 사회 자원을 활용한다.　**근거** 가족은 사회 자원에 대한 정보를 모르고 또는 정보를 요구하고 있는 경우가 있다.
- 정보 제공을 지원한다.　**근거** 지식을 얻는 것은 불안의 해소로도 이어지고 또한 같은 고민을 가진 환자 모임에 참여함으로써 심리적 지지를 얻는다.
- 생활상의 주의사항을 포함하여 설명한다.　**근거** 질환의 이해는 준수의 향상뿐만 아니라 불안 해소로도 이어진다.

- 질환의 이해　**근거** 일내 변동에 따른 증상의 변화가 '마음'이나 '기분'의 문제가 아니라는 것을 주지시키고 협력을 얻는다. 또한 증상이 좋을 때 환자 자신의 '잘 될 지도 모른다'라는 기대가 생겨 진료를 받는 행동을 지연하는 것을 예방하기도 한다.

6　간호 문제	간호 진단	간호 목표(간호 성과)
#6 복약의 부적절한 자기 조정에 의해 효과가 감소, 부작용이 증가할 위험이 있다.	비효과적 자기 건강관리 **관련 요인:** 지식 부족 **진단 지표** ☐ 치료 계획을 일상생활에 넣을 수 없다. ☐ 위험 요인을 감소시키는 행동을 취할 수 없다.	〈장기 목표〉 자기관리를 통해 증상의 변화에 따른 생활을 할 수 있다. 〈단기 목표〉 약의 작용, 부작용을 이해하고 증상과의 관련을 안다.

간호 계획	중재 포인트와 근거
 - 자기관리 능력 - 이해력 - 학습 능력에 영향을 미치는 요인의 파악(중요성의 인식, 과거 경험, 경제적 상황, 감정 상태, 불안 수준) - 부작용의 유무 - 복약 관리	- 자기관리 능력의 파악·평가　**근거** 증상에 변화가 많고 그에 따라 약물을 이용한 조절이 필요하며, 환자의 자기관리 능력이 중요하다. - 부작용　**근거** 특히 스테로이드 약물의 장기 복용에 의해 당뇨병, 비만, 고혈압, 감염, 불면증, 위궤양, 백내장, 골다공증(골절), 정신 장애 등을 보인다.

- 증상의 기록을 조언한다(일내 · 일차 변동, 월 단위 변화, 성주기, 전신 상태, 생활 상황, 불안의 유무, 복약 등).

- 병용금기의 약에 대하여 정보 제공

➡ 증상의 관찰과 기록 **근거** 변화 패턴과 관련사항 · 신체 상황의 관계를 명확히 하는 것은 스스로 질환의 파악과 함께 진료 시 기록을 활용하여 진료의 적확성을 늘린다.

➡ 병용금기의 약 **근거** 수면제나 진통제 가운데 근육을 이완시키는 작용을 가진 약이 있어 증상을 악화시킨다.

Step1 영향 평가	Step2 간호 초점	Step3 계획	Step4 실시	Step5 평가

병기 · 병태 · 중증도별 관리 포인트

【발병 초기】 특히 발병 초기와 안근형은 확정 진단에 이르기까지 시간이 걸리는 경우도 있기 때문에, 쉽게 피로함과 일내 변동 등 질병의 특징을 빨리 파악해 전문 기관의 진찰을 받게 한다. 치료하면 증상이 완화되고 증상에 따른 대처법을 취할 수 있도록 질환에 대한 올바른 이해를 지원한다. 감염, 스트레스 등 악화 유인에 유의하는 일상생활을 보낼 수 있도록 지원한다.

【급성 악화기】 증상의 급격한 변동을 특징으로 하는 질환이기 때문에 위기의 전구 증상을 조기 발견하여 대처하는 것이 지원의 중요한 포인트이다. 쉽게 피로하고, 휴식으로 회복한다는 질환의 특징에 따라 각각에 대한 지원이 필요하다. 흉선 절제술, 스테로이드 및 면역 억제제 등의 약물 요법 외에도 각 치료법에 따른 관리를 할 필요가 있다.

【회복기】 사회생활에 적응이 무리 없이 진행되도록 지원한다. 위기의 예방이나 증상의 일내변동에 따라 자기관리 능력을 강화한다. 사회 자원의 유효한 활용을 검토한다.

간호 활동(간호 중재) 포인트

진찰 · 치료의 지원

- 자기 판단으로 약의 증감은 증상의 악화를 초래한다. 증상에 따라 효과적인 복약 관리가 가능하도록, 약물에 의한 컨디션 변화를 파악하고 진찰 시에 피드백 할 수 있는 자기관리 능력을 향상하는 지원이 중요하다.
- 부작용 발현 시에는 부작용의 특징을 관찰하고 약의 양이나 시간 등의 복약 조정을 계획할 수 있도록 즉시 의사에게 보고한다.
- 호흡 장애와 연수 마비 증상이 있는 경우에는 긴급 연락처 및 대응을 미리 정해 둔다.

자기관리의 지원

- 쉽게 피로하고, 일내변동이라는 질환의 성격을 근거로 그에 맞는 생활을 할 수 있게 한다.

낙상 방지

- 안검하수, 복시에 의해 시야가 매우 나쁘고, 낙상의 위험이 높아지므로, 움직여야 하는 경우에는 테이프 거상(테이프로 눈꺼풀을 올리기) 등으로 시야를 확보한다.
- 안전한 병실 환경(침대 난간, 난간, 복도, 화장실, 세면장)을 정돈한다.
- 환자 · 가족에게 질환의 특징을 설명하고 생활의 낙상 예방 방법을 지도한다.

의사소통 장애에 대한 대응

- 환자에게는 침착하게 천천히 이야기해도 좋다는 것을 전하고 서두르지 않는다. 가족의 이해와 협력을 요청한다.
- 환자의 자존심을 유지하면서 의사소통을 도모한다.
- 언어 이외의 의사소통 방법도 검토하고 의사소통을 도모한다.

환자 · 가족의 심리 · 사회적 문제에 대한 지원

- 대부분은 성인기 이후에 갑자기 발병되기 때문에 심리적 침체나 사회생활의 수행에 불안을 느끼는 경우가 많다. 난치병이지만, 치료법이 확립되어 있으며 적절한 치료로 사회 복귀가 가능하다는 것을 충분히 설명하고 불안을 해소하도록 지원한다.

- 간병의 부담을 경감하도록 가정환경과 사회 자원의 활용 등 필요한 지원을 실시한다.
- '환자 모임' 등을 소개하고 고민을 나누거나 간병 연구를 배울 수 있는 장의 정보를 제공한다.

퇴원 · 요양 지도

- 환자 · 가족과 안정된 가정생활을 보낼 수 있도록 환경 정비를 지원한다.
- 연하 장애일 때의 식사 섭취의 연구를 지도한다.
- 부작용이 나타난 경우에는 즉시 연락하도록 지도한다.
- 낙상에 의한 외상이나 골절에 주의를 촉구한다.
- 긴 경과 질환임을 이해하고 지속적으로 내원하도록 제의한다.
- 사회와의 접점을 다양한 형태로 갖고 계속하도록 촉진하고, 가능한 한 신체도 움직이도록 지도한다.

Step1 영향 평가　Step2 간호 초점　Step3 계획　Step4 실시　**Step5 평가**

평가 포인트

간호 목표 달성도

- 쉽게 피로하고, 증상의 일내변동을 이해하고 그 증상에 따라 자립한 ADL을 할 수 있는가?
- 연하 장애 없이 ADL을 할 수 있는가?
- 구음 장애를 경감시키고 의사소통을 할 수 있는가?
- 낙상에 의한 외상이나 골절을 일으키지 않고 ADL을 할 수 있는가?
- 적절한 복약 행동으로 최대의 치료 효과를 얻을 수 있고, 부작용 발현 시에는 조기에 대응할 수 있는가?
- 가족의 불안이 완화되고, 환자 · 가족이 심신이 안정된 가정생활을 준비하고 있는가?

병인 악화 요인

신경근접합부에 있어서 아세틸콜린 수용체에 대한 자가 항체

악화 인자에 의한 악화

감기, 스트레스, 피로, 고열, 여성의 생리주기

흉선종

병태

아세틸콜린 수용체에 있어서 아세틸콜린과의 결합을 저해하는 항체

아세틸콜린 수용체의 붕괴를 촉진하는 항체

수용체 이외의 근섬유의 구성성분에 대한 항체

신경근전달의 장애

증상

눈 증상
- 안검하수
- 복시

전신 증상
- 골격근의 탈력 증상
- 쉽게 피로

#5 불안

반복 지속운동으로 쉽게 피로
휴식으로 회복
일내변화

#1 자기관리 부족 증후군
#4 신체 손상 위험 상태

호흡 장애
연하 장애
구음 장애

RC: 호흡기능 장애
#2 영양섭취 소비 균형이상: 필요량 이하
#3 언어적 커뮤니케이션 장애

RC: 위기(급격한 증상 변화 · 호흡부전)

진단 검사

문진 · 진찰
- 상방 시에 있어서 안검하수
- 증상의 일내변동

검사
- 텐실론 테스트(항콜린에스테라제 투여 효과의 확인)
- 전기 생리학 검사
- 혈중 항아세틸콜린 수용체 항체
- 영상 진단(흉선 이상)

치료 간호

약물 요법

항콜린 에스테라아제 약
부신피질 호르몬 제제
면역 억제제

혈액 정화 요법

대량 면역 글로불린 투여

스테로이드 펄스 요법

RC: 약물의 부작용(식욕부진, 스테로이드)
구역질

약효 확인

#6 비효과적 자기 건강 관리

폐용 증후군

연하 훈련
섭식 지원
언어 치료
운동 치료

사회 자원의 활용

외과적 치료

흉선종 적출
확대 흉선 적출술

화학 요법

제 16 장

정신 질환

95 치매(혈관성 치매·알츠하이머병)

와타나베 무쓰히사 · 미즈사와 히데히로

눈으로 보는 질환

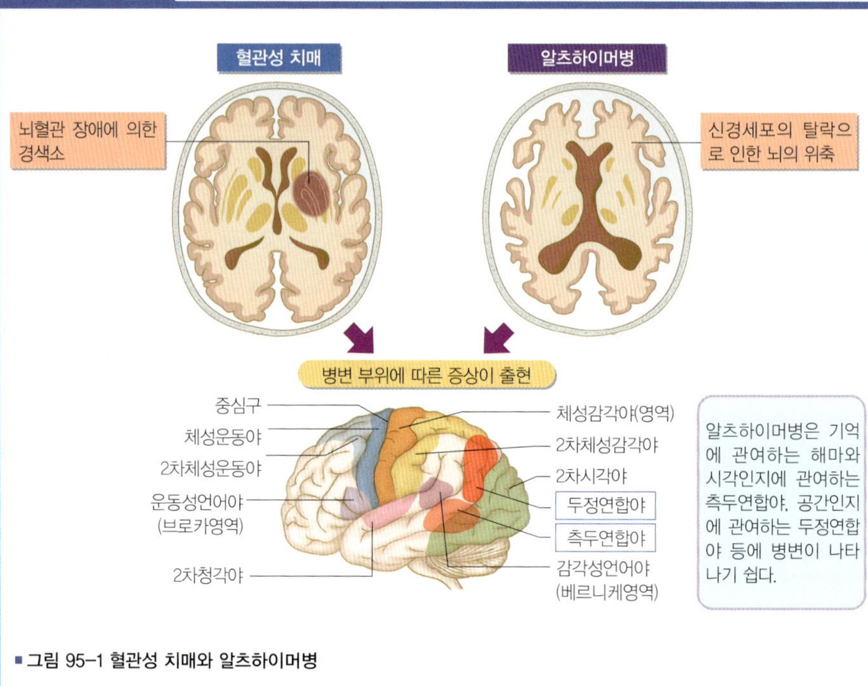

■ 그림 95-1 혈관성 치매와 알츠하이머병

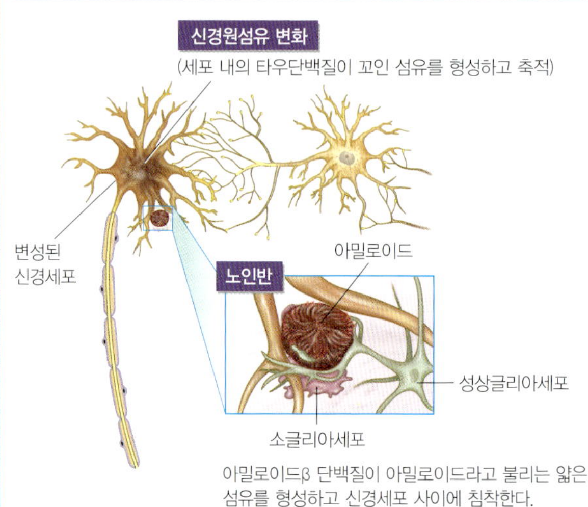

아밀로이드β 단백질이 아밀로이드라고 불리는 얇은 섬유를 형성하고 신경세포 사이에 침착한다.

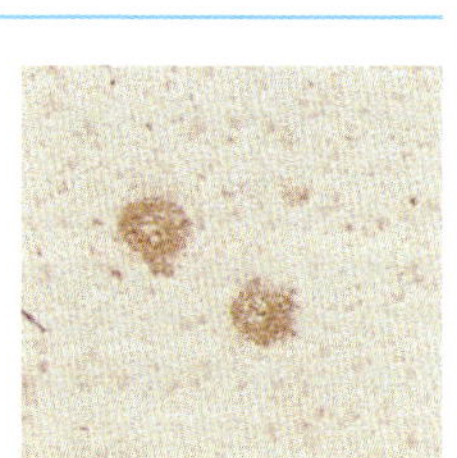

대뇌 피질에 보이는 노인반

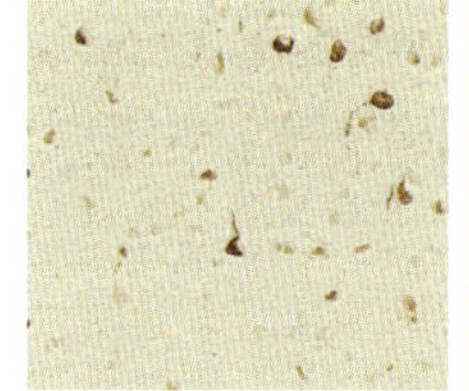

대뇌 피질에 보이는 신경원섬유 변화

■ 그림 95-2 알츠하이머병에 보이는 특징적인 병태

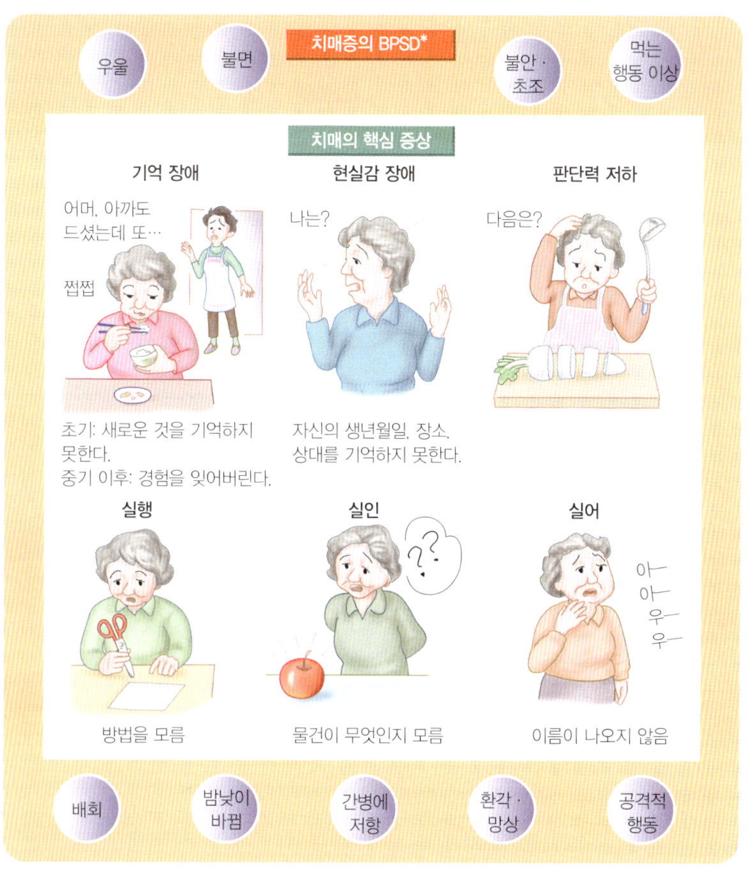

■ 그림 95-3 치매의 증상(BPSD를 주 증상으로 하는 치매도 있음)

병태 생리

▌치매는 원인에 따라 혈관성 치매와 알츠하이머병으로 크게 구별된다.

- 혈관성 치매는 뇌혈관 장애 즉 뇌경색 혹은 뇌출혈에 의한 치매의 총칭이다. 주로 뇌색전증 등에 의한 광범위한 뇌경색, 다발성 뇌경색, 시상·기저 핵의 라크나 경색의 다발, 대뇌 백질을 광범위하게 침범하는 빈스방거(Binswanger)병 등 다양한 뇌경색으로 유래한다. 같은 부위에 장애가 되는 경우에 뇌출혈도 발생한다.
- 알츠하이머병(AD, Alzheimer)은 뇌 조직 내에서 아밀로이드β 단백질의 침착(노인반) 및 타우단백질의 과잉 인산화에 의한 응집(신경원섬유 변화)으로 신경 기능 장애와 신경세포사를 일으켜 생기는 것으로 생각된다.
- 기타 레비소체형 치매와 타우단백질의 이상을 초래하는 질환 등 많은 것들이 알려져 있다.

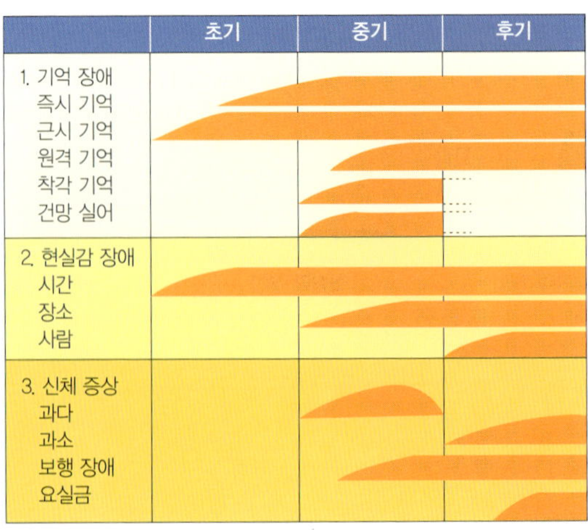

■ 그림 95-4 알츠하이머병의 병기와 건강 상태

(미요시 노리미네: 노년기 치매의 중증도 분류. 치료 70: 707–712, 1988)

병인 · 악화 요인

- 혈관성 치매는 고혈압, 당뇨병, 고지혈증, 흡연 등 뇌혈관 장애의 위험 요인이 악화 인자가 된다.
- 알츠하이머병의 위험 요인으로 연령, 두부외상, 가족력, 고령 출산 및 아포리포 단백질 E4(ApoE4) 등이 보고되고 있다. 최근 역시 당뇨병 등이 악화 요인이라는 것이 밝혀졌다.

역학 · 예후

- 65세 이상 노년기 치매의 유병률은 약 4~6%이다. 그 가운데 거의 절반이 알츠하이머병이고 나머지 대다수가 혈관성 치매라고 되어있다.
- 치매의 진행만으로 생명을 위협하지는 않는다. 알츠하이머병은 일반적으로 6~7년 병상의 진행으로 가벼운 파킨슨병증이 생긴다. 더욱 진행되면 누워만 있게 되는 병상이 되어 폐렴 · 요로 감염 등으로 치명적이 되는 경우가 많다.

증상

▌ 치매는 지적 기능이 현저하게 저하되고 임상 증상으로는 핵심 증상과 주변 증상으로 크게 구별된다.

- 치매는 "정상 발달한 지적 기능이 후천적인 뇌 장애로 인해 일상생활 또는 사회생활에 지장을 초래할 정도로 저하된 상태"라고 정의되어 있다. 그러나 의식 장애나 우울증 등의 정신 질환은 제외한다.
- 알츠하이머병의 임상 증상은 기억 장애를 주체로 하는 핵심 증상과 그에 따른 주변 증상(수반 증상)으로 나눌 수 있다(그림 95-3).
- 주변 증상의 대부분은 치료 및 관리 문제가 되어, 이것이 주 증상이 되는 치매도 있기 때문에, 최근에는 BPSD(behavioral and psychological symptoms of dementia)라고 부르고 있다.
- 병상의 진행에 따른 증상의 변화를 〈그림 95-4〉에 나타냈다.
- 혈관성 치매는 치매 이외에, 가성 연수 마비, 편 마비, 보행 장애, 감정실금, 파킨슨병증 등의 증상을 수반하는 경우가 많다. 경과는 알츠하이머병은 서서히 진행성이며, 혈관성 치매는 두부 CT나 MRI에서 뇌경색 혹은 뇌출혈의 존재가 결정적 단서가 되고, 계단 모양의 악화를 나타내는 점에서 차이가 있지만, 실제로는 양자의 감별이 어려울 수 있다.
- 또한 혈관성 치매와 알츠하이머병의 양자를 합병할 수 있고 병력이나 진찰 또는 검사 소견에 주의를 요한다. 〈표 95-1〉에 혈관성 치매와 알츠하이머병의 주요 감별점을 나타내었다.

	혈관성 치매	알츠하이머병
경과	계단 모양, 갑자기 발병	서서히 진행성
치매의 특징	얼룩 모양	기억 장애가 주체
치매 이외의 진찰 소견	구음 장애, 편 마비, 감정실금	진행 예제에서는 파킨슨병증
CT나 MRI	대뇌의 포괄적 또는 다발한 뇌경색, 또는 뇌출혈의 존재	측두엽 및 두정엽의 위축(대뇌 이외의 부위의 뇌혈관 존재는 보이는 경우가 있다)
SPECT	혈관 장애 부위와 일치하는 혈류 저하	두정엽의 혈류 저하
기초 질환	고혈압, 당뇨병, 심방 세동 등	없음

진단 · 검사값

병력 및 개정 하세가와식 간이 지능 평가 스케일을 이용하여 인지 기능을 평가하고, 혈액 검사와 CT · MRI, SPECT 등으로 혈관성 치매, 알츠하이머병, 다른 질환과 감별한다.

- 병력을 잘 청취하고 진찰한 후 치매가 있는지 여부를 확인하는 것이 중요하다. 환자 자신보다 가족에게 병력을 물으면 모르는 것도 많지만 가능한 한 가족으로부터 병력을 듣는다.
'같은 일을 여러 번 듣게 되었다', '산책 나갔다가 길을 잃었다', '소중한 것이 없어졌다고 소동을 피우는 것이 많아졌다' 등의 호소가 많다.
- 간이적인 인지 기능의 평가로 개정 하세가와식 간이 지능 평가 스케일(HDS-R)을 많이 이용하고 있다(표 95-2). 이 테스트에서 20점 이하는 치매라고 거의 판단할 수 있지만, 그 이상도 반드시 치매가 아니라고는 할 수 없기 때문에 주의를 요한다. 최근 치매의 전단계로서 경도의 인지 장애(mild cognitive impairment: MCI)라는 개념 또는 그 이전의 잠복기 단계가 주목되고 있다.
- MCI는 인지 기능의 저하는 보이지만, 일상생활은 자립하고, 사회적인 문제 행동은 보이지 않는 상태를 말한다.
- 검사값
- 혈액 검사
  - 갑상선 기능 저하증, 비타민 결핍증, 간성뇌증, 신경 매독 등 '치료 가능한 치매'를 감별하기 위해 실시한다.
  - 혈관성 치매와 알츠하이머병에 특이적인 것은 아니지만, 전자에서는 당뇨병, 고지혈증 등 위험 요인의 소견이 보이는 경우가 있다.
- 두부 CT 또는 MRI
  - 혈관성 치매는 뇌경색이나 뇌출혈 등의 뇌혈관 장애 병변을 평가한다.
  - 알츠하이머병은 전반적인 뇌 위축, 특히 해마(측두엽 안쪽)의 위축이 눈에 띈다.
  - 뇌종양, 만성 경막하혈종, 정상압수두증 등 인지 증상을 초래하는 기질적인 이상도 감별한다. 특수한 것으로, MRI 확대 강조 영상에서 대뇌 피질에 따른 높은 신호는 프리온병을 의심하는 소견이다.
- 뇌척수액 검사
  - 알츠하이머병: 인산화 타우단백질의 상승 및 아밀로이드β 단백질의 저하가 나타난다.
- 뇌 혈류 신티그래피, SPECT
  - 알츠하이머병: 두정엽(초기에는 후부대상회)에서 혈류 저하가 보인다.
- 최근에는 치매에 대한 관심도 높아져 뇌 혈류 신티 그래피와 수액 검사, 또한 아밀로이드 이미징을 결합하여 알츠하이머병의 조기 진단이 가능하다.
- 아밀로이드 영상은 뇌에 아밀로이드 단백질의 침착을 조기에 감지할 수 있다. 앞으로 알츠하이머병의 조기 진단 방법으로 기대되고 있다.

■ 표 95-2 개정 하세가와식 간이 지능 평가 스케일(HDS-R)

(검사일: 년 월 일)			(검사자:)
이름:		생년월일: 년 월 일	나이: 세
성별: 남/여	교육 연수(년 단위로 기입): 년	검사 장소	
DIAG :		(비고)	

	질문 내용		배점
1	나이는 몇 살입니까?(2년까지의 오차는 정답)		0 1
2	오늘은 몇 년 몇 월 며칠입니까? 무슨 요일입니까? (일자, 요일이 정답 각각 1점씩)	년 월 일 요일	0 1 0 1 0 1 0 1
3	우리가 지금 있는 곳은 어디입니까?(자발적으로 나오면 2점, 5초 있다가 집인가요? 병원입니까? 시설입니까? 속에서 올바른 선택을 하면 1점)		0 1 2
4	앞으로 말하는 세 단어를 말해 보십시오. 나중에 또 물으니 잘 기억해두세요. (다음 계열 중 하나로, 채용한 계열에 ○표를 해둔다) 1: a) 벚꽃 b) 고양이 c) 전철 2: a) 매화 b) 개 c) 자동차		0 1 0 1 0 1
5	100에서 7을 차례로 당겨주십시오 ("100−7 = ? 그리고 거기서 또 7을 빼면?"이라고 질문한다. 첫 번째 답이 오답의 경우 중단)	(93) (86)	0 1 0 1
6	내가 지금 말한 숫자를 거꾸로 말하십시오 (6−8−2, 3−5−2−9를 거꾸로 말하게 한다, 3번 실패하면 중단)	2−8−6 9−2−5−3	0 1 0 1
7	먼저 기억하라고 한 말을 다시 말해보십시오. (자발적으로 답변이 있으면 각 2점. 만약 답변이 없는 경우, 다음 힌트를 주고 정답이면 1점) a) 식물 b) 동물 c) 차량		a : 012 b : 012 c : 012
8	이제부터 5개의 물건을 보입니다. 그것을 감추고 무엇이었는지 말해주세요. (시계, 열쇠, 담배, 펜, 동전 등 반드시 관계가 없는 것)		0 1 2 3 4 5
9	알고 있는 야채의 이름을 가능한 한 많이 말하십시오. (대답한 야채의 이름을 오른쪽 란에 기입한다. 중간에 막히거나. 약 10초간 기다려도 반응하지 않는 경우에는 거기에서 중단) 0~5 = 0점, 6 = 1점, 7 = 2점, 8 = 3점, 9 = 4점, 10 = 5점		0 1 2 3 4 5

총 점수:

(가토 신지, 외: 개정 하세가와식 간이 지능 평가 스케일 〈HDS-R〉의 작성. 노인 정신 의학 잡지2, 1991)

합병증

- BPSD의 환각 · 망상 · 이상 행동.
- 연하 장애로 인한 흡인성 폐렴.
- 보행 장애에 의한 낙상이나 그로 인한 외상(치매가 있을 때 낙상의 위험이 더 높아진다).

치료법

증상의 진행 억제를 목적으로, 알츠하이머병은 경증에서 중등증에 아세틸콜린에스테라아제 억제제, 중등증 이상에는 메만틴 염산염을 투여한다. 혈관성 치매에는 뇌경색 재발 예방을 목적으로, 혈소판 응집 억제제를 투여한다.

- 치료 방침
- 생활환경의 개선 '일기 쓰기' '대화를 늘린다' '산책'과 간병 서비스(데이 서비스의 이용)로 뇌를 활성화하는 것이 도움이 된다.

분류	일반명	주요 상품명	약의 효과 메커니즘	주요 부작용
알츠하이머형 치매 치료제	도네페질염산염	아리셉트	아세틸콜린을 분해하는 효소인 콜린에스테라제의 작용을 억제한다.	식욕 부진, 흥분, 추체외로 증상(떨림, 경직)
	갈란타민브롬화수소산염	레미닐	아세틸콜린 에스테라제를 억제함과 함께 니코틴성 아세틸콜린 수용체의 감수성을 높인다.	식욕 부진, 흥분, 부동성 현기증 등
	리바스티그민	리바스 터치 패치	아세틸콜린 에스테라제 및 부티릴콜린에스테라제의 양자를 억제한다.	구역질·구토, 홍반, 가려움 등
	메만틴염산염	메마리	N-메틸-D-아스파라긴산(NMDA) 수용체의 활성을 억제한다.	변비, 두통, 부동성 현기증, 졸림 등
혈소판 응집 억제제	아스피린	바이 아스피린	아라키돈산 대사를 저해하고, 혈소판 응집을 억제한다.	출혈 경향, 위궤양, 신기능 장애, 천식 유발
	클로피도그렐 황산염	플라빅스	ADP 수용체를 특이적으로 저해하고 혈소판 응집을 억제한다.	출혈 경향, 간 기능 장애
	실로스타졸	프레탈	혈소판 내의 cAMP 농도를 상승시키고 혈소판 응집을 억제한다.	출혈 경향, 두중감, 빈맥
비정형 항조현병약	쿠에티아핀푸마르산염	세로크엘	뇌 내의 도파민 수용체(D_2 수용체)를 선택적으로 차단한다.	고혈당, 추체외로 증상

- 알츠하이머병에 아세틸콜린 작동성 뉴런의 장애 및 흥분성 아미노산에 의한 신경 독성이 관여하는 것으로 생각되고 있다. 약물 요법으로는 경증에서 중등증에는 각종 아세틸콜린 에스테라제 억제제, 중등증 이상은 흥분성 아미노산을 억제하는 메만틴 염산염이 투여된다.
- 혈관성 치매는 원인에 따라 대처하지만, 뇌경색의 재발 예방으로 뇌혈전증은 항혈소판 요법('뇌졸중 지침 2009'에서는 아스피린, 클로피도그렐 황산염, 실로스타졸 등의 투여가 권장되고 있다) 뇌색전증으로 심방세동이 있는 경우에는 항응고 요법을 실시한다. 또한 동시에, 기초 질환이 되는 고혈압, 당뇨병, 고지혈증 등의 치료를 실시한다. BPSD 눈에 띄는 사례로는, 원래 억간산(한방약) 또는 쿠에티아핀푸마르산염 등의 비정형 항조현병약을 투여한다.

● 약물 요법

Px 처방 예

- 아리셉트 정 1회 5~10mg 1일 1회 아침 식사 후 ← 알츠하이머 형 치매 치료제
- 레미닐 정 1회 8~12mg 1일 2회 아침·저녁 식사 후 ← 알츠하이머 형 치매 치료제
- 리바스 터치 패치 1회 18mg 1일 1회 첩포 ← 알츠하이머 형 치매 치료제
- 메마리 1회 20mg 1일 1회 아침 식사 후 ← 알츠하이머 형 치매 치료제
- 바이 아스피린 장용정 1회 100mg 1일 1회 아침 식사 후 ← 혈소판 응집 억제제
- 플라빅스 1회 75mg 1일 1회 아침 식사 후 ← 혈소판 응집 억제제
- 프레탈 1회 50~100mg 1일 2회 아침·저녁 식사 후 ← 혈소판 응집 억제제
- 세로크엘 1회 25~50mg 1일 1~3회 ← 비정형 항조현병약
- 억간산 1회 2.5g 1일 2~3회 ← 한방약

치매의 병기 · 병태 · 중증도별 치료 순서도

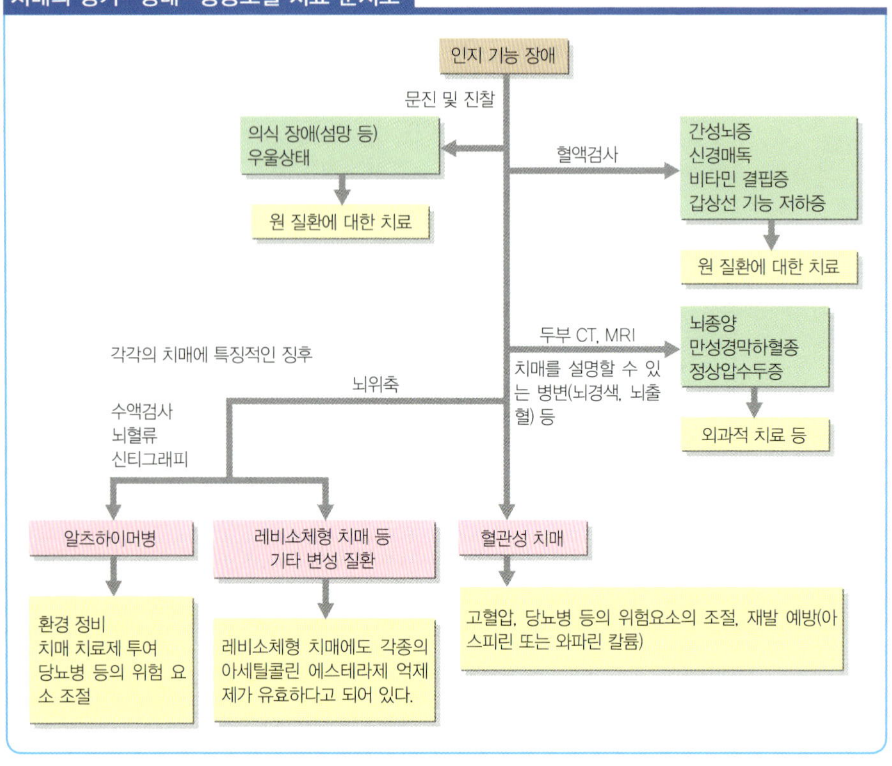

치매(혈관성 치매 · 알츠하이머병) 환자의 간호

우치노 세이코

치매는 혈관성 치매와 알츠하이머병으로 대부분을 차지한다. 여기에서는 먼저 혈관성 치매에 대해 서술하고 다음 알츠하이머병에 대해 설명한다. 같은 치매도 병인, 질병의 진행, 치료 상황에 차이가 있으며 이러한 차이점을 근거로 한 관리에 대해 설명한다.

A. 혈관성 치매 환자의 간호

간호 과정 순서도

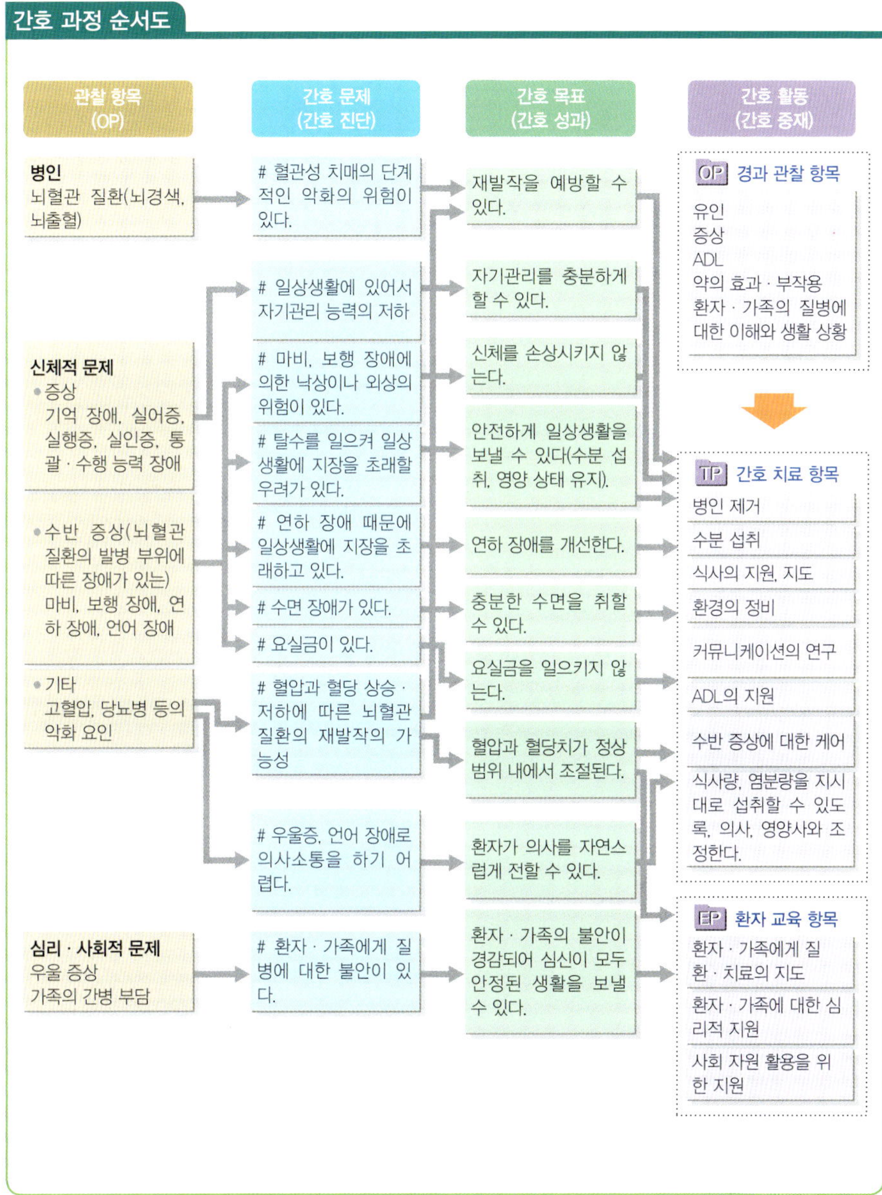

- 혈관성 치매는 뇌출혈, 뇌경색 등 뇌혈관 질환에 이어 일어나는 것으로, 후유증의 하나라고 생각된다.
- 혈관성 치매는 발작을 반복할 때마다 단계적으로 증상이 악화되기 때문에 특히 재발작을 예방하는 것이 중요하다.
- 장애 부위에 따라서는 마비, 마비에 의한 운동 장애, 언어 장애, 연하 장애 등이 발병하기 때문에 자기관리 능력을 유지하면서 이에 대응하는 것이 중요하다. 노인의 다양한 정보를 평가하고 개별적인 케어의 전개가 요구된다. 또한 현재 혈관성 치매에 효과적인 약물은 인정되지 않고, 뇌혈관 질환의 재발작을 예방하는 것이 관건이다.

Step1 영향 평가	Step2 간호 초점	Step3 계획	Step4 실시	Step5 평가

정보 수집	평가 관점과 근거 · 잠재적 간호 문제
전신 상태 파악	**혈관성 치매는 발작 때마다 단계적으로 악화해 나가는 특징이 있기 때문에 재발 예방, 고혈압, 당뇨병 등의 합병증의 악화 예방이 중요하다.** • 원 질환에 뇌혈관 질환이 있고, 인격 변화, 자기관리 능력의 저하 등을 발단으로 발작할 때마다 질환이나 증상이 단계적으로 악화되는 경과를 보인다. 재발작 예방이 매우 중요하다. • 병인을 파악하고 악화 예방, 뇌혈관 질환의 재발작 예방, 고혈압, 당뇨병 등 합병증에 관련한 자각 증상, 검사 결과 등을 지속적으로 모니터링할 필요가 있다. • 갈증을 호소하기 어렵고, 적절하게 마실 수 없기 때문에 탈수 상태에 빠지면 뇌혈관 질환의 재발작 위험성이 있다. • 노화에 따른 영향으로 수면이 얕아 도중에 깨는 일이 잦다. 스트레스와 불안이 더해지면 더욱 수면 장애를 일으킬 가능성이 높아진다. 🔍 잠재적 간호 문제 : 혈관성 치매의 단계적인 악화의 위험이 있다./탈수를 일으키고 일상생활에 지장을 초래할 우려가 있다./수면 장애가 있다.
증상 부위, 나타난 상황, 정도의 관찰	**뇌혈관 질환의 발병 부위에 따라 나타나는 증상 · 장애는 다양하다. 일상생활에 미치는 영향을 최대한 줄이기 위해 증상 · 장애의 내용, 정도를 관찰하는 것이 요구된다.** • 질환의 발병 부위에 따라 마비, 언어 장애, 연하 장애 등의 다양한 증상 · 장애가 나타나기 때문에 각각에 대해 재활 훈련 등을 실시하고 기능 유지 · 향상을 도모한다. • 연하 장애가 있는 경우에는 흡인성 폐렴을 예방하면서 적절한 영양과 수분 섭취를 노력해 나가는 것이 요구된다. • 마비, 보행 장애가 나타나고 있는 가운데, 고령자 본인이 자신의 ADL 상황을 이해하고 있지 않으면 행동할 때 낙상의 위험이 높다. • 마비와 보행 장애가 있어, 기능성 요실금이 발생한다. 요실금은 자존심을 저하시킬 위험성이 높기 때문에 심리적으로 배려한 관리가 요구된다. • 우울증이나 언어 장애가 발생하여 의사소통을 하기 어려워지고, 주위 사람들과의 관계에 악영향이 생길 수 있다. 증상과 그 정도를 관찰하고 환자의 심신의 안정에 노력한다. 🔍 잠재적 간호 문제 : 연하 장애로 인해 일상생활에 지장을 초래한다./ 마비, 보행 장애에 의한 낙상이나 외상의 위험이 있다./요실금이 있다./우울증, 언어 장애로 인해 커뮤니케이션을 취하기 어렵다.
약의 효과 관찰	**고혈압이나 당뇨병 등의 신체 질환, 불면증, 불안 등의 정신 상태에 대하여 약물이 투여된다.** • 여러 질환을 갖고 있기 때문에 많은 약을 복용하는 환자가 많은데, 각각의 약물의 효과에 대하여 파악하고 효과가 없는 약물은 최대한 줄여나갈 필요가 있다.

	• 복용 후 약물의 효과가 나타날 때까지의 시간은 개인차가 있으므로 주의 깊게 효과에 대해 관찰한다. 🔍 잠재적 간호 문제 : 약효에 개인차가 있다.
약의 부작용에 대한 관찰	▌고령자는 간 기능, 신장 기능의 저하로 인해 부작용이 발생하기 쉽다. 노인은 여러 질환이 있는 경우가 많고, 복용 약물의 종류도 많아지고 있을 가능성이 있기 때문에 부작용이 나타날 위험성이 높다. • 약물에 따라 휘청거림이나 기상시의 각성 지연이 보이는 경우가 있어, 낙상, 사레들림 등의 위험이 발생할 수 있다. 🔍 잠재적 간호 문제 : 부작용에 의한 낙상이나 흡인의 위험이 있다.
환자 · 가족의 심리 · 사회적 측면 파악	▌혈관성 치매 진단이 내려졌을 때 질환의 지식 부족으로 인해 불안과 절망감을 갖고 있을 가능성이 있다. 치매는 불가역성의 질환이기 때문에 환자 · 가족도 고민하므로 외래 통원하며 진단된 시점에서 적절하게 지원해나간다. • 치매의 진단 전이나 진단 후에도 장래에 대한 불안이 있다고 예측된다. 과도한 불안을 조장하지 않도록 치매에 대한 올바른 지식을 제공할 필요가 있다. • 언어 장애 등으로 인해 커뮤니케이션 장애가 발생, 환자 및 가족과의 관계성이 악화되고 있는 상황에서 향후에 더욱 불안이 높아질 것으로 생각된다. 🔍 잠재적 간호 문제 : 우울증, 언어 장애로 의사소통을 하기 어렵다./환자 · 가족에게 질병에 대한 불안이 있다.

Step1 영향 평가　　Step2 간호 초점　　Step3 계획　　Step4 실시　　Step5 평가

간호 문제 리스트

#1 혈관성 치매의 단계적인 악화 위험이 있다(건강 지각–건강관리 패턴).
#2 탈수를 일으켜 일상생활에 지장을 초래할 우려가 있다(영양–대사 패턴).
#3 연하 장애 때문에 일상생활에 지장을 초래하고 있다(영양–대사 패턴).
#4 마비, 보행 장애에 의한 낙상이나 외상의 위험이 있다(건강 지각–건강관리 패턴).
#5 수면 장애가 있다(수면–휴식 패턴).
#6 요실금이 있다(배설 패턴).
#7 우울증, 언어 장애로 의사소통을 하기 어렵다(역할–관계 패턴).
#8 환자 · 가족에게 질병에 대한 불안이 있다(자기인식 패턴).

간호의 우선순위 지침

• 뇌혈관 질환의 재발작, 합병증의 악화를 예방하고 낙상이나 외상 등의 위험을 예방하면서 환자의 심신이 모두 안정된 상태로 매일을 보낼 수 있도록 하는 것이 간호 방침이다. 여기에서는 간호 문제에 대해서, 혈관성 치매에서만 볼 수 있는 것과 혈관성 치매에서도 알츠하이머병에서도 보이는 것에 대하여 다룬다. 알츠하이머병에 대해서는 뒤이어 서술한다.

Step1 영향 평가　　Step2 간호 초점　　Step3 계획　　Step4 실시　　Step5 평가

1 간호 문제	간호 진단	간호 목표(간호 성과)
#1 혈관성 치매의 단계적인 악화 위험이 있다.	비효과적 건강 유지 **관련 요인:** 인지 장애 **진단 지표** ☐ 기본적 건강 실천에 대한 지식이 부족하다. ☐ 환경 변화에 대한 적응 행동을 할 수 없다는 것을 나타낸다.	〈장기 목표〉 뇌혈관 질환의 재발작이 일어나지 않는다. 〈단기 목표〉 1) 혈압이 안정되어 있다. 2) 합병증의 악화 징후가 보이지 않는다. 3) 두통, 구역질, 마비 등의 발작에 따른 증상이 없다.

<table>
<tr><th>간호 계획</th><th>중재 포인트와 근거</th></tr>
</table>

OP 경과 관찰 항목
- 혈압 등의 바이털 사인
- 고혈압이나 당뇨병 등의 합병증의 악화 유무
- 두통, 구역질 등의 자각 증상
- 혈당과 콜레스테롤 수치 등
- 마비에 따른 ADL, 자기관리 능력 저하의 유무
- 변비의 유무
- 약물 복용 상황(약물 내용, 양, 자력 복용 가능성)

TP 간호 치료 항목
- 자기관리 능력에 주목한 혈압 강하제 등의 확실한 복용의 케어

EP 환자 교육 항목
- 자기 건강관리 능력에 배려하면서 신체의 변화 시에는 호소하도록, 또한 자력 수분 섭취에 대하여 그때마다 지도한다.

➡바이털 사인을 중심으로 하여 신체 상태를 항상 확인한다. **근거** 혈관성 치매에 효과가 있는 약물이 없는 상황에서 뇌혈관 질환 발작을 예방하는 것이 가장 중요하다.

➡ADL은 항상 확인한다. **근거** 수반 증상으로 ADL의 저하가 나타나는 경우 마비 등의 조기 발견으로 이어진다.

➡환자의 자기관리 능력에 맞춘 약물의 복용 **근거** 환자의 자존심을 저하시키지 않고, 환자를 존중하며 필요한 약물 복용에 약물의 세트, 약물 복용 시 관리 등을 생각해나갈 필요가 있다.

➡환자의 자기관리 능력에 맞게 지도 **근거** 신체의 변화가 있을 때는 호소할 것, 자력으로 수분 섭취 등 환자가 할 수 있는 것은 수시로 진행시켜나가는 것이 환자의 존엄성에 대한 존중으로 이어진다.

<table>
<tr><th>2 간호 문제</th><th>간호 진단</th><th>간호 목표(간호 성과)</th></tr>
<tr><td>#2 탈수를 일으켜 일상생활에 지장을 초래할 우려가 있다.</td><td>체액량 부족 위험 상태
위험 요인: 필요 수분량에 영향을 주는 인자(자기관리 능력의 저하, 우울증), 조정기구의 장애</td><td>〈장기 목표〉 적절한 수분을 섭취한다.
〈단기 목표〉 1) 발열, 설사, 대량 발한 등 체내의 수분량이 배설되지 않는다. 2) 휘청거림, 현기증이 없다.</td></tr>
</table>

<table>
<tr><th>간호 계획</th><th>중재 포인트와 근거</th></tr>
</table>

OP 경과 관찰 항목
- 바이털 사인, 의식 상태
- 혈액 검사 결과
- 자각 증상, 타각 증상(갈증, 휘청거림 등)
- 수분 및 영양 섭취 행동, 수분 섭취, 식사 섭취량
- 체중의 증감
- 활동량의 증가 유무
- 피부 상태(건조의 유무 등)
- 구토, 설사 및 대량 발한 등 체외 수분 배설 상황
- 순환 동태에 영향을 미치는 약물 복용의 유무

TP 간호 치료 항목
- 체온 상승 시에는 냉찜질, 안정 요법을 실시한다.
- 대량 발한 시에는 수분 섭취를 촉진한다. 전해질 균형이 무너지고 있을 때는 전해질을 포함한 식수(스포츠 음료 등)가 좋다.
- 피부 습윤 시에는 물수건으로 깨끗이 닦고, 옷을 갈아입는다.

➡바이털 사인을 중심으로 신체 상태를 항상 확인한다. **근거** 노인 구강 건조 등의 자각 증상을 호소하는 경우가 적고, 적절한 수분 섭취로 이어지지 않는 것도 있기 때문에 수분 섭취를 촉진하는 것이 필요하다. 또한 심장 마비와 부종이 있는 경우는 수분량을 보다 엄밀하게 검토해야 한다.

➡수분 부족분의 보급 **근거** 수분 섭취를 촉진하고, 수분 섭취 부족으로 인한 증상을 완화하는 것이 필요하다. 노인은 탈수, 체온 상승 등의 상황이 있어도 자각 증상을 호소하는 것이 적고, 간호사가 작은 변화를 놓치지 않고 조기 발견하여 대응할 필요가 있다.

●수시로 수분 섭취의 필요성을 설명한다.

○적절한 수분 섭취량에 대해 필요시 설명한다.
근거 환자는 한 번 설명을 들어도 설명된 것을 잊어버리 가능성이 높기 때문에 자존심에 배려하면서 필요할 때는 그때마다 설명할 필요가 있다.

3 간호 문제 | 간호 진단 | 간호 목표(간호 성과)

#3 연하 장애 때문에 일상생활에 지장을 초래하고 있다.

연하 장애
관련 요인: 호흡기 장애, 신경 · 근육 계통의 장애
진단 지표
☐ 음식의 거절
☐ 목이 메다.
☐ 기침을 계속한다.
☐ 연하 운동의 다발
☐ 연하 곤란의 증상

〈장기 목표〉 연하 장애가 개선된다.
〈단기 목표〉 1) 식사에 목이 메지 않는다. 2) 식사 중 · 후에 기침을 계속하지 않는다.

간호 계획 | 중재 포인트와 근거

OP 경과 관찰 항목
●바이털 사인
●혈액 검사 결과(빈혈, 저 영양 상태의 유무)
●경구 식사 시 연하 곤란의 징후 관찰(수분, 고형물)
●경구 식사 시 환자의 자각 증상의 유무
●식사 섭취 시의 한 입 양과 식사 속도

○연하 장애로 인한 일상생활에 지장에 대하여 필요한 지원을 검토한다. 근거 원인을 명확히 하고 일시적인지 또는 지속적으로 이어질지, 또한 악화될 가능성에 대해 파악하고 나서 대응을 검토한다.
○환자의 속도를 배려한다. 근거 식사를 맛있게 먹으려면 맛의 기호도 있지만, 한 입 양, 식사 속도도 요소가 된다. 또한 서두르지 않고 느긋한 기분으로 식사할 수 있도록 배려하는 것도 중요하다.

TP 간호 치료 항목
●자기관리를 고려한 다음 필요한 식사 지원을 한다.
●식사 지원을 할 때 환자의 식사 속도와 양을 파악하고 나서 한다.
●재활 훈련
●목이 막혀 식사 섭취에 대한 공포감을 갖지 않도록, 심리적 치료를 한다.

EP 환자 교육 항목
●한 입 양을 확실히 삼키고 다음 음식을 입에 넣도록 그때마다 지도한다.
●마비를 동반하는 경우, 보조 도구를 소개한다.

○식사의 적절한 속도와 양에 대하여 설명한다.
근거 한 번 설명을 들어도 설명된 것을 잊어버릴 가능성이 높기 때문에 자존심을 배려하면서 필요한 경우에는 상황에 맞게 설명한다.

4 간호 문제 | 간호 진단 | 간호 목표(간호 성과)

#4 마비, 보행 장애에 의한 낙상이나 외상의 위험이 있다.

낙상 위험 상태
위험 요인: 정신 상태의 악화, 나이가 65세 이상, 마비, 하지 근력의 저하, 보행 곤란, 평형 기능의 장애, 불면증

〈장기 목표〉 낙상에 의한 신체 손상을 일으키지 않는다.
〈단기 목표〉 현재 신체 기능을 유지한다.

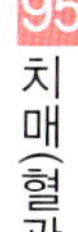

95
치매(혈관성 치매 · 알츠하이머병)

<table>
<tr><th>간호 계획</th><th>중재 포인트와 근거</th></tr>
</table>

OP 경과 관찰 항목

- 바이털 사인
- 상처나 멍, 이상보행의 유무

- ADL(특히 이동 상황)
- 의복이나 신발이 환자에게 적합한 것인가?
- 요양 환경: 난간, 바닥이 미끄러지지 않는지 등
- 보조도구 사용의 유무: 지팡이, 보행기 등
- 수면, 각성, 활동패턴
- 불면, 흥분 등에 대한 복약 상황
- 과거의 낙상 경험

TP 간호 치료 항목

- 환경 정돈
- 낮 활동 수준을 높인다.
- 환자의 행동에는 간호사, 간병인의 주의 관찰이 필요하다.
- 휘청거림, 피로감 등이 있는 상황에서의 보행은 그 목적을 듣고 나서, 의자에 앉는 것을 권한다.
- 낙상에 대한 두려움 등에 대한 심리적 치료를 실시한다.
- 재활 훈련

EP 환자 교육 항목

- 환자의 몸에 적합한 옷을 착용할 수 있도록 적절한 의복, 잠옷의 준비를 가족에게 전달한다.

➡ 이동 상황을 중심으로 한 생활 전반에 대해 파악한다. **근거** 낙상 요인을 제거하기 위해 먼저 낙상의 발생 상황이나 위험 상황을 분석할 필요가 있다.

➡ 보통 상황과의 차이를 즉시 감지한다. **근거** 갑자기 다리를 질질 끌고 걷고 있는 경우, 노인은 통증이 있어도, 처치 및 안정의 필요성을 이해할 수 없는 경우가 있다. 평소와 다른 상황을 관찰한 경우에는 환자를 위협하지 않도록 배려하면서 필요한 조치나 치료에 대해 납득할 수 있도록 설명할 필요가 있다.

➡ 환경 조정, 신체 상황을 조정하면서 행동을 제어하지 않도록 배려한다. **근거** 위험한 상황이 있어도, 모든 행동을 제어하는 것은 환자의 자유를 빼앗는 것이 된다. 환자의 의사를 존중하면서 위험을 피하는 것에 대하여 검토한다.

➡ 낙상의 두려움에 배려한다. **근거** 한 번 넘어진 적이 있는 노인은 다시 낙상하지 않을까 낙상에 두려움을 갖는 경우도 많다. 치매로 인해 낙상한 것을 잊고 있어도 그 두려움은 기억하는 것으로 생각된다.

<table>
<tr><th>5 간호 문제</th><th>간호 진단</th><th>간호 목표(간호 성과)</th></tr>
<tr><td>#5 수면 장애가 있다.</td><td>**수면 패턴 혼란**
관련 요인: 조명, 소음, 주변 온도·습도
진단 지표
☐ 자꾸 잠에서 깬다는 호소
☐ 잠에 따른 불만
☐ 잠들기 어려움에 대한 호소
☐ 숙면감이 없다는 호소</td><td>〈장기 목표〉 낮에 활동과 휴식의 균형을 취할 수 있다.
〈단기 목표〉 잘 잤다고 말한다.</td></tr>
</table>

<table>
<tr><th>간호 계획</th><th>중재 포인트와 근거</th></tr>
</table>

OP 경과 관찰 항목

- 수면 시간 및 상황(수면 패턴)

- 낮 활동 시간 및 내용(활동 패턴)
- 수면 환경(온도, 습도, 소리 등)
- 낮의 피로와 졸음 상태의 유무
- 심리적 스트레스의 유무

➡ 수면을 방해하는 요인에 대해 분석한다. **근거** 활동과 휴식은 밀접한 관련이 있으며, 이러한 환경 요인, 걱정의 유무 등의 심리적 요인 등이 영향이 있기 때문에 종합적으로 판단한다. 또한 피로감을 배려하면서 낮 동안의 활동을 활발하게 하여 밤에 좋은 잠으로 이어지게 하는 것도 효과적이다.

➡ 수면 장애 상황을 낮의 활동, 약물 효과 등으로 판단한다. **근거** 환자의 특성을 근거로 환자가 처한 상황, 취하고 있는 행동 등의 일상생활 모든 일반적 상황에서 수면에 대하여 검토할 필요가 있다.

- 수면 환경을 정돈
- 낮의 수면 시간이 너무 길면 활동 시간과 내용을 좀 더 많게 한다.
- 잠들기 어려움, 이른 아침에 깨는 경우 처방한 약물을 확실하게 복용할 수 있도록 복약관리를 한다.

EP 환자 교육 항목

- 환자 · 가족에 잠을 방해하는 요인과 수면 장애의 완화 방법을 적시에 설명한다.

6 간호 문제	간호 진단	간호 목표(간호 성과)
#6 요실금이 있다.	기능성 요실금 **관련 요인:** 인지 장애 **진단 지표** ☐ 화장실에 도착하기 전에 배뇨	〈장기 목표〉 요실금 없이 보낼 수 있다. 〈단기 목표〉 배뇨 패턴을 파악할 수 있다.

간호 계획	중재 포인트와 근거

OP 경과 관찰 항목

- 요의, 배뇨 전 특징적인 행동의 유무
- ADL 배뇨에 대한 자기관리 능력
- 배뇨 패턴(배뇨 시간, 1회 소변량)

➡ 자기관리, 수치심을 배려하고 관리한다. **근거** 요실금은 환자에게 수치심이 생기는 행위. 환자가 할 수 있는 일은 스스로 할 필요가 있다. 또한 배뇨 전 특유의 행동을 보이는 경우, 배뇨 패턴에 맞게 유도하는 것이 효과적이다.

- 생식기 피부 상태

➡ 회음부의 청결 유지에 노력한다. **근거** 요실금 상태로 장시간 경과하면 생식기나 피부가 습윤하고 불결한 상태에 의해 생식기 부식에 빠질 수 있다.

TP 간호 치료 항목

- 배뇨패턴에 따라 화장실로 유도한다.
- 요실금이 있을 때에는 바로 회음부를 청결히 하고 옷과 속옷을 교환한다.
- 요실금이 있을 때에는 환자의 수치심에 배려하고, 자신감을 상실하지 않도록 심리적 케어를 한다.
- 화장실 앞에는 '변소' 등 환자가 화장실로 인식하기 쉬운 표현으로 표시한다.

➡ 화장실 표시를 환자가 알기 쉽게 한다. **근거** 화장실을 인식할 수 있도록 표시 및 표시를 붙이는 등 배려한다.

EP 환자 교육 항목

- 요실금이 있어도, 수분 섭취를 제한하지 않도록 그때그때 지도한다.

➡ 탈수를 배려한다. **근거** 요실금이 있다고 해서, 수분 섭취를 스스로 제한하는 환자가 있다. 하루의 총량으로 수분 섭취할 수 있으면 좋지만, 밤에는 수면 중의 땀 등의 불감증설이 있으므로 뇌혈관 질환의 재발작 예방을 위해서도 수분 섭취를 제한하지 않아야 한다.

치매(혈관성 치매 · 알츠하이머병)

<table>
<tr><th>7   간호 문제</th><th>간호 진단</th><th>간호 목표(간호 성과)</th></tr>
<tr><td>#7 우울증, 언어 장애로 의사소통을 하기 어렵다.</td><td>언어적 의사소통 장애
관련 요인: 우울증, 언어 장애
진단 지표
□ 말하기가 어렵다.
□ 말을 이어 막연하게 이야기한다.</td><td>〈장기 목표〉 원활하게 커뮤니케이션을 취할 수 있다.
〈단기 목표〉 대화 시 초조감을 볼 수 없다.</td></tr>
</table>

<table>
<tr><th>간호 계획</th><th>중재 포인트와 근거</th></tr>
<tr><td>

OP 경과 관찰 항목
- 표정
- 의사소통 능력(언어, 비언어)
- 언어 장애의 정도
- 의사소통의 어려움으로 인한 스트레스와 좌절
- 잘 사용하는 커뮤니케이션 방법

TP 간호 치료 항목
- 다른 커뮤니케이션 방법을 제공한다.
- 환자가 침착하게 이야기할 수 있는 환경을 제공한다.
- 재활 (ST(언어 청각사)에 의한) 치료를 진행한다.
- 마음의 안정을 부르는 회상법, RO(리얼리티 오리엔테이션), 음악 치료 등의 프로그램을 계획하고 참여를 유도한다.
- 환자의 이야기를 경청한다.

EP 환자 교육 항목
- 간호사, 관계되는 사람들은 환자가 전하는 것을 이해하려고 노력하고, 잘 이해했다는 것을 전한다.

</td><td>

➡️ 의사소통의 정도를 파악하고 그에 따른 스트레스를 완화한다. **근거** 환자는 전해지지 않는 초조함으로 무력감을 느끼거나 기분이 우울할 수 있다. 의사를 헤아릴 수 있도록 제대로 이야기를 듣는 것은 환자와 간호사 간의 신뢰 관계 구축으로도 이어진다.

➡️ 재활 의지를 가질 수 있도록 간호한다. **근거** 잔존 기능을 유지하기 위해서도 재활치료를 지속적으로 추진한다. 기능 저하, 자신감 상실, 의욕 저하라는 부정적인 연쇄가 되지 않는 것이 중요하다.

➡️ 주위에 잘 이해할 수 있는 사람이 있다는 것을 말한다. **근거** 환자는 다른 사람이 말하는 것을 잘 이해할 수 없는 경우가 많지만, 전부 모르는 것은 아니다. 말로 자신의 의사를 전달하고자 할 때는 상대가 이해를 나타내는 태도나 말을 거는 사람이 있는 것으로, 자신의 의사를 전하려고 적극적이 되는 경우도 있다.

</td></tr>
</table>

<table>
<tr><th>8   간호 문제</th><th>간호 진단</th><th>간호 목표(간호 성과)</th></tr>
<tr><td>#8 환자·가족에게 질병에 대한 불안이 있다.</td><td>불안
관련 요인: 건강 상태, 경제 상태에 대한 위협
진단 지표
□ 생산성 저하
□ 불면증
□ 공포
□ 고뇌</td><td>〈장기 목표〉 불안을 완화하고, 환자·가족이 함께 안정된 생활을 보낼 수 있다.
〈단기 목표〉 모르는 것이 있으면 의사나 간호사에게 바로 물어볼 수 있다.</td></tr>
</table>

<table>
<tr><th>간호 계획</th><th>중재 포인트와 근거</th></tr>
<tr><td>

OP 경과 관찰 항목
- 환자 및 가족의 심리 상태 파악
- 환자·가족의 질환에 대한 지식

</td><td>

➡️ 불안하게 느끼고 있는 사항을 파악한다. **근거** 환자·가족이 가지고 있는 지식의 양이나 내용에 따라 불안의 정도가 다르다. 환자·가족의 지식을 확인하고 부족한 정보를 제공함으로써 불안이 감소할 것으로 생각된다. 환자는 치매 때문에 기억 장애 등의 영향으로 상황 인식이 부족하여 불안이 생길 가능성이 있다.

</td></tr>
</table>

- 간병 부담에 관하여 물리 치료사 등 직원과 연락을 취하고 가정환경을 상정한 ADL의 연구, 훈련을 한다.
- 외부 지원자의 협력을 얻을 수 있도록 간병의 지원 만들기를 지원한다.
- 지역 관련 기관과 연락을 취하고 재택 요양에 사회 자원을 활용할 수 있도록 지원을 요청한다.
- 치매인 사람과 가족 모임 등을 소개한다.

➡ 고민을 말하고 간호 방법을 배울 수 있는 곳을 찾도록 지원한다.

- 치매 질환과 증상, 이용할 수 있는 사회 자원에 대하여 환자·가족에게 알기 쉽게 설명한다.

➡ 환자·가족에게 정보를 제공한다. **근거** 환자·가족이 질병이나 사회 자원에 대한 지식이 부족하기 때문에 과도한 불안에 휩싸이는 경우가 있다.

Step1 영향 평가 ▶ **Step2 간호 초점** ▶ **Step3 계획** ▶ **Step4 실시** ▶ **Step5 평가**

병기·병태·중증도별 관리 포인트

【급성기】뇌혈관 질환이 발작할 때마다 단계적으로 악화되어 간다. 따라서 생명 유지 및 재발작 예방이 중심이 된다.

【만성기】발작 후에 생긴 후유증 및 마비나 연하 장애 등의 재활 요법, 재발작 예방, 자기관리 능력 및 ADL 유지·향상이 중요한 포인트가 된다. 또한 비관적인 언행, 우울증 등을 보이는 경우가 많기 때문에, 말뿐만 아니라, 표정 등에서도 심정을 읽어내고 케어를 실시해나갈 필요가 있다. 초기 단계에서는 느린 상태의 증상이 나타나고, 환자의 불안이 강해질 수 있으므로, 심신이 안정되도록 간호한다. 또한 시간이 지남에 따라 ADL은 떨어지고 사레들림, 낙상 등의 위험이 높아진다.

간호 활동(간호 중재) 포인트

진단·치료의 지원

- 약 복용을 정해진 시간에 하는 것이 어려운 경우, 필요에 따라 지원한다.
- 부작용 발현 시에는 부작용의 특징을 관찰하여 신속하게 의사에게 보고하고 약물의 양과 시간을 조절한다.

낙상 방지

- 편 마비, 밤낮이 바뀜, 약물 복용에 의해 휘청거림 등이 있는 경우, 낙상의 위험이 높기 때문에 낙상의 요인을 분석하고 낙상을 방지할 수 있도록 주의한다.

의사소통 장애에 대한 반응

- 커뮤니케이션 장애로 인해 자신의 생각, 의사 등을 타인에게 전하는 것이 어려운 상황이 되기 때문에 환자가 느끼고 있는 것 등을 물어 가능한 환자의 의사에 따른 간호를 해나갈 필요가 있다.

자기관리 지원

- 모든 것을 할 수 없는 것이 아니라, 질병이나 장애로 인해 할 수 없게 된 것이 있을 수 있는 상황이다. QOL과 자존심 유지를 위해서도 환자가 할 수 있는 것, 할 수 있다고 생각하는 것은 환자가 하도록 한다.

환자·가족의 심리·사회적 문제에 대한 지원

- 환에 대하여 환자·가족에게 알기 쉽게 설명하고 불안을 해소하도록 지원한다.
- 간병 부담을 경감하도록 가정환경과 사회 자원의 활용 등 필요한 지원을 실시한다.
- 치매인 사람과 가족 모임 등을 소개하고 고민을 나누거나 간호 연구를 배우도록 지원한다.

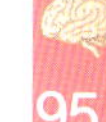

95

치매(혈관성 치매·알츠하이머병)

- 퇴원 후 큰 환경 변화가 일어나지 않도록, 입원 전 · 후를 마찬가지로 환경 정돈한다. 다른 병원이나 시설에 옮겨도 환자가 즐겨 사용하는 거울과 빗, 가족사진 등을 방에 장식하면 좋다.
- 지시대로 복약을 할 수 있도록 지도한다. 환자가 어려운 경우 가족에게 협력을 의뢰한다.
- 편 마비가 있어도 가능한 한 자기관리 능력을 저하시키지 않도록, 보조 도구를 활용하도록 보조 도구 소개, 대여 및 구입 방법 등에 대해 정보를 제공한다.

Step1 영향 평가　　Step2 간호 초점　　Step3 계획　　Step4 실시　　Step5 평가

평가 포인트

간호 목표 달성도
- 재발작이 일어나지 않았는가? 심신이 안정되어 매일을 보낼 수 있는가?
- 적절한 수분 섭취와 식사 섭취를 할 수 있는가?
- 연하 장애 없이 일상생활을 보낼 수 있는가?
- 수면 장애 없이 일상생활을 보낼 수 있는가?
- ADL 저하로 인해 불안을 느끼고 있지 않는가?
- 낙상에 의한 외상, 골절을 일으키지 않고 일상생활을 보낼 수 있는가?
- 약물 복용은 환자의 자기관리 능력에 맞게 확실하게 할 수 있는가?
- 적절한 복약 행동으로 최대의 치료 효과를 얻을 수 있는가?
- 환자에 적합한 방법으로 의사소통을 할 수 있는가?
- 가족의 불안이 완화되고, 환자 · 가족 모두 심신이 안정되어 일상생활을 보낼 수 있는가?

혈관성 치매 환자의 병태 관계도와 간호 문제

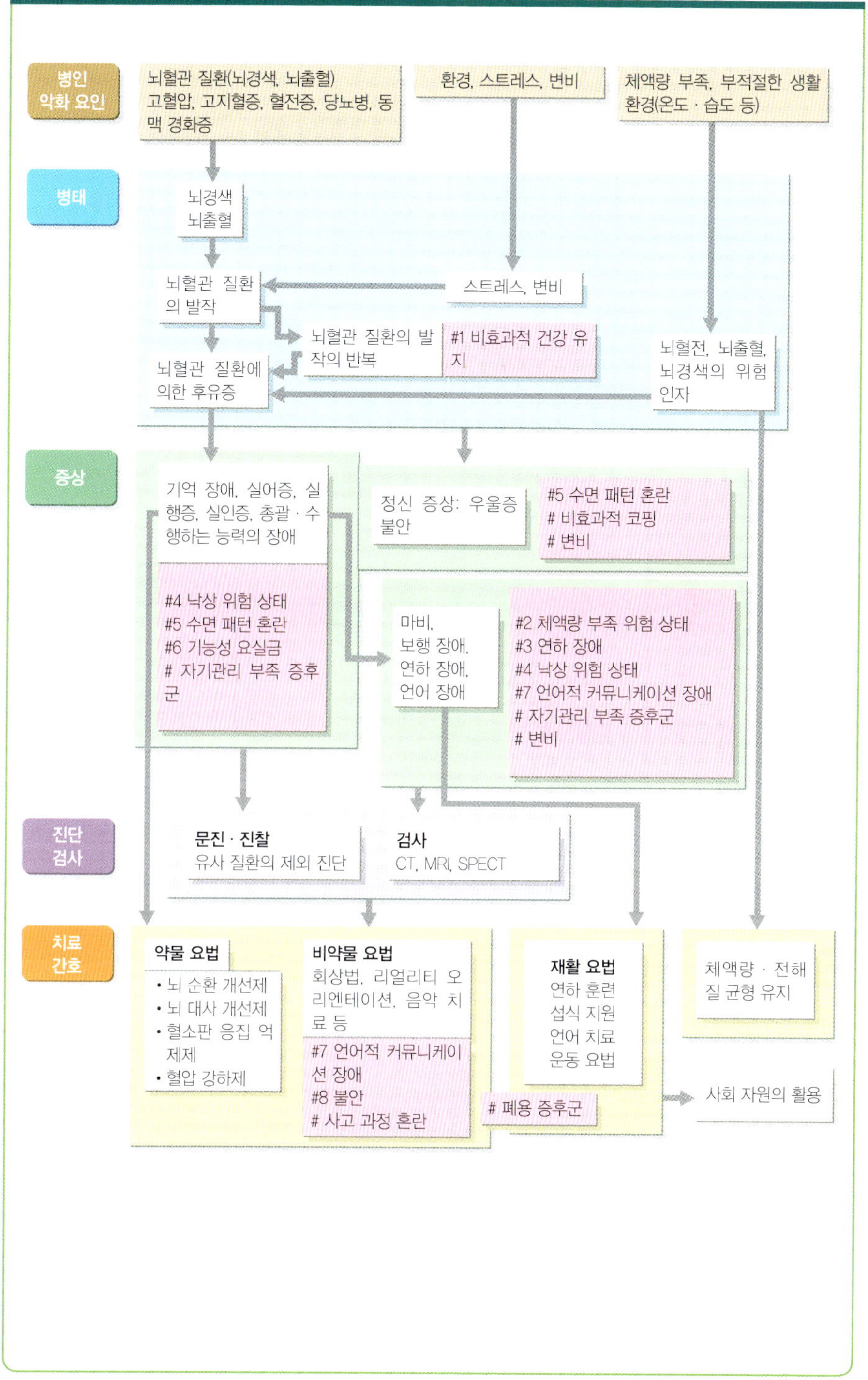

간호 과정 순서도

관찰 항목 (OP)	간호 문제 (간호 진단)	간호 목표 (간호 성과)	간호 활동 (간호 중재)

병인
뇌 조직의 아밀로이드 β 단백질의 침착(노인반)
타우단백질의 과잉 인산화에 기인한 응집(신경원 섬유변화)에 의한 신경기능 장애와 신경세포의 죽음

신체적 문제
- 증상
  기억 장애, 실어증, 실행증, 실인증, 실행 기능, 현실감 혼란 장애
  탈수, 불면증
  폐용 증후군
- 수반 증상
  배회, 망상, 흥분, 불온한 행동 등의 양성 증상
  무기력, 우울증의 음성 증상
  비정상적인 먹는 행동, 더러운 행동 등의 행동 장애
- 기타
  저영양 상태
  요실금
  사레들림

심리·사회적 문제
자존심 저하
가족의 간병 부담
경제적 부담

간호 문제(간호 진단)
- \# 심신이 불안정한 환경에서 생활을 보내는 것에 의해 치매의 악화
- \# 질환의 진행에 따른 폐용 증후군의 가능성
- \# 탈수를 일으키고 일상생활에 지장을 일으키기 쉽다.
- \# 연하 장애로 인해 일상생활에 지장을 초래하고 있다(초래하기 쉽다).
- \# 위험을 피하는 행동을 취할 수 없는 것에 의해 낙상이나 외상의 위험이 있다.
- \# 부적절한 생활환경, 생활환경의 변화로 인한 행동 장애가 나타난다.
- \# 수면 장애가 있다.
- \# 망상, 환각, 폭언 등으로 인하여 커뮤니케이션을 취하기 어렵다.
- \# 부적절한 생활환경, 생활환경의 변화에 의한 행동 장애가 나타난다.
- \# 요실금이 있다.
- \# 환자·가족에게 질병에 대한 불안이 있다.

간호 목표(간호 성과)
- 심신이 모두 안정된 생활을 보낼 수 있는 환경을 제공한다.
- 폐용 증후군을 예방한다.
- 자기관리 능력을 유지한다.
- 적절한 수분량을 섭취한다.
- 연하 장애를 개선한다.
- 환경을 정비하여 신체를 손상시키지 않는다.
- 행동 장애가 나타나지 않는다.
- 야간에 숙면을 취한다.
- 매일 안정된 기분으로 보낼 수 있고, 커뮤니케이션을 할 수 있다.
- 일상생활 전반에 걸쳐 적절한 치료를 제공한다.
- 요실금 없이 지낼 수 있다.
- 환자·가족에게 적절한 정보를 제공하고 불안을 완화한다.

OP 경과 관찰 항목
증상
ADL 전반
약의 효과·부작용
환자·가족의 질병에 대한 이해
생활 상황

TP 간호 치료 항목
ADL 지원
수분 섭취
식사 지원, 지도
환경의 정비
커뮤니케이션 연구
야간 수면 케어
심리적 케어(흥분 등)

EP 환자 교육 항목
환자·가족의 심리적 지원
사회 자원 활용을 위한 환자·가족에 대한 지원

- 치매의 하나인 알츠하이머병은 뇌가 현저하게 위축되고 또한 두뇌에 노인반(아밀로이드β 단백질)이 침착한다. 치매는 핵심 증상과 주변 증상이 있고, 주변 증상은 관리하여 효과를 기대할 수 있다. 주변 증상은 핵심 증상이 있는 상황에다 환경 요인, 환자의 성격, 돌발적인 사건 등이 영향을 주어 발병한다고 알려져 있다. 환자는 자신이 처한 상황, 곤란한 점 등을 말로 표현하기 어려운 상황이다. 환자를 정확하게 평가하여 적합한 개별 케어를 전개할 수 있는지가 관건이다. 또한 최근 약물 요법으로 아리셉트(도네페질염산염) 및 레미닐(갈란타민 브롬화수소 산염) 등이 주목을 받고 있으며, 증상의 진행을 지연시키는 효과가 있다.
- 알츠하이머병은 해마다 증가의 일로를 걷고 있으며, 그 조기 진단, 조기 치료, 효과적인 치료 방법의 확립, 쾌적한 생활환경을 제공하고, 행동 장애에 대한 대응 등 다양한 측면에서의 대응이 요구된다.

Step1 영향 평가	Step2 간호 초점	Step3 계획	Step4 실시	Step5 평가

정보 수집	평가 관점과 근거 · 잠재적 간호 문제
전신 상태 파악	탈수 및 약물의 영향으로 휘청거림, ADL 저하 상황의 이해 부족 등으로 인해 낙상하여 골절이 되면, 와병생활 상태가 될 가능성이 있으므로 예방이 중요하다. 또한 식사 행동에 대한 의식이 희미해진 경우 적절한 지원이 없으면 식사나 수분을 섭취하기 어려워질 가능성이 있다. 저영양 상태나 탈수가 일어나지 않도록 필요 영양량과 비교하여 실제 섭취량과 내용을 관찰해나갈 필요가 있다. • 노인이 갈증을 호소하지 않고 스스로 수분 섭취를 할 수 없으며 적절하게 식사 섭취가 이루어지고 있지 않는 상황이라면 탈수를 일으킬 가능성이 높다. • 부적절한 영양 · 수분 섭취 상황, 약물의 영향 등으로 휘청거림이 있는 가운데 활동하여 낙상의 위험이 있다. 또한 한 번의 낙상으로도 다음의 상황에 따라서는 와상상태가 될 가능성이 있으므로 피한다. 또한 환자가 ADL의 저하된 상황을 이해하지 않는 가운데에서의 행동이나 위험 시에 난간을 이용하는 등의 위험을 피하기 어려운 상황에서도 낙상의 위험성이 높다. • 노화에 따른 영향으로 잠이 얕아 중간에 깨는 등의 수면 장애가 있고 수면과 각성의 균형이 흐트러져 밤낮이 바뀔 수 있다. 밤낮이 바뀔 경우 하루 동안의 각성 수준의 저하로 인해 식사 섭취량이 감소, 영양 부족 상황이 될 수 있다. • 치매 증상의 하나인 실인증이 있는 경우는 상을 차려도 식사 섭취 행동을 취하기 어렵고, 적절한 식사 지원이 없으면 영양 부족 상태가 되기 쉽다. 🔍 잠재적 간호 문제 : 탈수를 일으키고, 일상생활에 지장을 초래하기 쉽다./위험을 피하는 행동을 취할 수 없는 것에 의한 낙상이나 외상의 위험이 있다./수면 장애가 있다./영양 부족의 가능성
증상 부위, 나타난 상황, 정도의 관찰	기억 장애 등의 핵심 증상에 개인의 성격이나 인격, 환경 요인, 사건 등이 더해져 BPSD*가 출현한다. • 입원이나 이사 등 생활환경의 변화로 인해 치매와 행동 장애가 악화될 가능성이 있다. 환자에게 적절한 환경에서 안정적으로 생활할 수 있는 환경을 갖추는 것이 중요하다. • 현실감 혼란에 의해 화장실의 위치를 모르고, 화장실 사용이나 적절한 배설 행동을 할 수 없는 것으로 기능성 요실금을 일으킨다. 배설의 실수는 환자의 자존심 저하에 큰 영향을 주기 때문에 배뇨 패턴에 맞춘 지원을 해나가는 것이 요구된다. • 알츠하이머 형 치매가 진행되어 연하 장애가 생기면 식사 섭취량이 감소한다. 이동 능력의 저하로 활동량이 감소하는 등의 일상생활 전반에 영향도 초래한다. * BPSD(behavioral and psychological symptoms of dementia): 국제노인정신의학회의 정의는 "BPSD는 치매 환자에 자주 보이는 지각, 사고 내용, 기분 또는 행동 장애에 의한 증상"이다.[1]

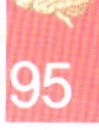

	🔍 잠재적 간호 문제 : 연하 장애로 인해 일상생활에 지장을 초래하기 쉽다./요실금이 있다./부적절한 생활환경, 생활환경의 변화에 따른 행동 장애가 나타난다.
약의 효과 관찰	▌기억 장애, 행동 장애는 약물 치료를 통해 진행 속도를 늦추는 것이 가능하다. 그러나 약효에는 개인차가 있기 때문에 매일 관찰이 중요하다. 이 밖에 불면, 불안 등의 증상에 대해 약물 치료를 실시한다. ● 약효를 볼 때, 확실하게 약물을 복용하는 것이 중요하다. 확실하게 복용하기 위해서는 ADL을 유지하고 복용의 필요성 및 복용 방법의 이해 부족을 지원해 나가는 것이 필요하다. 🔍 잠재적 간호 문제 : 약물의 스스로 복용의 어려움
약의 부작용에 대한 관찰	▌수면제, 항불안제 등의 복용으로 인해, 휘청거림, 실족 등이 보이는 경우가 있다. ● 고령자는 간 기능, 신장 기능의 저하로 인해 부작용이 발생하기 쉽다. ● 휘청거림이 있는 경우 낙상 위험이 매우 높다. 🔍 잠재적 간호 문제 : 약물의 부작용에 의한 낙상의 위험
환자 · 가족의 심리 · 사회적 측면 파악	▌환자 · 가족이 질병이나 증상을 어떻게 인식하고 있는지를 확인한다. 특히 가족에 있어서는 간병 부담도 있기 때문에 치매에 대한 정보를 어떻게 파악하고 있는지에 주목할 필요가 있다. ● 끝이 보이지 않는 간병 상황에 불안을 가진 가족이 많다. ● 때로는 가족도 환자의 공격 대상이 되기 때문에 의사소통을 하기 어렵다. 그러한 경우, 가족은 정신적으로 피해를 받는 경우가 많다. 피해의 정도를 파악하고 가족 기능을 판별한 후, 그 상태에 맞는 대응이 요구된다. ● 망상, 환각 등의 BPSD가 가족을 대상으로 나타난 경우, 노인과 가족의 관계성이 악화될 수 있다. 환자와 가족에게 올바른 지식을 제공하고, 지금 상황에서 조금이라도 개선할 수 있는 방안을 함께 검토하는 것이 필요하다. ● 가족에 항상 배회하는 환자가 있는 경우, 가족은 24시간 눈을 뗄 수 없어 간병의 부담이 크다. 단기 보호 등의 보건 의료 복지 서비스 등에 대한 필요한 정보를 제공해 나가는 것이 요구된다. 🔍 잠재적 간호 문제 : 망상, 환각, 폭언 등으로 인해 의사소통을 하기 어렵다./부적절한 생활환경, 생활환경의 변화에 따른 행동 장애가 나타난다./환자 · 가족에게 질병에 대한 불안이 있다./간병 부담 증대 및 보건 의료 복지에 관한 지식 부족으로 인해 가족에게 불안이 있다.

Step1 영향 평가　▶　**Step2 간호 초점**　▶　Step3 계획　▶　Step4 실시　▶　Step5 평가

간호 문제 리스트

#1 탈수를 일으키고, 일상생활에 지장을 초래하기 쉽다(영양–대사 패턴).
#2 연하 장애로 인해 일상생활에 지장을 초래하기 쉽다(영양–대사 패턴).
#3 요실금이 있다(배설 패턴).
#4 위험을 피하는 행동을 취할 수 없어 낙상이나 외상의 위험이 있다(건강 지각–건강관리 패턴).
#5 망상, 환각, 폭언 등으로 인해 커뮤니케이션을 취하기 어렵다(역할–관계 패턴).
#6 수면 장애가 있다(수면–휴식 패턴).
#7 부적절한 생활환경, 생활환경의 변화에 따른 행동 장애가 나타난다(인지–지각 패턴).
#8 환자 · 가족에게 질병에 대한 불안이 있다(자기 지각 패턴).

간호의 우선순위 지침

● 자기관리 능력의 저하로 적절한 영양 · 수분 섭취를 자력으로는 불가능한 상황이 된다. 따라서 식사 섭취량, 수분량, 활동량 등을 관찰하고, 탈수 등이 일어나지 않도록 치료를 할 필요가 있다. 또한 생활환경이 부적절하면 심신의 안정을 도모하지 못하고, 불면증, 흥분, 폭언 등이 나타난다. 그러한 것들을 완화하기 위한 약물 복용은 낙상 등의 위험이 생기기 쉬우므로 주의한다.

1 간호 문제 / 간호 진단 / 간호 목표(간호 성과)

간호 문제

#1 탈수를 일으키고, 일상생활에 지장을 초래하기 쉽다.

간호 진단

체액량 부족 위험 상태
위험 요인: 필요 수분량에 영향을 주는 인자(자기관리 능력의 저하, 우울증), 조절 기구의 장애

간호 목표(간호 성과)

〈장기 목표〉 적절한 수분량을 섭취한다.
〈단기 목표〉 1) 발열, 설사, 다량 발한 등의 체내 수분량이 배설되지 않는다. 2) 휘청거림, 현기증이 나타나지 않는다

간호 계획 / 중재 포인트와 근거

'A. 혈관성 치매 환자의 간호'의 '간호 문제 #2' 참조

2 간호 문제 / 간호 진단 / 간호 목표(간호 성과)

간호 문제

#2 연하 장애로 인하여 일상생활에 지장을 초래하기 쉽다.

간호 진단

연하 장애
관련 요인: 호흡기 장애, 신경·근육 계통의 장애
진단 지표
☐ 음식의 거부
☐ 목 메임
☐ 기침을 계속함
☐ 연하 운동의 다발
☐ 연하 곤란의 증상

간호 목표(간호 성과)

〈장기 목표〉 연하 장애를 개선한다.
〈단기 목표〉 1) 식사에 목이 메지 않는다. 2) 식사 중·후에 계속 기침하지 않는다.

간호 계획 / 중재 포인트와 근거

'A. 혈관성 치매 환자의 간호'의 '간호 문제 #3' 참조

3 간호 문제 / 간호 진단 / 간호 목표(간호 성과)

간호 문제

#3 요실금이 있다.

간호 진단

기능성 요실금
관련 요인: 인지 장애
진단 지표
☐ 화장실에 도착하기 전에 배뇨

간호 목표(간호 성과)

〈장기 목표〉 요실금 없이 보낼 수 있다.
〈단기 목표〉 배뇨 패턴을 파악할 수 있다.

간호 계획 / 중재 포인트와 근거

'A. 혈관성 치매 환자의 간호'의 '간호 문제 #6' 참조

4 간호 문제 / 간호 진단 / 간호 목표(간호 성과)

간호 문제

#4 위험을 피하는 행동을 취할 수 없는 것에 의해 낙상이나 외상의 위험이 있다.

간호 진단

낙상 위험 상태
위험 요인: 정신 상태의 악화, 나이가 65세 이상, 하지 근력의 저하, 시력 저하, 보행 곤란, 평형 기능 장애, 불면증

간호 목표(간호 성과)

〈장기 목표〉 위험을 피한 배려된 환경에서 생활할 수 있고, 낙상하지 않는다.
〈단기 목표〉 낙상의 원인을 제거한다.

간호 계획

OP 경과 관찰 항목
- 바이털 사인
- 타박상, 이상 보행의 유무
- 복용하고 있는 약물(불면증, 불안 등)
- ADL(특히 이동 상황)

중재 포인트와 근거

➡이동 상황을 중심으로 한 생활 전반에 대해 파악한다. 근거 낙상의 요인을 제거하기 위해서는 먼저 낙상의 발생 상황이나 위험 상황을 분석하는 것이 필요하다.

- 의류와 신발이 환자에게 적합한 것인가?
- 요양 환경: 난간, 바닥이 미끄러지지 않는지 등
- 보조 도구의 사용 유무: 지팡이, 보행기 등

- 정신 상태: 불안, 초조감의 유무
- 수면, 각성, 활동 상황
- 과거의 낙상 경험

TP 간호 치료 항목
- 환경 조정
- 낮 동안의 활동 수준을 높인다.
- 환자의 행동에는 간호사, 간병인의 주의를 요한다.
- 휘청거림, 피로감 등이 있는 상황에서의 보행은 그 목적을 듣고 나서, 의자에 앉을 것을 권한다.
- 재활 요법

EP 환자 교육 항목
- 환자의 신체에 적합한 옷을 착용할 수 있도록 옷과 잠옷의 준비를 가족에게 전달한다.

➡ 환경 조정, 신체 상황을 조정하면서 행동을 제지하는 일이 없도록 배려한다. **근거** 위험한 상황이 있어도, 모든 행동을 억제하는 것은 환자의 자유를 빼앗는 행위가 된다. 환자의 의사를 존중하면서 위험을 피하는 것에 대해 검토한다.

➡ 낙상의 두려움을 배려한다. **근거** 한 번 낙상한 적이 있는 노인은 다시 낙상하는 것이 아닐까 두려움을 갖는 경우가 많다. 치매로 인해 넘어진 것은 잊어도 그 두려움은 기억하고 있다고 생각된다.

➡ 환자의 행동에는 목적이 있다. **근거** 환자는 행동 목적에 집중한 나머지, 위험 회피 행동을 취할 수 없게 된다. 행동 목적, 의미를 파악함으로 행동 패턴과 함께 환자의 위험을 피하는 힌트를 알게 된다.

5 간호 문제	간호 진단	간호 목표(간호 성과)
#5 망상, 환각, 폭언 등으로 인해 커뮤니케이션을 취하기 어렵다.	**언어적 의사소통 장애** **관련 요인:** 기억 장애, 불안, 환상, 폭언, 흥분 **진단 지표** ☐ 보통 커뮤니케이션 패턴을 이해하기 어렵다. ☐ 생각하는 것을 말로 표현하는 것이 어렵다.	〈장기 목표〉 매일 안정된 기분으로 보낼 수 있고 커뮤니케이션을 취할 수 있다. 〈단기 목표〉 이야기를 들어주어 좋았다고 말을 한다.

간호 계획	중재 포인트와 근거

OP 경과 관찰 항목
- 표정
- 의사소통 곤란으로 인한 스트레스와 초조
- 자주 말하는 내용

➡ 같은 이야기를 반복 얘기하려는 환자의 의사를 존중한다. **근거** 말로 다른 사람에게 전달함으로써 자신감을 가질 수 있다. 환자에게 실망을 주지 않고 안심하고 생활을 하기 위해서도 환자의 의사를 존중한다.

TP 간호 치료 항목
- 환자의 호소를 차분히 잘 듣고, 정말 호소하고 싶은 것을 파악한다.
- 환각, 망상에 대하여 환자의 호소를 부정하지 않는다.
- 환자가 침착하게 말할 수 있는 환경을 제공한다.
- 마음의 안정을 부르는 회상법, RO(리얼리티 오리엔테이션), 음악 치료 등의 프로그램을 계획하고 참여를 유도한다.

➡ 마음이 진정되는 환경을 제공한다. **근거** 기억 장애 때문에 지금의 상황을 파악할 수 없고, 강한 불안이 있는 환자가 많다. 하루 중 조금이라도 마음을 안정시키는 장소를 제공하는 것은 식사와 수면 등 일상 생활상의 개선으로 이어질 가능성이 있다

EP 환자 교육 항목

- 환자가 생각하는 것, 불만이 있는지를 구체적으로 말하도록 전한다.
- 간호사는 호소를 듣는 존재임을 전하고, 그것을 알 수 있도록 관계한다.

6 간호 문제	간호 진단	간호 목표(간호 성과)
#6 수면 장애가 있다.	**수면 패턴 혼란** **관련 요인:** 조명, 소음, 주변 온도, 습도 **진단 지표** □ 잠을 자꾸 깬다는 호소 □ 잠에 따른 불만 □ 잠들기 어려움 호소 □ 숙면감이 없다는 호소	〈장기 목표〉 낮에 활동과 휴식의 균형을 취할 수 있다. 〈단기 목표〉 잘 잤다고 말한다.

간호 계획	중재 포인트와 근거

'A. 혈관성 치매 환자의 간호'의 '간호 문제 #5' 참조

7 간호 문제	간호 진단	간호 목표(간호 성과)
#7 부적절한 생활환경, 생활환경의 변화에 의한 행동 장애가 나타난다.	**만성 혼란** **관련 요인:** 알츠하이머병 **진단 지표** □ 자극에 대한 반응의 변화 □ 사회화 장애 □ 진행성의 인지 기능 장애	〈장기 목표〉 행동 장애가 나타나지 않는다. 〈단기 목표〉 행동 장애의 원인을 파악하고 심신이 안정된 환경에서 생활할 수 있다.

간호 계획	중재 포인트와 근거

OP 경과 관찰 항목

- 행동 장애의 출현 상황, 정도의 관찰
- 행동 장애의 일상생활 문제(배회로 인한 탈수 및 낙상 위험성 등)

TP 간호 치료 항목

- 입원 이전 생활환경에 접근할 수 있도록 정돈한다(환자가 즐겨 사용하던 빗이나 가족사진을 보이는 장소에 두는 등).

- 행동 장애가 나타났을 시에는 환자, 가족에게 정보를 수집하여 같은 상황이 되지 않도록 한다.

EP 환자 교육 항목

- 환자의 몸에 적합한 의복을 착용할 수 있도록 적절한 의복, 잠옷의 준비에 대하여 가족에게 전달한다.

➲ 환경을 조정한다. **근거** 치매 노인은 환경에 대한 적응 능력의 저하 및 조정 능력의 저하가 있다. 특히 다른 사람과의 관계가 악화되거나 환자의 의사를 존중하지 않는 부적절한 치료를 제공한 것으로, 불안이나 흥분 등을 보일 수 있다. 간호사는 항상 생활환경 정돈의 필요성을 이해하고, 적절하게 지원해나간다. 환자의 의사를 존중한 케어 제공의 유무에 대하여 간호사는 스스로에게 질문할 필요가 있다.

➲ 환자의 불안이나 초조함을 배려한다. **근거** 치매는 기억 장애, 현실감 혼란 장애의 영향으로 상황판단 능력도 저하되고, 초조해하거나, 불안을 악화시키는 상황이 많다.

8 간호 문제	간호 진단	간호 목표(간호 성과)
#8 환자 · 가족은 질병에 대한 불안이 있다.	**불안** **관련 요인:** 건강 상태, 경제 상태에 대한 위협 **진단 지표** ☐ 생산성 저하 ☐ 불면증 ☐ 공포 ☐ 고뇌	〈장기 목표〉 불안이 완화되고, 환자 · 가족이 모두 안정된 생활을 보낼 수 있다. 〈단기 목표〉 모르는 것이 있으면 의사나 간호사에게 즉시 물을 수 있다.

간호 계획	중재 포인트와 근거

'A. 혈관성 치매 환자의 간호'의 '간호 문제 #8' 참조

Step1 영향 평가	Step2 간호 초점	Step3 계획	Step4 실시	Step5 평가

병기 · 병태 · 중증도별 관리 포인트

【급성기】 초기에는 물건을 잃어버리는 망상, 인물의 오인 등이 많다. 집에서 생활을 하고 있는 환자의 경우 단순한 건망증이라 생각했는데, 급격하게 변화가 나타나 급속하게 행동 장애를 보인다. 평소와 다른 상황을 관찰했을 때에는 건망증의 외래 등 치매를 진단 · 치료할 수 있는 병원에서 진찰해야 할 필요가 있다. 그 때, 환자 및 가족을 포함하여 엄청난 충격을 주지 않도록 배려해야 한다. 또한 입원 환자의 경우 골절 등으로 장기간 안정을 필요로 하는 상황에서는 정신 착란이 나타날 수 있다. 정신 착란인지 치매인지에 대하여 감별 진단하고 적절한 대응을 해나가는 것이 중요하다.

【만성기】 치매에 수반하여 일어나는 행동 장애, 기타 신체 합병증 등에는 의학, 간호의 측면에서 대응해나간다. 치료제를 복용하면 질병의 진행을 지연하면서, 흥분, 불안, 수면 장애, 우울증 등에 대해 증상별로 대응해나가는 것으로 생활의 안정을 도모한다. 경도에서 중등도로 진행할 때에는 배회 등의 행동 장애가 많아지지만, 중등도, 중도로 진행되어 가는 가운데, 행동 장애는 갈수록 ADL 저하가 눈에 띄고, 폐용 증후군으로 이어진다. 연하 장애 등의 일상 생활상의 위험성도 나타나기 때문에, 심신의 안정을 유지하도록 배려하면서 일상생활 전반에 걸친 지원이 필요하다. 또한 신체적 증상에 대해 자각하고 호소는 거의 하지 않기 때문에 작은 변화를 간과하지 않게 대응한다. 알츠하이머병은 발병하면 완치할 수는 없다. 따라서 특히 가족은 질병에 대한 불안을 느끼기 쉽고, 치료에 대해 적극적인 태도를 갖기 어렵다. 질환에 대한 올바른 이해를 가지려면 심리 치료와 올바른 정보 제공이 중요하다.

간호 활동(간호 중재) 포인트

낙상 방지
- 근력 저하뿐만 아니라 약물의 영향으로 휘청거림이 나타나서 낙상의 위험성이 있다. 환경을 조정하고, 환자의 신체 능력을 관찰하면서 일상생활을 정돈해나간다. 환자 자신이 위험을 피하는 행동을 취할 수 없어 위험성이 늘어난다.

의사소통 장애에 대한 반응
- 커뮤니케이션 장애로 인해 자신의 생각, 의사 등을 타인에게 전하는 것이 어려운 상황이 되기 때문에 환자가 느끼고 있는 것 등을 묻고, 최대한 환자의 의사에 따른 관계를 해나갈 필요가 있다.
- 환자는 자신이 처한 상황을 언어로 설명하는 것이 매우 어려운 상황이기 때문에 언어로 표현할 수 있는 내용을 연결하면서 언어 이외로 표현되는 정보를 수집하고 상황, 호소를 이해할 수 있도록 관계한다.

자기관리 지원
- 단어, 인명 등의 단어가 서서히 없어져가는 상황에도 타인에게 배려를 보여주는 말을 하고 심한 알츠하이머병 환자라도 사회성을 발휘하려고 노력하고 있다(예를 들어, 병원에서 낯선 사람을 만났을 때 정중하게 인사를 하는 등). 환자가 보이는 배려를 존중하면서 환자가 할 수 있는 것, 할 수

  있을 것이라는 점을 많이 발견하도록 관계한다.
※그 외, 'A. 혈관성 치매 환자의 간호' 참조

퇴원 · 요양 지도

- 'A. 혈관성 치매 환자의 간호' 참조

Step1 영향 평가　Step2 간호 초점　Step3 계획　Step4 실시　Step5 평가

평가 포인트

간호 목표 달성도
- 'A. 혈관성 치매 환자의 간호' 참조

● 인용 문헌

1) 일본치매케어학회 편: BPSD의 이해와 대응—치매 관리 기본 텍스트, 월드기획, 2011.

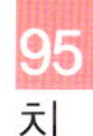

95

치매(혈관성 치매 · 알츠하이머병)

알츠하이머병 환자의 병태 관계도와 간호 문제

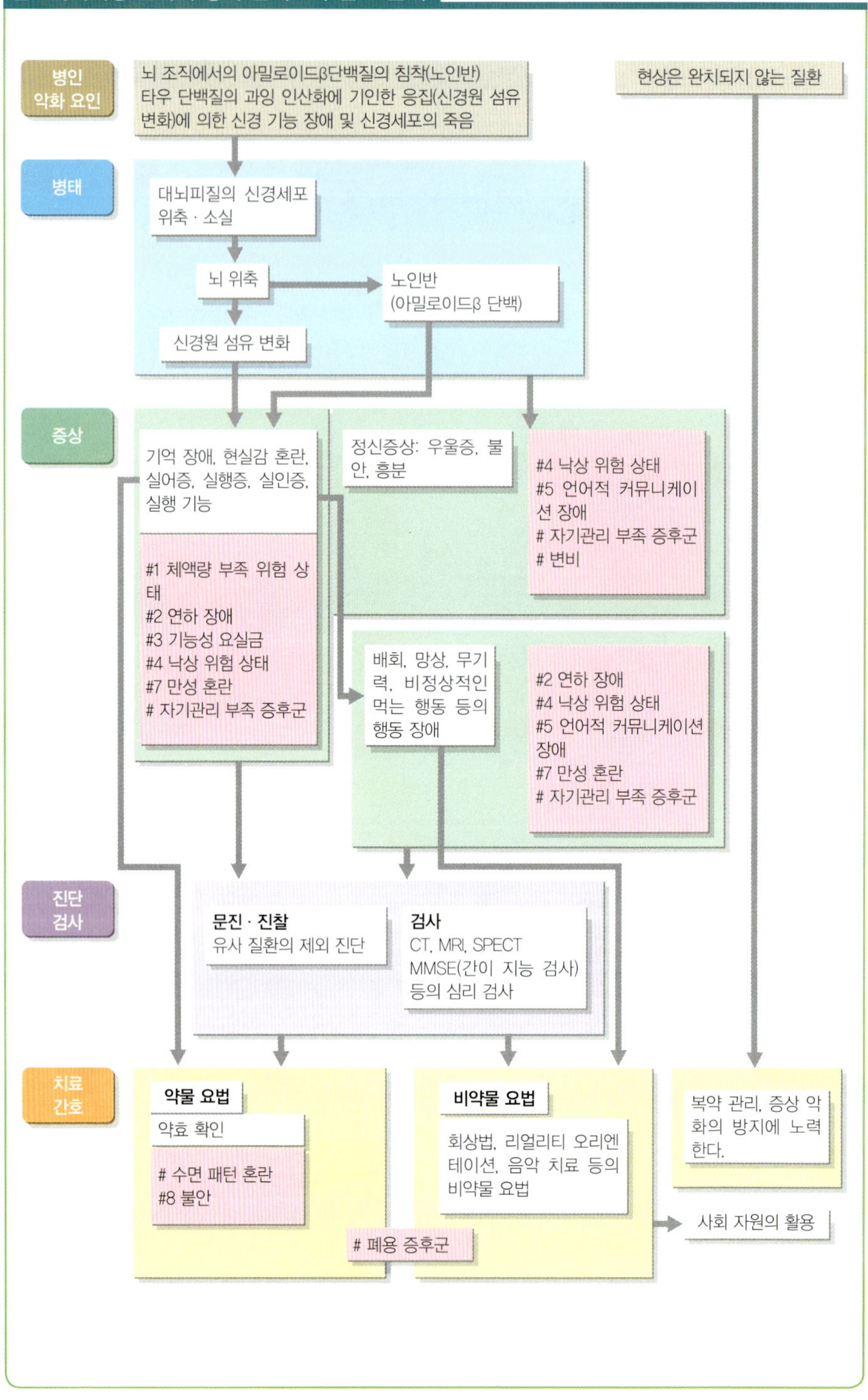

물질(알코올·약물) 관련 장애

오타 가쓰야 · 마쓰시마 에이스케

눈으로 보는 질환

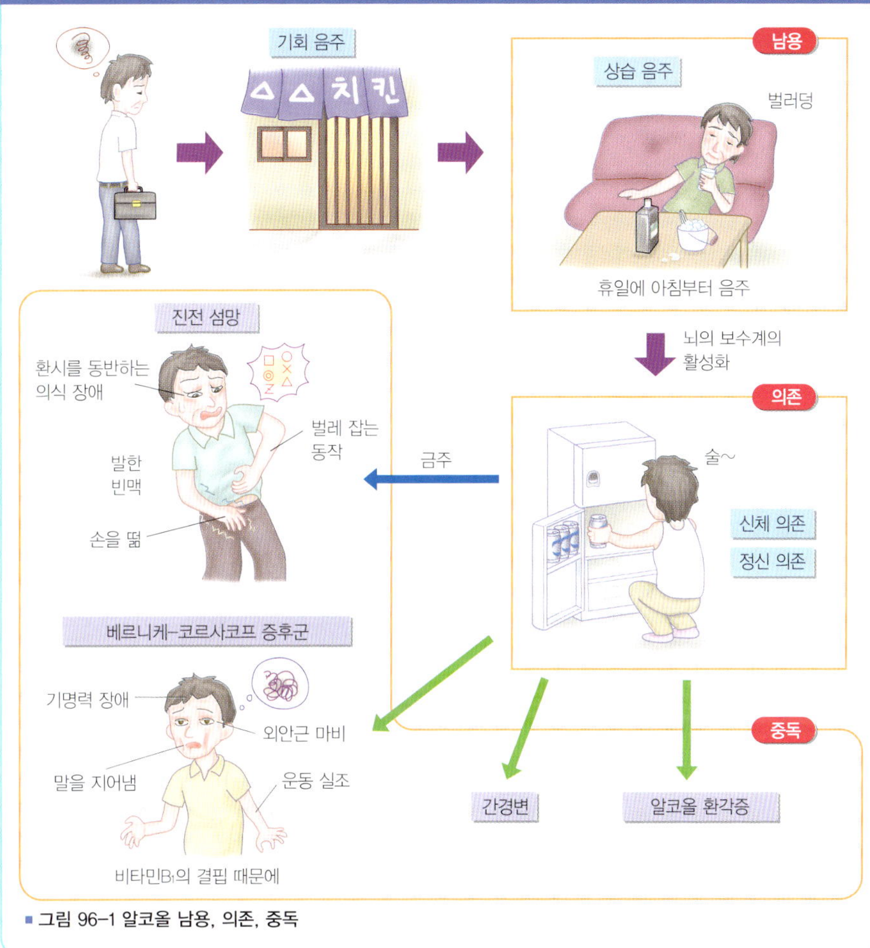

■ 그림 96-1 알코올 남용, 의존, 중독

병태 생리

▎물질 관련 장애는 사람이 물질을 섭취함으로써 발생할 수 있는 모든 정신 및 행동 장애를 포함한다.

• 남용, 의존, 중독은 〈그림 96-1〉과 같이 구분한다.
• 약물 남용은 사회 규범에서 일탈한 목적과 방법으로 약물을 자기 섭취하는 것이다.
• 약물 의존과 남용을 반복한 결과로 생긴 만성적인 상태이며, 약물의 사용을 그만두려고 결심해도 유혹에 저항하지 못하고 자기 제어할 수 없게 된 상태이다.
  • 의존은 정신 의존과 신체적 의존으로 나뉜다.
  • 정신 의존은 약물 섭취에 대한 강한 욕구를 가지고 있다.
  • 신체 의존은 신체가 약물에 익숙해짐(내성이 생긴)을 말하며, 예를 들어 약물 사용을 중단하면 금단 현상이 나타나는 것이다.

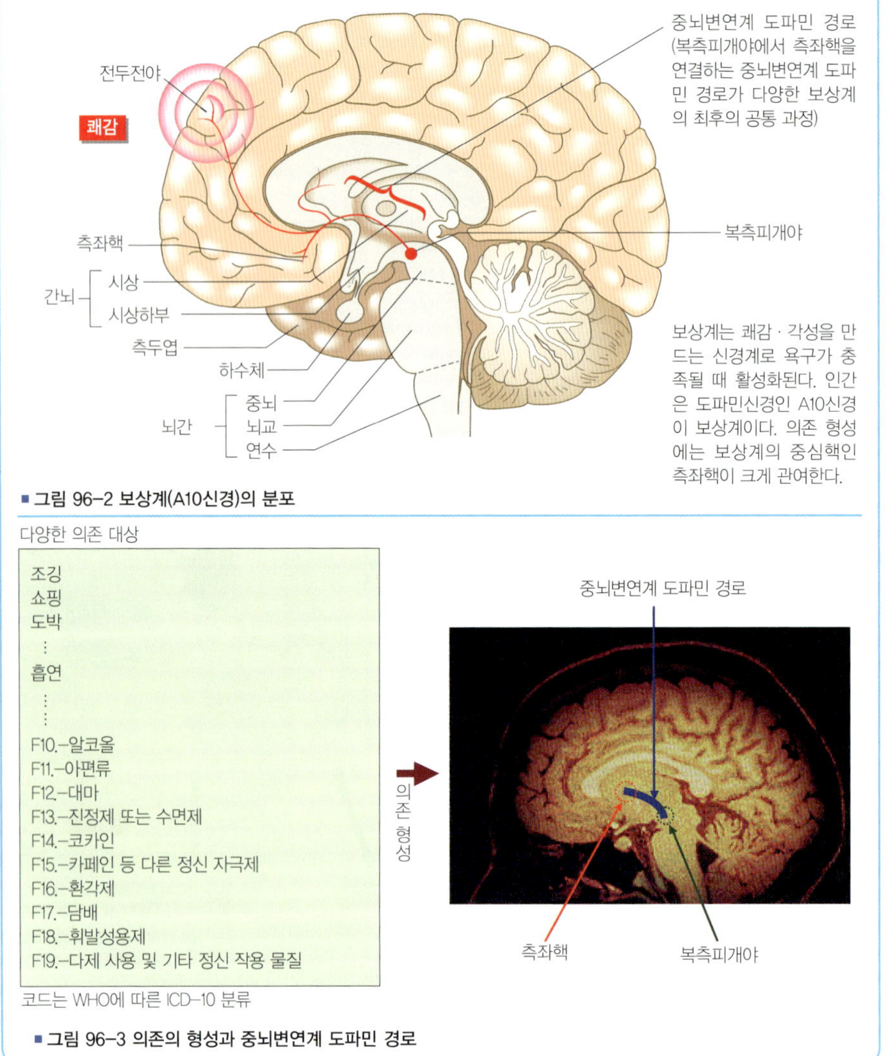

■ 그림 96-2 보상계(A10신경)의 분포

■ 그림 96-3 의존의 형성과 중뇌변연계 도파민 경로

- 약물 중독은 약물이 심신에 독성이 있는 물질로 작동함으로써 급성 중독과 만성 중독으로 나뉜다.
  - 알코올을 한 번에 마셔 급성 의식 장애를 일으키는 것이 급성 중독이다.
  - 알코올을 장기적으로 섭취하여 베르니케-코르사코프 증후군이나 간경변이 되는 것이 만성 중독이다.
- 의존 형성에는 보상계(그림 96-2, 3)의 중심핵인 측좌핵이 크게 관여한다.
- 중뇌의 복측피개야에 있는 A10신경세포 군에서 도파민을 분비하는 신경이 측좌핵으로 축삭을 보내고 있다.
- 조깅 중독이든 흡연이든 약물에 의한 쾌락이든 이 중뇌변연계 도파민 경로가 보상계의 최후 공통 과정이다(그림 96-3).

- 항조현병약이 조현병에 개선을 가져오는 것은 이 중뇌변연계 도파민 경로에 대한 작용이다. 약물 중독에 의한 조현병 증상에 조현병에 대한 약물(항도파민약)을 사용하는 것은 이 이유 때문이다.
- 또한 중뇌의 흑질인 A9 신경세포군에서 대뇌 기저핵의 선조체에 축삭을 보내며, 흑질 선조체계를 형성하고 있다. 이 경로는 파킨슨병에 관여하고, 항도파민약을 복용하면 부작용으로 추체외로 증상이 나타나게 되는 것이 이 경로이다.

- 이네이블링(enabling) 행동: 가족이 환자의 요구에 부응함으로써 오히려 의존을 악화 · 지속시켜 버리는 행동.
- 귀가 공포 증후군('알코올로 내모는 아내'): 아내가 강하게 질책하거나, 또는 자식과 협조하여 혐오감을 공공연하게 나타내거나 무시하거나 하면 귀가 자체에 두려움을 품고 지하철역에서 바로 집으로 돌아가지 않고 단골 술집으로 향하게 된다.
- 지역사회: 도시에서는 약물을 손에 넣기 쉽다(예를 들어, 어떤 이름을 듣는 것만으로 약물을 사용하고 싶어지는 사람이 있다). 또한 지방에서는 다량 음주, 음주 후 문제 행동에 관대한 경향이 있다.

- 예후는 불량하다. 질환이라는 인식이 없는 경우가 많기 때문에 정확한 예후 조사는 이루어지고 있지 않다. 알코올에 관해서는 베르니케-코르사코프 증후군에 도달하지 않은 수준이라면 금주만 할 수 있다면 예후는 비교적 양호하다.
- 금주를 할 의지가 없는 자는 대체로 음주를 반복한다.
- 각성제 의존은 자주 발각되고, 옥고를 치루는 일이 거듭되고 있는 예가 눈에 띤다.
- ●알코올
  ① 알코올 조현병 및 의존으로 입원 · 통원하는 환자 2만 명(0.02%)
  ② 알코올성 만성 간경변 3만 명(0.03%)
  ③ 알코올 의존 예비군 240만 명(2%)
- WHO는 사회에 미치는 영향으로 최다 ③의 '알코올 의존 예비군'이 일으키는 음주 운전 사고나 폭력 사건 등이 오히려 심각하다고 제언하고 있다.
- ●마약 · 각성제
- 일본에서 연간 검거되는 자는 1995년에는 약 2만 명에 육박했지만 2009년에는 거의 절반으로 줄었다(11,688명). 그 대부분은 각성제이고 나머지는 마약, 아편류, 대마 등이다. 물론 실제 사용자 수는 그것을 상회한다.

알코올 의존은 많이 마시는 동안 환각에 지배되고, 피해망상이 현저해지고, 각성제 중독은 피해망상, 추적 망상 등의 환각 · 망상 상태가 나타난다.

- ●알코올 의존
- 알코올 환각증
  - 대량 음주 중에도 의식은 명료함에도 불구하고 활발한 환각(환청이나 환시)에 지배되어 피해망상이 두드러지게 된다.
- 알코올 금단 초기(그림 96-4)
  - 마지막 음주에서 1~2일째 무렵부터 시작되는 떨림, 가벼운 발한 등의 자율신경 증상, 환시(작은 동물 환시) 전신 경련 발작
- 알코올 금단 후기(진전 섬망)(그림 96-4)
  - 최종 음주 후 2~4일째 무렵부터 시작되는 금단 섬망으로 불면증이 1~2일 저녁 무렵부터 의식혼탁을 초래하고, 발한, 발열, 빈맥과 함께 전신에 잔 떨림이 나타난다. 또한 다양한 환시(작은 동물 환시)가 생긴다.
  - 환시는 마치 바닥과 벽에 붙어 있는 작은 동물이나 벌레를 필사적으로 잡으려 하거나 쫓으려 하는 동작을 보인다.

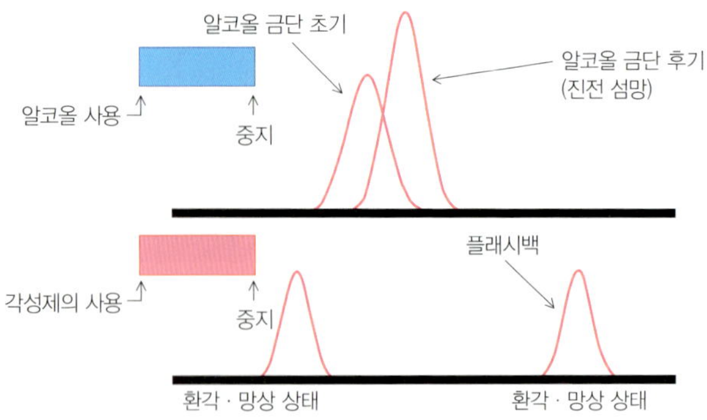

■ 그림 96-4 알코올 금단 증상과 약물 중단 후 플래시백 현상

- 조현병과 달리 환시가 개선되면 즉시 병으로 인식(그것이 질환의 증상임을 인식)을 가질 수 있게 된다.
- 환시는 일반적으로 3~7일에서 사라지는 것이 많다.

● 각성제 조현병
- 조현병과 유사한 환각 · 망상 상태가 나타난다. 피해망상, 추적 망상, 주의 관찰 망상이 많지만, 다음과 같은 조현병에 특징적인 슈나이더의 1급 증상도 출현할 수 있다.
  → 사고화된 음성, 대화 성 환청, 자신의 행동에 일일이 말을 끼워 넣는 음성, 신체적 피 영향 체험, 사고탈취(자신의 생각을 타인이 빼앗아간다는 생각), 사고 간섭, 사고 전파, 망상 지각, 감정 · 의욕 · 의지의 영역에서 외부로부터의 작위체험을 한다.
- 조현병보다는 정신 운동의 흥분이 심한 경우가 많다.
- 조현병과 달리 소통성이 유지되고 있다('치면 울려 퍼지는 것 같은 반응'이라고 함). 의욕 · 활동성 저하, 자폐 경향, 감정의 평판화 등의 조현병이라 하는 음성 증상은 비교적 경증이다.
- 각성제를 중단하고 환각 · 망상이 개선된 후에 얼마 있다가 각성제를 사용하지 않는데도 불구하고 다시 유사한 환각 · 망상 상태가 나타나는 것이 있다. 이것을 플래시백 현상(그림 96-4)이라고 한다. 조현병이 병상으로 악화기를 반복하는 것과 비슷하다. 덧붙여, 심적 외상 후 스트레스 장애(PTSD)에서도 플래시백 현상이 생긴다.

진단 · 검사값

알코올 의존, 약물 의존 모두 문진, 증상, 임상 소견으로 진단한다. 또한 약물 의존인 경우, 혈액 · 소변 검사는 환자 본인의 동의가 필요하다.

- 알코올 환자의 경우에 간 기능 이상 및 저 영양을 보이는 경우가 많다.
- 새로운 구리하마식 알코올 중독 선별 검사(KAST): 구리하마 의료 센터 사이트 속에 스크리닝 테스트 페이지(http://www.kurihama-med.jp/alcohol/kast.html)에(남성 버전: KAST-M과 여성 버전: KAST-F) "예" "아니오"라고 대답하는 것만으로 간단하게 결과가 나온다. 남자는 26%가 심각한 문제성 음주자이다.
- 환자로부터의 진술, 그 약물을 소변 검사와 혈액 검사를 하여 객관적으로 분석하고, 환자의 소지품에 약물이 있는지 임상 징후와 증상, 또는 정보를 알고 있는 제삼자로부터의 보고 등에 기초하여 실시한다.
- 소변 검사와 혈액 검사를 실시하는 경우에는 환자의 동의가 필요하다.

합병증

● 알코올 의존
- 베르니케 증후군: 의식 장애, 보행 장애, 안구 운동 장애 등의 증상이 나타난다. 비타민B$_1$ 부족에 의한다.

- 코르사코프 증후군: 기억 장애, 현실감 상실, 말을 지어내는 등의 증상이 나타난다.
  ※위의 두 증후군은 동시에 나타나는 경우가 많으며, 합쳐 베르니케-코르사코프 증후군이라고
    한다.
- 펠라그라 뇌증: 의식 장애, 피부염(피부 노출부에 홍반, 색소 침착, 설염), 소화기 증상, 안구진탕,
  실조 등의 증상이 나타난다. 니코틴산의 부족에 의한다.
- 당뇨병: 고혈당이 35%이고 2주간 금주하면 그 절반이 개선된다.
- 췌장염: 남성에서 만성 췌장염의 72%는 알코올이 원인이다.
- 간 경변: 알코올 의존 환자의 사망 원인 중 30%가 간 경변이다. 말기에는 식도정맥류와 간성 뇌증
  에 이른다.
- 간성 뇌증
  - 간 기능 장애로 인해 유해 물질의 혈액 농도가 상승하고 뇌 기능 장애가 되는 상태.
  - 간 경변의 비대상기, 특히 소화관 출혈 등의 경우에 일어나기 쉽다.
  - 초기 증상은 성격 변화나 수면 각성 리듬의 혼란으로 진행되면 의식 장애와 혼란이 나타난다.
  - 푸르르 떨고, 뇌파에서는 서파와 삼상파(그림 96-5), 혈액 검사에서는 암모니아 등의 혈중 질
    소산화물의 상승이 보인다.
- 우울증: 금주 후 사회 복귀하고 우울증이 될 수 있다.
- 각성제 조현병
- 조현병: 각성제 조현병은 조현병과 달리 소통성이 유지되고 있다. 그러나 재사용에 의한 정신 질
  환 증상의 재발과 플래시백을 반복하면 소통성이 저하되고 의욕·활동성의 감퇴, 자폐적 경향, 감
  정의 평판화 같은 조현병의 잔류 상태와 비슷한 상태가 될 수 있다. 최근에는 이러한 경우 조현병
  으로 진단한다.
- HIV, C형 간염 바이러스 감염: 주사기를 돌려 사용하기 때문.

치료법

급성기의 정신 증상에는 약제 투여에 의한 대증 요법을 실시하고, 알코올, 약물에서 금단 증상기를 거친 후 금
주, 금약을 지도한다.

- 치료 방침
- 약물 남용을 조기에(약물 의존하기 전에) 발견, 치료 시설로 연결한다.
- 의료진·사회 복지사·상담 등 팀에 의한 정신적·사회적 개입을 조기에 실시한다.
- 약을 끊을 의사가 있어 입원 치료를 원하거나 조현병 증상(환각·망상)이 있어 그 영향을 받고 사
  회 적응할 수 없거나 문제 행동이 있는 경우에는 입원 치료를 실시한다.
- 자조 그룹에 참여한다.
- 직장에서는 상사, 관리자, 산업의, 산업 보건 간호사 등으로 팀을 만들어 재음주를 예방해나간다.
  잘못하여 술자리에서 술을 권하지 않도록 직장에서 철저히 주지한다.
- 약물 요법
- 급성기의 조현병 증상에 대해서는 조현병 치료제(항조현병약)를 투여한다.
- 매일 과량의 음주를 갑자기 중단한 경우 다음으로 진전 섬망이 나타날 가능성이 높다. 그 경우에
  는 항불안제를 미리 투여한다.
- 잠을 청하기 위한 한잔이 습관 음주에 이른 경우에는 수면제를 투여한다.
- 절주나 금주를 환자가 다짐하는 경우에는 항주(술)약을 투여한다(복약 시간과 장소, 누가 동석하
  는 등의 조건이 구체적으로 결정되는 것이 바람직하다). 이 약을 복용 후 술을 마시면 안면 홍조,
  발한, 심계항진, 혈압 저하, 구역질·구토 등이 발생한다.

Px 처방 예 환각 망상 상태
- 리스페달 내용액(2㎖/포)　1회 1포　1일 2회　아침·저녁 식사 후　← 항조현병약

Px 처방 예 급격한 금주 후 진전 섬망이 예상되는 경우
- 와이팍스 정(1mg)　1회 1정　1일 3회　아침·점심·저녁 식사 후　← 벤조디아제핀계 항불안제

Px 처방 예 영양 상태가 나쁘고(안주도 먹지 않고 술만 먹는다 등), 의식 장애가 인정되어 베르니케 증
후군이나 펠라그라 뇌증으로 진단된 경우
- 메타보린 주(20mg/1㎖/A)　3앰플　점적 정맥 주사　← 비타민B$_1$ 제제

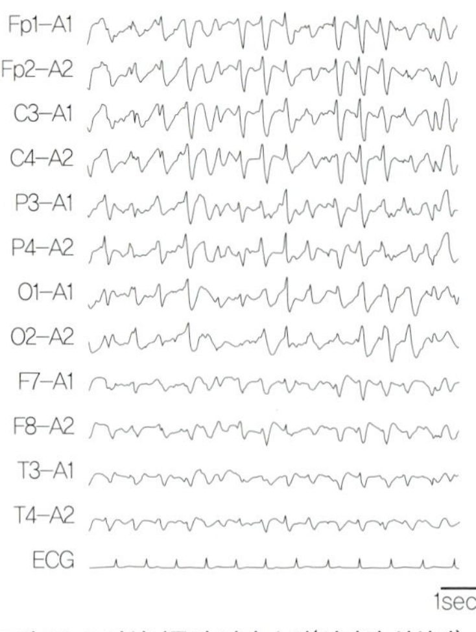

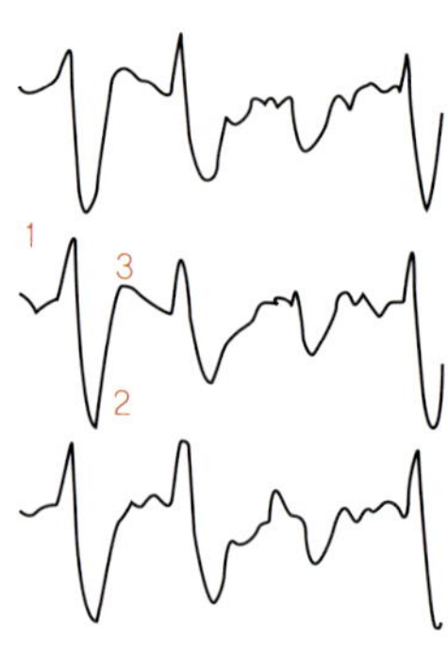

간성 뇌증의 삼상 파

■ 그림 96-5 간성뇌증의 뇌파 소견(서파와 삼상파)

■ 표 96-1 ICD-10에 의한 알코올(약물) 의존의 진단 기준

지난 1년간의 어떤 시기에 다음 6항목 중 3항목 이상을 동시에 경험
1. 음주하고 싶다는 강렬한 욕구. 강박감(음주 갈망) 2. 음주 통제 불능(일반적으로 연속 음주) 3. 금단 증상 4. 내성의 증거(술에 강해진다) 5. 음주 및 만취에서 회복에 하루의 대부분 시간을 소비하는, 음주 이외의 오락이 없음(음주 중심의 생활) 6. 정신적 육체적 문제가 악화되고 있음에도 불구하고, 계속 술을 마신다(부담 강화에 저항).

■ 표 96-2 물질 관련 장애의 주요 치료제

분류	일반명	주요 상품명	약의 효과 메커니즘	주요 부작용
항조현병약	리스페리돈	리스페달	항세로토닌 항도파민 작용	파킨슨 증후군, 졸음, 피로감, (심한) 악성 질환군
	할로페리돌	세레네스	항도파민 작용	
항불안제	로라제팜	와이팍스	감정과 관련된 대뇌 변연계에 분포하는 벤조디아제핀 수용체에 결합	졸음, 휘청거림, 현기증, (심한) 의존성, 자극 흥분
	다이아제팜	세루신, 호리존		
최면·진정제	(rilmazafone)염산염 수화물	리스미	감정과 관련된 대뇌 변연계에 분포하는 벤조디아제핀 수용체에 결합	낮에 졸음, 휘청거림, 피로감, (중증) 의존, 호흡 억제
	브로티졸람	렌돌민		
알코올 중독 치료제	시아나미드	사아나마이드	알데히드 탈수소효소 억제제	피로감, 불면증, 두통, 구역질

- 나이크린 주(50mg/1mℓ/A) 2앰플 점적 정맥 주사 ← 니코틴산

Px 처방 예) 진전 섬망이 나타난 경우
- 호리존 주(5mg/1mℓ/A) 1~2앰플 점적 정맥 주사 ← 벤조디아제핀계 항불안제
- 세레네스 주(5mg/1mℓ/A) 1~2앰플 점적 정맥 주사 ← 항조현병약

Px 처방 예) 취침 전 한 잔에서 상용 음주가 된 예에서 재음주를 예방하기
- 리스미 징(2mg) 1회 1정 1일 1회 취침 전 ← 최면·진정제

Px 처방 예) 충동적으로 음주 욕구가 생기기 쉬운 금주 후 몇 달간
- 사아나마이드 액-Wf(10mg/mℓ) 1회 100mg 1일 1회 아침 ← 알코올 중독 치료제

● 자조 그룹
- 금주 모임(AA: Alcoholics Anonymous, 익명 알코올 중독자 모임), 다르크(Drug Addiction Rehabilitation Center: DARC)가 있다. 이들은 중독자였던 사람이 중독자에게 회복 지원을 하는 민간 약물 의존 회복 지원시설이다.

〈자조 그룹의 효력〉
- 그룹 전체로부터 지지를 받는다.
- 알코올 및 약물 사용이 가져오는 파멸적인 결과와 약을 끊고 술에 취하지 않은 상태가 가지는 이점에 대해 반복 추억한다.
- 그룹에서 재발을 피하기 위해 유용한 조언과 격려를 받는다.
- 회복 중의 스폰서(새로운 멤버가 회복을 진행시키는데 조언자나 상담자)에게서 개별적인 지지를 받는다.
- 약물을 매개로 하지 않는 사회적인 행사나 상호 작용의 기회를 제공 받는다.

● 인지 행동 요법
- 대인 관계에 서툴고 자신의 의견을 주장하지 못하며 화가 나도 그것을 표현하지 못하고 음주로 향하는 환자에게 대하여 자기주장 훈련이나 분노의 처리 훈련을 한다.
- 괴로운 문제를 해결하지 못하고 적절한 대응을 할 수 없기 때문에 음주로 향하는 환자는 음주 이외의 방법으로 문제 해소를 도모하도록 지도한다.
- 불안 · 긴장이 심해 음주로 향하는 환자에 대해 긴장 완화 훈련을 한다.
- 비관적, 비판적이어서 음주로 향하는 환자에 대해 보다 낙관적, 긍정적인 사고방식을 하는 훈련을 한다.

● 행동 요법
- 금주와 금약과 치료 준수 등 바람직한 행동은 보상을 한다(주위로부터 긍정적인 반응).
- 바람직하지 않은 행동은 처벌한다(고용주와 법원에 소변 검사 결과에 따라 보고한다).
- 더운 날에 야구 야간 경기 관전을 하면 맥주가 마시고 싶어진다거나 오래된 술친구를 만나면 술집에 가고 싶어지는 등 이러한 갈망을 유발하는('큐 사인 노출'이라 한다) 것에 대한 반응을 억제하여 조건화된 갈망을 제거한다.

물질(알코올 · 약물) 관련 장애의 병기 · 병태 · 중증도별 치료 순서도

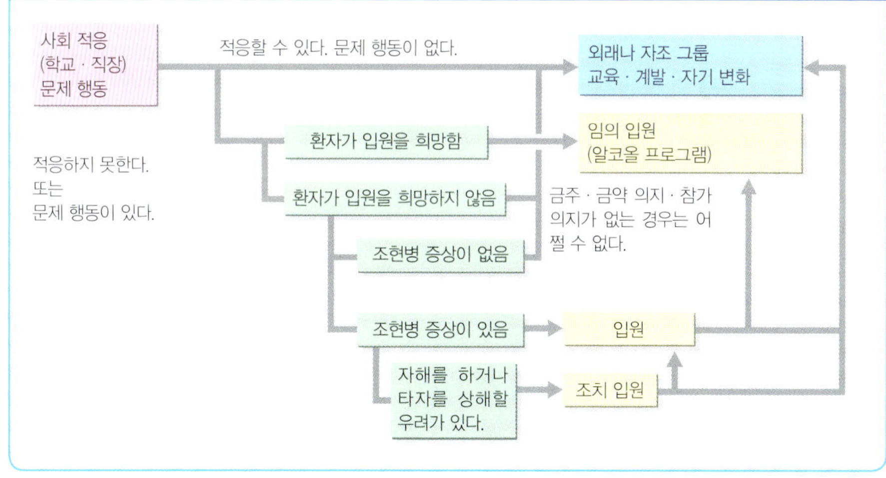

물질(알코올 · 약물) 관련 장애 환자의 간호

사쿠마 에리카

간호 과정 순서도

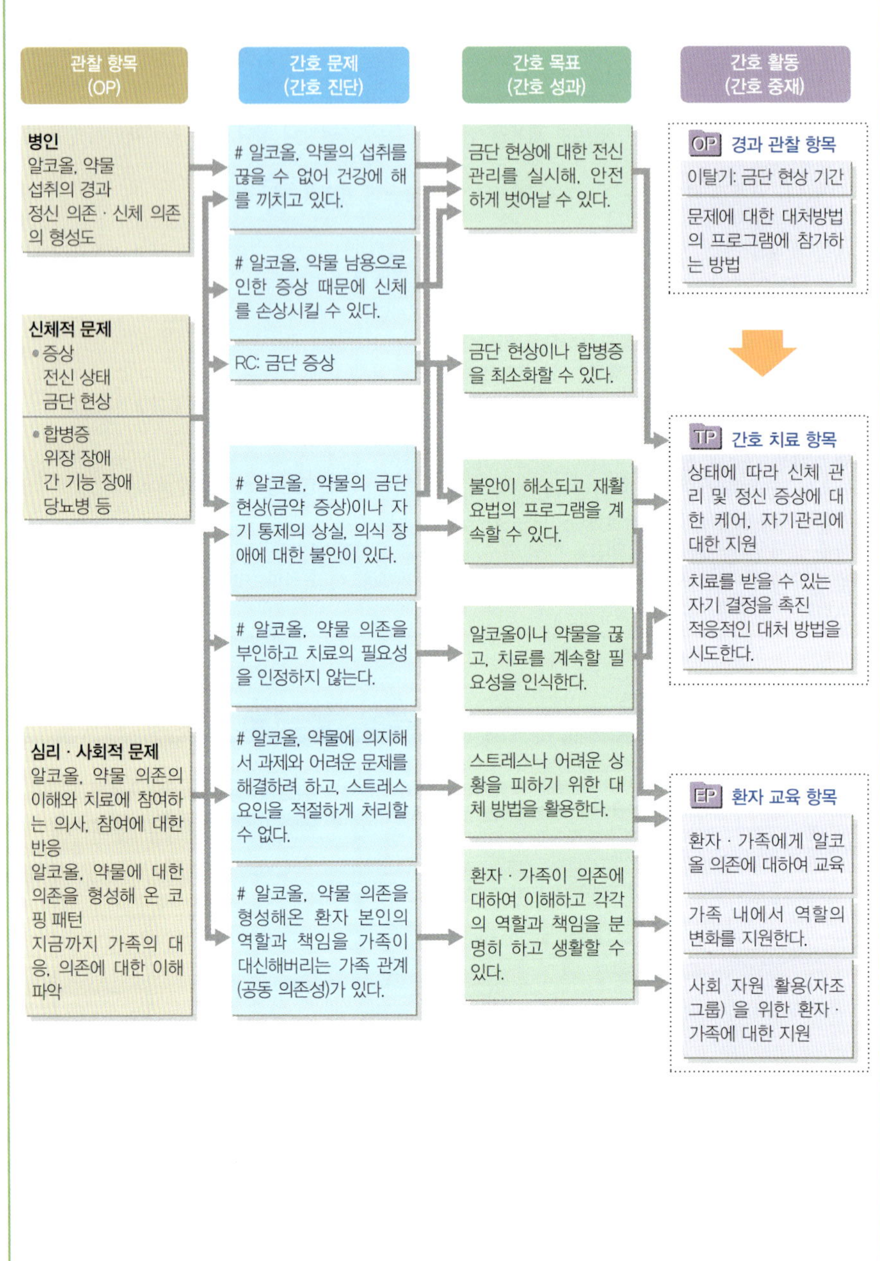

- 의존 환자는 '의지가 약한' 것이 아니라 콘트롤 장애에 빠진 것이며 신체적 · 정신적 · 사회적 문제를 안고 있다는 것을 이해한다.
- 장기적이고 만성적으로 진행하고 환자의 부인('질병이 아니다. 언제든지 그만둘 수 있다')에 의해 치료의 동기 부여가 어렵고, 신체적 변화 및 사회적 문제가 심각해지고 비로소 치료로 이어지는 경우가 많다. 따라서 관계할 경우에는 환자 본인이 의존 치료를 받는 것에 대해 자기 결정하는 과정이 중요하다.
- 치료는 금주, 금약을 기본으로 ① 알코올, 마약에서 안전하게 벗어나는 것, ② 의존하고 있던 알코올, 마약을 끊고 계속되는 새로운 생활 패턴을 재구축하는 것이 과제가 된다.
- 가족(이네이블러*)과의 관계가 의존성을 강화해 버리는 경우가 있어, 가족 케어가 중요하다.

*이네이블러(enabler): 남을 도와주고 있다고 생각하지만 실제로는 오히려 부정적인 영향을 주는 주변 사람.

Step1 영향 평가	Step2 간호 초점	Step3 계획	Step4 실시	Step5 평가

정보 수집	평가 관점과 근거 · 잠재적 간호 문제
지금까지 알코올, 약물 섭취의 경과 파악	지금까지의 음주, 약물 섭취에 대하여 파악한다. 특히 최근의 음주와 음주량, 음주 빈도, 약물의 섭취량과 빈도는 금단 현상기의 관찰에 유용하다. • 음주 패턴, 기회 음주에서 습관 음주로 전환된 시기, 음주 동기를 파악한다. • 최종 음주 시간, 음주량, 음주를 종료할 때의 행동과 정신 증상, 과거에 나타난 금단 증상. • 약물의 종류, 약물 섭취의 계기, 시기를 파악한다. • 약물을 얻기 위해 가족에게 거짓말과 폭력을 휘두른 것은 아닌지, 약물 섭취 시와 약물 금단 시의 성격 변화 등을 파악한다. 🔍 잠재적 간호 문제 : 알코올, 약물의 섭취를 끊지 못하여 건강에 해를 끼치고 있다./알코올, 약물 남용으로 인한 증상의 신체를 해칠 가능성이 있다.
전신 상태와 금단 현상의 파악	금단 현상은 입원으로 알코올, 약물 섭취를 급격하게 끊는 것에 의해 출현한다. 금단 과정에서 가장 중요한 것은 신체적 상태를 주의 깊게 평가하는 것이다. 어떤 증상이 어떻게 나타나고, 어느 정도인지를 관찰하고 환자가 안전하게 금단 현상기를 극복하기 위한 간호를 제공한다(원인 물질에 따라 관찰 포인트에는 특징이 있다. 여기서는 알코올을 예로 한다). • 입원 전에 알코올에 빠진 생활을 하고 있었을 경우, 위장 증상에 따라 식사를 섭취하지 못하고 영양 상태가 악화되어 있는 등, 전신에 영향을 미치고 있기 때문에 전신 상태를 파악하는 것이 중요하다. • 전신 상태의 관찰: 바이털 사인 모니터링, 수액 관리, 수분 I&O를 파악한다. **금단 증상** • 알코올의 금단 증상은 가벼운 것으로부터 생명을 위협하는 것까지 다양하다. • 조기 증후군(소이탈): 좌절, 불안, 손가락의 떨림, 가벼운 발한, 환시와 환청(일과성), 가벼운 현실감 혼란 등을 관찰한다. • 후반 증후군(대이탈): 진전 섬망: 정신 운동 흥분, 사지 몸통의 떨림, 다량의 발한, 경련 발작, 현실감 혼란 등을 관찰한다. • 정신 증상, 신체 증상 모두 변화가 심한 시기이며, 자주 관찰한다. **합병증** • 장기 알코올 섭취로 인하여 신체 합병증(알코올성 간염, 간 경변, 당뇨병, 심장 질환, 위궤양, 위염, 췌장염 등)이 있을 수 있다. 이러한 합병증 현상의 관찰은 적절한 치료를 위해 효과적이다. 🔍 공동 문제 : 금단 증상 🔍 잠재적 간호 문제 : 알코올, 약물의 섭취를 끊을 수 없어 건강에 해를 끼치고 있다./알코올, 약물의 금단 현상(이탈 증상)이나 자기 통제의 상실, 의식 장애에 대한 불안이 있다.

질환의 이해와 치료에 참여할 의사 · 참여에 대한 반응의 관찰	입원하여 일시적으로 알코올, 약물을 끊을 수 있지만, 퇴원 후 다시 지속될 수 있다. 중독의 회복에는 환자가 중독을 질병으로 이해하여 치료를 결정하고 금주 의지를 다지는 것이 첫 걸음이다. 그러나 알코올, 약물의 섭취를 통제할 수 없는 자신을 인정할 수 없는(부인) 것에 섭취를 끊는 어려움이 있다. 부인이나 합리화라는 방어 기제가 인정된다. 이러한 부인의 과 정을 극복하고 환자 스스로 '그만두자'고 결의하는 것을 지원하는 것이 중요하다. ● 물질 남용에 대한 부인 · 합리화(방어 기제)를 관찰한다. ● 금단 증상이 안정된 후 물질 섭취를 끊는 것에 대한 동기 부여 정도를 파악한다. ● 물질 섭취와 생기고 있는 어려운 상황을 연관시킬 수 있는지 관찰한다. ● 회복의 이미지를 가지고 있는지(회복의 이미지는 희망으로 이어진다) 관찰한다. 🔍 잠재적 간호 문제 : 알코올, 약물 의존임을 부인하고 치료 필요성을 인정하지 않는다.
물질 의존을 형성해온 코핑 패턴 파악	환자가 물질 의존에 이른 배경에는 어떤 목적(예: 술의 힘을 빌려 술에 취하지 않은 상태에 서는 말할 수 없는 것을 말할 수 있다. 잠을 잘 수 없어 술을 마시는 등) 섭취를 계속하는 가 운데, 물질 섭취가 습관화되고 점차적으로 정신 의존, 신체 의존이 형성되는 악순환이 발생 하고 있다. 환자는 물질의 힘을 빌려 현실의 어려운 도전에 직면하지 않고 지내고 있고, 말 하자면 '알코올, 약물 섭취' 라는 갑옷으로 취약한 자신을 지키면서 살아왔다고 할 수 있다. 환자에게 중요한 것은 물질을 개재하지 않고 본심을 드러내어 현실에 대처할 수 있는 것을 경험하고 배우고 그 역량을 강화하여 새로운 해결책을 얻어 나가는 것이다. ● 치료를 받고 물질을 끊는 것은 본래 가지고 있던 환자 자신의 도전에 직면하는 것을 의미한다. 예를 들어, 정말 고민하고 있을 때 진심으로 이야기할 수 있는 친 구가 없다든가 또는 다른 사람과의 갈등에 참지 못하고 피해버리거나, 자기주장 을 잘 못하고 분노를 안고 있는 등이다. ● 과거의 생활에 볼 수 있는 음주나 약물 섭취 행동, 그것이 환자 자신이나 가족, 직장 등에 미치는 영향, 환자가 알코올, 약물에 도피하는 상황이나 인간관계의 특징을 되돌아본다. ● 어려운 상황을 만났을 때, 알코올, 약물 이외의 해결책이 있는지 생각해본다. 또 한 사람에게 도움을 요청하는 것의 중요성에 대해 생각한다. ● 그룹에 참여하는 방법 등으로 인간관계가 바람직한 상태의 경향을 음미한다. 🔍 잠재적 간호 문제 : 알코올, 약물에 의지해서 과제와 어려운 문제에 대처하려고 하고 스트레 스 요인을 적절하게 처리할 수 없다.
지금까지 가족의 대응 중독에 대한 가족의 이해 정도 파악	가족은 '의지가 약하다'고 비난하면서도 환자의 물질 섭취를 막으려 긴 시간 동안 고생하고 있다. 막으려는 시도는 모두 실패로 끝나고 무력감이나 절망감에 시달리게 되는 악순환을 일으키고 있다. 원래 섭취 여부는 환자가 자신의 책임으로 결정하는 사항이며, 가족이 대신 하는 것이 아니다. 그러나 가족은 잘되기를 바라며 환자의 책임을 대신하고, 실은 가족 자신 도 환자의 책임을 대신함으로써 '할 수 있는 자신'을 발견한다고 하는 공동 의존성이 물질에 대한 의존도를 강화해버린다. 따라서 가족 자신이 이 구조를 이해하고 지금까지의 해결 방 법을 검토하는 것이 중요하다. 환자의 책임을 대신하는 것을 종료하고, 스스로의 책임으로 물질을 끊으려고 하는 환자를 지지하는 가족 관계로 변화하는 것이 중요하다. ● 지금까지의 경과, 가족이 느끼는 괴로움과 고뇌, 해결 방법에 대해 가족에게 든 는다. ● 특히 환자의 약물 사용에 관련된 사건, 문제의 해결 방법을 파악한다. ● 지금까지 가족의 고생을 치하하면서, 환자의 약물 사용에 관련된 문제의 책임을 대신하는 관계를 파악한다(공동 의존). ● 가족의 의향을 존중하면서 '알코올 중독 가족 모임' 등 가족끼리 경험을 교류할 수 있는 장에 참여를 촉구한다. 🔍 잠재적 간호 문제 : 알코올, 약물 의존을 형성해온 환자 본인의 역할 · 책임을 가족이 대신하 는 가족 관계기 있다(공동 의존)

간호 문제 리스트

RC : 금단 증상

#1 알코올, 약물의 섭취를 끊을 수 없어 건강에 해를 끼치고 있다(건강 지각–건강관리: 영양–대사 패턴).

#2 알코올, 약물 남용으로 인한 증상 때문에 신체를 손상시킬 수 있다(건강 지각–건강관리 패턴).

#3 알코올, 약물의 금단 현상(금약 증상)이나 자기 통제의 상실, 의식 장애에 대한 불안이 있다(자기인식 패턴).

#4 알코올, 약물 의존을 부인하고 치료의 필요성을 인정하지 않는다(코핑–스트레스 내성 패턴).

#5 알코올, 약물에 의지해서 과제와 어려운 문제를 해결하려 하고, 스트레스 요인을 적절하게 처리할 수 없다(코핑–스트레스 내성 패턴).

#6 알코올, 약물 의존을 형성해온 환자 본인의 역할과 책임을 가족이 대신해버리는 가족 관계(공동 의존성)가 있다(역할–관계 패턴).

간호의 우선순위 지침

- 금단 현상이 나타난 경우는 안전하게 금단 현상을 극복하는 것이 최우선된다. 금단 현상이 진정된 다음 의존에 대한 치료가 전개된다. 먼저 치료에 참여하도록 자기 결정을 지원하고 재활 프로그램 참여를 촉구한다. 이 과정에서 어려운 과제에 대한 알코올, 약물에 새로운 대안 해결책의 재구축을 시도한다. 동시에, 가족에 대해서는 공동 의존 관계를 이해하고 환자의 책임을 대신하지 않는 대처에 대해 배우는 기회를 제공한다.

공동 문제	간호 목표(간호 성과)
RC : 금단 증상	

간호 계획	중재 포인트와 근거

OP 경과 관찰 항목

- 금단 현상의 병력(떨림, 정신 착란, 경련, 뇌전증 발작, 환각)
- 바이털 사인　　　　　　　　　　　➡이상을 조기에 발견한다.

TP 간호 치료 항목

- 금단 현상에 대한 초기 대응과 의사에게 연락
- 치료 및 처치에 대한 신속한 지원

➡환자 몸의 안전을 확보하고, 증상의 파악과 의사에게 보고를 신속하게 한다.

1 간호 문제	간호 진단	간호 목표(간호 성과)
#1 알코올, 약물의 섭취를 끊을 수 없어 건강에 해를 끼치고 있다.	비효과적 건강 유지 **관련 요인:** 적절한 판단을 할 수 없다. **진단 지표** □ 약물 남용 □ 기본적 건강 실천에 대한 지식 부족이 있다는 것을 나타낸다. □ 건강 행동을 개선하는 것에 대한 관심의 표명 부족	〈장기 목표〉 안정된 신체 상태를 유지하고 알코올, 약물을 끊기 위한 재활 프로그램을 시작할 수 있다. 〈단기 목표〉 1) 안전하게 극복할 수 있다. 2) 생리적인 항상성을 회복한다. 3) 휴식, 수면, 활동의 균형을 회복한다. 4) 필요한 영양을 섭취할 수 있다.

간호 계획	중재 포인트와 근거

OP 경과 관찰 항목

- 최종 음주, 약물 섭취와 양, 지금까지의 빈도

- 바이털 사인 모니터링
- 체액과 전해질 균형의 모니터링
- 영양 상태의 관찰

- 금단 현상의 주의 깊은 관찰
- 신체 합병증(간경화, 당뇨병, 위궤양, 위염, 췌장염 등)과 관련된 증상의 관찰

TP 간호 치료 항목

- 수액과 배설에 의한 수분 I&O를 관리하고 수분을 보충한다.
- 땀이나 오한에 대한 청결에 대한 케어(물수건으로 닦아서 깨끗이 하고, 옷 교환, 배설에 대한 관리, 보온 및 냉각 등 신체 온도 조절)를 한다.
- 정신 착란 상태가 보이는 경우는 신변의 위험 물질을 제거하고 또한 불안을 강화하지 않도록 실내조명은 어둡게 하지 않는다.
- 식사의 섭취가 가능해지면 가능한 빨리 경구 섭취를 촉진한다.
- 간결하고 구체적인 말로 금단 현상은 서서히 진정되어 간다는 것을 전하지만 향후 치료 계획과 감정의 문제, 라이프스타일 등에 대해 논의하는 것은 피한다.

- 물질 의존에 대해 비판을 하지 않는 태도로 임한다.

- 치료가 진행됨에 따라 금단 현상은 서서히 진정되는 것을 전한다.

EP 환자 교육 항목

- 불쾌한 신체 증상에서 회복하기 위해 치료가 필요하다는 것을 전한다.

⊃ 가족으로부터도 정보를 얻는다. **근거** 금단 현상의 경과를 판단하기 위한 도움이 된다.

⊃ 변화를 간과하지 않는다. **근거** 전신 상태를 나타내는 지표로 유용하다.

⊃ 저 영양 상태의 위험이 있다. **근거** 환자는 알코올, 약물 중심의 생활에서 체액과 전해질의 균형을 무너뜨리고 있는 경우가 많다.

⊃ 금단 현상은 빠르게 변화한다.

⊃ 증상을 간과하지 않도록 주의한다. **근거** 장기간 섭취로 내과적 합병증을 동반하고 있을 위험

⊃ **근거** 환자는 체액과 전해질의 불균형을 일으키고 있을 위험이 높다.

⊃ 금단 현상기의 환자는 자기관리 행동을 할 수 없기 때문에 자기관리에 대한 지원을 한다. **근거** 청결을 유지하는 것은 환자의 건강에 도움이 된다.

⊃ 환자의 안전을 지키는 것이 중요하다. 또한 섬망은 야간에 많고, 어둠이 불안을 강화하지 않도록, 적당한 밝기의 환경을 유지한다.

⊃ 영양 상태를 개선하고 회복하기 위해 가능하면 바로 경구 섭취를 재개하는 것이 중요하다.

⊃ 안전하게 휴식을 취하는 것이 최우선이다. **근거** 환자는 신체 증상에 대한 복잡하고 추상적인 개념을 처리할 수 있는 능력을 발휘할 수 있는 상태가 아니지만, 간결하고 구체적인 이야기로 하면 반응할 수 있다.

⊃ 간호사도 중독이 질병임을 잊어서는 안 된다. **근거** 알코올 중독은 질병이며, 환자가 통제할 수 있는 것이 아니다. 안이한 비판은 환자의 인격을 무시하는 것이 된다.

⊃ 단순 명료하게 말한다. **근거** 환자는 금단 현상에 공포를 느끼고 있다. 회복의 전망을 전하는 것은 환자의 안심으로 이어진다.

⊃ 간단명료하게 말한다. **근거** 환자도 신체 증상의 회복을 원하고 있다. 환자가 원하고 있는 것을 기반으로 하면 치료의 필요성을 이해할 수 있다. 또한 지원자와의 관계를 친밀하게 해나가는 기회이다.

<table>
<tr><td>2 간호 문제</td><td>간호 진단</td><td>간호 목표(간호 성과)</td></tr>
<tr><td>#2 알코올, 약물 남용으로 인한 증상 때문에 신체를 손상 시킬 수 있다.</td><td>신체 손상 위험 상태
위험 요인: 화학적 요인(알코올, 마약), 영양실조, 감각 기능 장애</td><td>〈장기 목표〉 신체 손상의 위험성이 감소했다고 말한다.
〈단기 목표〉 1) 가능한 한 안전감을 갖고 보낼 수 있다. 2) 현실감을 얻을 수 있다.</td></tr>
</table>

간호 계획	중재 포인트와 근거

OP 경과 관찰 항목

- 현실감 혼란, 떨림, 지각 · 인지 장애의 정도
- 질병에 대한 이해

- 금단 현상의 주의 깊은 관찰

➡ 금단 현상은 환자 언행의 관찰로 파악할 수 있다.
➡ 과거의 경험이나 금단 현상의 지식은 환자의 행동을 좌우한다.
➡ 금단 현상은 빠르게 변화한다.

TP 간호 치료 항목

- 사전에 신변의 위험 물질을 제거하고 정신 착란 시에는 환자의 안전을 최우선으로 한다.

- 불안을 강화하지 않도록 실내조명은 어둡게 하지 않는다.

➡ 사전에 대응책을 강구해 둔다. **근거** 환자는 안전을 판단하는 능력이 저하되고 있다. 안전한 환경을 조성하는 것이 신체 손상을 미연에 방지하기 위해 중요하다.
➡ 섬망은 야간에 일어나는 경우가 많다. 어두움은 불안을 강화한다.

EP 환자 교육 항목

- 환자가 질병과 치료에 대해 이해하고, 치료를 받는 것에 대한 자기 결정을 돕는다.

- 치료가 진행됨에 따라 금단 현상은 서서히 진정된다는 것을 전한다.

- 불쾌한 신체 증상에서 회복하기 위해 치료가 필요하다는 것을 전한다.

➡ 간결하고 명료하게 전한다. **근거** 신체 손상의 위험을 줄이는 가장 실행적인 방법은 알코올이나 약물을 끊고 금단 현상과 합병증을 없애는 것이다. 금단 현상기는 복잡한 것을 이해하는 능력이 떨어진다.
➡ 단순 명료하게 말한다. **근거** 환자는 금단 현상에 두려움을 느끼고 있다. 회복의 전망을 전하는 것은 환자의 안심으로 이어진다.
➡ 간결하고 명료하게 말한다. **근거** 환자도 신체 증상의 회복을 원하고 있다. 환자가 원하고 있는 것을 발판으로 하면 치료의 필요성을 이해할 수 있다. 또한 지원자들과의 관계를 친밀하게 해나가는 기회이다.

<table>
<tr><td>3 간호 문제</td><td>간호 진단</td><td>간호 목표(간호 성과)</td></tr>
<tr><td>#3 알코올, 약물의 금단 현상(금약 증상)이나 자기 통제의 상실, 의식 장애에 대한 불안이 있다.</td><td>불안
관련 요인: 물질 남용, 자기 개념에 대한 위협
진단 지표
□ 고뇌한다.
□ 문제 해결 능력의 감소
□ 혼란</td><td>〈장기 목표〉 불안이 해소되고 물질을 끊기 위한 재활 프로그램을 계속할 수 있다.
〈단기 목표〉 1) 질환의 특징을 이해하고 치료 프로그램의 필요성을 인식한다.</td></tr>
</table>

간호 계획	중재 포인트와 근거

OP 경과 관찰 항목

- 불안의 정도
- 질병과 치료에 대한 이해

➡ **근거** 불안의 정도와 질환과 치료에 대한 이해의 정도는 치료에 참여 결정 및 치료 프로그램의 지속을 좌우한다.

TP 간호 치료 항목

- 환자가 불안한 상태에 있을 때는, 무엇이 일어나고 있는가를 설명하고, 무엇을 할 것인가를 전하고 나서 간호 행위를 한다.

➡ 간결하고 명료하게 전한다. **근거** 금단 현상기의 환자는 복잡한 것을 이해하는 능력이 저하되어 있다. 간호 행위의 앞에 구체적으로 설명하면 환자는 안심하고

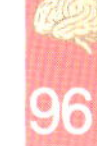

96
물질(알코올 · 약물) 관련 장애

- 환각(벌레나 뱀이 있는 등)의 호소에 대하여 현실에 있지 않다는 것을 보증한다.
- 환각(벌레나 뱀이 있는 등)의 호소에 대하여 환자의 괴로움에 대해 공감을 표시한다.

EP 환자 교육 항목

- 치료가 진행되면서 증상은 서서히 진정되는 것을 전한다.
- 알코올, 약물 치료를 받는 것에 대한 자기 결정을 돕는다.

치료를 받을 수 있다. 명료하고 간결하게, 간호사에게는 보이지 않는다는 것을 전한다.

➡존재하지 않는다고 하는 사실을 전하는 것은 환자를 현실 세계의 인도로 이어진다.

➡체험하고 있는 사실을 인정하고 환자가 느끼는 두려움과 불안에 공감하면서 그 내용에 대해서는 현실이 아니라는 것을 전한다. 이렇게 하면 환자가 안심하고 휴식을 취할 수 있다. **근거** 환자를 현실로 이끄는 것이 중요하다. 환자에게 환각은 바로 현실이고, 놀라움과 공포를 느끼고 있다.

➡간결하고 명료하게 전한다. **근거** 환자는 금단 증상에 두려움을 느끼고 있다. 전망을 전하는 것은 환자의 안심으로 이어진다.

➡의존치료는 치매 등이 아닌 한 환자의 자기 결정과 자기 책임을 명확한 틀로 한다.

4 간호 문제	간호 진단	간호 목표(간호 성과)
#4 알코올, 약물 의존을 부인하고 치료의 필요성을 인정하지 않는다.	비효과적 부인 **관련 요인:** 불안, 불쾌한 현실이라는 위협 **진단 지표** □ 부적절한 감정을 나타낸다. □ 신체 상태의 영향에 대한 공포를 바꿔치기 한다. □ 자신이 위험이나 증상에 관련되어 있다고 생각하지 않는다. □ 증상을 과소평가한다.	〈장기 목표〉 알코올 및 약물 사용을 중단하고, 치료를 계속해야 하는 필요성을 인식한다. 〈단기 목표〉 1) 알코올 및 약물 섭취가 신체나 생활에 미치는 영향에 대하여 인식한다.

간호 계획	중재 포인트와 근거

OP 경과 관찰 항목

- 재활 프로그램에 대한 참여 태도
- 환자의 알코올 섭취 및 약물 복용에 대한 인식
- 치료에 대한 생각
- 그룹 회의에 참석했을 때의 감상이나 인상적인 것

TP 간호 치료 항목

- 환자의 행동이 지금까지의 생활상의 문제와 가족의 어려움을 초래하고 있다고 인식할 수 있도록 관계한다.
- 문제 행동에 대해서는 무슨 일이 있었는지를 환자와 함께 확인하고 환자가 문제를 합리화했다거나, 다른 사람 탓을 하거나 발뺌하는 경우에는 그것을 인정하지 않고, 의연한 태도로 전한다.
- 환자의 기분(부인)을 부정하지 않는다.

➡본심으로 말하는 경험이 중요하다. **근거** 환자는 '자신은 다르다(언제든지 할 수 있다)'와 같은 식으로 자신을 파악하고 있다. 또는 실제로 인식하고 있어도 인정할 수 없거나 자신의 나약함을 드러내지 못하고 있는 경우가 있다.

➡자신의 문제와 행동의 관계를 이해하는 것이 중요하다. **근거** 물질 의존의 문제는 환자의 삶의 모든 측면에 영향을 주고 있다.

➡ **근거** 합리화와 남의 탓을 하는 것은 지금까지의 행동을 계속하기 위한 구실이 된다. 자신의 문제를 생각할 기회를 잃는 것이 된다. 환자에게 중요한 것은 자신의 행동에 책임을 갖는 것이다.

➡ **근거** 부인은 그것이 아무리 부당해도 환자가 자기 나름으로 살려고 하는 최대의 자기방어라고 파악할 수 있다. 필사적으로 자신을 지키고 있다. 병기를 인정하고 현실적으로 마주하는 것에 참을 수 없는 것이다.

• 환자가 자신의 감정을 표현할 수 있을 때나 자신의 행동과 그 결과에 대해 나름대로 반성하고 생각을 나타낼 수 있는 경우에는 긍정적으로 피드백한다.

• 치료를 받는 것에 대한 자기 결정을 돕는다.

 환자 교육 항목
• 의존에 대하여 바른 지식을 전한다.

• 같은 고민을 가진 사람들과의 알코올 · 그룹미팅이나 자조그룹(AA, 금주회)에 참가하도록 한다.

➡ 환자의 노력을 인정한다. 【근거】 이러한 행위는 환자가 자신의 행동에 책임을 지려고 하는 노력이 나타난 것이다. 이 노력을 간호사가 이해하고, 인정하고 있다는 것을 환자에게 전한다.

➡ 중독의 치료는 치매 등이 아닌 한 환자의 자기 결정과 자기 책임을 명확한 틀로 한다. 이 점을 애매하게 하면 간호사가 이네이블러 역할을 하여 중독을 강화할 위험이 있다.

➡ 회복은 지금까지의 괴로운 생활에서 자신답게 살기 위한 생활 방법을 발견하는 것이다. 【근거】 환자는 지금까지 물질에 의존하는 생활이었기 때문에 의지를 했던 물질이 없는 생활의 가능성은 쉽게 상상할 수 없다. 오히려 불안이 늘어날 뿐이다. 입원 치료하여 환자가 알코올이나 약물을 이용하지 않는 생활을 체험하고, 이 기회에 알코올이나 약물의 치료 프로그램을 활용하여 회복의 길을 아는 것은 새로운 생활의 첫걸음이 된다.

➡ 같은 고민을 안고 있는 다른 사람의 체험에서 배우는 것을 권한다. 【근거】 무엇을 해야 한다든가, 무엇을 해서는 안 된다고 하는 비판적 태도가 아니라 같은 고민을 안고 있는 다른 사람의 이야기를 듣고, 환자 자신의 이야기를 할 기회를 갖는다. 이 체험을 통하여 공통되는 경험을 발견하고, 공감이 생긴다. 알코올이나 약물을 끊을 수 없는 자신을 인정할 수 있게 된다. 또한 회복중인 사람, 회복된 사람을 만날 기회가 되고 환자 자신의 회복에 대한 희망을 발견할 수 있다.

5 간호 문제	간호 진단	간호 목표(간호 성과)
#5 알코올, 약물에 의지해서 과제와 어려운 문제를 해결하려 하고, 스트레스 요인을 적절하게 처리할 수 없다.	비효과적 코핑 **관련 요인:** 코핑 능력에 대한 자신의 수준, 통제 상태를 지각하는 수준이 부적절 **진단 지표** □ 화학물질의 남용 □ 기본적 욕구를 만족하지 못한다. □ 목표를 향한 행동의 부족 □ 잘못된 문제 해결 □ 코핑할 수 없다는 말을 한다.	〈장기 목표〉 스트레스와 어려운 상황을 회피하기 위한 적응적인 대체 방법을 활용한다. 〈단기 목표〉 1) 자신의 감정을 솔직하게 표현한다. 2) 스트레스나 어려운 상황을 대하는 대체 방법을 시도한다.

간호 계획	중재 포인트와 근거
경과 관찰 항목 • 병동에서 발생한 문제에 대한 해결 방법을 관찰한다. • 다른 사람 탓을 하거나 발뺌을 하고 있지 않은지? 간호 치료 항목 • 스트레스와 어려운 상황을 해결하기 위해 다른 방법을 찾아내도록 격려한다. 먼저 문제를 분명히 하고 해결 방법을 생각하고, 그것을 실행해보는 일련의 과정을 체험할 수 있게 한다.	➡ 환자가 안고 있는 효과적 코핑을 파악한다. 【근거】 문제는 어려운 과제에 마주하지 못하고 회피하는 대처 행동을 하게 된다. 먼저 해결할 수 없는 자신을 인정하는 것에서 다음의 대처 방법을 찾는 과정이 태어난다. ➡ 문제를 명확히 하고 해결하기까지의 과정을 생각하고 수행하는 기회를 경험하는(시도해보는) 것이 유용하다. 【근거】 생활상의 스트레스에 대해 물질의 섭취에 대한 대안으로 대처한 적이 거의 없는 경우가 있다.

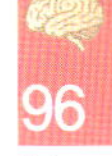

96

물질(알코올 · 약물) 관련 장애

● 환자가 자신이 할 수 있는 범위에서 자신의 감정을 인식하고 표현할 수 있도록 하고, 이에 대해 긍정적으로 피드백한다.

● 물질 섭취의 계기가 되는 자신의 감정에 대해 떠올려 보고 자신의 감정을 지금까지와는 다른 방법으로 표현하는 방법을 함께 생각해본다.

● 물질 섭취를 그만두려고 하고 있는 '지금의 나'에 주의를 기울이게 한다.

● 환자가 자신의 삶을 생각하고 또한 실행 가능한 기간을 구분하여 물질을 끊으려는 노력을 돕는다.

EP 환자 교육 항목

● 스스로 섭취하고 싶어지는 계기를 생각하고 그것을 피해 지내는 방법을 함께 생각해본다.

● 같은 고민을 가진 사람끼리의 알코올 그룹 회의 및 자조 그룹(AA 금주회)에 참가하게 한다.

➡ 감정을 솔직하게 표현하는 것의 중요함을 알린다. **근거** 환자는 간호사를 거울처럼 이용하여 자신의 솔직한 감정을 인식하고 표현할 수 있게 된다. 말하자면, 본심으로 말하는 연습 상대로서 간호사가 활용되는 것이고, 긍정적인 피드백은 환자의 자존감을 높인다.

➡ 자신의 불쾌한 감정과 잘 사귀는 방법을 찾는다. **근거** 계기가 되는 사건에 의해 불쾌한 감정이 끓어오르거나, 단번에 물질 섭취에 이르는 상황이 많은 경우, 이 불쾌한 감정을 자신에게 일어나고 있는 위험 신호로 이용할 수도 있다. 또한 불편한 감정을 표현하는 지금까지와는 다른 방법을 생각하는 것과, 생각을 바꾸는 것으로 마음을 바꾸는 등 자신의 감정을 바꾸는 방법을 찾아 다른 사람과의 관계도 변화한다.

➡ 환자가 자신의 과거 행동의 책임을 인정할 수 있게 되고, 과거에 대해 아무리 반성해도 과거는 바꿀 수 없다. 그 대신 자신의 생활을 재건하기 위해 지금 할 수 있는 것에 관심을 쏟는 편이 건강한 것이다.

➡ "평생 끊을 수 있을까?"라고 생각하면 자신감도 없어진다. 오히려 "오늘 끊기 위하여 어떻게 할까?" 같은 달성 가능한 목표를 설정하는 것이 현실적이다. 또한 성취감을 얻으면 자존감도 높아진다.

➡ 환자가 스스로 안전한 대안을 찾는다. **근거** 알코올이나 약물 섭취는 계기가 되는 것에 자극되어 알코올이나 약물을 생각하는 사이에 욕구가 커지고 섭취해버린다고 하는 일련의 과정이 있다. 욕구가 부풀어 올랐을 때에는 이미 의지력으로 조절하는 것이 불가능하다. 현명하게 원인을 피하는 것이나, 일련의 과정을 초기 단계에서 수정하는 방법을 알게 되면 안전한 생활의 다른 선택을 할 수 있다. 안전한 선택을 스스로 선택하는 행위가 중요하다.

➡ 같은 고민을 안고 있는 다른 사람의 체험에서 배우는 것을 권한다. **근거** 같은 고민을 안고 있는 다른 사람의 이야기를 듣고 환자 자신의 이야기를 해나가는 기회를 얻는다. 이 경험을 통해 공통된 경험을 찾아, 공감대가 생기고 알코올이나 약물을 그만둘 수 없는 자신도 인정하게 된다. 또한 회복 중인 사람, 회복한 사람을 만날 기회가 되어 환자 자신의 회복에 대한 희망을 찾을 수 있다.

6 간호 문제	간호 진단	간호 목표(간호 성과)
#6 알코올, 약물 의존을 형성해온 환자 본인의 역할과 책임을 가족이 대신해버리는 가족 관계(공동 의존성)가 있다.	**가족 기능 장애** **관련 요인:** 알코올이나 약물의 남용 **진단 지표** □ 분노의 부적절한 표출 □ 의존 □ 커뮤니케이션 장애 □ 가족의 정서적 욕구를 채우지 못한다. □ 의존에 대한 이해와 지식의 부족	〈장기 목표〉 서로 역할과 책임을 명확히 하고 행동할 수 있다. 〈단기 목표〉 1) 가족은 환자와의 공동 의존 관계에 대하여 이해한다. 2) 가족은 환자 자신이 부담해야 하는 책임이 있다는 것과 그 책임을 환자에게 돌려 주어야 한다는 것을 배운다. 그리고 가족은 환자가 책임을 지는 것을 기다릴 필요성을 배운다. 3) 가족 자신, 자신의 생활을 개선할 수 있다.

□ 비난, 비판
□ 비효과적인 문제 해결 기술
□ 폐쇄적인 커뮤니케이션 시스템
□ 비효과적인 커뮤니케이션
□ 가족 관계의 악화
□ 가족 역할의 혼란
□ 가족의 부인

간호 계획

OP 경과 관찰 항목

- 지금까지의 비효과적인 대처 방법을 검토할 수 있는가?
- 가족은 자신들의 삶에 대하여 생각할 수 있는가?
- 음주나 약물 섭취 행동의 책임이 환자에게 있다는 것에 대해 통찰할 수 있는가?

TP 간호 치료 항목

- 가족이 지금까지 환자의 물질 섭취를 그만두게 하고, 평화로운 가족을 되찾으려고 노력해온 심정을 듣고 받아들인다. 천천히 이야기를 듣고 가족에 다시 한번 해보자는 마음이 있다면 어떻게 대응할지 생각해 본다.

EP 환자 교육 항목

- 의존에 대한 올바른 지식을 제공하고 질병의 증상이라는 관점을 가지고 감정적으로 안정되도록 환자의 행동을 이해하고 지금까지와 다른 대응 방법을 찾는 것을 돕는다.
- 가족들이 자신을 개인적으로 자신다운 생활로 개선할 수 있도록 돕는다.

- 물질 섭취를 조절하기 위하여 가족이 실시한 시도의 효과를 생각해내도록 한다. 환자의 책임을 대신하는 것을 그만두고, 지켜볼 수 있도록 지원한다.

- 환자와 가족이 서로 이야기할 수 있는 장을 만들고, 서로 어떤 역할과 책임이 있고, 어떻게 분담할 것인가를 논의한다. 문제가 일어났을 때에는 그 문제가 누구의 책임인가를 논의하도록 전한다.

- 환자 가족이 서로 역할과 책임을 완수할 때 긍정적인 피드백을 한다.
- 가족 모임이나 금주 모임 등을 소개하고 중독에 대해 배울 수 있는 기회, 고민을 토론할 수 있는 장을 제공할 수 있도록 지원한다. 가족끼리 경험을 이야기할 수 있는 장에 참가를 독려한다.

중재 포인트와 근거

➥ 공동 의존 관계에서 가족이 벗어나는 과정이 중요하다. **근거** 정서적인 안정을 서서히 회복했다면 지금까지의 대처 방법에 대해 검토하고 공동 의존 관계를 이해하고 가족들이 자신들의 생활도 소중하게 할 수 있게 된다.

➥ 가족은 환자의 알코올 및 약물 의존으로 고생을 거듭해왔으며, 먼저 가족 속에 있는 울적한 감정을 토해내기 시작한다. 가족의 지금까지 대응을 비판하거나 책임을 묻는 것 같은 대응은 피한다.

➥ 가족이 질환으로 이해하는 것이 중요하다. **근거** 의존에 가족이 지식을 얻어, 지금까지 자신이 사로 잡혀 있던 생각을 버릴 수 있고, 정서적으로 안정되어 건설적인 대응을 생각할 수 있다.

➥ 의존 환자에 의해 힘들었던 생활에서 자신에게 충실한 생활을 보낼 수 있는 것, 즉 자기 자신의 스트레스 대처법 등에 초점을 맞춘다.

➥ 환자의 책임을 가족이 인식할 수 있도록 지원한다. **근거** 물질의 섭취를 그만둘 수 있는가의 여부는 환자의 결단이다. 이 점을 가족이 알아차리고 환자에게 그 책임을 돌려줄 수 있도록 물질 섭취 행동에 일희일비하지 않는다. 그리고 환자의 물질을 조절할 수 있는 배경에 자신의 문제가 숨어 있다는 것을 알아차린다.

➥ 서로에게 책임을 명확하게 할 수 있도록 지원한다. **근거** 가족이 환자의 물질 섭취에 구애받지 않고 있을 수 있게 되면 환자는 스스로 그 책임을 질 수 있게 된다. 공동 의존 관계가 무너지고 새로운 관계가 태어나기 시작하는 것이다. 환자와 가족이 논의하는 장은 새로운 해결책을 찾아 나가는 과정을 돕는다.

➥ 구체적으로 전한다. **근거** 긍정적인 피드백은 환자에게도 가족에게도 자신감으로 이어진다.

➥ 같은 고민을 가진 다른 사람으로부터 배울 것을 권한다. **근거** 다른 가족과의 만남은 같은 고민을 안고 있는 다른 사람의 이야기를 듣고, 자신의 이야기를 해나가는 기회를 갖게 된다. 이 체험을 통해 공통된 경험을 발견하고 공감할 수 있고, 서로 의존 관계에 대해서도 이해할 수 있게 된다. 또한 회복에 대한 희망을 발견할 수 있다. 가족이 '금주 모임' 등에 참여하여, 알코올 의존의 실태를 알 수 있는 기회가 된다. 조절력을 상실하는 병리를 알게 되면 가족의 대응도 변화한다.

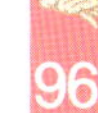

96

물질(알코올 · 약물) 관련 장애

병기·병태·중증도별 관리 포인트

【금단 현상기】 알코올, 약물의 해독은 관리되는 환경에서 안전하게 이 시기를 극복하는 것이 중요하다. 일단 의존이 되면 치료하여 완치의 의미가 아니라 '회복'으로 금주, 금약을 계속하는 것이다. 특히 여기에 중요한 것은 치료를 받고 물질을 끊는 것을 환자 자신이 자기 결정하는 것이다.

【회복기】 사회생활을 위해 금주, 금약을 계속하고, 알코올, 약물 없이 생활을 재구성해 나가는 시기이다. 자조 그룹(자립 그룹)이라고도 한다. AA, 금주 모임, 다르크(DARC, 약물 의존성 질환 재활 시설) 등 참여를 권한다. 또한 환자가 행동의 책임을 질 수 있도록 새로운 가족 관계를 구축하기 위한 가족 치료가 중요하다.

간호 활동(간호 중재) 포인트

금단 현상 기간을 안전하게 극복하기 위한 지원

- 금단 현상을 안전하게 극복할 수 있도록 신체를 관리하고 정신 증상에 대응한다.
- 환자가 안전하고 보다 안락하게 금단 현상 기간을 극복하고 충분히 휴식할 수 있도록 지원한다.
- 자기관리 능력이 극단적으로 저하되므로 자기관리의 지원을 실시한다.
- 환각에 대해서는 환자의 불안을 줄일 수 있도록 지원한다.
- 병실 환경을 정돈하고, 위험을 제거하며 배려를 한다.

부인하는 것에 대한 대응

- 환자의 행동이 지금까지의 생활상의 문제와 가족의 어려움을 초래하고 있다는 것을 환자 자신이 인식할 수 있도록 조언하면서 이야기를 듣는다.
- 환자가 문제를 합리화하고, 다른 사람 탓을 하거나 발뺌하는 것을 인정하지 않는다.
- 알코올, 약물 섭취의 시비가 아니라 섭취를 그만둘 수 없는 자신에 주의할 수 있도록 한다.
- 알코올, 약물 치료를 받는 것에 대해 자기 결정하는 것을 돕는다.
- 같은 고민을 가진 사람끼리의 알코올 그룹 및 자조 그룹(AA, 금주 모임, 다르크 등)에 참여하게 한다.

물질을 멀리하는 방법, 물질에 의존하지 않고 어려운 과제에 대처하는 방법을 재건하는 지원

- 스트레스와 어려운 상황에 대처하기 위한 적응적인 대안을 찾을 수 있도록 격려한다.
- 환자가 할 수 있는 범위에서 자신의 감정을 인식하고 표현할 수 있도록 하고, 이에 대해 긍정적으로 피드백을 실시한다.
- '지금 상태', 물질 섭취를 끊으려 하고 있는 '지금의 자신'에 주의를 기울이도록 돕는다.
- 환자가 자신의 삶을 생각하고 또한 실행 가능한 기간(예를 들어 오늘 하루)을 구분하여 알코올, 약물을 그만두려고 노력하는 것을 돕는다.
- 같은 고민을 가진 사람끼리의 알코올 그룹 및 자조 그룹(AA, 금주 모임, 다르크 등)에 참여를 하게 한다.

가족의 회복을 위한 지원

- 가족이 지금까지 환자의 물질 섭취를 그만두게 하려고, 평화로운 가정을 되찾으려고 노력해온 심정을 듣고 받아들인다. 천천히 이야기를 듣고, 가족 속에 다시 해보자는 마음이 생기면 어떻게 대응할지 함께 생각해본다.
- 의존에 대한 올바른 지식을 제공하고 질병의 증상이라는 관점을 가지는 것으로, 감정적으로 안정되어 환자의 행동을 이해하고, 지금까지와 다른 대응 방법을 찾아내는 것을 돕는다.
- 물질 섭취를 제어하기 위해 가족이 지금까지 실시한 시도의 효과를 재검토하도록 한다. 환자의 책임을 대신하는 것을 그만두고, 지켜볼 수 있도록 지원한다.
- 가족들도 환자가 물질 중독 상태에 휘말려 자신의 불안이나 문제에 대처하지 않고 피하고 있다는 것을 깨닫도록 지원한다.
- 가족 모임이나 금주 모임 등을 소개하여 중독에 대해 배울 수 있는 기회를 갖게 하고, 고민을 나눌 수 있는 장에 참여할 수 있도록 지원한다.

퇴원 후에도 술, 마약을 끊고 계속하도록 간호
- 환자와 가족이 이야기할 수 있는 장을 만들어 서로 어떤 역할이 있고, 그 책임을 어떻게 분담할지를 논의한다. 문제가 발생했을 때 그 문제가 누구의 책임인지를 논의하는 체험을 갖는다.
- 환자 가족이 서로 역할과 책임을 완수했을 때, 긍정적인 피드백을 실시한다.
- 퇴원 후 금주 모임과 AA 등의 활동 참여를 촉구한다.

Step1 **영향 평가**　　Step2 **간호 초점**　　Step3 **계획**　　Step4 **실시**　　Step5 **평가**

평가 포인트

간호 목표 달성도
- 물질로부터 안전하게 이탈할 수 있는가?
- 신체 증상을 관리할 수 있는가?
- 환자는 의존에 대하여 설명할 수 있는가?
- 환자는 부인하던 물질 섭취를 끊는 것을 결의할 수 있는가?
- 환자가 물질 섭취를 끊은 후 문제에 대한 해결책을 찾을 수 있는가?
- 가족은 질병을 이해하고, 자신도 환자의 의지에 가담하고 있었던 것(공동 의존성)을 깨달았는가?
- 환자 및 가족은 서로 책임을 지는 방법을 검토하고 새로운 해결 방법을 생각할 수 있는가?
- 자조 그룹(금주 모임, AA, 다르크 등)을 활용할 수 있는가?

물질(알코올 · 약물) 관련 장애 환자의 병태 관계도와 간호 문제

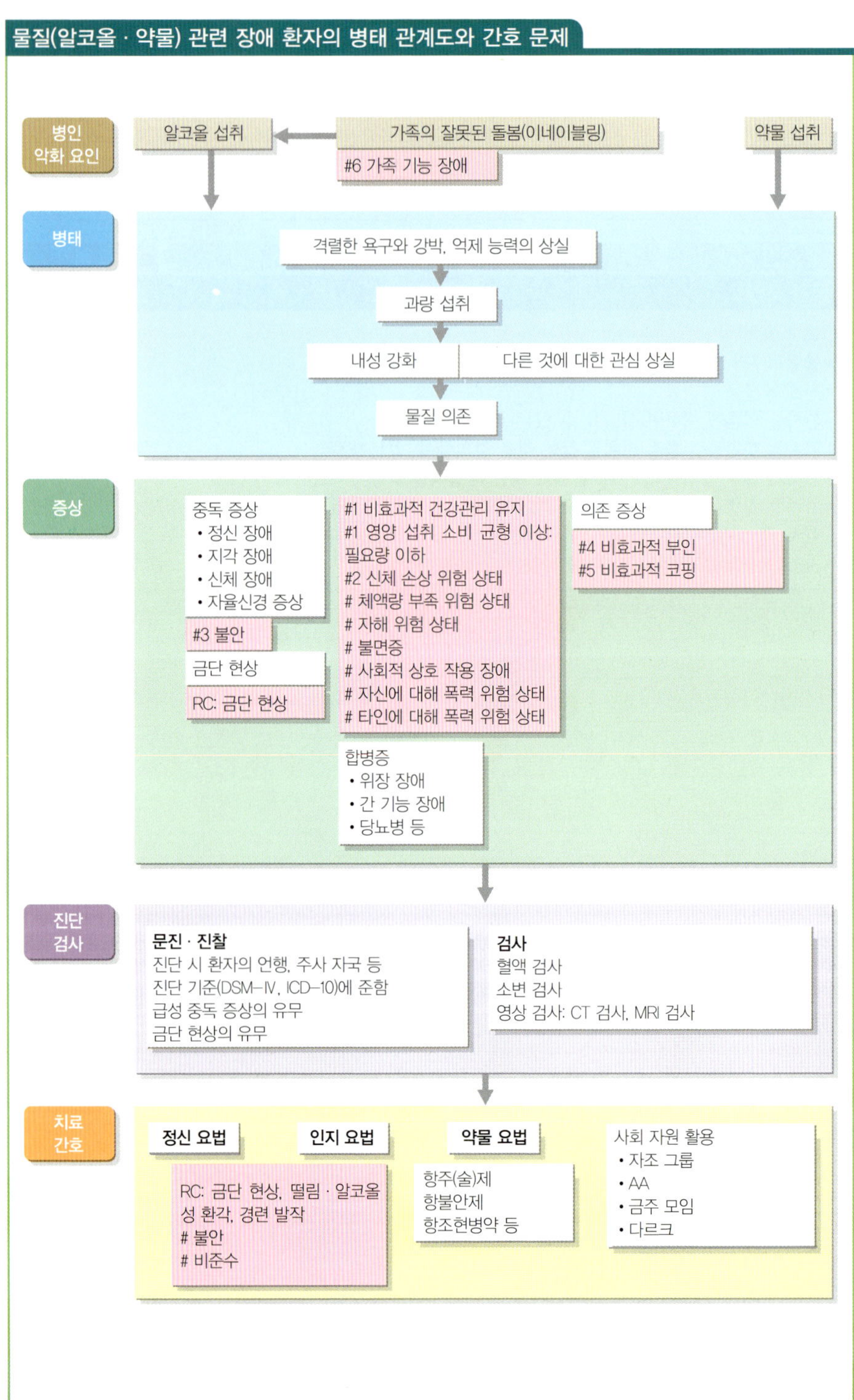
병인
악화 요인

알코올 섭취
가족의 잘못된 돌봄(이네이블링)
#6 가족 기능 장애
약물 섭취

병태

격렬한 욕구와 강박, 억제 능력의 상실

과량 섭취

내성 강화
다른 것에 대한 관심 상실

물질 의존

증상

중독 증상
• 정신 장애
• 지각 장애
• 신체 장애
• 자율신경 증상

#3 불안

금단 현상

RC: 금단 현상

#1 비효과적 건강관리 유지
#1 영양 섭취 소비 균형 이상:
필요량 이하
#2 신체 손상 위험 상태
체액량 부족 위험 상태
자해 위험 상태
불면증
사회적 상호 작용 장애
자신에 대해 폭력 위험 상태
타인에 대해 폭력 위험 상태

의존 증상

#4 비효과적 부인
#5 비효과적 코핑

합병증
• 위장 장애
• 간 기능 장애
• 당뇨병 등

진단
검사

문진 · 진찰
진단 시 환자의 언행, 주사 자국 등
진단 기준(DSM-Ⅳ, ICD-10)에 준함
급성 중독 증상의 유무
금단 현상의 유무

검사
혈액 검사
소변 검사
영상 검사: CT 검사, MRI 검사

치료
간호

정신 요법
인지 요법
약물 요법
사회 자원 활용
• 자조 그룹
• AA
• 금주 모임
• 다르크

RC: 금단 현상, 떨림 · 알코올
성 환각, 경련 발작
불안
비준수

항주(술)제
항불안제
항조현병약 등

97 조현병

노구치 마사유키 · 가토 사토시

눈으로 보는 질환

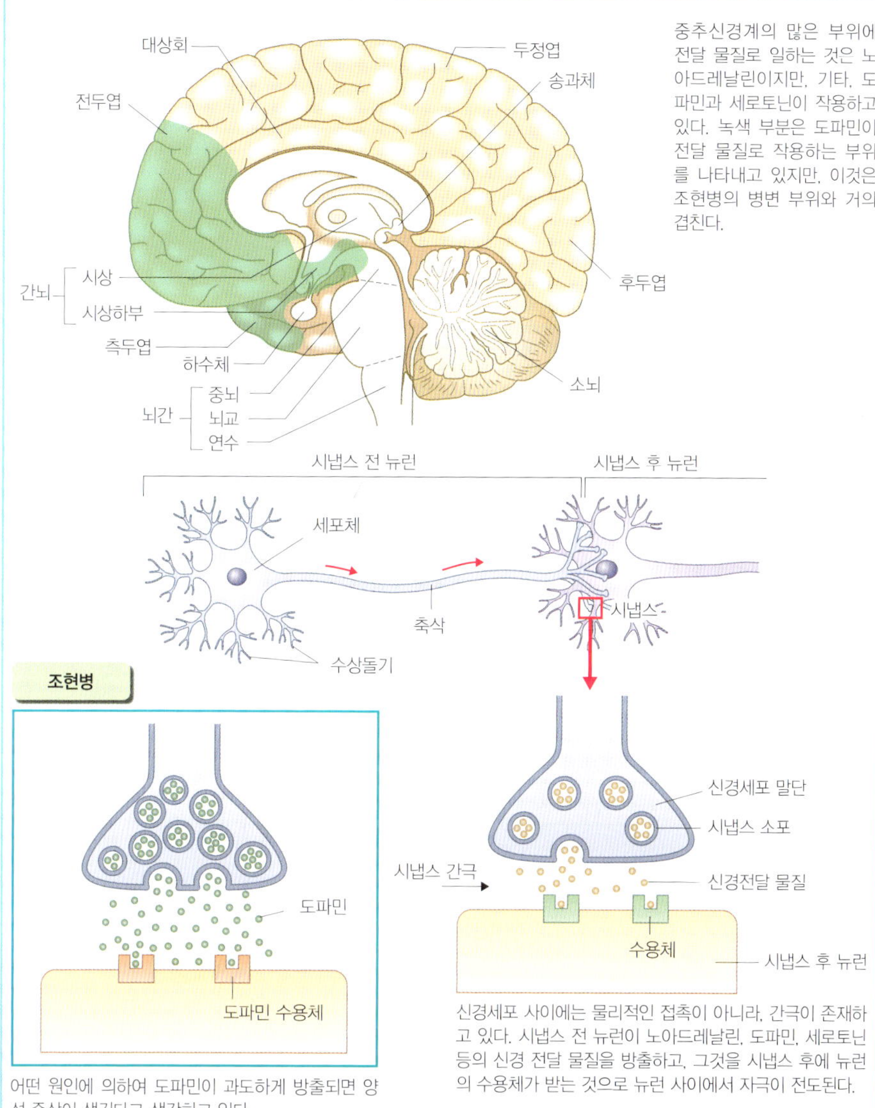

중추신경계의 많은 부위에 전달 물질로 일하는 것은 노아드레날린이지만, 기타, 도파민과 세로토닌이 작용하고 있다. 녹색 부분은 도파민이 전달 물질로 작용하는 부위를 나타내고 있지만, 이것은 조현병의 병변 부위와 거의 겹친다.

어떤 원인에 의하여 도파민이 과도하게 방출되면 양성 증상이 생긴다고 생각하고 있다.

신경세포 사이에는 물리적인 접촉이 아니라, 간극이 존재하고 있다. 시냅스 전 뉴런이 노아드레날린, 도파민, 세로토닌 등의 신경 전달 물질을 방출하고, 그것을 시냅스 후에 뉴런의 수용체가 받는 것으로 뉴런 사이에서 자극이 전도된다.

■ 그림 97-1 신경 전달 물질과 조현병의 양성 증상의 병태*

*도파민 가설은 음성 증상을 제대로 설명할 수 없다. 최근에는 양성 증상, 음성 증상, 인지 기능 장애를 포괄적으로 설명하는 가설로서 NMDA(N-메틸-D-아스파라긴산) 수용체의 기능 저하로 추측하고 있다.

	망상형	긴장형	해체형
증상	환각이나 망상이 전면으로 나타나지만 인격의 해체는 비교적 눈에 띄지 않는다. 환각·망상은 흔히 체계적으로 발전하고 고착된 망상을 구축한다.	격한 흥분을 나타내거나, 반대로 자극에도 전혀 반응하지 않는 등 운동, 표출면이 특징적, 수동적으로 갖게 된 체위를 그대로 계속하는 등 강경증이 특징적	행동, 행동, 사고, 언어가 해체되어 통합이 안 됨 감정도 평판화하고 있다. 환각·망상은 있어도 단편적이고, 그다지 전면에 나오지 않는다.
발병	비교적 연령이 높다.	급격한 발병이 많다.	흔히 10대의 젊은 층에서 서서히 발병한다.
경과, 병세의 진행	만성적으로 지속되지만 사회적 기능 수준을 유지하는 경우도 많다.	비교적 양호한 상태로 회복되지만 재발을 반복하는 경우도 적지 않다.	별로 회복되지 않고 만성의 경과를 보인다.
지역차, 시대에 따른 변화	선진국에 많고 증가하고 있다.	개발도상국에 많다. 선진국은 감소하고 있다.	

병태 생리

▌ 조현병은 사고, 감정, 행동을 통합하는 능력이 장애되는 정신 질환이다.
- 증상을 환각·망상 등의 양성 증상과 의욕 저하·자폐 등의 음성 증상으로 나누어 생각하면 알기 쉽다.
- 환각, 망상 등의 양성 증상은 도파민 수용체(특히 도파민 D_2 수용체)가 관여하는 것이 확인되었다. 도파민 전달의 과잉에 의해 환각·망상 등이 발생하는 것으로 생각하고 있다.
- 이에 대해 의욕 감퇴, 활동성 저하, 자폐 등 소위 음성 현상의 메커니즘은 복잡하고 정신 약리학적으로 글루타민산 수용체를 비롯한 다양한 신경 전달 물질의 관여를 생각할 수 있지만, 어려운 사회생활 상황에서 자기를 방어하는 등의 심리적 측면도 무시할 수 없다.
- 병형으로는 긴장형, 망상형, 해체형 등으로 크게 분류할 수 있다(표 97-1). 선진국에서 많은 병형으로 망상형을 들 수 있다. 반면 개발도상국에는 긴장형이 많다. 그리고 원래는 미국, 유럽 등에서도 긴장형이 많았는데, 망상형이 증가하는 추세에 있다. 이것은 조현병이 사회의 영향을 강하게 받는 것을 시사하고 있다.

병인·악화 요인

- 조현병 환자의 발병 전 성격은 교제를 그다지 좋아하지 않고, 순종적이고 소극적이며 반항기도 없는 등 내성적인 성격이 많은 반면, 노력가로 사교적 성격도 인정되지만 대체로 대인 관계를 비롯한 사회생활 기능(소셜 스킬)이 높지 않은 경우가 많다.
- 발병은 10대 후반에서 20대가 절정이다. 이것은 자립과 사회생활로의 진출이 이 시기 라이프 사이클의 과제인 것과도 밀접하게 관련되어 있다. 발병 상황은 진학·진급 등의 학업상의 과제, 취업 등의 업무상의 과제, 연애 등 새로운 타자와의 만남의 과제 등으로 많다. 이러한 과제에 직면하여 전혀 공부에 눈뜨지 않았던 사람이 난관인 대학 진학을 목표로 '일념발기'하고 죽어라 공부한다. 또는 대학에 들어가 독신 생활을 시작하는 계기로 발병할 수 있다. 이러한 상황은 '나가서 독립' 상황으로 정리되어 조현병에 특징적인 발병 상황으로 지적되고 있다.
- 이러한 상황은 정상인에서도 하나의 이정표이며, 어떤 노력이나 다짐을 재촉당하는 사태인 것은 확실하다. 그러나 조현병 환자에서는 자립과 사회생활이 극복하기 어려운 과제로서 나타난다. 환자는 지금까지 정들고 보호받던 생활에서 벗어나 개인으로 사회와 상대하는 것을 강요받는다. 그러나 동시에 그들은 그것을 쉽게 할 수 있는 것도 아니다. 일념발기는 환자 나름의 과제에 대처로 이해할 수 있는 것이지만, 불충분한 사회생활의 기능 때문에 조만간 환자의 노력은 공전하기 시작한다. 그리면서 환자의 노력은 조바심으로 이어지거나, 초조함이 더한 초조함을 부른다고 하는 악순환에 빠지게 된다. 이러한 상태 속에서 결국 자립과 사회 참여에 잘 정착하지 못하고 발병에 이른다. 이처럼 사춘기 청년기 라이프 사이클 과제의 좌절로 발병을 파악하는 것이 가능하다.

■ 표 97-2 대표적인 결과 예측 요인

결과 양호한 지표	결과 불량의 지표
양호한 발병 전 적응	남성이고 조기 발병
기혼	조현병의 가족력
여성	장기 미 치료 기간
돌발성 발병, 다양한 조현병성 표출	두부 CT나 MRI 에 구조상의 문제
감정 증상 또는 감정 장애의 가족력	소아기에 사회기능의 빈약함
발병에 대한 명백한 사회적 결실 인자	소아기에 낮은 IQ 및/또는 학업성취도 낮음
낮은 '감정 표출' 가족과의 생활	지속적인 약물 치료

(나카네 인분: 경과와 병세 진행, 정신 의학 강좌 담당자 회의 감수: 조현병 치료 가이드라인 p.35, 의학 서원, 2004)

- 일, 학업, 연애, 대인 관계 문제 등으로 재발을 일으키는 경우도 많다. 또한 가족이 환자에 대해 비판적이고, 적의를 가지고 있고, 너무나도 지나치게 휩쓸리고 있는 것('높은 표출 감정'이라 한다)과 재발의 위험이 증가하는 것도 가족의 감정 표출의 연구에서 밝혀져 있다. 이 밖에 복약을 제대로 하지 않는 것도 재발의 큰 요인이다.

역학 · 예후

- 인구 1만 명당 연간 1~2명 정도의 비율로 발병하는 것으로 알려져 있다. 사춘기에서 청년기의 발병이 많다. 발병률은 남성과 여성별로 차이가 없지만, 발병 연령은 여성이 남성보다. 5세 정도 많다. 중·고등학교 시절은 남성보다 여성의 발병이 많다. 조기의 조현병 같은 체험은 젊은 일반 인구의 15%에 이른다. 발병 위험이 높은 상태(ARMS: at risk mental state)는 1~2년에 20~30%가 조현병을 발병하는 것으로 알려져 있다.
- 전 세계적으로는 발병 빈도의 차이는 없는 것으로 알려져 있지만, 사회적 스트레스 상황이 많은 이민에서는 발병률이 상승하는(2~5배) 것으로 보고되고 있다. 또한 도시에서 자란 사람의 경우 농촌에서 자란 사람에 비해, 약 2배의 발생률의 상승이 보고되고 있다.
- 조현병이라는 질환 개념을 정리한 크레펠린은 병세 진행에 대해 매우 비관적이었다. 그리고 이 결과 불량이라는 결론이 나중에 조현병의 이미지를 결정지은 것이다. 하지만 이후의 장기경과 관찰에 의해 결과가 불량한 사람도 있지만 좋은 결과를 보이는 환자도 1/3 정도는 된다고 알려졌다. 국제적인 연구에서는 개발도상국의 예를 들어 나이지리아의 도시에서 56%의 사람들이 좋은 치료 결과였지만, 선진국인 덴마크의 도시에서는 14%에 불과했다. 이러한 연구에서는 조현병의 결과는 본래 매우 좋은 것으로 추측된다. 그것과 동시에, 현대 의학이 발달하고 있는 가운데 결과가 오히려 불량이라는 점에서 의학 이외의 요인이 결과에 매우 중요한 역할을 하는지가 강하게 추측되고 있다. 예를 들어, 가족의 지원이나 사회의 수용 자세라는 요인이 잘 지적되는 점이다. 대표적인 결과 예측을 〈표 97-2〉에 나타냈는데, 환자의 원래의 취약점 및 기타 요인 외에, 약물의 지속, 가족 지원 등의 외적 요인도 중요하다는 것이 지적되고 있다.

증상

- 앞에서도 예를 든 것 같이, 환각 · 망상 같이 기묘한 양성 증상과 의기소침 · 무기력 · 의욕 저하 · 자폐 등과 같은 음성 증상으로 구별하면 이해하기 쉽다.
- 양성 증상으로 가장 유명한 것이 슈나이더의 1급 증상이다(표 97-3). 이 증상은 후술하는 ICD-10(국제 질병 분류 제10판)의 진단 기준에 대폭으로 받아들여지고 있다(슈나이더는 독일의 저명한 정신과 의사로 현재 조현병의 진단 기준의 원조라고 불리는 인물이다).
- 증상의 특징을 보면 환각으로는 환청이 많은 것이 특징이다. 예를 들어, "죽어라" 등 욕이 들리는 피해적인 내용의 환청이 많다. 1급 증상 속의 '사고 메아리(말을 걸면 응답 형태의 환청)', '자신의 행위를 끊임없이 비판하는 목소리의 환청' 등도 환청에 포함된다. 또한 환청 외에도 체감 환각도 많고 '뇌가 절반이 녹아버린' 등 이상한 느낌을 호소하는 경우도 많다.
- 망상으로는 다른 사람 또는 조직에서 괴롭힘이나 공격을 받는 등의 망상을 '피해 관계 망상'이라

■ 표 97-3 슈나이더의 1급 증상

1. 사고메아리: 자신의 생각이 소리 또는 울림으로 들려오는 것
2. 말과 응답 형태의 환청: 여러 환청의 주체가 환자에 대해 대화처럼 말하는 것
3. 자신의 행위를 끊임없이 비판하는 목소리의 환청: 환자의 행위에 일일이 환청이 "젓가락을 들었다", "밥을 먹었다"등의 말 참견하는 것
4. 신체의 피동 체험: '몸에 전기를 가하는' 등 신체에 다른 사람으로부터 영향을 받는다고 느껴지는 체험
5. 사고탈취: 자신의 생각을 다른 사람에게 빼앗기는 체험
6. 사고 간섭: 자신의 생각이 다른 사람으로부터 간섭을 받고 있다고 느끼는 체험. 생각을 외부에서 집어넣는다(사고 주입)라는 증상도 있다.
7. 사고 전파: 자신의 생각이 타인에게 알려지고 있다고 느끼는 체험
8. 망상 지각: 지각은 정상이지만, 그에 대한 이상한 의미 부여를 직접 계시하여 확신하는 것
9. 감정, 충동 의사의 영역에서 다른 사람에게서 작위와 피동의 모든 망상: 감정, 충동, 의사 등이 자신의 것이 아니고 다른 사람으로부터의 영향을 받고 있다고 느끼는 체험

■ 표 97-4 ICD-10에 의한 조현병의 진단 기준

A) 사고 메아리, 사고 탈취, 사고 주입, 사고 전파
B) 각종 피동 체험, 또는 지배된다, 저항할 수 없다는 망상, 망상 지각
C) 자신의 행위를 끊임없이 비판하는 목소리의 환청, 말과 응답 형태의 환청, 신체의 한 부분에서 나오는 유형의 환청
D) 종교 또는 정치적 신분, 초인적인 힘과 능력이라는 그 환자의 문화에서 봐서 부적절하고 불가능한 지속적인 망상('우주인과 교신하고 있다' 등)
E) 지속적인 환각이 갈라진 망상이나 기이한 망상이 따라 몇 주에서 몇 달 동안 지속되고 있다
F) 사고의 흐름이 끊어지거나 갑자기 삽입되거나 하여 정리가 안 되고 관련성이 없는 말을 한다. 말을 지어냄(일상에 없는 신기한 말이나 표현을 만들어낸다)이 보인다.
G) 흥분, 항상 같은 자세(같은 자세를 계속 유지하고 있다) 또는 전신이 굳어지는 증상, 거절증(외부로부터의 영향에 저항하여 거절하는 태도), 함묵(언어능력의 장애가 없는데 침묵하여 말하지 않음), 혼미(스스로 말하지 않고, 행동도 하지 않고, 외부에서의 자극에 반응하지 않는 상태) 등의 긴장병성 행동
H) 현저한 무기력, 대화의 빈곤, 정서적 반응이 둔해짐, 부적절한 행동 등 '음성 증상'
I) 관심의 상실, 목적의 결여, 무위(기꺼이 행동을 하려고 하지 않는 것) 자신의 일에만 몰두하는 태도, 사회적으로 고립되는 것 등과 같이 개인 행동의 어느 측면에 전반적인 질로 보이는 저명하고 일관된 변화

1. 위의 A)~D)까지의 증상 중 적어도 하나의 매우 명백한 증상이 있거나 2개 이상의 증상이 있다. (슈나이더의 1급 증상이 주체를 차지하고 있는 것에 주의)
2. 또는 E)~H)까지 증상 가운데 2개 이상이 있다.
3. 이상의 증상이 1 개월 이상의 기간, 거의 항상 분명히 존재하고 있다.

한다. 'FBI가 자신을 계속 감시하고 있다' '깡패 조직이 자신을 노리고 있다' 등의 호소와 '나는 천황의 아들이다' 등과 같이 자신을 과대시하는 망상을 과대망상이라 한다. 급성기의 증상으로 피해 관계 망상 쪽이 많다. 과대망상은 만성화를 우려하는 증상이다. 1급 증상에 속하는 망상 지각은 예를 들어, "집에 돌아가면 가족의 신발이 이상하게 줄지어 맞춰져 있다. 이것은 자신을 죽이라는 신호다" 등과 같은 것이다.

- 이 밖에 피동 체험 또는 작위 체험이라는 증상도 많다. 이것은 '신체의 피 영향 체험', '사고 간섭', '감정, 충동, 사고의 영역에서 다른 사람에게서 작위와 피 영향' 등을 포함하는 증상이다. 예를 들어, 전파가 환자에게 영향을 주거나 생각을 빼내거나(사고 탈취)하는 체험도 있다. 원래 환자가 생각하고 느끼고 행동하는 것이 '자신이 하고 있다' 라고 실감을 가질 수 없게 되고 '생각을 불어넣는다'(사고 주입)고 느끼거나 하는 증상도 있다. 또한 사고와 관련된 증상으로는 자신이 생각하고 있는 것을 '텔레비전에서 전 세계에 보도되고 있다'(사고 전파)라는 증상도 있다.

▌ ICD-10이나 DSM-Ⅳ-TR 등의 진단 기준을 기반으로 진단한다.
- ICD-10의 진단 기준은 〈표 97-4〉에, DSM-Ⅳ-TR의 진단 기준은 〈표 97-5〉에 나타내었다. 환각과 망상은 기질적인 질환에서도 볼 수 있으므로 신중한 감별이 필요하다. 망상형이고 그만큼 대인 소통성이 나쁘지 않은 환자가 "사실 난 범죄 조직의 표적이 되고 있다"고 말하여 비로소 진단이 확정되기도 한다. 또한 환각이나 망상이 확실치 않은 환자는 진단에 고심하는 경우도 드문 일

■ 표 97-5 DSM-Ⅳ-TR에 의한 조현병의 진단 기준

A) 특징적 증상: 다음 중 두 가지(또는 그 이상) 각각은 1달의 기간(치료가 성공하면 더 짧은) 거의 항상 존재: (1) 망상, (2) 환
   각, (3) 횡설수설 대화(예: 빈번한 탈선 또는 멸열), (4) 심하게 두서없는 말과 또는 긴장병성의 행동, (5) 음성 증상, 즉 감정
   의 평판화, 생각의 빈곤, 또는 의욕의 결여
B) 사회적 또는 직업적 기능의 저하: 문제의 시작 이후 기간의 대부분, 일, 대인 관계, 자기관리 등의 면에서 1개 이상의 기능
   이 질병 전에 했던 수준보다 현저하게 저하되고 있다(또는 소아기 및 청소년기 발병의 경우 기대되는 대인적, 학업적, 직
   업적 수준까지 도달하지 못함)
C) 기간: 장애의 지속적인 현상이 적어도 6개월간 존재한다. 이 6개월의 기간에는 기준 A에 해당하고 각 증상(즉, 활동기의
   증상)이 적어도 1달간 존재해야 한다.
D) 조현병 정서 장애와 기분 장애의 제외(생략)
E) 물질 및 일반 신체 질환 제외(생략)
F) 전반적 발달 장애와의 관계(생략)

■ 표 97-6 항조현병약물의 부작용 · 합병증

	합병증	기전	치료법
급성기	파킨슨병 증상	도파민 수용체 차단	비정형 항조현병약물의 사용. 항파킨슨병 약의 병용
	급성 디스토니아		
	아카티시아(좌불안석)		
	악성 증후군		비정형 항조현병약물의 사용. 급격하게 약물양을 변경하지 않는다. 탈수 개선
	부정맥	심전도상의 QT 연장	심전도 모니터링. 대량 투여를 하지 않는다.
	기립성 저혈압	α수용체 차단	천천히 일어선다.
	심부정맥 혈전증, 폐색전증	진정 및 구속에 의한 혈류의 정체	탈수 보정. 적당히 몸을 움직이게 하고, 탄성 스타킹의 사용. 과다 진정, 구속을 하지 않는다.
	장폐색	항콜린 작용	대량 투여를 하지 않는다. 변비의 관리. 적당한 운동
	사레들림	도파민 수용체 차단에 의한 연하 장애, 과도한 진정	대량 투여를 하지 않는다. 식사 섭취에 주의한다. 관찰한다.
만성기	지발성 운동이상증	도파민 수용체 차단이 만성적으로 계속되는 것에 의한 도파민 수용체의 과민성?	비정형 항조현병약의 사용. 입 주위나 혀의 불규칙한 움직임을 관찰한다.
	비만, 이상 지질혈증	미상	식이 요법, 운동 요법, 약물 변경(지프렉사, 세로크엘, 크로자릴에 요주의)
	당뇨병		
	고프로락틴혈증	도파민 수용체 차단	약물 변경(리스페달에 요주의)
	성기능 장애	고프로락틴혈증 및 기타	약물 변경

이 아니다. 진단 기준은 기간에 대한 규정이 환각이나 망상 등의 양성 증상이 1개월 이상 계속되면 비로소 조현병 진단을 내릴 수 있다. 실제 진료 상황에서는 위와 같은 증상을 종합적으로 판단하여 기간을 채우지 않아도 임상 진단을 내리고 치료를 시작한다.

● 검사값
● 두부 CT, MRI: 특징으로 알려져 있는 것은, 측뇌실의 확대와 측두엽의 위축이다. 전두엽의 뇌혈류 저하 및 기능의 저하도 많다. 그러나 이들은 조현병의 진단을 확정할 정도의 특이한 것은 아니다. 그 외, 인지 및 신경 심리학 검사에서 기억, 주의력, 판단력, 사물의 정리 등의 장애도 밝혀지고 있다. 이들은 일 등 사회생활로 돌아갈 때 적절한 판단, 행동을 취할 수 없기 때문에 문제가 되거나 재발을 일으키는 등의 문제에 관계되어 있다.

■ 표 97-7   조현병의 주요 치료제

분류	일반명	주요 상품명	약의 효과 메커니즘	주요 부작용
정형 항조현병약	할로페리돌	세레네스, 린튼	도파민 수용체를 차단한다. 콘토민, 히루나민 등은 다른 수용체 차단 작용도 있다.	악성 증후군, 돌 연사, 재생 불량 성 빈혈, 지발성 운동 이상증
	클로르프로마진	콘도민, 윈터민		
	레보메프로마진	히루나민, 레보토민		
	페르페나진	피제토시		
비정형 항조현병약	리스페리돈	리스페달	도파민 수용체를 차단하지만, 세로토닌 수용체 및 다른 수 용체를 차단하거나, 도파민 수용체를 부분적으로 차단하 고 있다. 약제에 따라 작용은 다르다.	악성 증후군, 체 중 증가, 대사 증 후군
	페로스피론 염산염 수화물	루란		
	블로난세린	로나센		
	쿠에티아핀	세로크엘		
	올란자핀	지프렉사		
	아리피프라졸	에비리파이		
	클로자핀	크로자릴	도파민 수용체 차단 작용은 약하다. 다른 수용체에 영향 도 있지만, 자세한 것은 불명. 다른 약제는 치료 저항성을 나타내는 경우에도 유효한 것 이 많다.	무과립구증
파킨슨병 치 료제	비페리덴	아키네톤	항콜린성 약물에 도파민 차단 에 길항한다.	악성 증후군, 변 비, 요폐
	트리헥시페니딜 염산염	아텐		
항불안제	다이아제팜	세루신, 호리존	GABA 수용체에 작용하고, 항 불안 작용을 초래한다. 항경 련작용, 근육 이완작용 등도 갖고 있다.	의존성
	브로마제팜	레키소탄		
	로라제팜	와이팍스		
최면 · 진정제	풀니트라제팜	로히프놀, 사이레스	항불안제와 마찬가지로 마이 스리는 근육 이완작용, 의존 성 등이 약하다.	
	브로티졸람	렌돌민		
	졸피뎀 주석산염	마이스리		

합병증

- 조현병은 항조현병약의 부작용 · 합병증이 큰 문제가 된다. 각각의 합병증을 〈표 97-6〉에 나타 냈다.

치료법

항조현병약물에 의한 약물 요법과 함께, 가족 교육, 사회 기술 훈련, 데이케어, 나이트 케어 등 생활 지원이 필요 하다.

- 치료 방침
- 치료 목표는 급성기에는 회복, 회복기 · 만성기에서는 회복 유지 및 재발 예방과 QOL 향상.
- 비정형 항조현병약을 중심으로 한 약물 요법과 심리 치료, 심리 사회적 치료가 세 주축이다.
- 약물 요법
- 항조현병약을 투여한다. 환각 · 망상 등의 소위 양성 증상을 개선하기 위해서는 도파민 수용체의 차단이 효과적이다. 무기력 · 자폐 등의 음성 증상에 충분히 효과가 있는 항조현병약은 아직 없다. 주요 약물은 〈표 97-7〉에 나타냈다.
- 일반적으로 약물 요법은 환자의 70%에 유효하지만, 30%는 반응이 불량이다.
- 약물 요법을 실시하지 않으면 80%는 재발하는데, 약물 요법을 해도 1년에 15~25%는 재발한다.

사회생활 기술 훈련 (SST: social skills training)	재발의 관리, 사회생활상에서 필요한 대응 행동을 학습한다. 예를 들어, 복용 방법, 재발의 신호, 일의 진행도 배분, 적절하게 거절하는 방법 등.
데이케어 · 나이트 케어	낮과 밤에 잠자기 전까지 거처나 활동의 장소를 제공한다. SST나 작업을 하는 등 재활적 기능도 있다.
작업소	작업을 수행하여 작업 능력의 향상을 도모하고, 취업을 위한 훈련을 실시한다.
주거 시설	독신 생활을 할 수 없거나 가족과의 동거가 곤란한 경우 그룹 홈 등의 거주 장소를 제공한다. 급성기 상태 등 위기에 있는 사람을 대상으로 한 단기 숙박을 위한 시설(크라이시스 하우스)도 있다.
종합형 지역 생활 지원 프로그램 (ACT: assertive community treatment)	의사, 간호사, 정신보건 복지사 등의 여러 직종이 팀을 이뤄 환자의 주거지를 방문하여 치료를 한다. 지역사회 정신 의료의 본연의 자세로서 주목받고 있다. 의학적 치료도 포함한 다양한 생활 지원을 한다.
IPS(individual placement and support)	지원된 고용의 최근 움직임. 우선 일을 하게하고 지속적인 지원을 한다. 일을 계속하는 것을 목표로 한다(place then train). 단계적으로 훈련하여 고용하는 것(train-then place)보다 고용을 계속하는 것이 좋다는 것이 증명되고 있다.
가족 교육	가족의 환자에 대한 대응을 교육하여 재발을 줄일 수 있다. 질환의 교육, 치료법, 가족의 대응 등을 교육한다. 가족 자신에 의한 가족 교육의 시도도 있다.
환우회, 동료 지원	환자끼리의 당사자 지원 그룹. 당사자의 역할은 홋카이도 우라카와에서 하는 '베델의 집' 등으로 주목되어 왔다.
환우 가족 모임	환자 가족끼리의 지원 그룹. 환자 지원에 차지하는 가족의 역할은 크기 때문에 앞으로의 발전이 필요하다.

- 약물 치료의 중단은 재발의 가장 높은 위험 인자이다.
- 약 50%의 환자는 지시대로 약물을 복용하지 않는다.
- 약물 치료만으로는 한계가 있다.

Px 처방 예
- 리스페달 정(1mg)　1회 1~3정　1일 2회　2주간　← 비정형 항조현병약
- 와이팍스 정(0.5mg)　1회 1정　1일 2~3회　← 벤조디아제핀계 항불안제

Px 처방 예
- 지프렉사 정(10mg)　1회 1~2정　1일 1회　취침 전　← 비정형 항조현병약
- 레키소탄 정(5mg)　1회 1정　1일 3회　(상태에 따라 투여 기간을 조정한다. 안정된 환자는 1개월 처방도 가능하지만, 상태가 불안정한 경우 1주일 또는 3일 정도로 처방 조정)　← 벤조디아제핀계 항불안제

Px 처방 예
- 세레네스 정(1.5mg)　1회 1정　1일 3회　2주간　← 정형항조현병약
- 아키네톤 정(1mg)　1회 1정　1일 3회　아침 · 점심 · 저녁 식사 후　← 파킨슨병 치료제
- 로히프놀 정(2mg)　1회 1정　1일 1회　취침 전　← 최면 · 진정제

Px 처방 예 디포제
- 리스페달 콘스타　25~50mg　1일 1회 근육 주사　2주마다(복약을 제대로 할 수 없는 환자(매일 복용하기보다는 2주에 1회 주사를 원하는 환자 등)의 경우에도 사용할 수 있다)　← 비정형 항조현병약

- **사회 심리적 요법**
- 약물 요법만으로는 충분하지 않고, 정신 요법, 가족 교육, 사회 기술 훈련, 직업 훈련 등 여러 가지 생활 지원이 필요한 경우도 많다. 심리 사회적 치료는 〈표 97-8〉에 정리하였다. 특히 만성기에 문제가 되는 사회 심리적 측면을 포함한 유의점은 〈표 97-9〉에 나타냈다.

97
조현병

1. 환자에 관계된 요인
환자의 원래 사회기능 = 취약성의 정도, 건강함의 정도, 질환에 대한 이해도와 수용 정도, 약물의 수용 정도, 취미, 관심
2. 환자를 둘러싼 요인
부모형제, 친척, 배우자, 자식, 친구, 가까운 사람 등 주위의 지원, 환자의 수용 정도
3. 의료와 복지 등의 지원
주거 환경, 일의 종류 · 부담의 정도, 조현병에 대한 편견, 의료기관에 접근, 방문(아웃리치) 기관의 존재, 지역에서의 사회 자원의 이용 가능성의 정도
4. 신체질환
흡연, 불섭생, 불활발, 항조현병약의 부작용(당뇨병: 15~18%, 고지혈증 30~50%, 고혈압: 19~47%가 많고, 심근경색, 뇌졸중 등의 위험도 높다)

● 정신 요법
- 급성기에는 특히 불안을 완화하고, 환자 주위에 대한 신뢰 관계를 회복시키기 위한 지지적 정신 요법이 적응이 된다. 급성기 후 잔존하는 환각이나 망상에 대해서는 인지 행동 요법 등이 효과적이다.
- 환각과 망상을 직접적으로 부정하는 접근은 유해무익한 것이 많다. 환자가 직면하고 있는 불안에 공감하고 환자가 망상에 부여하고 있는 개인적 의미를 이해하려고 노력하거나 환청이 생기기 쉬운 상태를 환자와 협력하여 동정하는 것으로, 환각과 망상에 대처할 수 있는 능력을 향상시키는 것이 유용하다.

● 전기 경련 요법
- 약물 요법으로 환각 · 망상의 개선이 불충분하거나 자살 시도 등의 문제 행동을 관리하지 못하거나 할 때에는 전기 경련 요법을 실시한다. 마취과 의사의 관리 아래에서 수정형 전기 경련 요법이 권장된다(근육 이완 약을 사용하기 때문에 전신의 근육 경련이 일어나지 않는다. 합병증이 적고 안전하다).

● 회복의 이념
- 재활의 중요한 개념이다.
- 증상의 개선이나 인지 기능의 향상뿐만 아니라 당사자가 주체인 스스로의 선택에 따라 의미 있는 지역 생활을 보내는 것을 중시한다.
- 특히 심리 사회 치료는 이 이념에 근거하는 것이 바람직하다.

조현병의 병기 · 병태 · 중증도별 치료 순서도

- 급성기

양성 증상

↓

느긋하게 안심할 수 있는 환경

안정감을 주는 지지적 정신 요법

방문(아웃리치)에 의해 입원하지 않아도 안정할 수 있는 것이 가능한 경우가 있다.

항조현병약의 투여와 전기 경련 요법

↓

1~3개월 정도 경과를 본다.

↓

회복 — 양성 증상이 있는 정도 진정되어, 생활의 리듬을 찾고, 치료에 협조적

↓

유지요법

- 급성기에서 회복기

우선은 진정되어 보낼 수 있다.
〈입원 적응〉
• 흥분이 심함
• 자해, 타상해의 우려
• 약물 요법의 효과가 불충분
• 심각한 신체 합병증의 존재

입원한 경우, 우선은 병원에서 진정되어 있을 수 있는 것

집에서 진정되어 있을 수 있는 것

↓

환자의 인지, 심리 사회적 측면의 평가

↓

심리 사회적 치료를 환자에 맞추어 실시(질병 교육, 가족 교육, 사회 기술의 습득 등)

직장 복귀, 학업 복귀는 신중하게 하지만, 본인의 희망을 존중하면서 실현 가능한 방법을 상담한다.

약물 요법은 작용과 부작용을 잘 관찰하고, 1년 이상 계속하는 것이 바람직

재발 예방을 위한 연구를 본인, 가족을 포함하여 상담한다.

- 만성기

만성화 요인을 상세히 검토

약물의 효과는 충분한가? 부작용의 증상이 나타나지 않았는가?

심리 사회적 측면의 문제점은 없는가?

↓

약물 치료의 조정

심리 사회적 치료를 유효하게 활용
• 본인의 희망과 강점을 존중하는 관계가 중요하다
• 희망하면, 취업 지원도 적극적으로 실시

오카다 요시에

간호 과정 순서도

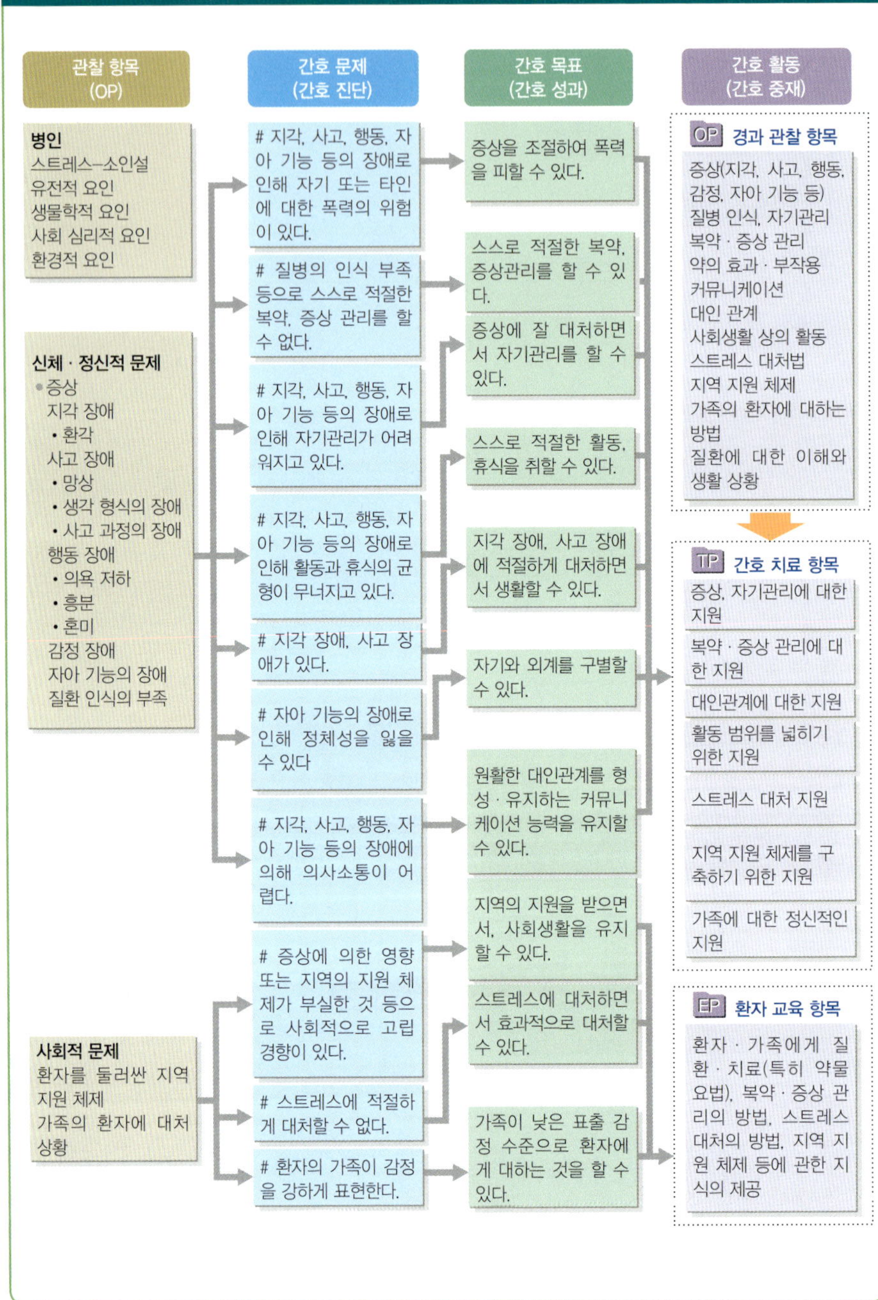

- 환자의 증상이 일상생활에 어떤 영향을 미치고 있는지를 충분히 평가하고 그 시점에서 환자의 자기관리 능력을 최대한 활용할 수 있도록 하는 것이 중요하다.
- 환자의 안정된 생활, 자기관리 능력 향상, 적절한 복약, 증상 관리, 가족과 지역사회로부터의 지원 등의 관점에서 노력하는 것이 중요하다.

| Step1 영향 평가 | Step2 간호 초점 | Step3 계획 | Step4 실시 | Step5 평가 |

정보 수집	평가 관점과 근거 · 잠재적 간호 문제
증상의 파악 〈지각의 파악〉	어떤 증상이 언제부터 어느 때, 어떻게 나타나는지를 파악하는 것은 환자의 경과 시간을 알고 일상생활에 미치는 영향 상태를 판단하는 데도 중요하다. **환각** • 지각 장애로 가장 일반적인 것은 환청이다. • 환청은 다른 사람의 목소리가 들리고, 환자에게 명령하거나, 환자의 생각과 행동을 비판하는 내용이 많다. 한 목소리일 수도 있고 동시에 여러 목소리일 수도 있다. • 환자는 그 목소리가 자신의 생각과는 다른 것이라고 생각하고 '정말 다른 사람이 얘기하는 소리'로 받아들이는 경우가 많다. • 환자는 환청의 내용을 믿고 그것에 좌우되어 행동한다("뛰어내려"라는 목소리를 듣고 뛰어내린다). • 때와 장소에 관계없이 소리가 들리기도 하고, 정해진 장소나 장면에서 잘 들린다고 하는 경우도 있다. 이 경우 그 장소나 장면에 대해 스트레스를 느끼고 있는 것이다. • 급성기의 환청은 현실성이 강하고, 불안을 수반하지만 만성기에서는 황당무계하고 그다지 심한 불안은 보이지 않는다. 만성기에서는 환청이 습관화되고 내적인 환청의 대상과 특별한 관계가 있고, 그 중에는 환청에 의해 생활이 유지되고 있는 경우가 있다. • 다른 종류의 환각(환시, 환취, 체감 환각 등)이 나타날 수도 있지만, 빈도는 낮다. • 환각은 주의와 긴장의 정도에 좌우될 수 있고 취미나 작업 등에 열중하고 있을 때에는 들리지 않을 수 있다. • 환각은 망상을 동반하는 경우가 많다. 🔍 잠재적 간호 문제 : 지각, 사고, 행동, 자아 기능 등의 장애로 인해 자기관리가 어려워지고 있다./지각, 사고, 행동, 자아 기능 등의 장애로 인해 커뮤니케이션이 어렵다./증상에 따라 영향 또는 지역 지원 체제가 부실한 것 등으로 사회적으로 고립 경향이 있다./지각, 사고, 행동, 자아 기능 등의 장애로 인해 자기 또는 타인에 대한 폭력의 위험이 있다.
〈사고의 파악〉	**망상** • 사고 내용의 장애로 체험 또는 지각이 부정확한 또는 불합리한 해석으로 잘못된 믿음이다. • 환자의 생각과 신념, 어떤 자극에 대한 해석 방법을 관찰 등으로 확인할 수 있다. • 망상은 단편적이고, 환자에게 있어서는 불쾌한 것이다. • 망상의 대부분은 피해망상으로 "감시당하고 있다", "음식에 독이 들어 있다", "주변 사람들이 나를 속이고 있다" 등 다양하다. • 발병 초기나 급성 악화기에 세계 몰락 체험(세계의 몰락이 임박하고 있다는 강한 박진력과 절대적인 확신을 동반한 망상)이라는 극도로 불안을 동반한 망상이 나타날 수 있다. • 망상은 환각뿐만 아니라 경과가 길어짐에 따라 불안을 동반하지 않게 되는 경향이 있다. • 급성기에는 주변 상황이나 기분에 의해서 망상의 주제와 형식이 변화하지만, 만

성기에는 망상 세계와 현실 세계를 구분, 장면에 따라 구분되는 환자도 있다.
- 환자의 대부분은 이러한 생각을 조절할 수 있는 능력이 없다고 생각한다.
- 🔍 잠재적 간호 문제 : 망상에 좌우되는 것에 의해 자기관리의 저하/지각, 사고, 행동, 자아 기능 등의 장애로 인해 의사소통이 어렵다./증상에 따라 영향 또는 지역의 지원 체제가 부실한 것 등으로 사회적으로 고립 경향이 있다./대인 관계 형성 · 유지의 어려움.

사고 형식의 장애, 사고 과정의 장애
- 환자의 말, 쓴 문장, 작업 치료 등의 과제 수행 상황(집중력 부족) 등으로 관찰할 수 있다.
- 관념의 연합이 제대로 유지되지 않고 두서가 없어진 상태를 연합 이완이라 한다.
- 연합 이완이 극단적이 되면 멸렬사고라고 하는 관념 간의 연결이 끊어지는 상태가 된다.
- 사고 두절은 갑자기 생각이 중단되는 것으로 환자가 말하는 것을 갑자기 중단하는 상태이다. 사고 두절의 대부분 환자에게는 '생각을 빼앗겼다'(사고탈취)라는 체험으로 표현된다.
- 그 외에 빈곤한 추상 능력, 대화의 빈곤화(적은 언어 표현), 말하기 내용의 빈곤화(내용이 없는 이야기) 반복하는 말투(지속) 등이 있다.
- 환자는 자신이 말하고 있는 것을 상대방이 이해하지 못하는 것을 모르는 경우가 많다.
- 🔍 잠재적 간호 문제 : 사고 형식의 장애, 사고 과정의 장애로 인한 자기관리의 저하/대인 관계 형성 · 유지의 어려움/지각, 사고, 행동, 자아 기능 등 장애에 의해 커뮤니케이션이 어렵다./증상에 의한 영향 및 지역의 지원 체제가 부실한 것 등으로, 사회적으로 고립 경향이 있다./지각 장애, 사고 장애가 있다.

〈감정의 파악〉

감정 장애
- 급성기에는 기분이 과격하게 변동하고 만성기에서는 감정의 평판화, 감정의 둔화가 특징적이다.
- 급성기에 특히 이상 체험을 수반하는 경우에는 불안과 긴장이 심하다. 의지로 감정조절을 못하고, 격렬한 흥분을 나타낼 수 있다.
- 급성기에는 감정이 불안정할 뿐만 아니라 양가감정이라는 상반된 감정을 가질 수 있다.
- 감정의 평판화는 표정의 부족함과 무표정, 단조로운 톤 등으로 관찰할 수 있고, 환자 자신은 감정이 없어진 것처럼 느낄 수 있다.
- 항조현병약에 의해 감정 평판화가 생기는 경우가 있다.
- 급성기, 만성기를 불문하고 잘못된 감정 표현, 즉 환자의 감정과 그 표현 방법은 장소와 상황에 맞지 않는 경우도 있다(슬픈 장면에서 웃는 등).
- 🔍 잠재적 간호 문제 : 적절하게 감정 조절을 할 수 없는 것에 의한 커뮤니케이션 장애/대인 관계 형성 · 유지의 어려움/증상에 의해 영향 또는 지역 지원 체제가 부실한 것 등으로, 사회적으로 고립 경향이다./지각, 사고, 행동, 자아 기능 등의 장애로 인해 자기 또는 타인에 대한 폭력의 위험이 있다.

〈행동의 파악〉

의욕 저하
- 자발적 행동, 목표 지향성 행동 장애를 나타내고, 환자의 자기관리를 포함한 사회생활 전반에 심각한 영향을 미친다.
- 의욕 저하는 전구 단계에서 만성기까지 지속해서 보이며, 객관적으로는 행동의 감소(하루 종일 방에서 두문불출 등) 등으로 관찰할 수 있다.
- 의욕 저하는 항조현병약의 부작용으로 발생할 수 있고, 증상과 구별하기 어렵다. 장기 입원의 영향으로도 일어날 수 있다.
- 🔍 잠재적 간호 문제 : 의욕 저하로 자기관리를 포함한 전반적인 사회생활 기능의 저하/증상의 영향 또는 지역의 지원 체제가 부실한 것 등으로 사회적으로 고립 경향이 있다.

⟨자아 기능의 파악⟩	**흥분** ● 급성기의 불안과 긴장이 심할 때는 의지로 감정을 조절하지 못하고 격렬한 흥분을 나타내는 경우가 있다. 🔍 잠재적 간호 문제 : 지각, 사고, 행동, 자아 기능 등의 장애로 인해 자기 또는 타인에 대한 폭력의 위험이 있다 **혼미** ● 주위에서 일어나고 있는 것을 이해할 수 있지만, 자발적인 행동이 정지되어, 전반적으로 자기관리를 할 수 없게 된다. 🔍 잠재적 간호 문제 : 지각, 사고, 행동, 자아 기능 등의 장애로 인해 자기관리가 어려워지고 있다. **자아 기능의 장애** ● 자아 경계의 상실(자기와 외계를 구별하기 어려운)이라는 것으로, 자아의 능동성이 장애가 되어 생각과 행동이 타인의 의사에 의해 영향을 받고 있는 것으로 여긴다(사고 체험 '사람에게 생각을 조종당하고 있다' 등). ● 판단력이 저하되는 것 등으로 충동적인 행동(타인이나 기물에 대한 공격 등)으로 나올 수 있다. ● 자아 경계의 상실에 의해 지속적인 자기 정체성(아이덴티티)을 유지할 수 없고, 사회생활과 인생에서의 역할 상실, 인간관계의 형성 · 유지 등이 어렵다. 🔍 잠재적 간호 문제 : 자아 기능의 장애로 인해 정체성을 유지할 수 없다./자기관리를 포함한 전반적인 사회생활 기능의 저하/대인 관계 형성 · 유지의 어려움/사회적 역할의 상실/지각, 사고, 행동, 자아 기능 등의 장애로 인해 자기 또는 타인에 대한 폭력 위험이 있다.
⟨질환 인식의 파악⟩	**질환 인식의 결여** ● 환자는 지금까지와는 다르게 변했다는 느낌(병이라는 느낌)이 있을 수 있지만 자신이 조현병에 이환되었다든지, 환각이나 망상이 질환의 증상이라는 것 등을 자각할 수 없다. ● 질병 인식의 부족은 경과를 통해 일관되게 계속될 수 있지만, 환각 및 망상 등의 증상이 개선되면 인식할 수 있는 부분이 늘어난다("이상하다", "착각이었다"는 등의 말을 한다). 🔍 잠재적 간호 문제 : 질환 인식의 결여 등으로 스스로 적절한 복약, 증상 관리를 할 수 없다.
일상생활 상황의 파악	증상이 환자의 일상생활의 모든 측면에 어느 정도 영향을 주고 있는지를 파악하는 것은 일시적으로 간호사가 필요한 부분과 환자 스스로 할 수 있는 부분을 파악하여 환자의 자기관리 능력을 최대한으로 살리는 치료를 하기 위해 중요하다. 최종적으로, 환자 자신이 자기관리를 할 수 있는 작용이 필요하다. ● 일상생활(식사, 활동과 휴식, 청결, 배설 등)의 전부가 증상으로 인해 영향을 받고 있을 뿐만 아니라, 부분적으로 할 수 없게 된 것도 많기 때문에 주관적 · 객관적 측면에서 자세하게 관찰할 필요가 있다. ● 할 수 없는 부분의 배경에 어떤 증상이 관계하고 있는지 관찰한다. ● 환자가 과거에 할 수 있었던 자기관리와 그렇지 않은 것, 또한 향후에 필요한 자기관리를 염두에 두고 평가한다. 🔍 잠재적 간호 문제 : 지각, 사고, 행동, 자아 기능 등의 장애로 인해 자기관리가 어려워지고 있다.
복약 · 증상 관리 상태 파악	재발을 방지하고 지역에서 안정된 생활을 하기 위해 적절한 약물의 지속, 증상과 함께 잘 대처하며 지내는 것이 중요하다. 우선 환자의 복약 관리 상황, 증상의 조절 상황을 파악한다. ● 환자가 복약, 복용 시간 등을 잘 지키고, 제대로 복약할 수 있는지 여부의 복약 상황과 약의 보관 상황 등을 확인한다. ● 환자가 복약에 대해 어떻게 생각하는지 이야기를 듣고, 약을 자기관리를 하는

	경우 관리하고 있는 상황을 보는 것도 필요하다. 이전 복약을 중단하고 재발한 환자의 경우 중단 이유에 대해서도 파악한다. ● 환청이나 망상 등의 증상에 대해 지금까지 어떻게 대처해 왔는지, 어떻게 대처하면 효과적이었는지 등 환자의 이야기를 듣는다. 또한 객관적인 면에서도 관찰한다. ● 악화의 지표로서 어떤 증상이 나타나기 쉬운지 파악한다. ● 복약 증상 관리가 제대로 되지 않는 경우, 배경에 질병 인식의 부족이 있는지 확인한다. 🔍 잠재적 간호 문제 : 질환 인식의 결여 등으로 스스로 적절한 복약 · 증상을 관리할 수 없다.
스트레스 대처 능력 · 방법 파악	스트레스는 재발의 계기가 되기 때문에 적절하게 대처할 수 있는 것이 중요하다. 환자의 스트레스 대처 능력 · 방법 등을 파악한다. ● 환자에게 어떠한 때 어떤 스트레스를 느끼고, 어떻게 대처하고 있는지에 대해 이야기를 듣고 동시에 객관적인 면에서도 관찰한다. ● 지금까지 어떤 스트레스가 재발의 계기가 되었는지를 파악한다. 🔍 잠재적 간호 문제 : 지각, 사고, 행동, 자아 기능 등의 장애로 인해 활동과 휴식의 균형이 무너지고 있다./스트레스에 적절히 대처할 수 없다.
약의 효과 · 부작용의 파악	급성기에서는 정신 증상과 약물 요법의 효과 · 부작용이 연동하여 변화하고 그로 인하여 용량이나 내용 등이 변경되기 때문에 자세한 관찰이 중요하다. 효과 · 부작용에 관하여 주치의와 정보 교환을 세밀하게 하는 것이 중요하다. ● 어떤 증상에 어떤 약이 처방되고 있는지를 파악하고 처방에 의한 효과가 있는지 등의 여부를 관찰한다. ● 약의 작용 · 부작용에 대해 환자가 어떻게 인식하고 있는지 이야기를 듣는다. 또한 객관적인 면에서도 관찰한다. ● 부작용으로 인해 생활에 지장이 있는 경우(갈증, 떨림, 좌불안석 등) 복약을 중단해버리는 환자도 있으므로 조기에 발견할 수 있도록 세밀하게 관찰한다. ● 신체를 평가하여 악성 증후군(발열, 의식 장애, 근육 경직, 발한 등) 등의 심각한 부작용이 의심되는 경우 즉시 의사에게 보고한다. 🔍 잠재적 간호 문제 : 부작용 등에 의한 복약 중단
환자를 둘러싼 지역 지원 체제의 파악	직장이나 학교, 친구 등으로부터 지원, 외래, 데이케어, 방문 간호, 기타 지역의 지원이 어떻게 이루어지고 있는지를 파악한다. 지역에서 안정된 생활을 위해 적절한 지원 체제가 갖추어져 있는지, 또 앞으로 무엇이 필요한지를 평가하는 것이 중요하다. ● 환자의 주요 인물을 파악하는 동시에 환자가 지역의 어떤 기관에서 어떠한 지원을 받고 있는지 정보를 얻는다. 또한 향후 필요한 지원을 상정하고 새로운 자원을 찾는 것도 필요하다. 🔍 잠재적 간호 문제 : 지역의 지원 체제가 부실하다.
가족의 대처 상황 파악	환자의 가족이 어떻게 환자를 대하고 있는지를 평가하는 것은 환자가 퇴원 후 재발하기 쉬운 상황에 있는지를 파악하는데 중요하다. ● 환자의 가족이 환자에 대해 비판적인 언행이 많고, 부적절한 감정 표출을 하는 등 높은 표출 감정의 가족인 경우 재발하는 경향이 있기 때문에, 그러한 시점으로 가족에 대한 정보를 얻는다. 🔍 잠재적 간호 문제 : 높은 표출 감정의 가족이다.

간호 문제 리스트

#1 지각, 사고, 행동, 자아 기능 등의 장애로 인해 자기 또는 타인에 대한 폭력의 위험이 있다(코핑–스트레스 내성 패턴).

#2 질병의 인식 부족 등으로 스스로 적절한 복약, 증상 관리를 할 수 없다(건강 지각–건강관리 패턴).

#3 지각, 사고, 행동, 자아 기능 등의 장애로 인해 자기관리가 어려워지고 있다(활동–운동 패턴).

#4 지각, 사고, 행동, 자아 기능 등의 장애로 인해 활동과 휴식의 균형이 무너지고 있다(수면–휴식 패턴).

#5 지각 장애, 사고 장애가 있다(인지–지각 패턴).

#6 자아 기능의 장애로 인해 정체성을 잃을 수 있다(자기인식 패턴).

#7 지각, 사고, 행동, 자아 기능 등의 장애에 의해 커뮤니케이션이 어렵다(역할–관계 패턴).

#8 증상에 의한 영향 또는 지역의 지원 체제가 부실한 것 등으로 사회적으로 고립 경향이 있다(역할–관계 패턴)

#9 스트레스에 적절히 대처할 수 없다(코핑–스트레스 내성 패턴).

#10 높은 표출 감정의 가족이다(코핑–스트레스 내성 패턴).

간호의 우선순위 지침

● 우선순위는 환자의 경과 시기에 따른 점이 크다.

【급성기】 환각·망상 등의 양성 증상이 활발하고, 정신 운동의 흥분도 생기기 쉬운 점에서 자기 또는 타인에게 폭력을 미연에 방지하는 것을 최우선으로 한다. 또한 양성 증상에 효과를 나타내는 약물을 환자가 확실하게 복용할 수 있도록 하고, 증상의 영향으로 할 수 없는 자기관리를 지원한다.

【회복기】 양성 증상이 안정되고, 의사소통도 도모할 수 있게 되기 때문에, 자기관리를 지원하면서 스스로 복약, 증상 관리를 할 수 있는 교육적인 관계가 필요하다.

【만성기】 재발을 방지하기 위해 약물 증상 관리와 동시에 가족과 지역 지원 체제의 충실을 위한 관계가 우선된다.

1 간호 문제	간호 진단	간호 목표(간호 성과)
#1 지각, 사고, 행동, 자아 기능 등의 장애로 인해 자기 또는 타인에 대한 폭력의 위험이 있다.	대 자기 폭력 위험 상태 **위험 요인:** 정신 건강, 정서적 문제 대 타자 폭력 위험 상태 **위험 요인:** 조현병적인 증상이나 징후, 인지 장애, 신체 언어	〈장기 목표〉 증상을 조절할 수 있고, 폭력을 피할 수 있다. 〈단기 목표〉 간호사의 도움으로 폭력을 피할 수 있다.

간호 계획	중재 포인트와 근거

OP 경과 관찰 항목

● 환각·망상의 내용과 환자에 미치는 영향의 정도, 감정 및 행동 상태 및 조절 상황, 자아 기능 상태

● 단시간에 폭력의 위험 검사(환자의 언행, 표정, 태도 등)

➜ 항상 증상을 관찰하고 폭력의 위험을 확인 **근거** 폭력을 일으키는 것을 미연에 방지하기 위해 필요하다.

TP 간호 치료 항목

● 폭력의 위험이 높다고 판단했을 경우, 의사에게 보고하고 격리·구속을 검토한다.

➜ 안전성을 확보하면서 최소한의 격리·구속이 되도록 배려한다. **근거** 환자 인권을 배려하면서 격리·구속을 하는 것이 중요하다.

● 환자를 자극하지 않도록 환경을 조절한다. 타인과의 접촉, 텔레비전 소리를 멀리하고, 방을 옮기는 등

➜ 환경 조정 **근거** 폭력을 미연에 방지할 수 있다.

97

조현병

- 흥분한 환자에게는 침착한 태도로 대하고 필요한 것을 제외하고는 무리하게 이야기를 하지 않도록 한다. 또한 일대일로 접하는 것보다 복수로 접한다.

- 간호사 간에 대응을 통일하는 것을 논의한다.

- 흥분이 심한 경우, 임시 약의 투여에 대해 주치의와 상담한다.

EP 환자 교육 항목
- 미리 환자에게 환자의 행동의 허용 범위와 그것을 초과하는 경우의 대처 방법(격리·구속, 그 이외 다른 조치 등)에 대해 설명해둔다.

⇨ 무리하게 얘기하지 않는다. 근거 이야기하는 것이 자극되어 더 흥분할 수 있기 때문에 최소한으로 한다.
⇨ 복수로 대응 근거 일대일은 간호사의 안전을 보장할 수 없고, 환자의 폭력에 대응할 수 없다.
⇨ 대응의 통일 근거 대응을 통일하지 않으면 환자의 감정을 더 자극할 수 있다.
⇨ 임시 약의 투여 근거 흥분 상태를 신속하게 진정시키기 위해 필요하다.

⇨ 환자의 행동이 허용 범위를 초과하는 경우 대처 방법의 설명 근거 폭력 행위를 미연에 방지하기 위해 필요하다.

2 간호 문제	간호 진단	간호 목표(간호 성과)
#2 질병의 인식 부족 등으로 스스로 적절한 복약, 증상 관리를 할 수 없다.	비준수 **관련 요인:** 질병 인식의 부족, 치료 부작용 **진단 지표** □ 지시에 따르지 않는 것을 나타내는 행동 □ 개선되지 않음 □ 증상 악화 현상	〈장기 목표〉 스스로 적절한 복약, 증상을 관리할 수 있다. 〈단기 목표〉 간호사의 확인아래 적절한 약물·증상을 관리할 수 있다.

간호 계획	중재 포인트와 근거

OP 경과 관찰 항목
- 복약 관리 상황(양, 시간대, 복약 방법, 보관 방법, 먹는 것을 잊었을 때 대처법, 복약 관리의 필요성에 대한 인식 등)
- 증상 관리 상황(증상에 어떻게 대처하고 있는지, 무엇을 계기로 악화되는지, 악화되었을 때 어떻게 하는지, 증상 관리의 필요성에 대한 인식 등)
- 질병 인식의 정도(자신의 질병에 대한 이해 상황, 자각하고 있는 증상과 질환과의 관련에 대한 인식 등)
- 항조현병약의 효과·부작용(외관 상태, 부작용에 대한 환자의 생각 등)

TP 간호 치료 항목
- 복약 관리에 대하여 할 수 있는 점은 긍정적으로 피드백하고 할 수 없는 점은 그 이유에 관하여 환자에게서 이야기를 듣고, 어떻게 하면 할 수 있는지를 환자와 함께 생각한다.

- 복약 관리를 쉽게 할 수 있도록 환자와 체크리스트 등을 만들고 정기적으로 환자와 확인해본다.

- 간호사가 관찰하여 약물의 효과라고 생각되는 점은 환자에게 피드백한다.
- 약의 부작용 출현이 의심되는 경우에는 즉시 주치의에게 보고하고 대처한다.

⇨ 복약 관리 상태 점검 근거 할 수 있는 점, 할 수 없는 점을 제대로 파악하여 적절한 복약 교육을 할 수 있다.

⇨ 증상 관리 상태 점검 근거 재연·재발을 방지하기 위한 방법을 환자와 생각해 나가기 위해 중요한 정보가 된다.
⇨ 질병의 인식 정도 파악 근거 복약, 증상 등을 관리할 수 없는 요인이 된다.
⇨ 부작용의 확인 근거 적절하게 복약 관리를 할 수 없는 요인의 하나가 된다.

⇨ 복약 관리에 대해 긍정적인 피드백을 하고 환자와 함께 대처 방법을 생각한다. 근거 되고 있는 점을 강화하여 그 행동을 유지할 수 있도록 한다. 환자와 함께 대처하여 환자 자신이 가능한 동기를 많이 부여할 수 있다.
⇨ 체크리스트 작성 및 확인 근거 결과를 보기 쉽고, 할 수 있는 점과 못하는 점을 확인하기 쉽고, 이를 바탕으로 다음의 대책을 세우기 쉽다.
⇨ 약물 효과의 피드백 근거 환자가 약의 효과를 자각하기 쉬워진다.
⇨ 부작용 발생 시 즉각적인 조치 근거 부작용은 환자에게 고통스러운 것이 많다. 즉각적인 조치가 복약 중단을 방지하는 것으로도 이어진다.

- 돈용 약 사용에 대해 환자와 확인한다.

- 어떤 증상일 때 어떻게 대처해 왔는지, 어떤 방법이 효과적인지 등 환자에게서 이야기를 들으면서 정리하고 효과적이었던 방법에 대하여, 피드백한다.
- 증상이 악화될 때의 신호와 대처법에 대해 환자와 대화 기회를 갖고, 다양한 대처 방법을 환자와 함께 생각해둔다.
- 간호사가 관찰한 것으로, 환자의 증상에 대한 대처에 도움이 되는 것을 피드백한다.

EP 환자 교육 항목
- 복약 관리의 필요성과 구체적인 방법, 약의 효과 · 부작용에 대해 환자가 이해할 수 있도록 설명한다.

- 질환과 증상, 대처 방법에 대해 환자가 이해할 수 있도록 설명한다.

➡ 돈용 약 사용의 확인　**근거** 적절할 때 사용할 수 있게 된다.
➡ 증상의 대처에 대한 긍정적인 피드백　**근거** 할 수 있는 점을 강화하여 행동을 유지할 수 있도록 한다.

➡ 악화될 때 신호와 대처법을 확인하고, 다양한 해결 방법을 생각한다.　**근거** 사전에 확인하고 대처법을 생각해두면 다음 악화 시에 도움이 된다.
➡ 증상 해결에 도움이 되는 것을 피드백　**근거** 환자가 인식하지 못하는, 도움이 될 수 있는 대처법을 환자가 자각할 수 있다.

➡ 복약 관리의 필요성, 방법, 약물의 효과 · 부작용의 설명　**근거** 복약에 대한 부족한 지식을 얻을 수 있고, 적절한 관리에도 연결된다.
➡ 질환과 증상, 대처 방법의 설명　**근거** 질환이나 증상에 대한 부족한 지식을 얻을 수 있으며, 적절한 관리에도 도움이 된다.

3 간호 문제	간호 진단	간호 목표(간호 성과)
#3 지각, 사고, 행동, 자아 기능 등의 장애로 인해 자기관리가 어려워지고 있다.	섭식 자기관리 부족 목욕 자기관리 부족 탈의 자기관리 부족 배설 자기관리 부족 **관련 요인:** 지각 장애, 사고 장애, 행동 장애, 자아 기능 등의 장애 **진단 지표** ☐ 자기관리 행동(식사 행위, 목욕 행위, 탈의 행위, 배설 행위)을 할 수 없음	〈장기 목표〉 증상에 잘 대처하면서 자기관리를 할 수 있다. 〈단기 목표〉 간호사의 도움으로 자기관리를 할 수 있다.

간호 계획	중재 포인트와 근거

OP 경과 관찰 항목
- 식사 섭취 상황(양, 식사 내용, 자력으로 하는지 여부 등), 목욕 상황(빈도, 전신 · 머리카락 등을 씻을 수 있는지 여부), 탈의 상황(적당하게 깨끗한 의류로 갈아입을 수 있는지 여부, 세수를 하고 이를 닦으며 머리를 빗는 등을 할 수 있는지), 배설 상황(횟수, 적절한 배설 행위 등을 할 수 있는지)
- 환각 · 망상 등의 증상에 의한 자기관리에 미치는 영향의 정도

➡ 자기관리 상태를 확인　**근거** 환자의 자기관리 능력을 평가하는 데 중요한 정보가 된다.

TP 간호 치료 항목
- 환자의 그 시점에서의 자기관리 능력에 따라 지원한다. 전혀 할 수 없는 경우는 간호사가 전체 대신하고 회복에 따라 환자 스스로 할 수 있도록 점진적으로 관계를 변화시킨다.

- 환자의 자기관리 행동에 대해 서두르지 않고 시간을 두고 관계한다.

➡ 증상이 자기관리에 영향을 주고 있는 정도의 확인　**근거** 자기관리에 지원방법을 검토할 때 도움이 된다.
➡ 자기관리 능력에 따라 관계의 변화　**근거** 궁극적으로 환자 스스로 자기관리를 할 수 있게 되기 위해 필요하다.
➡ 시간을 들여 지원한다.　**근거** 조금씩 행동 범위의 확대가 환자의 자신감으로 이어져 달성 가능하게 된다.

- 환각·망상 등의 영향이 강하고, 자기관리 행동이 진행되지 않으면 "지금은 식사 시간입니다", "옷을 새 것으로 바꿔 입어요" 등 현실로 돌아오도록 한다.
- 환각·망상 등으로 환자가 불안과 두려움을 느끼고 있다면 그 자리에 함께하도록 한다.
- 환자와 함께 자기관리에 대한 장기적인 목표를 제시한 다음, 단계적으로 달성 가능한 목표를 설정하고 계획을 세운다.

- 달성할 수 있었던 점은 긍정적으로 피드백하고 달성하지 못한 점은 그 요인에 대해 환자와 이야기를 나눈다.
- 배설에 관하여, 약의 부작용으로 변비 등을 보이는 경우 돈용 약의 처방에 대해 주치의와 상담한다.

 환자 교육 항목
- 증상에 잘 대처하면서 환자 스스로 자기관리를 유지할 필요가 있다는 것을 전한다.

➡ 현실로 돌아오도록 한다. 근거 환각·망상의 세계에서 벗어나 현실적인 행동을 취하는 계기가 된다.

➡ 불안이나 공포 완화 근거 안심하고 자기관리 행동에 임할 가능성이 생긴다.

➡ 환자와 목표 설정 및 계획을 수립한다. 근거 환자 자신의 자기관리 문제에 임할 필요성을 이해할 수 있는 것. 또한 단계적인 노력으로 작은 목표 달성을 쌓을 수 있고, 최종적인 장기 목표의 달성이 가능해진다.

➡ 플랜을 실행하고 토론한다. 근거 달성할 수 있었던 점에 대한 강화와 달성하지 못한 점에 대해 요인을 찾아 다시 도전할 수 있는 기회를 갖는다.

➡ 돈용 약의 처방 검토 근거 적절한 돈용 약의 사용으로 환자의 고통이 완화되고 복약 중단도 방지할 가능성이 있다.

➡ 환자 스스로 유지할 필요를 말한다. 근거 재발 예방으로 이어진다.

4 간호 문제	간호 진단	간호 목표(간호 성과)
#4 지각, 사고, 행동, 자아 기능 등의 장애로 인해 활동과 휴식의 균형이 무너지고 있다.	수면 패턴 혼란 **관련 요인:** 주위의 온도, 습도, 조명, 소음 **진단 지표** □ 잠들기 어려움 호소 □ 잠에서 자꾸 깬다는 호소 □ 정상적인 수면 패턴의 변화 □ 숙면감이 없다는 호소	〈장기 목표〉 스스로 적절한 활동, 휴식을 취할 수 있다. 〈단기 목표〉 간호사의 도움으로 적절한 활동 휴식을 취할 수 있다.

간호 계획

 경과 관찰 항목
- 수면 상태(수면 시간, 중도 각성의 유무, 숙면감의 유무, 수면 패턴, 낮 휴식 시간 등)
- 환각·망상 등의 증상으로 인한 수면 상태에 미치는 영향의 정도

 간호 치료 항목
- 환자가 잠들 수 있는 환경을 정돈한다.

- 주간 활동, 휴식 시간과 수면 상태에 대하여 환자와 체크지 등을 이용해 모니터링하고 적절한 활동·휴식 패턴을 찾는다.
- 수면을 방해하는 요인(환각·망상 등)과 요인에 대한 대처에 대해 환자와 논의한다.
- 수면에 대해 환자가 잘 대처한 경우엔, 긍정적인 피드백을 한다.
- 수면 상태를 보면서, 수면제의 조정에 대하여 주치의와 상담한다.

 환자 교육 항목
- 적절한 활동, 휴식을 취할 수 있게 되는 것이 재발 예방으로 이어질 것이라고 설명한다.

중재 포인트와 근거

➡ 수면 상태 확인 근거 수면 상태를 평가하는 데 중요한 정보가 된다. 또한 증상의 변화를 알 수 있다.
➡ 증상이 수면 상태에 영향을 주는 정도 검사 근거 수면을 돕는 방법을 검토하는 데 도움이 된다.

➡ 환경 조성 근거 자극이 되는 것이나 사람을 멀리할 수 있어 잠들기 쉬워진다.
➡ 활동·휴식 시간과 수면 상태 모니터링 근거 어떠한 활동·휴식 패턴이 적당한 수면을 가져 오는지를 발견할 수 있다.
➡ 요인과 대처법 토론 근거 수면 장애에 대처하기 쉬워진다.
➡ 긍정적인 피드백 근거 할 수 있는 것을 강화함으로써 지속적으로 가능해진다.
➡ 수면제 조정 근거 적절한 수면을 하기 위해서는 상태에 따라 조정이 필요하다.

➡ 적절한 활동, 휴식의 필요성에 대한 설명 근거 자기관리가 쉬워진다.

* 수면제의 적절한 사용 방법에 대해 설명한다.

❏ 수면제의 적절한 사용 방법에 대한 설명 **근거** 활동, 휴식의 자기관리가 쉬워진다.

5 간호 문제	간호 진단	간호 목표(간호 성과)
#5 지각 장애, 사고 장애가 있다.	**사고 과정 혼란** **관련 요인:** 생물학적 요인, 유전적 요인, 환경적 요인, 심리·사회적 요인 등 **진단 지표** ☐ 환각 ☐ 망상 ☐ 잘못된 생각	〈**장기 목표**〉 지각 장애, 사고 장애에 적절하게 대처하면서 생활할 수 있다. 〈**단기 목표**〉 간호사의 도움으로 현실로 돌아온다.

간호 계획	중재 포인트와 근거

OP 경과 관찰 항목

* 지각 장애, 사고 장애의 출현 상황, 내용, 정도

❏ 지각 장애, 사고 장애 상태를 항상 체크 **근거** 상태를 어느 정도 파악하여 개입의 타이밍 및 방법 등 계획을 세우기 쉬워진다.

TP 간호 치료 항목

* 간호사는 환각·망상 체험이 환자에게 사실임을 받아들이고 환자의 체험 내용이 현실에 맞지 않은 것을 억지로 납득시키려하지 않는다.

❏ 환각·망상 체험은 환자에게 사실이며, 무리하게 현실과의 차이를 납득시키지 않는다. **근거** 환자의 체험에 대한 이해가 환자와의 신뢰 관계를 구축하는 전제가 된다.

* 환자와 이야기할 때는, 간결, 명료한, 구체적인 이야기 방법을 유의한다.

❏ 간결, 명료하고 구체적인 이야기 방법 **근거** 환자는 추상적이고 복잡한 이야기를 처리하는 능력이 장애가 되고 있다.

* 환각·망상에 의해 환자가 체험하는 감정에 초점을 맞추어 공감적으로 관계한다. "~가 있으면 굉장히 괴롭겠어요" 등

❏ 감정에 초점을 맞추어 공감적으로 대한다. **근거** 환자와의 신뢰 관계를 구축하는 데 중요하다.

* 환자가 환각·망상 체험보다도 현실적인 것(자기관리 등)에 관심을 둘 수 있도록 작용한다. "지금은 식사 시간입니다", "함께 목욕을 준비해요" 등

❏ 현실적인 것에 눈을 돌린다. **근거** 환각·망상 체험에 사로 잡혀있을 때는, 자기관리 등 현실적인 것을 할 수 없게 되는 경우가 많다.

* 환자와 함께 현실적인 체험(작업, 산책 등)을 할 수 있는 기회를 많이 갖는다.

❏ 현실적인 체험 **근거** 환자를 현실로 돌아올 수 있게 할 수 있다.

* 환각·망상 체험이 사실인지 여부를 환자와 함께 확인한다. "정말 밖에 누군가 있는지 함께 확인해볼까요"라고 얘기하고 밖으로 함께 보러가는 등

❏ 환각·망상 체험이 사실인지 확인할 것 **근거** 환자가 현실을 아는 기회가 된다.

* 환각·망상 체험에 대하여 간호사가 지각한 것 등을 환자에게 전한다. "나에게는 그 사람이 욕을 하고 있는 소리가 들리지 않아요" 등

❏ 간호사의 인식을 전한다. **근거** 환자가 현실을 아는 기회가 된다.

* 환자가 환각·망상에 대해 의심스럽게 생각하고 있는 경우는, 그 점에 대하여 환자의 이야기를 듣고, 간호사 자신이 지각한 것도 피드백한다.

❏ 의심되는 환각·망상 체험에 대한 개입 **근거** 환자 자신이 의심을 갖는 환각·망상에 개입은 그러한 체험이 병적인 것이라는 인식을 갖는 좋은 기회가 된다.

* 환자가 환각·망상을 인정하는 경우 그러한 것에 어떻게 대처하면서 생활해 나갈 것인가를 환자와 논의한다.

❏ 환각·망상의 대처법을 토론 **근거** 환각·망상을 가지면서도 재발을 방지할 수 있고, 안정된 생활을 보낼 수 있는 가능성이 높다.

* 환자가 환각·망상에 잘 대처할 수 있는 점은 긍정적인 피드백을 하며 잘 대처할 수 없는 점은 환자와 논의하고 시행착오를 하면서 해결책을 찾아간다.

❏ 긍정적인 피드백과 새로운 해결책을 발견 **근거** 환각·망상을 가지면서도 재발 방지를 할 수 있고 안정된 생활을 보낼 수 있는 가능성이 높다.

97

조현병

- 환각 · 망상 상태를 파악하는 동시에 약물의 조정에 대해 주치의와 상담한다.

 환자 교육 항목

- 지각 장애, 사고 장애, 특히 환각 · 망상에 대하여 올바른 지식, 대처 방법 등에 관한 교육을 한다.

➡ 약물 조정　근거　적당한 약물을 이용하는 것으로, 환각 · 망상 체험을 줄일 수 있게 된다.

➡ 지각 장애, 사고 장애에 대한 올바른 지식과 대처 방법 교육　근거　환자 자신이 병적 체험을 이해하고 적절하게 대처하는 것이 가능하게 된다.

6　간호 문제	간호 진단	간호 목표(간호 성과)
#6 자아 기능의 장애로 인해 정체성을 잃을 수 있다.	정체성 혼란 **관련 요인:** 정신과 질환 **진단 지표** ☐ 내생적 자극과 외부로부터의 자극을 구별할 수 없다. ☐ 자기에 대한 망상적인 설명 ☐ 동요하는 자신에 대한 감정	〈장기 목표〉 자기와 외계를 구분할 수 있다. 〈단기 목표〉 간호사의 도움으로 자아 경계를 의식할 수 있다.

간호 계획	중재 포인트와 근거

 경과 관찰 항목

- 자기와 외계를 구별, 사고 체험, 공격적인 또는 퇴행적인 행동, 부적절한 감정 표현, 현실감 상실의 유무와 정도

 간호 치료 항목

- 자기 또는 타인에 대한 폭력의 위험이 높은 경우 '간호 문제 #1' 참조
- 일탈 행동(알몸이 되어 큰 소리로 노래를 부르는 등)을 보일 때, 주위의 상황을 보면서 필요하다면 환자를 다른 장소로 옮기거나 주변의 환자에 대해서도 적절하게 개입한다.
- 필요에 따라, 사람, 장소, 시간, 외계의 상황 등 현실감을 부여한다.

- 환자가 불안과 공포를 느낄 때, 자아를 위협한다고 느끼지 않을 정도로, 함께 있는 시간을 만들어 안정감을 얻을 수 있도록 한다.
- 공격적, 충동적인 행동을 보이는 경우, 임시 약의 처방에 대하여 주치의와 상의한다.
- 공격적, 충동적인 행동에 대해서는 최소한의 범위로 격리 · 구속한다.
- 기타, '간호 문제 #5' 참조

 환자 교육 항목

- '간호 문제 #1, #5' 참조

➡ 자아 장애의 유무를 항상 확인한다.　근거　조속한 개입을 위해 필요하다.

➡ 환자의 일탈 행동에 대한 대처　근거　환자뿐만 아니라 주위 환자의 안전도 확보할 필요가 있다.

➡ 인물, 장소, 시간, 외계의 상황 등 현실감 부여　근거　현실을 반복 제시함으로써 현실감 회복이 가능하게 된다.

➡ 함께 시간을 보낼 것　근거　간호사가 곁에 있는 것이 현실을 제시하는 것이 된다.

➡ 임시 약 처방　근거　행동 제어에 유용하다.

➡ 최소한의 범위로 격리 · 구속　근거　환자와 주위 환자의 안전을 확보하기 위해 필요하다.

<table>
<tr><th>7   간호 문제</th><th>간호 진단</th><th>간호 목표(간호 성과)</th></tr>
<tr><td>#7 지각, 사고, 행동, 자아 기능 등의 장애에 의해 의사소통이 어렵다.</td><td>언어적 의사소통 장애
관련 요인: 심리적 장벽, 인식의 이상, 자기 개념의 이상, 정서 상태
진단 지표
□ 보통 의사소통의 패턴을 이해하고, 유지하기가 어렵다. (연합 이완, 언어 조작, 항상 같은 말, 횡설수설(무의미한 단어의 나열), 사고 두절, 반향 언어, 유지, 부적절한 대답, 이해하기 어려운 이야기의 내용, 대화의 빈곤)</td><td>〈**장기 목표**〉 원활한 대인 관계를 형성·유지하는 커뮤니케이션 능력을 가질 수 있다.
〈**단기 목표**〉 간호사의 도움으로 전하고 싶은 내용을 전할 수 있다.</td></tr>
</table>

간호 계획	중재 포인트와 근거
OP 경과 관찰 항목 • 커뮤니케이션 상태(대화 내용, 의사소통 등)	➡ 커뮤니케이션 상태의 확인 `근거` 항상 체크하여 개입 계획을 세우기 쉬워진다. 또한 장애의 정도를 평가할 수 있다.
TP 간호 치료 항목 • 환자의 이야기가 이해되지 않거나 일관성이 없어도 그 배경에 있는 불안이나 공포 등의 감정에 초점을 맞추고 관계하도록 한다.	➡ 감정에 초점을 맞춘다. `근거` 대화 내용 자체를 무리하게 이해하려고 하는 것보다 환자의 그 때의 감정을 불러, 공감적 이해를 나타내는 것이 관계성의 발전에 중요하다.
• 의역, 명확화 등의 커뮤니케이션 기술 방법을 사용하여 환자의 이야기를 정리한다. "당신이 말하는 것은 ~이지요?" 등	➡ 커뮤니케이션 기술의 활용 `근거` 환자 이야기의 내용을 정리하는 동시에 환자 자신도 이야기하고 싶은 내용을 정리할 수 있다.
• 대화 이외의 커뮤니케이션 방법(필담, 그림, 몸짓 등)도 해본다.	➡ 회화 이외의 커뮤니케이션 기술의 활용 `근거` 대화 이외의 방법이, 자신의 감정과 생각을 잘 표현할 수 있다고 하는 환자도 있다.
• 환자의 이야기를 잘 이해할 수 있을 때는 긍정적인 피드백을 한다.	➡ 긍정적인 피드백 `근거` 환자의 커뮤니케이션 능력을 강화할 수 있다.
• 다른 환자와의 사이에서 환자가 전하고 싶은 것이 잘 전해지지 않을 때는 교섭을 한다.	➡ 환자 간의 의사소통의 가교 `근거` 다른 환자로부터 소외감을 완화하고 환자끼리의 커뮤니케이션을 촉진한다.
• SST(사회생활 기능 훈련) 참여를 독려한다. • 그 외, '간호 문제 #5' 참조	➡ SST 참여 독려 `근거` 대인 커뮤니케이션 능력을 향상시킬 수 있다.
EP 환자 교육 항목 • 적절한 커뮤니케이션 방법(언어적·비언어적)에 대해 환자에게 지도한다.	➡ 적절한 커뮤니케이션 방법을 가르친다. `근거` 환자는 의사소통 방법 자체를 알지 못할 수 있다.

<table>
<tr><th>8   간호 문제</th><th>간호 진단</th><th>간호 목표(간호 성과)</th></tr>
<tr><td>#8 증상에 의한 영향 또는 지역의 지원 체제가 부실한 것 등으로 사회적으로 고립 경향이 있다.</td><td>사회적 고립
관련 요인: 정신 상태의 이상, 불충분한 지역의 지원 체제
진단 지표
□ 핸디캡 현상
□ 질환(지각 장애, 사고 장애, 감정 장애, 행동 장애, 자아 기능의 장애)
□ 타인과의 교류가 거의 없다
□ 은둔형 외톨이(히키코모리)</td><td>〈**장기 목표**〉 지역 지원을 받으면서 사회생활을 유지할 수 있다.
〈**단기 목표**〉 병원 등의 제한된 사람들 사이의 상호 교류를 가질 수 있다.</td></tr>
</table>

□ 거절당하고 있다는 감정을 표명
　한다.
□ 스스로 지역의 지원을 받으려고
　하지 않음
□ 환자에게 필요한 지역의 지원이
　충분하지 않음

간호 계획	중재 포인트와 근거

OP 경과 관찰 항목

- 증상의 정도(지각 장애, 사고 장애, 정서 장애 등)

- 대인 관계의 상태(교류의 빈도, 관계의 깊이 정도 등)

- 직장, 학교 등 환자의 사회생활에서의 활동 상황

- 환자를 둘러싼 지역 지원 체제의 상태

TP 간호 치료 항목

- 환자가 은둔하는 이유에 관해서 물어보고 이해를 표시한다.
- 환각·망상이 관계하는 경우는 '간호 문제 #5' 참조
- 증상의 정도에 따라 다른 환자와의 교류 장면, 활동 장면에 환자가 들어가도록 힘쓴다. "나와 함께 ～을 해볼까요?" 등
- 환자가 흥미 있을 것 같은 활동에 대해 환자와 논의하고 그것을 일상 활동으로 도입하도록 제안한다.
- 환자가 관심을 나타내는 일을 화제에 올려 거기서부터 할 수 있는 활동을 환자와 탐구

- 환자와 공통되는 것에 흥미·관심이 있는 다른 환자가 있으면 함께 활동할 수 있도록 제의
- 다른 환자 또는 다른 사람과의 교류를 통해 체험하는 감정이나 생각에 초점을 맞추고 이야기를 듣는다.

- 활동 범위를 확대하기 위해 환자와 주 단위로 활동 기록표 등을 작성한다. 실제로 활동한 것을 기록하면서 어떤 패턴이 있는지, 어느 시간대라면 활동하기 쉬운지 등을 함께 조사한다.
- 활동 범위를 넓힐 경우, 작은 것, 쉬운 것에서 시작해 점차 어려운 것에 도전하도록 제안한다.
- 환자가 활동할 수 있는 것에 대해서는 긍정적으로 피드백한다.
- 잘 해내지 못한 것에 대해서는 환자와 할 수 없었던 요인을 찾아 향후 어떻게 하면 할 수 있을 것인지 등을 논의한다.
- 행동을 망설이고 있는 환자에게는 과감하게 행동하여 잘 될 수도 있다고 전하고 활동하도록 후원한다.
- 새로운 활동에 대해 환자가 불안과 걱정을 안고 있는 경우 사전에 불안과 걱정에 대한 대처 방법을 환자와 함께 생각하고 실행에 옮긴다.

- ➡증상의 정도 체크　**근거** 사회적 고립을 발생할 수 있는 요인을 평가할 수 있다. 증상의 정도에 따라 개입 내용을 검토할 수 있다.
- ➡대인 관계의 확인　**근거** 사회적 고립의 정도를 평가할 수 있다.
- ➡사회생활상에서의 활동 상황 체크　**근거** 환자의 사회적 고립의 정도를 평가할 수 있다.
- ➡지역 지원 체제의 체크　**근거** 환자의 사회적 고립을 방지하는 데 필요한 체제를 구축하기 위해 필요하다.

- ➡은둔 요인의 이해　**근거** 환자에게 안정감을 주고, 또한 개입 방법의 검토에 도움이 된다.

- ➡활동 참여의 독려　**근거** 간호사 독려하여 환자는 활동에 참가하기 쉬워진다.

- ➡환자가 흥미를 보이는 일을 활동에 도입　**근거** 흥미 있는 활동은 도입하기 쉽고, 지속할 가능성이 높다.
- ➡환자의 관심사를 화제로 하여 할 수 있을 것 같은 활동을 탐구한다.　**근거** 관심사의 화제에서라면 할 수 있을 것 같은 활동을 찾기 쉽다.
- ➡다른 환자와 함께 활동할 수 있도록 한다.　**근거** 환자가 대인 관계를 넓히는 계기가 된다.
- ➡다른 환자와의 교류 상황에서 감정·생각의 표출 **근거** 타인과의 관계 형성에서 생기는 갈등의 해결에 도움이 된다.
- ➡활동 범위 확대를 위한 활동 기록표 등의 활용 **근거** 기록표를 사용하여 모니터링함으로써 실제의 활동 상황을 파악하기 쉽고, 활동 범위의 확대로 이어지기 쉽다
- ➡간단한 활동에서 시작할 것　**근거** 간단한 것에서 어려운 것으로 범위를 확대하는 것이 성공하기 쉽다.
- ➡한 것에 대한 긍정적인 피드백　**근거** 활동을 강화할 수 있다.
- ➡활동이 안 된 행동의 요인 분석과 향후 대책 **근거** 요인을 분석하고 대책을 논의하는 것은 행동의 확대로 이어지기 쉽다
- ➡시작할 수 있도록 후원　**근거** 신뢰할 수 있는 간호사가 후원하면 행동을 시작하기 쉽다.
- ➡활동 이전 불안과 걱성에 대한 대처　**근거** 미리 불안이나 불안을 대처해두면, 새로운 활동을 하기 쉬워진다.

- 환자를 둘러싼 지원 체제에 대해 어떤 지원이 있는지, 향후 어떤 지원이 필요하고, 어떻게 만들어 갈 것인가 등에 대하여 환자와 논의한다.

EP 환자 교육 항목
- 지역에서 안정된 생활을 보내려면 사회에서 고립되지 않고 타인과의 적절한 관계를 유지하는 것이 중요하다고 전한다.

- 지역의 지원 체제의 실제와 그 역할에 대한 지식을 제공한다.

➡ 환자를 둘러싼 지원 체제에 대한 논의 **근거** 환자가 주가 되어 지역에서의 지원 체제를 만드는 것이 중요하다.

➡ 사회적으로 고립되지 않는 것의 필요성을 전한다. **근거** 환자는 사회적 고립의 영향에 대해 생각하지 못할 수 있다.

➡ 지역의 지원 체제에 대한 지식의 제공 **근거** 환자는 지역의 지원 체제에 대해 잘 모르고 있는 경우가 많다.

9 간호 문제	간호 진단	간호 목표(간호 성과)
#9 스트레스에 적절히 대처할 수 없다.	비효과적 코핑 **관련 요인:** 위협을 평가하는 패턴, 긴장을 해소하는 패턴의 혼란, 코핑 능력에 대한 자신감의 수준이 부적절하다. **진단 지표** □ 코핑할 수 없다는 말이 나온다. □ 잘못된 문제 해결 □ 화학 물질의 남용(알코올, 담배 등)	〈**장기 목표**〉 스트레스에 효과적으로 대처할 수 있다. 〈**단기 목표**〉 자기의 스트레스 대처 방법에 대해 생각할 수 있다.

간호 계획	중재 포인트와 근거

OP 경과 관찰 항목
- 스트레스와 대처법에 대한 파악

TP 간호 치료 항목
- 어떤 스트레스를 받고 있는지, 그에 대해 어떻게 대처하고 있는지, 환자에게서 이야기를 듣고, 잘 대처할 수 없는 경우는 그 요인에 대해 환자와 함께 찾아보고 효과적인 방법을 생각한다.
- 환자가 수행할 수 있는 효과적인 대처법에 대해 긍정적인 피드백을 한다.
- 환자의 해결책 중, 간호사가 비효과적이라고 생각되는 대처법을 환자에게 설명하고 환자와 함께 검토해 본다.
- 비효과적인 대처법 대신 다른 해결 방법에 대해 다양한 각도에서 환자와 찾아본다.
- 스트레스에 잘 대처하지 못하는 경우 감정과 생각을 표출하도록 격려한다.

EP 환자 교육 항목
- 릴렉스, 요가 등의 효과적인 스트레스 대처법에 대해 환자에게 가르친다.

➡ 스트레스와 그 대처법 파악 **근거** 개입 방법을 검토하기 쉬워진다.

➡ 대처할 수 없는 요인과 효과적인 방법을 생각 **근거** 효과적인 해결책의 발견으로 이어진다.

➡ 할 수 것에 대한 긍정적인 피드백 **근거** 그 대처법을 강화할 수 있다.
➡ 객관적으로 비효과적이라고 생각되는 몇 가지 방법을 환자에 나타낸다. **근거** 평소 무심코 취하고 있던 대처법이 비효과적임을 알 수 있다.
➡ 다른 해결책을 모색 **근거** 새로 효과적인 해결책을 찾아 낼 수 있다.
➡ 감정이나 생각의 표출 **근거** 감정과 생각을 표출하는 것 그 자체가 효과적인 대처 행동으로 이어진다.

➡ 스트레스 대처법을 가르친다. **근거** 환자는 많은 스트레스 대처법을 가지고 있지 않다.

97
조현병

<table>
<tr><th>10 간호 문제</th><th>간호 진단</th><th>간호 목표(간호 성과)</th></tr>
<tr>
<td>#10 환자의 가족이 감정을 강하게 표현한다.</td>
<td>가족 코핑 무력화
관련 요인: 매우 불안정한 가족관계, 질환에 대한 지식 부족 · 이해 부족
진단 지표
□ 공격, 흥분, 적의
□ 환자의 질병 현상에 평정심을 잃는다.
□ 다른 가족 구성원과의 될 대로 되라는 식의 관계
□ 환자에 대한 장기간에 걸친 과도한 관심</td>
<td>〈**장기 목표**〉 가족이 저 감정 표출 수준에서 환자를 대할 수 있다.
〈**단기 목표**〉 가족이 적절한 환자에 대한 대응 방법 · 기술을 이해할 수 있다.</td>
</tr>
</table>

<table>
<tr><th>간호 계획</th><th>중재 포인트와 근거</th></tr>
<tr>
<td>

OP 경과 관찰 항목
- 환자와 가족과의 관계, 가족의 환자를 대하는 방법(커뮤니케이션 방법, 표정, 어조, 태도, 접촉 시간 등) 및 환자의 반응 관찰

TP 간호 치료 항목
- 가족의 감정, 생각을 표출하게 하고 이해를 나타낸다.

- 환자를 대하는 방법과 어려움에 대하여 상담한다.

- 환자의 입원 시, 외박 시 퇴원 시 외래 진찰 시 등 가족과의 접점을 찾아내고 생활 상황이나 어려운 점 등을 듣는다.
- 가족이 환자에 대응할 수 있는 것에 대해 긍정적으로 피드백을 한다.
- 가족이 잘 대응할 수 없는 점에 대해서는, 가족과 함께 그 요인을 살펴보고 다른 방법을 찾는다.
- 가족의 상담 내용에 따라 정신 보건 복지사 등 다른 직종과 연결한다.

EP 환자 교육 항목
- 가족의 대하는 방법에 의해 환자의 재발률이 저하된다는 것, 그리고 가족에 대한 적절한 대응 방법 · 기술, 지역의 지원 체제에 대하여 지도한다.

- 조현병에 대한 지식을 제공한다.

- 가족을 대상으로 하는 심리 교육, 가족 모임 등을 소개한다.

</td>
<td>

➡ 환자 및 가족의 관계, 가족의 환자에 대하는 방법의 체크　**근거** 환자에 대하여 강한 감정의 표출(비판적 의견, 적대감, 지나친 감정적 휘말림)을 하는 가족인지 평가할 수 있다.

➡ 감정, 생각의 표출을 하게하고 이해를 표시한다.　**근거** 가족은 조현병 환자라는 것에 당황하고 있는 것이 많기 때문에 먼저 감정 · 생각을 표출하게하고 이해를 나타내는 것이 중요하다.

➡ 가족이 대하는 방법을 관찰하고 상담한다.　**근거** 환자에게 대하는 방법을 검토하고 새로운 방법을 생각하는 계기가 된다.

➡ 가족과의 접점을 찾아 이야기를 듣는다.　**근거** 어려운 점을 전문가와 상담하지 않고, 표현하지 않는 가족이 많다.

➡ 할 수 있는 것을 피드백　**근거** 대응방법을 강화할 수 있다.

➡ 잘 대응할 수 없는 요인의 탐구와 다른 방법의 발견　**근거** 적절한 대응 방법을 발견하기 쉽다.

➡ 타 직종과의 연계　**근거** 가족이 겪고 있는 어려움이 해결되기 쉬워진다.

➡ 가족의 접하는 방법이 환자의 재발률에 영향을 주는 것, 환자에 대한 적절한 대응 방법 · 기술 등의 교육　**근거** 이러한 지식을 가지고 있지 않으면 높은 표출 감정의 요인이 된다.

➡ 조현병에 관한 지식의 제공　**근거** 질환에 대하여 올바른 지식을 가지고 있지 않은 것이 높은 표출 감정의 요인이 된다.

➡ 심리 교육, 가족 모임 등의 소개　**근거** 환자에게 맞는 적절한 대응 방법 · 기술을 배우고, 정서적 지원 등을 받을 수 있다.

</td>
</tr>
</table>

병기 · 병태 · 중증도별 관리 포인트

【급성기】 양성 증상(환각 · 망상 등)의 관찰과 동시에 복약을 확실하게 할 수 있도록 지원한다. 또한 전신 상태를 충분히 평가하고 환자의 자기관리 수준에 따라 지원한다.

【회복기】 회복 수준을 판별하면서 환자 스스로 지속적인 복약을 할 수 있도록 복약 교육을 실시한다. 또한 증상 및 스트레스에 잘 대처하는 방법을 환자와 구체적으로 논의한다.

【만성기】 환자가 자기관리와 복약, 증상 관리, 스트레스 대처 능력을 유지 · 향상할 수 있도록 환자와 함께 목표를 설정하고 환자 자신의 페이스에 맞추어 달성할 수 있도록 독려한다. 또한 환자를 중심으로 하는 지역의 지원 체제를 구축한다.

간호 활동(간호 중재) 포인트

자기관리 지원

- 환각 · 망상 등의 증상의 영향을 고려하여 제의한다.
- 환자의 자기관리 능력을 평가하고 그 시점에서 환자의 능력을 최대한 살릴 수 있도록 지원한다.

적절한 복약 · 증상 관리를 할 수 있게 하기 위한 지원

- 복약, 증상 관리의 필요성을 설명하고 구체적인 방법을 환자와 함께 생각한다.
- 환각 · 망상에 좌우되지 않는 방법을 환자가 찾을 수 있도록 한다.
- 질환 및 치료(특히 약물 요법)에 관한 지식을 제공한다.

지역사회의 지원을 얻으면서, 안정된 생활을 위한 지원

- 지역사회의 지원 체제에 관한 지식을 제공하는 동시에 환자가 활동 범위를 확대할 수 있도록 지원한다.
- 타인과의 적절한 관계를 구축하도록 지원한다.
- 스트레스 대처 능력을 높일 수 있도록 지원한다.

가족에 대한 지원

- 높은 감정 표출(hEE, high Expressed Emotion)의 가족인 경우 질병에 대한 지식, 환자에 대한 적절한 대처 방법 · 기술을 제공하는 동시에 가족의 어려운 점에 대해 상담하고 함께 해결책을 찾아간다.
- 가족의 감정 · 생각을 표출하게 하고 이해를 나타낸다.

퇴원 · 요양 지도

- 퇴원 후 구체적인 생활에 대하여 환자와 대화(주거 확보, 식사, 청소, 쓰레기 버리기, 세탁, 목욕, 금전 관리, 활동 등) 필요한 것을 환자와 함께 준비하고 사전에 연습한다.
- 통원의 필요성을 설명하고 구체적인 날짜, 통원 방법을 확인한다.
- 환자의 복약에 대한 지식의 유무를 확인하고 필요에 따라 복약 교육을 실시한다. 또한 환자와 구체적인 복약 관리 방법에 대해 논의하고 잘 대처할 수 없는 것으로 간주되는 점은 사전에 환자와 함께 해결 방법을 생각한다.
- 증상 관리의 구체적인 방법에 대해 환자와 논의한다. 특히 증상 악화의 징후에 대해 살펴보고, 그 때의 대처법을 환자와 함께 생각해둔다.
- 스트레스를 느끼기 쉬운 장면, 그 때의 대처법에 대해 다양한 각도에서 환자와 함께 생각한다.
- 대인 관계 형성 · 유지 단계에서 환자가 안고 있는 문제에 대해 논의하고 구체적인 커뮤니케이션 기술의 학습(예: SST 참여)을 독려한다.
- 환자를 둘러싼 지역의 지원 체제를 확인하고 퇴원 후 필요한 것이 무엇인지, 그것을 위해 어떻게 해야 하는지 등에 대해 논의하고 구체적인 준비를 진행한다.
- 가족과 환자의 퇴원 후 접하는 방법에 대해 토론한다. 구체적인 환자에 대한 대응 방법에 대해 상담을, 또는 그에 관한 지식도 제공한다.

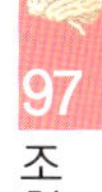

평가 포인트

간호 목표 달성도

- 증상을 조절하여 폭력을 방지할 수 있는가?
- 스스로 적절한 복약, 증상 관리를 할 수 있는가?
- 증상에 적절히 대처하면서 자기관리를 할 수 있는가?
- 적절하게 활동, 휴식을 취할 수 있는가?
- 원활한 대인 관계를 형성 · 유지할 수 있는 커뮤니케이션 능력을 가지고 있는가?
- 스트레스에 효과적으로 대처할 수 있는가?
- 지역에 대한 지원을 받으면서, 안정된 사회생활을 유지할 수 있는가?
- 가족이 낮은 표출 감정 수준에서 환자를 대할 수 있는가?

간호 목표 달성도

- 증상을 조절하여 폭력을 방지할 수 있는가?
- 스스로 적절한 복약, 증상 관리를 할 수 있는가?
- 증상에 적절히 대처하면서 자기관리를 할 수 있는가?
- 적절하게 활동, 휴식을 취할 수 있는가?
- 원활한 대인 관계를 형성 · 유지할 수 있는 커뮤니케이션 능력을 가지고 있는가?
- 스트레스에 효과적으로 대처할 수 있는가?
- 지역에 대한 지원을 받으면서, 안정된 사회생활을 유지할 수 있는가?

조현병 환자의 병태 관계도와 간호 문제

병인 악화 요인

※조현병의 병인은 연구중에 있다.

스트레스-요인설(조현병이 발병하는 사람은 특이적인 생물학적 취약점 또는 소인을 갖고 있고, 스트레스가 계기가 되어 증상이 발병한다)

유전적 요인

병태

생물학적 요인
- 신경 전달 물질(도파민, 세로토닌 등)과의 관련
- 뇌의 형태학적 변화
- 뇌의 신경생리학적 변화 등

심리 · 사회적 요인
- 높은 표출 감정 가족
- 사건 등

환경적 요인

증상

#5 사고 과정 혼란

지각 장애
- 환각

사고 장애
- 망상
- 생각 형식의 장애
- 사고 과정의 장애

행동 장애
- 의욕 저하
- 흥분
- 혼미

감정 장애

#6 자기 정체성 혼란

자아 기능의 장애

#2 비준수

질환 인식의 부족

#1 대 자기 폭력 위험 상태
#1 대 타자 폭력 위험 상태
#3 섭식 자기관리 부족
#3 목욕 자기관리 부족
#3 청결 자기관리 부족
#3 배설 자기관리 부족
#4 수면 패턴 혼란
#7 언어적 커뮤니케이션 장애
#8 사회적 고립
#9 비효과적 코핑

진단 검사

진단
- 증상과 경과 검토에 의해 실시
- 브로일러, 슈나이더의 기준, DSM-Ⅳ-TR (미국 정신의학회에 의한 진단 기준)과 ICD -10(WHO의 국제 질병 분류)의 사용

검사
- 신경 심리 검사에서 결과 불량
- 심리 테스트 등 투영법에서 이상한 관념이 나타난다.

치료 간호

약물 요법
- #2 비준수

전기 경련 요법

정신 요법

작업 요법

사회생활 기능 훈련 (SST: Social Skills training)

심리 교육

지역의 지원 체제
- #10 가족 코핑 무력화

다케우치 다카시 · 니시카와 도루

눈으로 보는 질환

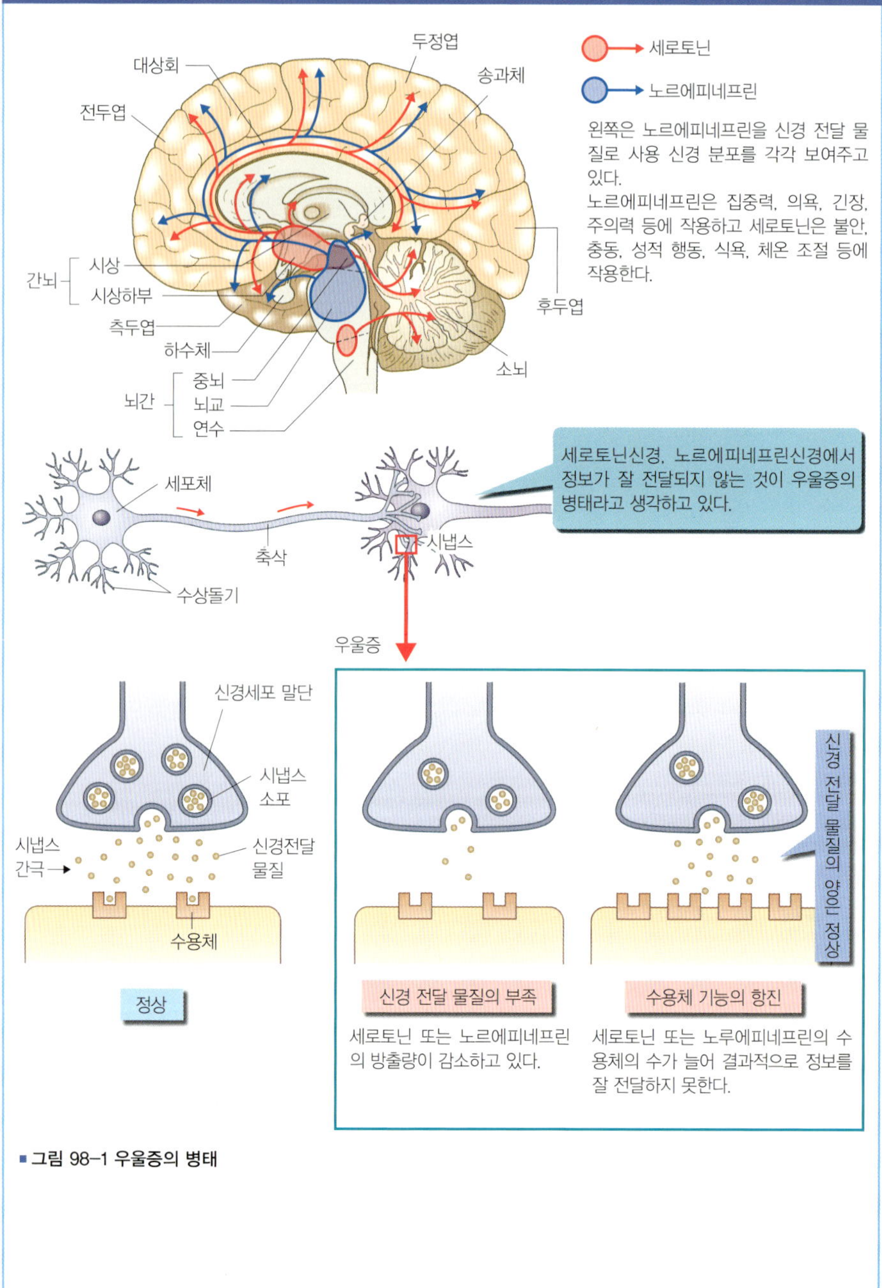

■ 그림 98-1 우울증의 병태

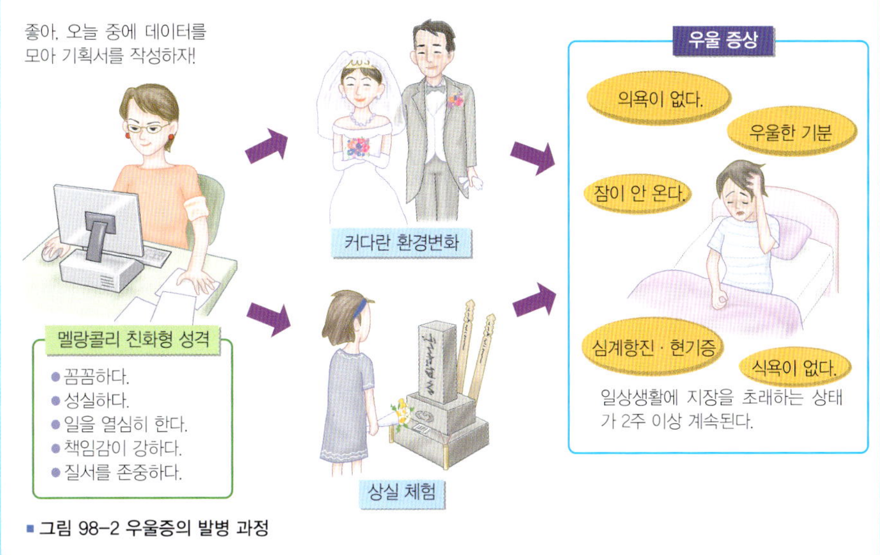

■ 그림 98-2 우울증의 발병 과정

병태 생리

■ **우울증은 뇌의 신경 전달 물질인 세로토닌과 노르에피네프린의 작용이 저하된 상태라고 생각하고 있다.**

- 뇌의 신경말단 시냅스 간극의 세로토닌과 노르에피네프린의 농도가 감소하고 있다는 가설(신경 전달 물질 부족 가설)과 세로토닌과 노르에피네프린을 받는 수용체의 감수성이 항진(결합 부위의 수가 증가)하고 있다는 가설(신경 전달 물질 수용체 기능 항진 가설)이 있다(그림 98-1). 전자는 후자의 한 요인이라고도 생각한다.
- 세로토닌과 노르에피네프린의 작용이 저하되고 정보 전달이 잘되지 않기 때문에 기분이 침체되거나 의욕이 저하하는 등 우울증의 증상이 나타난다고 생각하고 있다.

병인 · 악화 요인

- 꼼꼼하고, 성실하며, 일을 열심히 하고, 책임감이 강하며, 질서를 존중하는 특징의 성격 경향(멜랑콜리 친화형, 집착기질)을 가진 사람에게 큰 환경의 변화나 과도한 스트레스가 원인이 되어 발병한다고 생각하고 있다(그림 98-2).
- 환경 변화나 스트레스는 상실 체험, 실업과 같은 비관적 사건뿐만 아니라, 결혼, 출산, 승진이라는 즐거운 일도 포함한다.

역학 · 예후

- 일본에 우울증의 평생 동안 유병률은 6.7%이며 일본인의 15명에 한 사람이 일생에 한 번은 우울증에 걸릴 가능성이 있다.[1]
- 여성의 우울증의 평생 동안 유병률은 남성과 비교하면 약 2배나 된다.[2]
- 회복한 후에도 재발하는 경향이 있고 약물 치료는 회복했다고 판단된 후에도 4~9개월 정도 지속이 필요하다.[2]
- 20~30%는 완전히 회복되지 않고 일부 우울증 증상이 만성으로 남아 부분 회복상태에 있다.[2]
- 최근에는 자기중심적이고 타벌적 · 회피적 성격을 특징으로 하며, 약의 효과가 부족한 감정 부전증(Dythymia)친화형 우울증이라고 하는 유형이 늘고 있다.

기분의 침체뿐만 아니라 업무에 집중할 수가 없고, 가사를 돌볼 수 없는 등 일상생활에 지장을 초래하는 상태가 2주 이상 계속된다.

- 마음의 증상으로 우울한 기분, 사고력 저하, 의욕 저하 등이 보인다.
- 신체 증상으로 수면 이상, 식욕 저하, 피로감, 권태감, 생리 불순, 통증, 변비, 심계항진, 현기증, 이명 등이 나타난다.

진단 · 검사값

임상 증상 및 제외 진단으로 확정한다.

- 미국 정신 의학회의 '정신 질환의 분류와 진단의 길잡이(DSM-Ⅳ)'에서는 같은 2주 동안 ①, ②(표 98-1) 중 하나이거나, 그 외 네 항목 이상이 거의 매일 나타나고 있다.
- 약제나 신체 질환으로 인한 우울증을 제외한다.

● 검사값

- 특이적인 이상을 나타내는 검사값(혈액 검사, 수액 검사)은 없다.
- 뇌혈류 검사(SPECT)에서 전두엽의 혈류 저하가 지적되고 있다.

■ 표 98-1 주요 우울증(DSM-Ⅳ)

① 우울한 기분
② 흥미, 기쁨의 현저한 감소
③ 체중(또는 식욕)의 감소 또는 증가
④ 불면증 또는 수면과다
⑤ 정신 운동성의 초조 또는 제지
⑥ 피로감 또는 기운 없음
⑦ 무가치감이나 죄책감
⑧ 사고력이나 집중력의 감퇴 또는 결정하기 어려움
⑨ 죽음에 대한 반복적인 생각, 자살 충동, 자살 시도

합병증

- 물질 관련 장애(알코올 의존 등), 불안 장애, 신체 표현성 장애, 섭식 장애, 성격 장애 등.

치료법

휴식과 항우울제 등의 약물 요법을 실시한다.

● 치료 방침

- 휴식과 약물 치료를 기본으로 하고 있다. 자살의 위험이 높아 긴급성이 있거나 약물 저항성의 경우 전기 경련 요법(ECT)을 사용하는 경우가 있다.

● 약물 요법

- 항우울제를 이용하여 뇌의 신경 전달 물질 균형의 혼란을 조정한다. 항우울제에는 선택적 세로토닌 재흡수 억제제(SSRI), 세로토닌 · 노아드레날린 재흡수 억제제(SNRI), 삼환계 항우울제(TCA), 비삼환계 항우울제(non-TCA) 등이 있다. 필요에 따라 항불안제 및 수면제를 병용한다. 또한 항우울제로 효과가 불충분한 경우, 강화 치료로 기분 안정제와 비정형 항조현병약물을 병용한다.

Px 처방 예 경증 또는 중등증
- 팍실 정(10mg)　1회 1~2정　1일 1회　저녁 식사 후 또는 취침 전　← SSRI
※이후 1~2주마다 상태를 평가하고 1일 양 40mg까지 증량 가능
- 트레드민 정(25mg)　1회 1정　1일 2회　아침 · 저녁 식사 후　← SNRI
※이후 1~2주마다 상태를 평가하고 1일 양 100mg까지 증량 가능

Px 처방 예 위에서 효과가 불충분한 경우, 항우울제와 다음을 병용한다.
- 리마스 정(100mg)　1회 1~2정　1일 1~3회　식사 후 또는 취침 전　← 기분 안정제
※이후 혈중 농도를 측정하여 중독 영역에 도달하지 않도록 1,200mg 정도까지 증량 가능

Px 처방 예 조현병 증상을 수반하는 경우 항우울제와 다음을 병용한다.
- 리스페달 정(1mg)　1회 1~2정　1일 1~3회　식사 후 또는 취침 전　← 비정형 항조현병약

● 전기 경련 요법(ECT)
- 수술실이나 전기 경련 요법 치료 단위에서 마취과 의사의 관리 아래 전신 마취 후 근육 이완 약을 사용하여 시행한다. 주 2회 총 6~12회 정도 시행한다.

분류	일반명	주요 상품명	약의 효과 메커니즘	주요 부작용
선택적 세로토닌 재흡수 억제제(SSRI)	플루옥세틴 염산염 수화물	팍실	세로토닌을 증가시킨다.	구역질 등
	염산 셀트라린	제이조로프트		
	플루복사민말레인산염	데프로멜, 루복스		
	에스시탈로프람옥살산염	렉사프로		
세로토닌 · 노르에피네피린 재흡수 억제제(SNRI)	밀나시프란 염산염	트레드민	세로토닌과 노르에피네프린을 증가시킨다.	구역질, 배뇨 곤란 등
	둘록세틴 염산염	사인발타		
노르에피네프린 작동성 · 특이성 세로토닌 작동성 항우울제 (NaSSA)	미르타자핀	레메론, 리프렉스	노르에피네프린과 세로토닌을 증가시킨다.	졸음 등
삼환계 항우울제(TCA)	이미프라민 염산염	토프라닐, 이미돌	세로토닌, 노르에피네프린뿐만 아니라 아세틸콜린에도 작용하기 때문에 항콜린 작용이라는 부작용이 나타나기 쉽다.	QT 연장, 변비, 배뇨 곤란, 갈증 등
	클로미프라민 염산염	아나프라닐		
	아미트립틸린 염산염	트립타놀		
	노르트립틸린 염산염	노리토란		
	아목사핀	아목산		
비삼환계 항우울제 (non-TCA)	마프로틸린 염산염	루디오밀	삼환계 항우울제보다 항콜린 작용이 적지만, 항우울 효과는 떨어진다.	TCA와 마찬가지(경도)
	미안세린 염산염	테트라미드		
	세팁틸린(setiptiline)말레인산염	테시폴		
	트라조돈 염산염	테지렐, 레스린		

● 인용 문헌

1) Kawakami N, Takeshima T, Ono Y, et al: Twelve-month prevalence, severity, and treatment of common mental disorders in communities in Japan: preliminary finding from the World Mental Health Japan Survey 2002-2003. Psychiatry Clin Neurosci 59: 441-452, 2005.
2) 가미시마 구니토시, 히구치 데루히코, 노무라 소이치로 외 편: 기분 장애. 의학 서원, pp.191-200, 2008.

우울증의 병기 · 병태 · 중증도별 치료 순서도

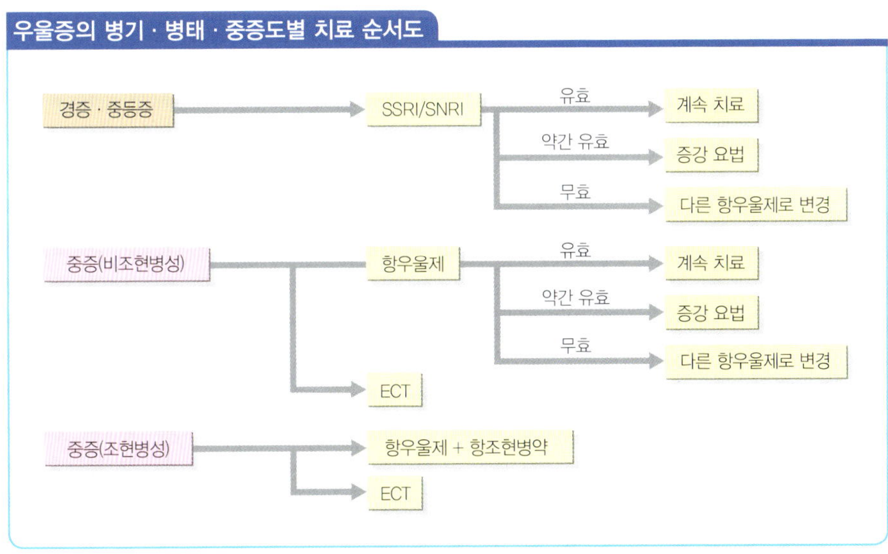

우울증 환자의 간호

스카모토 나오코

간호 과정 순서도

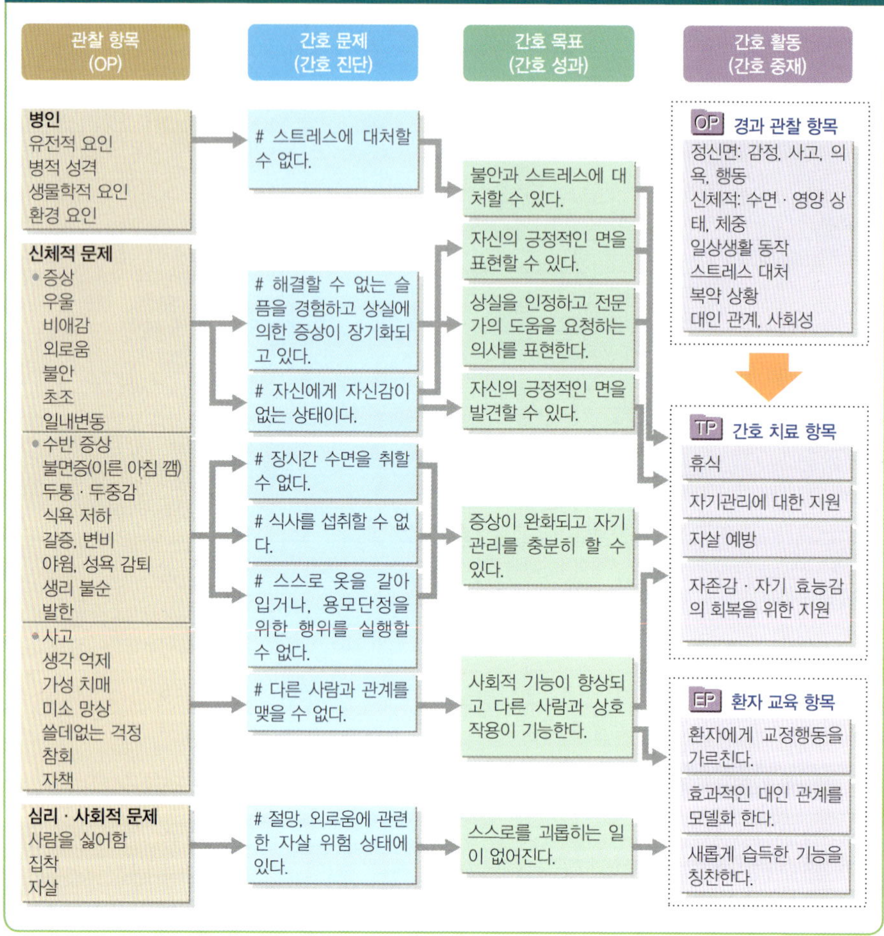

기본 개념

- 우울증은 ① 우울증 에피소드만 나타나는 주요 우울증 장애(DSM−Ⅳ), 반복성 우울증 장애(ICD−10), ② 조증 · 우울증 에피소드가 함께 나타나는 양극성 장애, ③ 지속적인 우울 상태를 나타내는 기분변조 장애로 분류된다.
- 우울증 상태에서는 살고자 하는 의욕이 저하되고 수면 장애와 식욕 저하를 불러 체력과 활동성의 저하로 이어진다. 우울함이 심한 시기에는 일상생활 전반에 어려움을 겪고, 도움이 필요하다. 간호에 있어서는 환자에게 자신감을 갖게 하는 지원방법을 중심으로 자기 부정적인 감정의 확대를 방지한다.
- 우울증은 신체 질환에 합병하는 경우가 많아 우울증이 신체 질환의 예후를 좌우하기도 한다. 따라서 어떤 병원에서도 우울증에 대한 기본적인 이해는 중요하다.

정보 수집	평가 관점과 근거 · 잠재적 간호 문제
전신 상태 파악	우울증은 생물학적 요인, 양육 환경에 의해 형성된 성격 특성이 기반이 되고 거기에 심리 · 사회적인 스트레스나 기초 질환 등의 유인이 작용하여 발병한다. ● 생물학적 소인(유전적 요인). ● 양육 환경, 양육 경험, 가족 관계, 성격. ● 발병 시 사건(가까운 친인척과의 사별, 이혼, 퇴직, 전직, 이사, 결혼, 승진), 신체적 요인(질병, 부상, 수술, 과로, 출산 등). ● 증상을 좌우하는 요인: 우울증은 다양한 신체 질환이나 약물의 영향을 받기 때문에 이러한 요인에 대한 정보를 파악해 두는 것도 필요하다. • 감염증(인플루엔자, 바이러스성 간염, 전염성 단핵구증, 결핵). • 내분비계(점액 수종, 갑상선 기능저하, 쿠싱병, 애디슨 병, 당뇨병). • 관절염(전신성 홍반성 낭창, 만성 피로 증후군 등). • 신경계(다발성 경화증, 대뇌의 종양, 치매, 파킨슨병 등). • 약물(알코올, 항조현병약, 진정 수면제 등). Q 잠재적 간호 문제 : 스트레스에 대처할 수 없다./해결할 수 없는 슬픔을 경험하고 상실에 의한 증상이 장기화되고 있다.
증상의 출현 정보, 정도의 관찰	우울증의 발병 후 회복까지의 과정에는 개인차가 있고, 일진일퇴를 반복하면서 개선해 나가는 경우가 많다. 의료진은 그 변화에 일희일비하지 않고 경과에 따른 재적응에 대한 지원이 필요하다. ● 정신적 측면의 변화(감정, 사고, 의욕, 행동, 자아 상태). ● 신체적 측면의 변화(수면 장애, 영양 장애, 자율신경 장애, 배변 장애, 약물 부작용). ● 행동적 측면의 변화(자기관리 행동). Q 잠재적 간호 문제 : 해결할 수 없는 슬픔을 경험하고 상실에 의한 증상이 장기화되고 있다./정신적 변화에 따른 일상생활의 지장/식사를 섭취할 수 없다./장시간의 수면을 취할 수 없다./자율신경 장애/배설 장애/약물 부작용/자기관리 행동을 취할 수 없다. **정신적 측면** ● 감정: 우울, 불안, 외로움, 초조, 고민스런 상태, 자존감의 저하, 열등감, 비애감. Q 잠재적 간호 문제 : 불안과 우울로 인한 일상생활의 지장/자신에 대해 자신감이 없다 ● 사고: 생각 제지, 비관적 · 부정적, 판단의 저하, 죽고 싶은 자신을 염려, 미소 망상. Q 잠재적 간호 문제 : 다른 사람과 관계를 맺을 수 없다 ● 의욕적인 면 · 행동: 의욕 저하, 행동 제지, 과묵, 과동, 정신 운동 제지, 자살기도, 섭식 장애, 칩거. Q 잠재적 간호 문제 : 자기관리 행동을 취할 수 없다./자살 위험 상태 **신체적 측면** ● 단극성 기분 장애의 급성기에서 회복기에는 식사를 하지 못해 많이 마르고, 저영양 상태, 탈수 증상, 배설 장애 등의 신체적 문제가 생긴다. 또한 자율신경계의 기능과 관련된 다양한 증상, 수면의 변화를 보인다. • 식사 섭취량, 수분 섭취량, 식욕. • 배설 상황. • 영양 상태, 체중. • 자율신경계 관련 증상(갈증, 사지 통증, 말초 순환 장애, 위장 운동의 저하, 요통, 구역질, 심계항진, 두통, 어깨 결림). • 수면의 변화(깊은 수면의 감소, 중도 각성의 증가, 지나친 수면, 이른 아침 각성). Q 잠재적 간호 문제 : 식사를 하지 못한다./변비/장시간 수면을 취하지 못한다.

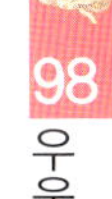
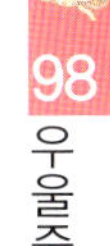

	 ● 신체적 부조화, 활동성의 저하, 사고 제지, 판단력 저하 등으로 ADL에 지장이 생긴다. 　• 몸가짐(머리손질, 화장 등), 청결(목욕, 세안, 세발 등). 　• 신변의 정리 · 정돈. 　• 하루의 행동 패턴. 🔍 잠재적 간호 문제 : 스스로 용모단정의 손질 · 청결 행위를 실행하지 못한다.
약의 부작용	▌약물에 의한 부작용을 주의 깊게 관찰한다. 항우울제의 부작용이 발생하기 쉽다. ● 구역질 · 구토, 식욕 부진, 변비 등의 소화기 증상. ● 떨림, 갈증, 졸음 등. 🔍 잠재적 간호 문제 : 약물의 부작용에 의한 일상생활의 지장
환자 · 가족의 심리 · 사회적 측면 파악	▌환자 · 가족이 질병을 어떻게 인식하고 있는지를 확인한다. 그 인식은 복약 준수 및 치료 효과, 치료 지속에 영향을 미치고 요양 생활의 질에도 관계하고 있다. 또한 환자 · 가족이 불안을 느끼고 있는 경우에는, 정신적인 지원을 계속해야 한다. 또한 가족의 경제적 · 신체적 부담에 대해서도 지원이 필요하다. ● 질병에 대한 느낌을 환자 · 가족에게 듣고 인식이 낮은 경우 정중하게 설명한다. ● 가족의 간병 부담에 대해 가정환경에 배려한 일상생활 동작 연구를 실시한다. ● 외부의 지원자 협력을 얻을 수 있는지 확인하고 간병 지원 만들기를 지원한다. ● 지역사회 관련 기관과 연락을 취하고 재택 요양 사회 자원을 활용할 수 있도록 도움을 요청한다. ● 정신적 지원의 필요성을 파악하고 '환자 모임' 등 고민을 나누거나 간호 연구를 배울 수 있는 장소의 제공을 지원한다. 🔍 잠재적 간호 문제 : 해결할 수 없는 슬픔을 체험하고 상실에 의한 증상이 장기화되고 있다./ 장시간 수면을 취할 수 없다./불안

Step1 **영향 평가**	Step2 **간호 초점**	Step3 **계획**	Step4 **실시**	Step5 **평가**

간호 문제 리스트

#1 해결할 수 없는 슬픔을 경험하고 상실에 의한 증상이 장기화되고 있다(역할–관계 패턴).
#2 자신에게 자신감이 없는 상태이다(자기인식 패턴).
#3 다른 사람과 관계를 맺을 수 없다(역할–관계 패턴).
#4 스트레스에 대처할 수 없다(코핑–스트레스 내성 패턴).
#5 음식을 섭취할 수 없다(영양–대사 패턴).
#6 장시간 수면을 취할 수 없다(수면–휴식 패턴).
#7 스스로 옷을 갈아 입거나, 용모단정을 위한 행위를 실행할 수 없다.(활동–운동 패턴).

간호의 우선순위 지침

● 급성기는 6~12주간 계속된다. 치료 목표는 증상을 제거하기 위한 것이다. 간호의 우선적인 문제는 환자의 부적응적 정서반응을 줄이기 위한 것이며, 이 시기에는 정서반응에 의해 일상 생활면에서 자기관리를 할 수 없게 된다. 특히 영양적인 면에서는 신체 증상도 더해져 충분한 식사 섭취를 할 수 없고 영양 상태의 악화나 탈수가 문제가 된다. 배설상태도 포함하여 충분한 관찰과 자기관리 부족을 보충하는 치료가 필요하다.
● 급성기를 벗어난 후 환자의 직업, 사회 · 심리적 기능 회복, 환자의 QOL의 개선이 우선 문제가 된다. 그리고 최종적으로 재연과 재발의 가능성을 최소화하도록 사회의 지원 체제를 갖추는 것이 과제가 된다.

1 간호 문제 | 간호 진단 | 간호 목표(간호 성과)

간호 문제

#1 해결할 수 없는 슬픔을 경험하고 상실에 의한 증상이 장기화되고 있다.

간호 진단

슬픔의 복잡화
관련 요인: 중요한 타인의 죽음, 정서적 불안정
진단 지표
☐ 우울증
☐ 슬픔회피
☐ 지속되는 정서적 고뇌

간호 목표(간호 성과)

〈장기 목표〉 전문가의 도움을 요청하는 의사를 표현한다.
〈단기 목표〉 1) 상실을 인정할 수 있다. 2) 슬픔이 미해결임을 인정할 수 있다.

간호 계획 | 중재 포인트와 근거

간호 계획

OP 경과 관찰 항목
- 신체 증상의 관찰
- 감정, 의욕, 행동적인 면, 생각 양상의 관찰

TP 간호 치료 항목
- 상을 입는 것은 일상의 행위임을 이해하도록 돕는다.

- 환자가 느끼고 있는 상황을 이야기하도록 격려한다.
- 큰 근육을 사용하는 운동을 하도록 한다.

EP 환자 교육 항목
- 과거에 성공했던 코핑을 이용하도록 강조한다.

중재 포인트와 근거

➲ 신체 증상으로는 중도 각성이나 이른 아침 각성 등의 수면 장애나 식욕 부진, 체중 감소, 성욕 감퇴, 피로·권태감, 두통, 복통 등 심리적 호소에도 주목한다.

➲ 근거 상실은 사실상의 것도 상상의 것일 수도 있으며, 사랑, 사람, 신체 기능, 자신 또는 의존 감정의 상실도 포함하고 있기 때문에, 환자의 표출이 중요하다.
➲ 환자 자신이 자신의 상실을 인식하는 것이 가장 중요하다.

2 간호 문제 | 간호 진단 | 간호 목표(간호 성과)

간호 문제

#2 자신에게 자신감이 없는 상태이다.

간호 진단

자존감 만성적 저하
관련 요인: 상실에 대한 효과적이지 않은 적응
진단 지표
☐ 자신에 대한 부정적인 피드백을 과대평가한다.
☐ 일을 잘 처리할 수 없다고 자신을 평가한다.

간호 목표(간호 성과)

〈장기 목표〉 자신의 긍정적인 면을 찾아내고 표현한다.
〈단기 목표〉 1) 비현실적인 자기 기대의 수정. 2) 한계를 수용한 것을 표현. 3) 자신의 기능을 기준으로 미래 계획을 세운다.

간호 계획 | 중재 포인트와 근거

간호 계획

OP 경과 관찰 항목
- 환자의 자기 감각의 관찰

TP 간호 치료 항목
- 활동에 참여를 촉진하고 긍정적인 피드백을 한다.
- 운동(걷기, 자전거, 수영 등)을 권한다.
- 공격이나 불충분한 위생, 묵고, 자살 시도 등의 문제 행동을 제한한다.

EP 환자 교육 항목
- 친구·중요한 타인과의 만남의 시간을 갖는다. 연락을 할 수 있도록 지도한다.
- 자신이 할 수 있는 기능을 나열하도록 지도한다.

중재 포인트와 근거

➲ 근거 저하된 자존감 회복을 위해서는 하나하나의 과제에 마주하고, 성공 체험을 거듭해 가는 것이 필요하기 때문에 먼저 환자를 병원 내의 활동, 직원과의 교류에 안내하고 단순하고 실시 가능한 행동부터 실시하고 긍정적인 피드백을 제공하면서 자기 효능감을 높여 간다.

98

우울증

<table>
<tr><td>

3 간호 문제

#3 다른 사람과 관계를 맺을 수 없다.

</td><td>

간호 진단

사회적 상호 작용 장애
관련 요인: 자기 개념 혼란, 사회 문화적인 부조화
진단 지표
□ 다른 사람과의 상호 작용이 잘 기능하지 않는다.
□ 사회 참여에 만족하는 감각이 전해지지 않는다.

</td><td>

간호 목표(간호 성과)

〈장기 목표〉 사회생활을 재확립하고 유지한다.
〈단기 목표〉 1) 타인과의 상호 작용이 기능한다.
2) 활동에 참여할 수 있다.

</td></tr>
</table>

간호 계획 | 중재 포인트와 근거

OP 경과 관찰 항목
- 활동 수준
- 표정, 언행 관찰

➡ **근거** 환자는 자폐와 무반응이라는 방어 기제를 사용하고 있고, 개입에 저항을 나타낸다. 부정적인 인생관과 자기 개념에 의해 우울증 환자는 고립하는 경향이 있으며, 거의 말을 하지 않고 도움을 받을 가치가 없다고 느끼고 있다. 그러나 타인에게 의존적 애착을 갖고 있기 때문에, 지원적 관계의 확립이 중요하다.

TP 간호 치료 항목
- 개별적으로 지원 관계를 확립한다.
- 그룹 치료
- 가족에게 치료를 제공한다.

➡ 환자와의 교감은 적극적인 관계가 아니라, 비록 환자가 말하지 않아도 시간을 함께하고 지지적 관계를 갖는 것에 의해 확립된다.

EP 환자 교육 항목
- 사회 기술 훈련을 실시

➡ **근거** 새로운 기술의 습득은 환자의 자신감으로 이어지므로, 사회 기술 훈련의 장을 제공한다.

<table>
<tr><td>

4 간호 문제

#4 스트레스에 대처할 수 없다.

</td><td>

간호 진단

비효과적 코핑
관련 요인: 코핑 능력에 대한 자신감의 수준이 부적절
진단 지표
□ 자신에 대한 파괴적인 행동
□ 부적절한 문제 해결
□ 정보를 체계화하지 못한다.

</td><td>

간호 목표(간호 성과)

〈장기 목표〉 불안과 스트레스, 갈등에 대처하는 능력이 높아진 것을 나타낸다.
〈단기 목표〉 1) 자신의 감정을 말로 표현할 수 있다. 2) 자신의 코핑 패턴과 그 효과를 결부시켜 이해할 수 있다. 3) 자신의 강점을 발견하고 다른 사람의 지원을 받을 수 있다.

</td></tr>
</table>

간호 계획 | 중재 포인트와 근거

OP 경과 관찰 항목
- 기분 관찰

➡ 기분에는 일내변동이 있다. 기상 후 오전 중에는 기분이 나쁘고, 저녁부터 밤에 걸쳐 기분이 개선되는 것이 많은 것을 이해하고, 관찰한다.

- 갑자기 극적 행동의 변화

➡ **근거** 자살의 위험은 약물 치료에 의해 환자의 활동 수준이 높아졌을 때 일어나기 쉽기 때문에 주의가 필요하다. 갑작스런 행동과 태도의 변화는 환자가 자살을 결심한 것을 나타낼 가능성이 있다.

TP 간호 치료 항목
- 활동 능력에 따라 보조 기구 및 간호 용구를 사용하거나, 간병 방법을 검토해본다.
- 물리 치료사 등 직원과 제휴를 취하면서 약물 요법과 병행하여 재활 요법의 각 단계에 맞는 지원을 한다.

* 환자·가족에 가능한 한 ADL을 스스로 할 수 있도록
  지도한다.

5 간호 문제	간호 진단	간호 목표(간호 성과)
#5 음식을 섭취할 수 없다.	영양 섭취 소비 균형 이상: 필요량 이하 **관련 요인:** 심리적 요인 **진단 지표** □ 음식에 관심을 보이지 않는다.	〈장기 목표〉 활동 수준에 맞는 매일 필요 섭취량을 섭취한다. 〈단기 목표〉 1) 식사에 관심을 보인다. 2) 충분히 영양을 섭취하는 것의 중요성을 말한다.

간호 계획	중재 포인트와 근거

OP 경과 관찰 항목

* 식사 섭취량, 식욕, 식사에 대한 관심
* 영양 상태
* 체중 변화

➲ 근거 저 영양 상태는 체력, 면역력을 저하시키기 때문에 체중 변화에 주의한다.

TP 간호 치료 항목

* 식당까지 자연스럽게 유도한다. 어려운 경우에는 방으로 운반한다.
* 자신의 페이스로 섭취할 수 있도록 지켜본다.
* 구역질 등의 증상이 있는 경우에는 먹을 수 있는 음식의 연구를 한다.
* 영양 상태가 현저하게 나쁜 경우에는 다른 방법으로의 영양 공급을 검토한다.

➲ 환자가 부담을 느끼지 않도록 환자의 페이스에 맞추어 자연스럽게 개입한다.

EP 환자 교육 항목

* 메뉴에 환자가 좋아하는 것을 도입하거나 식욕을 증진시키는 음식을 준비하도록 가족에게 지도한다.

6 간호 문제	간호 진단	간호 목표(간호 성과)
#6 장시간 수면을 취할 수 없다.	수면 박탈 **관련 요인:** 악몽 **진단 지표** □ 불안 □ 초조감	〈장기 목표〉 휴식과 활동의 균형이 최적이 된다. 〈단기 목표〉 1) 하루 동안 활동량이 증가한다. 2) 수면제를 복용할 수 있다. 3) 잠들 수 있는 방법을 찾을 수 있다

간호 계획	중재 포인트와 근거

OP 경과 관찰 항목

* 감정 상태, 수면 상태
* 활동량

TP 간호 치료 항목

* 취침 시에 릴렉스하는 방법을 생각한다.
* 무리가 없는 기상 시간을 설정한다.

* 낮에 활동을 촉진한다.

➲ 릴렉스와 마사지 등을 취침 전에 하여 잠을 촉진한다. 또한 아침 정해진 시간에 일어나는 등 생활 리듬을 정돈한다.

➲ 근거 일일 활동 계획을 환자와 함께 생각하고 산책과 적당한 운동을 하는 것으로, 활동량을 늘리고 밤에 잠을 잘 잘 수 있게 한다.

EP 환자 교육 항목

- 환자에게 걱정과 신경 쓸 일이 없는지 묻고 언어화 하도록 지도한다.
- 휴식이 필요하다는 것을 반복하여 설명한다.
- 수면제를 복용하도록 설명한다.

➡ **근거** 판단력이나 결단력이 저하되어 있으므로 지시하고 강요하는 것 같은 태도는 피한다.

7 간호 문제	간호 진단	간호 목표(간호 성과)
#7 스스로 옷을 갈아 입거나, 용모단정을 위한 행위를 실행할 수 없다.	탈의 자기관리 부족 **관련 요인:** 동기 부여의 감퇴 **진단 지표** □ 의류를 선택할 수 없다. □ 만족스러운 수준으로 모양을 유지할 수 없다.	〈**장기 목표**〉 매일 옷을 갈아입고 용모를 가꿀 수 있다. 〈**단기 목표**〉 1) 지시를 받아 옷을 갈아입고, 용모를 단정히 할 수 있다. 2) 자신의 외모에 관심을 갖는다. 3) 스스로 옷을 갈아입고 용모를 단정하게 할 수 있다.
간호 계획		중재 포인트와 근거

OP 경과 관찰 항목

- 감정, 의욕
- 옷을 갈아입고, 용모를 단정히 하는 행동
- 피부 상태, 감염 여부

➡ **근거** 신체에 대한 관심의 약화와 의사결정을 할 수 없는 것, 가치가 없다는 감정에 의해, 옷을 갈아입거나 용모를 다듬는 동작도 하지 않기 때문에 자기관리 행동의 관찰도 중요하다.

TP 간호 치료 항목

- 세안, 세면을 유도하고 필요에 따라 돕는다.
- 옷을 갈아입게 하고, 필요에 따라 지원한다.
- 가능한 것을 인정하고 피드백한다.

➡ **근거** 판단력이 저하되어 있으므로 지시를 하여 환자에게 활동을 촉구해 나간다. 이때 환자의 다양한 모습을 관찰하면서 환자에게 과도한 부담이 되지 않도록 주의한다.

EP 환자 교육 항목

- 환자에 온화한 말로 말을 걸고, 자기관리의 필요성을 반복하여 설명한다.

Step1 **영향 평가** ▸ Step2 **간호 초점** ▸ Step3 **계획** ▸ Step4 **실시** ▸ Step5 **평가**

병기 · 병태 · 중증도별 관리 포인트

【급성기】 고통의 경감, 정신적 안정을 목표로 하고, 간호사는 정신적 고통을 주지 않도록 지지적 · 수용적 · 공감적인 태도로 대한다. 또한 의사와 연계하여 과학적 근거에 기초한 치료에 참여한다. 환경 정비를 실시하고, 불필요한 자극을 피하도록 배려한다. 식사 섭취, 수분 섭취를 권하고 신체 기능의 회복을 도모한다.

【회복기】 환자가 부담 느끼지 않을 정도로 목표 설정을 변경하고 환자가 주체적으로 행동 할 것을 목표로 한다. 일상의 관계를 소중히 하면서, 환자의 심리 상태의 파악에 노력한다. 특히 자살 시도 등 사고 방지에 노력한다. 또한 가족 · 의료진과의 연계를 통해 빠른 회복과 퇴원을 위해 노력한다.

【사회생활 유지 기간】 퇴원 후 안심할 수 있는 지원자를 확보한다. 퇴원 후 지원 시스템을 파악하고 효과적으로 활용할 수 있도록 계획을 세운다. 퇴원 후에도 약물을 계속할 수 있도록 한다.

간호 활동(간호 중재) 포인트

보호적인 환경 만들기 지원

- 자책감을 갖고 자신에 대한 평가 저하와 조바심을 안고 있지만, 치료를 통해 반드시 좋아지는 것을 보장한다.
- 에너지가 축적될 때까지 충분한 휴식 · 수면을 취하도록 한다.
- 항우울제을 복용할 필요성을 이해할 수 있도록 설명한다.

- 심리적인 호소에도 귀를 기울이고 전신 상태를 잘 관찰한다.
- 자살에 주의를 기울인다.

자기관리에 대한 지원
- 식욕 저하로 식사 섭취량이 감소하기 때문에 식사를 취할 수 있도록 고안한다.
- 생각과 행동이 억제되어 청결 유지의 자기관리 행동이 불충분하게 되기 때문에, 필요에 따라 지원한다.

커뮤니케이션의 지원
- 대화의 템포가 느려지고 대화가 중단되는 경향이 되지만, 자신의 페이스로 천천히 말할 수 있도록 한다.
- 결단을 강요하는 것 같은 화제를 피하는 등 배려한다.
- 언어 이외의 의사소통 방법도 검토하고 의사소통을 도모한다.
- 안이한 격려는 피한다.

환자 · 가족의 심리 · 사회적 문제에 대한 지원
- 질환에 대하여 환자 · 가족에게 알기 쉽게 설명하고 불안을 해소하도록 지원한다.
- 간병의 부담을 경감하도록 가정환경과 사회 자원의 활용 등 필요한 지원을 실시한다.
- '환자 모임' 등을 소개하고 고민을 나누거나 간호 연구를 배울 수 있는 장소의 정보를 제공한다.

퇴원 · 요양 지도

- 자신에 대해 긍정적인 느낌을 가질 수 있도록 지원한다.
- 행동 범위를 점진적으로 확대해 나간다.
- 행동 · 사고의 패턴을 변화하도록 관계한다.
- 퇴원에 대하여 상의한다.

Step1 영향 평가　　Step2 간호 초점　　Step3 계획　　Step4 실시　　Step5 평가

평가 포인트

간호 목표 달성도
- 고통의 경감을 도모하고 정신적 안정을 유지할 수 있는가?
- 자기관리 행동을 취할 수 있는가(식사를 제대로 섭취할 수 있는지, 옷을 갈아입을 수 있는지, 목욕 등의 청결 행위를 할 수 있는지)?
- 타인과의 교류를 고통 없이 할 수 있는가?
- 일상생활에서 주체적으로 생활할 수 있는가?
- 자신의 감정을 말로 표현할 수 있는가?
- 사회생활을 유지할 수 있는가?

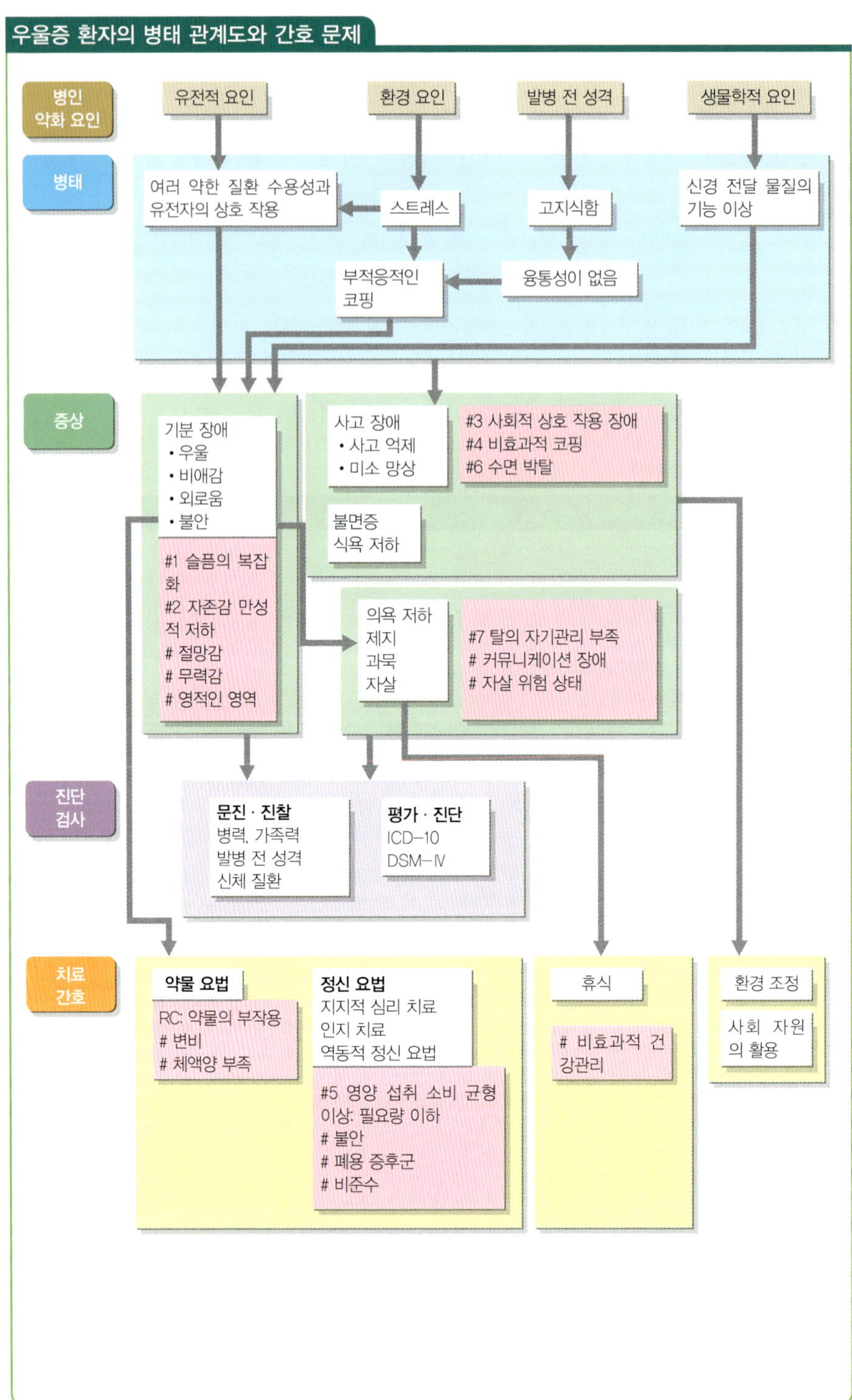
병인 악화 요인
병태
증상
진단 검사
치료 간호
유전적 요인
환경 요인
발병 전 성격
생물학적 요인
여러 약한 질환 수용성과 유전자의 상호 작용
스트레스
고지식함
신경 전달 물질의 기능 이상
부적응적인 코핑
융통성이 없음
기분 장애
• 우울
• 비애감
• 외로움
• 불안
#1 슬픔의 복잡화
#2 자존감 만성적 저하
절망감
무력감
영적인 영역
사고 장애
• 사고 억제
• 미소 망상
불면증 식욕 저하
#3 사회적 상호 작용 장애
#4 비효과적 코핑
#6 수면 박탈
의욕 저하 제지 과묵 자살
#7 탈의 자기관리 부족
커뮤니케이션 장애
자살 위험 상태
문진 · 진찰
병력, 가족력
발병 전 성격
신체 질환
평가 · 진단
ICD-10
DSM-IV
약물 요법
RC: 약물의 부작용
변비
체액양 부족
정신 요법
지지적 심리 치료
인지 치료
역동적 정신 요법
#5 영양 섭취 소비 균형 이상: 필요량 이하
불안
폐용 증후군
비준수
휴식
비효과적 건강관리
환경 조정
사회 자원의 활용

99 신경증·정신 신체 장애

눈으로 보는 질환

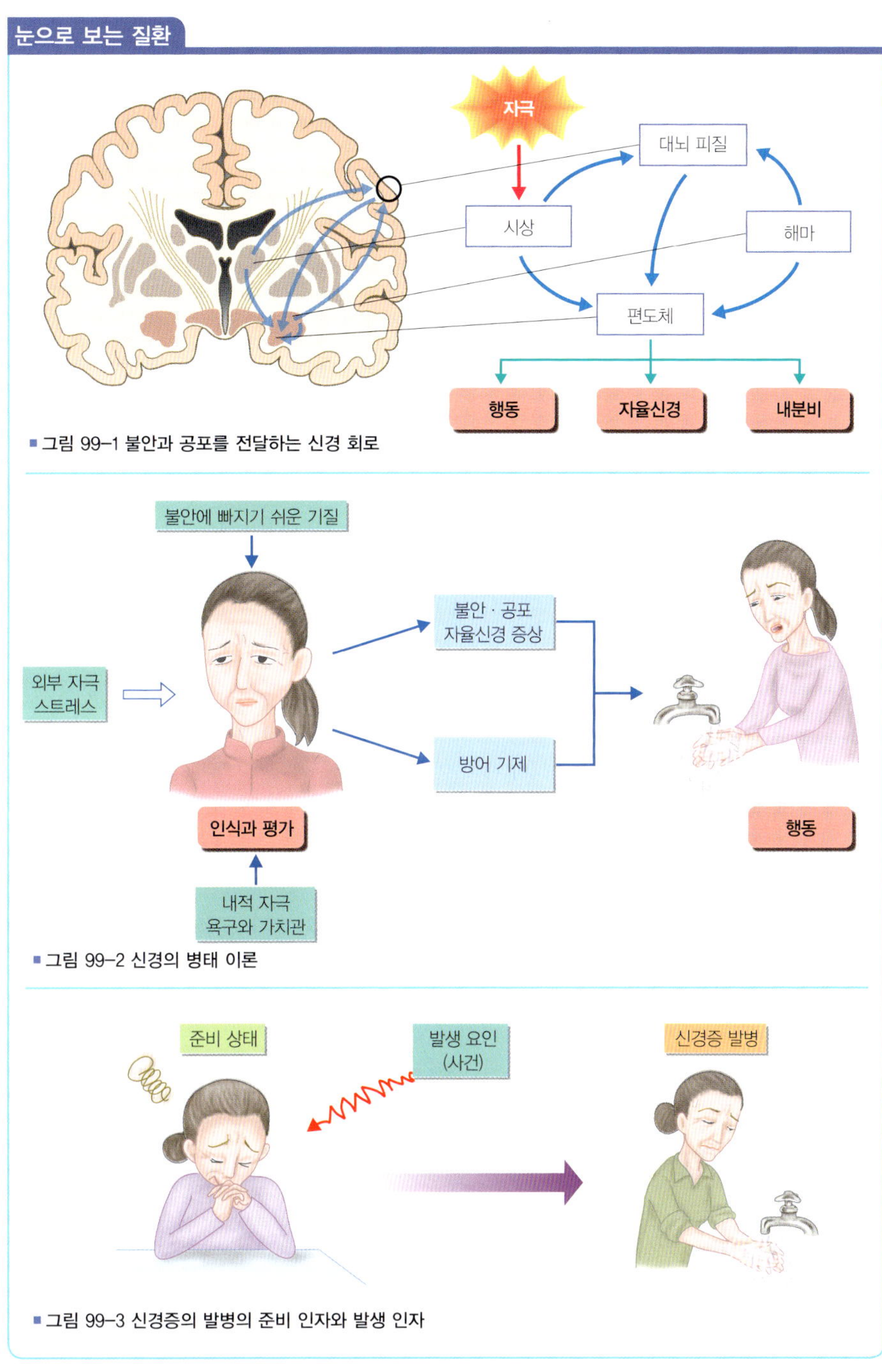

■ 그림 99-1 불안과 공포를 전달하는 신경 회로

■ 그림 99-2 신경의 병태 이론

■ 그림 99-3 신경증의 발병의 준비 인자와 발생 인자

신경증과 정신 신체 장애는 마음에 부담이 되는 사건(심인)에 의해 정신 기능 또는 신체 기능의 이상이 생기지만, 이 이상의 대부분은 정상인에서도 볼 수 있는 것으로 양적인 이상이며 증상의 특징에 따라 몇 가지 유형으로 분류된다.

- 신경증에서는 불안에 빠지기 쉽고, 이러한 경향과 다양한 욕구와 가치관이 관여하여 외부에서 다양한 자극을 인지하고 평가하지만, 그 상황에 어떻게 대처해야 할지 결정하지 못하는 상태에서 불안이 생긴다. 이러한 불안을 감소시키기 위해, 방어 기제라고 하는 심적 적응 과정이 작용하는데 신경증은 충분하게 극복할 수 없기 때문에, 정신 기능과 신체 기능의 이상이 생긴다.
- 방어 기제에는 히스테리신경증에 보이는 억압, 대체와 해리, 강박신경증의 지성화, 감정의 격리, 반동 형성 및 취소, 불안신경증의 퇴행 등이 있다.
- 불안에는 편도체를 중심으로 하여, 해마, 대뇌 피질과 시상 하부 등의 뇌부위에서 구성된 신경 회로가 관여하고, γ-아미노낙산(GABA), 세로토닌 및 노르에피네프린 등의 신경전달 물질이 그 회로에 중요한 역할을 하고 있다.
- 불안신경증의 병태 생리는 명확하지 않은 점이 많지만, 청반핵 노르에피네프린계의 이상이 관여하고 있다는 가설이 있다. 청반핵은 간뇌의 뇌교에 존재하고 불안 증상으로 호흡 곤란과 심계항진, 식은땀 등의 자율신경 발작을 일으키는 중추이다. 청반핵 노르에피네프린계는 외계로부터의 다양한 감각 정보를 통합·처리하고 있는데 스트레스에 대하여 민감하게 반응하는 것으로 알려져 있다.

병인 · 악화 요인

- 불안에 빠지기 쉬운 것은 선천적인 소인과 후천적인 경험과 학습에 의해 형성되는데 그 생물학적 메커니즘은 알려져 있지 않다.
- 신경증은 불안에 빠지기 쉬운 기질이 관여하는 준비 상태에 계기가 되는 결실 인자(사건)가 더해져 발병한다.
- 심인(스트레스) 장애는 발병의 계기가 되는 결실 인자가 매우 중요하고 침습적인데, 소인(저항력 및 회복력 저하)에도 관여하고 있다.
- 불안신경증이나 강박 장애는 유전이 관여하지만 그 자세한 내용은 알려져 있지 않다.
- 병인으로 노르에피네프린계에 억제 작용을 하는 세로토닌 또는 GABA 작동성 신경계의 이상도 시사되고 있다.
- 세로토닌 작동성 신경계는 중뇌와 연수 사이에 있는 봉선핵을 중심으로 한 신경 회로망인데 청반핵과는 신경 섬유에 직접 연결되어 있고, 노르에피네프린 작동성 신경의 활성을 억제하고 있다.
- GABA 작동성 신경계는 GABAA 수용체 체내에 벤조디아제핀 결합 부위가 있고, 노르에피네프린 작동성 신경을 억제하고 있다고 생각된다.

역학 · 예후

- 신경증의 대부분은 청소년기에 발병하고, 불안신경증이나 히스테리신경증은 여성이 남성에 비해 많다.
- 신경증의 각 하위 유형의 평생 유병률은 각각 1~10%이다.
- 신경증은 심적 외상 후 스트레스 장애와 히스테리처럼 급성 발병하는 것도 있지만, 반복 또는 만성적으로 경과하는 경우도 많다.
- 공황 장애(40~80%)와 강박 장애(약 30%)에서 우울증이 합병한다.

증상

각 신경은 특징적인 정신 기능과 신체 기능의 이상에 의해 그 유형이 분류되어 있다. 정신 신체 장애에는 심한 스트레스 반응과 적응 장애가 있다.

- 불안신경증: 급성 불안 발작(공황발작)을 반복하는 공황 장애와 만성 불안 상태를 나타내는 일반화된 불안 장애로 나뉜다. 불안 증상과 자율신경 증상(심계항진, 호흡 곤란, 발한, 현기증, 떨림 등)이 특징적이다.

- 히스테리신경증: 방어 기제의 차이에서 전환 히스테리와 해리 히스테리로 나뉜다. 전환형에서는 일어서지 못하고(실립), 걷지 못하고(실보), 실어증이나 후궁반장, 해리형은 건망증, 도피 및 다중 인격 등의 증상이 특징이다.
- 공포증: 공포 대상의 차이에 따라 광장 공포증, 사회(대인) 공포와 특정(고소공포, 폐소공포, 놀이 기구와 동물) 공포가 그 대상을 회피하게 한다.
- 강박신경증: 강박 사고(관념)와 강박 행위를 특징으로 한다. 불안과 고통을 수반하는 일상적이고 반복적인 생각(강박 사고 또는 관념)을 제거하기 위해 일상적이고 반복적인 행위(강박 행위)를 반복한다.
- 심기신경증: 전신의 건강 및 신체 기능에 대한 과도한 걱정과 불안감을 느끼고 그것을 집요하게 다른 사람에게 호소한다.
- 분리 불안증: 사람이 떠날 것 같은 느낌이나 현실감 상실과 강도의 불안을 호소한다.
- 심한 스트레스 반응은 경이적인 또는 비극적인 사건을 체험한 후, 체험 내용이 플래시 백업과 꿈에서 반복하여 다시 체험할 뿐만 아니라 그 경험을 상기시키는 상황을 회피하고 무감동과 쾌감이 없어짐과 감정의 이상이 보인다.
- 심한 스트레스 반응은 그 증상의 지속 기간에 따라 급성 스트레스 반응(1개월 미만)과 외상 후 스트레스 장애(1개월 이상)로 나뉜다.
- 적응 장애는 우울 증상을 동반하는 경우가 많은데 그 정도와 기간에 따라 우울증과는 구별된다.

진단 · 검사값

특징적인 정신 및 신체 기능 이상, 성격 경향 및 상황 요인을 평가하여 신체 질환이나 약물에 의해 발생한 것을 제외하고 그 유형으로 분류하여 진단한다.

- 문진과 면담으로 증상과 시간적 경과를 자세하게 듣고 대략적인 진단을 확정한다.
- 미국 정신 의학회나 WHO는 각각 조작적인 진단 기준(DSM-Ⅳ, ICD-10)을 작성하고, 그 진단 기준을 준수하여, 그 유형을 진단한다. 단 DSM-Ⅳ는 신경증의 용어로 사용되고 있지 않다.
- 불안을 일으킬 수 있는 약물을 〈표 99-1〉에 나타냈다.
- ● 검사값
- 신경 심리학적 검사에는 성격 검사가 진단에 유용하다. 이 검사는 질문지에 의한 자기 평정법(야다베-길포드 성격검사, 미네소타 다면적 성격 검사)과 투영법(심리 테스트)이 있다.
- 뇌 MRI 및 CT 검사, 뇌파 검사, 혈액 검사 등에서는 이상이 없다. 이것은 제외 진단에 있어 중요하다.

■ 표 99-1 불안을 야기하는 약물

중독 시	이탈 시
암페타민류	알코올
코카인	카페인
환각제	아편류
대마초	최면 · 진정제
카페인	강압제
테오필린	
항콜린제	
요힘빈	

합병증

- 우울 상태, 약물 중독.
- 공황 장애(불안신경증)는 광장 공포증을 합병하는 경우가 많다.

치료법

약물 치료와 정신 요법을 병용하여 치료한다. 약물 요법으로는 항불안제와 항우울제를 사용한다.

- ● 약물 요법
- 불안신경증, 공포증, 강박신경증 및 외상 후 스트레스 장애는 선택적인 세로토닌 재흡수억제제(SSRI)가 효과적이다.
- 강박신경증에는 클로미프라민 염산염(삼환계 항우울제)을 이용한다.
- 불면증이 있으면, 수면제를, 불온 및 흥분이 있다면, 항조현병약을 대증 요법으로 사용한다.

Px 처방 예 항불안제
- 소라낙스(콘스탄) 정(0.4mg)　1회 1정　1일 3회　아침 · 점심 · 저녁 식사 후　← 벤조디아제핀계 약

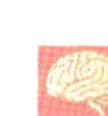

- 데파스 정(1mg)　1회 1정　1일 3회　아침 · 점심 · 저녁 식사 후　← 벤조디아제핀계 약
- 세루신(호리존) 정(2 · 5mg)　1회 1정　1일 3회　아침 · 점심 · 저녁 식사 후　← 벤조디아제핀계 약
- 메이락스 정(1 · 2mg)　1회 1정　1일 1회　자기 전　← 벤조디아제핀계 약
- 와이팍스 정(0.5 · 1mg)　1회 1정　1일 3회　아침 · 점심 · 저녁 식사 후　← 벤조디아제핀계 약
- 레스미트 정(2 · 5mg)　1회 1정　1일 3회　아침 · 점심 · 저녁 식사 후　← 벤조디아제핀계 약
- 리제 정(5 · 10mg)　1회 1정　1일 3회　아침 · 점심 · 저녁 식사 후　← 벤조디아제핀계 약
- 레키소탄 정(2 · 5mg)　1회 1정　1일 3회　아침 · 점심 · 저녁 식사 후　← 벤조디아제핀계 약
  ※벤조디아제핀계 약

Px 처방 예 항우울제
- 아나프라닐 정(10 · 25mg)　초기 용량 30mg　점차 증량하여 150mg까지 증량　1일 3회　아침 · 점심 · 저녁 식사 후　← 삼환계 항우울제
- 팍실 정(10 · 20mg)　초기 용량 20mg　점차 증량하여 50mg까지 증량　1일 1회　저녁 식사 후　← SSRI
- 루복스(데프로멜) 정(25 · 50mg)　초기 용량 50mg　점차 증량하여 300mg　1일 2회　아침 · 저녁 식사 후　← SSRI
- 제이조로프트 정(25 · 50mg)　초기 용량 25mg, 점차 증량하여 100mg　1일 1회　저녁 식사 후　← SSRI

Px 처방 예 공황 장애
- 소라낙스 정(0.4mg)　1회 1정　1일 3회　아침 · 점심 · 저녁 식사 후　← 벤조디아제핀계 약
- 팍실 정(10mg)　1회 1~3정　1일 1회　저녁 식사 후　← SSRI

Px 처방 예 강박신경증
- 데파스 정(1mg)　1회 1정　1일 3회　아침 · 점심 · 저녁 식사 후　← 벤조디아제핀계 약

■ 표 99-2 신경증과 정신 신체 장애의 주요 치료제

분류		일반명	주요 상품명	약의 효과 메커니즘	주요 부작용
항불안제	벤조디아제핀계 약	알프라졸람	소라낙스, 콘스탄	억제성 신경 전달 물질 GABA 수용체의 하나인 GABAA 수용체의 벤조디아제핀 결합	진정, 탈력감, 피로감, 현기증 또는 운동 실조, 건망증, 흥분성 항진
		에티졸람	데파스		
		다이아제팜	세루신, 호리존		
		에틸 로플라제페이트	메이락스		
		로라제팜	와이팍스		
		메다제팜	레스미트		
		클로티아제팜	리제		
		브로마제팜	레키소탄, 세니란		
	세로토닌 작용약	구연산 탄도스피론	세딜	부위에 작용하여 이 수용체를 통한 신경 전달을 높인다.	휘청거림, 졸음, 두통, 자극 흥분, 구역질
항우울제	삼환계 항우울제	클로미프라민 염산염	아나프라닐	5-HT1A 작용제로서 시냅스 정면과 후방 수용체에 작용한다.	갈증, 변비, 배뇨 장애, 기립성 저혈압
	선택적 세로토닌 재흡수억제제 (SSRI)	플루복사민말레인산염	루복스, 데프로멜	주로 세로토닌신경말단에서 세로토닌의 재흡수를 억제하고 시냅스 간극의 농도를 높인다. 세로토닌신경말단에서 세로토닌의 재흡수를 선택적으로 억제하고 시냅스 간극의 농도를 높인다.	구역질 · 구토, 성기능 장애, 불면, 진정, 발한
		플루옥세틴 염산염 수화물	팍실		
		염산셀트라린	제이조로프트		

- 루복스 정(50mg)　1회 1~3정　1일 2회　아침 · 저녁 식사 후　← SSRI
  ※심한 강박신경증의 경우는 그 외 항조현병약물을 추가 투여하는 경우도 있다.

Px 처방 예 외상 후 스트레스 장애
- 와이팍스 정(0.5mg)　1회 1~2정　1일 3회　아침 · 점심 · 저녁 식사 후　← 벤조디아제핀계 약
- 제이조로프트 정(25mg)　1회 1~5정　1일 1회　저녁 식사 후　← SSRI

Px 처방 예
1) 렌돌민 정(0.25mg)　1회 1정　1일 1회　자기 전　← 최면 · 진정제(벤조디아제핀계 약)
2) 로히프놀 정(1mg)　1회 1~2정　1일 1회　자기 전　← 최면 · 진정제(벤조디아제핀계 약)

● 정신 요법
- 신경증에는 '공감적'이고, '용기'를 갖게 할 수 있도록 지지적 정신 요법과 신경증 증상을 형성하고 있는 심적 요소와 과정에 대한 이해를 목적으로 한 통찰 지향적 심리 치료(심리적인 인과 관계 내지 기능 관계를 인식하는 것을 목적으로 한 정신 요법)를 항상 현실에 적응을 의식하면서 적절하게 조합하여 실시한다.

● 인지 행동 요법
- 강박 장애, 불안 장애 및 공포증에 인지행동 치료가 효과적이다.
- 강박 장애에는 불안 대상에 점차적 노출과 강박 행위를 방지한다.
- 불안신경증은 공황 발작에 대한 잘못된 인식을 시정하고 릴랙스하는 방법이나 호흡 훈련 등의 치료도 병용한다.
- 공포증은 공포 자극에 점차적으로 자기 조절을 하면서 노출을 반복하여, 그 자극에 대해 탈감작한다.

● 기타 정신 요법
- 신경증은 정신 분석 요법, 모리타 요법, 자율 훈련법, 미술 치료, 가족 치료, 집단 치료 등도 이루어진다.

신경증 · 정신 신체 장애의 병기 · 병태 · 중증도별 치료 순서도

		초기	중기	후기
약물 요법	항불안제	소량에서 점차 증량	최대 효과를 얻음 최소량을 투여	투여량 점차 감량
	항우울제	불안신경증, 강박신경증, 공포증, 심한 스트레스 반응은 소량으로 점차 증량	최대 효과를 얻음 최소량을 투여	투여량 점차 감량
	최면 · 진정제	대증 요법으로 적절하게 투여		
정신 요법	지지적			
	통찰 지향적			
	인지 행동 치료			

- 치료 중기에 정신 요법은 불안신경증, 히스테리신경증이나 심인신경증은 통찰 지향적인 정신 요법이 주제가 되고, 강박증이나 공포증에는 인지 행동 치료가 효과적이다.
- 정신 신체 장애, 특히 급성 스트레스 반응이나 외상 후 스트레스 장애에는 발병 초기에 적절한 위기 중재와 치료의 도입이 중요하다.

스카모토 나오코

간호 과정 순서도

관찰 항목 (OP)	간호 문제 (간호 진단)	간호 목표 (간호 성과)	간호 활동 (간호 중재)

병인
성격 요인
환경 요인
가족력
신체적 취약성

불안에 의해 다른 사람과 교류하지 못하고 일상생활에 지장이 있다.

다른 사람과 원활하게 커뮤니케이션을 취할 수 있다.

신체적 문제
- 증상
  불안
  안절부절
  지치기 쉬운
  집중할 수 없다
  자극에 과도하게 반응

불가항력의 사건에 적응하지 못해 플래시백을 반복하거나 공황 발작을 일으킨다.

자신의 감정에 대하여 말할 수 있다.

불안에 선행하는 사건을 분명히 할 수 있다.

예측되는 플래시백이나 재발작에 대한 위협, 불안이 있다.

불안에 적절하게 대처할 수 있다.

- 수반 증상
  두통 · 두중감
  혈압 상승
  불면증
  현기증
  오한이나 열감
  변비와 빈뇨
  설사
  갈증

악몽을 반복하여 꾸는 등의 수면 장애가 있다

필요한 수면을 취할 수 있다.

불안에 의해 자율신경 반응과 관련된 신체 증상이 있다.

수반 증상을 줄인다.

- 주위에 대한 주의력 저하
  인지 능력의 저하(보고, 듣고, 이해하기)

스트레스에 잘 대처할 수 없다.

판단력 저하에 의한 신체 손상의 위험이 있다.

위험 방지와 환자 자신의 자원을 활용한 코핑 능력의 강화

심리 · 사회적 문제
부적응적인 행동에 따라 사회생활의 파탄

자신감 상실로 사회생활에 적응할 수 없다.

불안이 경감되고, 심신이 모두 안정된 생활을 보낼 수 있다.

OP 경과 관찰 항목

불안에 선행하는 사건
불안의 증상
신체 증상
약의 효과 · 부작용
환자 · 가족의 질병에 대한 이해와 생활 상황

TP 간호 치료 항목

환자와의 신뢰 관계 확립

안전한 환경의 보장

약물 치료, 정신 요법

재발작 예방

불안에 대한 대처방법 확립

수반 증상에 대한 케어

환자의 대체를 촉진

EP 환자 교육 항목

불안에 대한 인식을 갖게 한다.

불안의 통찰력

위협에 대처한다.

- 신경성 장애는 심인성으로 발생하는 심신 기능의 장애이고 불안을 중심으로 하는 불안 장애로 정리된다. PTSD(외상 후 스트레스 장애)는 죽음 또는 죽음의 두려움이나 심각한 부상 등을 경험, 목격, 조우함으로써 발병하는 장애이다.
- 불안은 그 사람의 자아, 자존심, 자아 정체성이 위협된 결과이며, 자기 보존을 위협하는 문제이다. 간호사는 환자의 감정 반응을 행동에서 추측하고 환자가 자신의 불안에 눈을 돌려 거기로부터 성장하여 불안에 대처하여 극복해 나가는 것을 지원한다.

Step1 영향 평가	Step2 간호 초점	Step3 계획	Step4 실시	Step5 평가

정보 수집	평가 관점과 근거 · 잠재적 간호 문제
전신 상태 파악	불안의 유발 인자를 이해하기 위해서는, 성격 요인과 환경적 요인을 근거로 한 정신 분석적 · 대인적 · 행동적 관점, 가족력, 신체적인 면의 정보가 필요하다. • 정신 분석적 관점: 자아의 발달 단계. • 대인적 관점: 유아기의 양육력과 모자 관계, 자기 개념과 자존감. • 행동적 관점: 개인의 목표 설정(직장이나 학교에서), 목표 달성에서 발생하는 갈등 상황. • 가족력, 신체 증상. 🔍 잠재적 간호 문제 : 불안하게 되기 쉬운 것에 의해 일상생활에 지장을 초래하고 있다.
불안의 정도 관찰	환자의 불안 수준과 대처 반응은 1차원상의 연속체로 평가되어, 그 평가에 따라 간호 진단 · 간호 중재를 규정한다. 따라서 불안의 수준을 관찰하고 평가하는 것이 중요하다. 불안은 생리적 반응, 행동 변화, 인지적 반응, 정서적 반응으로 나타난다. • 가벼운 불안: 일상생활에서 긴장이 있다. • 중간 불안: 당장의 관심에만 집중하고 감각 영역이 좁아지고 있다. • 심한 불안: 감각 영역이 크게 감소하고 모든 행동이 불안을 없애기 위해 소비되고 있다. • 공황 발작: 심한 심계항진과 답답함을 호소, 죽음의 공포를 느낀다. 운동 활성이 항진되고 다른 것에 관련한 능력이 저하되어, 인지 왜곡이 생겨 논리적 사고를 할 수 없게 된다. 🔍 잠재적 간호 문제 : 불가항력의 사건에 적응하지 못해 플래시백을 반복하거나 공황 발작을 일으킨다./불안에 의해 다른 사람과 교류하지 못하고 일상생활에 지장이 있다./악몽을 반복하여 꾸는 등의 수면 장애가 된다. **생리적 반응** • 불안에 의해 교감신경의 반응이 우위가 된다. 이 결과 심계항진, 가슴이 답답하고 혈압 상승, 식욕 감퇴 등의 증상이 나타난다. • 사람에 따라서는 부교감신경 반응이 동시에 또는 우위에 나타나는 경우도 있으므로 주의가 필요하다. 부교감신경 반응에 의해 실신이나 맥박수의 감소, 속 쓰림, 설사 등이 나타난다. 🔍 잠재적 간호 문제 : 심계항진, 가슴이 답답함, 혈압 상승, 식욕 감퇴 등의 교감신경 반응/실신이나 맥박수 감소, 속 쓰림, 설사 등의 부교감신경 반응 **행동적 반응** • 불안이 행동 양상에 미치는 영향은 개인의 행동을 변화시킬 뿐만 아니라, 대인 관계에도 영향을 미치고, 인간관계에 문제를 일으킨다. • 행동적 반응으로 불안, 과도한 경계, 협조성이 결여된 행동, 대인 관계에서 은둔형 외톨이, 과다 호흡 등이 있다. 🔍 잠재적 간호 문제 : 불안에 의해 다른 사람과 교류하지 못하고 일상생활에 지장이 있다./악몽을 반복하여 꾸는 등의 수면 장애가 된다.

99

신경증 · 정신 신체 장애

	인지적 반응 ● 불안은 인지적 문제이며, 불안에 점거되는 결과 및 기타 인지 면에도 영향을 미치고 있다. ● 인지 반응에서는 주의 장애, 집중력 부족, 건망증, 판단 착오, 사고의 중단 등이 생긴다. 전체적으로 정보를 인식할 수 있는 영역이 좁아져 상상력의 빈곤화, 생산성의 감퇴 등이 생긴다. 🔍 잠재적 간호 문제 : 여러 가지 인지적 문제/불가항력의 사건에 적응하지 못하고 플래시백을 반복하거나 공황 발작을 일으킨다./예측되는 플래시백이나 재발작에 대한 위협, 불안이 있다./악몽을 반복하여 꾸는 등의 수면 장애가 된다./스트레스에 잘 대처할 수 없다. **감정적 반응** ● 불안은 일반적으로 다른 정서와 결합된 형태로 관찰된다. 분노, 우울, 초조, 무력감, 자기 비하, 슬픔 같은 감정을 나타낸다. ● 불안은 종종 분노와 긴장을 통해 표현될 수 있다. 🔍 잠재적 간호 문제 : 여러 가지 정서적 문제/불가항력의 사건에 적응하지 못하고 플래시백을 반복하거나 공황 발작을 일으킨다./예측되는 플래시백이나 재발작에 대한 위협, 불안이 있다./악몽을 반복하여 꾸는 등의 수면 장애가 된다./스트레스에 잘 대처할 수 없다
스트레스 요인의 관찰	스트레스가 심한 사건을 경험하거나 유사한 경험을 하는 것이 불안 장애 특히 PTSD의 증상에 관계하고 있다. 불안 장애를 악화시키는 스트레스 요인은 다음 두 가지의 카테고리가 있다. ● 신체의 완전성에 위협: 외적·내적 요인에 의해, 지금까지의 일상생활을 수행할 수 없을 것 같은 신체적 불능이나 저하가 생긴다. 외적 요인으로는 바이러스 감염과 환경오염 물질, 안전상의 문제, 외상, 내적 요인으로는 심장, 면역, 체온 조절 등 신체적 장애를 들 수 있다. ● 자아 체계의 위협: 개인의 자기 개념과 자존감, 자아를 뒤흔들 사회생활의 저하가 생긴다. 외적 요인은 중요한 타인의 죽음, 이혼, 사회 문화적 집단의 억압 등이고 내적 요인으로는 가정이나 직장에서의 역할 변화에 따른 대인 관계의 어려움을 들 수 있다. 🔍 잠재적 간호 문제 : 대처 능력을 초과하는 스트레스의 존재/코핑 자원이 부족하다.
코핑 능력의 관찰	환자가 가지고 있는 코핑 자원과 코핑 능력을 알고 장기적인 지원을 해나가는데, 그들을 활용해 가는 것은 개별적인 간호 지원을 하기 위하여 중요하다. ● 코핑 자원으로 경제 상황, 문제 해결 능력, 사회적 지원, 문화적 신념을 평가하는 것은 환자의 강점을 찾아 스트레스 상태를 더 적응적으로 코핑 지도할 수 있게 된다. ● 개인 코핑 패턴을 알면 문제 해결을 위한 실마리를 찾을 수 있다. 🔍 잠재적 간호 문제 : 스트레스에 적절히 대처하는 능력이 부족하다.
환자·가족의 심리·사회적 측면 파악	환자는 과거에 경험한 발작이나 불가항력의 사건에 대하여 적응하지 못하고, 직업이나 학업에 지장을 초래 사회생활에서 고립될 수 있다. 치료를 계속하면 회복된다는 것을 설명하고 가족은 서두르지 말고 환자를 지켜보도록 지도한다. ● 가족에게 환자의 기분에 따라 안이한 격려는 증상을 악화시킬 수 있으므로 피하도록 지도한다. ● PTSD는 경험한 사건에 대한 정상적인 반응임을 설명하고 환자 자신이 자신을 부정하지 않도록 노력한다. ● 복약을 자기 판단으로 중단하면 증상이 재발·악화될 가능성이 있다는 것을 환자·가족에게 설명하고 약물을 지시대로 꾸준히 지속하도록 지도한다. 또한 예측되는 부작용 증상에 대해 설명하고 증상 출현 시 대처할 방법을 알려 안심시킨다.

Step1 영향 평가　Step2 **간호 초점**　Step3 계획　Step4 실시　Step5 평가

간호 문제 리스트

\#1 불가항력의 사건에 적응하지 못해 플래시백을 반복하거나 공황 발작을 일으킨다(코핑–스트레스 내성 패턴).
\#2 예측되는 플래시백이나 재발작에 대한 위협, 불안이 있다(자기인식 패턴).
\#3 악몽을 반복하여 꾸는 등의 수면 장애가 있다(수면–휴식 패턴).
\#4 스트레스에 잘 대처할 수 없다(코핑–스트레스 내성 패턴).
\#5 불안에 의해 다른 사람과 교류하지 못하고 일상생활에 지장이 있다(역할–관계 패턴).

간호의 우선순위 지침

- 공황 발작의 수준은 심한 심계항진과 가슴이 조여 답답하고 죽음의 공포를 체험한다. 증상은 10분 정도로 없어지지만, 이 같은 경험을 한 환자는 또 같은 일이 일어나는 것은 아닌가 하는 불안을 안고 타인과의 커뮤니케이션을 효과적으로 취하거나, 기능을 수행할 수 없다. 마음이 불안으로 가득한 결과, 불안을 일으키는 특정 부분에만 의식이 집중되고 다른 것에 의 주의와 사고, 행동이 차단되어 버린다. 간호사는 환자를 수용하고 적절한 치료(약물 요법)에 의해 공황 발작을 진정시키는 것이 우선된다. 불안이 중간 정도가 되면 환자 자신이 불안을 식별하고 불안을 일으키는 원인을 마주하여 대처할 수 있는 힘을 가질 수 있도록 지원한다.

Step1 영향 평가　Step2 간호 초점　Step3 **계획**　Step4 실시　Step5 평가

1 간호 문제	간호 진단	간호 목표(간호 성과)
#1 불가항력의 사건에 적응하지 못해 플래시백을 반복하거나 공황 발작을 일으킨다.	심적 외상 후 증후군 **관련 요인:** 보통 사람들이 경험하는 범위를 넘는 사건 **진단 지표** ☐ 심계항진 ☐ 초조감 ☐ 공황 발작 ☐ 불안 ☐ 플래시백	〈장기 목표〉 불안이 중도 또는 가벼운 수준으로 완화된다. 〈단기 목표〉 1) 플래시백, 공황 발작이 진정된다. 2) 재발작을 일으키지 않는다.

간호 계획	중재 포인트와 근거
OP 경과 관찰 항목 - 플래시백, 공황 발작의 증상, 출현 상황, 정도의 관찰	➡ **근거** 플래시백, 공황 발작 시에는 환자 옆에서 환자가 체험하고 있는 두려움을 줄일 것, 환자의 안전을 지키는 것을 우선한다.
TP 간호 치료 항목 - 침착한 태도와 터칭 등의 기법을 활용하여 수용과 지원을 전한다. - 환자의 방어 기제에 관련된 고통의 본질을 이해하고 환자의 안전을 지킨다. - 적절한 시기에 환자의 부적응 행동에 대하여 환자가 협력 가능한 형태로 제한을 설정한다.	➡ 외적 자극은 불안 행동을 확대시키므로 안정적이고 안심할 수 있는 환경을 제공한다. ➡ 감정의 표출이 비생산적인 수준으로 격화되어 버리는 경우는 그것을 제지한다.

99

신경증 · 정신 신체 장애

EP 환자 교육 항목
- 릴렉스법을 지도한다.

➡ **근거** 체조나 산책 등 기분전환이 되는 활동에 참여를 고무시키고 불안을 경감하여, 감정 조절을 목표로 한다.

2 간호 문제	간호 진단	간호 목표(간호 성과)
#2 예측되는 플래시백이나 재발작에 대한 위협, 불안이 있다.	**불안** **관련 요인:** 자기 개념에 대한 위협 **진단 지표** ☐ 인생사의 변화에 따른 걱정을 표현한다. ☐ 두려움 ☐ 고뇌 ☐ 마음을 빼앗기는 ☐ 침착하지 못하는 ☐ 맥박 수의 증가(교감신경성)	〈**장기 목표**〉 적절한 방법으로 불안에 대처할 수 있다. 〈**단기 목표**〉 1) 불안의 감정을 식별하고 말할 수 있다. 2) 불안에 선행하는 사건을 분명히 할 수 있다. 3) 적응 반응과 부적응 반응의 차이를 안다. 4) 불안에 적절한 방법으로 대처할 수 있다.

간호 계획	중재 포인트와 근거
OP 경과 관찰 항목 - 불안 상황, 정도의 관찰(행동 양상, 정신적, 인지적인 면) - 불안에 따른 신체적 관찰(교감신경 반응, 부교감신경 반응) - 약물의 부작용 **TP** 간호 치료 항목 - 환자의 불안이 일어나는 상황을 확인 및 수정한다. - 온찜질과 마사지 등 지원적인 케어를 한다. - 날마다 수행할 수 있는 활동 계획 및 목록을 만든다. - 가족이나 다른 지원 조직을 활동에 참여시킨다. **EP** 환자 교육 항목 - 불안의 근원이 되고 있는 감정을 확인한다. - 환자의 스트레스에 대한 평가, 위협받고 있는 가치, 갈등을 되돌아본다. - 과거에 불안을 경감한 방법을 탐색한다. - 사고를 재구축하고, 행동을 수정하며, 자원을 활용하여 새로운 코핑 행동을 음미하는 방법을 지도한다.	➡ **근거** 불안의 수준에 따라 간호 중재의 목표가 변화해간다. 따라서 이러한 항목을 계속 관찰하고 파악하는 것이 중요하다. ➡ **근거** 환자의 행동 수정을 도모하기 위하여 환경과, 환경과 환자와의 상호 관계를 변화시킨다. ➡ **근거** 새로운 대처 행동을 사용하기 위해서는 먼저 환자 자신이 자신의 감정을 이해하고 자각하여 무의식적인 부인과 저항을 극복할 필요가 있다.

3 간호 문제	간호 진단	간호 목표(간호 성과)
#3 악몽을 반복하여 꾸는 등의 수면 장애가 있다.	**수면 패턴 혼란** **관련 요인:** 방해(악몽, 불안), 수면으로 인해 조절력 결여 **진단 지표** ☐ 잠들기 어려움 호소 ☐ 잠이 깬다는 호소	〈**장기 목표**〉 필요한 수면을 취할 수 있다.

<table>
<tr><td>

간호 계획

</td><td>

중재 포인트와 근거

</td></tr>
</table>

OP 경과 관찰 항목
- 증상의 출현 상황, 정도의 관찰

➡ **근거** 항상 불안에 의해 긴장 상태가 지속되고 있거나 안절부절하여 쉽게 피곤하거나 초조함이 심해 수면을 방해하는 경우에는 상황을 잘 관찰하여 수면을 취할 수 있도록 의사와 연계할 필요가 있다.

TP 간호 치료 항목
- 복약 시간과 양의 조절을 의사에게 상담한다.
- 환자가 안정하여 수면을 취할 수 있는 환경을 정돈한다.

EP 환자 교육 항목
- 생활 패턴을 규칙적으로 정돈하도록 지도한다.

<table>
<tr><td>

4 간호 문제

</td><td>

간호 진단

</td><td>

간호 목표(간호 성과)

</td></tr>
</table>

#4 스트레스에 잘 대처할 수 없다.

비효과적 코핑
관련 요인: 강도의 위협
진단 지표
☐ 부적절한 문제 해결
☐ 보통의 커뮤니케이션 패턴의 변화

⟨**장기 목표**⟩ 스트레스에 잘 대처할 수 있다.
⟨**단기 목표**⟩ 1) 정서의 상황에 관련된 감정을 말로 표현한다. 2) 다른 사람과 원활하게 커뮤니케이션을 취할 수 있다. 3) 다른 사람의 도움을 받는다.

<table>
<tr><td>

간호 계획

</td><td>

중재 포인트와 근거

</td></tr>
</table>

OP 경과 관찰 항목
- 코핑 상태의 관찰

➡ **근거** 환자의 상황에 따라 지원을 제공해가지만 최종적으로는 자존감과 자기 효능감을 강화하여 각종 스트레스에 생기는 감정을 환자 자신이 조절할 수 있도록 방향을 잡아나간다.

TP 간호 치료 항목
- 환자의 상황에 맞는 지원 제공

EP 환자 교육 항목
- 환자가 자신의 행동을 평가할 수 있도록 지도한다.

<table>
<tr><td>

5 간호 문제

</td><td>

간호 진단

</td><td>

간호 목표(간호 성과)

</td></tr>
</table>

#5 불안에 의해 다른 사람과 교류하지 못하고 일상생활에 지장이 있다.

사회적 상호 작용 장애
관련 요인: 자기 개념 혼란
진단 지표
☐ 다른 사람과의 상호 작용이 잘 작동하지 않는다.
☐ 서툰 사회적 상호 작용 행동의 사용

⟨**장기 목표**⟩ 사회 속에서 평범하게 일상생활을 보낼 수 있다.
⟨**단기 목표**⟩ 1) 다른 사람과 보통으로 교류할 수 있다. 2) 사회에서의 역할을 수행할 수 있다.

<table>
<tr><td>

간호 계획

</td><td>

중재 포인트와 근거

</td></tr>
</table>

OP 경과 관찰 항목
- 일상생활에 있어서 문제의 관찰

➡ **근거** 대인 관계에서의 갈등은 종종 불안의 원인이 되고 있으므로 다른 사람을 포함하여 상황을 평가하는 것은 의미가 있다.

TP 간호 치료 항목

- 어떻게 하여 스트레스가 문제를 일으킬지, 환자 자신이 찾아낼 수 있도록 지원한다.
- 문제가 되는 상황을 실제로 설정하고 행동 후 그 때의 감정을 이야기한다.

➡ 과거사 문제를 분석하는 것은 환자 자신이 지적으로도 정서적으로 수용할 필요가 있다. 시간이 걸리지만 간호사는 참을성 있게, 일관되게 지속적으로 관계해나갈 필요가 있다.

EP 환자 교육 항목

- 안전한 환경 속에서 릴랙스 연습과 실시를 교육한다.
- 생활 속에서 릴랙스 기술을 사용하도록 환자에게 권한다.

| Step1 영향 평가 | Step2 간호 초점 | Step3 계획 | Step4 실시 | Step5 평가 |

병기 · 병태 · 중증도별 관리 포인트

【불안이 심각한 수준, 공황발작 수준】환자의 안전을 지키고 불안을 조기에 진정시키는 것을 목표로 한다. 환자-간호사 간의 신뢰 관계를 구축하고 환자를 수용하는 것을 언어적 · 비언어적인 커뮤니케이션을 통해 전한다. 또한 처방대로 약물을 투여해 나간다.
【중간 정도의 불안】간호사는 스트레스에 대처하는 문제 해결에 대한 노력을 지원한다. 장기에는 환자가 불안의 원인을 이해하고 그것을 제어하는 새로운 방법을 학습하는 것을 목표로, 그것을 향해 환자가 불안 인식, 불안의 통찰, 위협에 대처할 수 있도록 지원한다.

간호 활동(간호 중재) 포인트

공황 발작의 진정화
- 공황 발작 시에는 환자의 안전을 확보한다.
- 안전한 병실 환경(침대 난간, 손잡이, 복도, 화장실, 화장실)을 정돈한다.
- 불필요한 자극을 피하고 부드러운 어조로 말이나 터칭 등으로 안심할 수 있는 환경을 제공한다.
- 호흡법과 긴장을 푸는 방법을 도입하여 휴식을 취하게 한다.
- 의사가 처방한 약물을 확실하게 투여한다.
- 부작용 발현 시에는 부작용의 특징을 관찰하고 신속하게 의사에게 보고하여, 약의 양이나 시간 조정을 실시한다.

재발작의 예방
- 환자의 안전을 지킨다.
- 수면을 확보한다.
- 불안을 받아들일 수 있도록 지원한다.
- 환자의 감정을 수용한다.
- 환자가 자신을 긍정적으로 볼 수 있도록 지원한다.

환자 · 가족의 심리 · 사회적 문제에 대한 지원
- 질환에 대한 환자 · 가족에게 알기 쉽게 설명하고 불안을 해소하도록 지원한다.
- 간병의 부담을 경감하도록 가정환경과 사회 자원의 활용 등 필요한 지원을 실시한다.

퇴원 · 요양 지도

- 환자가 자신의 불안의 감정을 의식할 수 있도록 지원한다.
- 불안 직전에 선행하는 상황과 상호 작용을 언급하는 것을 지원한다.
- 환자가 스트레스를 제대로 평가하고 위협하는 가치나 갈등에 대해 되돌아볼 수 있도록 지원한다.
- 과거 코핑 행동을 분석하고 자기가 가진 자원을 이용하여 변화에 대한 책임을 지도록 학습한다.
- 환자가 생각을 다시하고 행동을 수정하고 자원을 활용하여 새로운 코핑 행동을 음미하는 방법을 알 수 있도록 지원한다.

평가 포인트

간호 목표 달성도

- 계획, 실행, 평가는 환자·간호사 상호적으로 되었는가?
- 목표와 활동은 환자의 불안 수준을 최소화하기 위해 적절한 수준이며, 개별성을 충분히 배려한 것이었는가?
- 부적응 반응은 감소했는가?
- 새로운 적응 반응은 학습되었는가?
- 간호사는 환자와의 관계를 통해 환자를 수용하고 개인적인 불안을 관찰할 수 있었는가?

병인 악화 요인

정신 분석 관점
무의식의 성적 · 공격적 원망과 초자아와의 정신적 갈등

행동 이론적 관점
특정 환경 자극에 대한 조건이 부여된 반응

스트레스가 되는 사건의 발생

비효과적 코핑

병태

교감신경의 강한 긴장

신경전달 물질의 존재(노르에피네프린, 세로토닌, γ-아미노낙산)

뇌실의 확대

유전적 요소

불안 반응

인지적 반응 | 정서적 반응 | 생리적 반응 | 행동적 반응

증상

주의의 장애
집중력 부족
건망증
판단 착오
사고 중단
근력 저하

분노
우울증
초조
무기력
자기 비하
슬픔

교감신경 반응
심계항진
호흡 곤란
혈압 상승
식욕 감퇴

불온
과도한 경계
협조성이 결여된 행동
대인 관계에 대한 은둔형 외톨이

#1 심적 외상 후 증후군
#2 불안
#3 수면 패턴 혼란
#4 비효과적 코핑

영양 섭취 소비 균형 이상: 필요량 이하
설사
변비
자기 개념 혼란

#5 사회적 상호작용 장애

진단 검사

문진 · 진찰
병력, 가족력
성격 경향
정신적 충격을 주는 사건의 유무
구체적으로 신체 증상의 호소

검사
뇌 CT 검사, MRI 검사, 뇌파 검사(기질성 질환과의 감별 진단을 위한) DSM-Ⅳ-TR, ICD-10에 준거

치료 간호

약물 요법
선택적 세로토닌 재흡수 억제제(SSRI) 등

심리 치료
인지 치료
릴렉스법
호흡 훈련
실험적 노출법

100 인격 장애

우치다 치요코

눈으로 보는 질환

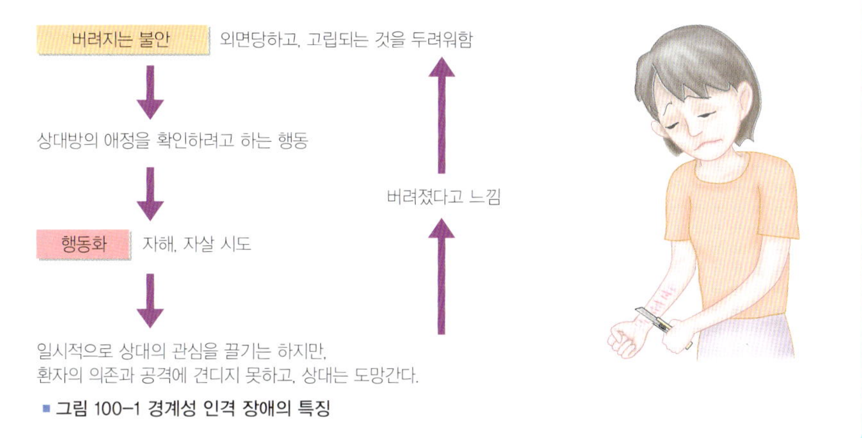

■ 그림 100-1 경계성 인격 장애의 특징

정의

인지, 감정, 대인 관계 기능, 충동의 제어 측면에서 그 사람이 속한 문화, 사회에 있어서 매우 큰 편향이 보이며, 그 사람들에게 현저한 고통이나 생활상의 기능 장애를 일으키는 경우에 성격 장애라고 진단한다.

- 그 패턴은 지속적이고 유연성이 없으며, 다양한 상황에서 나타난다(미국정신과협회의 진단 기준 DSM-Ⅳ-TR에서).
- 인격 장애의 특징은 사춘기 또는 성인기 초기에 인정된다. 일반적으로 18세 이상의 사람에게 진단한다. 나이가 들수록 나아지기도 한다.
- DSM-Ⅳ-TR은 환자를 다면적으로 평가하는 5개의 다축 진단을 이용하고 있다. 1축은 임상 질환명(조현병, 심한 우울증 등)을 기재하고 2축에 인격 장애와 정신 지체를 기재한다. 즉, 어느 쪽이 주된 것인가 하는 문제는 있지만, 우울증 또는 성격 장애라고 하는 양자택일을 할 필요는 없다.
- WHO 진단 기준의 ICD-10도 마찬가지로 정의되어 있는데, 다축 진단이 아니고 또한 분류 방법, 진단 이름도 약간 다르다. 이하 본 항목에서는 DSM-Ⅳ-TR 구분을 사용하여 설명한다.

진단 · 증상

- DSM-Ⅳ-TR에서는 인격 장애를 〈표 100-1〉과 같이 구분하고 있다(경계성만 상세하게 기술).
- 각각의 증상을 세분하여 해당 항목의 수를 충족한 경우 진단명이 내려진다.
- ● 진단 시
- 환자의 성격 특성의 이해를 위해, 생활력이나 가족력을 경시적으로 듣는다. 특히 대인 관계 양상을 중시하고 거기에 어떤 부적응이, 역기능적 패턴이 없는지 주의한다. 동일한 패턴을 반복하는 것이 성격 장애의 특징이다.
- 환자에서뿐만 아니라 가족이나 직장, 기타에서 얻을 수 있는 정보가 필요하게 되는 경우가 많다.
- 구조화된 면접에 의해 진단 및 자기 평가에 의한 방법도 사용된다.
- 환자를 장기간 관찰하고 진단을 내리는 것이 바람직하다.

역학 · 예후

- 〈표 100-2〉를 참조.

■ 표 100-1 인격 장애의 진단과 증상

진단		증상
A군 기이하고 별난 군	망상성	과민하고 의심이 많으며 다른 사람에게 경계심과 불신감이 강하다. 의심이 깊고, 집요하게 질투하고 원망을 계속한다.
	스키조이드 (분열 병질)	감정 표현의 부족, 타인과의 관계 부족과 은둔형 외톨이, 고립되어 친밀한 관계를 맺지 못한다.
	실조형 (정신 분열형)	관계 충동이나 마술적 사고, 이상한 행동을 보인다.
B군 연기적, 감정적이고 변덕이 심한 군	반사회성	다양한 형태로 타인의 권리를 무시한다. 범죄를 반복하고, 사람을 속인다. 충동성, 공격성이 강하고 죄책감이 없다
	경계성	대인 관계, 자기상, 감정 면에서의 불안정성 및 현저한 충동성을 보여준다. 성인기 초기까지 시작된다. ① 버림받을 것 같은 불안이 강하고, 고독을 참을 수 없으며 ② 불안정하고 격한 대인 관계에 이상화와 비난의 양극단을 넘나든다. ③ 낭비, 성적 교란, 물질 남용, 무모한 운전, 마구 먹는 등과 같은 충동적인 자기 파괴 행동이 인정된다. ④ 자해, 자살 시도를 반복한다. ⑤ 반응성의 초조감, 불만, 불안 등의 감정 불안정성(몇 시간에서 2일 이내 정도)을 나타낸다. ⑥ 제어할 수 없는 분노를 나타낸다. ⑦ 일시적으로 망상 같은 관념, 또는 해리 증상. ⑧ 지속적인 공허감을 느낀다. ⑨ 정체성 장애, 자기 이미지가 불안정하다. 위의 9개 항목 중 5개 이상 인정될 때 진단한다.
	연극성	화려한 옷차림, 과장된 연기적인 언행으로 사람의 주의를 끌려고 한다. 피암시적이다(히스테리 성격).
	자기애성	과대하게 자신이 특별하다고 믿고, 칭찬받고 싶은 욕구가 강하며 거만하고 오만한 태도를 나타낸다. 공감성이 결여되어 있다.
C군 불안과 공포를 느끼기 쉬운 군	회피성	비판, 거절 등 부정적 평가에 대한 과민성을 나타내며 사람과의 관계를 피한다.
	의존성	자신의 행동과 결정에 자신이 없어서 타인에게 의존하고 타인에게 책임을 지우려고 한다. 거절되는 것을 두려워하여 자신의 생각과 욕망을 굽혀서라도 타인에게 영합하려고 한다. 혼자가 되면 불안이 증가하여 무력감을 느낀다.
	강박성	질서, 완벽주의에 사로 잡혀 유연성이 없고 완고하며 인색하다. 지나치게 양심적이고 융통성이 없다.

■ 표 100-2 인격 장애의 역학(주로 DSM-IV-TR에 따른)과 합병증

진단		역학
A군 기이하고 별난 군	망상성	유병률은 일반 인구의 0.5~2.5%, 남성이 많다. 조현병 환자 가족이 발병률이 높다.
	스키조이드 (분열 병질)	남성이 많다. 조현병의 발병 전 성격에 많이 인정된다. 초기 아동기에 시작이라고 한다.
	실조형 (정신 분열형)	유병률 3%. 약간 남성에 많다. 조현병 환자 친족에서 많이 발생한다. 조현병으로 발전하는 경우도 많다.
B군 연기적, 감정적이고 변덕이 심한 군	반사회성	유병률 남성 3%로 여성 1%의 3배. 감옥에서의 유병률이 매우 높다. 30대 이후에 증세가 가벼워진다는 설이 있다.
	경계성	유병률 2%, 여성이 남성의 2배. 임상 장면에서 성격 장애의 30~60%. 30대 이후 경감되는 경우가 많다.
	연극성	유병률 2~3%, 여성이 더 많다
	자기애성	유병률 1% 미만. 남성이 약간 많다. 외모 등의 쇠약을 수용하지 못하고 자기애가 상처받는다. 중년기에 악화
C군 불안과 공포를 느끼기 쉬운 군	회피성	유병률 1% 미만에서 10% 이상도. 유이기부터 내성직이고, 보호된 환경에서 기능한다.
	의존성	여성이 많다. 어린 시절에 만성 신체 질환이 있는 사람이 의존성이 되기 쉽다.
	강박성	유병률 1%. 남성이 여성의 2배 많다.

▋ 다른 인격 장애와의 합병이 많다.
- 1명의 환자에 3~4개의 인격 장애 진단이 내려질 수 있다. 특히 경계성 인격 장애가 많다. B군 간의 합병이 많다.

▋ 다른 여러 정신 질환과도 합병하기 쉽다.
- 많은 인격 장애는 우울증을 합병한다(특히 경계성, 의존성). 그 외 잘 인정되는 합병증은 〈표 100-2〉와 같다.
- 전반적 발달 장애와의 합병이나 감별이 문제가 될 수 있다. 특히 분열 병질 인격 장애와 아스페루가 증후군.

병인 · 악화 요인

▋ 성격은 유전적 요인 등 생물적 인자와 환경적 요인 등 많은 요인의 상호 작용으로 형성된다.
- ● 프로이드의 정신 분석 해석
- 프로이드는 성격특성이 성심리적 발달 단계에 고착(미해결 과제가 있다)과 관련된다고 말했다. 구강기(0~1세 반)와 의존성, 항문기(1~3세경의 배변 훈련기)와 강박, 남근 오이디푸스기(3~6세)와 연극성과의 관련 등이다. 이러한 증거는 인정되지 않지만, 환자를 이해하는 데 도움이 된다.
- ● 유전적 요인
- 가족, 쌍둥이, 입양 연구 등으로 실조형 인격 장애가 조현병과 유전적으로 관계가 있는 것, 또한 반사회성 인격 장애의 유전적 요인도 큰 것으로 알려져 있다. 또한 일란성 쌍둥이는 별도로 성장해도 성격이나 행동 면에서 매우 유사하다고 한다.
- ● 생물적 인자와 검사 결과 등
- 호르몬
  - 충동적인 사람에서 테스토스테론, 에스트로겐 등 성 호르몬이 증가.
  - DST(덱사메타손 시험)에서 우울증과 마찬가지로 우울증 경계성 인격 장애에 이상값이 나타난다고도 하는데, 특이한 것은 없다.
- 신경 전달 물질
  - 세로토닌과 성격 특성과의 관련: 수액 중의 5-HIAA(세로토닌 대사물질)의 낮은 수치가 경계성 인격 장애와 반사회성 인격 장애의 충동성과 공격성에 관련될 가능성이 있다. 이것은 세로

	합병하는 정신 질환(우울증은 모두 합병)		중년, 노년기가 되어도 개선의 기대가 어려움
	조현병		○
		아스퍼거 증후군과의 합병 또는 감별	○
		특히 조현병에 관계	○
	물질 관련 장애(약물, 알코올 의존), 불안 장애의 공황 장애와 PTSD(외상 후 스트레스 장애), 섭식 장애, 조울증	물질 관련 장애	
		물질 관련 장애, PTSD	
		신체화 장애(정신적 스트레스에 의한 구토, 두통 등의 신체 증상)	
	불안 관련 장애(공황 장애, 사교 불안 장애, PTSD, 강박성 장애, 전반적인 불안 장애), 섭식 장애	불안 장애 속 사교 불안 장애(사람 앞에서 긴장)	○
		불안 장애 속의 강박 장애	○

100
인격 장애

토닌 농도를 올리는 것으로, 우울증, 충동성을 억제하고 행복감이 증가하는 것에서도 추측할 수 있다.
- 클로닌저의 성격 이론에 신경 전달 물질과 유전자
  - 인격을 네 가지 '기질(새로움 추구, 위험성 회피, 보상 의존성, 지속성)'과 세 가지의 '성격(자기 지향성, 협조성, 자기 초월성)'의 요소로 파악했다. '기질'은 무의식적 반응이며, '성격'은 의식적인 행동이고, 후천적 경향이 강하다.
  - '새로움 추구'와 도파민 '위험성 회피'과 세로토닌 '보상 의존성'과 노르에피네프린 등의 관계가 상정되고, 또한 글루타민산이나 GABA(γ-아미노낙산) 등의 신경 전달 물질의 관여도 생각할 수 있다.
  - 신경 전달 물질과 관련된 유전자와의 관련성이 지적되고 있다.
- 안구 운동
  - 실조형 인격 장애에서 활동성 추종 안구 운동 및 탐색 안구 운동의 이상 경향이 있다(조현병은 명백한 이상을 나타낸다).
- 뇌의 외상 등에 의한 미세한 기질 이상이 어떤 종류의 성격 장애와 관련된다는 가설도 있다.
- 뇌파 이상: 반사회성 인격 장애, 경계성 인격 장애의 서파가 많다고 한다.
- 뇌 영상: 반사회적 행동의 전두엽전부피질의 기능 이상이 인정된다고 하는 설도 있다.
- 사회 심리적 요인
- 인격 형성은 부모(양육자)의 양육 태도와 가족 외부의 사회 문화적 상황의 영향을 받는다.
- 경계성 인격 장애는 특히 근친으로부터 성적 학대, 신체적 정신적 학대를 받은 환자가 많다고 하는 연구 결과가 알려져 있다.
  - 양육 태도의 일관성 부족, 애정 부족과 과잉 간섭, 방임 등 불안정한 애착 관계 속에서 심적 외상을 반복하여 받고, 안정된 대인 관계를 만드는 것이 어려워진다고 한다.
  - 전통 규범이 변화하는 도시에서 많이 인정된다.

치료법

인격 형성에는 유전적·생물학적 요인, 양육력 등의 사회 심리적 요인이 크게 관여하고 있기 때문에 나타난 문제에 대해 생물학적·심리 사회적 관점에서 종합적으로 이해하여 다면적으로 치료를 추진할 필요가 있다.

- 치료 방침(특히 경계성 인격 장애)

〈치료 시에 필요한 것〉
- 치료의 목적과 목표를 설정한다.
- 치료 계약: 약속건수를 만든다. 시간과 장소의 틀, 치료비 등의 설정. 치료 및 치료자의 한계도 설명하고 인식하도록 한다.
- 환자의 자유를 제한할 필요성도 생긴다. 자해 같은 충동성을 통제할 수 없는 경우, 강제 입원이나 폐쇄 병동, 격리실 등의 행동 제한을 요한다.

〈팀 의료에서의 주의〉
- 환자와의 비밀을 만들지 않고, 정보를 공유한다. '자신만 신뢰할 수 있는' 상황은 위험하다.
- 의료자의 음성 감정을 끌어내기 쉽고, 조직이 분열(분할, split)되기 쉽다.
- 환자의 병리를 이해하는 모임이 필요하다.

〈경계성 인격 장애의 정신 병리의 특징〉
- 투영 동일시: 환자가 스스로 느끼는 분노나 불안 등의 감정을 다른 사람이 자신에 대해 갖는 감정으로 잘못 인식한다(투영). 또한 다른 사람에게 실제로 그 감정을 자아내게 한다. 따라서 의료자는 환자와 같이 분노와 불안 등을 느끼게 된다.
- 분열(분할): 환자는 다른 사람을 전면적으로 선 또는 전면적으로 악으로 본다. 이상화된 좋은 사람 그룹과 나쁜 사람 그룹으로 나누어 그룹끼리의 대립을 일으키게 하고 조직을 분단시킨다.
- 행동화: 욕구나 갈등을 자각적으로 인식하지 않고, 자살, 폭력 등의 행동으로 직접 표현한다.
- 사회 심리적치료
- 인격 장애 환자가 도움을 요구하는 것은 특히 결혼 생활과 직장에서의 부적응이 생겼을 때이다. 그 부적응으로 인격 특성이 어떻게 관계하고 있는지를 주의할 필요가 있다.

■ 표 100-3 인격 장애에 사용되는 주요 치료제

표적 증상	분류	일반명	주요 상품명	약의 효과 메커니즘	주요 부작용
감정불안정성, 공격성, 충동성	기분 안정제	탄산 리튬	리마스	노르에피네프린, 도파민, 세로토닌계 등 신경 전달을 억제한다.	리튬 중독
		발프로산나트륨	데파켄, 세레니카R	뇌의 억제계의 부활 작용을 하는 항경련성약	과다 진정, 낮은 각성, 평형감각 이상, 복시
		카바마제핀	테그레톨		
		라모트리긴	라믹탈		피부점막안 증후군, 발진, 현기증, 졸음
	항조현병약	클로르프로마진	콘도민, 윈터민	도파민수용체를 차단한다. 세로토닌 수용체 노르에피네프린 수용체 등 다른 수용체를 차단하는 것도 있다.	악성 증후군, 돌연사, 재생 불량성 빈혈
		아리피프라졸	에비리파이		악성 증후군, 지발성 운동 이상증
		리스페리돈	리스페달		
	항불안제(벤조디아제핀계)	에틸 로플라제페이트	메이락스	GABAA 수용체의 벤조디아제핀 결합 부위에 작용하고 이 수용체를 통한 신경 전달을 강화한다. 항경련 작용, 근육 이완 작용도 있다.	진정, 탈력감, 피로감, 현기증, 운동 실조, 건망증, 흥분성 항진
		다이아제팜	세루신, 다이압		

〈사회 심리적 치료의 종류〉

개인 정신 요법, 집단 정신 요법, 가족 치료, 심리 교육, 사회생활 기능 훈련(SST) 등이 있다.

〈정신 요법의 종류〉

• 정신 분석적 정신 요법, 지지적 정신 요법, 인지 행동 치료, 대인 관계 치료 등이 있다.
• 지지적 정신 요법을 기본으로 환자의 불안을 이해하고, 조언 지도에 의해 통찰을 하게 하면서 다른 방법을 결합한다.
• 인지 행동 치료는 사고방식의 습관(자동사고), 인지의 왜곡 등에 각성하고 수정을 고무시키는 방법. 경계성 인격 장애는 부정적인 자기 이미지와 이분법적 사고방식이 특징이다.
• 변증법적 행동 치료(리네한에 의한) 특히 자살 미수가 있는 환자에게 유효하다고 하여 최근 주목받고 있다. 선 사상에서 도입한 '마음챙김(mindfulness, 있는 그대로를 받아들이는 것)'를 시도하고 고통을 받아들이고, 대인 관계 기술을 배우고, 감정을 컨트롤하는 방법을 훈련한다. 개인 정신 요법과 교육적인 집단 기능 훈련을 통합한 치료법이다.
• 정신 요법의 원칙으로 '지금 여기(here and now)'(Kernberg O. 1975)의 화제를 다루게 하는 것을 권한다. 과거에 지나치게 집착함으로써 환자의 불안이 사라지지 않고, 이것이 경계성 인격 장애의 치료에 역효과가 되는 것이 많이 보고되고 있다. 현실을 검토하는 힘을 기르는 것을 촉진하기 위해 중요한 요소이다.

●약물 요법

• 다양한 증상을 대상으로 약물 요법을 실시한다. 그러나 약물 의존이 될 가능성도 있어 주의가 필요하다. 특히 벤조디아제핀계 항불안제, 수면제에 주의한다.
• 경계성 인격 장애는 과량 복약에 의한 행동화를 일으키기 쉽고, 또한 특정 약물의 요구나 복약 거부에 의해 치료진을 조종하는 것이 많기 때문에 주의한다.

1) 우울증 증상이 있고 감정 불안정한 경계성 인격 장애

Px 처방 예
• 데프로멜 정(25mg)　1회 1~3정　1일 1~3회　← 항우울제(SSRI)
• 셀벡스 캡슐(50mg)　1회 1캡슐　1일 1~3회　← 소화성 궤양 치료제(부작용인 구역질 방지)

Px 처방 예 초조할 때 돈복
• 와이팍스 정(0.5mg)　1~2정　돈복　← 항불안제

Px 처방 예 초조감이 심할 때 돈복
• 콘도민 정(12.5mg)　1~8정　돈복　← 페노티아진계 항조현병약

표적 증상	분류		일반명	주요 상품명	약의 효과 메커니즘	주요 부작용
우울증 증상	항우울제	SSRI	플루복사민 말레산염	데프로멜, 루복스	세로토닌을 증가시킨다.	구역질, 식욕 부진, 갈증, 변비, 설사, 현기증, 두통, 성기 능 장애
			염산셀트라린	제이조로프트		
			플루옥세틴 염산염 수화물	팍실		
			에스시탈로프람옥살산염	렉사프로		
		SNRI	밀나시프란염산염	트레드민	세로토닌과 노르에피네프린을 증가시킨다. 효과가 빠르다.	
			둘록세틴 염산염	사인발타		
		NaSSA	미르타자핀	리프렉스, 레메론	세로토닌	졸음, 체중 증가(성 기능 장애, 위장 증상 적다)
		삼환계	이미프라민염산염	토프라닐, 이미돌	세로토닌, 노르에피네프린뿐만 아니라 아세틸콜린에도 작용한다.	변비, 배뇨 곤란, 갈증, 졸음, 휘청거림 등
		사환계	마프로틸린 염산염	루디오밀	삼환계보다 항콜린 작용은 적지만, 효과는 떨어진다.	
불안 증상 (강박 증상을 포함)	항우울제		상동	—	—	—
	항불안제(벤조디아제핀계)		에틸 로플라제페이트	메이락스	GABAA 수용체의 벤조디아제핀 결합 부위에 작용하고 이 수용체를 통하여 신경 전달을 강화한다. 항경련 작용, 근육 이완 작용은 비교적 약하다.	의존성
			로라제팜	와이팍스		
			다이아제팜	세루신, 다이업		
			브로마제팜	레키소탄, 세니란		
불면 증상	수면제(벤조디아제핀계)		브로티졸람	렌돌민	항불안제과 마찬가지, 마이스리는 근육 이완작용이 비교적 약하다.	의존성
			에스타졸람	유로진		
	벤조디아제핀계 이외		졸피뎀주석산염	마이스리		
시기심, 망상 같은 관념	항불안제		전기 참조	—	—	—
	항조현병약		전기 참조	—	—	—

> **Px 처방 예** 폭력적, 충동적인 경우
- 데파켄R 정(100mg)　1회 1~2정　1일 1~4회　← 기분 안정제

2) 우울증, 불안이 심하고 PTSD의 플래시백이 있는 경계성 인격 장애

> **Px 처방 예**
- 팍실 정(10mg)　1회 1~4정　1일 1회　저녁 식사 후　← 항우울제(SSRI)
- 가스모틴 정(5mg)　1회 1정　1일 1~3회　← 위장보호제(부작용인 구역질 방지)
- 메이락스 정(1mg)　1회 1~2정　1일 1~3회　← 항불안제

> **Px 처방 예** 플래시백시
- 리스페달 액(1mg/㎖)　1~2mg　← 비정형 항조현병약(세로토닌·도파민 길항제)

3) 불안과 강한 시기심으로 괴로운 실조형 인격 장애

> **Px 처방 예**
- 세루신　1회 2~5mg　1일 1~3회　← 항불안제

> **Px 처방 예** 효과가 없을 때는 다음을 처방
- 지프렉사　1회 1mg　1일 1~2회　체중 증가, 당뇨병을 조심　← 비정형 항조현병약
  또는
- 인프로멘　1회 1mg　1일 1~3회　← 부티로페논계 항조현병약

아호 준코

간호 과정 순서도

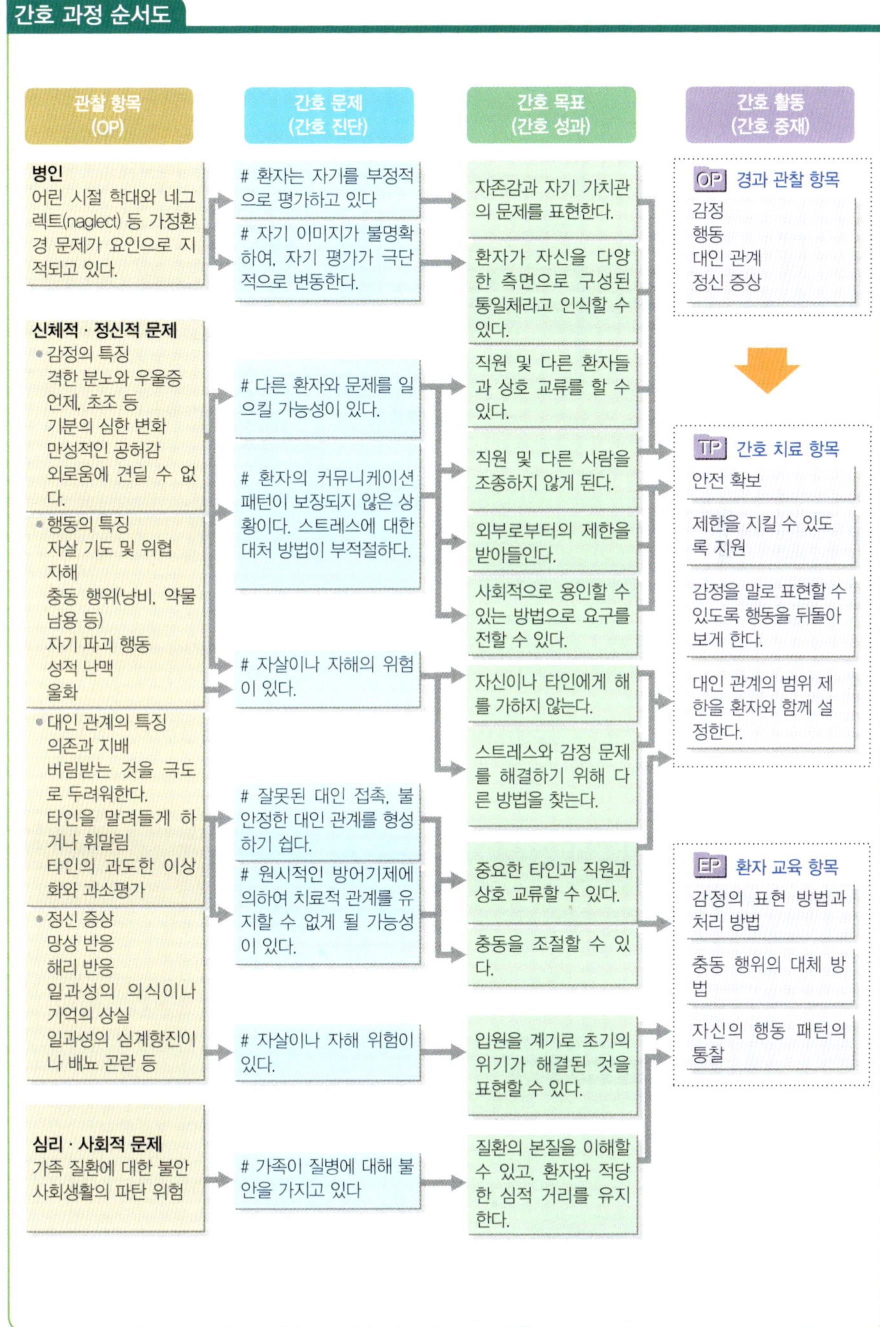

100
인격 장애

273

- 경계성 인격 장애는 인격 장애의 하위분류 가운데 하나이지만, 사회 상황과 양육 과정에 밀접하게 관련되어 있다. 따라서 환자의 인격과 커뮤니케이션 패턴을 염두에 두고, 의료 및 간호의 역할을 제한적으로 파악하는 것이 중요하다.
- 입원하는 경계성 인격 장애 환자는 자살이나 자해, 공격 행동과 같은 조현병 상태를 나타내고 있는 경우가 많기 때문에 신뢰 관계를 구축하면서 안전 확보를 우선으로 한다. 그리고 경계성 인격 장애 환자는 직원이나 다른 사람을 휘말리게 하는 조종 행동이 많기 때문에 그것을 최소화하도록 간호 행위의 일관성과 행동 제한 설정을 원칙으로 한다.
- 인격 장애의 임상상은 만성·고정적인 것이 아니라, 어떠한 인격 장애도 커뮤니케이션이 되지 않는 상황을 '경계례(신경증과 조현병의 중간 단계)'라 하고, 커뮤니케이션 패턴이 안정되면 '탈경계례'라 한다.

Step1 영향 평가	Step2 간호 초점	Step3 계획	Step4 실시	Step5 평가

정보 수집	평가 관점과 근거·잠재적 간호 문제
과거 자살 시도나 자해 행위의 파악	▌환자의 안전이 가장 우선된다. ● 과거에 보인 충동 행위, 자해, 울화, 감정 표현, 자해 등 관심을 끌려 하는 행위 등에 대해 파악하고 또한 어떻게 대처해 왔는지 그 방법을 평가한다. ● 가족, 주위 사람들로부터 과거 자살 기도, 자해의 유무, 그 경위 등의 정보를 수집하고 파악한다. 🔍 잠재적 간호 문제 : 자살이나 자해의 위험이 있다.
정신 증상의 출현 상황, 정도의 관찰	▌병기에 따른 간호를 제공할 필요가 있고 그러기 위해서는 각 병기의 특징을 평가해야 한다. ● 우울증이 보이는 경우는 경계례의 준비 상태라고 생각한다. ● 의식과 기억의 결손이 보이는 경우는 전단계의 경계례기이다. ● 심계항진이나 배뇨 곤란 등 자율신경계의 증상이 나타나는 경우에는 전단계의 경계례기이다. ● 망상 상태, 해리 상태가 출현하는 경우는 경계례화하고 있다. ● 망상 상태와 해리 상태에서 벗어난 경우 회복기를 향하여 조절을 시작해야 한다. 🔍 잠재적 간호 문제 : 환자의 커뮤니케이션 패턴이 혼란스런 상황이다. **자기 평가** ▌자기 평가의 극단적인 변화는 타인이나 자기에 대한 공격을 일으키고, 자해 및 기타 타해 행위로 발전하기 때문에 안정을 도모할 필요가 있다. ● 환자의 자기 평가는 자신이 위협받는 상황이 되면 극단적으로 저하되거나 증가하거나 하기 때문에 그것이 일어날 상황을 평가한다. ● 자해행위가 자기 이미지의 불명확함이 원인인 경우가 있으므로, 자기 평가를 평가하는 것은 그 수준을 볼 수 있도록 도움이 된다. 🔍 잠재적 간호 문제 : 자기 이미지가 불명확하다./자기 평가가 극단적으로 변동한다./자기를 부정적으로 평가한다. **다른 환자와 교류하는 방법** ▌환자의 조작성이 다른 환자를 휘두르는 것을 대처해야 한다. ● 교류 관계를 가지고 있는 다른 환자와의 심리적 거리에 대하여 평가한다. ● 같은 병실 환자와의 관계에 대해 평가한다. 🔍 잠재적 간호 문제 : 부적절한 대인 접촉, 불안정한 대인 관계를 형성하기 쉽다. **직원과의 관계하는 방법** ▌의사와 간호사 사이에 문제가 있으면 치료 구조가 붕괴되고 환자의 조작성을 강화한다. ● 환자는 원시적인 방어 기제를 사용하여 의사와 간호사에 투영 동일화한다.

<table>
<tr><td rowspan="2"></td><td>

- 투영 동일화에 의해 의사와 간호사를 이상화한 경우 과소평가라고 하는 극단적인 감정의 동요를 보인다.
- 환자의 조작성은 의사와 간호사 사이, 간호사 사이에 문제를 만들기 때문에 주의 깊게 서로 역동적 관계를 살핀다.

🔍 잠재적 간호 문제 : 원시적인 방어 기제에 의해 치료적 관계를 유지할 수 없게 될 가능성이 있다./분열과 투영 동일화는 직원 간의 스트레스를 증가시켜 치료 구조가 붕괴될 가능성이 있다.

스트레스에 대한 대처 방법의 특징

스트레스 내성이 낮고, 대처방법의 부적절함 때문에, 환자는 자기 파괴적인 행동이나 충동 행위를 할 가능성이 있다.

- 자기 파괴적인 행동이나 충동 행위를 하는 상황을 물리적 환경, 대인 관계 문제 등 주위의 사건과 관련하여 검토한다.

🔍 잠재적 간호 문제 : 스트레스에 대한 대처 방법이 부적절하다.

</td></tr>
<tr><td>

가족의 심리 · 사회적 측면 파악

</td><td>

회복기에 들어가고 나서의 생활의 장소, 가족 등 타인과의 관계 조정이 필요하다.

- 가족에게서 환자가 안정되어 있던 시기, 그때의 물리적 · 인적 환경의 상황에 대하여 듣는다.

🔍 잠재적 간호 문제 : 환자의 커뮤니케이션 패턴이 혼란스런 상황이다.

</td></tr>
</table>

Step1 영향 평가 ▷ **Step2 간호 초점** ▷ **Step3 계획** ▷ **Step4 실시** ▷ **Step5 평가**

간호 문제 리스트

\#1 자살이나 자해의 위험이 있다(코핑−스트레스 내성 패턴).

\#2 환자의 커뮤니케이션 패턴이 보장되지 않은 상황이다. 스트레스에 대한 대처 방법이 부적절하다(코핑−스트레스 내성 패턴).

\#3 자기 이미지가 불명확하여, 자기 평가가 극단적으로 변동한다(자기인식 패턴).

\#4 잘못된 대인 접촉, 불안정한 대인 관계를 형성하기 쉽다(역할−관계 패턴).

\#5 원시적인 방어기제에 의하여 치료적 관계를 유지할 수 없게 될 가능성이 있다(코핑−스트레스 내성 패턴).

간호의 우선순위 지침

- 입원하는 경계성 인격 장애 환자는 자살이나 자해, 공격 행동과 같은 조현병 상태를 나타내고 있는 경우가 많기 때문에, 생명의 안전을 최우선한다. 다음 문제는 단기간에 해결하거나, 치료의 개선은 별로 기대할 수 없기 때문에 다른 환자와의 문제와 간호사 및 기타 의료 종사자와의 관계에 유의하면서 환자의 커뮤니케이션 패턴이 보장되도록 주거장소의 확보를 주목적으로 한다. 한편, 환자의 자기 평가의 안정화 및 스트레스에 대한 대처 방법을 찾아 나가게 노력한다.

Step1 영향 평가 ▷ **Step2 간호 초점** ▷ **Step3 계획** ▷ **Step4 실시** ▷ **Step5 평가**

1 간호 문제	간호 진단	간호 목표(간호 성과)
#1 자살이나 자해의 위험이 있다.	**자살 위험 상태** **위험 요인:** 자해 행동, 충동성, 죽고 싶다고 말한다, 자살 기도의 전력, 행동 · 태도의 눈에 띄는 변화, 약물 비축, 우울증 상태에서 감정 고양 상태로의 변화, 사회적 고립, 중요한 인간 관계의 상실	〈장기 목표〉 자해행위의 충동을 스스로 조절한다. 〈중기 목표〉 1) 자신과 타인을 해하지 않는다. 2) 스트레스와 정서적 문제를 해결하기 위한 다른 방법을 실제로 활용한다. 3) 자기 파괴적인 행동 등 정신과적 문제에 대한 지식을 말로 표현한다.

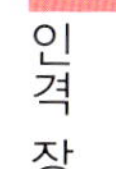

〈단기 목표〉 1) 자신의 감정을 말로 표현할 수 있다. 2) 심각한 손상이 없어진다. 3) 스트레스 및 정서적 문제를 해결하기 위한 다른 방법을 찾는다. 4) 외부로부터의 제한을 받아들인다.

간호 계획	중재 포인트와 근거

OP 경과 관찰 항목
- 주거장소의 확인, 자살 충동의 수준
- 기분의 변화 · 약물을 포함한 위험 물질과의 접촉
- 충동 조절의 수준

TP 간호 치료 항목
- 자살 행동이나 자해 행위의 경험 등을 평가하고 몸에 배어 있는 행동 패턴을 파악한다.

- 침대를 관찰하기 쉬운 장소에 두고, 출입구 및 계단 등의 바람이 통하는 등의 방은 피한다.
- 환자에게는 일관된 태도를 유지한다. 행동, 책임, 규칙에 대한 제한을 규정하고 유지한다.

EP 환자 교육 항목
- 자신의 감정을 말로 표현하도록 한다.
- 자살이나 자해가 아닌 스트레스를 해결하는 방법을 찾아내, 그것을 실천하도록 격려한다.
- 이해되지 않아도 사회의 규칙 또는 규정 같은 일반 상식을 전달한다.

➡ 초기 평가에서 환자의 자살 행동의 경험과 자살 계획 및 생각을 간과하지 않는다. **근거** 환자 생명의 안전이 우선된다. 자살 행동의 경험은 자살의 위험을 높인다.

➡ 환자의 자해의 충동과 스크래칭의 경험, 상처, 화상의 유무를 평가한다. **근거** 환자는 상처를 주는 행동 패턴을 지니고 있으며, 스트레스가 더해지면 비슷한 자해에 몰두한다.
➡ **근거** 관찰하기 쉬우면 찾기 어려운 장소로 도망칠 기회도 적어진다.
➡ 환자에게는 일관된 태도를 유지, 행동, 책임, 병동 규칙 등에 대해 제한을 정하고 유지한다. **근거** 바람직하지 않은 행동을 줄이기 위해서는 일관된 제한의 설정이 필요하다.

---

2 간호 문제	간호 진단	간호 목표(간호 성과)

#2 환자의 커뮤니케이션 패턴이 보장되지 않은 상황이다. 스트레스에 대한 대처 방법이 부적절하다.

비효과적 코핑
관련 요인: 제한 설정이 환자의 수준에 부합하지 않는다.
진단 지표
- ☐ 일관성 없는 행동
- ☐ 충동 조절이 약함
- ☐ 갈등과 불안을 참지 못한다.
- ☐ 기분의 변화
- ☐ 신체적인 잦은 호소
- ☐ 조작 행동

〈장기 목표〉 자기에게 적당한 코핑 방법을 찾아 스트레스에 대처할 수 있다.
〈중기 목표〉 1) 입원하고 싶다는 요구가 없어진다. 2) 충동을 제어할 수 있다. 3) 요구를 지연할 수 있다. 4) 외재화 장애를 일으키지 않고 타인에게 의뢰할 수 있다. 5) 라이프스타일 안정을 위한 계획을 언어화할 수 있다.
〈단기 목표〉 1) 입원의 계기가 된 초기 위기가 해결되었다고 말과 태도로 나타낸다. 2) 용인할 수 있는 방법으로 요청을 전달한다. 3) 조작 행동이 없어진다.

간호 계획	중재 포인트와 근거

OP 경과 관찰 항목
- 기분 · 신체적 호소
- 조작 행동
- 행동 제어 수준

➡ 신체적 호소에 대해서는 자세히 조사하고 이상이 발견되지 않으면 그 다음은 신체적 호소에 관심을 나타내지 않는다. **근거** 환자는 정말 신체 질환일 수 있고 신체적 문제가 처리되면 간호사는 환자의 내면적인 문제를 처리할 수 있다. 신체적 증상이 정서적 문제에 대한 처리를 피하기 위해 이용되면 안 된다.

• 환자가 지킬 수 있는 수준의 제한 설정인지 여부를
  평가한다.

TP 간호 치료 항목
• 행동의 조절 수준에 맞는 제한을 설정해 수정해나
  간다.

EP 환자 교육 항목
• 자신의 행동에 책임을 가 지도록 지도한다.
• 설정된 제한에 따라 행동할 수 있도록 제한 설정의
  의미에 대하여 설명한다.
• 문제 해결 방법을 단계적으로 가르친다.

➡ 환자가 책임을 가지고 행동할 때는 지지한다.
근거 긍정적인 지지에 영향을 받아 바람직한 행동이
증가한다.

➡ 행동의 컨트롤이 잘되지 않는 경우에는 자기 책임을
지는 방법이나 실행 가능한 접근 방식에 초점을 맞추
고 논의한다. **근거** 자신의 문제를 타인이나 시스템의
탓으로 돌리고 있는 한, 환자는 변화를 가져오는 책임
을 맡으려고 하지 않는다.

<table>
<tr><td>**3 간호 문제**</td><td>**간호 진단**</td><td>**간호 목표(간호 성과)**</td></tr>
</table>

3 간호 문제	**간호 진단**	**간호 목표(간호 성과)**
#3 자기 이미지가 불명확하여, 자기 평가가 극단적으로 변동한다.	정체성 혼란 **관련 요인:** 해리, 분열 기제 **진단 지표** □ 손목자해 등의 자기 손상 행동 □ 일관성 없는 행동 □ 이상화와 비난 □ 기분의 변동	〈장기 목표〉 자기를 다양한 측면에서 구성되어 있는 통일체로 인식할 수 있다. 〈중기 목표〉 1) 타인에 대한 이상화와 비난 등 양극화하여 파악하지 않는다. 2) 행동에 일관성이 있다. 〈단기 목표〉 1) 손목 자해 등의 자기 손상 행동에 대한 대안을 찾는다. 2) 감정을 말로 표현할 수 있다. 3) 기분 변화의 폭이 좁아진다.

간호 계획	**중재 포인트와 근거**
OP 경과 관찰 항목 • 행동, 기분 • 대인 관계의 변화 관찰 **TP 간호 치료 항목** • 손목 자해 등의 자기 부상 행동이 자기 이미지의 불확실함으로부터 오고 있다는 것을 통찰시킨다. • 행동이나 기분의 안정을 도모한다. **EP 환자 교육 항목** • 자기 부상에 대한 대안이나 감정을 언어적으로 표현하도록 지도한다.	 ➡ 환자가 손목 자해 등의 자기 부상 행동을 했을 때에는 그 때의 감정에 대해 떠올리도록 회고의 기회를 갖는다. **근거** 환자는 자신의 행동이 자기 이미지의 불확실함으로부터 오고 있다는 것을 통찰할 필요가 있다. ➡ 대인 관계의 극단적이나 일관성 없는 행동에 대하여, 환자의 내부에서 어떤 일이 일어나고 있는지, 자신의 방어 기제에 대하여 지적으로 이해할 수 있도록 이야기할 기회를 갖는다. **근거** 환자는 자신의 내면에서 일어나고 있는 심리적 기제를 아는 것으로 자기 정체성을 갖게 된다.

4 간호 문제	**간호 진단**	**간호 목표(간호 성과)**
#4 잘못된 대인 접촉, 불안정한 대인 관계를 형성하기 쉽다.	사회적 상호 작용 장애 **관련 요인:** 커뮤니케이션의 장벽 **진단 지표** □ 방어 기제의 비효과적인 사용, 또는 부적절한 사용 □ 타인에 대한 투영 동일시	〈장기 목표〉 1) 자신의 원시적인 방어 기제를 이해할 수 있다. 2) 중요한 타인과 상호 교류를 할 수 있다. 〈중기 목표〉 1) 과도한 집착이나 회피하지 않고 대인 관계를 유지한다. 2) 사회적으로 용인되는 방법으로 의존 욕구를 충족한다.

□ 다른 사람에 대한 두려움
□ 대인 관계의 어려움
□ 공허감
□ 과도한 의존 욕구와 지배 욕구
□ 타인에 대한 집착 및 회피의 반복
□ 감정을 언어로 표현할 수 없다.
□ 자극에 과민 반응

〈단기 목표〉1) 감정을 말로 표현할 수 있다. 2) 자극으로부터 멀어질 수 있다.

간호 계획	중재 포인트와 근거

OP 경과 관찰 항목

• 교류하고 있는 환자, 같은 병실 환자와의 교류 경과 관찰

➡그 자리에서 느낀 감정을 말로 표현하도록, 하루의 끝에 되돌아볼 기회를 갖는다. **근거** 감정을 말로 표현할 수 있으면, 타인의 이해도 얻을 수 있게 되고, 문제를 일으키지 않게 된다.

TP 간호 치료 항목

• 타인과의 관계에서 적당한 거리와 불필요한 자극에서 멀어지는 방법을 익힌다.
• 자신의 심적 방어 기제와 경향성을 통찰하게 한다.

➡용인할 수 있는 대인 관계 범위의 제한을 환자와 함께 설정한다. 그것이 곤란한 경우는 환자를 대신하여 간호사가 설정한다. **근거** 환자가 자력으로 가능해질 때까지 간호사가 제한을 설정하거나 환자를 조절해야 한다. 다른 환자 보호를 위해 중재가 필요하게 되는 경우가 있다.

EP 환자 교육 항목

• 감정을 적절하게 표현하는 방법을 지도한다.
• 공허감을 안고 있을 때의 대처 방법이나 다른 사람과의 거리를 두는 방법을 지도한다.

➡어떨 때 공허감이 밀려오는지를 알고 그러한 감정을 해소할 수 있는 활동을 찾을 수 있도록 지원을 실시한다. 스케줄표를 사용하여 일과를 계획하는 것도 도움이 된다. **근거** 공허감도 자신의 문제라는 것을 알고 그것을 해결하기 위한 방법을 알 필요가 있다.

5 간호 문제	간호 진단	간호 목표(간호 성과)

#5 원시적인 방어 기제에 의하여 치료적 관계를 유지할 수 없게 될 가능성이 있다.

비효과적 코핑
관련 요인: 직원 간의 상호 신뢰
진단 지표
□ 직원에 대한 투영 동일화
□ 분열 기제(스프리팅)
□ 조작 행동
□ 충동 행위
□ 행동화
□ 간호사끼리의 시기심
□ 의사에 대한 간호사의 불신감
□ 컨퍼런스에서 특정 간호사가 책망받는 것

〈장기 목표〉1) 자신의 원시적인 방어 기제를 이해할 수 있다. 2) 직원과 상호 교류할 수 있다.
〈중기 목표〉조작 행동 없이 직원과 교류할 수 있다.
〈단기 목표〉행동화나 충동 행위의 앞에 자신의 감정을 전할 수 있다.

간호 계획	중재 포인트와 근거

OP 경과 관찰 항목

• 환자의 행동화의 질을 관찰
• 간호사 사이의 정신 역동을 관찰
• 의사와 그 외 의료종사자 간의 정신 역동을 관찰
• 환자의 행동화와 직원 간의 역동과의 연관성을 살핀다.

➡용인할 수 없는 행동에 대해서는 구체적인 약속을 하고 그것을 지켜나간다. **근거** 환자가 스스로 행동을 제한할 수 없는 경우에는 간호사가 제한해야 한다. 제한은 명확하고 구체적이며 오해를 부르지 않도록 해야 한다.

- 환자의 조작 행동에 따라 일어나는 균열이나 투영 동일시 등의 원시적인 방어 기제를 직원이 인식하고 대처한다.
- 직원 간에 일관된 관계를 갖는다.

➡ 환자의 치료 계획은 모든 행동과 그 결과에 대해 구체적인 말로 직원 모두에게 전하고 기재해 둔다. 또한 다른 직원의 언행에 대해 해당 당사자가 없는 곳에서 환자와 말하는 것은 피한다. 근거 직원 전원이 문장화된 치료 계획에만 따르도록 하면 환자는 조작 행동을 취할 수 없게 된다.

➡ 치료 계획 내용은 확고한 일관성을 유지하고, 규칙을 마음대로 변경하지 못하도록 하고 바꿀 필요가 있는 경우에는 컨퍼런스를 열고 수정한다. 근거 일관성은 중요하다. 어느 직원이 마음대로 계획을 변경했다는 것을 환자가 발견했을 경우는 어떤 계획도 효과를 잃게 된다.

- 충동 행위나 행동화는 그 때의 감정을 직원에게 말로 표현함으로써 예방할 수 있다는 것을 가르친다.

Step1 영향 평가	Step2 간호 초점	Step3 계획	Step4 실시	Step5 평가

병기 · 병태 · 중증도별 관리 포인트

【전단계 경계례기】 환자의 커뮤니케이션 패턴이 보장되지 않는 상황이 나타나면 처음에는 우울증 증상을 나타내는 경우가 많다. 그 다음 소중한 사람이 옆에서 사라진다고 하는 두려움을 갖게 되면, 분노와 폭력을 나타내게 된다. 이 시기는 그러한 것으로의 공포에서 보호받지 못하는 불안이 강해진다. 간호사와의 안정된 관계가 필요하다.

【경계례화기】 자신의 옆에서 소중한 사람이 없어졌다고 하는 생각이 들면 자살 기도나 망상 · 해리 등 조현병이 되므로 안전 확보에 노력한다.

【회복기】 주거장소가 확보되고, 소중한 사람이 또 생기면 안정되고, 경계례화된 상태에서 벗어날 수 있기 때문에 사는 장소나 염려해 주는 사람과의 앞으로의 생활 방식을 조정한다.

간호 활동(간호 중재) 포인트

안전 확보를 최우선

- 항상 간호사의 눈이 닿는 곳에 환자의 거처를 만든다.
- 위험 물질 사용에 대해서는 반드시 입회.
- 자살 생각에 대하여 환자에게 직접 듣는다.

일정한 신뢰 관계 구축

- 명확한 태도로 다른 환자와 같이 공평하게 대한다.
- 간호사 자신이 정신적 안정을 유지하기 위해 노력한다.
- 환자의 행동에 대해 가치 판단을 하지 않는다.

조작 행동을 극소화하는 지원

- 환자의 언행에 관해서는 직원에게 주지한다.
- 환자와의 사이에 비밀을 갖지 않는다.
- 다른 간호사를 비난하거나 공유되지 않는 의사의 방침 등에 귀를 기울이지 않는다.
- 의사를 비롯한 모든 직원 간의 신뢰 관계를 쌓는다.

일관성을 유지한 제한 설정

- 간호사 개인의 행동에서도 직원 사이에서도 환자에 대하여 어긋남 없이 일관된 행동을 취한다.
- 환자에 자살 기도나 자해 등 생명을 위협하는 행동의 가능성이 예상되는 경우는 생명의 안전을 우선하기 위해 보호실에 격리할 수 있다.

- 환자의 자아 수준에 맞는 제한의 틀을 환자와 상담하면서 설정한다.
- 설정된 제한은 직원 전원이 공유하고 일관되게 지킨다.
- 제한 설정을 지켰을 때는 칭찬하고, 어겼을 때는 그 이유에 대해 스스로 돌아볼 수 있도록 토론한다.
- 설정된 제한을 변경하는 경우에는 그 이유를 명확히 하면서 직원 전체가 결정하고 주지한다.

지역에서 환자가 있을 곳을 찾아 지원

- 환자의 커뮤니케이션 패턴이 보장되는 주거지를 환자와 함께 생각한다.
- 환자의 커뮤니케이션 패턴을 받아들일 수 있도록 다른 사람과 관계하는 방법을 함께 생각한다.
- 자조 그룹에 참여하도록 권한다.

퇴원 · 요양 지도

- 환자가 자신의 상태를 스스로 알 수 있도록 전단계 경계례기, 경계례화기의 특징을 가르친다.
- 상태가 나빠진 경우에는 자신의 커뮤니케이션 패턴에 문제가 있다는 것을 자각하고 일단 상황에서 거리를 두도록 지도한다.
- 악화 상황에서 일단 멀어지면, 자신의 커뮤니케이션 문제에 대해 생각해볼 수 있도록 한다.
- 자해의 충동과 자살 충동 등이 일어나면 반드시 진찰하도록 지도한다.

| Step1 영향 평가 | Step2 간호 초점 | Step3 계획 | Step4 실시 | Step5 평가 |

평가 포인트

간호 목표 달성도

- 자살 기도나 자해의 충동이 소실되었는가?
- 외부로부터의 제한을 받아들였는가?
- 자신의 감정을 타인에게 표현할 수 있는가?
- 자신의 요구를 용인될 수 있는 형태로 상대방에게 전달하였는가?
- 충동 행위를 일으키지 않도록 스스로 제어할 수 있는가?
- 직원이나 다른 사람을 조작하고 있지 않는가?
- 직원이나 다른 사람과 적당한 거리를 가지고 교류할 수 있는가?
- 다른 사람과의 관계가 잘되지 않으면 자신의 커뮤니케이션 패턴에 대해 생각해볼 수 있는가?
- 자존감과 자기 평가가 높아졌음을 표현할 수 있는가?
- 지역에 거처를 확보할 수 있는가?

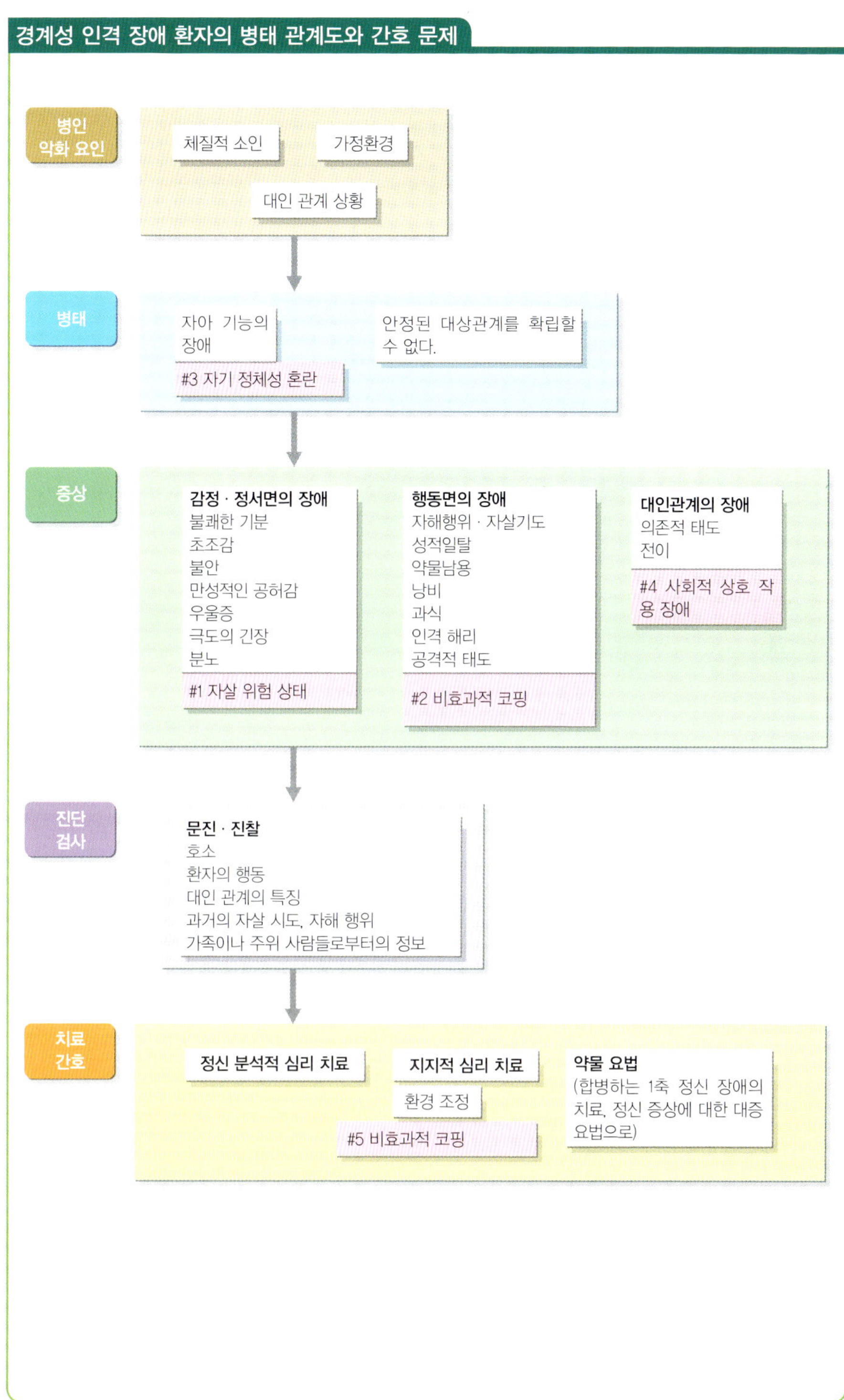
병인
악화 요인

체질적 소인
가정환경
대인 관계 상황

병태

자아 기능의 장애
#3 자기 정체성 혼란

안정된 대상관계를 확립할 수 없다.

증상

감정 · 정서면의 장애
불쾌한 기분
초조감
불안
만성적인 공허감
우울증
극도의 긴장
분노
#1 자살 위험 상태

행동면의 장애
자해행위 · 자살기도
성적일탈
약물남용
낭비
과식
인격 해리
공격적 태도
#2 비효과적 코핑

대인관계의 장애
의존적 태도
전이
#4 사회적 상호 작용 장애

진단
검사

문진 · 진찰
호소
환자의 행동
대인 관계의 특징
과거의 자살 시도, 자해 행위
가족이나 주위 사람들로부터의 정보

치료
간호

정신 분석적 심리 치료

지지적 심리 치료
환경 조정
#5 비효과적 코핑

약물 요법
(합병하는 1축 정신 장애의 치료, 정신 증상에 대한 대증 요법으로)

제17장

운동기 질환

세키야 이치로

눈으로 보는 질환

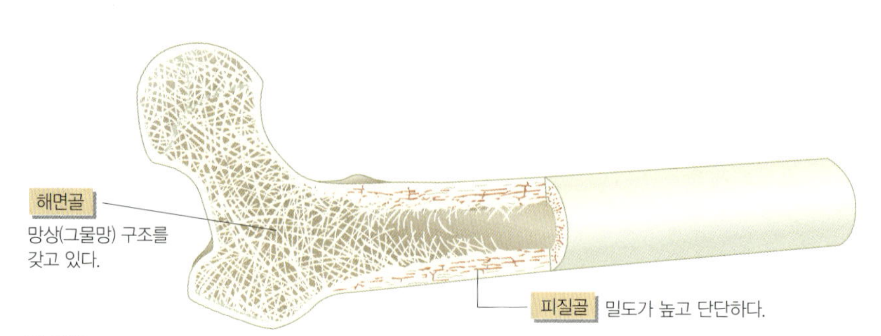

● 리모델링

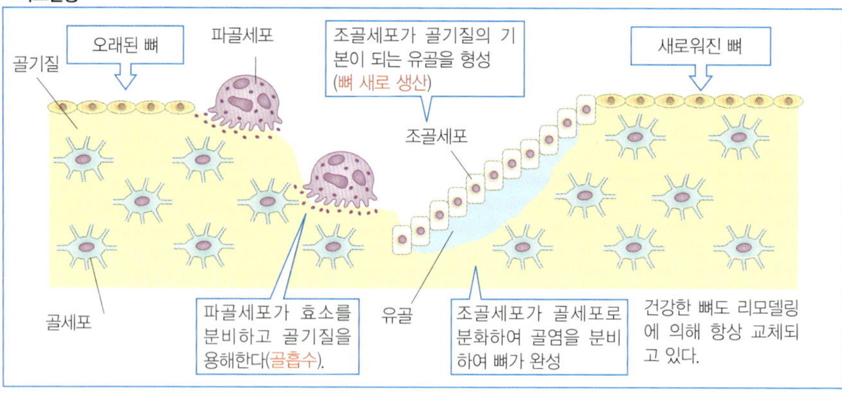

● 골절의 복구과정

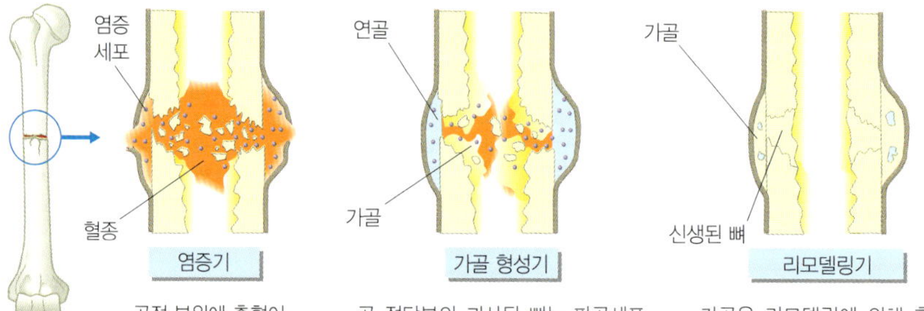

골절 부위에 출혈이 생겨 혈종이 된다. 염증의 결과 며칠 지나면 혈종이 육아조직으로 바뀐다.

골 절단부의 괴사된 뼈는 파골세포의 기능으로 흡수된다. 골절단의 사이는 육아조직 대신에 해면골 모양의 가골로 바뀐다. 또한 연골이 형성되어 바깥쪽 가장자리를 고정한다.

가골은 리모델링에 의해 흡수되는 동시에 섬유골이 본래의 골조직으로 바뀌어간다.

■ 그림 101-1 뼈의 구조와 리모델링, 골절의 복구 과정

● 피부의 손상의 유무에 의한 분류

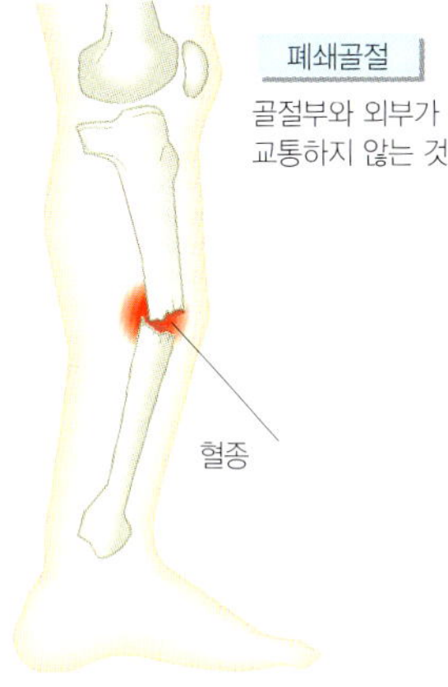

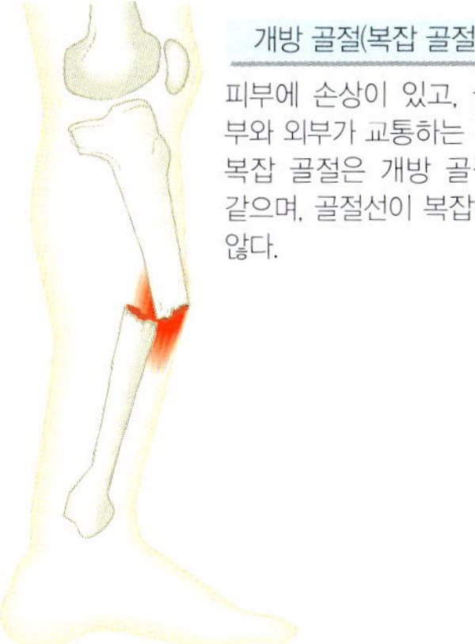

● 발생 기전에 의한 분류

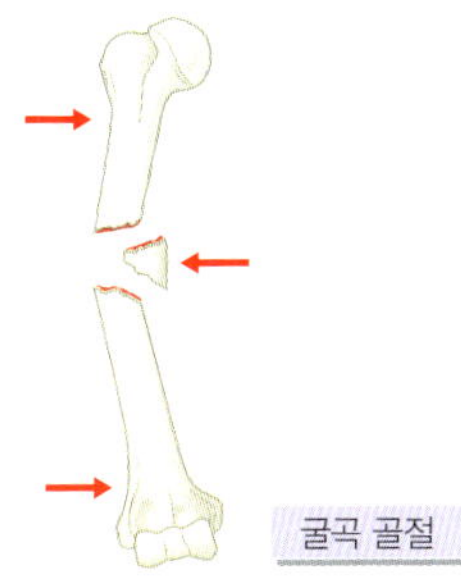

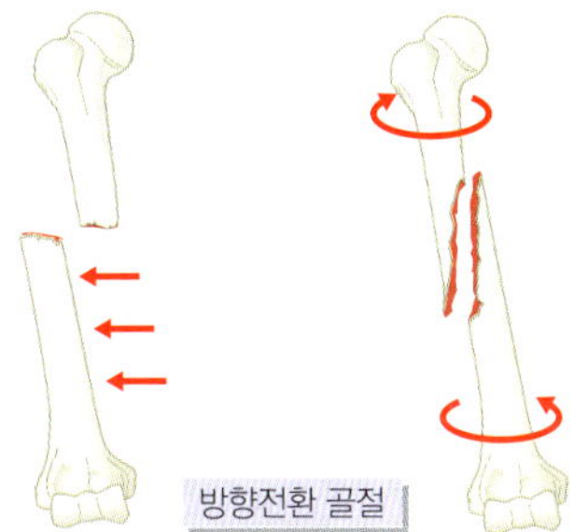

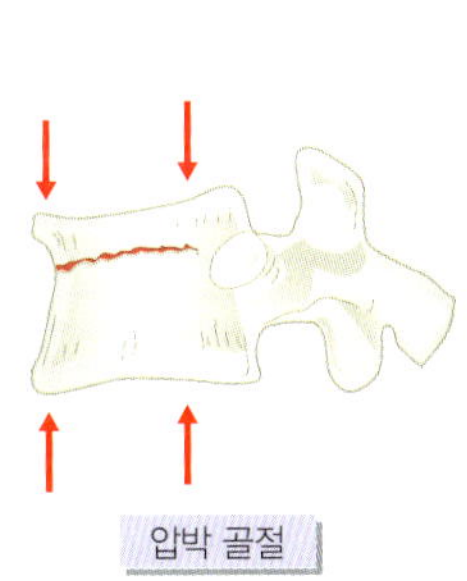

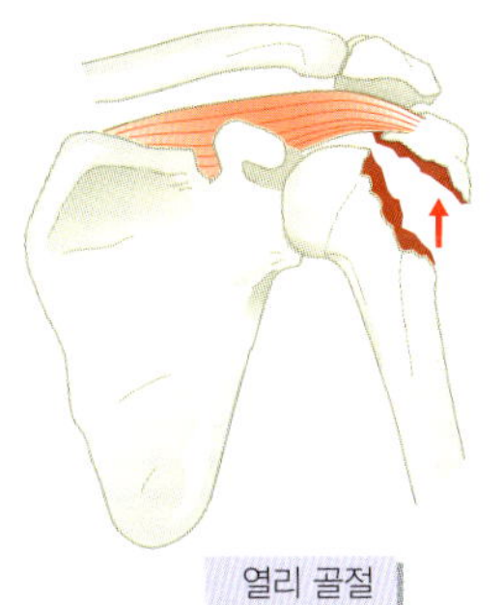

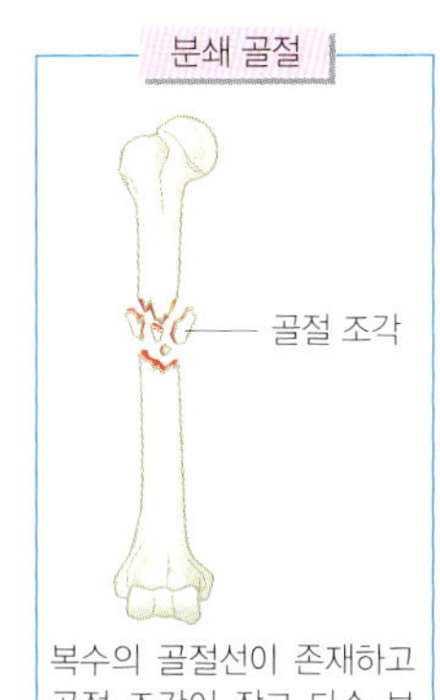

■ 그림 101-2 골절의 분류

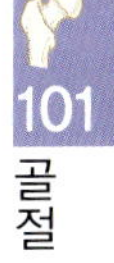

눈으로 보는 질환

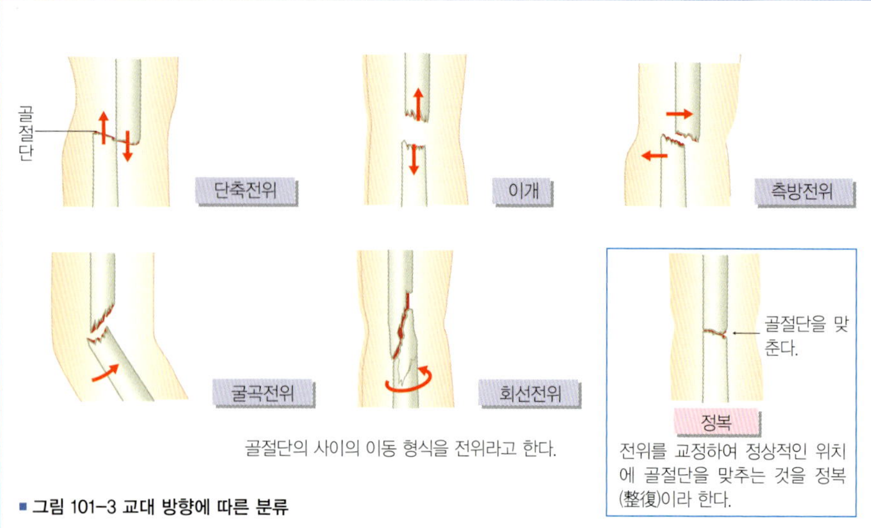

■ 그림 101-3 교대 방향에 따른 분류

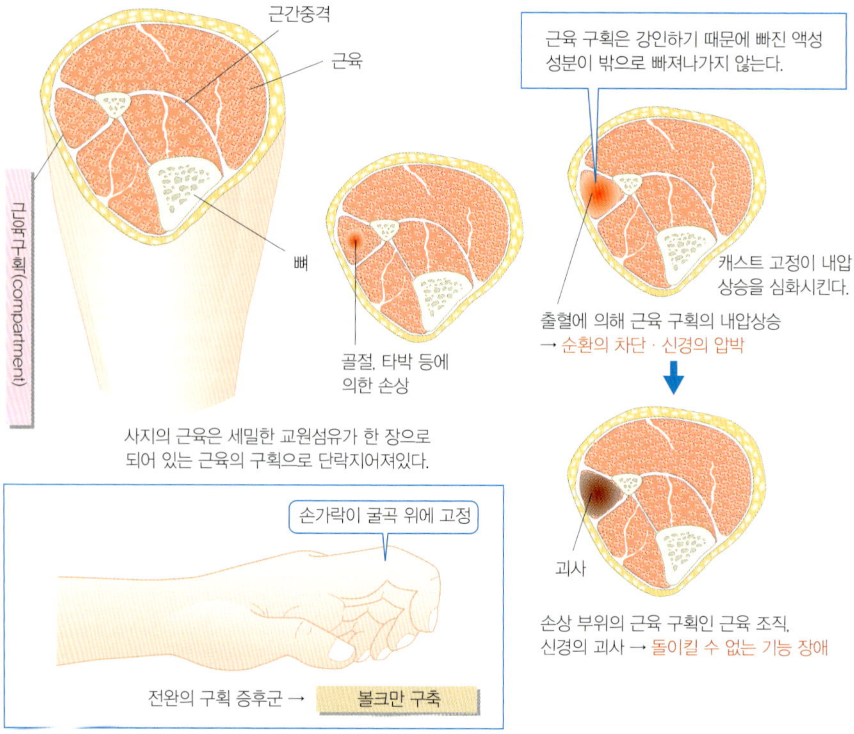

■ 그림 101-4 구획 증후군

▎골절은 뼈에 외력이 가해져 뼈의 구조상의 연속성이 끊어진 상태이다.
- 뼈 조직은 피질골(치밀골)과 해면골로 분류된다. 피질골은 뼈의 외부를 형성하는 것으로, 딱딱하고 치밀한 골질로 되어 있다. 해면골은 뼈의 내부에 위치하며 망상의 골량에 의해 구성된다.
- 뼈 조직은 지속적으로 조골세포에 의한 뼈 형성과 파골세포에 의한 뼈 흡수가 이루어지고 있다. 골격의 변화를 수반하지 않고, 오래된 뼈를 새 뼈로 대체하고 있는 현상을 리모델링이라고 한다.
- 골절의 복구 과정은 염증기, 가골 형성기, 리모델링기의 3단계로 나뉜다. 염증기에서는 혈종 형성과 염증세포의 침윤이 보인다. 가골 형성기에는 미분화 간엽계 세포가 활성화되고 연골과 섬유골로 구성된 가골이 형성된다. 리모델링기는 가골이 흡수되는 동시에 리모델링에 의해 섬유골이 원래의 뼈 조직으로 대체된다(그림 101-1).

병인 · 악화 요인

▎원인에 따라 외상성 골절, 피로골절, 병적 골절로 분류된다.
- 외상성 골절은 건강한 뼈에 항력 이상의 외력이 작용하여 발생하는 골절이다.
- 피로골절은 동일 부위에 반복하여 더해지는 경미한 외력에 의해 생기는 골절을 말한다. 스포츠나 육체노동이 원인이 되며, 경골, 비골, 중족골에 많다.
- 병적 골절은 종양, 뼈 괴사, 골다공증, 뼈 형성 부전증 등으로 인해 뼈가 약화되고 건강한 경우에 골절하지 않을 것 같은 경미한 외력으로 발생하는 골절이다.
- 골절 부분이 피부까지 노출된 개방 골절, 골절 선이 복잡하게 다수의 골절 조각을 만드는 분쇄 골절, 여러 군데 골절이 발생한 다발골절 등은 골유합이나 후 치료에 시간이 걸린다(그림 101-2).

역학 · 예후

- 대퇴골 경부/전자부 골절을 예로 들면, 일본에서 2007년 연간 발생 수는 남성 3만 명, 여성 12만 명, 합계 1만 명이었다. 발생률은 40세부터 나이와 함께 증가하고, 70세 이후 급격히 증가한다.
- 골절 시 골절 가장자리 사이에 이동할 수 있다. 이것을 전위라고 한다(그림 101-3).
- 골절 부위를 접골하여 정복위를 유지할 수 있는 골절의 예후는 일반적으로 양호하다. 한편, 골결손이 있어 해부학적 정복위를 할 수 없는 경우나, 골절부 주위의 피부 등의 연부 조직이 장애를 입은 경우, 예후가 불량하다.

증상

- 주요 증상은 국소적 압통, 부종, 피하 출혈, 기능 장애, 변형, 이상 가동성이다.

진단 · 검사값

▎단순 X선 검사나 CT, MRI 사진으로 진단한다.
- 단순 X선의 2방향 촬영이 기본이다. 부위에 따라 특수한 촬영 방법이 도움이 된다. 소아에서는 뼈 가장자리 선과의 감별이 필요하기 때문에 양측을 촬영하는 것이 원칙이다. 몇 주 후 촬영에서 골절이 명백하게 되는 경우도 있다. 단순 X선으로 확실치 않은 경우에는 CT나 MRI가 유용하다.
- 검사값
- 일반적으로 혈액 검사는 골절 진단의 근거는 되지 않지만, 골반 골절, 다발 골절, 동맥 손상 합병 예제 등 대량으로 출혈이 따르는 경우는 빈혈이 생긴다.

합병증

▎쇼크나 장기 손상 등의 전신성 합병증, 피부나 혈관, 신경 등의 손상에 의한 국소적 합병증을 유발하는 골절도 있다.
- 전신 합병증으로 쇼크, 장기 손상, 지방색전증 등이 있다. 쇼크는 출혈이나, 통증 · 심인성으로 반사성 혈관 수축에 의한다. 장기 손상으로 늑골 골절에 의한 기흉, 골반 골절에 의한 방광 · 요도 손상 등이 있다. 지방색전증은 골절 후 체내의 지방 대사가 변하고 지방에 의해 모세 혈관이 막혀, 뇌, 폐, 심장 등에 심각한 호흡 · 신경 증상을 일으키는 것이다.

- 국소 합병증으로 피부, 혈관, 신경 손상이 있다. 피부 손상은 골절 조각에 의한 피부 관통의 경우도 있지만, 골절 시 피부도 동시에 손상을 입는 경우가 많다. 혈관 손상에 관해서도 마찬가지로, 외력이나 골절 조각에 의해 혈관이 장애될 수 있다. 어린 시절 팔꿈치 관절의 외상으로 국소 부종과 혈관의 압박에 의해, 팔뚝에서 손에 걸친 근육의 조혈(阻血)성 변화가 생기는 것을 볼크만 구축이라고 부른다. 종아리의 근육 구획의 내압이 상승하고, 통증, 운동 장애를 일으키는 것을 구획 증후군(근육 구획 증후군)이라고 한다(그림 101-4). 신경 손상은 요골 신경이 상완골간부를 돌아들어가는 것처럼 주행하기 때문에 상완골 골절에 따른 요골 신경 손상이 많다.

치료법

골절의 종류에 따라 다르다. 비개방성에서는 도수정복 후 고정 또는 관혈적 정복 고정을 하고, 개방성의 경우는 상처를 소독하고, 손상된 조직을 처리 후 고정한다.

- 치료 방침
- 골절의 종류가 비개방성 여부, 교대 유무, 도수 정복 가능 여부 등으로 치료 방법을 선택한다.
- 보존적 치료
- 전위가 있는 골절은 일반적으로 도수 정복을 한다. 정복위를 할 수 있으면 유지하기 위해 석고붕대 고정술(cast), 장구, 삼각건 등으로 외부 고정을 한다.
- 수술적 치료
- 도수 정복이 어려운, 정복할 수 있어도 유지할 수 없는 혈관·신경 손상을 합병하는 등의 경우에는 관혈적 고정술을 한다. 또한 견고한 내고정으로 조기 기능 회복이 전망되는 경우도 수술이 선택된다.
- 고관절 골절은 노인에게 많고 전신 상태가 나쁘지 않으면 수술하여 조기부터 재활을 시작하는 것이 원칙이다. 대퇴골 경부 내부 골절 탈구로 전위가 있는 것은 견고한 고정을 할 수 없고, 수술 후 대퇴골두 괴사의 위험이 높기 때문에 인공 골두치환술의 적응이 된다.
- 개방성의 불안정형 골절의 경우 수술 후 감염의 위험을 고려하여 외상 고정 적응이 된다(그림 101-5).
- 약물 요법

Px 처방 예 통증이 강한 경우
- 록소닌 정(60mg) 1회 1정 1일 3회 아침·점심·저녁 식사 후 ← 비스테로이드성 항염증약
- 셀벡스 캡슐(50mg) 1회 1캡슐 1일 3회 아침·점심·저녁 식사 ← 소화성 궤양 치료제

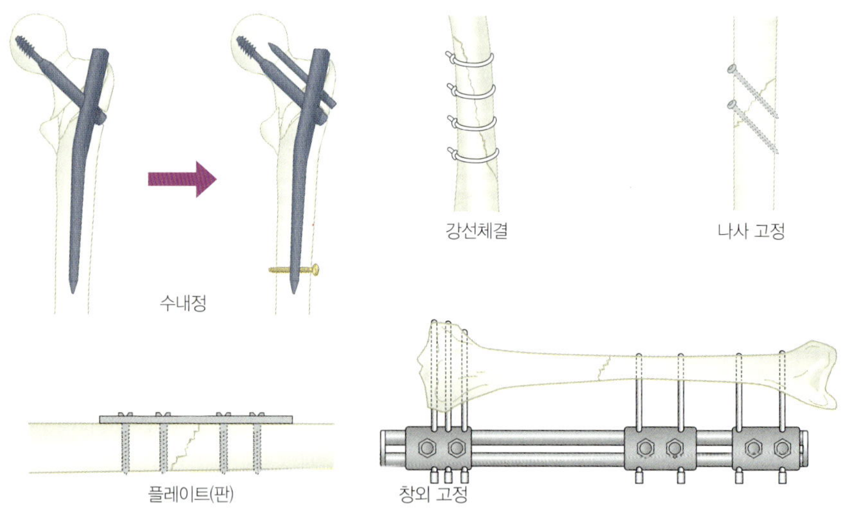

■ 그림 101-5 각종 고정법

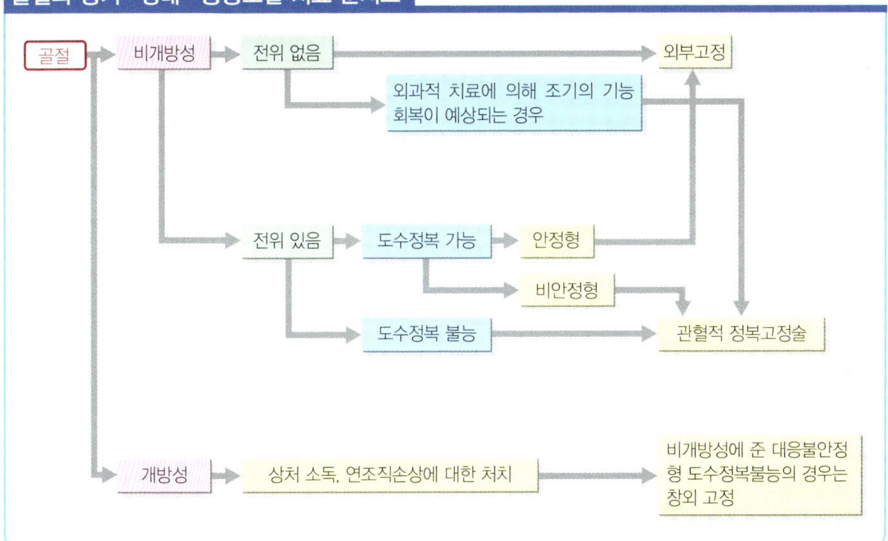

골절
비개방성
전위 없음
외부고정
외과적 치료에 의해 조기의 기능 회복이 예상되는 경우
전위 있음
도수정복 가능
안정형
비안정형
도수정복 불능
관혈적 정복고정술
개방성
상처 소독, 연조직손상에 대한 처치
비개방성에 준 대응불안정형 도수정복불능의 경우는 창외 고정

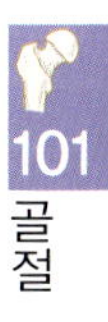

101
골절

골절 환자의 간호

쓰키다 가즈미

간호 과정 순서도

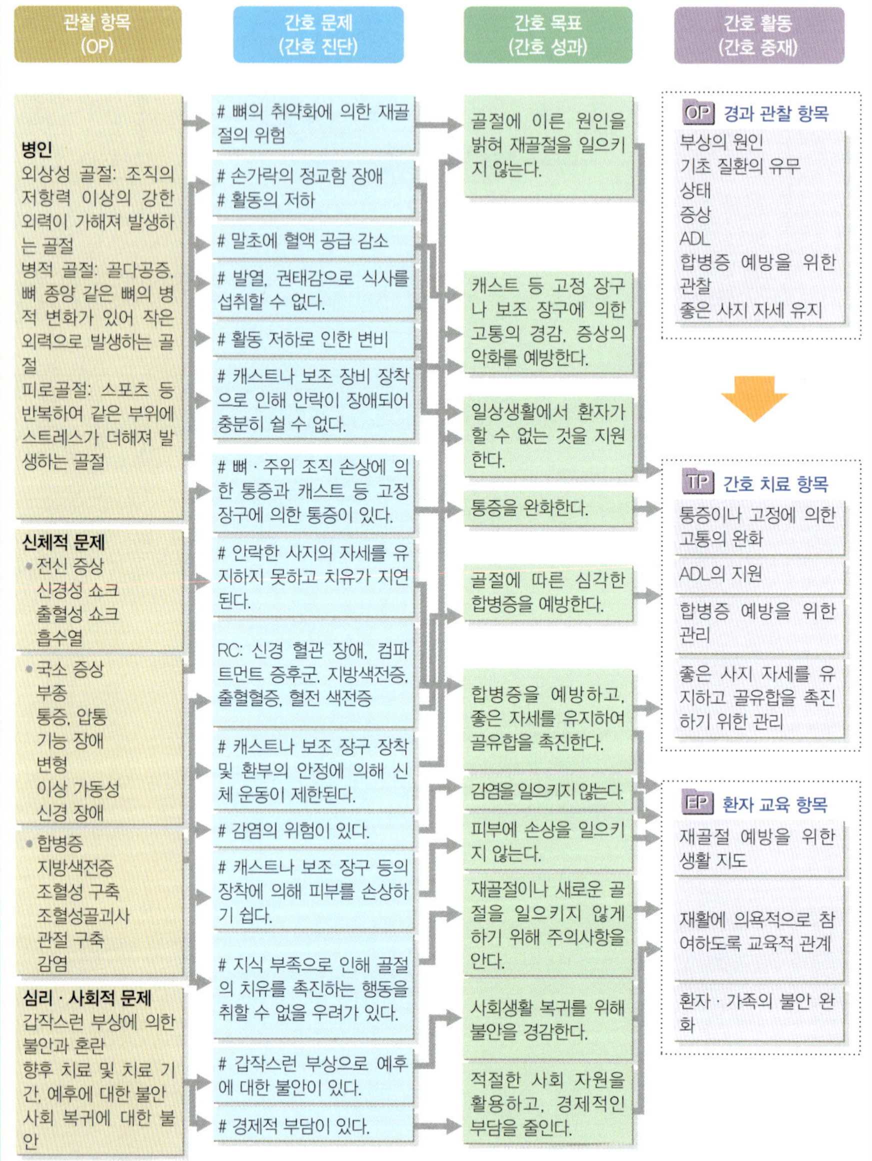

관찰 항목 (OP)	간호 문제 (간호 진단)	간호 목표 (간호 성과)	간호 활동 (간호 중재)

병인
외상성 골절: 조직의 저항력 이상의 강한 외력이 가해져 발생하는 골절
병적 골절: 골다공증, 뼈 종양 같은 뼈의 병적 변화가 있어 작은 외력으로 발생하는 골절
피로골절: 스포츠 등 반복하여 같은 부위에 스트레스가 더해져 발생하는 골절

신체적 문제
• 전신 증상
  신경성 쇼크
  출혈성 쇼크
  흡수열
• 국소 증상
  부종
  통증, 압통
  기능 장애
  변형
  이상 가동성
  신경 장애
• 합병증
  지방색전증
  조혈성 구축
  조혈성골괴사
  관절 구축
  감염

심리 · 사회적 문제
갑작스런 부상에 의한 불안과 혼란
향후 치료 및 치료 기간, 예후에 대한 불안
사회 복귀에 대한 불안

뼈의 취약화에 의한 재골절의 위험

손가락의 정교함 장애
활동의 저하

말초에 혈액 공급 감소

발열, 권태감으로 식사를 섭취할 수 없다.

활동 저하로 인한 변비

캐스트나 보조 장비 장착으로 인해 안락이 장애되어 충분히 쉴 수 없다.

뼈 · 주위 조직 손상에 의한 통증과 캐스트 등 고정 장구에 의한 통증이 있다.

안락한 사지의 자세를 유지하지 못하고 치유가 지연된다.

RC: 신경 혈관 장애, 컴파트먼트 증후군, 지방색전증, 출혈혈증, 혈전 색전증

캐스트나 보조 장구 장착 및 환부의 안정에 의해 신체 운동이 제한된다.

감염의 위험이 있다.

캐스트나 보조 장구 등의 장착에 의해 피부를 손상하기 쉽다.

지식 부족으로 인해 골절의 치유를 촉진하는 행동을 취할 수 없을 우려가 있다.

갑작스런 부상으로 예후에 대한 불안이 있다.

경제적 부담이 있다.

골절에 이른 원인을 밝혀 재골절을 일으키지 않는다.

캐스트 등 고정 장구나 보조 장구에 의한 고통의 경감, 증상의 악화를 예방한다.

일상생활에서 환자가 할 수 없는 것을 지원한다.

통증을 완화한다.

골절에 따른 심각한 합병증을 예방한다.

합병증을 예방하고, 좋은 자세를 유지하여 골유합을 촉진한다.

감염을 일으키지 않는다.

피부에 손상을 일으키지 않는다.

재골절이나 새로운 골절을 일으키지 않게 하기 위해 주의사항을 안다.

사회생활 복귀를 위해 불안을 경감한다.

적절한 사회 자원을 활용하고, 경제적인 부담을 줄인다.

OP 경과 관찰 항목
부상의 원인
기초 질환의 유무
상태
증상
ADL
합병증 예방을 위한 관찰
좋은 사지 자세 유지

TP 간호 치료 항목
통증이나 고정에 의한 고통의 완화
ADL의 지원
합병증 예방을 위한 관리
좋은 사지 자세를 유지하고 골유합을 촉진하기 위한 관리

EP 환자 교육 항목
재골절 예방을 위한 생활 지도
재활에 의욕적으로 참여하도록 교육적 관계
환자 · 가족의 불안 완화

- 골절 시의 국소 증상에는 통증, 압통, 부종, 변형, 기능 장애, 이동성의 이상 등이 있으며 전신 증상으로 통증과 출혈에 의한 쇼크 상태가 일어날 수 있으므로, 관찰이 중요하다.
- 골절부의 안정을 위해 일정 기간 환부를 고정한다. ADL이 제한되므로 생활상의 지원을 하고, 캐스트나 보조 장구의 고정에 의한 신경 마비 및 피부 질환에 주의한다.

| Step1 영향 평가 | Step2 간호 초점 | Step3 계획 | Step4 실시 | Step5 평가 |

정보 수집	평가 관점과 근거 · 잠재적 간호 문제
전신 상태 파악	골절은 피부 · 혈관 · 신경의 손상, 지방색전증, 크래시 증후군, 환부의 감염 등을 일으킬 위험성이 있다. 일단 발생하면 생명에 위험을 미치는 합병증도 있기 때문에 부상 부위뿐만 아니라 전신 상태를 주의 깊게 관찰하고 합병증의 예방에 노력한다. • 바이털 사인, 의식 상태, 호흡 상태, 순환 상태를 확인한다. • 주의해야 할 증상: 창백, 혼란, 호흡 곤란, 쇼크, 혈압 변화, 발한. • 심한 출혈이나 골반 · 대퇴골 등 전위가 심한 골절은 환자가 쇼크 상태에 있고, 두려움과 불안이 크기 때문에 정신적인 도움이 필요하다. • 기초 질환의 존재, 원격 장기가 부상되어 있지 않은지 주의해 전신을 관찰한다. 🔍 잠재적 간호 문제 : 발열/전신 권태감/수면 장애/식사 섭취량의 감소/변비
부상 기전과 병력의 파악	부상 기전과 병력을 밝혀 재골절이나 새로운 골절을 예방한다. 또한 골유합의 정도를 예측한다. • 갑작스런 사고에 의한 외상인지 또는 병적 골절이나 피로골절인지 골절의 원인을 밝힌다. • 뼈의 취약성 여부를 파악한다. • 골유합에 영향을 주는 기초 질환의 유무(당뇨병 등)를 파악한다. 🔍 잠재적 간호 문제 : 재골절 위험/골유합 지연/외상 위험이 높은 상태
골절 부위와 주변 조직의 관찰	골절 부위의 증상과 정도를 파악하여 치료 계획에 살리고 이상의 조기 발견에 노력한다. • 국소적인 변형, 변색의 정도. • 부종이나 종창의 정도. • 원위 조직이 비정상적인 각도, 위치에 있지 않은지 확인한다. • 부분적인 운동 제한의 정도. • 감각이 둔해짐과 따끔거림을 동반한 지각 이상의 유무, 정도. • 염발음(본래는 움직이지 않는 부분이 움직이고 있는)의 유무. • 타박상의 유무 및 정도. • 출혈 또는 혈종의 유무와 정도. • 골절 부위 또는 그 주위, 통증, 압통의 유무 및 정도. • 따끔거림, 탈력감, 그 부위를 정상적으로 사용할 수 없는 주관적인 증상의 유무, 정도. • 원위 조직이 근위 조직보다 차가운가? • 말초 박동의 유무. • 손상 부위의 피부의 보존 또는 탈락의 정도. • X선 검사: 뼈의 연속성의 부족 혹은 피질의 손상, 전위의 유무. 🔍 공동 문제 : 신경 혈관 장애, 구획 증후군, 지방색전증, 출혈 · 혈종, 혈전 색전증 🔍 잠재적 간호 문제 : 감염의 위험/사지 자세의 이상/뼈 · 주위 조직의 손상에 의한 통증/불안/지식 부족으로 인해 치유 촉진 행동을 취할 수 없다.
캐스트와 주변 조직의 관찰	고정과 압박에 의해 조직 순환 장애, 신경 장애를 일으키기 쉽다. 순환 장애는 골유합이 지연되고, 신경 장애는 30분 정도의 짧은 시간의 압박으로도 일어날 수 있으므로 주의가 필요하다. 캐스트 내부는 피부가 습하고 가려움 등을 일으키기 쉽다. 또한 캐스트 변연은 주위의 피부를 손상시킬 우려가 있다.

101

골절

	● 캐스트 주변 조직의 신경 혈관의 상태.
	● 캐스트 내 조직의 위치(굴곡부위 및 신전부위).
	● 캐스트의 상태(습기가 있는지, 건조한지).
	● 캐스트와 주변 조직의 온도.
	🔍 잠재적 간호 문제 : 캐스트나 보조 장구 장착 및 환부의 안정에 따른 신체 운동의 제한/자기 관리 부족(식사, 목욕, 청소, 용모 정돈 등)/캐스트나 보조 장구 등의 장착에 의해 피부 손상의 위험/캐스트나 보조 장구 착용에 의한 가려움증/수면 장애/손을 사용할 수 없는 것에 의한 식사 섭취량의 부족/좋은 사지 자세 및 환부의 안정을 유지할 수 없어 골유합이 지연된다.
환자·가족의 심리·사회적 측면 파악	갑작스런 부상으로 환자는 향후 치료 및 기능적 예후에 불안을 갖는다. 치료 기간이 길어지거나, 직장 복귀와 경제적인 문제도 발생할 수 있다는 것을 근거로 해서 평가한다. ● 성격과 지금까지 코핑 패턴. ● 가족 구성. ● 직업, 경제 상태. ● 치료 계획 및 기능적 예후의 전망에 대한 이해. ● 통증이나 고정에 의한 심리에 미치는 영향. 🔍 잠재적 간호 문제 : 사회 복귀의 지연/예후에 대한 불안/지식 부족으로 인해 치료

간호 문제 리스트

RC: 신경 혈관 장애, 구획 증후군, 지방색전증, 출혈·혈종, 혈전색전증
#1 뼈·주위 조직 손상에 의한 통증과 캐스트 등 고정 장구에 의한 통증이 있다(인지-지각 패턴).
#2 캐스트나 보조 장구 장착 및 환부의 안정에 의해 신체 운동이 제한된다(활동-운동 패턴).
#3 캐스트나 보조 장구 등의 장착에 의해 피부를 손상하기 쉽다(영양-대사 패턴).
#4 지식 부족으로 인해 골절의 치유를 촉진하는 행동을 취할 수 없을 우려가 있다(건강 지각-건강 관리 패턴).
#5 갑작스런 부상으로 예후에 대한 불안이 있다(자기인식 패턴).

간호의 우선순위 지침

● 골절에 따른 합병증은 지방색전증, 크래시 증후군, 피부·혈관·신경의 손상, 환부의 감염 등 일단 발병하면 생명에 위험을 미치는 경우가 많다. 따라서 부상 초기는 합병증 예방과 환부의 좋은 사지 자세 유지, 골절 부위의 정복을 촉진하는 치료가 우선된다. 이 시기 환자는 혼란하고 불안을 안고 있다고 생각되기 때문에, 심리적으로도 배려한다.
● 캐스트에 의한 고정이 시작되면 순환 장애, 신경 장애, 피부의 이상에 주의한다. 고정은 장기간 걸리는 경우도 있으므로, 피부의 가려움 등 고통을 완화하면서 환부의 안정을 유지할 수 있도록 지원한다.
● 퇴원 시 골절의 부상 기전을 분명히 하여 재골절이나 새로운 골절을 일으키지 않도록 지도한다.

공동 문제	간호 목표(간호 성과)
RC: 신경 혈관 장애, 구획 증후군, 지방색전증, 출혈·혈종, 혈전 색전증	〈장기 목표〉 합병증을 일으키지 않고, 골절부를 정복·고정한다. 〈단기 목표〉 합병증을 일으키지 않는다.

<table>
<tr><th>간호 계획</th><th>중재 포인트와 근거</th></tr>
</table>

- 환지와 건지를 비교하여 신경 혈관 장애의 징후와 증상을 모니터링한다.
  - 요골 동맥이나 족배 동맥 등 말초동맥박동의 감각 소실
  - 마비 또는 타진통
  - 3초를 넘는 모세 혈관 재충전 시간
  - 굴곡 또는 신전의 불능
- 구획(근육 구획) 증후군의 증후를 모니터링한다.

  - 초기 증상: 통증의 지속 또는 증가, 손·발가락의 수동적 신전에 따른 통증, 반상 또는 청색증의 피부, 과도한 팽창, 부족한 모세 혈관 재충전, 감각 이상, 손발가락이 움직이지 않는다.

  - 후기 증상: 창백, 맥박 감쇠 또는 부족, 또는 차가운 피부
- 처음 24시간은 적어도 매시간, 말초신경 기능을 평가한다.
- 팔의 골절
  - 운동 기능 평가: 엄지손가락·손목·네 손가락의 지나친 신장, 네 손가락의 외전(벌림 운동), 엄지와 새끼손가락을 붙인다.
  - 물건의 끝을 맞출 때의 감각: 엄지와 집게손가락 사이에 물갈퀴부, 새끼손가락 끝 안쪽, 집게손가락의 끝
- 다리의 골절
  - 운동 기능 평가: 발목과 족저관절에서 발과 발가락의 배굴·전굴
  - 물건의 끝을 맞출 때의 감각: 제1 족저와 제2 족저의 사이에 물갈퀴부, 족저(위에서 1/3 부위의) 중앙과 측면
- 지방색전증의 징후와 증상을 모니터링한다.

  - 잦은 호흡 > 30회/분, 맥박수 증가 > 140회/분, 흉통 또는 호흡 곤란의 돌발, 침착하지 못하고, 불안, 착란

  - 체온 상승 > 39.4℃

  - 점상 출혈성 발적(수술 후 12~96시간)

- 수분 I&O, 소변의 색깔과 비중을 관찰한다.
- 출혈 쇼크의 징후와 증상을 모니터링한다.

➡ **근거** 외상은 조직 부종과 출혈을 일으키고, 조직 관류를 저하시킨다. 순환 장애와 부종은 말초신경을 장애하고, 그 결과, 감각, 운동, 순환이 감퇴한다.

➡ **근거** 구획 증후군은 제한된 범위에 큰 압력이 걸려, 순환 및 기능에 장애가 생겼을 때 일어난다. 압력 증가의 원인은 출혈, 부종, 견인, 캐스트 등이다.

➡ **근거** 통증이나 이상 감각은 신경의 압박 및 근육 구획 내의 압력 상승이 나타난다. 근육의 수동적 신장은 근육 구획을 좁아지게 하므로 통증을 증가시킨다. 불충분한 모세 혈관 재충전과 반상 또는 청색증 피부는 모세 혈관의 순환이 막힌 것을 나타낸다.

➡ **근거** 후반기 현상은 동맥의 폐색이 원인이다.

➡ **근거** 말초신경 혈관 장애가 최초 징후이다.

➡ **근거** 팔이나 다리의 평가는 감각과 운동의 변화를 찾기 위해 한다.

➡ **근거** 골절은 혈액으로 골수를 유입시켜 순환(원위, 뇌, 폐정맥)을 차단하는 색전을 형성할 수 있다. 증상은 색전 부위에 따라 다르다.

➡ **근거** 이러한 변화는 저산소혈증의 결과이다. 지방산은 적혈구와 혈소판을 모아 미세 응괴를 형성하여, 중요 기관에 순환을 장애를 일으킨다. 폐혈관에 들어간 지방구는 화학반응을 일으키고 폐의 신전을 저해하여 환기·관류율을 저하시킨다.

➡ **근거** 체온의 상승은 지방산의 순환에 대한 반응이다.

➡ **근거** 발적은 모세 혈관의 부서지기 쉬움 때문이다. 결막, 겨드랑이, 가슴, 목 등에 잘 나타난다.

➡ **근거** 이러한 데이터는 수분 상태를 반영한다.

➡ **근거** 골절에 의한 출혈은 상당량이다. 특히 다발성 골절, 골반이나 대퇴의 골절은 대량이다. 순환량 감소에 대한 보상 반응으로 혈중 산소를 높이기 위해 심장 박동수와 호흡 수의 상승, 말초의 순환 감소(말초의 맥

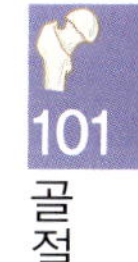

• 정상 또는 저혈압 아래의 맥박 수의 증가
• 소변 유출량 < 30㎖/시
• 불온, 동요, 정신 작용의 변조
• 호흡수의 증가
• 말초맥박의 감소
• 피부의 냉감, 창백, 청색증
• 갈증
• 혈전성 정맥염의 징후와 증상을 모니터링한다.
  • 호만즈 징후 양성(발의 배굴 시 통증은 불충분한 순환에 의한다)
  • 장딴지의 압통, 비정상적인 열감, 발적
  • 미열
  • 사지의 부종

TP 간호 치료 항목

• 부종을 경감시킨다.
  • 환지에서 장신구를 뺀다.
  • 금기가 아니면 환지를 거상한다.
  • 환지의 손가락 또는 발가락 끝을 1시간에 2~4회 움직이게 한다.
  • 골절 부위의 주위에 얼음 팩을 올려놓는다. 얼음 팩과 피부 사이에는 천을 댄다.
  • 상처 또는 절개 창에서 배액의 성상과 양을 관찰한다.
  • 상처에서 드레인 출구의 개방을 유지한다.
• 다음과 같은 변화가 일어나면 의사에게 연락한다.
  • 감각의 변화
  • 운동 능력의 변화
  • 창백, 반상 또는 청색증 피부
  • 모세 혈관 재충전에 3초 이상이 걸린다.
  • 맥박 감소 또는 부족
  • 통증의 증가 또는 약물로 조절할 수 없는 통증
  • 근육의 신전에 따른 통증
  • 사지 거상에 따라 증가하는 통증
• 위와 같은 변화가 생겼을 때에는 환지의 거상이나 얼음주머니 사용을 중지한다.
• 부상 후 처음 3일간은 환자의 운동을 최소한으로 한다.

• 적절한 수분 공급을 확보한다.

• 고위험 환자는 다음의 사용을 의사와 상의한다.

  • 연속가압 스타킹

  • 저용량의 헤파린

  • 저분자 덱스트란

박 감소, 피부 냉감으로 나타난다)가 일어난다. 뇌 산소의 감소는 정신 작용의 변조 원인이 된다.

➡ **근거** 응괴 형성에는 울혈, 혈액 응고 이상, 혈관 손상의 세 가지 요인이 기여한다. 골절 환자는 부동에서 외상으로 인한 혈관 손상도 있다. 섬유소 용해 작용의 저하는 수술 후 24시간 무렵에 시작, 수술 후 3일째 가장 낮아진다.

➡ **근거** 부종의 경감은 구획 증후군을 방지한다.

➡ **근거** 감압 근막 절개가 필요할 수 있다.

➡ **근거** 조직에 대한 압박을 제외하고 국소적 순환을 회복시킨다.
➡ **근거** 안정은 조직 외상을 최소한으로 하고 색전의 이동 위험을 줄인다.
➡ **근거** 적절한 수분 보급은 체내의 자극성 지방산을 희석한다.
➡ 고위험 환자는 전신성 감염증의 환자, 흡연자, 40세 이상의 성인으로 비만자, 심혈관 장애가 있는 환자, 에스트로겐 요법 등을 받고 있는 환자를 말한다.
➡ **근거** 스타킹은 발목이나 종아리에 단계적으로 압력을 가하여 정맥 울혈을 예방한다.
➡ **근거** 저용량 헤파린은 트롬빈에 길항하고 피브리노겐이 피브린으로 바뀌는 것을 막고, 혈액의 응고를 방지한다.
➡ **근거** 덱스트란은 혈액의 점도를 낮춰 혈소판의 응집을 막는다. 또한 피브린을 용해하기 쉽다.

- 감각이 이상하거나 새롭게 느껴지는 점이 있으면 보고하도록 설명한다. 예를 들어 찌르는 것 같은 통증, 저림, 손발가락이 움직이지 않는 등이다.
- 다리의 골절은 건강한 다리의 운동을 장려한다. 무릎 아래 베개를 대고, 침대 업에 의한 무릎 거상, 다리를 포개고, 장시간 앉은 자세는 피한다.
- 걸을 수 있게 되면 적어도 한 번에 5분을 가능한 빨리 걷도록 한다. 다리를 내리고 의자에 오래 앉아 있는 자세는 피한다.

➡ **근거** 합병증의 조기 발견은 심각한 장애를 방지하는 데 도움이 된다.

➡ **근거** 건강한 다리의 운동은 정맥환류를 증가시킨다. 외적 압력을 피하는 것은 정맥의 정체를 방지한다.

➡ **근거** 보행은 다리 근육을 강화, 정맥환류를 자극하여 혈류의 정체를 줄인다.

1 간호 문제	간호 진단	간호 목표(간호 성과)
#1 뼈 · 주위 조직 손상에 의한 통증과 캐스트 등 고정 장구에 의한 통증이 있다.	급성 통증 **관련 인자:** 골절 **진단 지표** □ 신호에 의한 · 언어에 의한 통증의 호소 □ 통증을 피하기 위한 체위 □ 고통스런 얼굴 모습 □ 수면 장애 □ 자율신경계의 반응(발한, 혈압, 호흡, 맥박의 변화, 눈동자의 분산) □ 식욕의 변화	〈장기 목표〉 통증 완화를 표현할 수 있다. 〈단기 목표〉 통증이 경감되고 통증 완화법 실시 후에 통증이 완화되었다고 표현할 수 있다.

간호 계획	중재 포인트와 근거

OP 경과 관찰 항목

- 통증의 원인: 골절, 부종, 정렬 이상, 스플린트(부목) 또는 견인, 캐스트

➡ **근거** 골절 후, 통증은 외상으로 인한 신경 및 조직의 파괴, 치료과정의 조직 부종, 정렬 이상, 잘 맞지 않는 스플린트, 견인도구, 캐스트 등에 의한다. 평가를 주의 깊게 한다. 골절에 의한 통증과 다른 원인에 의한 통증을 구별할 필요가 있다.

- 환자의 통증을 0(통증 없음)~10(최대의 통증)으로 표현하는 등 통증 스케일을 이용하고, 가장 좋을 때, 최악일 때, 통증완화법 실시 후 각 시점에 대하여 평가한다.

➡ 통증스케일을 활용하여 환자의 주관적인 통증을 평가한다.

- 통증의 신체적 현상, 심장박동 수, 호흡 수, 혈압 상승, 차분하지 못함, 얼굴을 찌푸리는 것, 고통의 방어기제
- 진통제의 사용 상황과 효과

➡ 환자에 따라서는 객관적인 지표를 신뢰할 수 있는 경우가 있다. 그중에는 통증을 인정하고 싶어 하지 않거나, 진통제를 요구하려고 하지 않는 환자도 있다. 통증을 참는 것은 바람직하지 않다. 가능한 한 빠르게 진통제를 투여한다.

- 손가락 끝의 피부색과 정교함 등
- 좋은 자세를 유지할 수 있는가?

➡ 조직의 순환 장애에 의한 통증을 고려한다.

➡ 불량한 자세는 골절 부위의 정복을 막을 뿐 아니라 통증이 생긴다.

TP 간호 치료 항목

- 가능한 한 손상 부위를 움직이지 않게 한다. 의사의 지시에 의한 캐스트를 사용한다.
- 금기가 아니면 환지를 거상한다.

➡ 고정하여 통증과 편향자세를 방지한다.

➡ **근거** 거상하여 부종을 줄이고 압박에서의 통증을 경감한다.

- 통증의 원인을 찾아 베개 삽입 또는 말을 거는 등으로 완화할 수 있도록 한다.
- 삼각건이나 베개 등에 의해 좋은 사지 자세를 유지한다.
- 캐스트한 부위의 압박이 심한 경우 의사에게 보고하고 가능한 경우 할선을 넣거나, 다시 감는다.

EP 환자 교육 항목
- 체위를 바꿀 때는 천천히 하도록 설명한다.
- 통증이 있을 때에는 그 성상 및 정도에 대하여 의료진에게 전하도록 설명한다.
- 진통제의 효과에 대해 설명하고 통증을 참지 않도록 설명한다.
- 통증을 참는 것의 영향을 설명한다.

➲ 체위나 사지 자세에 의한 통증은 베개 등으로 체위를 조정하여 경감할 수 있다. 통증에 의한 불안이 통증을 증강시키므로 말을 걸어 통증을 경감시킨다.

➲ 근거 완만한 움직임은 근육의 경련을 방지한다.
➲ 근거 통증의 정도나 성상을 환자 자신이 적절하게 평가할 수 있도록 필요한 지원을 요구하도록 지도한다.
➲ 근거 고통을 참는 것으로, 점점 통증이 심해진다고 하는 악순환이 있다. 진통제에 의존성이 있다고 생각하는 환자도 있으므로 그 효과에 대하여 설명한다.

2 간호 문제	간호 진단	간호 목표(간호 성과)
#2 캐스트나 보조 장구 장착 및 환부의 안정에 의해 신체 운동이 제한된다.	신체 이동성 장애 **관련 요인:** 골절 **진단 지표** □ 관절 가동역의 제한 □ 체위 변환이 어렵다. □ 자세의 불안정함 □ 협조하지 않는 운동 또는 어색한 운동 □ 보행의 변화	〈장기 목표〉 환부의 안정을 유지하면서 신체의 움직이는 방법을 이해하고 실천할 수 있다. 〈단기 목표〉 간호사의 지원으로 신체의 움직이는 방법을 안다.

간호 계획	중재 포인트와 근거

OP 경과 관찰 항목
- 캐스트의 모습, 견인 및 붕대감은 상태를 처음에는 1~2시간마다, 그 이후에는 4시간마다 확인한다.

TP 간호 치료 항목
- 골절 부위의 상하 관절을 지탱하면서 손상된 조직을 부드럽게 다룬다.
- 부종을 예방하기 위해 골절 부위를 얼음주머니로 차갑게 한다.
- 금기가 아니라면 환지를 거상한다.

- 피로한 근육을 휴식하기 위하여 올바른 체위가 되도록 지원한다. 환자의 체위는 2시간마다 바꾼다. 또는 환자가 자력으로 체위를 바꾸는 것을 지원한다.
- 일어날 때, 골절 부위의 안정이 유지되고 가장 부담이 적은 방법을 환자와 함께 생각한다.
- 관절 운동을 수반하지 않는 아이소메트릭 운동으로 근력을 유지한다.

EP 환자 교육 항목
- 손상된 조직이나 근육의 복구를 도모하기 위해 지시가 있으면 침상 안정을 유지하도록 설명한다.
- 안정의 필요성과 다리의 골절에서는 골절 부위에 하중을 주지 않는 이유에 대해 설명한다.
- 아이소메트릭 운동 방법을 설명하고 환자가 1명이라도 할 수 있도록 한다. 횟수에 대해서도 설명한다.

➲ 근거 골절 부위의 어긋남을 방지하여 정복을 촉진하고, 또한 통증을 강화시키지 않는다.

➲ 근거 거상하여 부종을 줄이고 압박에서 통증을 줄인다.
➲ 근거 안정의 제한 사항이 없는 경우에도 가능한 한 휴식을 취하게 하여 조직과 근육의 정복을 촉진한다.

➲ 근거 근력 운동은 폐용성 변화를 예방하고 염증을 없애는 효과도 있다.

➲ 근거 휴식 제한 사항이 없는 경우도 가능한 휴식을 취하도록 하여 조직과 근육의 정복을 촉진한다.
➲ 근거 가골이 형성될 때까지 하중은 금지된다.

➲ 근거 근력 운동으로 폐용 변화를 예방하고 염증을 없애는 효과도 있다. 환자가 혼자서 할 수 있도록 지도한다.

<table>
<tr><td>**3** 간호 문제</td><td>간호 진단</td><td>간호 목표(간호 성과)</td></tr>
</table>

3 간호 문제	간호 진단	간호 목표(간호 성과)
#3 캐스트나 보조 장구 등의 장착에 의해 피부를 손상하기 쉽다.	피부 통합성 장애 위험 상태 **위험 요인:** 스트레스, 피부의 습윤	〈**장기 목표**〉 욕창 등 피부의 이상이 없고 캐스트를 제거할 수 있다. 〈**단기 목표**〉 1) 피부의 이상이 일어나지 않는다. 2) 환자 자신이 피부를 관찰할 수 있고 이상에 주의할 수 있다.

간호 계획	중재 포인트와 근거
OP 경과 관찰 항목 • 캐스트나 보조 장구에 의한 압박감의 유무 • 통증의 유무 • 캐스트 변연이 피부에 닿아 있지 않은가? • 주변 피부의 발적 또는 표피 박리의 유무 • 발열이나 부종의 유무 • 불편함이나 가려움, 지각 장애 등 수반 증상의 유무 • 식사 섭취량 • 검사 결과(총단백, 알부민, 적혈구, 헤모글로빈, 백혈구, CRP 등) • 캐스트를 풀 때의 욕창 형성의 유무와 정도, 부위, 발적, 수포, 미란, 괴사, 궤양 등의 유무와 크기	➡ **근거** 캐스트한 상태는 캐스트 내의 피부 관측을 할 수 없다. 캐스트한 안은 습윤하고 피부의 이상을 일으키기 쉬운 상태이다. 또한 캐스트 변연이 닿는 부위에도 주의하여 관찰한다.
TP 간호 치료 항목 • 압박이 있으면 의사에게 보고하고 가능하면 캐스트의 할선이나 개창을 한다. • 캐스트의 변연이 닿아 있는 경우는 거즈 등으로 보호하거나 가능하면 의사에 캐스트 컷이나 캐스트를 다시 감는다.	➡ 캐스트와 그 주위의 피부를 항상 관찰하고 이상이 있으면 바로 대처한다.
EP 환자 교육 항목 • 캐스트의 압박이나 통증이 있으면 보고하도록 설명한다. • 피부의 청결이나 건조를 유지하기 위해 젖거나, 오염되거나 하지 않도록 한다. • 식사를 확실하게 하고, 영양 상태를 양호하게 지키도록 설명한다.	➡ **근거** 피부를 청결하게 유지하고, 감염을 예방한다. 또는 습윤을 방지한다. ➡ **근거** 영양 상태를 양호하게 지켜 피부의 이상을 일으키지 않는다.

4 간호 문제	간호 진단	간호 목표(간호 성과)
#4 지식 부족으로 인해 골절의 치유를 촉진하는 행동을 취할 수 없을 우려가 있다.	비효과적 자기 건강관리 **관련 요인:** 지식 부족 **진단 지표** ☐ 치료 계획을 일상생활에 넣을 수 없다. ☐ 건강 목표를 달성하기 위해 효과적이지 않은 선택을 일상생활 속에서 한다.	〈**장기 목표**〉 치료를 유지하고 골절부위를 정복한다. 〈**단기 목표**〉 1) 이상의 조기 발견에 노력하고, 이상 시 의료진에게 보고할 수 있다. 2) 골절 부위의 치유를 촉진 행동을 취할 수 있다.

간호 계획	중재 포인트와 근거
OP 경과 관찰 항목 • 환자와 가족의 성격, 이해력, 불안, 의문의 유무 • 가족 배경	➡ **근거** 정보를 얻고 학습하여 건강에 바람직한 행동을 준수하는 능력을 평가하고 환자와 가족에게 맞는 방법으로 수행한다. ➡ 환자뿐만 아니라 중요 인물을 알아둔다.

TP 간호 치료 항목

- 신체를 움직일 때 위험이 없도록 환경 정비를 실시한다.
- 특히 금기가 아니면 골절 부위나 캐스트 부위를 비닐 등으로 보호하여 목욕한다.

➲ 근거 신체 이동성 문제가 있으면 침대에서의 기상과 일어설 때 자세가 무너져 낙상을 일으키지 않는다.

EP 환자 교육 항목

- 심한 통증, 욱신거림, 저림, 변색, 사지 냉감이 있으면 즉시 보고하도록 전한다.
- 감염 징후와 골수염의 증상(오한, 발열, 빈맥, 불편함, 사지 통증이나 압통)을 설명한다.
- 행동의 제한을 설명한다.
- 캐스트를 적시거나 오염되지 않도록 설명한다.

➲ 근거 이러한 현상은 신경 혈관의 압박을 시사하고 신속한 의료적 개입을 필요로 한다.

➲ 근거 뼈 감염은 골절 후 3개월 이내에 일어나기 쉽다.

➲ 근거 이환된 사지를 쉴 수 있는 치유를 촉진한다.

➲ 근거 감염이나 피부의 이상을 예방한다.

5 간호 문제	간호 진단	간호 목표(간호 성과)
#5 갑작스런 부상으로 예후에 대한 불안이 있다.	불안 **관련 요인:** 건강 상태의 변화, 건강 상태에 대한 위협 **진단 지표** □ 인생의 사건 변화에 따른 걱정을 표명한다. □ 불면증 □ 초조감(안절부절) □ 불확실성 □ 고문 □ 혼란	**〈장기 목표〉** 불안이 완화된 것을 표현하고 재활 및 치료에 적극적으로 임할 수 있다. **〈단기 목표〉** 향후 경과나 예후에 대해 관리한 것을 표현할 수 있다.

간호 계획	중재 포인트와 근거

OP 경과 관찰 항목

- 질병, 검사, 치료에 대한 환자의 정보와 이해의 정도
- 표정, 말, 태도의 표출 상황과 불안의 정도와의 관계
- 성격 경향, 코핑 패턴, 지원 시스템 등에 대한 불안
- 현상에 대한 인식 방법, 환자가 생각하고 있는 대처 방법

➲ 근거 불안의 정도 및 원인을 평가하여 질병과 치료에 대한 지식 부족이 원인인지, 그 이외에 원인이 있는지를 밝힌다.

TP 간호 치료 항목

- 적절한 시기를 보고, 환자 불안의 원인이 무엇인지, 말로 표현하도록 격려한다.
- 환자가 혼란스러워하는 경우 심리적 대응을 할 시간을 준다.
- 물건을 적극적으로 건설적으로 생각할 수 있도록 조언한다.
- 향후 치료 방침과 치료에 걸리는 기간에 대하여 정보를 제공한다.

➲ 근거 환자 자신도 무엇이 불안인지 명확하게 알 수 없는 경우도 많다. 불안의 내용을 말로 표현하도록 함으로써 환자도 자신의 감정을 확인할 수 있다.

EP 환자 교육 항목

- 입원 환경, 질병, 검사, 치료에 대한 환자의 이해 상황을 확인하고 부족하면 보충한다.
- 질병 및 치료에 관한 지식을 환자의 중요한 타인에게도 전하고 환자에 대한 지원이 계속될 수 있도록 격려한다.

➲환자의 이해 상황을 항상 관찰하고 환자에게 맞는 방법으로 설명한다.

➲ 근거 가족의 지원을 얻을 수 있도록 지원한다.

- 가골 형성이 진행되면 캐스트를 풀고, 운동이 시작되는 것을 설명한다.

➡ **근거** 치료는 장기간 걸리는데 향후 전망을 전할 수 있도록 안심시킨다.

Step1 영향 평가 ▶ Step2 간호 초점 ▶ Step3 계획 ▶ Step4 실시 ▶ Step5 평가

병기 · 병태 · 중증도별 관리 포인트

【부상 시】 전신 상태를 관찰하고 생명의 위기를 해결 · 조기 발견하기 위해 합병증의 유무를 주의 깊게 관찰한다. 환부를 응급 고정하지만, 개방 골절은 피부와 골절 부위가 부상으로 외부와 교통하고 있으므로 감염 예방에 노력한다. 갑자기 부상을 입어 환자는 정신적인 충격을 받거나 불안해지기도 쉽기 때문에, 정신적인 면에 배려한다.

【정복 · 고정 기간】 치료의 중심은 골절 부위의 정복과 고정으로, 캐스트 등에 의한 외부 고정과 수술로 인한 골접합 수술 등이 있다. 좋은 사지 자세를 유지하고 압박에 의한 신경 마비와 순환 장애 현상에 주의한다. 부종을 예방하기 위해 환지는 삼각건 등으로 거상하여 고정되므로, 일상생활에서 환자 자신이 할 수 없는 곳을 지원한다.

【재활기】 재활은 고정 중에서 아이소메트릭 운동을 중심으로 적극적으로 추진한다. 기능 장애를 남기지 않게 관절 가동역 · 근력 강화 훈련 등을 실시한다. 이 시기는 골유합한 지 얼마 안 되는 시기이고, 고정 기간 동안 하중과 스트레스가 걸리지 않는 상태이기 때문에, 동작에 따른 통증과 피로가 생긴다. 통증 제어를 하면서 재활을 진행, ADL을 할 수 있도록 지원한다.

간호 활동(간호 중재) 포인트

캐스트 고정에 따른 간호

- 상지는 요골신경, 척골신경, 정중신경의 마비가 일어나기 쉽다. 다리는 비골신경 마비가 발생하기 쉽다. 신경의 주행과 마비 증상을 확인해둔다.
- 장기간 캐스트를 사용하여 근력 저하, 근육 위축, 관절 구축 등을 일으키기 쉽다. 캐스트 장착 중에는 아이소메트릭 운동을 중심으로 근육의 폐용성 변화를 일으키지 않기 위한 운동을 실시한다.

안정의 유지를 지킨다.

- 캐스트에 의해 골절 부위는 정상적인 위치에 고정되도록 유지하고 있다. 고정이 제대로 되지 않으면 위관절 등이 생기므로 고정을 유지하기 쉽게 삼각건 등으로 보호한다.
- 환부의 안정이 유지되고 있는지를 관찰하면서 일상생활을 지켜본다.
- 캐스트 고정의 필요성에 대해 환자가 이해할 수 있도록 설명하고 안정 유지에 노력하도록 전한다.

장애가 된 일상생활에 대한 지원

- 캐스트 고정에 의해 장애된 ADL에 대해 환자에게 확인하고 장애되는 활동을 지원한다.
- 상지 골절은 손으로 일상생활을 보내지 않으면 안 되므로 배설 시 옷을 내리고 올리는 것이나 세수할 때의 용모정리 등, 보통 양손을 사용하여 하는 작업에 불편이 생기기 쉽다.
- 주로 사용하는 손에 장애가 생기면 글씨를 쓰거나 젓가락을 잡거나 하는 등의 동작이 어렵게 되지만, 환자는 익숙해지면 한 손으로 일상생활을 보낼 수 있게 되므로, 필요에 따라 지원한다.
- 청결 유지는 캐스트 부위를 비닐 등으로 가리면 목욕이나 샤워가 가능하다. 가능한 한 목욕이나 샤워를 권한다.
- 캐스트 안은 습윤하고, 가려움증이나 땀띠가 생기기 쉽다. 캐스트 내의 피부 가려움증은 캐스트 위에서 가볍게 두드리거나, 차갑게 함으로써 완화한다. 주위를 알코올과 박하 기름이 들어간 온탕에서 물수건으로 닦아서 깨끗이 하는 것도 효과적이다.

캐스트 장착에 따른 합병증의 예방과 조기 발견

- 골절의 합병증인 지방색전증의 증상에 주의한다(지방색전증의 증상으로 호흡 곤란이나 발열, 빈맥, 점상의 출혈 반점, 두통, 구토, 의식 장애 등에 주의한다).
- 캐스트 장착에 의한 피부의 압박창이나 신경 마비, 순환 장애에 주의한다. 피부와 손톱 색깔, 저림과 통증의 유무, 손발의 운동 모습 등으로 관찰한다.
- 장기 캐스트 사용으로 근력 저하와 근육 위축, 관절 구축을 일으키기 쉽다. 금기 사지 자세 및 움직임을 의사에게 확인하고, 건강한 사지는 물론 환지에도 손가락 끝 등 지장이 없는 범위에서 운동을 촉구한다.

- 상지의 캐스트는 삼각건 등으로 환지를 거상하는 경우가 많다. 어깨 결림 등이 생기기 쉬우므로, 환지에 영향이 없는 범위에서 어깨 마사지와 뜨거운 찜질을 한다.

스트레스의 완화

- 상지는 ADL에 필수적이며, 상지에 캐스트를 장착하면 항상 불편을 느낀다. ADL 및 사회 활동을 자유롭게 실시할 수 없으므로 환자에게 큰 스트레스가 된다.
- 캐스트 내의 가려움증과 그로 인한 불면증도 스트레스의 원인이 된다. 피부를 청결하게 유지하여 가려움증을 완화한다.
- 치료 기간이 길어지는 것 및 향후 전망이 서지 않는 것으로 불안을 안고 있기 쉽다.
- 환자의 스트레스의 원인을 밝히고, 연구하는 것으로 해결할 수 있는 것은 없는지 함께 생각한다.

재활에 대한 지원

- 고정 기간 중에 주위의 근육은 위축되고 관절이 경직되므로 재활에는 심한 통증을 수반되고, 환자는 의욕이 저하될 수 있다.
- 회복의 전망을 전하고 환자가 노력하고 있는 점은 인정하고 칭찬한다.

퇴원 · 요양 지도

- 골절부위에 무리한 하중이나 비틀림이 생기면 재골절을 일으키기 쉽기 때문에 주의한다.
- 흡연은 치료를 지연하기 때문에 가능한 한 금연을 권한다.
- 정기적으로 진찰하고 X선 검사로 정복의 상태를 확인한다.
- 직장에 복귀나 일의 내용에 대해서는 의사와 상담한다.
- 퇴원 후 신변 지원은 가족에게 협력을 얻는다.

Step1 영향 평가　　Step2 간호 초점　　Step3 계획　　Step4 실시　　Step5 평가

평가 포인트

간호 목표 달성도

- 해부학적인 위치에서 골유합이 보였는가?
- 골유합을 나타내는 X선 검사 결과가 나타났는가?
- 제한이나 통증 없이 골절 부위를 사용할 수 있는가?
- 완전한 하중에서의 보행이 시작되고 제한과 불편을 수반하지 않는가?
- 통증이 소실했는가?
- 가정, 직장, 사회에서 제 역할을 수행할 수 있는가?
- 합병증을 일으키고 있지 않는가?

● 인용 · 참고 자료

1) 가토 고호 외: 계통 간호학 강좌 전문 분야 14 성인 간호학 10 운동기 제12판, 의학 서원, 2007.
2) 나라 현립 의과 대학 부속 병원에서 정형외과 간호 연구회 편: 부위별 정형외과 간호 메뉴얼. 일총연 출판, 2004.
3) 노구치 미와코 편: 새로운 체계 간호학 25 성인 간호학 6 운동 기능 장애를 가진 성인 간호/성 · 생식 기능 장애를 가진 성인 간호, 메디컬프렌드 사, 2003.

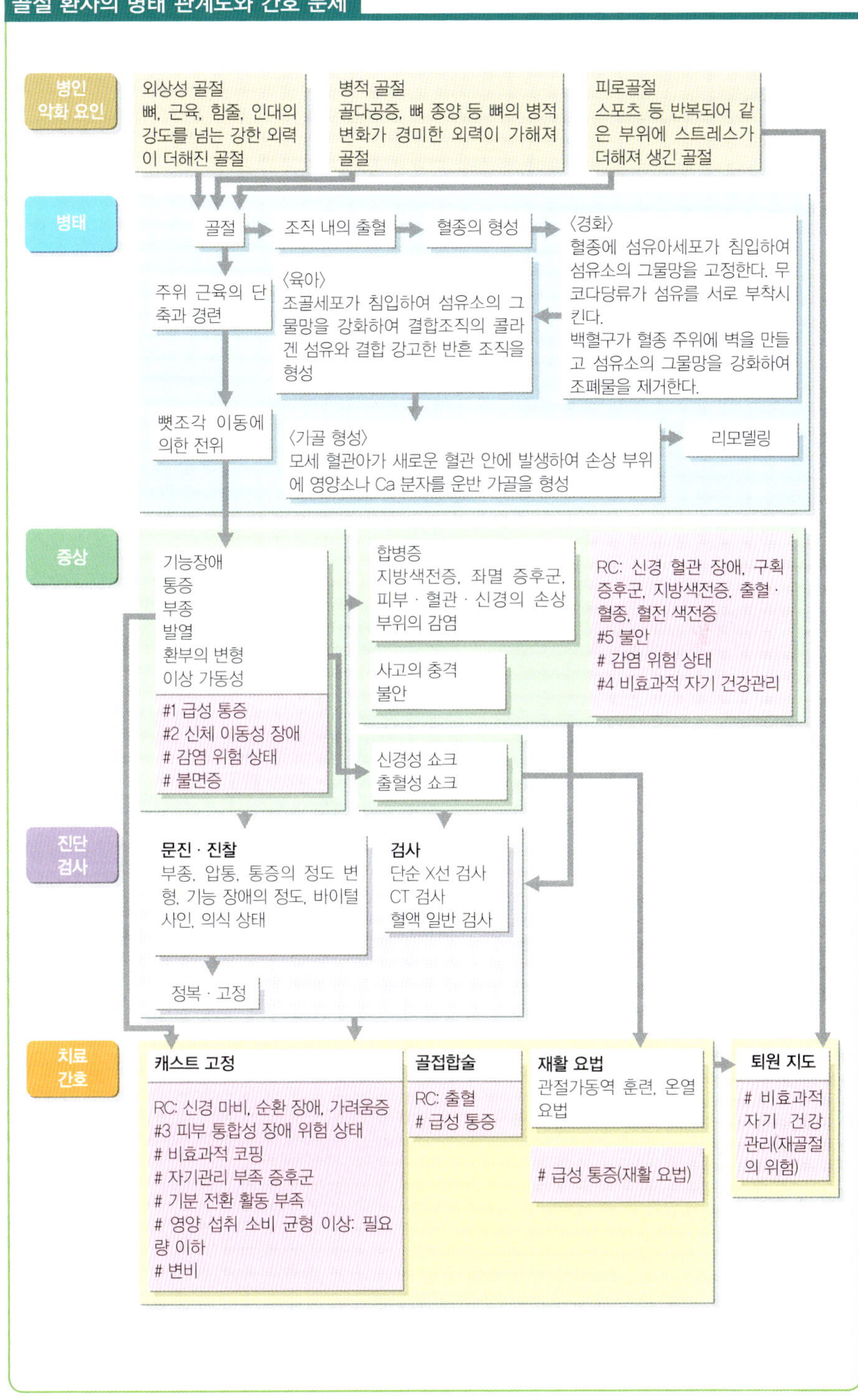
병인
악화 요인

외상성 골절
뼈, 근육, 힘줄, 인대의 강도를 넘는 강한 외력이 더해진 골절

병적 골절
골다공증, 뼈 종양 등 뼈의 병적 변화가 경미한 외력이 가해져 골절

피로골절
스포츠 등 반복되어 같은 부위에 스트레스가 더해져 생긴 골절

병태

골절

조직 내의 출혈

혈종의 형성

〈경화〉
혈종에 섬유아세포가 침입하여 섬유소의 그물망을 고정한다. 무코다당류가 섬유를 서로 부착시킨다.
백혈구가 혈종 주위에 벽을 만들고 섬유소의 그물망을 강화하여 조폐물을 제거한다.

주위 근육의 단축과 경련

〈육아〉
조골세포가 침입하여 섬유소의 그물망을 강화하여 결합조직의 콜라겐 섬유와 결합 강고한 반흔 조직을 형성

뼛조각 이동에 의한 전위

〈가골 형성〉
모세 혈관아가 새로운 혈관 안에 발생하여 손상 부위에 영양소나 Ca 분자를 운반 가골을 형성

리모델링

증상

기능장애
통증
부종
발열
환부의 변형
이상 가동성

#1 급성 통증
#2 신체 이동성 장애
감염 위험 상태
불면증

합병증
지방색전증, 좌멸 증후군, 피부·혈관·신경의 손상 부위의 감염

사고의 충격
불안

신경성 쇼크
출혈성 쇼크

RC: 신경 혈관 장애, 구획 증후군, 지방색전증, 출혈·혈종, 혈전 색전증
#5 불안
감염 위험 상태
#4 비효과적 자기 건강관리

진단
검사

문진·진찰
부종, 압통, 통증의 정도 변형, 기능 장애의 정도, 바이털 사인, 의식 상태

검사
단순 X선 검사
CT 검사
혈액 일반 검사

정복·고정

치료
간호

캐스트 고정

RC: 신경 마비, 순환 장애, 가려움증
#3 피부 통합성 장애 위험 상태
비효과적 코핑
자기관리 부족 증후군
기분 전환 활동 부족
영양 섭취 소비 균형 이상: 필요량 이하
변비

골접합술
RC: 출혈
급성 통증

재활 요법
관절가동역 훈련, 온열 요법

급성 통증(재활 요법)

퇴원 지도
비효과적 자기 건강 관리(재골절의 위험)

101
골절

오카와 아쓰시

눈으로 보는 질환

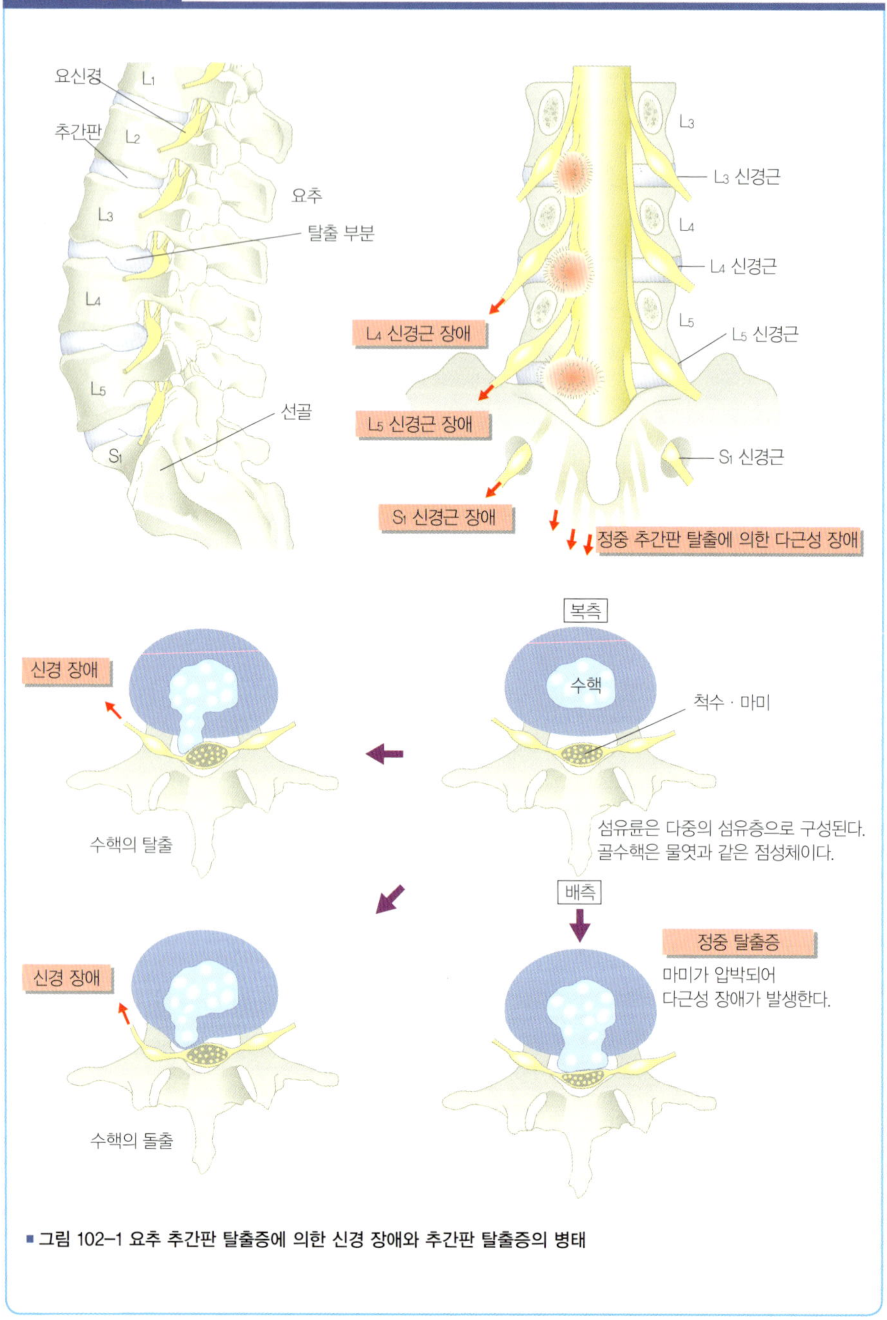

■ 그림 102-1 요추 추간판 탈출증에 의한 신경 장애와 추간판 탈출증의 병태

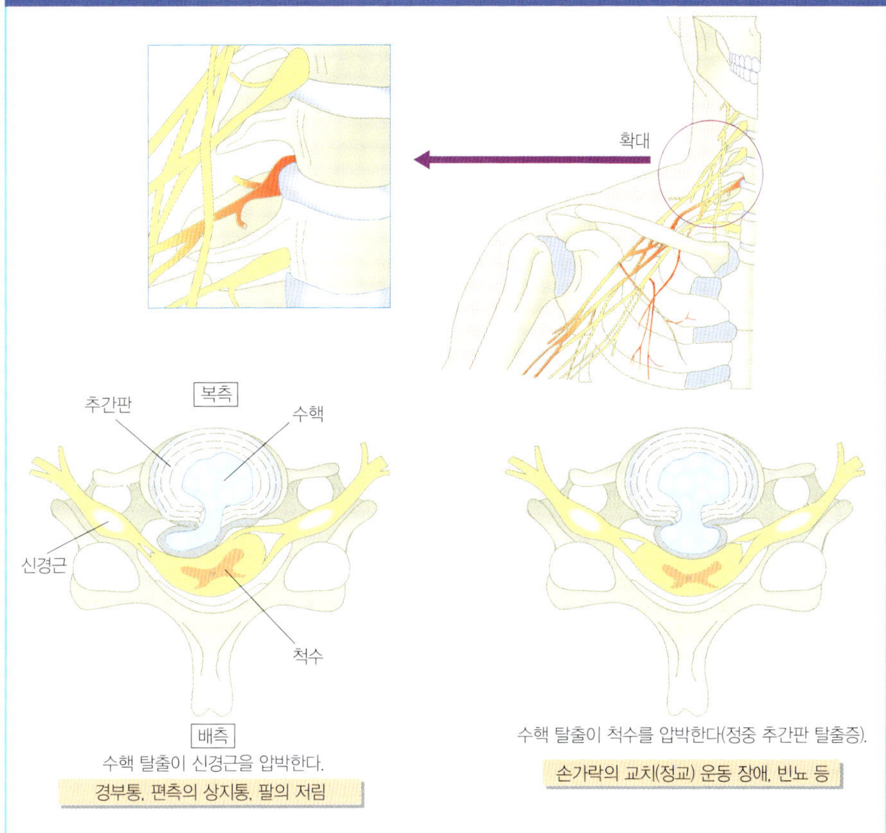

(데라야마 가즈오, 호리오 시게하루: 그림으로 보는 정형외과 질환–외래 진료 팁, p.17, 의학 서원, 2005 수정)

■ 그림 102-2 경추 추간판 탈출증의 병태와 증상

병태 생리

추간판 탈출증은 추간판의 변성에 의해 추간판의 내용이 본래의 부위보다 뒤로 탈출하여 신경 뿌리와 척수 · 마미를 압박하고 통증이나 저림 · 마비를 일으키는 질환이다. 경추, 요추를 불문하고, 흉추에도 발생한다.

- 추간판 탈출증에 의한 신경근이나 척수 · 마미에 대한 기계적 압박과 함께 염증성 사이토카인을 통한 화학적 자극이나 국소의 미세한 혈행 장애가 신경 증상의 원인이 된다.
- 국소 통증 및 상지 · 하지에 퍼지는 통증 · 저림이 기본적인 증상이지만, 탈장 부위와 압박하는 신경 조직의 종류에 따라 근력 저하, 감각이 둔해짐, 방광 직장 장애가 추가될 수 있다.
- 경추 · 요추를 불문하고 추간판 탈출 유형에 따라 자연적으로 분해 · 축소될 수 있다. 축소 동향은 탈출의 방향에 따라 다르며, 섬유륜마다 나와 있는 유형이나 종판 연골을 포함하는 경우에는 축소의 가능성은 낮지만, 수핵이 완전히 이탈하여 척추에까지 도달한 경우에는 축소되기 쉽다. 즉 클수록 축소되기 쉬운 경향이 있다.
- 추간판 축소는 치료의 유무나 내용에 관계없이 발병 후 2~3개월에 일어난다. 그러면서 증상도 자연적으로 완화된다.
- 일부 추간판은 축소되지 않기 때문에 증상의 심각도 및 지속 기간에 따라서는 수술이 필요하다.

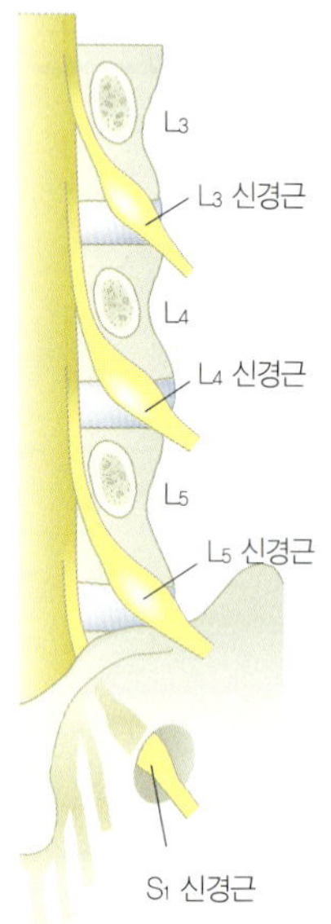

지배신경근	L$_4$	L$_5$	S$_1$
심부 반사	슬개건 반사	–	아킬레스건 반사
지각 영역			
지배근	대퇴사두근	전경골근 장모지신근 장지신근	하퇴삼두근 장모지굴근 장지굴근

■ 그림 102-3 L$_4$~S$_1$의 지배 영역

병인 · 악화 요인

- 추간판 변성과 추간판 탈출증의 발생에는 유전이 관여하고 있음이 차츰 밝혀지고 있다.
- 흡연은 추간판의 변성을 가속화한다.
- 노동이나 스포츠 외상 등에 의한 역학적 부하에 의해 추간판 탈출증이 발병하지만 명료한 계기가 없는 것도 많다.

역학 · 예후

- ●요추 추간판 탈출증
- 남녀 비율은 2~3:1로 남성에 많고 호발 연령은 20~40대이다.
- 디스크가 축소되고, 증상이 자연스럽게 완화되는 예가 더 많다.
- 디스크의 유형별로, 탈출하여 유리된 디스크는 축소되기 쉽고 튀어나온 형식이 축소되기 어렵다.
- 추간판 탈출증의 호발 부위는 하위 요추(L$_{4/5}$ 및 L$_5$/S)이다.
- ●경추 추간판 탈출증
- 남녀 비율은 2~3:1로 남성에 많고 호발 연령은 20~40대이다.
- 디스크가 축소되고, 증상이 자연스럽게 완화되는 예가 더 많다.
- 디스크의 유형별로는 탈출하여 유리된 디스크는 축소되기 쉽고, 튀어나온 형식이 축소되기 어렵다.

증상

요추 추간판 탈출증의 주요 증상은 하지신경 증상을 동반한 요통, 경추 추간판 탈출증은 상지신경 증상을 수반한 경부통이다.

- ●요추 추간판 탈출증
- 주된 증상은 요통과 한쪽 하지 통증, 하지의 저림이다. 다리신경 증상을 동반하지 않는 요통만은 추간판 탈출증으로 진단할 수 없다.
- 신경에 미치는 영향이 심하면 근력 저하가 나타나고, 하수족(족관절이 배굴 불능이 되고, 다리가 처진 상태) 등의 탈력을 나타내는 경우가 있다.
- 정중 탈출증으로 마미가 압박되면 배뇨 장애 및 항문 괄약근의 이완을 초래할 수 있다.

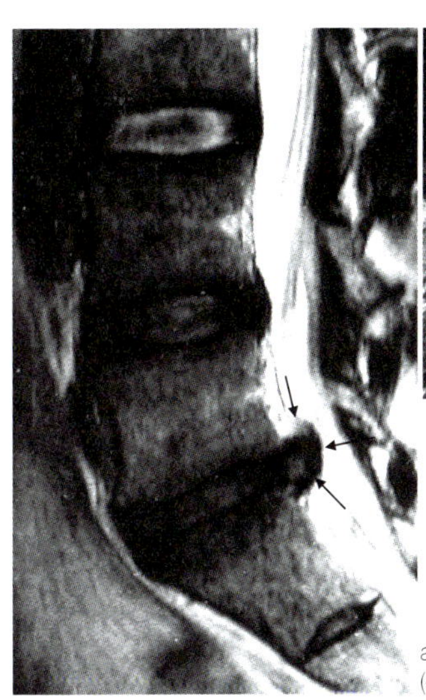
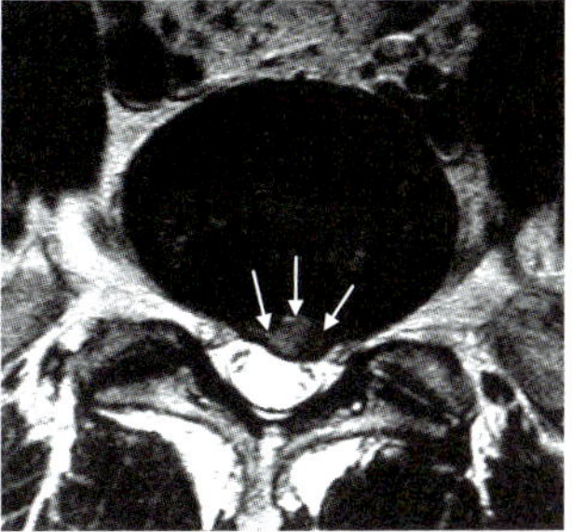

■ 그림 102-4 요추 추간판 탈출증의 MRI 영상

● **경추 추간판 탈출증**
- 외측 탈장으로 신경근이 압박되는 경우의 주 증상은 경부 통증과 한쪽 상지 통증, 손의 저림이다. 상지신경 증상을 동반하지 않는 경부 통증만으로는 추간판 탈출증으로 진단할 수 없다.
- 정중 탈출증으로 척수가 압박되면 손가락의 교치 운동 장애 및 보행 장애, 빈뇨 등의 증상이 나타난다.

진단 · 검사값

❙ 통증이나 저림, 건반사와 근력 · 지각 이상 등 신경학적 소견과 MRI 검사로 추간판 탈출증을 확인하고 진단한다.

● **요추 추간판 탈출증**
- 문진은 요통과 하지 통증의 발병 시기를 확인하고 심한 마비와 방광 직장 장애가 있는 경우에는 발생으로부터의 시간을 계시한다.
- 신체검사에서 요추 경사(통증성 측만)와 이동성 저하, 하지 신전거상 테스트 70° 이하로(라세그 징후: 바로 누운 자세에서 타동적으로 하지를 신전 · 들면 다리 통증이 있고, 잘 들 수 없다) 하지 분산 통증을 보인다. 신경학적 소견은 척수신경의 지배 영역을 의식하여, 건반사(슬개건, 아킬레스건)의 저하, 근력 저하(특히 대퇴사두근, 전경골근, 장모지신근, 장딴지근), 감각 이상의 유무를 확인한다.

● **경추 추간판 탈출증**
- 문진은 통증과 마비 부위와 발병 기간과 함께, 젓가락을 사용할 수 있는가, 글씨를 쓸 수 있는가, 또는 보행이나 계단을 오르내릴 수 있는지, 밤사이 배변 횟수 등을 묻는다.
- 신체검사는 경추의 후굴에 의한 상지 분산 통증(잭슨 징후, 스파링 징후)의 유무를 검사하고 신경학적 소견은 척수신경의 지배 영역을 의식하여, 건반사, 근력, 지각에 대해 조사한다. 척수증이 있으면 하지건반사의 항진과 상하지의 병적 반사가 양성이 된다.

● **검사**
- 신체검사에서 신경학적 이상 소견에서 장애가 되는 신경근과 척수 수준을 추정하고 MRI 검사로 추간판 탈출증과 척추관 협착 소견을 합병하지 않는 것을 확인함으로써 진단이 확정된다.
- 단순 X선 검사만으로는 추간판 탈출증으로 진단할 수 없다. X선 검사는 다른 척추 질환(전이 암, 추간판염, 척추 협착증)을 부정하기 위하여 및 수술 방법을 검토하기 위해 실시한다.

분류	일반명	주요 상품명	약의 효과 메커니즘	주요 부작용
비스테로이드성 항염증 약물(경구 약물)	록소프로펜 나트륨 수화물	록소닌, 오로록스	시클로옥시게나아제(COX)의 활성 저해에 의한 항염증 작용과 해열 진통 작용	위장 장애, 신장 장애, 천식, 간 장애
비스테로이드성 항염증 약물(좌약)	디클로페낙 나트륨	볼타렌, 렉토스	항문으로 투여하여 소화기 증상을 경감	급격한 해열에 의해 쇼크, 위장 장애
경축 · 근육 긴장 치료제	에페리손염산염	미오날	척수 반사 억제에 의한 골격근 긴장 완화 작용, 순환 개선 작용	알레르기
점액 생산 · 분비촉진제	테프레논	셀벡스	점막 방어 인자 강화 작용	드물게 간 기능 장애

- 경부통과 요통으로 상하지의 통증이나 저림을 호소하는 경우에는 MRI 검사를 실시한다. 그러나 MRI에서 증상과는 관계없는 디스크를 발견할 수 있다. 증상 및 신경학적 소견과 정합성이 중요하다.
- 척수 조영은 수술 전에 할 수 있지만 필수는 아니다. 자세에 의한 신경 압박상의 변화와 조영 후의 CT는 MRI보다 자세한 정보를 얻을 수 있다. 시행 후 수액 누출성 두통이 생길 수 있지만 1주일 정도의 점적 치료와 휴식으로 대부분의 경우 자연 치유된다.
- 추간판 조영은 현재는 MRI로 대체되어 거의 행해지지 않는다. 드물게 통증 유발시험으로 사용된다.
- 신경근 차단은 통증이 있는 신경근을 소량의 마취제로 마비시켜 통증이 사라지는가를 보는 치료적 검사이다. MRI나 척수 조영에 의해 복수의 신경근이 압박되어 보이는 때에 실제로 통증의 원인이 되는 신경근을 식별하는 목적으로 이루어진다.

합병증

- 근력 저하, 마비.
- 방광 직장 장애(자력 배뇨 불능, 항문 괄약근 부전 등).

치료법

안정, 소염 진통제, 근육 이완제, 신경 차단 등에 의한 통증 관리, 물리 치료 등 보존 치료를 원칙으로 한다.

- 치료 방침
- 원칙은 보존적 치료로 초기에 통증이나 저림이 심해도 한 사지에 한정된 증상이라면 수술은 피한다. 자연스럽게 통증이 소실될 확률이 더 높다.
- 수술 치료는 근력 저하와 방광 직장 장애가 나타난 경우에 이루어진다. 근력 저하와 방광 직장 장애가 없는 경우에도 통증이나 마비에 의한 일상생활의 제한이 3개월 이상 지속되는 경우에 적응이 있다. 그러나 연일 좌약을 사용하지 않으면 수면도 방해되는 심한 증상이 있는 경우에는 비교적 조기에 수술을 하는 경우도 있다.
- 보존적 치료

〈안정 및 보조 장구 치료〉

- 통증이 완화되는 경우에는 시도해도 좋다. 장구의 사용은 가능한 한 단기간으로 한다.

〈약물 치료〉

- 기본적으로 사용되는 약제는 경추 · 요추 모두 소염 진통제(비스테로이드성 항염증 약물, 소염 · 진통 좌약), 근육 이완제(경축 · 근육 긴장 치료제)이며, 위 점막 보호제(점액 생산 · 분비 촉진제)가 병용되는 경우가 많다. 통증이 경구 약물로 조절되지 않는 경우에는 소염 · 진통 좌약이 사용된다.

Px 처방 예

- 록소닌 정(60mg) 1회 1정 1일 3회 아침 · 점심 · 저녁 식사 후 ← 비스테로이드성 항염증약
- 미오날 정(50mg) 1회 1정 1일 3회 아침 · 점심 · 저녁 식사 후 ← 근육 긴장 치료제
- 셀벡스 캡슐(50mg) 1회 1캡슐 1일 3회 아침 · 점심 · 저녁 식사 후 ← 점액 생산 · 분비 촉진제

치료법	원리	특징
견인 치료	추간판 내압을 낮추고 신경 조직에 대한 압박·자극을 줄인다고 알려져 있다. 긴장한 척추 주변 근육에 대한 마사지 효과가 있다.	추간판 탈출증의 기본적인 치료가 되고 있지만, 효과에 대한 과학적 검증이 부족하다.
핫 팩	실리카겔을 무명 자루에 넣어 팩을 약 80℃로 설정한 온탕에 넣고 따뜻하게 하여 환부에 댄다.	척추 주변의 근육 긴장이 심할 때, 운동 치료의 전 처치로 이루어진다.
극초단파 치료	전자레인지와 같은 2,450MHz의 전자파를 조사한다. 피부 표면뿐만 아니라 피부에서 3~4cm의 심부까지 온열 효과가 있다.	비교적 급성기에서도, 체위를 골라 조사할 수 있다.
초음파 치료	1~3MHz 초음파를 국소에 조사하여 심부 조직의 신속한 가열 및 기계적 진동에 의한 마이크로 마사지 효과가 기대된다.	체내에 금속이 존재하고 있어도 사용이 가능하다. 척추 주변 근육의 뭉침 완화에 도움이 된다.
저출력 레이저	온열 효과 대신 광화학 작용과 생체 자극 작용에 의해 효과가 있다.	압통점이나 침놓는 자리라고 하는 경혈에 댄다.
간섭파	4,000Hz의 중주파수 방향을 바꿔 흐르는 전류의 간섭 작용을 일으켜 통증의 경감을 도모한다.	영국에서 가장 널리 이용되는 물리 치료
SSP(silver spikepoint stimulation)	동양 의학의 경혈을 전기 자극하여 통증을 제거한다.	허리·하지통 외에 전신의 통증에 효과가 있다.

Px 처방 예 경구 약물로 통증이 제어할 수 없는 경우
- 볼타렌 좌약(25.50mg)　1일 1회　직장 내 삽입　← 소염·진통 좌약

〈물리 치료〉
- 국소 환경을 변화시킴으로써 근육, 신경 조직의 신진 대사의 개선을 의도하는 치료법이며, 온열·전자파 치료, 저출력 레이저, 전기 자극 치료 등으로 나눌 수 있다(표 102-2). 저렴하고 비침습적이라 정형외과 일상 진료의 기본으로 널리 사용되고 있지만, 작용 기전과 효능에 대한 과학적인 검증은 불충분하기 때문에 만연하게 계속하지 않는다.

〈신경 블록〉
- 디스크에도 국소 통증에 마취약을 주사할 수 있지만, 장시간의 효과는 기대할 수 없다. 경막 외에 마취약이나 스테로이드약을 주사하는 경막외 차단이 요추와 경추에도 행해진다. 또한 장시간 작용시키고 싶은 경우에는 카테터를 경막외강에 삽입하여 지속적으로 마취약을 투여하는 지속 경막외 차단이 행해진다.
- 신경근 통증에 대해서는 신경근에 직접 바늘을 찔러 차단하는 신경근 차단을 요추·경추에도 할 수 있다.

〈운동 요법〉
- 강한 통증이 나아지면서, 요추·경추 모두 운동을 시작한다. 움직임을 잘하기 위하여 스트레칭이나 옆 등뼈 근육의 지속적인 근력을 단련하기 위한 근력 강화 운동을 통증이 강화되지 않을 정도로 한다.

● 수술적 치료

〈요추 추간판 탈출증〉
- 수핵 절제술: 전신 마취하에 피부·근육을 절개하고 척추활의 일부 뼈를 깎아 신경을 피해 탈출한 디스크 조직을 절제한다(그림 102-5).
- 내시경 수핵 절제술: 피부 절개와 근육의 절개를 최소화할 목적으로 내시경을 넣어 외통 내의 조작만으로 수핵을 적출한다. 수술 후 입원 기간이 짧다.
- 레이저 수핵 증산술: 수핵의 중심부에 레이저를 대고 조직을 분해하여, 추간판의 내압을 낮추기 위하여 탈장에 의한 하지 통증을 완화시킬 목적으로 실시된다. 적응에는 신중을 요한다.
- 후방 추체간 고정술: 탈출 수핵을 제거할 뿐만 아니라 변성된 추간판 자체를 적출하고 임플란트와 함께 뼈 이식을 하여 상하 추체 사이를 고정한다. 허리 통증 자체가 심할 때 이루어진다.

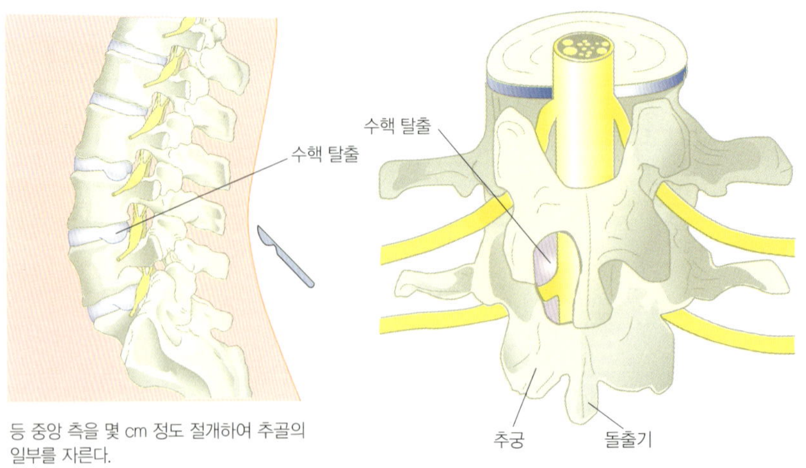

등 중앙 측을 몇 cm 정도 절개하여 추골의
일부를 자른다.

신경근을 압박하고 있는 수핵(탈출)을 절제 적출한다.

■ 그림 102-5 수핵 절제술

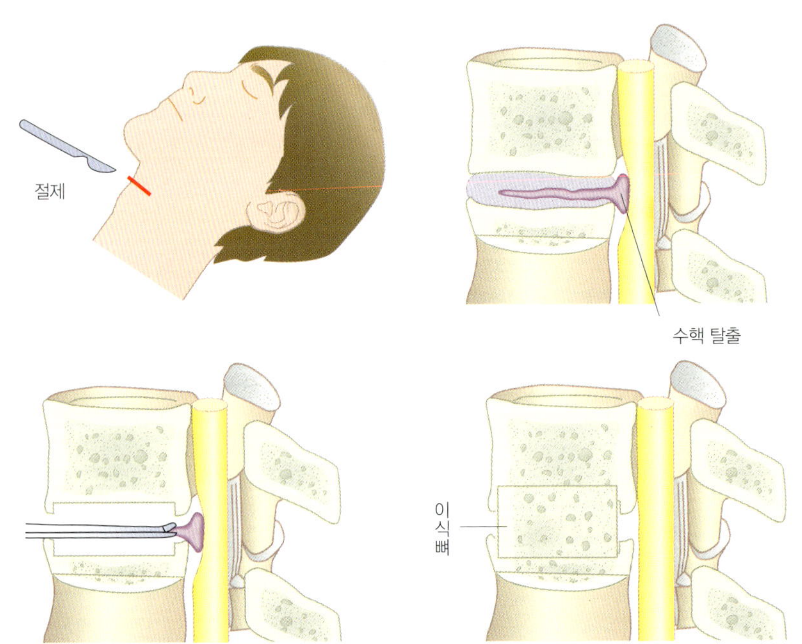

전방에서 추간판, 연골판을 제거하고 추체의 일부를
깎은 뒤 집게로 수핵 탈출을 적출한다.

제압을 마친 후에는 골반에서 채취한 이식 뼈, 또는
인공 뼈를 이식하고 고정한다.

■ 그림 102-6 전방 제압 · 전방 고정술

- 경추 전방 고정술: 추간판을 절개한 뒤에 수핵 탈출을 적출하고 그 후에 이식 뼈와 인공 뼈로 상하 추체를 고정한다. 보강으로 플레이트가 사용되는 경우가 있다(그림 102-6).
- 경추 추궁부분 절제술: 수핵 탈출에 척추관 협착증을 동반하는 경우와 추간공부에 탈출한 수핵이 있는 경우 경추의 후방에서 필요한 부분의 뼈를 절제하여 수핵 탈출을 적출할 수 있다.

디스크의 병기 · 병태 · 중증도별 치료 순서도

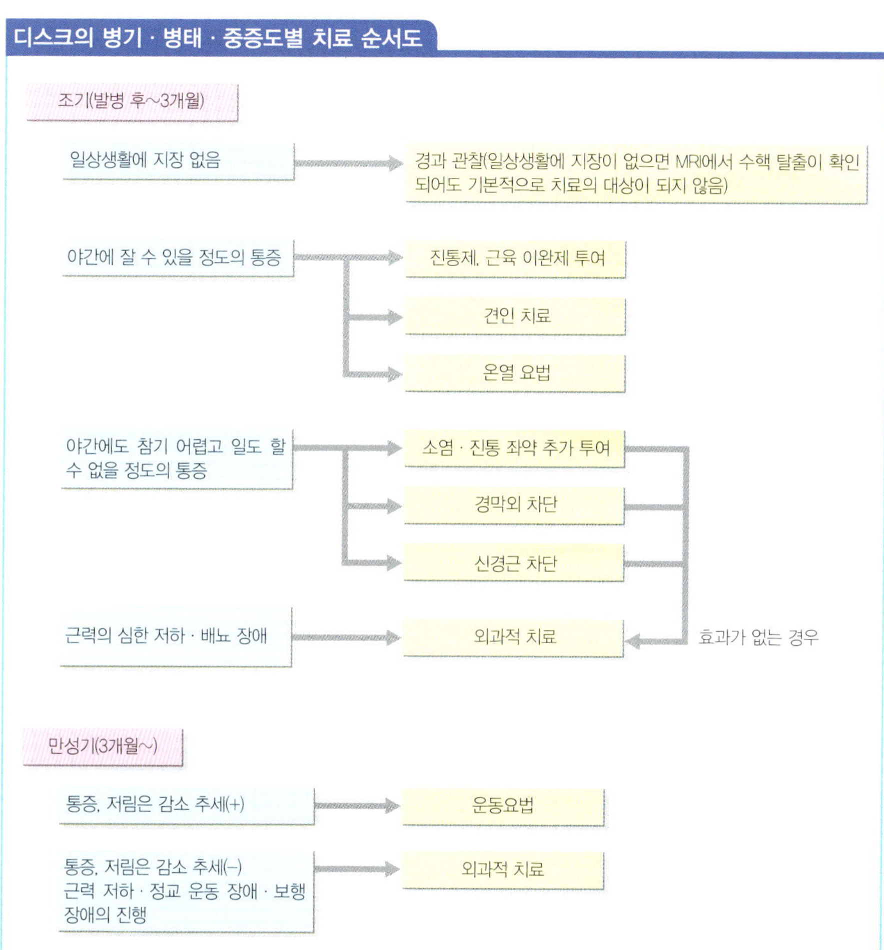

추간판 탈출증은 척추의 어느 부위에도 생기지만, 여기에서는 빈도가 높은 경추와 요추의 수핵 탈출에 대하여 설명한다.

간호 과정 순서도

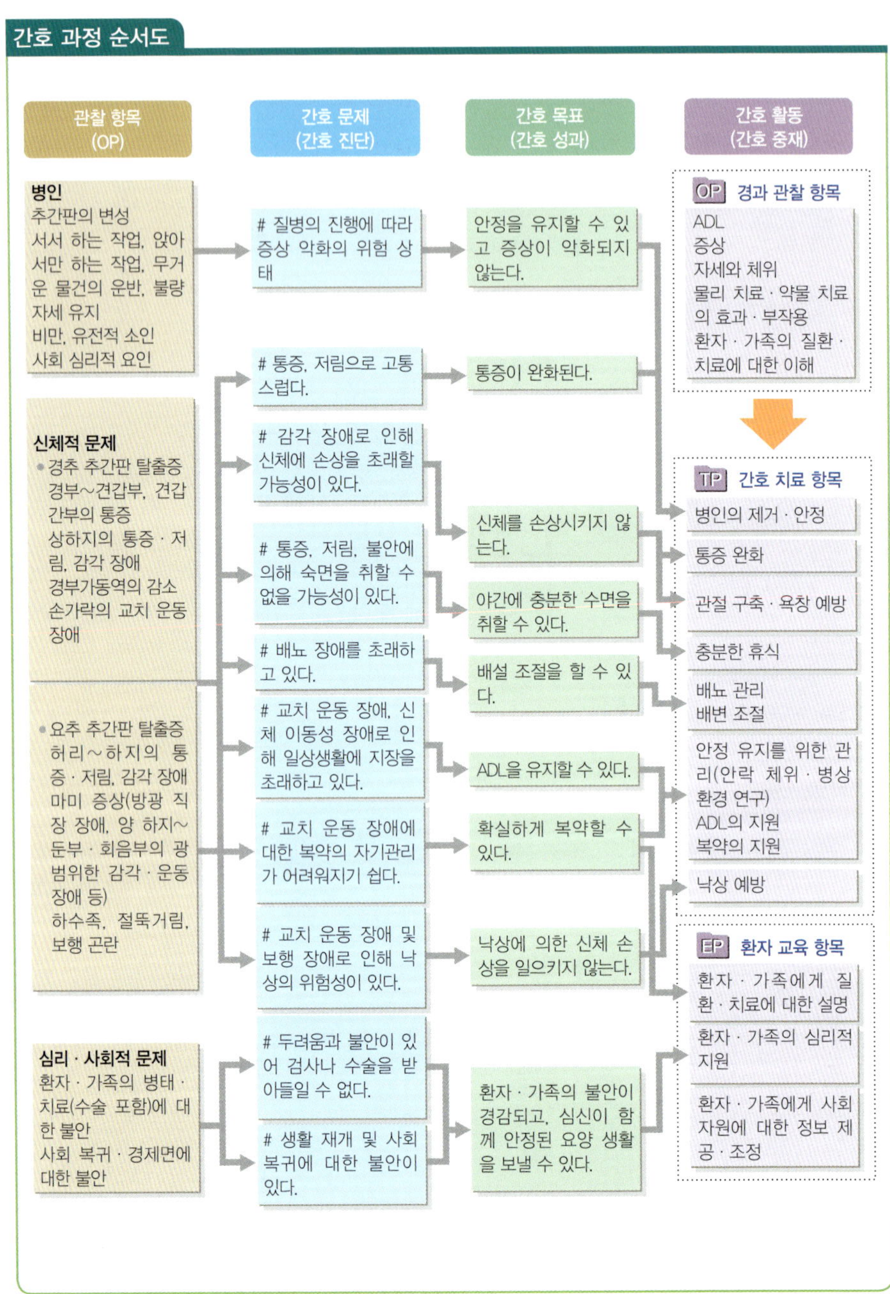

- 추간판 탈출증은 추간판의 수핵이 압력을 받고 돌출되어 이것이 신경근을 압박하여 요통·하지 통증 및 하지의 신경 증상을 초래한다. 급성기에서는 안정 및 견인 요법에 의한 국소에 대한 부하 경감, 약물 치료, 물리 치료 등의 국소 순환 개선과 염증·통증의 완화를 도모할 수 있지만 효과가 없으면 수술 적응이 된다.
- 원인은 노화로 인한 추간판의 퇴행성 변화와 이에 무리한 자세로 무거운 물건을 들거나·운반, 심한 스포츠, 비만 등에 의한 부하가 가해지는 것이다. 환자는 20~40대 남성에 많고, 재발의 가능성이 있기 때문에, 직업 복귀 및 생활에 대한 불안을 느끼고 있어 심신 양면의 지원이 필요하다.

| Step1 영향 평가 | Step2 간호 초점 | Step3 계획 | Step4 실시 | Step5 평가 |

정보 수집	평가 관점과 근거·잠재적 간호 문제
전신 상태 파악	환자는 사지와 목, 허리의 통증이나 저림, 감각 장애 등으로 자기관리가 어려워지고, ADL이 저하되어 있는 경우가 많다. 또한 취침 곤란, 피로, 영양 부족 등에 의해 전신 상태가 악화되기 쉽고, 스트레스와 불안 등의 심리·사회적인 문제를 안고 있는 경우도 있기 때문에 이러한 파악이 중요하다. • 질환의 원인이나 동기를 파악한다. • 병변 부위가 요추인 경우, 안정 시의 자세로 반듯이 누운 자세는 척추의 생리적 만곡에 부하가 걸려 환부에 압박이 더해지므로, 세미 파울러 자세를 유지하고 있는지 관찰한다. • 매트리스가 너무 부드러우면 몸이 가라 앉아, 요통이 악화될 수 있다. • 손가락의 교치 운동 장애로 인해 복약의 자기관리가 어려울 수 있으므로 지시대로 복약을 하고 있는지 확인한다. • ADL로 앞으로 구부린 자세로 물건을 집거나, 먼 물체에 손을 뻗어 잡는 등의 무리한 자세와 무거운 물건을 들거나 옮기거나 하지 않는지 관찰한다. • 통증이나 저림 등의 증상이 지속됨에 따라 불안과 스트레스가 생기고 우울증과 소화성 위궤양 등의 2차적 장애를 초래할 수 있으므로 이러한 증상의 유무에도 유의한다. 🔍 잠재적 간호 문제 : 통증, 저림과 관련된 고통/교치 운동 장애, 신체 이동성 장애로 인해 일상 생활에 지장을 초래한다./지속되는 증상에 대한 불안·스트레스
증상 부위, 성질 정도의 관찰	증상 부위(범위), 성격, ADL의 변화 등을 파악함으로써 환자의 고통 강도, 자기관리를 할 수 있는 범위와 정도를 파악할 수 있고, 간호 지원 내용의 검토에 도움이 된다. 또한 보존적 치료 효과의 평가와 후의 치료 계획에 유용한 정보가 된다. • 경추 추간판 탈출증은 주요 자각 증상으로 경부·견갑부~상지에 걸친 통증을 호소하는 경우가 많으며, 통증 때문에 경부의 가동역이 감소하고 특히 후굴이 어려워진다. • 또한 신경근 증상으로 압박된 신경근 지배 영역에 일치하는 통증과 감각 장애, 근력 저하가 발생한다. 또한 경수 압박 증상으로 감각 장애나 저림, 손가락 교치 운동이나 보행 장애 등이 나타날 수 있다. • 요추 추간판 탈출증은 자각 증상으로 요통과 하지통이 있고 허리 통증만 있는 경우도 있지만, 대부분은 양자를 합병하고 있다. 요통이나 다리 통증은 운동이나 노동에 의해 심해지고 휴식하면 낫는 것이 이 질환의 특징이다. 어느 부위에 통증이 있는지에 따라 장애가 되고 있는 신경근을 짐작할 수 있다. 타각 증상으로는 통증이 심하기 때문에 절뚝거리며 걷는 경우가 있으며, 이때 환자의 자세는 자주 통증 쪽으로 기울고 있다. • 관찰 항목으로 통증과 저림의 부위, 정도, 어떨 때 나타나고·심해지는지, 진통제의 사용 상황과 효과, 작용 지속 시간 등을 정중하게 묻는다.

102

추간판 탈출증

- 젓가락을 사용하기 어렵고, 펜을 잡고 글씨를 쓸 수 없다. 단추를 채우기 어렵고, 걷기 힘들며, 보행 시 휘청거리고, 걸을 수 있는 거리 제한 등 ADL 장애의 정도를 구체적으로 파악한다.
- 요폐, 잔뇨감, 빈뇨 등의 증상의 유무를 확인한다.
- 🔍 잠재적 간호 문제 : 통증·저림과 관련된 고통/통증·저림, 불안에 의해 수면이 장애가 될 우려/교치 운동 장애 때문에 복약의 자기관리가 어려워지기 쉽다./교치 운동 장애, 신체 이동성 장애로 인해 일상생활에 지장을 초래한다./하지의 근력저하. 통증, 저림, 감각 장애와 관련된 보행 장애

통증

- 통증은 대부분의 환자에서 볼 수 있는 증상이다. 경추 추간판 탈출증은 경부·견갑부~상지에 걸쳐, 요추 추간판 탈출증은 허리~다리까지 통증이 있다.
- 통증은 탈출 수핵에 의해 신경근이 압박되기 때문에 생기고, 압박된 신경의 지배영역에 발생한다. 일반적으로 경추 추간판 탈출증의 호발 부위인 C_5-C_6 사이에서는 C_4 신경근이 압박되므로 전완의 요측과 엄지손가락에, C_4-C_5 사이에서는 C_5 신경근이 압박되기 때문에 경부에 붙은 근에서부터 어깨, 상완 외측에 각각 통증이 일어난다. 또한 요추 추간판 탈출증의 호발 부위인 L_4-L_5 사이에서는 L_5 신경근이 압박되기 때문에 허벅지 바깥쪽~아래 허벅지 외측에서 장딴지부, 발등에 걸쳐 L_5-S_1 사이에서는 S_1 신경근이 압박되기 때문에 둔부~종아리 후면, 발뒤꿈치에 각각 통증이 생긴다. 또한 추간판 탈출증의 형태나 크기에 따라서는 본래 장애되는 신경근과 다른 신경근이 압박될 수 있다.
- 일반적으로 추간판 탈출증에 의한 통증은 운동이나 노동에 의해 심해지고 쉬면 낫지만 쉬어도 낫지 않는 경우도 있다.
- 동작은 허리의 굴곡, 몸을 굽히거나, 물건을 들어 올리거나, 기침, 재채기, 화장실에서 배에 힘을 주는 등에 의해 통증이 심해진다.
- 🔍 잠재적 간호 문제 : 통증, 저림에 관련된 고통/통증, 저림, 불안에 의해 수면이 장애될 우려/교치 운동 장애, 신체 이동성 장애로 인해 일상생활에 지장을 초래할 우려/다리의 근력 저하. 통증, 저림, 감각 장애와 관련된 보행 장애

저림·감각 장애

- 압박된 신경근 지배 영역에 일치하여 저림, 감각 장애, 반사 이상이 보인다.
- 🔍 잠재적 간호 문제 : 통증, 저림에 관련된 고통/감각 장애로 인해 신체에 손상을 초래할 우려

운동 장애

- 경추 추간판 탈출증은 경수 압박 증상으로서 손가락의 교치 운동 장애를 보이며, 작은 것을 집거나, 단추를 끼우는, 펜으로 글씨를 쓰고, 젓가락을 사용하는 등이 어려워진다.
- 요추 추간판 탈출증은 요통·다리 통증이 심한 경우에는 통증으로 절뚝거리며 걷는다. 환자는 통증 때문에 허리와 무릎 관절을 약간 굽혀 서 있는 경우가 많고, 자주 통증 측으로 몸이 기울고 있다. 따라서 보행에 시간을 요하고 발에 걸리기 쉽고 낙상하기 쉬워진다.
- 🔍 잠재적 간호 문제 : 교치 운동 장애로 인해 일상생활에 지장을 초래할 우려/교치 운동 장애 및 보행 장애로 인한 낙상의 위험
- 탈장에 의해 압박된 신경근의 지배 영역의 근육 위축과 근력 저하가 보인다. L_3-L_4 또는 L_4-L_5의 추간판 탈출증은 전경골근의 근력 저하로 다리 관절을 배굴하는 힘이 약해져, 슬리퍼가 벗겨지기 쉬워지거나 계단에 발이 걸리기 쉬워진다.
- 근력 저하가 더욱 진행되면 하수족이라 불리는 배굴할 수 없는 상태가 되고, 보행이 곤란해진다.
- 🔍 잠재적 간호 문제 : 통증, 저림, 근력 저하에 관련된 신체 활동의 저하/교치 운동 장애 및 보행 장애로 인한 낙상의 위험성

<table>
<tr><td></td><td>

- 탈장이 마미를 압박하면 두 다리에서 둔부·회음부의 광범위한 감각과 운동 장애, 배뇨 장애(빈뇨, 배뇨 시작 지연, 잔뇨감)가 생긴다. 요폐를 일으킨 경우 응급 수술 적응이 된다.

🔍 잠재적 간호 문제 : 배뇨 장애를 초래하고 있다.

</td></tr>
<tr><td>

보존적 치료 중 관찰

</td><td>

환부의 안정이 지켜지고 있는지를 관찰한다. 단순히 침대에 누울 수 있는 것을 말하는 것이 아니라 환부에 압박이 가해지지 않는 사지 자세를 취할 수 있는지 여부를 확인한다.

- 안정의 필요성에 대한 이해 상황, 바람직한 자세와 사지 자세를 취할 수 있는지를 관찰한다. 또한 ADL에 부담이 적은 자세, 동작할 수 있는지 확인한다.

🔍 잠재적 간호 문제 : 지시된 안정이 이해 부족으로 지켜지지 않을 우려가 있다.

</td></tr>
<tr><td>

약의 효과· 부작용에 대한 파악

</td><td>

지속되는 참기 힘든 통증은 환자의 안락을 저해할 뿐만 아니라 자기관리를 어렵게 하거나, 자세나 운동에도 영향을 미쳐 낙상 위험을 높이는 등의 위험성이 있다. 따라서 통증의 상태를 주의 깊게 관찰하고 의사와 상담한 후, 지시된 진통제를 효과적으로 투여한다.

- 통증에 대해서는 의사로부터 진통제가 처방되는 경우가 많기 때문에 그 사용 상황이나 진통 효과, 약효 지속 시간 등을 관찰한다.
- 진통제는 반복하여 사용하면 효과가 떨어지는 경우가 있기 때문에 계속하여 작용 상황을 관찰·확인한다.
- 약에 따라서는 위궤양 등의 부작용이 나타날 수 있다.
- 부작용 증상이 나타날 때에는 그 특징을 관찰하고 즉시 의사에게 보고하여 약의 양이나 시간 조정을 실시한다.

🔍 잠재적 간호 문제 : 교치 운동 장애 때문에 복약의 자기관리가 어려워지기 쉽다./약의 부작용에 의한 ADL의 지장

</td></tr>
<tr><td>

검사나 수술에 대한 인식·불안 파악

</td><td>

안정 요법과 약물 요법, 물리 치료로 회복되지 않거나 마미 증상을 보이는 경우는 수술을 한다. 수술의 적응 여부를 판단하기 위해 척수 조영이나 CT, MRI 등의 검사가 행해지는데, 이는 수술을 전제로 이루어지는 경우가 많으며, 환자는 불안과 기대를 안기 쉽다. 척수 조영은 침습적인 검사이며, 실시 후 잠시는 안정을 위해 누워 있어야 하기 때문에 안전하게 검사를 받기 위해서는 환자의 검사에 대한 이해 상황을 확인할 필요가 있다.

- 검사에 대한 수용 이해 상황에 대해 파악한다.
- 수술에 대한 인식, 불안, 기대에 대해 파악한다.

🔍 잠재적 간호 문제 : 두려움과 불안이 있어 검사나 수술을 받아들일 수 없다.

</td></tr>
<tr><td>

환자·가족의 심리·사회적 측면 파악

</td><td>

환자·가족이 질병이나 향후의 생활 등에 대해 어떻게 인식하고 있는지를 확인한다. 디스크의 원인은 업무상 작업이나 자세의 영향인 것이 많아 환자·가족의 대부분이 직장에 복귀할 수 있는지 여부, 복구되어 생활을 다시 시작할 수 있는지에 대한 불안을 안고 있기 때문에 신체적인 면뿐만 아니라 심리·사회적인 면에 대해서도 지원을 할 필요가 있다. 경우에 따라서는 전직이나 라이프스타일의 변화가 필요한 환자도 있으므로, 필요에 따라 가족과 직장 관계자를 포함한 상담과 지원이 필요하다.

- 질환에 대한 느낌을 환자·가족에게 듣는다.
- 가정이나 직장 환경 친화적인 ADL의 연구를 실시한다.
- 경제적인 문제가 있는 경우에는 사회 복지와 제휴를 취해, 가능한 의료비 조성, 서비스를 받을 수 있도록 지원한다.

🔍 잠재적 간호 문제 : 생활 재개 및 사회 복귀를 향한 불안/통증, 저림, 불안에 의해 숙면을 취할 수 없다.

</td></tr>
</table>

간호 문제 리스트

#1 통증, 저림의 고통이 있다(인지-지각 패턴).

#2 교치 운동 장애, 신체 이동성 장애로 인해 일상생활에 지장을 초래하고 있다(활동-운동 패턴).

#3 교치 운동 장애 및 보행 장애로 인해 낙상의 위험성이 있다(건강 지각-건강관리 패턴).

#4 두려움과 불안이 있어 검사나 수술을 받아들일 수 없다(자기인식 패턴).

#5 통증, 저림, 불안에 의해 숙면을 취할 수 없을 가능성이 있다(수면-휴식 패턴).

#6 배뇨 장애를 초래하고 있다(배설 패턴).

#7 생활 재개 및 사회 복귀에 대한 불안이 있다(자기인식 패턴).

#8 감각 장애로 인해 신체에 손상을 초래할 가능성이 있다(건강 지각-건강관리 패턴).

#9 교치 운동 장애에 대한 복약의 자기관리가 어려워지기 쉽다(건강 지각-건강관리 패턴).

간호의 우선순위 지침

- 환자의 대부분이 통증이나 저림 등의 참기 어려운 고통 증상을 동반하고 있다. 이러한 증상은 환자의 안정을 해칠 뿐만 아니라 신체 이동성을 저해하고 자기관리를 어렵게 하고 ADL의 저하와 낙상의 원인도 될 수 있다. 통증과 저림은 질환의 진행 정도와 관계가 있고 고통 증상을 완화하는 가장 좋은 방법은 병인을 제거하는 것이다. 그러기 위해서는 환부의 안정 유지가 중요하다.
- 또한 질병이나 휴식을 위해 발생하는 ADL의 저하와 낙상에 대한 간호도 우선순위가 높다.
- 또한 질병의 진행에 따라 교치 장애나 배뇨 장애를 일으키는 위험성에 대해서도 염두에 둘 필요가 있다.
- 본 질환은 근로 세대에 많고, 환자가 생활 재개 및 사회 복귀, 경제면 등에 대해 강한 불안을 안기 쉬운 것에도 배려한다.

1 간호 문제	간호 진단	간호 목표(간호 성과)
#1 통증, 저림으로 고통스럽다.	급성 통증 만성 통증 **관련 요인:** 디스크에 의한 신경근 압박 **진단 지표** □ 신호와 구두로 통증 호소 □ 통증이 있음을 표현하는 행동 □ 고통스런 얼굴	〈장기 목표〉 통증, 저림의 고통이 감소한다. 〈단기 목표〉 1) 안정을 유지할 수 있다. 2) 효과적으로 약물 요법, 물리 치료를 받을 수 있다.

간호 계획	중재 포인트와 근거

OP 경과 관찰 항목

- 증상의 부위, 성격, 정도의 관찰

- 다른 증상의 유무와 정도

➡증상을 항상 관찰하고 그 추이를 파악한다.
근거 통증, 저림의 악화는 병세 악화의 가능성이 있다.
➡통증, 저림의 정도와 다른 증상의 유무와 정도(사지의 감각과 탈력의 유무, 보행 상태, 배뇨 장애의 유무 등)를 모두 확인한다. **근거** 통증, 저림의 악화가 진통제의 효과가 없어서인지, 병상의 악화에 의한 것인지를 판별한다.

TP 간호 치료 항목

- 와상 안정이 유지되도록 환경을 정돈한다(적정의 단단한 매트리스 선택, 침대 옆, 물건 배치의 고안, 같은 병실 환자에 대한 고려 등).

➡요양 환경을 정돈한다. **근거** 환자에게 휴식의 필요성이나 일상 생활상의 주의 사항을 설명하여 이해해도 환경이 정돈되어 있지 않으면 안전·안락하게 휴식할 수 없다.

• 안정을 위해 곤란해지는 ADL을 지원한다.

• 물리 치료사, 작업 치료사 등의 직원과 제휴하면서 무리없이 물리 치료를 받을 수 있도록 지원한다.

• 지시된 진통제를 효과적으로 투약한다(투약하는 타이밍, 여러 지시가 있는 경우의 선택 등).

• 배변의 조절을 도모한다.

EP 환자 교육 항목

• 환자에게 안정 유지의 필요성과 그 근거에 대해 설명하고, 요양 중의 생활 방법, 피해야 할 동작에 대하여 지도한다.

• 통증이나 저림이 감소하는 경우에도 자기 판단으로 마음대로 복약을 중단하거나 행동하거나 하지 않도록 지도한다.

➡ ADL을 지원한다. **근거** 통증에 의한 이동성 장애와 안정을 위해 부족한 자기관리를 돕는다.

➡ 치료에 대한 조정 **근거** 환자의 상태를 전하고 효과적인 물리 치료의 메뉴와 실시 시간을 검토·조정한다.

➡ 진통제의 효과적인 투약 **근거** 참기 힘든 통증은 환자의 안정을 해칠 뿐만 아니라 자세 이상을 초래하여 보행 시 낙상하기 쉽고, 불면증을 야기하는 등의 문제를 발생하기 쉽다.

➡ 배변을 조절한다. **근거** 배에 힘을 주어 복압이 걸리면 허리 통증을 악화시킬 위험성이 있다.

➡ 요양 지도를 실시한다. **근거** 바람직한 자세와 피해야 하는 동작에 대해 환자가 실천할 수 있도록 구체적으로 설명한다.

➡ 자기 판단의 위험성을 설명한다. **근거** 증상이 회복되어 가면 환자는 자기 판단으로 행동 확대 및 복약을 중단하는 경우가 있는데, 증상이 악화될 위험성이 있다.

2 간호 문제	간호 진단	간호 목표(간호 성과)
#2 교치 운동 장애, 신체 이동성 장애로 인해 일상생활에 지장을 초래하고 있다.	**자기관리 부족 증후군** **관련 요인:** 추간판 탈출증에 의한 신경근 압박 **진단 지표** ☐ 손가락의 정교한 작업을 할 수 없다(젓가락 사용, 단추 채우기, 글씨 쓰기 등). ☐ 보행의 변화(절뚝거림, 보행 자세 장애가 있다, 전진할 수 없다)에 의해 화장실에 갈 수 없다.	〈장기 목표〉 자기관리력이 높아져 ADL을 할 수 있다. 〈단기 목표〉 1) 적절한 지원에 의해 ADL을 유지한다. 2) 자조 도구, 보조 도구(지팡이, 보행기, 휠체어 등)의 효과적인 사용으로 자기관리 능력이 향상된다.

간호 계획	중재 포인트와 근거

OP 경과 관찰 항목

• 증상이나 장애로 인한 자기관리 부족의 정도

➡ 자기관리 부족의 정도를 관찰한다. **근거** 신경 장애와 통증 등 때문에 할 수 없게 된 동작과 안정 유지를 위해 제한되는 동작을 파악하고 ADL의 적절한 지원 내용에 대하여 평가한다.

TP 간호 치료 항목

• 장애 또는 지시된 안정도에 따라 ADL을 지원한다.

• 통증이나 저림 등의 증상을 배려한 지원 방법을 검토한다.

• 장애에 대해 자조 도구의 사용, 단추를 매직테이프로 변경하는 등의 생각으로 자기 건강관리 능력을 향상시킨다.

➡ 상태에 따라 ADL을 지원한다. **근거** 질환에 의한 장애뿐만 아니라 안정 지시를 위해 제한되는 동작도 있는 것에 배려하여 ADL을 적절한 방법으로 지원한다.

➡ 증상에 배려한 지원 방법을 연구한다. **근거** 지원 방법이나 손을 대는 부위에 따라 통증이나 저림을 강화시킬 가능성도 있기 때문에 고통을 악화시키지 않는 지원 방법에 대하여 환자에게 확인하면서 연구한다.

➡ 자조 도구 등을 활용한다. **근거** 자조 도구나 간호용품 등 도구를 궁리하여 스스로 할 수 있게 되는 동작이 있다. 환자·가족의 양해를 얻어 물품의 구입이나 수리 등을 검토·의뢰하여 자기관리를 향상시킨다.

• 지시된 안정도를 지키도록 생활 동작 방법을 구체적으로 설명·지도한다.

• 증상 악화를 초래할 걱정이 없는 동작에 대해서는 가능한 한 스스로 할 수 있도록 지도한다.

➡구체적인 생활 동작에 대하여 지도한다. 근거구두의 설명만으로는 실제 어떻게 해야 할지 인식할 수 없는 환자도 많다. 신체에 부하가 적은 동작에 대해서는 환자가 실천할 수 있을 때까지 지도하고 자기관리를 지원한다.

➡가능한 것은 스스로 하도록 격려한다. 근거안정 유지에 의해 관절 구축이나 근력 저하를 초래할 가능성이 있기 때문에 증상 악화를 초래할 걱정이 없는 자기관리와 관절 운동 등은 적극적으로 스스로 할 수 있도록 지도한다.

3 간호 문제	간호 진단	간호 목표(간호 성과)
#3 교치 운동 장애 및 보행 장애로 인해 낙상의 위험성이 있다.	낙상 위험 상태 **위험 요인:** 교치 운동 장애, 보행 곤란, 평형 기능 장애, 하지의 근력 저하, 감각 장애	〈장기 목표〉 낙상하지 않는다. 〈단기 목표〉 1) 안전한 환경이 유지된다. 2) 낙상에 주의하여 행동할 수 있다.

간호 계획	중재 포인트와 근거

OP 경과 관찰 항목

• 증상의 정도 관찰, 환자의 인식에 대하여 확인한다.

➡증상의 정도·환자의 위험에 대한 인식을 확인한다. 근거증상의 악화로 인해 장애의 정도도 심해지고 낙상 위험이 높아진다. 환자가 위험을 제대로 인식하고 행동할 수 없는 것도 위험을 증가시킨다.

TP 간호 치료 항목

• 안전한 환경을 정돈한다. 침대는 앉은 자세와 서는 동작을 편하게 할 수 있는 낮은 높이로 하며, 가로장을 장착하고, 장애물이 없도록 정돈한다.

• 장애의 정도에 따라 지팡이, 보행기, 휠체어, 휴대용 화장실 등의 보조 도구 및 관리 도구를 준비하고, 충분한 공간을 확보한다.

➡안전한 환경을 정비한다. 근거낙상의 위험은 침대에서 일어날 때 가장 높아진다. 낙상 방지를 위해서는 침대는 낮은 편이 안전하지만, 너무 낮은 경우 일어날 때 허리에 부담이 걸리므로, 환자가 편하게 이동할 수 있는 높이로 조정한다.

➡적절한 보조 도구 및 관리 도구의 사용을 고려한다. 근거장애의 정도 및 휴식 정도에 따라 보조 도구 및 간호용품은 다르다. 시력 장애와 근력 저하 또는 수면제를 사용하는 환자 등은 야간에 낙상 위험이 높아지기 때문에 밤에는 침대 옆에 휴대용 화장실을 설치하는 등을 고려한다.

EP 환자 교육 항목

• 일어나기 쉬운 사고와 장면, 그 대책에 대해 환자에게 설명하고 주의를 촉구한다.

➡낙상 사고 예방을 지도한다. 근거신체 상태에 따라 일어나기 쉬운 사고와 장면을 환자가 구체적으로 상상할 수 있는 것으로 주의력이 높아진다. 설명하면서 대책을 환자와 함께 생각하고 실천을 지원한다.

4 간호 문제	간호 진단	간호 목표(간호 성과)
#4 두려움과 불안이 있어 검사나 수술을 받아들일 수 없다.	공포 **관련 요인:** 잠재적으로 스트레스가 쌓인 상황에서 지원 시스템의 분리 (침습적인 검사 및 수술) **진단 지표** □ 걱정이라는 호소	〈장기 목표〉 환자의 불안이 완화되고 납득하여 검사나 수술에 임할 수 있다 〈단기 목표〉 1) 불안하게 느끼고 있는 것과 그 내용을 표출할 수 있다. 2) 불안하게 느끼고 있는 것에 대해 긍정적으로 구체적인 행동을 취할 수 있다.

□ 무섭다는 호소
□ 긴장이 된다는 호소
□ 경계심 증대
□ 맥박수 증가
□ 근육 긴장

간호 계획	중재 포인트와 근거

OP 경과 관찰 항목

- 표정, 언행, 행동 관찰을 통해 심리 상태의 파악

➡ 심리 상태에 주목한다. **근거** 척수 조영 등의 침습적인 검사나 수술에 대하여 통증은 없는지 마취하면 어떻게 되는지, 수술 후 상태에서 배설은 어떻게 하는지, 얼마나 입원해야 하는지 등 환자는 다양한 두려움과 불안을 안기 쉽다.

- 수면 상태에 대한 관찰, 확인

➡ **근거** 불안과 공포감이 심하면 입면이 어려워지거나, 중간에 자꾸 깨며, 숙면할 수 없게 된다. 또한 낮의 각성과 주의력에도 영향이 있다.

TP 간호 치료 항목

- 신뢰 관계 구축을 위해 커뮤니케이션을 취하고, 이야기하기 쉬운 관계, 분위기 만들기에 노력한다.

➡ 신뢰 관계 구축에 노력한다. **근거** 실제로 검사 · 처치가 끝날 때까지 공포와 불안을 완전히 제거하는 것은 곤란할 수도 있지만 신뢰 관계를 구축하는 것에 의해 환자가 안심하고 의료진에게 심신을 맡기는 기분이 될 수 있다.

- 의사의 설명을 충분히 들을 수 있도록 조정하고 설명 장소에 동석하여 필요에 따라 보충 설명을 한다.

➡ 의사의 설명에 대하여 배려한다. **근거** 검사 · 수술 등에 관해 환자가 납득하지 못한 채 실시하는 것은 피한다. 필요한 경우 의사와 대화할 수 있는 장소를 조정한다. 의사의 설명을 이해하지 못하고, 질문을 하지 못하거나 하는 환자도 있으므로 인상적인 것을 환자를 대신하여 질문하거나 의사의 설명을 알기 쉬운 표현으로 보충하는 것도 필요하다.

- 가족이나 친구들과의 상담이나 면회를 희망하는 경우에는 가능한 한 실현할 수 있도록 조정한다.

➡ 면회에 대해 배려한다. **근거** 환자는 근로 세대인 경우가 많아 병원에서 정해진 시간 내에 친구 및 동료와의 면회가 어려운 경우도 있다. 면회가 불안 완화에 유효하다고 생각되는 경우에는 시간 외의 면회 및 위치 조정 등에 대해 배려한다.

EP 환자 교육 항목

- 예정되어 있는 검사와 수술 내용, 준비 및 실시 후 생활 방법, 주의점 등을 상세히 설명하고 납득할 수 있도록 지원한다.
- 기타 불안하게 느끼고 있는 것이 있으면, 염려하지 말고 무엇이든 물어보도록 전한다.

➡ 경과에 대해 설명한다. **근거** 검사 · 수술과 그 전후에 대한 구체적인 이미지가 되면 자기의 과제가 분명하게 되어 대처가 가능해진다.

➡ 두려움과 불안의 내용의 표출이나 질문을 촉구한다. **근거** 검사나 수술에 대한 의문이나 불안을 남긴 채로 있으면 이에 임하는 것이 곤란해지기 때문에 스스로도 해결을 위해 적극적이 될 필요성을 갖게 한다.

5 간호 문제	간호 진단	간호 목표(간호 성과)

#5 통증, 저림, 불안에 의해 숙면을 취할 수 없을 가능성이 있다.

불면증
관련 요인: 통증, 저림, 불안
진단 지표
□ 환자가 잠들기 어려움을 호소
□ 환자가 수면에 대한 불만을 호소
□ 환자가 잠에서 깨지 않는다고 호소한다.

〈장기 목표〉 밤에 충분한 수면이 가능하여 낮 활동에 지장이 없다.
〈단기 목표〉 1) 숙면감을 얻을 수 있다. 2) 낮에 졸음과 피로감이 없다.

<table>
<tr><th>간호 계획</th><th>중재 포인트와 근거</th></tr>
<tr><td>

OP 경과 관찰 항목
- 증상의 정도, 불안 내용의 관찰 · 확인

- 수면 상태의 관찰 · 확인

TP 간호 치료 항목
- 잠잘 수 있는 환경의 조정

- 증상의 조절을 도모한다.

- 수면유도제의 투여에 대해 의사와 상담한다.

EP 환자 교육 항목
- 불안과 걱정이 되는 생각을 표출하도록 한다.

- 규칙적인 생활 패턴이 되도록 지도한다.

</td><td>

➡ **근거** 수면 장애의 원인이 될 수 있는 증상이나 불안 내용에 대해 관찰하고 환자에게 확인하여 상황에 대한 평가를 한다.
➡ **근거** 객관적인 수면 시간, 환자 자신의 숙면감, 낮 동안의 졸음과 피로감을 파악하고 수면 장애가 어느 정도 심각한지를 판단한다.

➡ **근거** 불쾌한 소리(모니터 소리, 의료진의 발소리와 같은 병실 환자의 코고는 소리 등) 및 적정하지 않은 실온이나 조명 등은 입면을 더욱 방해한다.
➡ **근거** 통증과 저림 때문에 입면이 어려운 경우는 취침 시간에 맞춰 지시된 진통제를 투약한다.
➡ **근거** 수면 장애가 지속되면 때로는 치료 지속이 어려워지고, 피로에 의해 영양 섭취 부족이나 체력 저하를 초래할 위험성이 있다. 환경 조정이나 증상 조절을 해도 잠들기 어려운 경우 의사와 상담하여 수면 유도제의 처방을 검토한다.

➡ **근거** 불안이나 걱정거리가 있는 상태로는 취침이 어려워지거나 잠을 깊게 잘 수 없다. 환자 스스로도 문제의 해결을 위해 적극적이 될 필요성을 설명한다.
➡ **근거** 낮에 자면 밤에 잠들기 어려워지고 밤낮이 바뀌는 현상이 발생한다. 따라서 의식하고 규칙적인 생활 패턴을 취하도록 지도한다.

</td></tr>
</table>

<table>
<tr><th>6 간호 문제</th><th>간호 진단</th><th>간호 목표(간호 성과)</th></tr>
<tr><td>

#6 배뇨 장애를 초래하고 있다.

</td><td>

배뇨 장애
관련 요인: 추간판 탈출증에 의한 마미 신경의 압박
진단 지표
☐ 빈뇨
☐ 지연성 배뇨
☐ 요폐

</td><td>

〈장기 목표〉 배뇨 장애가 개선된다.
〈단기 목표〉 1) 배뇨 장애에 대해 적절한 관리를 받을 수 있다. 2) 배뇨 장애에 따른 2차적인 문제가 발생하지 않는다(신장 장애, 요실금에 의한 피부 문제 등).

</td></tr>
</table>

<table>
<tr><th>간호 계획</th><th>중재 포인트와 근거</th></tr>
<tr><td>

OP 경과 관찰 항목
- 증상의 출현 상황, 정도의 관찰

TP 간호 치료 항목
- 빈뇨 상태에 있는 경우는 침대 옆에 소변용기를 두고 배뇨에 응할 수 있도록 한다.

- 잔뇨감이 있는 경우에는 복부를 압박하여 배뇨를 시도한다.

</td><td>

➡ 배뇨 장애의 정도를 파악한다. **근거** 배뇨 장애는 신경 장애의 진행을 의미하는 경우가 많으며, 그 정도의 파악이 중요하다. 요폐를 일으킨 경우는 긴급 수술의 적응이 되기 때문에 조기 발견이 필수적이다.

➡ 소변용기를 설치한다. **근거** 배뇨 간격이 짧은 경우, 빈번한 화장실에 갈 때 보행으로 피로하고 또한 급한 걸음이 되어 낙상 위험이 높아지기 때문에 환자에게 설명하고 침대 옆에서 소변기 사용을 권한다.
➡ 배뇨 촉진을 시도한다. **근거** 복부를 요도구쪽으로 향하여 손으로 밀며 압박하여 방광 내에 남아 있는 소변의 배출을 촉진한다.

</td></tr>
</table>

- 잔뇨, 요폐에 대해서는 의사와 상담하여 간헐적 요도 및 방광 카테터의 유치를 고려한다.

 환자 교육 항목
- 병상의 악화로 배뇨 장애를 일으킬 수 있는 것을 설명하고 증상을 알게 되면 즉시 말하도록 지도한다.

➡ 요도를 시행한다. **근거** 소변이 방광 허용량을 넘으면 신장에서의 유출이 억제되어 수신증을 일으킨다. 맨손으로 배뇨 촉진이 효과적이지 않을 경우 요도가 필요하게 된다.

➡ **근거** 배뇨 장애는 환자가 호소하지 않으면 발견하기 어려운 증상이다. 수신증 등의 2차 발병을 예방하기 위해 증상을 알게 되면 즉시 말하도록 설명한다.

7 간호 문제	간호 진단	간호 목표(간호 성과)
#7 생활 재개 및 사회 복귀에 대한 불안이 있다.	**불안** **관련 요인:** 역할 기능에 대한 위협, 역할 상태에 대한 위협, 경제 상황에 대한 위협 **진단 지표** ☐ 인생의 사건의 변화에 따른 걱정을 표현 ☐ 수면 장애 ☐ 목적 없는 행동 ☐ 의식 집중이 어려운 ☐ 학습 능력의 약화	〈장기 목표〉 퇴원 후의 생활에 대한 불안이 완화되고 적극적으로 재활 및 퇴원 준비를 할 수 있다. 〈단기 목표〉 1) 위협으로 느끼고 있는 것의 내용을 표출할 수 있다. 2) 재활 및 퇴원 준비에 적극적으로 임할 수 있다.

간호 계획	중재 포인트와 근거

 경과 관찰 항목
- 심리 상태 파악

➡ **근거** 질환의 원인이 직업 수행상의 작업이나 자세인 경우가 많으며, 환자의 대부분이 직장에 돌아갈 수 없는 것은 아닌가 하는 위협을 느끼고 있다. 또한 복귀 가능한 경우에도 언제부터 복귀할 수 있는지, 몸 동작에 제한은 없는가 하는 걱정을 안고 있다.

- 수면 상태에 대한 관찰, 확인

➡ **근거** 불안과 공포가 심하면 수면 장애를 초래하기 쉽기 때문에 객관적으로 수면 상황과 낮 동안의 모습을 관찰하고 숙면할 수 있는지 여부를 환자에게 묻는다.

 간호 치료 항목
- 신뢰 관계 구축을 위해 환자·가족과의 커뮤니케이션에 노력하고, 이야기하기 쉬운 관계, 분위기를 만든다.
- 필요한 경우, 의사, 직장 관계자, 가족과 퇴원 후 직장 복귀 및 시기에 대해 상담 기회를 만든다.

➡ 신뢰 관계 구축에 노력한다. **근거** 신뢰 관계가 구축됨으로써 안심하고 불안해하고 있는 것을 상담하는 기분이 될 수 있다.
➡ 직장 복귀를 위한 상담 **근거** 환자와 직장 관계자만으로 복귀 가능성이나 시기를 상담하면 객관적인 판단이 곤란하거나 환자에게 불리한 선택이 될 가능성도 있다. 의사와 간호사, 가족도 포함하여 상담하는 것으로 전문적인 관점, 가정에서 지원 등을 고려한 검토가 가능해진다.

 환자 교육 항목
- 활용 가능한 사회 자원에 대한 정보를 제공한다.

➡ **근거** 환자·가족은 지역사회의 자원에 대한 정보를 모르고 있는 경우가 많다. 입원 중이나 퇴원 후 경제적 불안이 있는 경우에는 사회 복지사의 중재를 검토하고, 환자 수당금(건강 보험 가입자) 등의 제도에 대한 정보 제공이 유효한 경우도 있다.

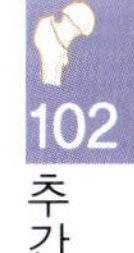

8 간호 문제	간호 진단	간호 목표(간호 성과)
#8 감각 장애로 인해 신체에 손상을 초래할 가능성이 있다.	신체 손상 위험 상태 **위험 요인:** 감각 장애	〈**장기 목표**〉 신체 · 피부 손상이 없다. 〈**단기 목표**〉 장시간의 국소 압박, 저온 자극, 낙상 등에 의한 외상이 발생하지 않는다.

간호 계획	중재 포인트와 근거

OP 경과 관찰 항목
- 증상의 범위, 정도의 관찰

- 장애 부위의 피부 상태의 관찰

TP 간호 치료 항목
- 감각 장애가 있는 부위를 보호한다.

EP 환자 교육 항목
- 환자 · 가족에 감각 장애가 있는 부위를 따뜻하게 하거나 차갑게 하지 않게 설명한다. 또한 같은 체위를 유지하는 것을 피하고 동작 시에는 낙상하거나 주변에 신체를 부딪치지 않도록 주의를 촉구한다.

➡ 증상(감각 장애)에 대해 체크한다. **근거** 감각 장애로 인해 장시간 압박과 온열 자극에 주의하지 못하고 국소의 욕창이나 저온 화상을 초래할 위험이 있다.

➡ **근거** 환자는 감각 장애에 대한 자신의 손상이나 장애가 발생한 것을 알기 어렵기 때문에 실제로 피부 손상을 일으키지 않았는지 관찰 · 확인할 필요가 있다.

➡ **근거** 감각 장애가 있는 부위에 부적절한 자극이나 손상이 가해지지 않도록 완충이 되는 위생 재료를 장착하고, 환경 정비를 실시하는 등 방어책을 실시한다.

➡ 손상 방지를 위한 지도를 실시한다. **근거** 감각 장애로 인해 장시간 압박과 온열 자극, 타박에 의한 손상을 받아도 깨닫기 어렵다.

9 간호 문제	간호 진단	간호 목표(간호 성과)
#9 교치 운동 장애에 대한 복약의 자기관리가 어려워지기 쉽다.	비준수 **관련 요인:** 관리의 간편성, 관리 제공자의 지속성, 계획된 치료 행동에 관련한 기능 **진단 지표** ☐ 지시에 따르지 않는 것을 나타내는 행동 ☐ 개선되지 않는다.	〈**장기 목표**〉 처방된 약을 지시대로 계속 복용할 수 있다. 〈**단기 목표**〉 매번 내복약을 확실하게 복용할 수 있다.

간호 계획	중재 포인트와 근거

OP 경과 관찰 항목
- 증상의 범위, 정도의 관찰

- 교치 운동의 정도를 관찰한다.

TP 간호 치료 항목
- 입원 중 약물 관리, 복약 시의 지원 방법에 있어서 환자의 자기관리 능력, 희망 등을 배려하여 지원 방법을 정한다.

➡ 증상에 대해 체크한다. **근거** 통증과 저림의 악화는 교치 운동 장애의 정도에 영향을 미친다.
➡ **근거** 환자의 자기관리 능력을 살린 간호 지원 방법을 검토하기 위해 어떤 동작이 가능 · 곤란한지 여부를 파악한다.

➡ 자기관리 수준에 따라 입원중인 약의 관리 · 복약 지원을 한다. **근거** 자기관리 능력을 살린 관리 · 복약 지원 내용으로 하여, 환자 자신의 복약에 대한 관심을 높인다. 약의 형태를 변경할 수 있는 것(가루약 캡슐 정 등)은 의사 · 약사와 상담하고 환자가 취급하기 쉬운 것으로 변경한다.

- 퇴원 후 약물 관리 방법, 복약 시의 지원 방법에 대하여 환자의 자기관리 능력과 가족의 지원 방법을 고려하여 조언한다.

 환자 교육 항목

- 처방되는 약물의 작용·부작용에 대해 설명하고 정확하게 복약하도록 지도한다.

➡ 퇴원 후 복약 관리에 대해 조언한다. **근거** 약국에서 받은 약 봉지채로는 자기관리가 어려운 경우가 있다. 가족 지원 방법에도 주목하고 1회분씩 나누어 약통에 넣는 등의 지원을 제안한다.

➡ 약에 대하여 설명한다. **근거** 약에 대하여 이해하는 것은 준수의 향상으로 이어진다. 또한 부작용의 조기 발견과 조절로 연결된다.

Step1 영향 평가	Step2 간호 초점	Step3 계획	Step4 실시	Step5 평가

병기·병태·중증도별 관리 포인트

【급성기】 보존적 치료를 통해 자연 회복하는 경우가 많으므로 급성은 특히 환부의 안정과 부하가 경감되도록 환자에게 설명하고, 안전·안락하게 휴양할 수 있도록 병상 환경의 정돈을 한다. 또한 병세 악화에 주의하고 관찰을 계속한다. 신체 가동역의 제한으로 인해 자기관리가 부족하기 쉽기 때문에, ADL을 지원한다.

【주술기】 안정과 물리 치료, 약물 치료로도 증상이 좋아지지 않는 경우나, 마미 증상이 있는 경우 수술 적응이 된다. 이 경우에는 마취 및 수술로 인한 전신 및 국소의 침습과 창부 통증, 안정 와상에 의한 근력 저하 등이 발생하므로 이러한 관찰. 통증 완화 치료, 폐용 증후군의 예방을 실시한다.

【회복기】 생활 동작을 다시 하기 위한 재활이 중심이 된다. 질환의 원인이 업무상 작업이나 자세의 영향인 것으로 많은 환자·가족의 대부분이 직장 복귀 및 생활 재개에 대해 불안을 안고 있기 때문에 환부에 부담을 주지 않는 동작을 배울 수 있도록 지도와 조언을 한다. 필요에 따라 작업 내용 및 복귀시기에 대해 의사, 직장 관계자와 상담할 수 있도록 조정한다.

간호 활동(간호 중재) 포인트

환부의 안정 유지
- 침상 안정을 안전·안락하게 유지할 수 있도록, 매트리스의 선택, 적절한 침대 각도, 물품 배치에 대한 생각, 같은 병실의 환자의 조절 등을 한다.
- 지시된 진통제를 효과적으로 투약하고 고통의 완화를 도모한다. 충분한 진통을 얻을 수 없는 경우 다시 의사와 상담한다.
- 배변의 조절을 도모하고, 힘주기에 의한 요추에 부담을 피한다(요추 추간판 탈출증의 경우).
- 환자·가족에게 안정 유지의 필요성과 근거에 대해 설명하고 요양 중의 생활 방법, 피해야 할 동작을 지도한다.

ADL 지원
- 신경 장애나 통증 등으로 할 수 없게 된 동작과 안정 유지를 위해 제한되는 동작에 대하여 지원한다.
- 통증과 저림을 배려하여 그들을 강화시키지 않는 지원 방법에 대해 환자에게 확인하면서 연구한다.
- 자조 도구나 간호용품 등을 궁리하여 환부에 미치는 영향이 없이 환자가 스스로 할 수 있게 되는 동작에 대하여는 환자·가족의 양해를 얻어 물품 구입 및 수리를 하여 요양 생활에 도입한다.
- 안정 유지에 의해 관절 구축이나 근력 저하를 초래할 가능성이 있으므로, 증상 악화를 초래할 걱정이 없는 자기관리 및 관절 운동 등은 적극적으로 스스로 할 수 있도록 지도한다.

낙상 방지에 대한 연구
- 침대에서 일어설 때의 낙상을 방지하기 위해 환자가 무리 없이 이동할 수 있는 낮은 높이로 침대를 조절한다. 또한 만일의 낙상에 대비하여 공간을 확보하고 주위에 장애물을 두지 않도록 한다.
- 장애의 정도 및 안정도에 따라 휠체어나 보행기 등의 보조 도구로 선택·준비한다.
- 시력 장애와 근력 저하 또는 수면제를 사용하고 있는 환자는 야간만이라도 침대 옆에 소변 용기 및 휴대용 화장실을 설치하는 것을 고려한다.
- 일어나기 쉬운 사고와 장면에 대해 환자가 구체적으로 상상할 수 있도록 설명하고 대책에 대해 환자와 함께 생각한다.

- 커뮤니케이션을 취해 신뢰 관계 구축에 노력하고 또한 이야기하기 쉬운 분위기를 만들어 환자가 안고 있는 불안과 의문으로 생각하고 있는 것의 표출을 하도록 하고, 상담 및 조언을 실시한다.
- 검사 · 수술 등에 관해 환자가 납득하고 판단할 수 있도록 의사와의 상담을 조정하고 인상적인 것을 환자를 대신하여 질문하거나 의사의 설명을 알기 쉬운 표현으로 보충하기도 한다.
- 규정 시간에 친구 또는 동료가 면회 오는 것이 곤란한 경우 면회가 불안 완화에 유효하다고 생각될 때는 시간 외의 면회 및 이를 위한 장소 조정을 한다.

퇴원 · 요양 지도

- 퇴원 후의 생활에 있어서 무리한 자세로 무거운 물건을 들거나 · 운반, 몸을 앞으로 굽히고 물건을 줍는 등 척추에 부담이 걸리는 자세와 행동에 대해 구체적으로 설명하고 이를 피하도록 지도한다.
- 직장 복귀 시기 및 업무 내용 등에 대해서는 의사와 상담하도록 한다.
- 변비가 되지 않기 위해 생활 습관을 갖추도록 지도한다.
- 약물 치료가 계속되는 경우 확실하게 복용할 수 있는 방법에 대해 환자 · 가족과 상의하고 연구에 대하여 조언한다.
- 통증 · 저림의 악화, 보행 장애, 배뇨 장애 등의 증상이 나타나면 즉시 진찰할 것을 촉구한다.
- 수술 치료를 한 환자에게 실밥 제거 후 창부의 관리 방법, 목욕이나 세발 시의 주의, 넥 칼라와 코르셋 필요성과 장착 기간 등을 설명한다.

| Step1 영향 평가 | Step2 간호 초점 | Step3 계획 | Step4 실시 | Step5 평가 |

평가 포인트

간호 목표 달성도
- 침상 안정이 안전 · 안락하게 유지되었는가?
- 통증 완화를 충분히 도모할 수 있었는가?
- ADL은 제대로 지원할 수 있었는가?

● 참고 문헌
스기오카 요이치 감수: 가미나카 정형외과학, 하권, 22판, 남산당, 2004.

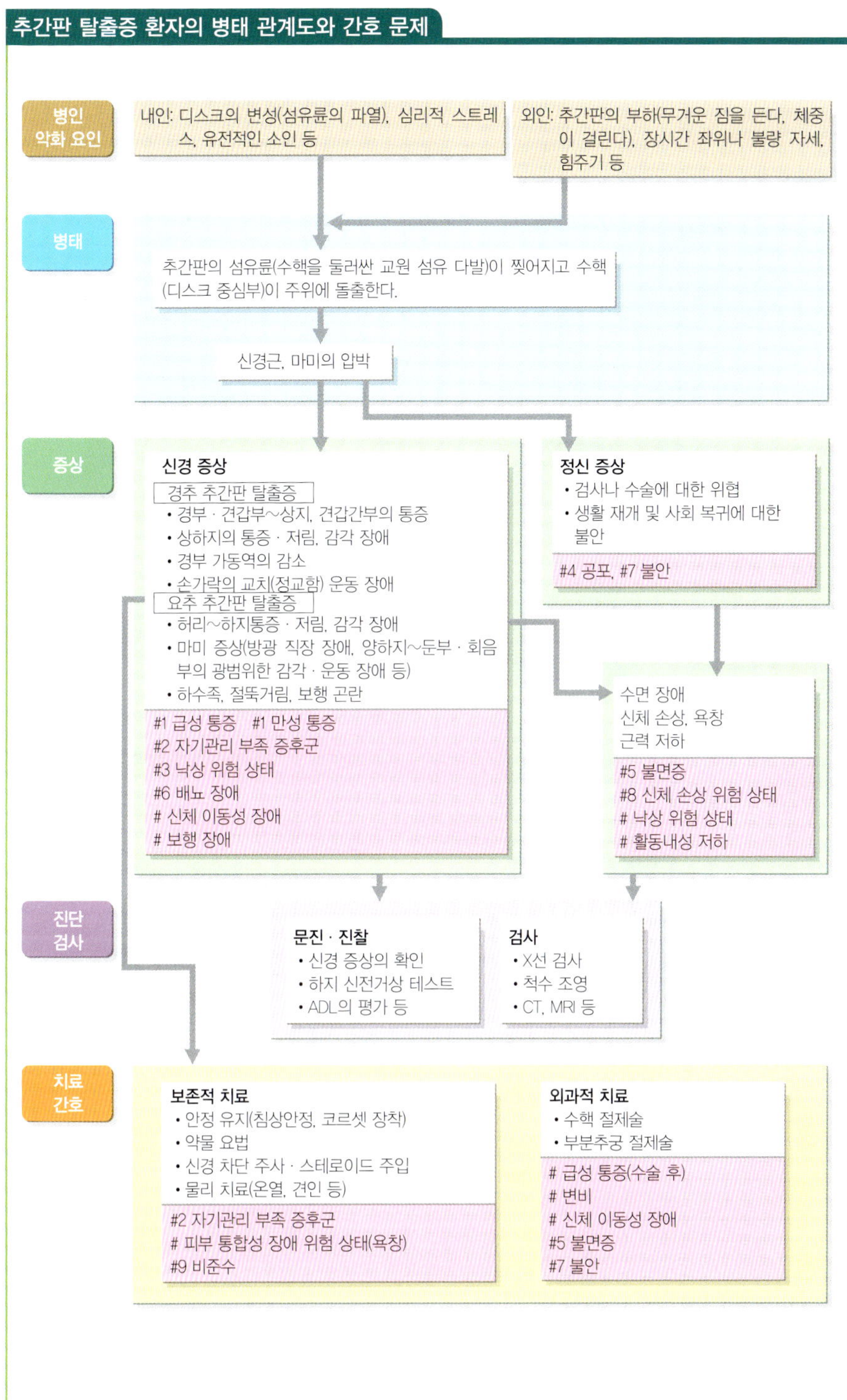

병인
악화 요인

내인: 디스크의 변성(섬유륜의 파열), 심리적 스트레스, 유전적인 소인 등

외인: 추간판의 부하(무거운 짐을 든다, 체중이 걸린다), 장시간 좌위나 불량 자세, 힘주기 등

병태

추간판의 섬유륜(수핵을 둘러싼 교원 섬유 다발)이 찢어지고 수핵(디스크 중심부)이 주위에 돌출한다.

신경근, 마미의 압박

증상

신경 증상
경추 추간판 탈출증
• 경부 · 견갑부~상지, 견갑간부의 통증
• 상하지의 통증 · 저림, 감각 장애
• 경부 가동역의 감소
• 손가락의 교치(정교함) 운동 장애
요추 추간판 탈출증
• 허리~하지통증 · 저림, 감각 장애
• 마미 증상(방광 직장 장애, 양하지~둔부 · 회음부의 광범위한 감각 · 운동 장애 등)
• 하수족, 절뚝거림, 보행 곤란

#1 급성 통증   #1 만성 통증
#2 자기관리 부족 증후군
#3 낙상 위험 상태
#6 배뇨 장애
신체 이동성 장애
보행 장애

정신 증상
• 검사나 수술에 대한 위협
• 생활 재개 및 사회 복귀에 대한 불안

#4 공포, #7 불안

수면 장애
신체 손상, 욕창
근력 저하

#5 불면증
#8 신체 손상 위험 상태
낙상 위험 상태
활동내성 저하

진단
검사

문진 · 진찰
• 신경 증상의 확인
• 하지 신전거상 테스트
• ADL의 평가 등

검사
• X선 검사
• 척수 조영
• CT, MRI 등

치료
간호

보존적 치료
• 안정 유지(침상안정, 코르셋 장착)
• 약물 요법
• 신경 차단 주사 · 스테로이드 주입
• 물리 치료(온열, 견인 등)

#2 자기관리 부족 증후군
피부 통합성 장애 위험 상태(욕창)
#9 비준수

외과적 치료
• 수핵 절제술
• 부분추궁 절제술

급성 통증(수술 후)
변비
신체 이동성 장애
#5 불면증
#7 불안

눈으로 보는 질환

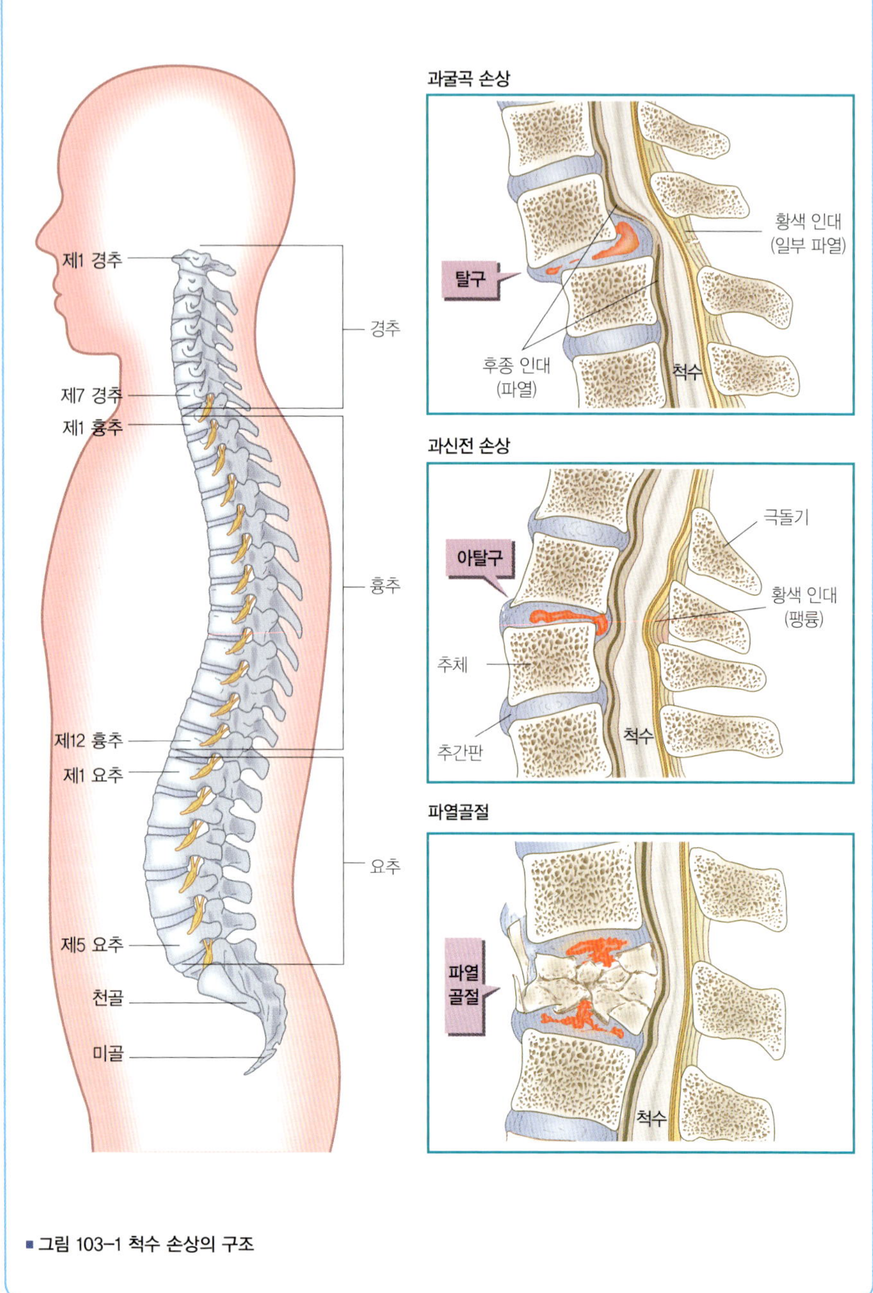

■ 그림 103-1 척수 손상의 구조

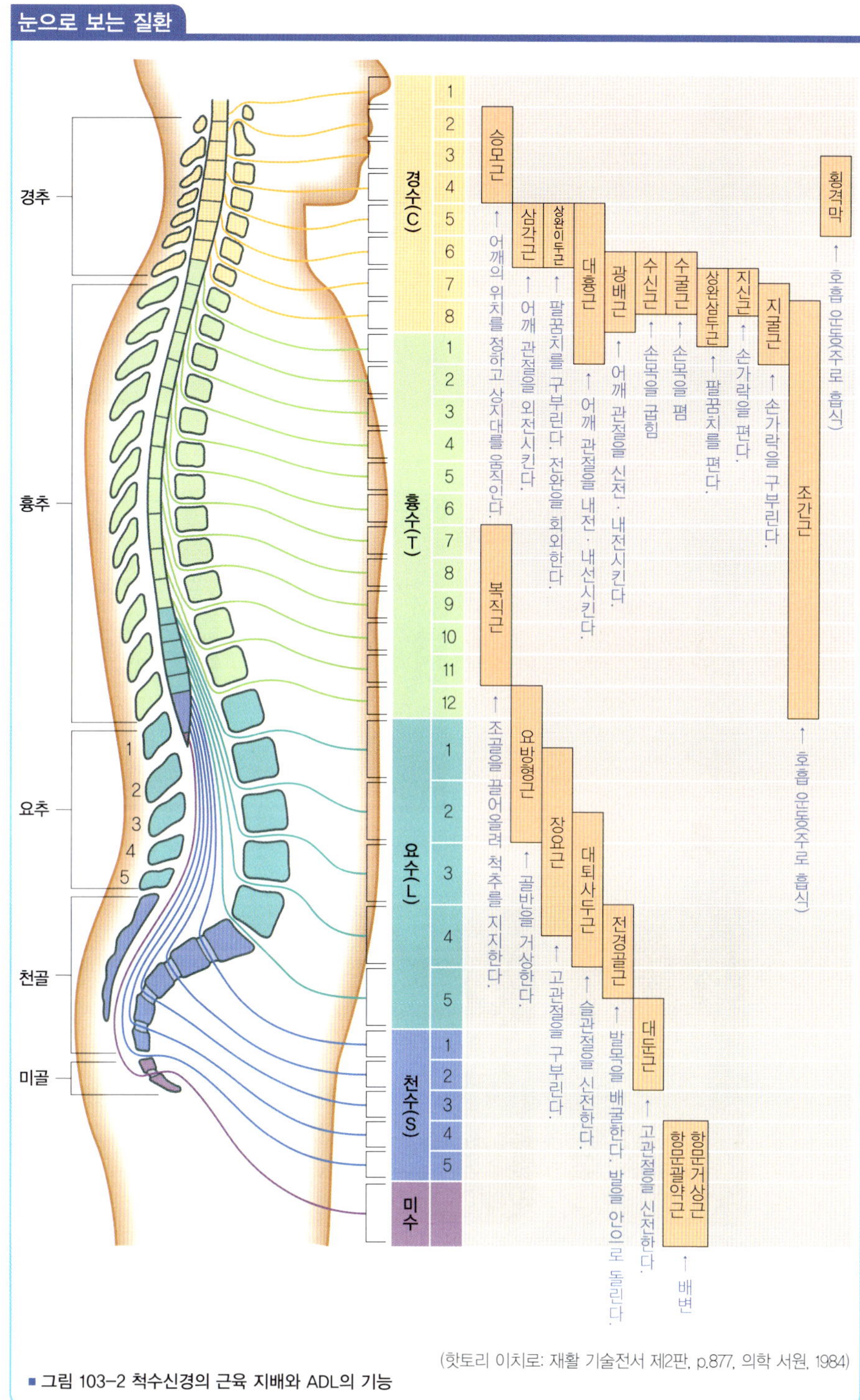

(핫토리 이치로: 재활 기술전서 제2판, p.877, 의학 서원, 1984)

■ 그림 103-2 척수신경의 근육 지배와 ADL의 기능

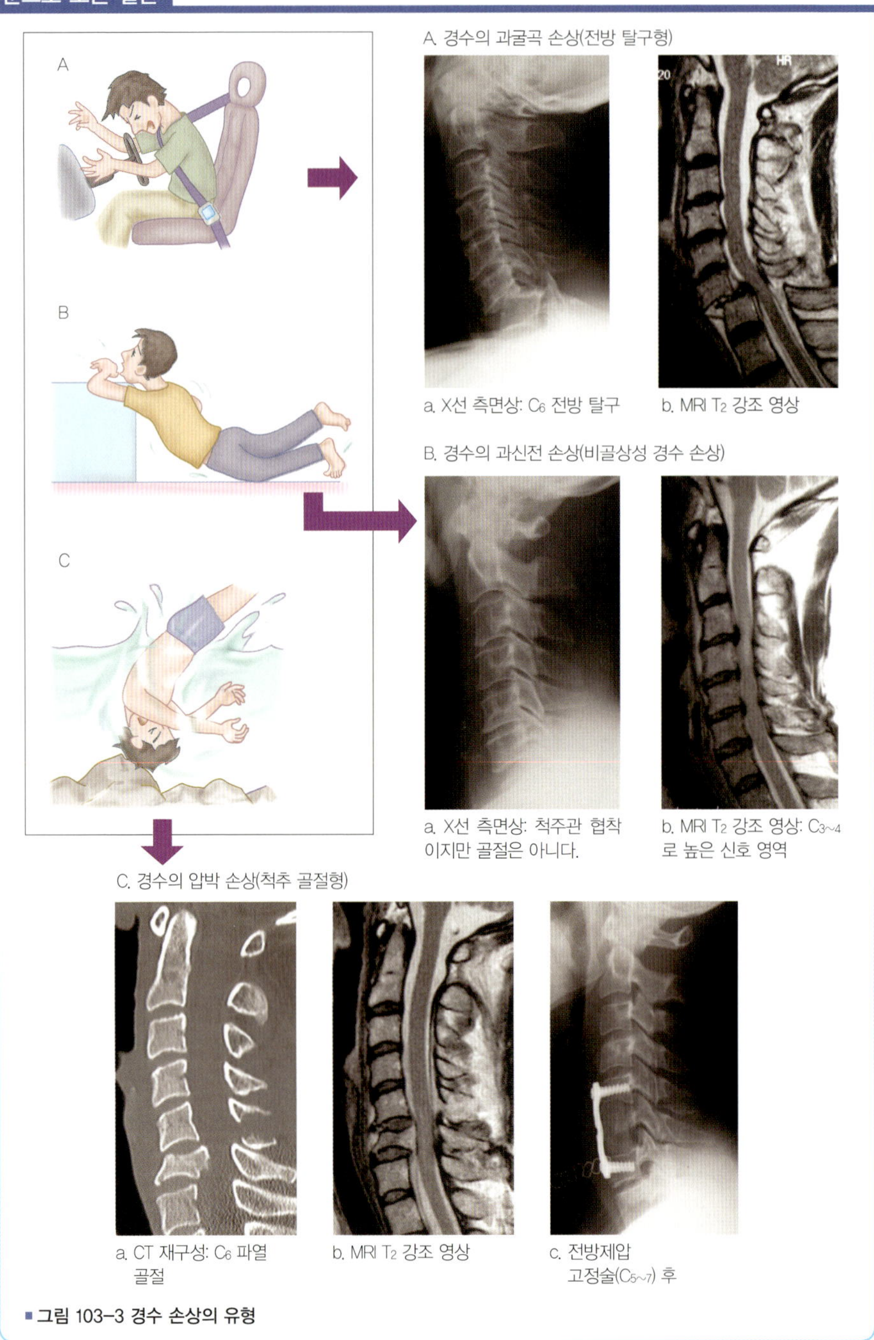

■ 그림 103-3 경수 손상의 유형

척수에 외력이 가해져 척수의 기능이 손상되는 것을 척수 손상이라 한다. 기계적 외력에 의해 신경 조직이 좌멸하는 1차 손상과 그에 따라 장애 범위가 확대되는 2차 손상으로 구성된다. 추골의 골절이나 탈구가 있어도 마비를 수반하지 않는 것은 척추 손상이라 한다.

● 경수 손상

중·하위 경추(C_3~T_1)의 경수 손상을 부상기전으로 보면 과굴곡 손상, 압박 손상, 과신전 손상으로 3개가 중요하다. 상위 경추(후두골~C_2) 손상에서 경수 손상의 빈도는 낮지만 축추관절돌기 사이 골절(행맨 골절: C_2의 추체와 추궁이 벌어지는 골절)에서 척수에 걸리는 견인력이 강력하면 호흡 마비로 인해 죽음에 이를 수 있다.

- 과굴곡 손상(전방 탈구형): 안전벨트를 한 상태로 정면충돌한 경우가 전형적이며, 상위 추체가 전방으로 탈구하고, 상위 추궁과 하위 추체에 좁아진 척수는 좌멸된다(그림 103-3-A).
- 과신전 손상(비골상성 경수 손상): 앞으로 넘어져 얼굴과 턱을 타박하면 경추는 과도한 신전을 면치 못한다. 상위의 추체는 순간적으로 뒤로 어긋나기 때문에 척수가 손상되는 것으로 생각한다. 후종인대 골화증 등에 의한 경추 전체 이동성의 감소와 척주관 협착증 상태를 기반으로 발생한다(그림 103-3-B).
- 압박 손상(추체 골절형): 얕은 물에 머리부터 뛰어드는 등 정수리를 강타했을 경우에 발생한다. 축압에 의해 추체의 후방에서 척주관으로 밀려난 골절 조각이 척수를 전방에서 압박한다(그림 103-3-C).

● 흉수·허리 골수 손상

흉추에서 요추까지의 이행부(T_{11}~L_2)는 후만에서 전만으로의 이행부이고, 흉곽이나 인대에 의한 보강이 부족하기 때문에 골절의 빈도가 높다. 이 중 척수를 손상하기 쉬운 것은 탈구골절과 파열골절이다. 또한 골다공증의 노인에서는 비교적 가벼운 축압에도 흉요추의 압박 골절이 많이 발생하지만, 압박 골절은 척주관에는 손상이 미치지 않기 때문에 급성 척수 손상이 되는 것은 드물다.

- 탈구골절: 흉요추의 탈구골절은 낙상 시에 요추부로 떨어진 경우 등에 발생한다. 거의 모든 척주 인대가 파열되어 매우 불안정한 상태가 된다.
- 파열골절: 낙상 시에 둔부로 착지했을 때 흉요추에 강한 축압이 가해지면 추체의 파열골절을 일으킨다.
- 추체 후방의 골절 조각이 척추관내에 박혀 척수를 압박한다(그림 103-4).

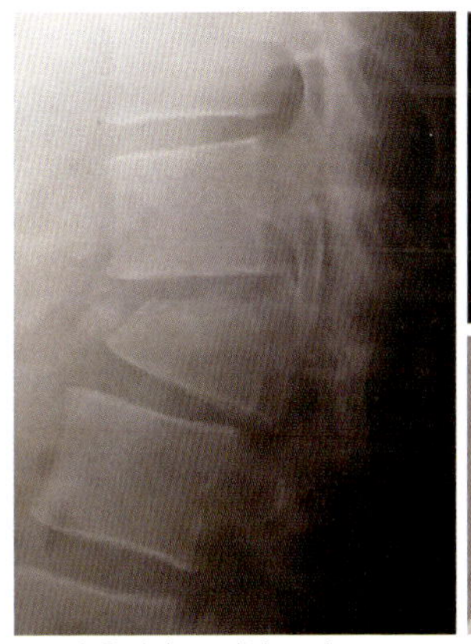

a. X선 측면상: L_1 파열 골절

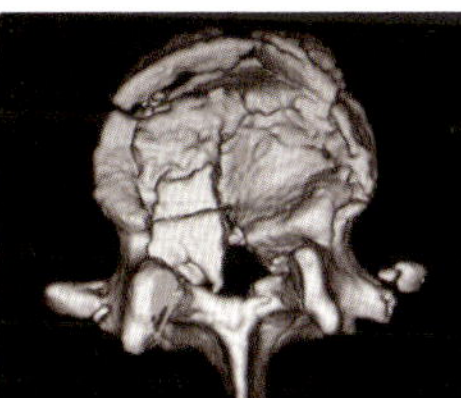
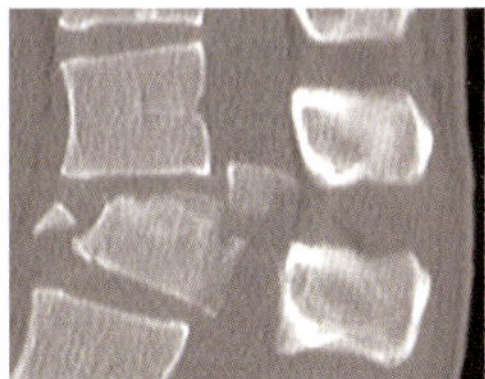

b. CT 재구성 영상

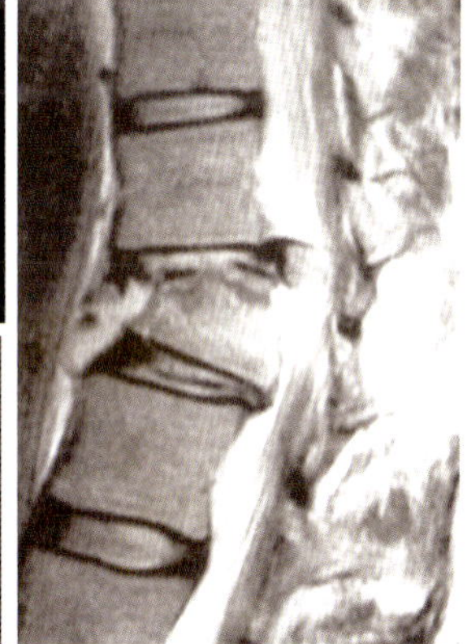

c. MRI T_2 강조 영상

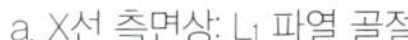
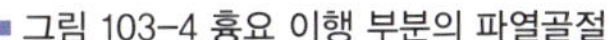

■ 그림 103-4 흉요 이행 부분의 파열골절

■ 표 103-1 프랭클의 평가법

병인 · 악화 요인

- 부상 원인: 젊은 층에서는 교통사고, 높은 곳에서의 추락이 많고 이어 스포츠 외상, 낙하물의 직격 등이 있다. 노인은 낙상 등 외력의 크지 않은 외상으로도 경추의 과신전 손상을 일으킬 수 있다.
- 1차 손상과 2차 손상: 외력에 의해 척수 · 마미를 둘러싼 척주관이 변형되어 신경 조직의 좌멸 및 과견인을 일으킨다(1차 손상). 이어 혈류가 두절된 부분의 조직은 저산소 상태로 인해 괴사에 이른다. 또한 손상 혈관에서 염증성 세포가 척수에 침윤하여, 염증성 사이토카인의 방출 등으로 기계적 좌멸 조직의 주변세포도 괴사에 빠진다(2차 손상). 그 후 염증이 진정되면 신경 조직이 괴사한 다음의 공동의 주위에 궤양조직이 형성되어 축삭의 재생을 저해하게 된다.

역학 · 예후

- 일본에서는 1년에 5천 명 안팎의 신규 중증의 척수 손상 환자가 발생하고 있다. 경수 손상 및 흉수 이하의 손상 비율은 약 3:1로 되어 있다. 발생 연령은 20세 전후와 60세 전후에 많다.
- 경수손상
- 과굴곡 손상(전방 탈구형)은 경수 손상 환자의 30~40%로 젊은 사람에게 많다. 손상 고위는 $C_{5/6}$이 가장 많고, 이어 $C_{6/7}$이다. 압박 손상(추체 골절형)도 젊은 층에 많고, 발생 고위는 C_5, C_6가 많다. 청장년의 경우 손상 고위가 $C_{5/6}$ 이하의 경수 손상은 완전 마비라도 훈련을 통해 어느 정도 자립하는 생활을 가능하게 한다.
- 과신전 손상(비골상성 경수 손상)은 증가 경향에 있어, 최근에는 경수 손상의 절반 이상을 차지한다. 손상 고위는 $C_{3/4}$이 약 60%로, C_5 아래에는 적다. 연령층은 50~60대가 많다.
- 흉수 · 요수 손상
- 탈구골절에 의한 척수 손상의 원인은 추락 사고에 의한 것이 가장 많았고 이어 자전거를 포함한 자동차 사고, 중량물의 낙하이다. 손상 고위는 T_{11}~L_1의 빈도가 높고 이어 $T_{3~8}$이다. 심한 마비가 많으며, 현저한 회복은 드물다.
- 파열골절의 원인도 추락 사고가 압도적으로 많다. 손상 고위는 탈구골절보다 약간 꼬리쪽 T_{12}~L_3 범위에 많고, $T_{3~11}$에는 매우 적다.

증상

마비의 정도에 따라 완전 마비와 불완전 마비, 또한 손상 고위에 의해 사지 마비와 하반신 마비로 구별된다.

- 완전 마비 및 불완전 마비
- 경수 · 흉수 손상은 마비가 고정된 후는 경성 마비가 되지만, 심한 경우에는 부상 직후에 손상부 이하의 근육이 완전히 이완된 상태가 되는 경우가 많고, 이 상태를 척수 쇼크라고 한다. 또한 이완성 마비를 나타내는 기간을 척수 쇼크기라 한다. 척수 쇼크기를 지나면 서서히 근육 긴장이 늘어 건반사의 항진이 출현하고 경성 마비로 이행한다. 척수 쇼크기는 2일~6주, 평균 3주 정도이다.
- 척수 쇼크에서 벗어난 후에도 감각, 운동 기능이 완전히 소실되는 것을 완전 마비라 한다. 한편, 손상부 이하의 감각, 운동 기능이 부분적으로 남아 있는 것을 불완전 마비라고 한다. 사지가 완전 마비로 보여도 천수 영역인 항문 주위의 감각이나 항문 괄약근의 수의 수축이 있는 경우는 불완전 마비이며, 마비 개선의 가능성이 있다.
- 사지 마비
- 경수의 손상에 의해 사지와 체간의 지각, 운동 기능을 상실한 상태를 사지 마비라 한다. 기능을 완전히 소실한 경우는 사지 완전 마비, 부분적으로 상실한 경우는 사지 불완전 마비라 한다.
- 고령자에 많은 비골상성 경수 손상은 상지 운동 장애, 감각 장애가 하지보다 강하게 나타나는 중심성 경수 손상의 형태가 많다.

흡기 (횡격막)	견관절 외전 주관절 굴곡	수관절 배굴	주관절 신전	손가락의 신전	손가락의 굴곡	기능이 남아 있는 수절	추정되는 손상 고위
마비	마비	마비	마비	마비	마비	C_1이나 C_2까지	$C_{1\sim2/3}$
약	마비	마비	마비	마비	마비	C_3까지	$C_{3/4}$
정상	마비~약	마비	마비	마비	마비	C_4까지	$C_{4/5}$
정상	정상	마비~약	마비	마비	마비	C_5까지	$C_{5/6}$
정상	정상	정상	약	마비~약	마비	C_6까지	$C_{6/7}$
정상	정상	정상	정상	약	약	C_7까지	C_7/T_1
정상	정상	정상	정상	정상	정상	C_8까지	T_1 이하

■ 그림 103-5 상지 주요 근육 기능에 의한 경수 손상 고위 진단

● 하반신 마비
- 흉수, 요수, 천수 내지 마미의 손상에 의해 흉부 이하와 양 하지의 지각, 운동 기능이 손상되는 것을 하반신 마비라 한다. 기능을 완전히 소실한 상태는 완전 하반신 마비, 부분적으로 상실한 상태는 불완전 하반신 마비이다.
- T_{10}보다 머리 쪽의 척수 손상은 양 하지는 경수 손상의 경우와 마찬가지로 경성 마비가 된다. L_2보다 꼬리 측은 말초신경인 마미가 손상되므로 양 하지는 이완성 마비가 된다. $T_{11}\sim L_1$의 손상은 경성 마비의 부분과 이완성 마비 부분이 혼재할 수 있다.
- 성인 척수의 끝은 L_1 부근에 위치한 끝 부분을 척수원추라고 한다. 척수원추에는 배뇨 · 배변 · 성기를 지배하는 천수가 있다. 따라서 $T_{12}\sim L_1$ 골절은 하지 기능이 비교적으로 유지되고 있어도, 배뇨 · 배변 · 성기능은 심하게 장애가 되는 경우이다.

진단 · 검사값

사지 · 체간의 근력 검사 및 감각 검사 등의 신경학적 소견에서 척수 손상 부위를 추정하고 단순 X선 검사, MRI 검사에서 손상 상태, 정도를 평가한다.

- 완전 마비 및 불완전 마비의 구별은 예후를 판정하는 데 중요하지만, 척수 쇼크 기간의 개인차가 크기 때문에 조기 진단이 어렵다. 일반적으로 마비의 정도를 5단계로 분류하는 프랭클(Frankel) 평가법(표 103-1)을 이용하여 기능의 회복을 경시적으로 파악 · 기재하는 방법이 널리 이용되고 있다.
- 상지의 증상은 손상 부위(고위) 1추간의 차이에 따라 기능적으로 큰 차이가 생긴다. 이 잔존 기능의 차이에 의해 어느 정도 손상 고위의 추정이 가능하다(그림 103-5). 그러나 손상 추간에서 분기하는 신경근이 장애를 면할 수도 있고 특히 불완전 마비는 신경학적 고위 진단이 그렇게 쉽지는 않다.
- 척수신경의 근육 지배와 ADL의 기능을 〈그림 103-2〉에 나타낸다.

● 검사값
- 사지 · 체간의 근력 검사, 감각 검사 등에서 척수 손상의 고위를 추정하여 해당 부위의 영상 검사를 진행한다. 병행하여 흉부 X선 검사, 심전도, 혈액 가스 분석 등을 실시한다.
- X선 검사는 골절, 탈구의 유무 외에도 기존의 척주관 협착증이나 후종인대 골화증, 골다공증의 유무 등도 진단한다. 추정된 장애 고위와 일치하는 척주관을 훼손하는 골절이나 탈구가 있으면 고위 진단은 거의 확정된다. $C_{1\sim2}$ 손상의 가능성이 있으면 개구위 전후상 촬영을 추가한다. $C_{6/7}$은 측면상에 묘사되지 않는 경우가 있어, 두 팔을 다리 쪽으로 당기는 등의 궁리가 필요하다.
- MRI는 손상부 척수의 변형 외에도 척수 내의 신호 강도의 변화나 손상부 상하 척추의 종대상 등을 볼 수 있다(그림 103-3-C-b). 비골상성 손상은 그 이름대로 X선 검사에서는 이상을 발견하기 어렵지만, 손상부 척수 내의 신호 강도의 이상(그림 103-3-B-b) 이외에 디스크와 전종인대의 손상을 평가할 수 있는 것이 많고, 척수의 추정 장애 고위와 일치하면 결정적 수단이 된다.
- CT는 골절에 의한 척주관 협착이나 회선 손상 등 뼈 손상 상태를 자세히 관찰할 수 있어 수술 계획에는 필수적이다(그림 103-4-b) 또한 C_1, C_2 골절부의 진단에도 적당하다.
- 척수 조영 검사는 보통 하지 않는다. 그러나 뼈 손상이 없는 경수 손상에 대한 수술 적응을 검토하기 위해 대기적으로 할 수 있다.

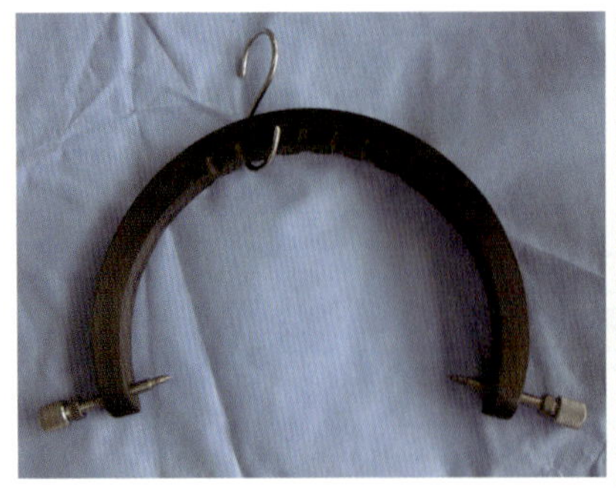
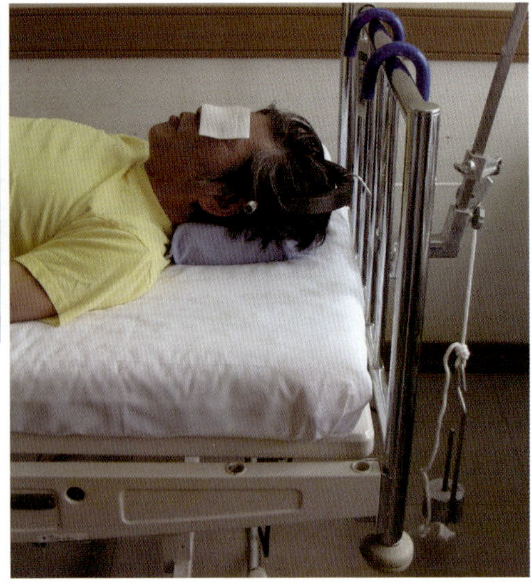

■ 그림 103-6 가드너 견인궁의 견인 치료

- 호흡: 횡격막은 제3 및 제4 경수절이 지배하고 있으며, C3/4보다 상위의 완전 마비는 모든 호흡근이 마비되기 때문에 인공호흡기의 장착이 필요하다. C4 이하, T7 부근까지의 손상은 늑간근이 마비되어 횡격막에 의지한 기이성 호흡(흡기 시에 늑간이 함몰되는)이 되고 호흡량이 감소한다. 또한 복근을 이용한 적극적인 호흡과 기침을 할 수 없기 때문에 배담이 불충분해지고, 가래의 축적으로 인한 무기폐와 폐 감염증을 일으키기 쉽다. 체위 배수와 압박법(압착법) 등의 호흡 물리 치료는 입원 후 바로 시작할 필요가 있다.
- 순환기: 사지 마비 및 고위 하반신 마비는 교감신경의 긴장이 현저하게 저하된다. 한편 부교감신경계의 대부분을 지배하는 미주신경은 뇌신경의 하나이고, 척수 손상의 영향을 받지 않는다. 따라서 부교감신경의 긴장에 대항하는 것이 없어지고, 저혈압, 서맥이 된다.
- 요로: 척수 쇼크기에는 배뇨 중추와 배뇨근반사궁과의 전도로가 끊어지므로 방광은 이완되어 요폐가 된다. 이완된 방광은 과신전하면 수축력을 잃을 위험이 있기 때문에, 요도가 필요하다. 단지 순환 동태가 안정되지 않고 수액을 요하는 급성기만 유치 카테터 법으로 하여 신속하게 간헐적 요도로 이행해야 한다.
- 1회 요도 양이 400㎖를 초과하지 않도록 요도 횟수와 수분 섭취량을 조정한다. 장기의 카테터 유치는 배뇨 기능의 회복을 방해하고 요도 점막을 손상시켜, 난치성 요로 감염증의 원인이 된다.
- 소화기: 장관의 연동은 일반적으로 3~4일간 정지한다. 장관의 움직임이 개선될 때까지 위관을 유치한다. 경구 섭취를 시작한 후에는 마비성 장폐색에 주의한다. 또한 신체적 스트레스, 정신적 스트레스 때문에 소화성 궤양을 일으킬 수 있으며, 특히 스테로이드 요법을 실시했을 경우 위장관 출혈의 위험이 커지게 된다. 척수 손상 환자는 급성 복증이 되어도 복통과 근육성 방어가 일어나지 않기 때문에 세심한 관찰이 필요하다.
- 체온 조절 장애: 발한 장애와 피부 혈류 조절 장애로 인해 체온 조절이 불충분하게 된다. 일반적으로 해열제는 효과가 없으며 쿨링으로 대처한다.
- 욕창: 천골부, 대전자부, 종골부 등의 욕창은 3~4시간 발생하므로 적절한 매트리스를 사용하여 체위 변환과 호발 부위의 감압을 즉시 시작한다.

- ● 치료 방침
- 급성 치료의 목적은 ① 급성기의 생명 유지에 필요한 적확한 전신 관리, ② 2차 손상에 의한 마비

분류	일반명	주요 상품명	약의 효과 메커니즘	주요 부작용
부신피질 호르몬 제제	메틸프레드니솔론 호박산 에스테르 나트륨	솔루메도롤	운동 장애의 개선, 척수 혈류량 저하 억제, 항염증 작용	쇼크, 심장 마비, 순환성 허탈, 부정맥

- 범위 확대 또는 마비 정도의 악화를 방지하기 위한 신속한 손상 척추의 정복·고정, ③ 합병증 최대한 방지, ④ 재활의 조기 시작이다.
- 손상된 척수에 대한 직접적인 치료법은 아직 개발도상이며, 현재의 약물 요법이나 외과적 치료에 대해서도 적응이 명확하지 않은 점이 많다는 것이 실정이다.

● 경수 손상에 대한 급성기 치료
- 안정 및 견인 치료: 반송 시에는 들것을 사용하고 경추는 중간위로 유지한다. 도착 후에는 모래주머니(모래팩) 또는 경추 고정 장구로 경추의 안정을 유지하면서 검사를 진행한다. 과신전 손상으로 진단된 경우는 경도의 굴곡위로 한다. 탈구의 정복을 도모하는 경우나 장기간 견인을 할 경우는 두개직달 견인 법을 실시한다. 견인구로는 짧은 시간 사이에 장착할 수 있는 가드너 견인궁을 사용하기 쉽다(그림 103-6).
- 약물 치료: 메틸프레드니솔론의 대량 요법을 하는 경우가 많다. 효과에 대해서는 찬반양론이 있고, 소화관 출혈의 발생률을 증가시킨다. 내분비 질환의 악화를 부르는 등의 위험도 지적되고 있다. 불완전 마비는 다소 개선되는 사례가 있다는 것, 마비의 악화 확대를 완화할 수 있는 것도 사실이며, 합병증의 위험도 고려하여 결정한다.

Px 처방 예 급성 경수 손상은 신속하게(늦어도 부상 후 8시간 이내) 대량 스테로이드 치료를 시작한다.
- 솔루메도롤 주   초회량 30mg/kg을 15분에 걸쳐 점적 정맥주사   45분간 휴약 후   5.4mg/kg/시를 23시간 지속 점적 정맥 주사   ← 부신피질 호르몬 제제·스테로이드 제제
- 보존적 정복법: 두개직달 견인구에 추(저울추)를 걸고 최대 20kg 정도까지 견인을 늘리면서 정복하는 방법이다. 마비가 악화될 가능성도 있으므로, 전신 마취가 아닌 환자가 대답 가능한 상태로 실시하는 것이 원칙이다.
- 보존적 고정법: 두개직달 견인구에 2~5kg의 추를 걸어 견인하고 경추의 안정화를 도모한다. 체위 변환, 물수건으로 닦거나, 객담 지원 등도 견인 상태인 채로 한다. 뼈 손상이 있는 경수 손상의 견인·고정 기간은 12주간 정도이다. 경험이 풍부한 간호 직원을 투입할 수 없는 일본의 의료 환경에서 이상적인 보존적 고정법은 어려울 것이다.
- 외과적 치료의 적합성과 시기: 기존에는 순환동태가 불안정한 급성기의 수술은 위험하다는 견해도 있었지만, 와상기간 중에 폐 합병증으로 전신 상태가 악화되는 환자도 적지 않았다. 최근에는 진단 확정 후 바로 정복 고정술을 실시하여 객담 지원이나 체위 변환에 제한이 없는 상태로 하는 것이 환자의 고통을 줄일 수 있어 바람직하다고 생각한다.
- 경추 후방 고정술: 전방 탈구형에 대한 수술법. 뒤쪽에서 추궁을 전개하여 탈구를 정복한 후, 탈구부 상하의 추궁 위에 자가 장골이나 인공 뼈를 넣고 철사로 고정한다. 탈구를 확실하게 정복할 수 있는 장점이 있다.
- 경추 전방 고정술: 추체골절형에 대한 제1 선택의 수술법. 척수압박 물질을 제거한 후, 뼈 이식을 하여 상하의 추체간을 고정한다. 보강용 금속 플레이트를 이용하는 경우가 많다(그림103-3-C-c). 전방 탈구형의 경우는 보존적 정복법으로 탈구를 정복한 후에 실시하는 것이 이상적이지만, 두개직달 견인을 병용하여 수술 중 정복할 수 있다. 견고한 고정을 할 수 있으므로 수술 후 외부 고정은 경추칼라로 좋다.
- 경추 척주관 확대수술: 과신전 손상(비골상성 경수 손상) 가운데 경추 후종인대 골화증 등으로 인해 커진 척수에 대한 압박 상태가 지속되는 경우에 할 수 있다. 과신전 손상에 일반적으로 척주관을 확장하는 의의가 있는가는 아직 명확하지 않다.

● 흉수·요수 손상에 대한 급성기 치료
- 흉추 및 요추의 압박 골절과 마비가 없는 추체압궤(압궤는 쉽게 말하면 '깨지는 방식')의 심한 정도가 아닌 파열골절은 보존적 치료를 선택한다. 탈구골절이나 파열골절인 척수 손상에 대해서는 척수 압박물질을 제거함과 함께 척추 지지성 재건을 도모한다. 또한 대량 스테로이드 요법에 대해서는 경수 손상의 경우와 같다.

- 흉 · 요추 후방 고정술: 탈구골절에 대해서는 뒤에서 진입하여 탈구된 상하 추체에 추궁근 스크류 등을 삽입하고 이를 이용하여 탈구의 정복 및 고정을 실시한다. 파열골절로 골절 조각의 척주관내 돌출이 가벼운 것은 추체에 머리 · 꼬리 쪽 방향의 견인력을 추가하여 골절 조각이 추체 측으로 돌아가 척수 압박의 경감을 기대할 수 있다. 탈구를 확실하게 정복할 수 있는 장점이 있지만, 광범위한 고정은 체간 운동을 방해하는 경우가 있다(그림 103-7).
- 흉 · 요추 전방 추체간 고정술: 골절 조각이 척주관내에 심하게 돌출된 파열골절에 대한 수술법. 측방으로 손상 추체에 도달하여 척주관내의 척수 압박 물질을 제거한 후, 자가 뼈 또는 인공 뼈를 이용하여 상하 추체를 고정한다. 또한 금속 플레이트로 보강하는 경우가 많다(그림 103-8).

● 척수 손상에 대한 재생 의료

- 기존의 인식은 '손상된 중추신경의 재생은 불가능하다'는 것이었다. 그러나 재생 의학의 급속한 발전으로 이 개념은 바뀌고 있다.
- 척수가 손상되면 손상 부위의 세포사와 그 주위에 흉터가 형성되는데, 이 손실된 세포를 충전하는 방법과 흉터를 극복하고 축삭을 재생하는 방법의 두 가지가 중요시되어 왔다.

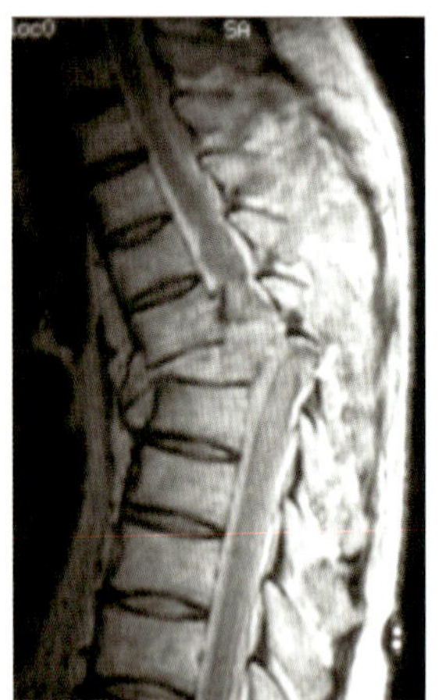

a. MRI T2 강조 영상

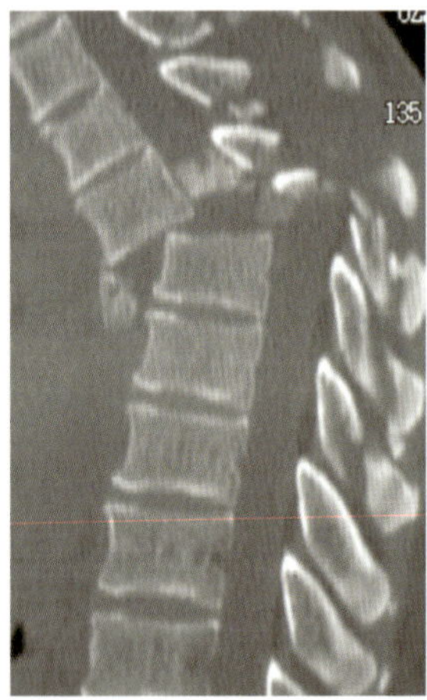

b. CT 재구성 측면 단층상

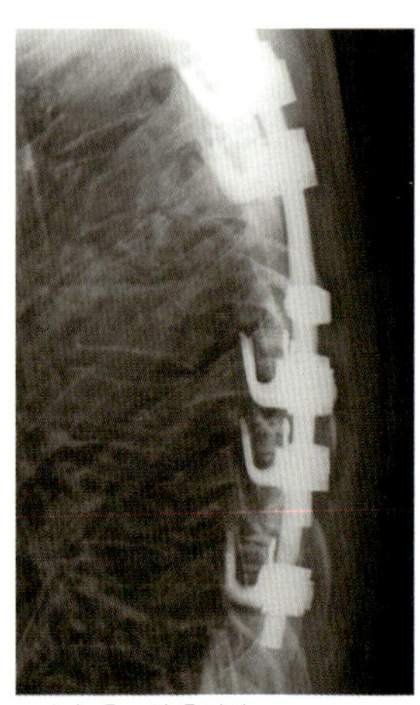

c. 수술 후 X선 측면상

■ 그림 103-7 T5 전방 탈구와 T6 파열골절 합병 예제에 대한 후방 고정술

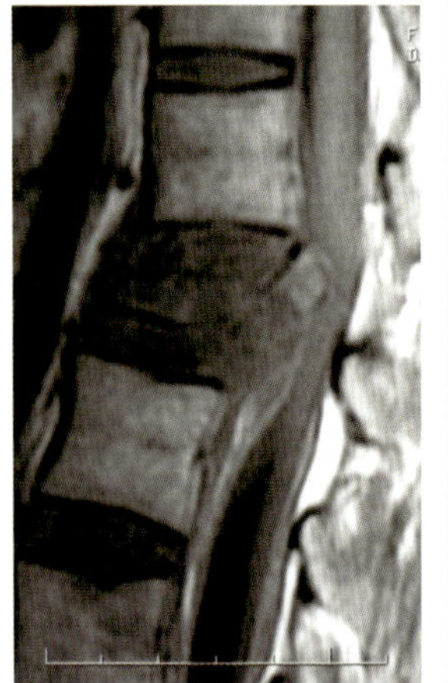

a. 진료 시 MRI T1 강조 영상

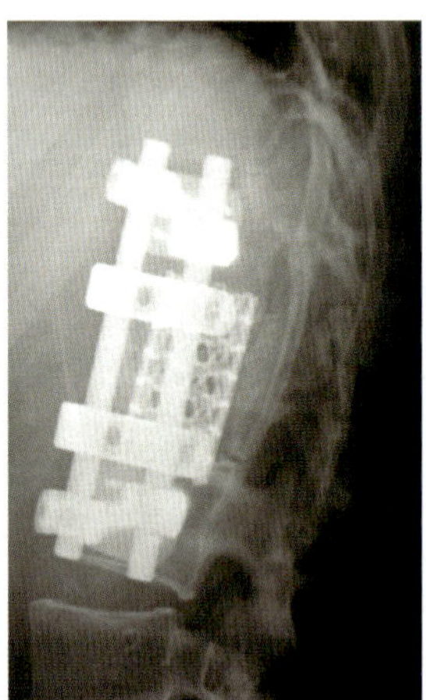

b. 수술 후 X선 측면상

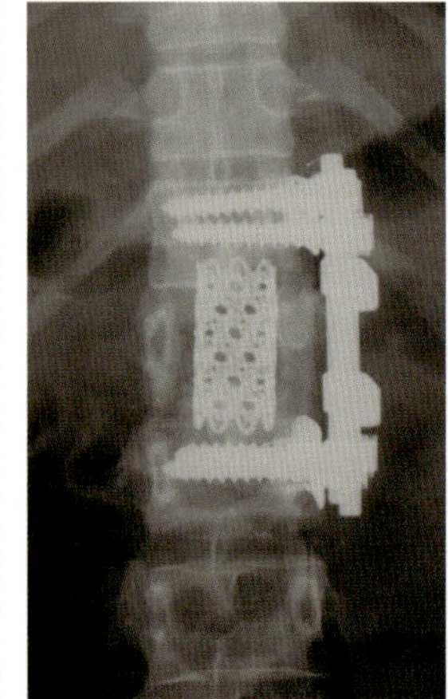

c. 수술 후 X선 전후상

■ 그림 103-8 인공 추체와 가네다 장치를 이용한 요추 전방 추체간 고정술

- 세포를 충전하는 방법은 보충하는 세포의 후보로 ① iPS세포(섬유아세포 등 체세포에 초기화 인자를 도입하여 다능성을 획득한 세포), ② ES세포(태생 초기의 배반포의 일부 세포를 배양한 것. 다능성이 있다), ③ 신경제간세포〔태생기에 신경관이 닫힌 직후에 주위의 조직으로 이동하는 세포. 성체에서도 다능성을 유지하고 다양한 조직(피부·장관·신경절·골수)에 잠복하고 있다〕, ④ 골수간질세포(혈구계 세포 이외의 골수세포. 다능성이 있다), ⑤ 후각세포 등을 들 수 있다. 그 외에도 간세포 증식 인자(HGF)의 도입 등이 이루어지고 있다. 세포 이식 중 ④, ⑤에 대해서는 일본에서도 임상 시험이 시작되고 있다. 또한 HGF는 첨단 의료 개발 특구의 최우선 과제라고 주목되고 있다.

● 참고 자료

시바 케이이치로 편: 추체 척수 손상의 발달–척수 상해 센터의 진단과 치료의 최전선 남강당. 2006.

척수 손상의 병기·병태·중증도별 치료 순서도

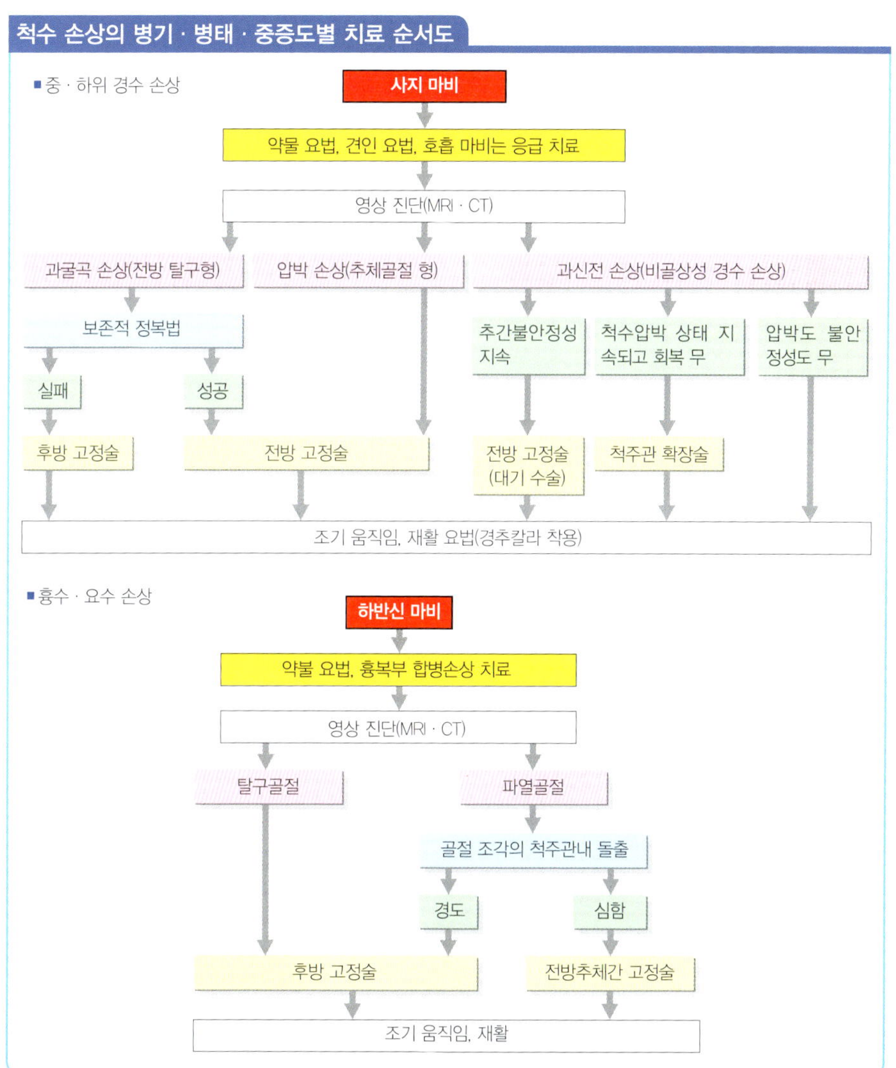

마쓰시마 모토코

간호 과정 순서도

관찰 항목 (OP)	간호 문제 (간호 진단)	간호 목표 (간호 성과)	간호 활동 (간호 중재)

병인
교통사고, 노동 재해, 불의의 사고 등의 척추 외상에 합병하여 발생하는 것이 많다. 척수 종양이나 변형성 추체증 등에 합병하는 것도 있다.

신체적 문제
- 증상
  지각 마비
  운동 마비
  자율신경 마비
  요폐, 요실금
  변비, 변실금
  저혈압
  저산소혈증
  통증
  경련
- 합병증 · 수반 증상
  폐렴
  욕창
  요로 감염
  관절 구축
  폐혈전색전증
  심부정맥 혈전증
  자율신경 장애
  뼈 위축
  이소성 골화
  성기능 장애

심리 · 사회적 문제
환자 · 가족의 예후에 대한 불안
장애를 받은 것에 대한 비탄
경제적 부담에 대한 불안

간호 문제 (간호 진단)
- \# 사지의 기능 장애로 인해 일상생활에 지장이 있다.
- \# 호흡근의 장애로 인한 호흡 기능 장애의 위험이 있다.
- \# 폐활량 저하와 배뇨 장애에 의해 감염의 위험이 있다.
- \# 마비나 땀 등에 의해 욕창의 위험이 있다.
- \# 신경인성 방광에 의한 배뇨 장애가 있다.
- \# 항문 괄약근 이완에 의한 변실금이 보인다.
- \# 장연동 저하 등에 의해 변비가 된다.
- \# 사지의 기능 장애로 인해 관절 구축을 일으킬 위험이 있다.
- \# 발한 장애 등에 의해 체온 불균형의 위험이 있다.
- \# 마비나 경련에 의해 신체 손상의 위험이 있다.
- \# 자율신경성 조절의 상실에 의한 반사 이상 항진의 위험이 있다.
- \# 마비에 관련된 성기능 장애가 있다.
- RC: 척수 쇼크, 쇼크, 기립성 저혈압, 폐혈전색전증, 심부정맥 혈전증, 저나트륨혈증
- \# 손이나 다리를 움직일 수 없는 것에 대한 불안이 있다.
- \# 장애를 입은 것으로 가족 기능이 분열한다.
- \# 장애가 생긴 것에 의한 비탄이 있다.

간호 목표 (간호 성과)
- 자기관리를 충분히 할 수 있다.
- 호흡기능을 유지할 수 있다.
- 감염의 제어를 할 수 있다.
- 욕창 발생을 예방할 수 있다.
- 배뇨 조절을 할 수 있다.
- 배변 조절을 할 수 있다.
- 체온을 정상으로 유지할 수 있다.
- 수반증상을 경감할 수 있다.
- 안전을 확보할 수 있다.
- 증상을 조절할 수 있다.
- 성기능에 대한 스트레스를 경감한다.
- 이상을 조기 발견한다.
- 불안을 경감한다.
- 장애를 수용할 수 있다. 사회 자원을 활용할 수 있다.

OP 경과 관찰 항목
- 바이털 사인
- 마비, 경성의 정도
- SpO_2
- 호흡 · 복부 상태
- 피부 상태
- 소변 양과 성상, 배변 상황
- 관절 가동역
- 심리 상태
- 수분 I&O

TP 간호 치료 항목
- 환부의 안정 유지
- 호흡 관리
- ADL의 원조
- 감염 관리
- 욕창 예방 지원
- 안전 지원
- 타동적 ROM 훈련
- 폐혈전색전증, 심부정맥혈전증의 예방에 대한 지원
- 배뇨 · 배변 관리
- 마비, 경련에 대한 지원
- 자율신경 장애에 대한 지원
- 환자 · 가족에 대한 심리적 지원

EP 환자 교육 항목
환자 · 가족에 대한 지도: 이승 동작, 피부 관리, 배뇨 · 배변 관리, 감염 대책, 일상 생활의주의 점, 증상 제어, 사회 자원의 활용, 성생활에 대하여

Step1 영향 평가	Step2 간호 초점	Step3 계획	Step4 실시	Step5 평가

정보 수집	평가 관점과 근거 · 잠재적 간호 문제
전신 상태 파악	척수 손상 고위의 파악은 이상의 조기 발견, 합병증의 예방, 잔존 기능 활용의 지침이 된다. 손상 고위를 파악하고 이를 기반으로 전신 상태의 평가를 실시한다. **호흡 상태** • 제4 경수절에서 상위의 완전 마비는 호흡근인 늑간근이나 횡격막이 마비되어 인공호흡 관리가 필요하다. 제5 경수절의 완전 마비는 폐활량은 정상의 절반 이하가 된다.[1] • 경수 손상은 기침하는 데 필요한 근육(늑간근과 복근)이 마비되는 것, 부상 직후는 부교감신경이 우위 상태가 되어 있기 때문에, 기도 분비물의 증가와 항이뇨 호르몬 분비 증가로 인해 체액이 축적되기 쉬운 상태인 것 등에서 폐렴, 무기폐, 폐수종 합병의 위험이 높다. 🔍 잠재적 간호 문제 : 호흡근 장애로 인한 호흡 기능 장애 위험/폐활량의 감소로 인한 감염 위험 **순환 상태** • 경수 및 상위 흉수 손상의 경우, 교감신경이 차단되어 부교감신경이 우위가 되고 있기 때문에 저혈압이나 서맥이 되기 쉽다. 또한 상지·하지 근육의 자발적 수축이 약화·소실되기 때문에 정맥환류에 결함이 생겨 폐혈전색전증, 심부정맥 혈전증이 발병하기 쉽다. 🔍 공동 문제 : 기립성 저혈압, 폐혈전색전증, 심부정맥 혈전증 **합병증 · 수반 증상** • 척수 손상은 그 원인으로 교통사고 · 산업 재해 등이 많고, 두부 외상, 혈액 · 기흉, 내장 손상, 사지 및 골반 골절을 합병하는 경우가 많다. 부상 직후에는 이러한 합병증 · 수반증상을 염두에 두고 관찰한다. 🔍 공동 문제 : 공동 문제: 척수 쇼크, 쇼크
욕창 위험의 평가	척수 손상 환자는 지각 마비로 인해 피부 통증을 느끼지 않는 것, 신체 움직임의 제한이 생기는 것, 자율신경 장애로 인한 발한, 요실금, 말초 혈관의 반응 저하에 의한 피부 영양 장애 등으로 욕창이 발병하기 쉬우므로 세심한 주의가 필요하다. • 영양 상태의 파악: BMI, 체지방, 근단백, 혈액 데이터(총 단백, 알부민, 헤모글로빈, 혈청철, 총철결합기능, 총콜레스테롤). • 지각 장애의 파악: 지각 장애 정도 · 부위 • 위험 평가 도구를 이용하여 위험 인자를 평가한다. 🔍 잠재적 간호 문제 : 마비, 발한 등에 의한 욕창의 위험

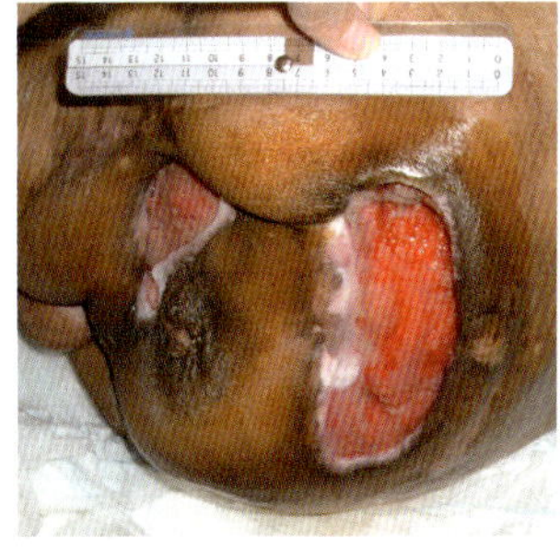

■ 그림 103-9 척수 손상 환자의 욕창

배설 기능의 평가	대장, 소장은 자율신경인 내장 신경의 지배를 받고 있지만, 직장·항문은 방광과 같이 척수 신경의 지배를 받고 있다. 척수 손상에 의해 적절한 양의 변이 직장에 모아지지 않는 '축적 기능 장애'나 직장에 변이 너무 많이 쌓여 '배출 기능 장애'의 문제가 발생한다.[2]
	●축적 기능 장애는 변실금이 되기 쉽다. 지각도 장애되므로 실금하여도 인식하지 못하고 욕창 발생의 요인이 된다. 배출 기능 장애는 직장에 변이 너무 쌓여 변비가 되기 쉽다.
	●변의 회수·양·성상, 복부의 상태, 배변 주기, 변의, 약물의 종류와 효과 등을 포함하여 환자에 맞는 배변 방법과 주기를 확립해 나간다.
	🔍 잠재적 간호 문제 : 항문 괄약근 이완에 관련된 변실금/장연동의 저하 등에 관련한 변비
	척수 손상 직후의 척수 쇼크기는 배뇨 반사가 소실되기 때문에 요폐가 된다. 방광의 과 진전을 피하고 방광 내압을 낮게 유지함으로써 방광 벽의 혈류 장애, 기계적 손상, 상부 요로 장애를 방지한다.
	●부상 직후에는 방광 유치 카테터가 삽입되는데, 요로·정로 감염이나 요로 손상 방지를 위해 조기에 간헐적 요도로 이행한다.
	●소변 양, 비중, 성상, pH, 감염 징후 등을 관찰한다. 자동 소변이 있는 경우 요의의 유무, 자동 소변의 양, 잔뇨량을 확인한다.
	🔍 잠재적 간호 문제 : 신경인성 방광에 관련된 배뇨 장애/배뇨 장애에 의한 감염의 위험
자율신경 장애의 증상 파악	자율신경 장애의 종류와 증상을 파악한다.
	●자율신경 과긴장 반사: 흉수 손상 T_4보다 고위의 마비는 발한, 심한 두통, 혈압 상승, 서맥 등을 증상으로 하는 자율신경의 항진을 일으킨다. 개인차는 있지만, 내장의 자극(방광이나 직장의 충만, 관장 실시 등)에 의해 발생한다.
	●기립성 저혈압: 자율신경 장애로 인해 혈압 조절 기능이 저하되어 생긴다. 침대를 올리거나 재활 시작 시 혈압 저하에 주의한다.
	●체온 조절 이상: 발한 장애, 아드레날린 분비 장애, 피부 혈류 조절 장애 등으로 체온 조절 이상이 생기기 쉽다. 체온이 외부 온도의 영향을 받기 쉽고, 여름철에는 타월켓 1장으로 '울열'을 나타나는 경우도 있어, 세심한 온도 관리를 요한다.
	●나트륨(Na) 배설 조절 장애: 신교감신경 활동 감소로 인해 소변의 Na 배설량을 줄일 수 없어 저나트륨혈증을 초래할 수 있다. 급격한 Na혈증의 보정은 교중심 수막 붕괴증을 초래하는 경우가 있으므로 주의한다. 혈청 Na값·땀·탈수 증상 등을 관찰한다. 혈청 Na값이 115mEq/ℓ 이하이고, 의식 장애, 경련, 울혈유두 등의 신경 증상이나 근육의 단수축·근섬유소 경축 등의 증상이 나타나기 쉬워진다.
	🔍 공동 문제 : 기립성 저혈압, 저나트륨혈증
	🔍 잠재적 간호 문제 : 자율신경성 컨트롤의 상실에 의한 반사 이상 항진의 위험/발한 장애 등에 의한 체온 불균형의 위험
잔존 기능의 파악과 자기관리 능력의 평가	척수 손상 고위와 자기관리는 1골수절 차이에 따라 기능에 큰 차이가 생긴다.
	●기능 장애를 파악하고 타행적 ROM(관절 가동역) 훈련을 계획하여 관절 구축을 예방한다.
	●잔존 기능을 최대한 살릴 수 있도록 훈련 계획을 세운다.
	●기능 장애를 파악하고 필요한 자기관리 지원을 실시한다.
	●기능 회복 상황 등 그때그때 환자의 상태에 따라 안전성 평가와 대책을 실행한다.
	🔍 잠재적 간호 문제 : 사지의 기능 장애와 관련된 관절 구축을 일으킬 위험/ 마비나 경련에 의한 신체 손상의 위험/사지의 기능 장애로 인한 일상생활의 지장
환자·가족의 심리·사회적 측면 파악	갑자기 자신의 몸이 마비되어 움직이지 않는 현실은 환자·가족 모두 쉽게 받아들일 수 없고 또한 장애로 인해 직장 복귀가 어려워진다. 경제적·사회적인 문제도 맞물려 심리적인 면에서도 영향을 미친다.

- 환자 및 가족의 심리 과정에 따른 일관된 접근을 한다.
- 척수 손상 환자의 심리적 증상으로 신체 이미지 장애, 정신 착란, 우울증, 정체성 혼란 장애, 외상 후 스트레스 장애 등이 있다.[3] 우울증 증상이 인정된 경우는 자살 시도의 위험이 있으므로 충분한 안전 확인·대책을 강구한다.
- 장애 수용의 어떤 과정에 있는지를 확인하고 접근한다. 비탄의 단계에 있을 때는 충분한 애도가 중요하며 환자를 지지하고 보호와 경청의 자세를 취하고 환자를 지원한다.
- 같은 장애를 가진 환자와의 관계는 감정 면에서의 지원이 된다. 또한 척수 손상 환우의 모임 등에 참여는 사회 복귀의 구현 및 동기 부여, 위기를 해결하는데 도움이 되고, 장애를 수용하는 과정에서 큰 의미를 갖는다.

🔍 잠재적 간호 문제 : 장애를 입은 것에 관련한 비탄/손이나 다리가 움직이지 않는 것에 대한 불안/장애를 받은 것에 따른 가족 기능의 파탄

> 발기와 사정의 중추는 척수에 있고, 남성 척수 손상 환자는 성기능 장애가 문제가 된다. 여성은 남성에 비해 문제가 적고, 임신·출산도 가능하지만 진통을 느끼지 않는 등 특유의 합병증에 주의할 필요가 있다.

- 성 문제는 환자의 나이, 생활관, 가치관 등도 관련된 어려운 문제이며, 환자의 욕구 파악이 필요하다.

🔍 잠재적 간호 문제 : 마비에 관련된 성기능 장애

간호 문제 리스트

#1 호흡근의 장애로 인한 호흡 기능 장애의 위험이 있다(활동–운동 패턴).
#2 사지의 기능 장애로 인해 일상생활에 지장이 있다(활동–운동 패턴).
#3 폐활량 저하와 배뇨 장애에 의해 감염의 위험이 있다(영양–대사 패턴).
#4 신경인성 방광에 의한 배뇨 장애가 있다(배설 패턴).
#5 장연동 저하 등에 의해 변비가 된다(배설 패턴).
#6 항문 괄약근 이완에 의한 변실금이 보인다(배설 패턴).
#7 마비나 땀 등에 의해 욕창의 위험이 있다(영양–대사 패턴).
#8 사지의 기능 장애로 인해 관절 구축을 일으킬 위험이 있다(활동–운동 패턴).
#9 손이나 다리를 움직일 수 없는 것에 대한 불안이 있다(자기인식 패턴).
#10 장애가 생긴 것에 의한 비탄이 있다(역할–관계 패턴).
#11 마비나 경련에 의해 신체 손상의 위험이 있다(건강 지각–건강관리 패턴).
#12 발한 장애 등에 의해 체온 불균형의 위험이 있다(영양–대사 패턴).
#13 자율신경성 조절의 상실에 의한 반사 이상 항진의 위험이 있다(인지–지각 패턴).
#14 장애를 입은 것으로 가족 기능이 분열한다(역할–관계 패턴).
#15 마비에 관련된 성기능 장애가 있다(성–생식 패턴).

간호의 우선순위 지침

- 급성기는 생활의 확보가 최우선이며, 호흡 관리와 공동 문제가 되고 있는 척수 쇼크에 대한 대응이 요구된다. 다음으로 척수 손상으로 인한 마비 부위·정도에 따라 일상생활에 대한 지원, 감염 제어, 배설을 돕는다. 또한 욕창 예방 노력과 함께 관절 구축을 예방하기 위하여 조기부터 ROM 훈련을 실시한다. 불안·비탄 등 심리적인 문제는 상황에 따라 우선순위가 가장 높을 수도 있다.
- 회복기에 들어가면 잔존 기능의 확대가 가장 큰 주제이다. ADL 확대에 따른 안전 면에 대한 배려와 수반 증상에 대한 지원을 실시하고, 퇴원을 위해 가족을 포함한 교육이 중요하다. 또한 환자·가족의 상황에 따라 장애 수용과 사회 복귀를 향한 심리적인 면의 관계도 중요하다.

1 간호 문제 / 간호 진단 / 간호 목표(간호 성과)

간호 문제	간호 진단	간호 목표(간호 성과)
#1 호흡근의 장애로 인한 호흡 기능 장애의 위험이 있다.	비효과적 호흡 패턴 **관련 요인:** 척수 손상 **진단 지표** □ 호흡 곤란	〈**장기 목표**〉 최대의 호흡 기능을 유지할 수 있다.

간호 계획 / 중재 포인트와 근거

OP 경과 관찰 항목

- SpO₂(경피적 동맥혈 산소포화도), 호흡 수·성질과 깊이, 호흡음, 흉부·복부의 움직임
- 객담의 양·성상, 기침의 유무
- 혈액 가스 데이터
- 필요시, 1회 환기량, 폐활량 등

➡ 경수 손상은 늑간근과 복근이 마비되기 때문에 자력으로 호흡을 하지 못하고 인공호흡기를 장착하는 경우와 저산소혈증 치료를 필요로 하는 경우가 많다. 상태에 따라 진단 수준을 변경할 필요가 있다.

TP 간호 치료 항목

- 호흡근 훈련(심호흡): 누워서 무릎을 가볍게 구부린 자세를 취하고 코로 들이마시고 천천히 내뿜는다. 호기는 흡기의 2배 정도로 한다.
- 배담법: 체위 배수 및 압박법(환자가 호기 시에 분비물이 축적되어 있는 부위의 흉벽을 압박하여 환기를 보조하고 배담을 촉진시키는 방법) 등
- 체위 변환
- 필요시 흡입과 흡인을 실시한다.

➡ **근거** 호흡 훈련에 의해 폐의 탄력성을 높이고 호흡근을 단련하여 호흡 기능의 향상으로 연결된다.

➡ 환자의 상태에 맞춘 배담법을 선택한다. **근거** 손상고위나 상태에 따라 선택이 달라진다.

➡ 급성기에는 환부를 유지하고 올바른 척수 맞춤을 유지한다. **근거** 척수 손상의 확대를 방지하기 위함이다.

EP 환자 교육 항목

- 스스로 가래를 객출할 수 있는 경우는 의식적으로 실시하도록 지도한다.

➡ **근거** 폐실질 조직의 압축을 높이고 흉강 내압의 상승을 만들어, 깊은 흡기가 가능해진다.

2 간호 문제 / 간호 진단 / 간호 목표(간호 성과)

간호 문제	간호 진단	간호 목표(간호 성과)
#2 사지의 기능 장애로 인해 일상생활에 지장이 있다.	자기관리 부족 증후군 **관련 요인:** 사지의 기능 장애 **진단 지표** □ 용기 뚜껑을 열거나 음식을 입에 가져갈 수 없다. □ 전신 또는 신체의 일부를 씻을 수 없다. □ 옷을 입고 벗을 수 없다. □ 화장실에서 배설할 수 없다. □ 도구를 사용할 수 없다.	〈**장기 목표**〉 잔존 기능을 높이고 자기관리에 대한 능력이 높아진다. 〈**단기 목표**〉 자기관리 욕구를 충족할 수 있다.

간호 계획 / 중재 포인트와 근거

OP 경과 관찰 항목

- 마비 부위·정도, 잔존 기능, 각 자기관리 능력
- 가족 구성, 주거 환경, 관리 제공자

➡ 상지·하지가 전혀 움직이지 않으면 모든 도움이 필요하다.

➡ **근거** 사회 자원의 활용이나 퇴원 후 관리 설정에 중요하다.

TP 간호 치료 항목

- 근력을 증강시키기 위해 훈련을 실시함과 함께 보조 기구의 연구를 수행한다.

➡ **근거** 보조 기구를 고안하여 ADL이 자립 또는 향상된다.

- 하나의 동작 습득에는 많은 시간을 요하기 때문에 따뜻한 눈으로 지켜본다.
- PT(물리 치료사)·OT(작업 치료사)와 연계하여 병동에서 생활의 장을 이용한 훈련을 실시한다.
- 식사의 지원: 악력이 약한 경우는 자조 도구가 필요하다. 환자의 상태에 따라 먹기 좋은 크기로 자른다. 개봉하거나 껍질을 벗기는 등을 지원한다.
- 목욕: 환자의 상태에 맞는 목욕 방법을 선택한다(누워서 샤워 또는 목욕, 좌위로 샤워 등). 필요한 자조 도구를 선택한다.
- 갱의·용모정돈: 옷에 손가락이나 손목을 걸치면 입고 벗는 것이 용이하게 된다. 필요에 따라 자조 장비를 이용한다.
- 배설: 환자에게 적합한 변기까지의 이동, 옷을 올리고 내리는 방법을 선택하여 실시한다.
- 도구 사용: 휠체어 이승, 작동 훈련을 실시한다.

EP 환자 교육 항목
- 필요한 자조 도구의 사용 방법을 환자·가족에게 지도한다.
- 가족에게 퇴원 후 필요한 도움을 지도한다.
- 난간, 계단 등 필요한 집 개조에 대하여 지도한다.

➡환자의 심리 상태에 배려하면서 실시한다. **근거** 자기관리 능력은 환자의 기대만큼 순조롭게 확대되지 않는 경우가 많아 스트레스를 발생하기 쉽다.

➡자조 도구로는 모양이 굵고 가벼운 숟가락, 포크, 홀더 컵, 손에 장구를 붙인 숟가락이나 포크를 고정한 것 등이 있다.

➡자조 도구로는 홀더 칫솔, 루프식 수건, 바스미트 등이 있다.

➡자조 도구로는 고정식 손톱깎이, 쓰레기통, 모양이 긴 빗 등이 있다.

3 간호 문제	간호 진단	간호 목표(간호 성과)
#3 폐활량 저하와 배뇨 장애에 의해 감염의 위험이 있다.	감염 위험 상태 **위험 요인:** 부적절한 제1차 방어기구(섬모 운동의 감소), 침습적 처치(카테터 삽입)	〈장기 목표〉 감염의 위험 요인 및 예방 조치를 이해하고 수행할 수 있다.

간호 계획	중재 포인트와 근거

OP 경과 관찰 항목
- 검사 데이터: 백혈구, CRP, ESR, 소변 검사(백혈구 수, 세균), 소변량, 소변 혼탁, 소변 부유물
- 바이털 사인: 체온, 기침, 호흡음

TP 간호 치료 항목
- 적절한 영양 상태를 유지
- 적절한 카테터 관리를 한다.
- 적절한 호흡 훈련을 실시한다.
- 구강 내·피부의 청결을 유지한다.
- 체위 변환을 한다. 조기에 병상에서 일어나도록 한다.
- 가래의 축적을 인정하고 자기 객담이 불충분한 경우는 흡인한다.

➡'간호 문제 #4' 참조
➡'간호 문제 #1' 참조

➡가래의 자기 객담이 불충분한 경우는 가래 축적음, 폐포음을 여러 차례 청취하고 축적되었을 때는 흡인한다. **근거** 사레들림에 의한 폐렴의 원인이 된다.

EP 환자 교육 항목
- 적절한 손 씻기 방법을 지도한다.
- 적절한 심호흡, 기침 방법을 지도한다.
- 감염 유인, 감염 징후, 증상을 설명하고 이상이 있으면 즉시 진찰을 받도록 지도한다.

➡감염 유인을 파악한다. **근거** 다양한 원인으로 감염을 일으키기 쉽기 때문에, 유인 파악이 감염 예방에 도움이 된다.

4 간호 문제	간호 진단	간호 목표(간호 성과)
#4 신경인성 방광에 의한 배뇨 장애가 있다.	**배뇨 장애** **관련 요인:** 신경인성 방광 **진단 지표** □ 빈뇨 □ 요실금 □ 소변절박	〈장기 목표〉QOL을 강화하고 요로 합병증을 방지한다. 〈단기 목표〉방광내압을 낮게 유지하고 요로 감염, 요로 손상을 방지한다.

간호 계획	중재 포인트와 근거
OP 경과 관찰 항목 • 소변량, 성상, pH, 기타 감염 징후 등을 관찰한다. • 자동 소변이 있다면, 소변의 유무, 자동 소변의 양, 잔뇨량을 확인한다. **TP 간호 치료 항목** • 성기의 청결을 유지 • 요도 유치 카테터를 관리한다. • 요도 유치 카테터 삽입 중에는 하루 소변량이 2ℓ 이상이 되도록 수분 관리를 한다. • 환자에게 적합한 요로 관리 방법을 선택한다. **EP 환자 교육 항목** • 필요한 수분 섭취에 대해 지도한다. • 소변 누출 대책에 대해 지도한다. • 환자 · 가족에게 요도 방법을 지도한다. • 가족의 부담이 큰 경우는 간병을 지원한다.	⇨부상 직후 척수 쇼크기는 배뇨 반사가 소실되기 때문에 요폐가 된다. 요도 유치 카테터가 삽입되는데, 요로 감염, 요로 손상 방지를 위해 조기에 간헐적 요도로 이행한다. ⇨ **근거** 감염, 카테터 폐색, 방광 결석 등이 방지된다. ⇨보통 청결 간헐적 요도법(CIC)을 선택한다. 방광의 과신전을 방지하기 위해 1회 요도 양이 보통 300㎖이 내가 되도록 횟수 · 시간 조절을 한다. ⇨ **근거** 배뇨 반사와 복압에 의해 요실금이 발생한다. 사회생활에 문제가 되므로 대책이 필요하다. ⇨가족의 부담을 경감한다. **근거** 환자 스스로 요로 관리를 할 수 없는 경우, 가족의 부담은 매우 크다.

5 간호 문제	간호 진단	간호 목표(간호 성과)
#5 장연동 저하 등에 의해 변비가 된다.	**변비** **관련 요인:** 소화관 운동 감약 **진단 지표** □ 단단한 유형변 □ 장음의 감약 □ 복부 팽륭	〈장기 목표〉라이프스타일에 맞는 배변 계획을 실천할 수 있다. 〈단기 목표〉2일에 1회 배변이 있고, 장폐색 징후가 보이지 않는다.

간호 계획	중재 포인트와 근거
OP 경과 관찰 항목 • 변의 회수 · 양 · 성상 • 장 연동음, 복부 팽만의 유무, 배변주기, 변의 • 약물의 종류와 효과 • 복부 X선 소견 **TP 간호 치료 항목** • 섬유질이 많은 균형 잡힌 식사를 제공한다. • 수분을 충분히 섭취한다.	

• 운동 프로그램을 실시한다.

• 환자에게 적당한 배변 관리의 선택: 완하제의 사용,
  좌약이나 관장약 사용, 복부 마사지, 적변 등을 필요
  에 따라 선택한다.
• 배변 시간 등을 조정하는 습관을 들인다.

EP 환자 교육 항목
• 식사·수분 관리, 운동에 대하여 지도한다.
• 환자·가족에 배변 관리에 대하여 지도한다.
• 가족의 부담이 큰 경우 간병을 지원한다.

➡ 침대에서 안정 시에도 체위 변환, ROM 훈련, 심호흡
등을 실시한다. 근거 활동량을 늘려 장 연동을 항진시
킨다.
➡ 정해진 시간에 배변 일정과 생활 패턴에 맞는 배변
의 시기와 방법을 익히는 것이 중요하다. 근거 정해진
일정은 변실금의 예방으로도 이어진다.

➡ 가족의 부담을 경감한다. 근거 환자 스스로 배변
관리를 할 수 없는 경우 가족의 부담이 크다.

6 간호 문제	간호 진단	간호 목표(간호 성과)
#6 항문 괄약근 이완에 의한 변실금이 보인다.	변실금 **관련 요인**: 항문 괄약근의 조절 상실 **진단 지표** □ 변의를 느끼지 못한다.	〈장기 목표〉 변실금의 조절이 가능하고 QOL을 향상시킬 수 있다.

간호 계획	중재 포인트와 근거

OP 경과 관찰 항목
• 변의 회수·양·성상
• 장 연동, 복부의 상태, 배변주기, 변의
• 약물의 종류와 효과

TP 간호 치료 항목
• 배변 후 회음부를 세척하고 완전히 건조시킨다.
• 필요한 경우 패드나 기저귀를 사용한다.
• 환자에게 적당한 배변 관리의 선택: 완하제의 사용,
  좌약이나 관장약 사용, 복부 마사지, 적변 등을 필요
  에 따라 선택한다.
• 배변 시간 등을 조정하는 습관을 들인다.

EP 환자 교육 항목
• 식사·수분 관리, 운동에 대하여 지도한다.
• 환자·가족에게 배변 관리에 대하여 지도한다.
• 가족의 부담이 큰 경우 간병을 지원한다.

➡ 근거 변실금에 의한 피부의 습윤에 의해 욕창의 원
인이 된다.

➡ 가족의 부담을 경감한다. 근거 환자 스스로 배변
관리를 할 수 없는 경우 가족의 부담이 크다.

7 간호 문제	간호 진단	간호 목표(간호 성과)
#7 마비나 땀 등에 의해 욕창의 위험이 있다.	피부 통합성 장애 위험 상태 **위험 요인**: 운동·지각 장애	〈장기 목표〉 욕창이 생기지 않고 피부 통합성이 유지된다.

간호 계획	중재 포인트와 근거

OP 경과 관찰 항목
• 피부 상태: 발적, 피부 온도, 뼈의 돌출, 습윤, 건조,
  압박과 마찰의 유무 등
• 영양 상태의 파악: BMI, 체지방, 근육 단백질, 혈액 데
  이터(총 단백, 알부민, 헤모글로빈, 혈청철, 총 철 결
  합기능, 총 콜레스테롤)

➡ 근거 저영양, 비만 모두 욕창의 원인이 된다.

TP **간호 치료 항목**

- 위험 평가 도구를 이용하여 위험 요인을 모니터링
- 체위 변환을 수행한다.
- 제압한다.

- 영양 상태를 양호하게 유지한다.
- 피부의 청결을 유지한다.

➡ 환자의 위험과 체위에 맞는 제압매트나 에어매트, 쿠션을 선택한다.
➡ 필요에 따라 영양사, NST(영양 지원팀)에 상담한다.
근거 저단백, 빈혈 등은 위험 인자이며 조기 개입이 중요하다.

EP **환자 교육 항목**

- 팔굽혀펴기가 가능한 경우 방법, 간격에 대해 지도한다.

- 피부 모니터링의 필요성, 욕창의 호발 부위, 욕창의 예방 방법에 대해 환자 · 가족에 지도한다.
- 가족의 부담이 큰 경우 간병을 지원한다.

➡ 팔굽혀펴기는 휠체어의 팔걸이에 양손을 놓고 체중을 지탱해 둔부를 들어 올리는 동작을 말한다. **근거** 앉은 상태에서는 좌골부가 욕창의 호발 부위가 된다.
➡ 평생의 문제이므로 환자 자신이 임하고 자체 관리할 수 있도록 지도한다.
➡ 가족의 부담을 경감한다. **근거** 환자 스스로 욕창을 예방할 수 없는 경우, 가족의 부담이 크다.

---

8 간호 문제	간호 진단	간호 목표(간호 성과)
#8 사지의 기능 장애로 인해 관절 구축을 일으킬 위험이 있다.	**폐용 증후군 위험 상태** **위험 요인:** 마비, 기계적인 원인에 의한 신체 움직임 불능	〈장기 목표〉 관절 구축을 예방하고 ROM을 유지할 수 있다.

간호 계획	중재 포인트와 근거

OP **경과 관찰 항목**

- 관절 구축의 유무, 변형의 유무
- ROM, 악력, 피로감, 체온, ADL의 상태
- 운동 장애 요인

➡ **근거** 관절 구축 및 변형은 재활 및 ADL의 저해 요인이 된다.
➡ 저혈압, 피로감 등 운동을 방해하는 요인을 파악하고 해결한다. **근거** 자연스럽게 재활로 이어진다.

TP **간호 치료 항목**

- ROM 훈련을 실시한다.
- 남겨진 기능을 향상시킬 수 있도록 자립 활동
- 체위 변환
- 좋은 사지자세를 유지한다.

➡ 각각의 ROM 훈련을 재활 관련자와 제휴하여 실시한다. **근거** 경직 예방은 ADL의 확대와 자립을 촉진한다.
➡ 특히 첨족에 주의한다.

EP **환자 교육 항목**

- 관절 구축 예방의 필요성을 설명한다.
- 환자 · 가족에게 ROM 훈련을 지도한다.
- 가족의 부담이 큰 경우 간병을 지원한다.

➡ 가족의 부담을 경감한다. **근거** 환자 스스로 관절 구축 예방을 할 수 없는 경우, 가족의 부담이 크다.

---

9 간호 문제	간호 진단	간호 목표(간호 성과)
#9 손이나 다리를 움직일 수 없는 것에 대한 불안이 있다.	**불안** **관련 요인:** 건강 상태의 변화, 건강 상태에 대한 위협 **진단 지표** □ 무서움 □ 혼란	〈장기 목표〉 불안이 완화된다. 〈단기 목표〉 불안을 표출할 수 있다.

<table>
<tr><th style="background:#2e7d6e;color:white">간호 계획</th><th style="background:#2e7d6e;color:white">중재 포인트와 근거</th></tr>
</table>

OP 경과 관찰 항목
- 단어, 표정, 태도와 불안 수준

TP 간호 치료 항목
- 안심할 수 있는 환경을 정돈한다.
- 공감적인 태도로 대한다.

- 패닉 상태에 있을 때 누군가가 시중을 든다.
- 상황에 따라 의사에게 보고하고, 정신 안정 약물과 진정제의 사용을 고려한다.

➡️조용한 환경을 만든다.
➡️시중을 들고, 터칭, 자유롭게 울게 하고, 말을 시키는 등 `근거` 안정감을 주는 것으로 연결된다.
➡️혼란 상태에 빠져 신체 증상이 나타날 위험이 있다.

---

10 간호 문제	간호 진단	간호 목표(간호 성과)
#10 장애가 생긴 것에 의한 비탄이 있다.	비탄 **관련 요인:** 신체 기능의 상실 **진단 지표** □ 심리적 고통, 분노 □ 절망	〈장기 목표〉 장애를 수용할 수 있다. 〈단기 목표〉 슬픔을 표출할 수 있다.

<table>
<tr><th style="background:#2e7d6e;color:white">간호 계획</th><th style="background:#2e7d6e;color:white">중재 포인트와 근거</th></tr>
</table>

OP 경과 관찰 항목
- 단어, 표정, 태도와 불안 수준
- 수면 장애의 유무, 체중 감소, 피로감, 집중력 저하 등의 우울증 증상

TP 간호 치료 항목
- '간호 문제 #9'의 TP와 같은 관계를 한다.
- 장애 선고 시에는 타이밍을 의료 팀으로 검토하여 실시한다.
- 같은 장애 환자와의 관계를 갖게 한다.

➡️진단이 내려진 후는 특히 환자의 언행에 주의한다.
`근거` 우울증 증상이 나타날 시에는 자살 시도의 위험이 있다.

➡️척수 손상 환우회 등 환자 모임이 있다. `근거` 감정 면의 버팀목이 되어 사회 복귀가 구체화되기 쉬워진다.

---

11 간호 문제	간호 진단	간호 목표(간호 성과)
#11 마비나 경련에 의해 신체 손상의 위험이 있다.	신체 손상 위험 상태 **위험 요인:** 신체적 요인(마비나 경성, 기립성 저혈압)	〈장기 목표〉 신체 손상을 방지할 수 있다.

<table>
<tr><th style="background:#2e7d6e;color:white">간호 계획</th><th style="background:#2e7d6e;color:white">중재 포인트와 근거</th></tr>
</table>

OP 경과 관찰 항목
- 마비의 부위 · 정도, 경련 부위 · 정도 및 유인
- 체위에 의한 혈압의 변동

TP 간호 치료 항목
- 혈압의 변화에 주의하고 여러 차례에 걸쳐 혈압 측정을 실시한다.

- 휠체어 승차 중에 저혈압이 된 경우 즉시 침대로 이동하거나 휠체어를 뒤로 밀고 최대한 머리를 낮추도록 한다.

➡️침대를 올리거나 재활을 시작할 때는 주의한다.
`근거` 자율신경 장애에 의해 혈압 조절 기능이 저하되어 휠체어에서 낙상 등의 위험이 있다.
➡️등받이를 넘길 수 있는 리클라이닝식 휠체어가 바람직하다. `근거` 머리를 지지하여 안전하게 머리를 옮길 수 있다.

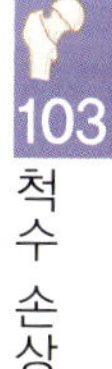

- 경성이 있는 경우는 특히 침대 난간, 휠체어의 안전 벨트를 착용한다.

EP 환자 교육 항목
- 자력으로 휠체어 승차가 가능한 경우 이동시 안전 확보의 방법을 지도한다.
- 환자 · 가족에게 안전한 이동 방법, 환경 정비에 대해 설명한다.

➡ **근거** 피부와 근육의 자극 등에 의해, 굴근 또는 신근이 수축하는 것을 경성이라 한다. 경성에 의해 휠체어의 발판이나 침대에서 다리가 떨어지는 것을 방지하기 위해 울타리와 안전벨트를 사용한다.

➡ 반드시 자신의 다리 위치를 확인하고 이동을 시작한다. **근거** 낙상하면 골절 등을 일으킬 위험이 있다.

12 간호 문제	간호 진단	간호 목표(간호 성과)
#12 발한 장애 등에 의해 체온 불균형의 위험이 있다.	체온 불균형 위험 상태 **위험 요인:** 체온 조절에 영향을 미치고 있는 질환	〈장기 목표〉 체온을 정상 범위로 유지할 수 있다.

간호 계획	중재 포인트와 근거
OP 경과 관찰 항목 • 체온, 현기증, 구역질, 두통 • 환경 온도와 체온의 관계, 걸치는 것과 체온의 관계 **TP 간호 치료 항목** • 실내온도, 걸치는 것을 조절한다. • 발열하면 실내 온도를 낮추고 몸을 식히고 충분한 수분을 섭취한다. **EP 환자 교육 항목** • 체온 조절 장애에 대해 설명한다. • 체온 조절 장애의 대처방법에 대하여 설명한다.	➡ 척수 쇼크기는 여러 차례에 걸쳐 체온을 측정한다. **근거** 척수 쇼크기는 교감신경이 차단되기 때문에 고체온이 일어난다. 마비 영역에서는 땀이 나지 않는다. ➡ 실내 온도 변화에 주의한다. **근거** 여름철에는 타월켓 1장으로 '울열'을 나타내는 경우도 있다.

13 간호 문제	간호 진단	간호 목표(간호 성과)
#13 자율신경성 조절의 상실에 의한 반사 이상 항진의 위험이 있다.	자율신경 반사 이상 항진 위험 상태 **위험 요인:** 방광의 확장 · 경축, 변비, 관장	〈장기 목표〉 증상을 조절할 수 있다.

간호 계획	중재 포인트와 근거
OP 경과 관찰 항목 • 혈압, 심한 두통, 발한, 소름, 안면 홍조 **TP 간호 치료 항목** • 증상이 나타나면 머리를 높게 한다. • 방광이나 직장의 충만 등 원인을 제거한다. **EP 환자 교육 항목** • 환자 · 가족에 반사 이상 항진 및 해결 방법에 대하여 지도한다.	➡ 고혈압이 된다. **근거** 자율신경의 항진 증상 ➡ **근거** 혈압을 낮추고 증상을 완화한다.

14 간호 문제	간호 진단	간호 목표(간호 성과)

#14 장애를 입은 것으로 가족 기능이 분열한다.

가족 기능 파괴
관련 요인: 가족의 경제 상태의 변화, 가족의 역할 변이
진단 지표
- □ 가족 내에서의 충돌 표명의 변화
- □ 의사결정 참여의 변화
- □ 서로 지지하는 역할의 변화

〈**장기 목표**〉 가족이 상호 지원하는 기능 시스템을 유지한다.

간호 계획	중재 포인트와 근거

OP 경과 관찰 항목
- 환자 · 가족의 말, 표정, 태도
- 간병에 대한 가족의 부담

TP 간호 치료 항목
- 퇴원에 대한 자신감을 가질 때까지 지도 · 훈련을 반복 수행한다.
- 필요한 경우, 가족이 환자에게서 떨어지는 시간을 만든다.

➡ **근거** 정확한 지식과 기술이 퇴원 후 자신감과 현실적인 전망을 갖게 되는 것으로 연결된다.

EP 환자 교육 항목
- 장애인 복지법에 의해 받을 수 있는 지원에 대해 설명한다.
- 가족의 부담이 큰 경우 간병을 지원한다.

➡ 가족의 부담을 경감한다. **근거** 환자 스스로 자기관리를 할 수 없는 경우, 가족의 부담이 크다.

15 간호 문제	간호 진단	간호 목표(간호 성과)

#15 마비와 관련된 성기능 장애가 있다.

비효과적 성적 패턴
관련 요인: 척수 손상
진단 지표
- □ 성적 행동의 변화 · 어려움 호소

〈**장기 목표**〉 성기능에 대한 스트레스를 경감할 수 있다.

간호 계획	중재 포인트와 근거

OP 경과 관찰 항목
- 성에 대한 생각

➡ 성 문제는 환자의 나이, 생활, 가치관 등도 관련된 어려운 문제이다.

TP 간호 치료 항목
- 환자의 불안이나 고민을 경청한다.
- 필요시 전문가의 진찰을 권한다.

➡ 환자의 욕구 파악이 필요하다.

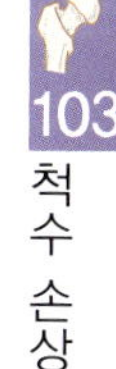

병기 · 병태 · 중증도별 관리 포인트

【급성기】 척수 손상의 부상 직후는 척추의 지지성이 손실되어 있기 때문에 척추의 안정 · 고정을 엄격하게 시행함과 함께 환부의 출혈이나 부종, 반송시의 영향 등에 따라 신경 증상의 악화를 보이는 것이 많아, 세심하게 신경 증상의 관찰을 하고 이상의 조기 발견에 노력한다. 또한 일반적으로 척수 손상은 부상 직후 손상 고위 이하의 모든 반사 기능이 억제되어 이완성 마비를 나타내는 척수 쇼크 상태에 있다. 일반적으로 척수 쇼크기의 지속 시간은 부상 3~4일에서 6주 정도이지만 지체될 수도 있다.[2] 척수 쇼크기는 전신 상태가 불안정하므로 충분한 전신 관리를 한다. 또한 이 시기에 폐렴, 요로 감염, 욕창 등의 합병증을 방지하는 것이 예후에도 좋은 영향을 가져온다.

일반적으로 부상 직후 정신적 쇼크 상태나 부인하는 상태가 되기 쉽다. 환자의 심리 상태를 파악하고, 가족 · 의료 팀이 일관된 대응을 취하는 것이 중요하다.

【회복기】 퇴원 · 사회 복귀를 향해서, 환자 · 가족 · 의료팀에서 정보 공유 및 목표를 설정한다. 개별성에 따른 환자 · 가족 교육을 실시하여 잔존 기능을 최대한 살릴 수 있도록 지원한다. 또한 환자의 심리과정을 이해하고 관계하는 것이 장애 수용 · 재활 의욕에 큰 영향을 미친다.

간호 활동(간호 중재) 포인트

진단 · 치료의 지원

- 급성기의 환부 안정 유지: 탈구 정복이나 국소의 안정을 위해 두개직달 견인을 시행할 수 있다. 또한 외부 조정인 할로 베스트(외부에서 두개와 체간을 고정하여 경골의 안정화를 도모하고, 경추의 만곡을 유지하는 것)를 장착할 수도 있다. 척수 손상의 확대를 방지하기 위해 환자를 이동 · 체위 변환할 때는 환부를 유지하고 올바른 척추 정렬을 유지하도록 한다.[4] 정렬은 신체의 축위의 상대적인 위치 관계 또는 배열을 말한다. 척주 정렬은 추골의 배열이며, 본래의 생리적인 배열 구조를 갖추는 것이 중요하다.
- 수술을 할 경우 수술 식에 맞춘 관찰 · 지원을 실시한다.
- 심한 손상은 척수 쇼크가 되는 경우가 많다. 이 시기는 전신 상태가 불안정하기 때문에 충분한 관찰과 이상의 조기 발견에 노력한다.
- 경수 손상의 경우 호흡 상태의 악화 위험이 높고, 인공호흡기에 의한 관리 및 기관절개가 필요한 경우도 많다. 경구 섭취가 어려운 경우는 경관 영양이나 경정맥 영양 등으로 영양 관리를 실시한다. 또한 흡인의 위험이 있어 삼키는 훈련이 필요한 경우, ST(언어 치료사)와 연계하여 연하 평가 · 훈련을 한다.
- 부상 직후에는 합병증으로 쇼크 상태를 나타내는 위험성도 있다. 머리 부상, 내장 손상 등의 합병증을 염두에 둔 세심한 관찰을 실시한다.
- 탄성 스타킹의 사용 및 타행적 하지 ROM 훈련 등으로 폐혈전색전증, 심부정맥 혈전증을 예방한다.
- 저나트륨혈증을 방지하기 위해 혈중 나트륨을 모니터링하고 필요한 개입을 하여 증상의 출현 방지에 노력한다.

낙상 방지

- 척수 손상 환자는 낙상 위험이 높다. 환경을 정돈하고 안전을 확보하는 행동을 반복 훈련한다.
- 휠체어 등의 보조 기구를 사용하는 경우, 사용 방법, 검사 방법을 충분히 마스터할 때까지 지도한다.
- 보조 기구를 사용하는 경우는 자립하여 안전하다고 확인될 때까지 지켜본다.

커뮤니케이션 장애에 대한 대응

- 인공호흡 관리 및 절개술을 할 경우 커뮤니케이션 방법을 검토한다.

자기관리의 지원

- 손상 고위를 파악한 자기관리에 대한 지원을 한다.
- 자립을 위한 훈련은 상당한 시간이 필요하기 때문에 꾸준히 실시한다. 또한 환자의 의욕이 성과에 큰 영향을 주기 때문에 주위의 격려와 목표에 달성감이 성공의 포인트가 된다.

환자 · 가족의 심리 · 사회적 문제에 대한 지원

- 불안이 있는 경우는 안심할 수 있는 환경을 조성하고 공감적인 태도로 대한다.

- 같은 장애 환자와의 관계는 정신적 버팀목이 되고 사회 복귀의 구현이 쉬워진다.
- 사회 지원에 대해 충분히 설명하는 것이 경제적인 불안을 해소하는 데 도움이 될 수 있다.
- 사회 자원을 활용하여 가족에 의한 간병이 무리 없이 할 수 있도록 계획을 세운다.

퇴원 · 요양 지도

- 보조 기구를 이용한 퇴원이 되는 경우는 빠르게 집 개조에 대하여 조언한다. 또한 필요한 경우 주택 평가를 한다.
- 퇴원 후의 생활에 맞는 배설 관리, 욕창 예방, 합병증 예방, 증상 관리 등을 지도한다. 습득해야 할 기술이 많아 환자 · 가족이 자신감을 가질 수 있을 때까지 반복 연습한다.
- 호흡기 감염, 요로 감염의 징후와 욕창 발생 등이 인정되면 조기에 진찰하도록 지도한다.
- 의료 사회 복지사(MSW)와 연계하여 사회 지원의 활용에 대해 설명하고 최상의 형태로 사회 복귀가 가능할 수 있도록 지원한다.

| Step1 영향 평가 | Step2 간호 초점 | Step3 계획 | Step4 실시 | Step5 평가 |

평가 포인트

간호 목표 달성도

- 손상 고위에서 생각하고 최적의 호흡 기능을 획득할 수 있는가?
- 잔존 기능을 높이고 자기관리에 대한 능력의 향상을 볼 수 있는가?
- 감염 예방책을 실시할 수 있고 감염 예방이 가능했는가?
- 필요한 기술을 익히고 실천하며 요로 합병증을 방지할 수 있는가?
- 라이프스타일에 맞는 배변 계획을 실천할 수 있는가?
- 변실금 컨트롤을 이해하고 실천할 수 있는가?
- 욕창이나 관절 구축 예방을 이해하고 필요한 기술을 습득 예방할 수 있는가?
- 기타 합병증이나 수반 증상을 이해하고 필요한 기술을 습득 예방할 수 있는가?
- 불안이 완화되고 가족의 좋은 관계를 유지하며 퇴원할 준비가 되었는가?

● 참고 문헌
1) 가토 신스케: 손상 병태와 초기 증상, 정형외과 간호 11: 732–735, 2006.
2) 시바사키 게이치, 다무라 도모히로: 척수란: 해부학, 생리학, 척수 손상의 병태, 임상 증상, 미래 전망, 척수손상 헬스 케어 편집위원회 편: 척수손상 건강관리, NPO 법인 일본 척수 기금, pp.13–20, 2005.
3) 하치야 가난, 다나카 히로다카: 척수 손상 환자의 심리적 문제에 대한 접근, 정형외과 간호 11: 749–752, 2006.
4) 나리타 히로코: 급성기 척수 손상 환자의 간호, 정형외과 간호 11: 757–761, 2006.

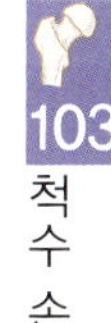

척수 손상 환자의 병태 관계도와 간호 문제

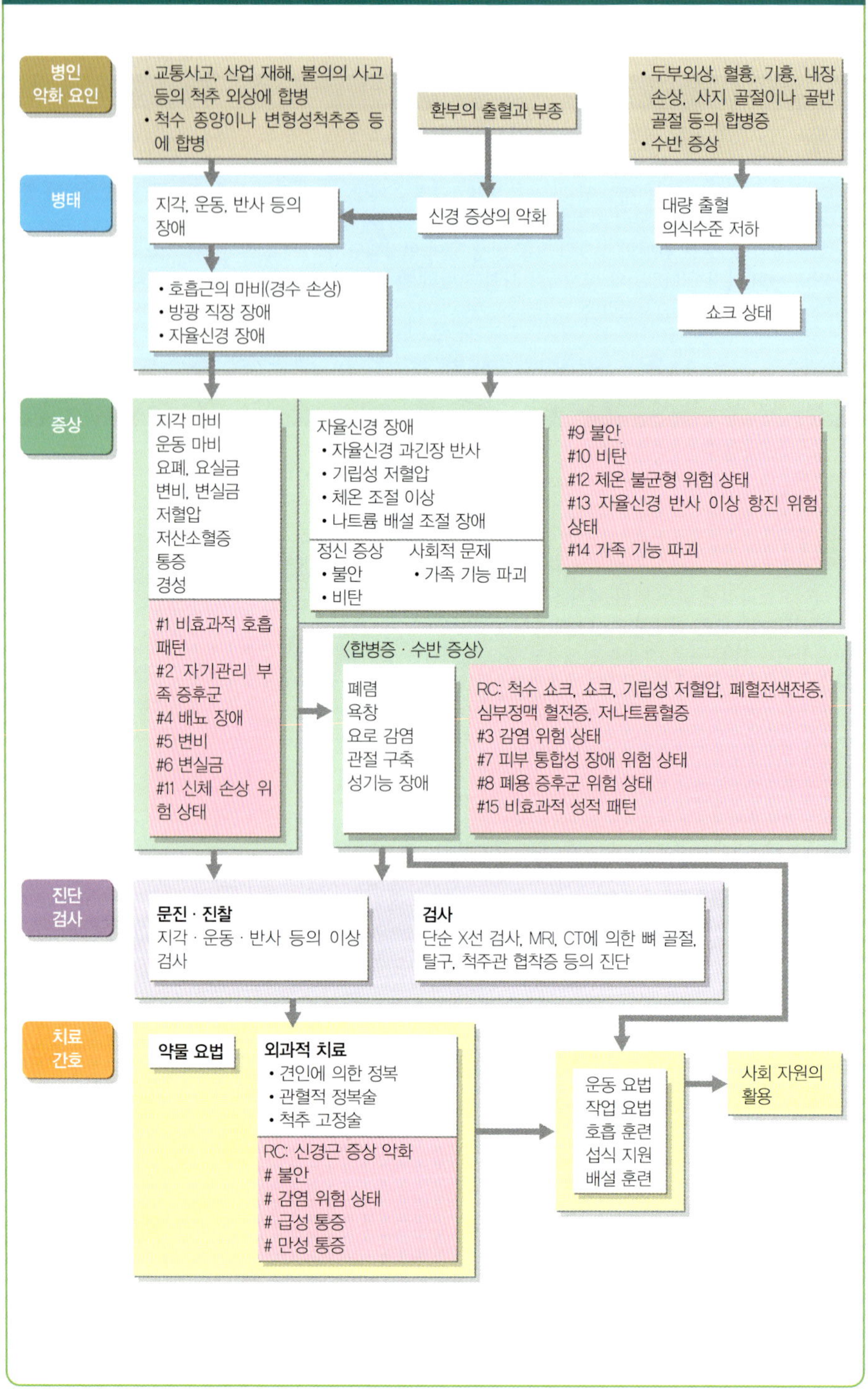
병인
악화 요인
• 교통사고, 산업 재해, 불의의 사고 등의 척추 외상에 합병
• 척수 종양이나 변형성척추증 등에 합병
환부의 출혈과 부종
• 두부외상, 혈흉, 기흉, 내장 손상, 사지 골절이나 골반 골절 등의 합병증
• 수반 증상
병태
지각, 운동, 반사 등의 장애
신경 증상의 악화
대량 출혈
의식수준 저하
• 호흡근의 마비(경수 손상)
• 방광 직장 장애
• 자율신경 장애
쇼크 상태
증상
지각 마비
운동 마비
요폐, 요실금
변비, 변실금
저혈압
저산소혈증
통증
경성
#1 비효과적 호흡 패턴
#2 자기관리 부족 증후군
#4 배뇨 장애
#5 변비
#6 변실금
#11 신체 손상 위험 상태
자율신경 장애
• 자율신경 과긴장 반사
• 기립성 저혈압
• 체온 조절 이상
• 나트륨 배설 조절 장애
정신 증상
• 불안
• 비탄
사회적 문제
• 가족 기능 파괴
#9 불안
#10 비탄
#12 체온 불균형 위험 상태
#13 자율신경 반사 이상 항진 위험 상태
#14 가족 기능 파괴
〈합병증 · 수반 증상〉
폐렴
욕창
요로 감염
관절 구축
성기능 장애
RC: 척수 쇼크, 쇼크, 기립성 저혈압, 폐혈전색전증, 심부정맥 혈전증, 저나트륨혈증
#3 감염 위험 상태
#7 피부 통합성 장애 위험 상태
#8 폐용 증후군 위험 상태
#15 비효과적 성적 패턴
진단
검사
문진 · 진찰
지각 · 운동 · 반사 등의 이상 검사
검사
단순 X선 검사, MRI, CT에 의한 뼈 골절, 탈구, 척주관 협착증 등의 진단
치료
간호
약물 요법
외과적 치료
• 견인에 의한 정복
• 관혈적 정복술
• 척추 고정술
RC: 신경근 증상 악화
불안
감염 위험 상태
급성 통증
만성 통증
운동 요법
작업 요법
호흡 훈련
섭식 지원
배설 훈련
사회 자원의 활용

104 변형성 슬관절증·변형성 고관절증

세키야 이치로 · 진노 데쓰야 · 무네타 다케시

A. 변형성 슬관절증

눈으로 보는 질환

※골극: 국소적인 뼈의 증식으로 X선상으로 극(가시)상으로 보인다.

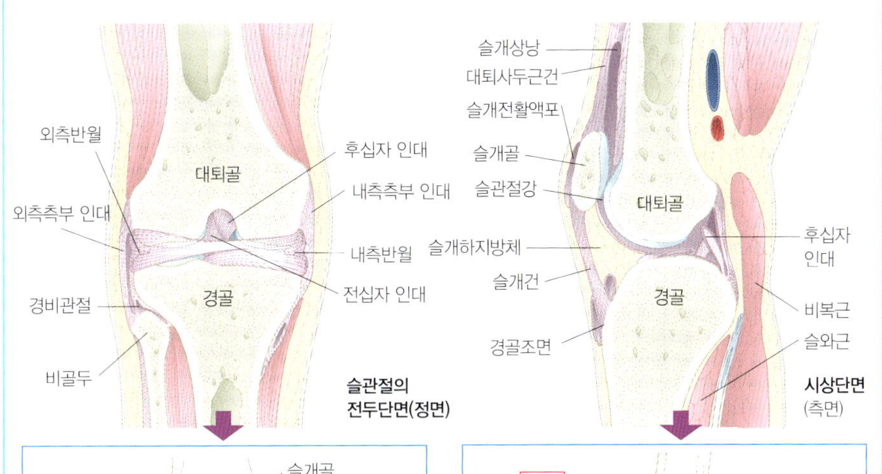

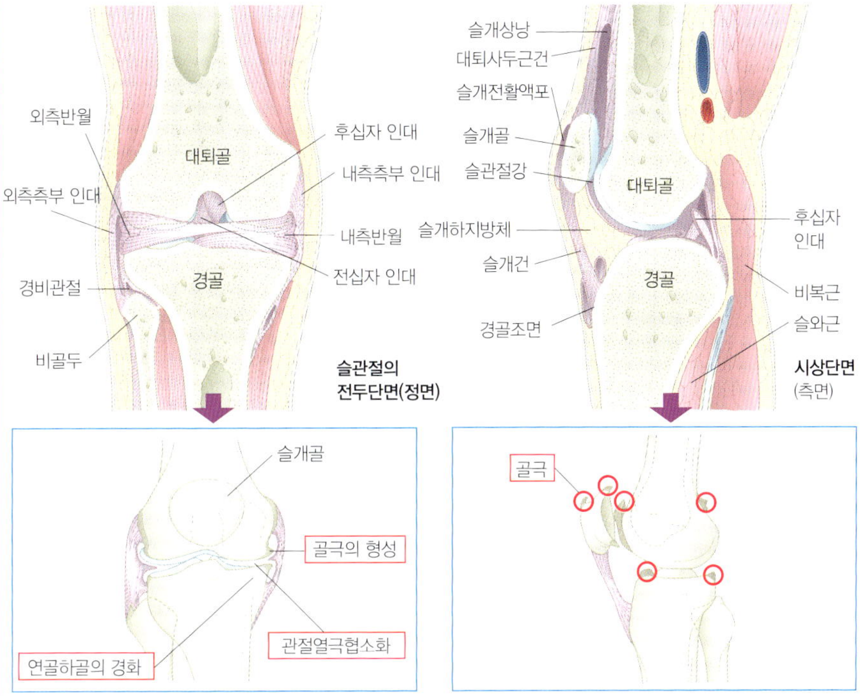

■ 그림 104-1 변형성 슬관절증의 병태

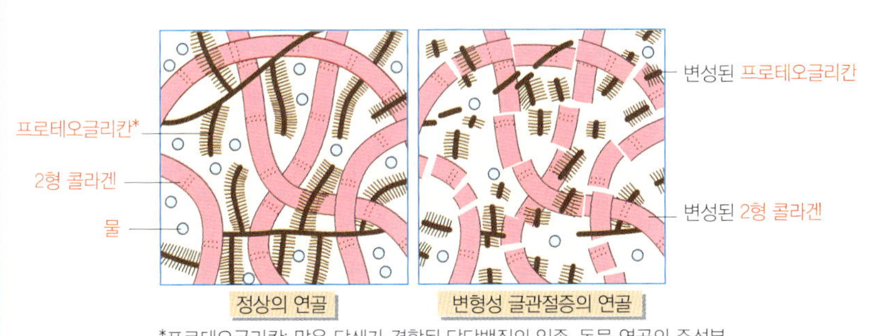

*프로테오글리칸: 많은 당쇄가 결합된 당단백질의 일종. 동물 연골의 주성분

■ 그림 104-2 정상과 변형성 슬관절증의 연골(모식도)

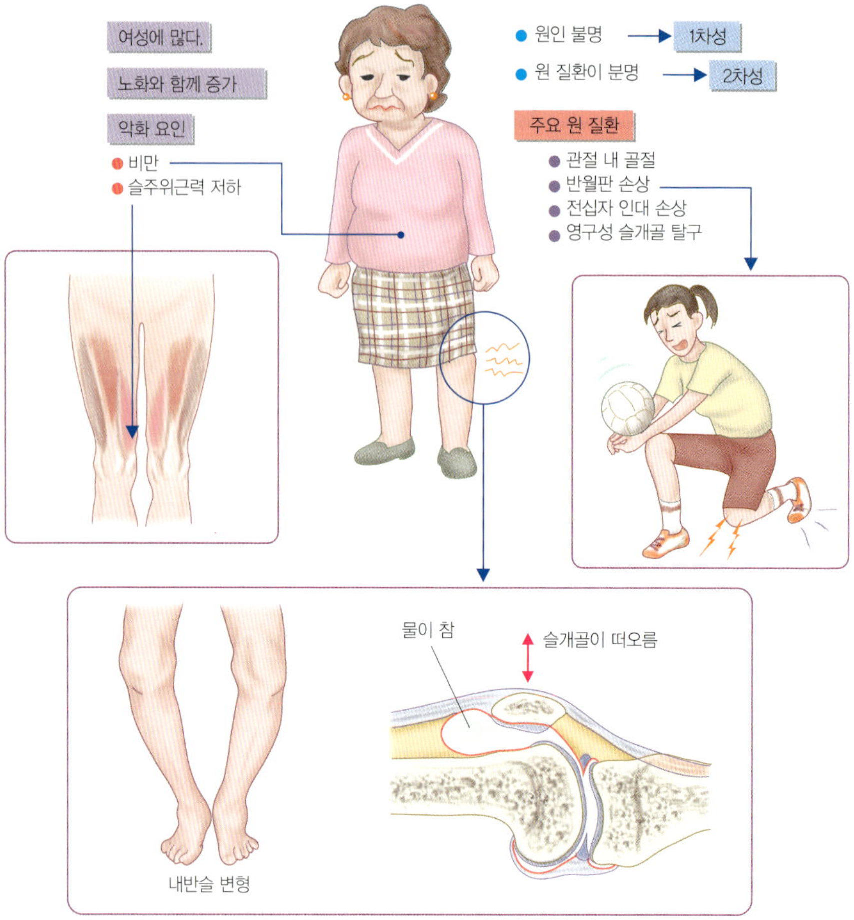

■ 그림 104-3 변형성 슬관절증의 병인, 악화 인자

병태 생리

▌ 무릎 관절 연골의 마모 · 소실과 골극 형성을 특징으로 하는 진행성 관절 질환이다.

- 변형성 고관절증은 관절에 걸리는 부하 및 노화 변화에 의해 관절의 변형이 생기는 만성 질환이다. 류마티스 관절염과 달리, 활막염은 연골 변성에 속발하는 2차성이며, 비염증성 질환이다.
- 연골 조직은 2형 콜라겐과 프로테오글리칸으로 구성된 풍부한 세포 외기질과 대사 활성이 낮은 연골세포로 구성된다. 세포 외기질은 망구조로 이루어져, 프로테오글리칸이 전기적으로 서로 반발하는 간극을 유지하고, 그 간극에 물을 풍부하게 포함한다. 기계적 스트레스(기계적 부하)의 반복에 의해 망구조가 파괴되어 수분이 감소하고 연골기질의 파괴가 진행된다(그림 104-2). 그 결과 연골 표면에 섬유화나 작은 균열을 일으키고 또한 전 층이 소실되기에 이른다. 이러한 연골변성에 의해 활막염이 발병하는 경우도 드물지 않다.

- 관절 연골의 대부분을 차지하는 중간층 및 심층은 세포외기질에 많다. 이 기질은 불규칙하게 뻗은 2형 콜라겐 섬유망, 브러쉬 모양의 프로테오글리칸 및 수분으로 구성된다. 풍부한 프로테오글리칸이 전기적으로 수분을 끌어당기는 것에 의해 압축력에 대하여 수분을 유동하고 에너지를 흡수한다. 변형성 슬관절증은 먼저 프로테오글리칸이, 다음으로 2형 콜라겐이 단편화되어 틀을 유지할 수 없게 되고, 그 결과 수분을 유지할 수 없게 되며, 기계적 스트레스에 대한 완충능력이 저하된다(그림 104-2).

병인 · 악화 요인

▌여성에게 많고 나이가 들면서 증가한다. 비만이 악화 요인이 된다.
- 상기 이외에 명확한 원인을 알 수 없는 경우를 1차성 변형 성슬관절증이라 한다. 관절 내 골절, 반월판 손상, 전십자 인대 손상 등의 외상이나 하퇴만곡증 등의 선천성 해부학적 이상 등, 원 질환의 명백한 예를 2차성 변형성 슬관절증이라 한다(그림 104-3).
- 연골의 취약성에는 유전적 배경이 있을 것으로 예상되고 원인 유전자에 관한 연구가 현재 진행되고 있다.
- 고관절의 경우와 달리 슬관절에서는 2차성보다 1차성의 것이 많고, 변형성 고관절증의 대부분을 차지한다.

역학 · 예후

- 일본의 도시, 산촌, 어촌의 일반 주민을 대상으로 한 2005년 변형성 슬관절증의 대규모 조사에 따르면, X선 검사에서 골극이나 관절 열극의 협소가 명백한 겨우를 변형성 슬관절증이라 하면 50세 이상의 유병률은 남성 약 40%, 여성 약 70%이며, 산촌 지역에 많은 것으로 나타났다. 연령별 인구를 바탕으로 환자 수를 추산하면 일본의 변형성 슬관절증 수는 2400만 명이나 된다.
- 통증의 부위, 강도, 기전은 각각이며, X선의 정도와 통증의 강도는 반드시 일치하지 않는다. 보존적인 치료로 통증을 경감시키는 것이 어느 정도 가능하지만 일반적으로 연골의 두께를 개선시키는 것은 불가능하다.

증상

▌변형성 슬관절증의 가장 문제가 되는 증상은 통증이다.
- 연골 조직 자체에는 신경이 없어. 통증 부위는 활막을 포함한 관절낭, 연골하골, 골수 등이라고 생각하고 있다.
- 관절에 염증을 수반하면, 활막이 생산하는 관절액이 과잉되고 관절이 부어 관절낭를 자극하기 때문에 더욱 통증이 심해지며, 가동 범위가 제한된다.
- 통증과 붓기가 장기간 지속되면 근육 · 힘줄 등 관절 주변 조직의 유연성이 저하되고 관절이외에 통증을 일으키게 된다. 가동 범위 제한은 진행되면 뼈의 증식성 변화나 근육 · 힘줄의 구축에 의해 비가역적이 된다.

진단 · 검사값

- 단순 X선 검사가 기본이 된다. 관절 열극의 협소화 · 손실, 골극 형성, 연골하골 경화, 골낭종 형성, 관절면의 변형을 평가한다.
- 검사값
- 일반적으로 변형성 슬관절증은 CRP, ESR, 백혈구 등은 기준치를 나타낸다.

합병증

- 고령자의 경우 진행되면 보행 능력이 저하되고 전신에 악영향을 미친다.
- 후생 노동성의 2007년도 국민 생활 기초 조사에 따르면, 요 간병 인정을 받은 원인은 관절 질환이 가장 많고, 그 중에서도 변형성 고관절증의 비율이 높다. 따라서 고령자의 QOL을 유지하는데, 변형성 고관절증 예방이 중요한 과제가 되고 있다.

분류	일반명	주요 상품명	약의 효과 메커니즘	주요 부작용
비스테로이드성 항염증제(경구약)	록소프로펜 나트륨 수화물	록소닌	시클로옥시게나아제(COX) -1과 -2의 저해	위장 장애
	세레콕시브	세레콕스	COX-2 저해	
비스테로이드성 항염증제(PAP 제)	케토프로펜	모라스 테이프	COX-1과 -2의 저해	피부염
비스테로이드성 항염증제(외용제)	인도메타신	인테반 크림		

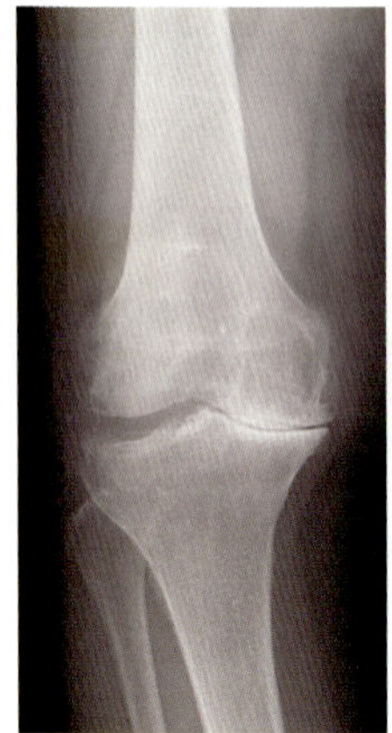

a. 말기 변형성 슬관절증의 X선 영상
내측 대퇴경골관절의 열극이 소실되고 있다.

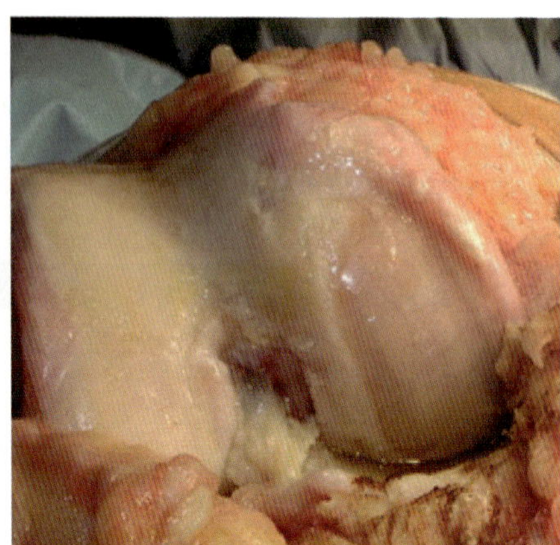

b. 수술 중 소견
대퇴골내경의 연골이 완전히 소실되어 연골하골이 노출되어 있다.

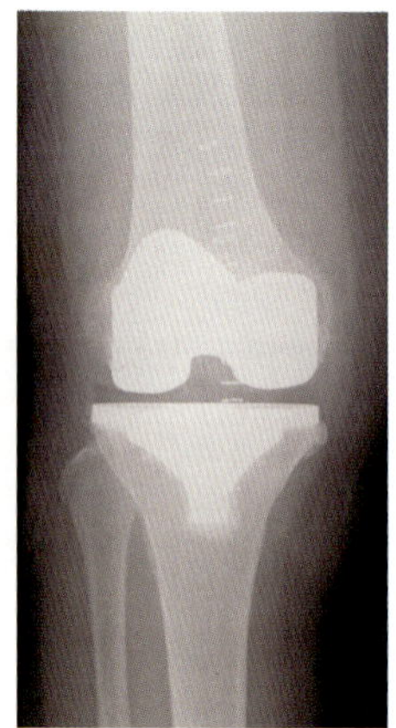

c. 인공 슬관절 치환 수술의 X선 영상
관절 표면이 임플란트로 대체되어 무릎의 내반 변형이 개선되어 있다.

■ 그림 104-4 수술 시행 예

치료법

관절 주위의 근력 훈련을 중심으로 한 보존 요법을 실시하고 고도의 변형이 인정되는 경우에는 인공 슬관절 치환술 등의 외과적 치료를 실시할 수도 있다.

● 치료 방침
● 보존적 치료로 관절 주위근의 근력 훈련이 기본이 되고 그 유용성은 충분히 나타나고 있다.
● 통증과 염증이 심한 경우 비스테로이드성 항염증 약물(NSAIDs)의 내복이나, 첩부 · 도포제가 효과적이지만 소화기를 중심으로 하는 부작용이 문제가 되므로, 만연하게 장기간 투여하는 것은 피해야 한다.
● 히알루론산 관절 내 주사도 효과가 인정되고 있다.
● 약물 요법
● NSAIDs를 처방. 통증 완화뿐만 아니라 관절수증을 감소시키는 효과도 있다.

Px 처방 예 염증이 강한 경우나 처방이 장기적인 경우
● 세레콕스(100mg)　1회 1정　1일 2회　아침 · 저녁 식사 후　← 비스테로이드성 항염증약
● 셀벡스 캡슐(50mg)　1회 1 캡슐　1일 2회　아침 · 저녁 식사 후　← 소화성 궤양 치료제

Px 처방 예 통증이 강한 경우
● 록소닌 정(60mg)　1회 1정　1일 3회　아침 · 점심 · 저녁 식사 후　← 비스테로이드성 항염증약
● 셀벡스 캡슐(50mg)　1회 1캡슐　1일 3회　아침 · 점심 · 저녁 식사 후　← 소화성 궤양 치료제

Px **처방 예** 경구 약물로 위장 장애를 일으키기 쉬운 경우

- 모라스 테이프(20mg)　1회 1매　1일 1회 ← 소염 · 진통 PAP제

Px **처방 예** 외용제 가운데 첩부제를 좋아하지 않는 경우

인테반 크림(25g/1개)　1일 수회 ← 비스테로이드성 소염 외용제

● 외과적 치료

- 활막염이 심하고, 관절 부종을 반복하는 경우 관절내시경 활막 절제술이 시행될 수 있다.
- 안쪽 대퇴경골 관절 중심으로 연골의 변화가 생겨 그 정도가 가벼운 경우 경골의 외반골 절제술이 이루어진다.
- 고도의 변형으로 보행 능력이 현저하게 장애되는 경우는 인공 슬관절 치환술로 통증이 현저히 개선된다(그림 104-4).

변형성 슬관절증의 병기 · 병태 · 중증도별 치료 순서도

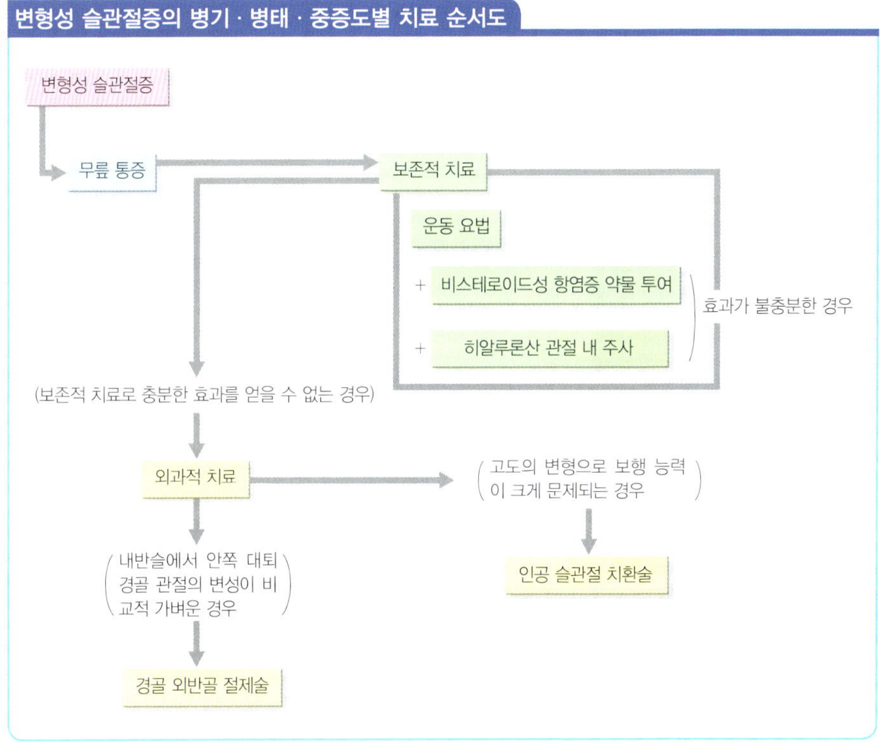

눈으로 보는 질환

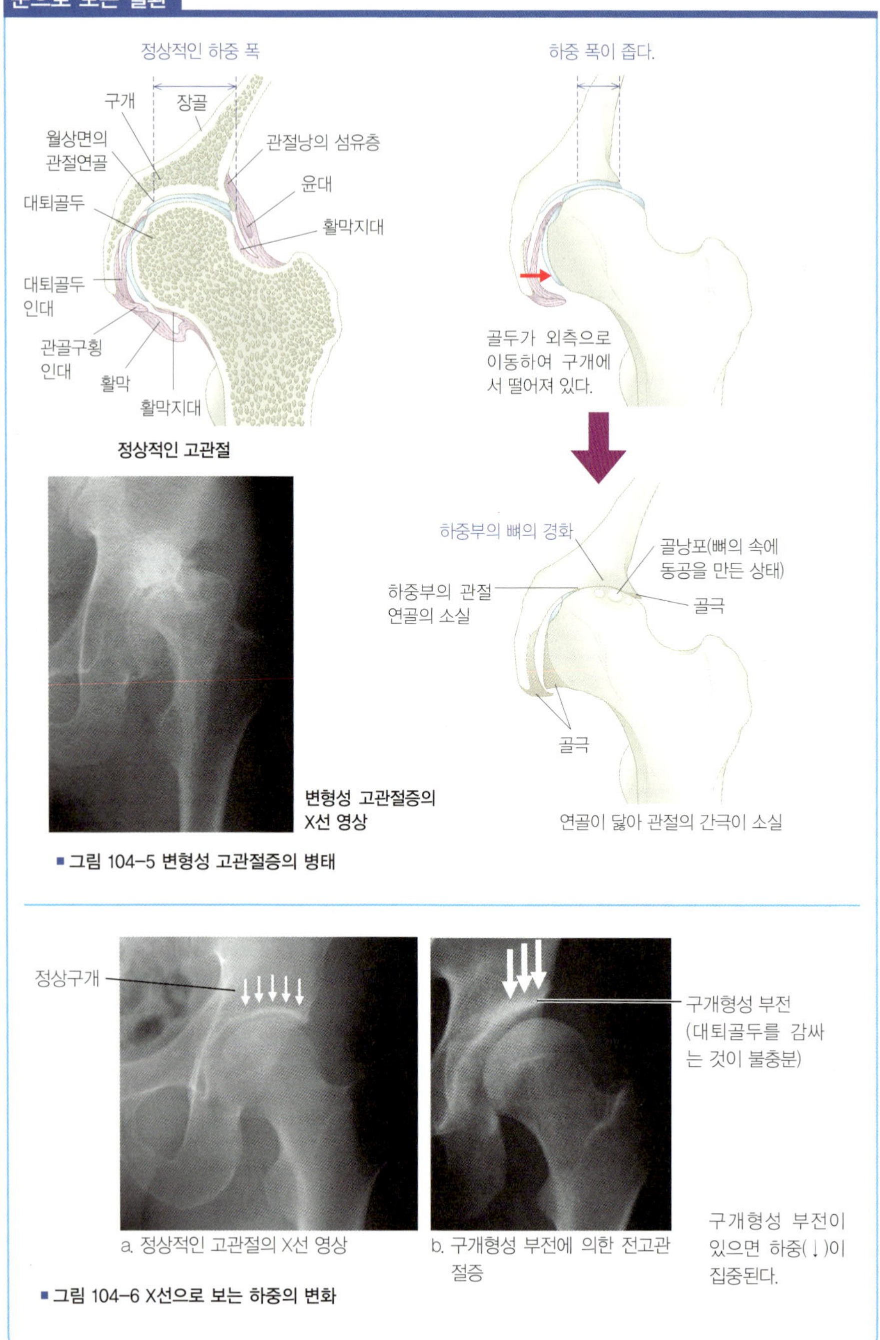

■ 그림 104-5 변형성 고관절증의 병태

■ 그림 104-6 X선으로 보는 하중의 변화

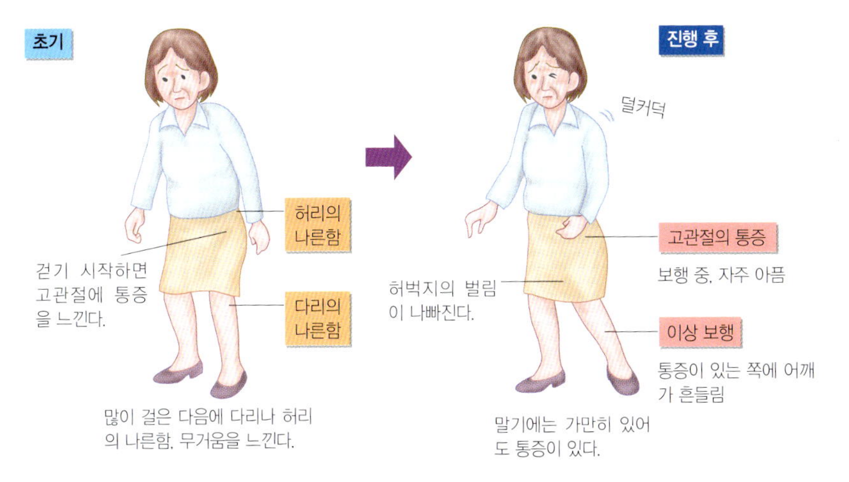

■ 그림 104-7 변형성 고관절증의 증상

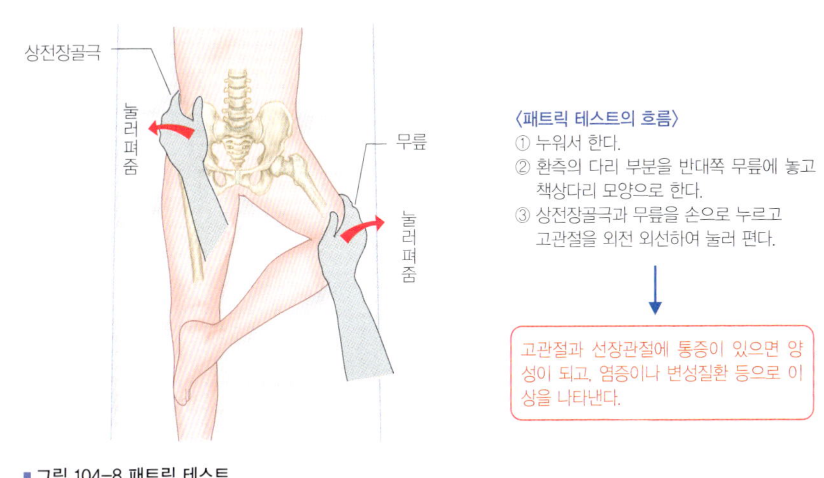

■ 그림 104-8 패트릭 테스트

병태 생리

▌고관절의 관절 연골이 변성되어, 뼈의 변화와 2차적인 활막염을 속발하는 만성 진행성 질환이다.

- 변형성 고관절증은 관절에 걸리는 부하 및 노화 변화에 의해 관절이 변형되는 만성 질환이다. 류마티스 관절염과 달리 활막염은 연골변성에 속발하는 2차성이며, 비염증성 질환이다.
- 하중 관절인 고관절에서는 구개 형성 부전이나 아탈구가 있으면 관절의 단위 면적당 부하가 증대하고(그림 104-6), 하중부의 관절 연골이 마모되기 쉬워져 점차 사라진다. 하중의 집중은 연골하골을 파괴하여, 골낭포 형성을 초래하는 한편 주위에서는 반대로 뼈의 증식(골경화나 골극형성)이 시작되어 뼈 파괴와 뼈 성장의 결과로 변형이 진행된다.

병인 · 악화 요인

- 명백한 원인을 평가할 수 없는 것을 1차성, 어떠한 원인으로 속발하는 것을 2차성이라고 한다.
- 원인은 선천성 고관절 탈구 및 구개 형성 부전, 페르테스병, 대퇴골두 미끄럼증, 화농성 · 결핵성 고관절염, 대퇴골두 괴사증, 류마티스 관절염, 강직성 척추염, 고관절 골절, 다발성 골단이형성증, 종양성 질환 등을 들 수 있다.
- 일본에서는 대부분 2차성으로, 선천성 고관절 탈구 및 구개형성 부전에 속발하는 것이 많다. 발병 · 진행의 위험 요인으로 가족력, 비만, 중노동 등이 있다.

역학 · 예후

- 일본의 유병률은 1~4%이다. 선천성 고관절 탈구가 일본인 여성에게 많고, 가족 내 발병이나 양측의 경우도 많다.
- 대부분 청장년기에 발병하고 만성으로 진행한다. 고령자는 요지원 · 요간병이 되는 원 질환으로 변형성 슬관절증과 함께 중요하다.
- 주로 노인 여성에 발병하고 빠르게 관절 파괴가 진행되는 특수형은 급속 파괴형 고관절증으로 구분된다.

증상

■ 주 증상은 고관절의 운동통이다.

- 서혜부와 둔부, 대퇴부의 통증이 주 증상으로 동작을 시작할 때나 장시간 보행 시, 계단 승단 시에 발생하기 쉽다(그림 104-7). 고관절의 굴곡 · 외전 · 외선을 강제로 했을 때 통증이 유발되기 쉽다(패트릭Patrick 테스트).
- 진행되면 고관절의 가동 범위(특히 굴신, 외전, 내선)의 제한이 나타난다.
- 통증, 구축, 다리 단축, 근력 저하로 인한 절뚝거림이 인정된다.

진단 · 검사값

■ 신체 소견으로 고관절통을 의심하고 단순 X선 검사로 진단한다.

- 패트릭 테스트에 의한 통증이 보인다(그림 104-8).
- 단순 X선으로 병기도 판정할 수 있다.
  ① 전고관절증: 구개형성 부전이지만, 관절 열극은 정상
  ② 초기 관절증: 관절 열극이 약간 협소화
  ③ 진행기 고관절증: 관절 열극의 명백한 협소화
  ④ 말기 고관절증: 관절 열극의 소실
- 감별 진단 목적으로 MRI와 혈액 검사를 할 수 있다.
- ● 검사값
- 비염증성 질환이기 때문에 CRP와 ESR 등이 정상이며, 일반적인 혈액 생화학 검사에서는 이상이 인정되지 않는다.

합병증

- 고관절의 고도 구축이 허리나 무릎 등의 인접 부위 장애를 일으킬 수 있다.

치료법

■ 고관절 주위의 근력 강화를 중심으로 한 보존적 치료를 실시함과 동시에 체중 조절을 도모한다. 진행기 · 말기 상태에서는 인공관절 치환술의 적응이 된다.

- ● 치료 방침
- 우선 보존적 치료를 실시하고, 효과(ADL · QOL의 개선)가 불충분한 경우에 수술적 치료를 고려한다. 단지 전 · 초기 예제에서는 ADL 장애가 가벼워도 관절증의 진행 억제 목적으로 수술을 하는 경우가 있다.

- ●보존적 치료
- ●수중 보행 등 고관절 주위 근육 강화를 주체로 한 운동 요법이 효과적이며 아울러 체중 조절을 한다. 지팡이는 건측으로 잡는다.
- ●비스테로이드성 소염제는 통증 제거에 유용하지만, 대증 요법이기 때문에 부작용에 주의하고, 필요 최저한의 양·회수로 사용한다.

Px 처방 예) 돈용의 경우
- ●록소닌 정(60mg) 1회 1정(통증 시) ← 비스테로이드성 항염증약

Px 처방 예) 처방이 장기적인 경우
- ●세레콕스 정(100mg) 1회 1정 1일 2회 아침·저녁 식사 후 ← 비스테로이드성 항염증약
- ●셀벡스 캡슐(50mg) 1회 1캡슐 1일 2회 아침·저녁 식사 후 ← 소화성 궤양 치료제

- ●수술적 치료
- ●절골술과 인공 고관절 전치환술로 크게 구별되며, 연령이나 X선 소견(병기)을 기초로 선택한다.
- ●절골술: 통증 제거 및 관절증 진행 억제의 두 가지 목적으로 비교적 젊은 환자에 이루어진다. 관골구회전절골술(그림 104-9), 구개 형성술은 주로 전·초기에 키아리(Chiari) 골반절골술, 대퇴골 외반 절골술은 진행기에도 행해진다.

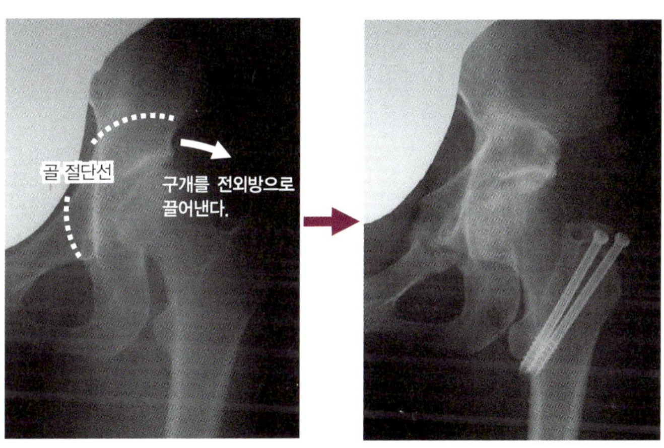

■ 그림 104-9 전 고관절증에 대한 관골구회전절골술

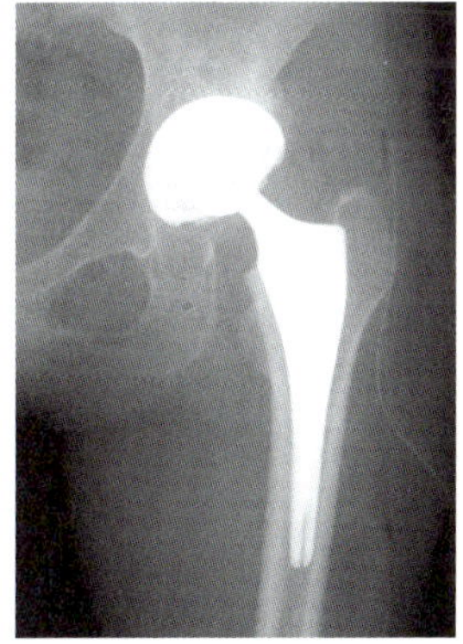

■ 그림 104 -10 인공 고관절전치환술(THA)

- 인공 고관절 전치환술(THA: total hip arthroplasty): 진행기·말기의 고관절증이 적응이 된다. 절골술 후의 진행 예에서도 행해진다. 확실한 통증 제거가 가능하여 사회 복귀가 빠르다. 나이 적응의 제한은 없지만, 젊은 층의 경우는 향후 재치환술이 필요하게 될 가능성에 유의한다(그림 104-10).
- 수술직후부터 정맥혈전색전증 예방을 위해 족관절 자동운동을 장려하고 간헐적 공기 압박 내지는 항응고제를 이용한다. 인공고관절의 경우는 탈구 예방을 위한 자세를 지도한다.

변형성 고관절증의 병기·병태·중증도별 치료 순서도

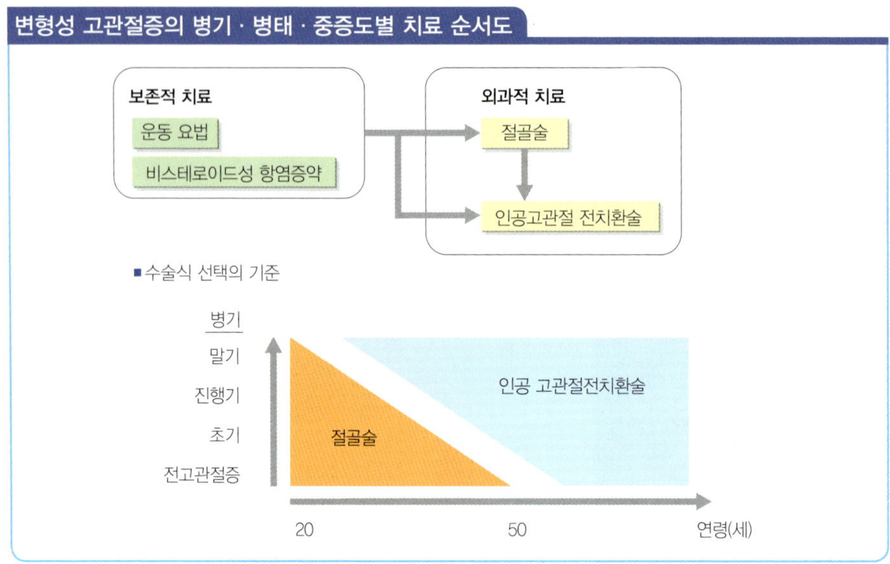

간호 과정 순서도

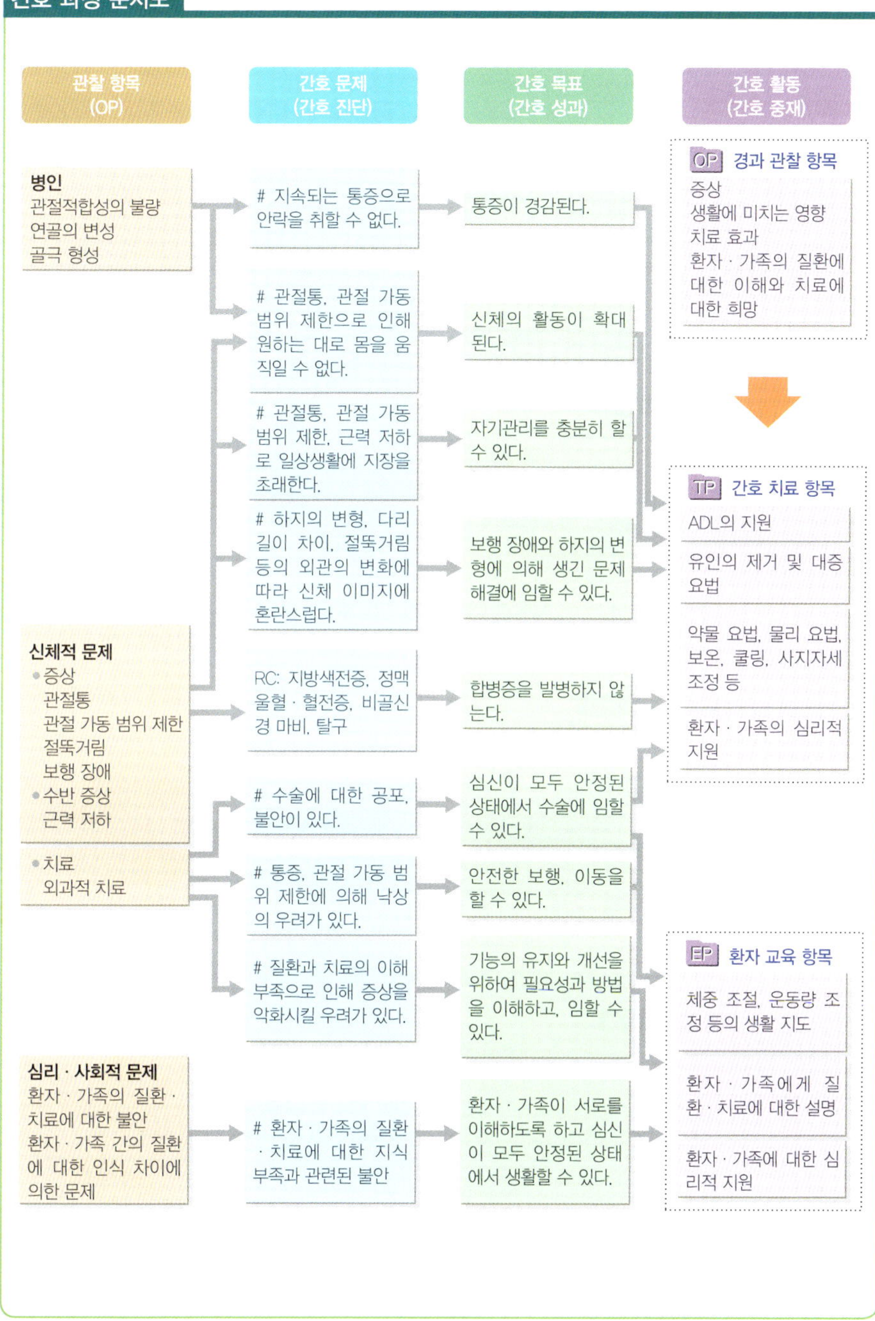

관찰 항목
(OP)

간호 문제
(간호 진단)

간호 목표
(간호 성과)

간호 활동
(간호 중재)

병인
관절적합성의 불량
연골의 변성
골극 형성

지속되는 통증으로 안락을 취할 수 없다.

통증이 경감된다.

OP 경과 관찰 항목
증상
생활에 미치는 영향
치료 효과
환자 · 가족의 질환에 대한 이해와 치료에 대한 희망

관절통, 관절 가동 범위 제한으로 인해 원하는 대로 몸을 움직일 수 없다.

신체의 활동이 확대된다.

관절통, 관절 가동 범위 제한, 근력 저하로 일상생활에 지장을 초래한다.

자기관리를 충분히 할 수 있다.

TP 간호 치료 항목

ADL의 지원

하지의 변형, 다리 길이 차이, 절뚝거림 등의 외관의 변화에 따라 신체 이미지에 혼란스럽다.

보행 장애와 하지의 변형에 의해 생긴 문제 해결에 임할 수 있다.

유인의 제거 및 대증 요법

약물 요법, 물리 요법, 보온, 쿨링, 사지자세 조정 등

신체적 문제
● 증상
관절통
관절 가동 범위 제한
절뚝거림
보행 장애
● 수반 증상
근력 저하

RC: 지방색전증, 정맥 울혈 · 혈전증, 비골신경 마비, 탈구

합병증을 발병하지 않는다.

환자 · 가족의 심리적 지원

수술에 대한 공포, 불안이 있다.

심신이 모두 안정된 상태에서 수술에 임할 수 있다.

● 치료
외과적 치료

통증, 관절 가동 범위 제한에 의해 낙상의 우려가 있다.

안전한 보행, 이동을 할 수 있다.

질환과 치료의 이해 부족으로 인해 증상을 악화시킬 우려가 있다.

기능의 유지와 개선을 위하여 필요성과 방법을 이해하고, 임할 수 있다.

EP 환자 교육 항목

체중 조절, 운동량 조정 등의 생활 지도

심리 · 사회적 문제
환자 · 가족의 질환 · 치료에 대한 불안
환자 · 가족 간의 질환에 대한 인식 차이에 의한 문제

환자 · 가족의 질환 · 치료에 대한 지식 부족과 관련된 불안

환자 · 가족이 서로를 이해하도록 하고 심신이 모두 안정된 상태에서 생활할 수 있다.

환자 · 가족에게 질환 · 치료에 대한 설명

환자 · 가족에 대한 심리적 지원

- 변형성 고관절증은 선천성 고관절 탈구 등을 기반으로 한 2차성이 많지만, 변형성 슬관절증은 노화에 의한 1차성이 많다. 모두 노화에 의해 증상이 진행하기 때문에 관절통이나 가동 범위 제한 등 증상의 악화를 예방하면서 생활할 수 있도록 지원하는 것이 중요하다.
- 증상의 생활에 미치는 영향, 환자 · 가족의 희망을 고려하면서 운동 요법, 약물 요법, 수술적 치료에서 개인에 따라 치료 방법을 선택하고 보다 나은 생활을 목표로 할 수 있도록 지원이 필요하다.

Step1 영향 평가	Step2 간호 초점	Step3 계획	Step4 실시	Step5 평가

정보 수집	평가 관점과 근거 · 잠재적 간호 문제
증상 부위, 정도 생활에 대한 영향 관찰	증상 부위, 내용, 정도를 파악하고 생활에 대한 영향을 이해하는 것이 간호 계획 수정 시 필요하다. • 병기에 따라 관절통, 관절 가동 범위 제한, 관절의 부종, 다리 길이의 차이, 변형 등의 증상이 달라진다. • 생활에 미치는 영향은 증상뿐만 아니라, 개인의 생활 습관에 따라 다르다. 🔍 잠재적 간호 문제 : 관절통, 관절 가동 범위 제한, 근력 저하로 인한 일상생활의 지장/통증, 관절 가동 범위의 제한에 의한 낙상의 위험/질환에 대한 불안 **무릎 · 고관절통** • 연골이 마모되어 나타나는 관절통이 본 질환의 주된 호소이다. • 관절의 마모가 진행되고 연골하골 경화나 골극의 형성으로 통증이 강화된다. • 초기에는 운동 시작 시나 장시간의 운동 후에 나타나는데, 진행되면 휴식, 수면 중에도 통증이 계속된다. • 관절통은 수면 등의 휴식, 자기관리, 가정 또는 사회적 역할 수행을 방해하는 원인이 된다. 🔍 잠재적 간호 문제 : 지속되는 통증/관절 통증, 관절 가동 범위 제한, 근력 저하에 의한 보행 장애/관절통, 관절 가동 범위 제한, 근력 저하로 인한 일상생활의 지장/통증, 관절 가동 범위 제한에 의한 낙상의 위험/관절통에 의한 수면 장애 **관절 가동역 제한** • 변형성 슬관절증은 무릎 관절의 신전 장애가 나타난다. • 변형성 고관절증은 고관절의 굴곡 · 신전 · 외전 제한이 나타난다. • 관절 가동 범위에 의해 정좌나 양반 다리, 단차나 계단 오르내림이 어려워지고, 욕실이나 화장실 사용이 어렵기 때문에, 행동 범위가 제한된다. 🔍 잠재적 간호 문제 : 통증, 관절 가동 범위 제한으로 인해 생각대로 몸이 움직이지 않는다. **부종** • 변형성 슬관절증으로 관절액이 다량으로 분비되기 때문에 관절 내 부종이 나타난다. 🔍 잠재적 간호 문제 : 관절통, 관절 가동 범위 제한, 근력 저하로 인한 보행 장애 **외관상의 변화** • 변형성 슬관절증은 내반슬 변형(O자형 다리)이 생긴다. • 변형성 고관절증은 탈구에 의해 다리 길이의 차이가 생긴다. 🔍 잠재적 간호 문제 : 다리의 변형, 다리 길이 차이, 절뚝거림 등으로 인한 외관의 변화에 대한 신체 이미지 혼란/관절통, 관절 가동 범위 제한, 근력 저하로 인한 보행 장애
전신 상태의 관찰	전신 상태는 환자에게 적합한 치료 및 간호 계획 입안 시 중요한 정보가 된다. 특히 수술을 할 경우 병력 등을 파악하고 만전의 상태로 수술을 받을 수 있도록 조정하는 것이 필요하다. 또한 수술 후 지방색전증이나 심부정맥염은 대처가 늦는 경우 치명적이 되기 때문에 예방을 위한 지원 및 조기 발견을 위한 경과를 따라가는 관찰이 필요하다.

* 병력, 특히 혈관 질환, 호흡기 질환, 신장 질환, 당뇨병은 수술 후 합병증의 위험 요인이 된다.
* 환부 이외의 운동 기능, 골다공증 유무, 체력은 운동 요법의 효과와 의욕에 영향을 준다.
* 🔍 공동 문제 : 지방색전증, 심부정맥염, 기초 질환의 악화
* 🔍 잠재적 간호 문제 : 조기 이상(병상에서 일어나는 것) 지연

지방색전증
* 수술 후 12~48시간 후에 발병하는 경우가 많기 때문에, 관찰 부족이 되기 쉽다.
* 징후는 발열, 빈맥, 호흡 곤란, 기침, 상부체간과 겨드랑이 점상 출혈, X선 소견상의 눈보라 같은 모양의 음영이다.
* 국소 이외의 관찰이 부족하지 않도록, X선 소견 및 혈액 데이터도 경과를 파악해야 한다.
* 🔍 공동 문제 : 지방색전증

혈전성 정맥염·심부정맥염
* 종아리는 '제2의 심장'라고 불리고 있고, 근육 수축에 의한 펌프 기능으로 혈액 순환을 지원하고 있다. 따라서 종아리의 운동량이 감소하여 혈액이 종아리에 정체한 상태가 되어 혈전 형성을 유발하기 쉬워진다.
* 심부정맥염은 혈전이 유리하여 폐색전증이 되고 생명 위기를 초래할 우려도 있다.
* 심부전 또는 전신 쇠약, 교원병, 응고 선용계 이상은 유발 인자가 된다.
* 혈전성 정맥염의 주요 증상은 종아리 통증, 부종이다. 심부정맥염의 주요 증상은 급격한 통증 강화와 부종, 경도의 미열이다. 족배의 타행적 배굴에 의한 격통은 호만스 징후라고 불리고 심부정맥염의 특징적인 증상이다.
* 혈전성 정맥염은 안정과 탄력 붕대로 고정하여 몇 주 동안에 치료될 수도 있다. 심부정맥염에는 혈전의 유리에 의한 폐색전증을 예방하기 위해 하지 거상과 혈전 예방을 위한 헤파린 요법을 실시한다.
* 🔍 공동 문제 : 지방색전증, 정맥 울혈·혈전증, 비골신경 마비, 탈구

치료에 대한 대처와 자기관리 행동의 관찰	증상의 진행 예방 및 증상 완화를 위한 보존적 치료, 극적으로 증상을 개선하는 외과적 치료, 어떠한 치료도 지속적인 자기관리와 운동 요법에 적극적으로 임하여 효과를 얻을 수 있다. 환자의 의욕과 생활 습관이 영향을 주기 때문에 치료의 효과를 관찰하고 증상이나 라이프스타일에 적합한 치료를 받을 수 있도록 지원한다. • 체중 조절이나 활동량을 조정하고 관절 부하를 경감함으로써 증상을 완화할 수 있다. • 인공 관절은 10~15년의 수명이 있기 때문에 수술 후에도 계속 관절 부하를 줄이기 위한 자기관리가 필요하다. 🔍 잠재적 간호 문제 : 질환이나 치료의 이해 부족으로 인해 증상을 악화시킬 우려/수술에 대한 공포, 불안이 있다. **운동 요법** • 운동 요법의 내용이나 횟수, 효과를 관찰한다. 🔍 잠재적 간호 문제 : 질병이나 치료의 이해 부족으로 인해 증상을 악화시킬 우려/관절통, 관절 가동 범위 제한으로 인해 생각대로 몸이 움직이지 않는다. **약물 요법** • 진통제의 내용이나 사용 횟수, 상황, 효과를 관찰한다. 🔍 잠재적 간호 문제 : 치료에 대한 불안/지속되는 통증

<table>
<tr><td>인공
관절전치환술
후 합병증의
파악</td><td>

체내에 인공물을 삽입함으로써 발생할 수 있는 감염이나 인공 관절에 생기기 쉬운 탈구 및 구축을 예방하고 이상이 보이는 경우에는 조기에 대처해야 한다. 이러한 예방과 조기 발견·대처는 입원 중뿐만 아니라 퇴원 후에도 계속 필요한 치료이기 때문에 환자 자신이 할 수 있도록 지도한다.

탈구
- 인공 고관절 전치환술의 경우 과도한 굴곡 및 내전에 의해 탈구되기 쉽다. 탈구된 경우는 의사가 다시 정복할 수 있지만, 반복하려면 재치환술을 검토해야 한다.
- 대퇴부 근력이 저하된 경우 발병 위험이 높다.
- 🔍 잠재적 간호 문제 : 수술 후 과도한 굴곡 및 내전에 의한 신체 손상의 위험

비골신경 마비
- 부상 직후 견인 치료 중, 수술 직후 마취의 영향이 남아 있는 시기 등 자력으로 환지를 움직일 수 없을 때 발생하기 쉽다.
- 비골신경이 압박되어 발생하기 때문에, 사지위 조정 시 오금과 비골소두를 압박하지 않도록 주의할 필요가 있다.
- 주요 증상은 비골신경 지각 영역(하퇴 외 측면에서 족배)의 저림이나 통증, 감각이 둔해짐, 족관절과 족저의 배굴 불능이다.
- 족관절, 족저의 배굴이 불가능하기 때문에 압박의 해제가 지연되면 보행 장애를 초래한다.
- 🔍 잠재적 간호 문제 : 비골신경 마비에 의한 급성 통증/비골신경 마비에 의한 보행 장애

관절 구축
- 인공 무릎 관절은 굴곡 경직을 발생하기 쉽다.
- 🔍 잠재적 간호 문제 : 관절 구축에 의한 보행 장애

감염
- 인공 관절은 인체에 이물질이므로 감염증을 유인하고, 혈행성 전파에 의한 감염을 일으키기 쉽다. 수술 직후뿐만 아니라 퇴원 후에도 지발성 감염증을 일으킬 경우가 있다. 저항력이 저하되어 당뇨병 등의 원 질환이 있는 경우는 특히 주의가 필요하다.
- 일단 감염이 발생하면 장기에 걸쳐 인공 관절 제거가 필요할 수도 있다.
- 🔍 잠재적 간호 문제 : 인공 관절에 의한 감염 위험/감염증에 의한 보행 장애

</td></tr>
<tr><td>환자·가족의
심리·사회적
측면 파악</td><td>

본 질환의 주요 증상인 통증은 다양한 장면에서 행동을 제한하지만, 주관적인 증상이기 때문에 다른 사람은 이해하기 어렵다. 따라서 환자는 통증을 참으면서 가정 내 또는 사회적 역할을 수행하는 경우도 있다. 서서히 진행하는 증상이나 그로 인하여 확대되는 생활에 미치는 영향에 대한 생각을 이해하고 적절한 치료를 받을 수 있도록 지원해야 한다.
- 증상과 그로 인하여 가정 내 역할 수행이 변화하는 것에 대한 환자의 생각, 가족의 인식 방법을 파악한다.
- 자의 가정에서의 역할, 사회적 역할을 이해하고 향후 필요한 증상의 조절을 생각할 수 있도록 한다.
- 🔍 잠재적 간호 문제 : 질환이나 생활에 대한 불안

</td></tr>
</table>

Step1 영향 평가	Step2 간호 초점	Step3 계획	Step4 실시	Step5 평가

간호 문제 리스트

RC: 지방색전증, 정맥 울혈·혈전증, 비골신경 마비, 탈구
#1 지속되는 통증으로 안락을 취할 수 없다(인지–지각 패턴).
#2 관절통, 관절 가동 범위 제한, 근력 저하로 일상생활에 지장을 초래한다(활동–운동 패턴).

#3 관절통, 관절 가동 범위 제한으로 인해 원하는 대로 몸을 움직일 수 없다(활동-운동 패턴).
#4 하지의 변형, 다리 길이 차이, 절뚝거림 등의 외관의 변화에 따라 신체 이미지에 혼란스럽다(자기 지각 패턴).
#5 수술에 대한 공포, 불안이 있다(자기인식 패턴).
#6 통증, 관절 가동 범위 제한에 의해 낙상의 우려가 있다(건강 지각-건강관리 패턴).
#7 질환과 치료의 이해 부족으로 인해 증상을 악화시킬 우려가 있다(건강 지각-건강관리 패턴).

간호의 우선순위 지침

- 증상을 완화하고 고통의 완화와 함께 생활의 지장을 최소화할 수 있도록 지원하는 것이 중요하다.
- 통증 완화와 기능의 보완은 많은 환자에 공통되는 간호 문제이지만, 거기에 부수하여 생기는 심리적 · 사회적인 문제는 개인에 따라 다르기 때문에 평가하여 우선순위를 검토할 필요가 있다.
- 진행성 질환이기 때문에 장기에 걸쳐 합병증의 예방 및 치료 방법 선택을 위한 지원도 필요하다.
- 수술 후, 통증과 가동 범위 제한 등 수술 전에 안고 있던 문제를 해결하지만, 재수술을 막기 위한 새로운 자기관리의 필요성과 방법의 이해를 촉진하기 위한 지원이 필요하다.

| Step1 영향 평가 | Step2 간호 초점 | Step3 계획 | Step4 실시 | Step5 평가 |

공동 문제

RC: 지방색전증, 정맥 울혈 · 혈전증, 비골신경 마비, 탈구

간호 목표(간호 성과)

심각한 합병증을 발병하지 않도록 예방한다.

간호 계획

OP 경과 관찰 항목

지방색전증
- 점상 출혈반, 발열, 빈맥, 호흡 곤란, 저산소혈증, 급격한 헤모글로빈의 저하, ESR의 항진

정맥 울혈 · 혈전증
- 하지의 부종, 통증, 압통

인공 고관절의 탈구
- 환부의 부종, 통증, 다리 길이 차이, 보행 장애

비골신경 마비
- 하퇴 외 측면에서 족배의 저림, 통증, 지각이 둔해짐, 족관절과 족저의 배굴

TP 간호 치료 항목

정맥 울혈 · 혈전증
- 하지의 탄력 붕대 고정, 탄성 스타킹, 하지의 거상

인공 고관절 탈구
- 외전위, 외선위의 유지를 위해 침상에서는 외전 유지 침목을 다리 사이에 끼운다.

비골신경 마비
- 적절한 사지위 조정

EP 환자 교육 항목

정맥 울혈 · 혈전증
- 족저, 족관절의 굴곡 운동을 지도한다.

중재 포인트와 근거

➡ 수술 직후 증상이 없어도 관찰을 계속한다. **근거** 수술 후 12~48시간 발병하는 경우가 많다.

➡ 증상을 항상 체크한다. **근거** 예방적인 관리가 필요하다. 심부정맥 혈전은 신체 움직임 시에 유리하여 폐색전증을 일으킨다.

➡ 수술 후 얼마 되지 않은 시기의 침상 배설 시나 휠체어나 변기로 이동할 때 등 특히 주의한다. **근거** 대퇴부의 근력이 저하되고 있는 시기에 발생하기 쉽다.

➡ 증상을 항상 체크한다. **근거** 사지위가 바뀌는 것에 의해 압박 부위도 변화하여 신경 마비가 나타날 우려가 있다.

➡ 환부의 증상이 악화되지 않는 것을 선택한다. **근거** 정맥환류를 촉진한다.

➡ 침대에서뿐만 아니라 휠체어 승차 시에도 외전위를 유지하기 위하여 다리 사이에 침목을 댄다. **근거** 외전위를 유지하는 습관을 들인다.

➡ 사지위 조정을 위해 부드러운 베개를 이용한다. **근거** 비골소두부, 오금부의 압박 등 잘못된 사지위 조정에 의해 발생한다.

➡ 자발적으로 할 수 있을 때까지 간호사와 함께 연습한다. **근거** 환지를 움직이는 것에는 불안도 따르기 때문에 올바른 방법으로 운동할 수 있도록 확인하면서 자신감을 가질 수 있게 한다.

변형성 슬관절증 · 변형성 고관절증

1 간호 문제	간호 진단	간호 목표(간호 성과)
#1 지속되는 통증으로 안락을 취할 수 없다.	**만성 통증** **관련 요인:** 변형성 고관절증 **진단 지표** □ 이전 활동을 계속하는 능력 변화 □ 수면 패턴의 변화 □ 초조감 □ 통증 부위를 감싸려는 행동 관찰 □ 사람과의 상호 작용의 감소 □ 말로 통증 호소	〈장기 목표〉 생활에 지장이 없도록 관절통을 완화할 수 있다. 〈단기 목표〉 1) 관절통을 악화시키는 요인을 안다. 2) 휴식을 방해하는 관절통을 조정할 수 있다.

간호 계획	중재 포인트와 근거
OP 경과 관찰 항목 •통증의 부위, 정도, 지속 시간, 유인과 통증에 따르는 부종 등의 증상, 관절 가동 범위 •통증에 의한 행동 제한, 활동 범위의 축소, 수면 패턴의 변화 등 생활에 미치는 영향	➲병기와 라이프스타일에 따라 증상은 다르다. **근거** 생활에 미치는 영향을 예측할 수 있는 정보이다. ➲증상에 의한 영향은 사람에 따라 다르다. **근거** 해당 환자에 발생한 문제를 해결하는 데 필요한 정보이다.
TP 간호 치료 항목 •약물 요법, 운동 요법, 보온, 쿨링, 보조 장치의 착용	➲효과를 확인한다. **근거** 개인의 증상이나 생활에 따라 통증 제어가 필요하다.
EP 환자 교육 항목 •체중 조절, 활동량의 조정에 대하여 지도한다. •증상뿐만 아니라 환자의 희망에 따라 치료가 선택될 수 있도록 치료 방법의 특징을 이해할 수 있게 설명한다.	➲해당 환자에 따라 지도 내용을 검토한다. **근거** 개인의 생활에 적합하지 않은 생활 지도는 계속될 수 없다. ➲치료의 특징을 설명한다. **근거** 장기적인 질환이기 때문에 선택 치료에 대해서는 주체적으로 생각할 수 있도록 한다.

2 간호 문제	간호 진단	간호 목표(간호 성과)
#2 관절통, 관절 가동 범위 제한, 근력 저하로 일상생활에 지장을 초래한다.	**자기관리 부족 증후군** **관련 요인:** 관절의 가동 범위 제한, 통증 **진단 지표** □ 욕실을 사용할 수 없다. □ 몸을 씻을 수 없다. □ 화장실에 앉을 수 없다.	〈장기 목표〉 생활에 지장을 초래하지 않는다. 〈단기 목표〉 생활상 발생하는 문제를 해결할 수 있다.

간호 계획	중재 포인트와 근거
OP 경과 관찰 항목 •일상생활, 작업상의 동작 내용 •관절 가동 범위, 하중의 제한 •지팡이 등 보조 기구의 사용 여부 •주거 환경이나 통근 방법	➲배설, 목욕, 탈의, 이동, 가사 등 다양한 장면에서의 행동을 확인한다. **근거** 보조 기구 및 대상 동작을 지도하기 위한 정보이다. ➲증상의 진행, 회복 과정을 파악하고 그에 따라 안정도 확대를 도모한다. **근거** 환부의 상태에 따라 안전 운동이 필요하다. ➲보행 장애 등의 생활 동작을 보충하기 위한 방법 **근거** 보조 기구의 사용에 의해 관절에 하중이 감소하고 생활에서의 지장이 개선되는 경우도 있다. ➲단차나 거리, 통근 수단 등 **근거** 증상뿐만 아니라 환경에 의해 생활에서의 지장이 다르다.

• 수술 후 등의 안정도 제한으로 인해 일시적으로 자기관리 부족이 발생하는 경우는 생활에 지장이 없도록 지원한다.

• 화장실이나 욕실의 난간, 문턱 개선 등 환경 개선

• 관절통의 완화

EP 환자 교육 항목

• 의자에 앉아 집안일을 하거나, 지팡이 등의 보조 기구의 사용을 소개, 지도한다.

➡ 전체 지원, 부분 지원, 지켜보는 것과 단계적으로 자립을 장려한다. **근거** 수술과 같이 신체의 상황이 갑자기 바뀌거나, 새로운 자기관리를 몸에 익히는 단계에서는 자립을 촉진하기보다 안전을 중시한다.

➡ 주거 환경을 파악한 후 구체적으로 지도한다. **근거** 환경 개선으로 행동하기 쉬워질 수 있다.

➡ 환경이나 상황에 따른 대응이 필요 **근거** 증상을 경감하여 활동 내용이 변화한다.

➡ 자기관리 부족은 다양한 방법으로 보완하는 것을 초기 단계에서 소개한다. **근거** 증상의 강화뿐만 아니라, 해결 방법이 없으면 정신적 부담이 된다.

---

3 간호 문제	간호 진단	간호 목표(간호 성과)
#3 관절통, 관절 가동 범위 제한으로 인해 원하는 대로 몸을 움직일 수 없다.	신체 이동성 장애 **관련 요인:** 통증, 관절 경직 **진단 지표** ☐ 보행의 변화 ☐ 관절 가동 범위의 제한 ☐ 체위 변환이 어려움	〈장기 목표〉 목표를 달성하기 위해 신체 활동이 증가한다. 〈단기 목표〉 보조 기구 등을 이용할 수 있다.

간호 계획	중재 포인트와 근거
OP 경과 관찰 항목 • 관절 가동 범위, 가능한 동작, 통증, 근력	➡ 경과를 따라서 파악한다. **근거** 기능과 그것을 저해하는 요인을 파악하고 간호 계획을 세운다.
TP 간호 치료 항목 • 근력 유지·강화 훈련과 수중 보행 등 운동 요법	➡ 라이프스타일에 맞춰 지속 가능한 방법을 검토한다. **근거** 증상 완화뿐만 아니라 예방적인 효과도 있어 지속할 필요가 있다.
EP 환자 교육 항목 • 지팡이나 보조 도구의 사용, 체중 조절과 약물 요법에 의한 통증 경감을 지도한다.	➡ 환자와 상담을 하면서 적절한 방법을 검토한다. **근거** 통증 악화 인자를 제거함으로써 이동성을 높인다.

---

4 간호 문제	간호 진단	간호 목표(간호 성과)
#4 하지의 변형, 다리 길이 차이, 절뚝거림 등의 외관의 변화에 따라 신체 이미지에 혼란스럽다.	신체 이미지 혼란 **관련 요인:** 다리의 변형, 다리 길이 차이, 절뚝거림 **진단 지표** ☐ 신체 기능의 변화 ☐ 신체에 대한 부정적인 정서 ☐ 라이프스타일의 변화를 말로 표현한다.	〈장기 목표〉 보행 장애와 하지의 변형에 의해 발생하는 문제의 해결 방법에 대해 의사결정할 수 있다. 〈단기 목표〉 신체의 생각을 표현한다.

간호 계획	중재 포인트와 근거
OP 경과 관찰 항목 • 환자 자신이나 환자와 가까운 사람에게서 환자의 신체에 대한 부정적인 표현	➡ 생각을 표현하는 장을 만든다. **근거** 객관적인 변화가 아니라 환자의 인식에 영향을 준다.

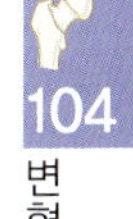

• 다리 길이 차이와 변형, 절뚝거림

• 표정, 식욕, 활동과 휴식의 균형

TP 간호 치료 항목

• 환자가 질환에 대한 생각을 말할 수 있는 계기를 만들어 이야기를 듣는다.

EP 환자 교육 항목

• 운동 요법이나 보조 도구를 사용하여 기능을 보완한다.

➡객관적인 평가 **근거** 개선할 수 있는 것에 대해 그 방법을 소개할 수 있다.
➡정서적 상태를 파악한다. **근거** 말로 표현할 수 없는 환자의 반응을 파악하는 것도 필요

➡외래 통원중인 경우 환자의 이야기를 차분히 들을 시간을 만드는 것은 어려우므로 진찰 시의 발언 등을 평가하여 간호사가 말을 건다. **근거** 생각을 표현하는 것으로 스스로 해결 방법을 찾는 경우도 있다.

➡주체적으로 임할 수 있는 방법을 소개하거나, 또는 이미 하고 있다는 것을 자각할 수 있도록 전한다. **근거** 외관이나 기능의 변화를 완벽하게 개선할 수는 없지만, 문제를 해결하는 방법을 아는 것이 자신감으로 이어진다.

5 간호 문제	간호 진단	간호 목표(간호 성과)
#5 수술에 대한 공포, 불안이 있다.	**공포** **관련 요인:** 잠재적으로 스트레스가 가득한 상황에서 지원 시스템의 분리 (수술) **진단 지표** □ 걱정이라고 호소 □ 몹시 무섭다는 호소 □ 긴장된다는 호소	〈장기 목표〉 심신이 안정된 상태에서 수술에 임할 수 있다. 〈단기 목표〉 1) 수술에 대한 생각을 표현할 수 있다. 2) 수술 전 훈련과 오리엔테이션을 이해하고 임할 수 있다.

간호 계획	중재 포인트와 근거

OP 경과 관찰 항목

• 수술에 이르기까지의 경과와 기대

• 수술에 대한 설명의 이해 정도, 표정이나 언행

➡질문이 없으면 구체적으로 확인한다. **근거** 막연한 불안이 자발적으로 질문하기 어려운 상황이기 때문에 중요한 것은 구체적으로 확인한다.
➡긴급한 수술은 아니기 때문에, 선택하는 과정에서 환자와 가족의 생각을 파악한다. **근거** 경청하여 불안의 내용을 확인할 수 있고, 그것이 불안 감소 관리가 된다.

TP 간호 치료 항목

• 치료를 선택하는 과정에서 환자·가족의 이야기를 경청한다.

➡이해의 정도를 확인하면서 설명한다. **근거** 구체적으로 지나친 설명은 오히려 불안을 증강시키기 때문에 반응을 확인하고 환자·가족에게 필요한 정보를 정리하면서 설명하는 것이 중요하다.

EP 환자 교육 항목

• 수술에 대한 전후 처치, 수술까지의 흐름, 수술 후 일정 등에 대해 환자·가족에게 알기 쉽게 설명한다.
• 수술 후에 필요하다고 생각되는 침상 배설이나 세면, 휠체어 이승 등의 훈련을 한다.

➡지면이나 그림으로 설명, 사용하는 공구의 소개 등 수술 전 훈련 방법은 환자의 상태를 확인하고 상담하면서 검토한다. **근거** 수술 전에는 불안과 긴장이 심하기 때문에 부적절한 수술 전 훈련은 오히려 정신적 혼란을 초래한다. 환자의 수술 전 훈련의 반응을 평가하고 수술 후 지원에 활용하는 것이 가장 중요한 일이다.

<table>
<tr><td>6 간호 문제</td><td>간호 진단</td><td>간호 목표(간호 성과)</td></tr>
<tr><td>#6 통증, 관절 가동 범위 제한에 의해 낙상의 우려가 있다.</td><td>신체 손상 위험 상태
위험 요인: 통증, 관절 가동 범위 제한, 불안정한 보행, 지팡이의 사용</td><td>〈장기 목표〉 안전한 보행, 이동을 할 수 있다.
〈단기 목표〉 지원을 받으면서 안전한 보행, 이동을 할 수 있다.</td></tr>
</table>

<table>
<tr><td>간호 계획</td><td>중재 포인트와 근거</td></tr>
<tr><td>

OP 경과 관찰 항목
- 관절 가동 범위, 사지의 근력, 통증, 보행 상태

- 수술 후 하중 제한이나 관절 가동 범위 등의 회복 상황

TP 간호 치료 항목
- 운동 요법이나 보행 훈련, 휠체어, 지팡이의 사용

- 환경 정비

EP 환자 교육 항목
- 주거 환경의 정보를 수집하고 조정한다.

- 기능 회복 상태에 따라 안전한 이동 방법을 지도한다.
</td><td>

➡ 보행 상황은 상황이나 환경에 따라 관찰한다.
근거 낙상의 위험은 환경이나 상황에 따라 다르다.
➡ 인공 고관절의 경우에는 탈구 예방을 위한 환지의 외전위 유지가 필요하다. **근거** 환부에 대한 과도한 부담을 예방한다.

➡ 안전하게 이동할 수 있도록 지원을 하고 자립할 수 있도록 지켜본다. **근거** 기능에 적합한 보조 기구를 사용하면 안전하게 이동할 수 있다.
➡ 항상 안전한 환경을 정비하고, 욕실 등의 조정이 불가능한 환경에서는 지원한다. **근거** 환경이 적합하지 않으면 낙상의 요인이 된다.

➡ 증상의 변화에 따라 필요한 환경을 조성한다. 인공 고관절 전치환술은 탈구 예방을 위한 침대나 서양식 화장실, 얕은 욕조가 적당하다는 것을 미리 설명한다. **근거** 환경을 조정하여 사고를 미연에 방지하도록 대처한다.
➡ 일상생활에 맞추어 시행한다. **근거** 훈련실에서의 훈련뿐만 아니라 퇴원 후의 생활을 상정한 지팡이 보행 등 훈련은 장기적인 사고 방지로 이어진다.
</td></tr>
</table>

<table>
<tr><td>7 간호 문제</td><td>간호 진단</td><td>간호 목표(간호 성과)</td></tr>
<tr><td>#7 질환과 치료의 이해 부족으로 인해 증상을 악화시킬 우려가 있다.</td><td>비효과적 자기 건강관리
관련 요인: 치료 계획의 복잡성, 치료 계획의 유익함에 대한 의문
진단 지표
☐ 치료 계획을 일상생활에 넣을 수 없다
☐ 위험 요인을 감소시키는 행동을 취할 수 없다.</td><td>〈장기 목표〉 질환이나 치료의 특징을 이해하고 기능 유지 및 안전을 위해 필요한 행동을 취한다.
〈단기 목표〉 치료의 특징을 이해한다.</td></tr>
</table>

<table>
<tr><td>간호 계획</td><td>중재 포인트와 근거</td></tr>
<tr><td>

OP 경과 관찰 항목
- 질병 및 치료의 이해

- 이동에 관련하는 기능

- 이동 기능과 지원의 필요성의 이해
</td><td>

➡ 이해할 수 있도록 설명한다. **근거** 지식 부족은 주체적인 행동을 방해하는 경우도 있다.
➡ 상황별, 환경별로 확인한다. **근거** 낙상의 요인으로는 개인의 기능 이외에 상황 요인 또는 환경적 요인이 있다.
➡ 언어 표현뿐만 아니라 행동으로도 판단한다.
근거 스스로 하고 싶다는 생각이나 기능의 과신은 낙상의 요인이 된다.
</td></tr>
</table>

- 환경을 조정한다.

- 환부의 통증 제거, 쿨링 등의 대증 요법

- 환자·가족에게 건강 상태, 수술 후 환부 상태를 설명하고 환부를 보호하기 위한 안전의 필요성, 수술 후 발생하기 쉬운 합병증, 예방적인 행동을 설명한다.
- 체중 조절, 지팡이의 사용, 활동량 조정을 지도한다.

➡항상 안전한 환경을 유지한다. **근거** 사고의 유인을 없앤다.

➡증상에 따라 치료를 한다. **근거** 통증 등의 증상은 낙상의 요인이므로 완화해야 한다.

➡환자뿐만 아니라, 가족의 협력도 필요하다. **근거** 일상생활의 조정이 필요한 경우에는 가족도 이해를 해야 한다.

➡환자와 상담하면서 목표를 정해 지속적으로 할 수 있도록 지도한다. **근거** 관절, 인공 관절에 부하를 줄인다.

| Step1 영향 평가 | Step2 간호 초점 | Step3 계획 | Step4 실시 | Step5 평가 |

병기·병태·중증도별 관리 포인트

【만성기】 노화와 함께 관절통이나 가동 범위 제한이 서서히 진행되는 질환임을 이해하도록 촉진하고 생활에 대한 지장 정도를 파악하면서 체중 조절 등 생활 조정과 운동 요법에 의한 증상 진행 예방, 생활 지도에 의한 일상생활에 지장을 줄이기 위한 도움이 필요하다.
【급성기】 인공고관절 치환술 직후에는 통증제거, 합병증의 예방과 조기 발견, 관절 기능의 재획득을 위한 지원이 필요하다. 또한 안전한 이동 방법을 재 습득할 수 있는 지원도 요구된다.
【회복기】 인공관절 치환술 후에는 인공 관절의 특성을 이해하고, 오랫동안 잘 적응할 수 있도록 하기 위한 방법을 이해하고 행동할 수 있도록 지원한다.

간호 활동(간호 중재) 포인트

고통의 완화
- 약물 요법과 운동 요법, 운동량의 조정에 의해 관절통을 완화한다.

자기관리의 지원
- 관절통이나 관절 가동 범위 제한으로 인해 어려워지는 동작이 있기 때문에 환경 조정, 의자의 이용, 보조 기구의 사용으로 생활에 지장이 완화되도록 지원한다.

환자·가족의 심리·사회적 문제에 대한 지원
- 통증을 참고 비효율적인 동작으로 날마다 가정 내에서의 역할과 사회적 역할을 수행하는 것에는 고통이 수반하기 때문에 환자의 생각을 듣고 필요한 도움을 검토한다.
- 관절통에 의해 가정 내 역할 수행이 곤란하게 된 경우는 고통의 완화와 자기관리의 지원뿐만 아니라 가족에게도 질환의 특징을 이해할 수 있도록 설명한다.

퇴원·요양 지도

- 증상이나 생활에 미치는 영향을 파악하고 생활에 지장을 개선하기 위한 지팡이 및 보조 도구의 활용, ADL을 지도한다.
- 약물 요법, 운동 요법, 몇 가지 수술식이 있는 외과적 치료에는 각각 특징이 있기 때문에 질병의 경과를 이해하고, 자신의 생활, 삶에 맞는 치료를 선택할 수 있도록 지원한다.
- 관절의 부담을 경감하면서 근력을 유지할 수 있도록 생활환경이나 운동량 조정, 체중 조절, 운동 요법을 지도한다. 이 지도는 수술 후에도 필요하다.
- 인공고관절의 만기 합병증으로는 감염, 인공 관절의 마모와 느슨해짐이 있다는 것을 설명하고 정기적인 검진의 필요성을 설명한다.

평가 포인트

간호 목표 달성도

- 고통 완화를 위한 약물 요법과 운동 요법으로 ADL, 휴식과 활동의 균형이 환자가 희망하고 있는 상황으로 변화했는지 평가한다.
- 목욕, 배설, 갱의, 가사, 직업 상 필요한 동작이 어떻게 이루어지고 있는지, 어떤 지장이 있는지 확인하고 그것에 대해 환자가 어떻게 생각하는지 평가한다.
- 요양 생활 치료의 효과, 향후 질병에 대처하는 방법에 대한 환자 · 가족의 생각을 파악하고 조정한다.
- 퇴원 지도나 요양 지도 내용은 이해의 정도를 확인할 뿐만 아니라, 실천하고 있는 내용이나 그것에 대한 환자 · 가족의 평가를 확인한다.

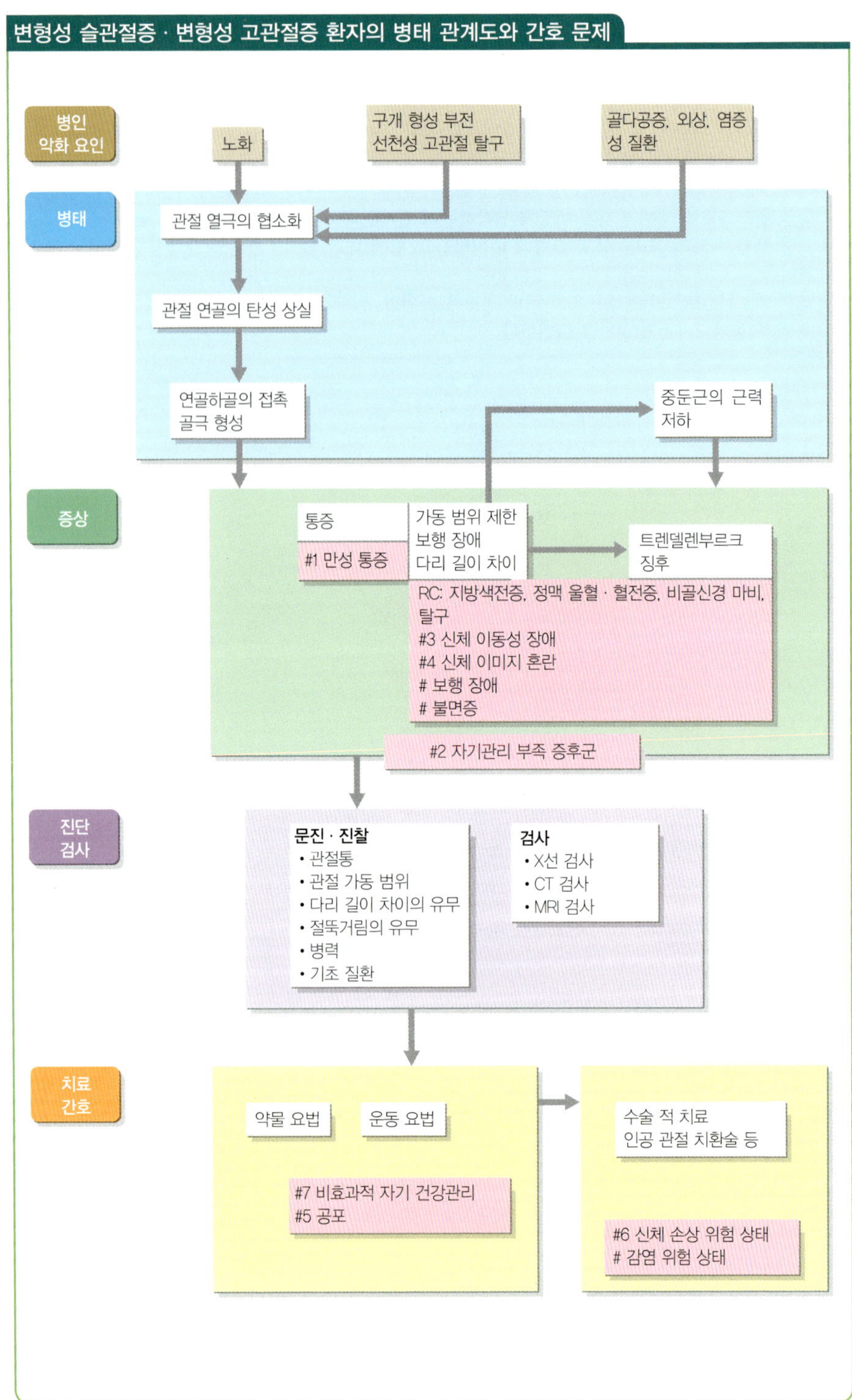
병인 악화 요인
노화
구개 형성 부전 선천성 고관절 탈구
골다공증, 외상, 염증성 질환
병태
관절 열극의 협소화
관절 연골의 탄성 상실
연골하골의 접촉 골극 형성
중둔근의 근력 저하
증상
통증
#1 만성 통증
가동 범위 제한 보행 장애 다리 길이 차이
트렌델렌부르크 징후
RC: 지방색전증, 정맥 울혈 · 혈전증, 비골신경 마비, 탈구
#3 신체 이동성 장애
#4 신체 이미지 혼란
보행 장애
불면증
#2 자기관리 부족 증후군
진단 검사
문진 · 진찰
• 관절통
• 관절 가동 범위
• 다리 길이 차이의 유무
• 절뚝거림의 유무
• 병력
• 기초 질환
검사
• X선 검사
• CT 검사
• MRI 검사
치료 간호
약물 요법
운동 요법
수술 적 치료 인공 관절 치환술 등
#7 비효과적 자기 건강관리
#5 공포
#6 신체 손상 위험 상태
감염 위험 상태

105 대퇴골 경부 골절·전자부 골절

모리타 사다오

눈으로 보는 질환

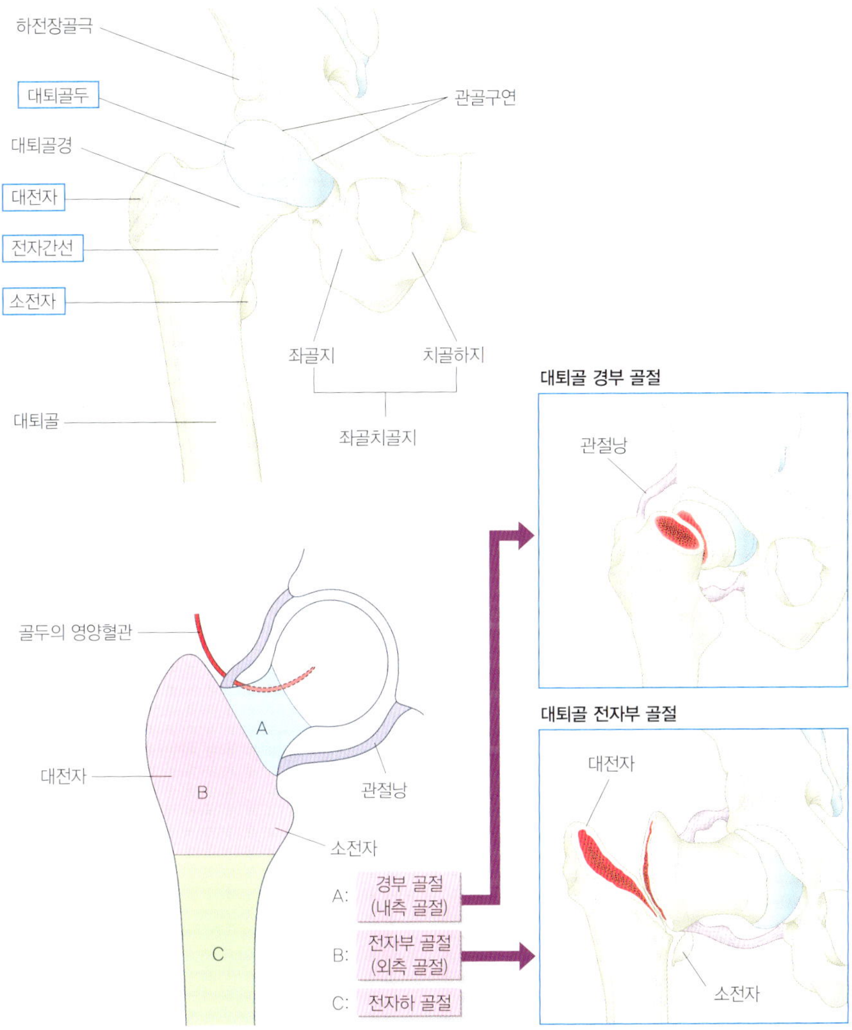

■ 그림 105-1 대퇴골 근위부 골절의 분류

- 대퇴골 경부 골절은 대퇴골의 근위부, 골두하에서 소전자 부근까지 사이의 골절을 가리킨다.
- 기존 경부내측 골절이라고 하는 관절낭 내의 골절을 현재는 협의의 경부 골절(내측 골절)이라 하고, 경부외측 골절은 전자부 골절이라고 한다. 약간 원위부인 소전자 아래 골절을 전자하 골절이라 한다(그림 105-1).
- 경부(내측) 골절은 골두에 영양을 공급하는 혈관이 손상되어 있을 가능성이 있고, 외상성의 대퇴골두 괴사를 일으킬 수 있다.

병인 · 악화 요인

- 부상 원인은 낙상에 의한 것이 많다. 젊은 사람도 높은 곳에서의 추락이나 교통사고로 외상이 이 부위의 골절을 일으킬 수 있지만 대부분은 골다공증으로 뼈가 약해져 있는 노인에게 많고 가벼운 엉덩방아를 찐 정도의 약한 외력으로도 골절을 일으킨다.

역학 · 예후

- 65세 이상의 고령자에게 많다(그림 105-2). 노인이 보행 능력을 잃고 누워만 있게 되는 상태가 되는 원인으로 뇌혈관 장애와 함께 빈도가 높다.
- 조기 수술, 조기 재활에 의해 보행 능력을 회복할 수 있지만, 부상 전에 비해 보행능력이 저하되는 경우가 많다.
- 경부 골절은 골유합을 해도 부상 후 반년에서 2년 정도 사이에 대퇴골두 괴사로 통증이 발생하는 경우가 있다.

증상

- 서혜부나 둔부의 통증이 주된 호소이다. 낙상 후 골절부의 전위가 크면 통증도 심하고, 다리를 움직이기도 어렵다.
- 골절부의 어긋남이 적은 경우, 특히 경부 골절은 아프면서도 보행은 가능한 경우도 있다.
- 통증이 가벼워도 서혜부 및 둔부에 1주일 이상의 국한된 통증이 지속되면 골절을 의심한다. 또한 치매가 심한 경우, 통증을 분명하게 호소하지 않는 경우도 있다. 또한 낙상 전에 걸을 수 있었던 사람이 갑자기 하중을 견디지 못하고 보행 불능이 된 경우는 골절의 가능성을 항상 생각할 필요가 있다.

진단 · 검사값

- 진단의 기본은 단순 X선 검사, 진단이 어려운 경우 CT나 MRI를 추가한다.
- 진단은 단순 X선 검사에 의해 내려지는 경우가 많다. 하지만 전위가 거의 없는 것은 단순 X선 검사만으로는 진단이 어려울 수 있다. 그러한 경우 CT나 MRI에 의해 골상의 유무를 진단한다.

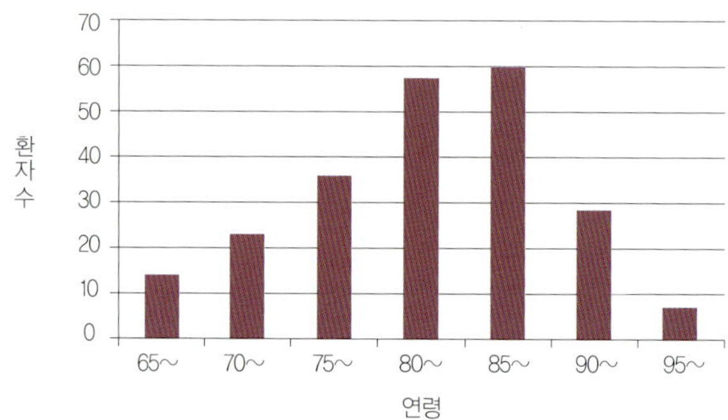

■ 그림 105-2 대퇴골 경부 골절, 전자부 골절의 연령별 발생 빈도(5년간)
(도쿄 시내의 급성기 A 병원)

- 영상으로 확정 진단할 수 없지만 국한된 통증이 계속되는 경우는 1주일 후에 다시 X선 검사를 하면 골절이 분명해지는 경우도 있다. 혈액 검사 등에서는 이상이 없다.

- 골절의 치료 기간 동안 다양한 합병증을 일으킬 수 있다. 특히 와상 기간이 길어지면 폐렴, 요로 감염증, 욕창, 관절 구축, 근육 위축 등의 소위 폐용 증후군을 초래한다.
- 외상성 대퇴골두 괴사와 골유합이 잘되지 않아 위관절을 만드는 경우도 있다.

수술적 치료가 기본이며, 골절 부위·형태에 따른 수술 방법을 선택한다. 와상 기간을 최대한 단축하는 것이 중요하다.

- 치료 방침
- 치료는 조기 움직임·조기 보행 훈련을 가능하게 하기 위해 수술적 치료가 원칙이다. 전신 상태가 좋지 않아 수술을 견딜 수 없는 환자, 불완전 골절로 비교적 조기에 움직임이 가능한 환자는 보존적 치료의 대상이 된다. 고령일수록 또한 부상 전 보행 능력이 낮은 환자일수록 수술을 실시해, 조기에 보행 훈련을 시작하지 않으면 보행이 불가능해질 위험이 높다.

- 보존적 치료
- 보존적 치료는 골유합이 될 때까지 침상 안정을 취하고 하지를 스피드 트랙 및 강선 견인으로 지속 견인하여 골유합을 기다리는 것이다.
- 골절의 종류에 따라 다르지만, 활동이 가능해지는 데는 골절부의 전위가 거의 없는 것으로 1개월, 전위가 보이는 것은 2개월 정도 가까이 걸리기 때문에 장기 와상이 필요하다.

- 수술적 치료
- 관혈적 치료(수술)는 골절 부위, 골절 유형에 따라 수술법이 결정된다. 원칙은 조기 움직임, 조기 하중을 가능하게 하는 수술법을 선택하는 것이다. 수술은 부상 후 가능한 빨리 실시하여 수술 후 침상 안정 기간도 단축한다.
- 분쇄 골절 등 수술로 인한 견고한 고정이 어려운 경우를 제외하고 움직임은 수술 후 2, 3일이면 가능하다. 와상 기간은 수술 전후 모두 하루라도 줄이는 것이 중요하다. 대표적인 수술법을 〈그림 105-3〉에 나타냈다.

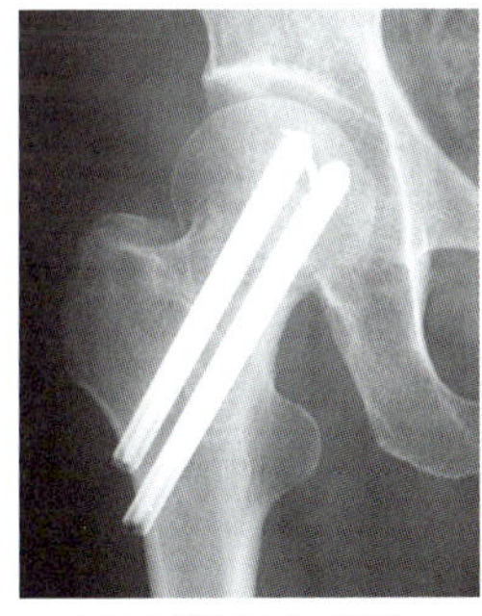
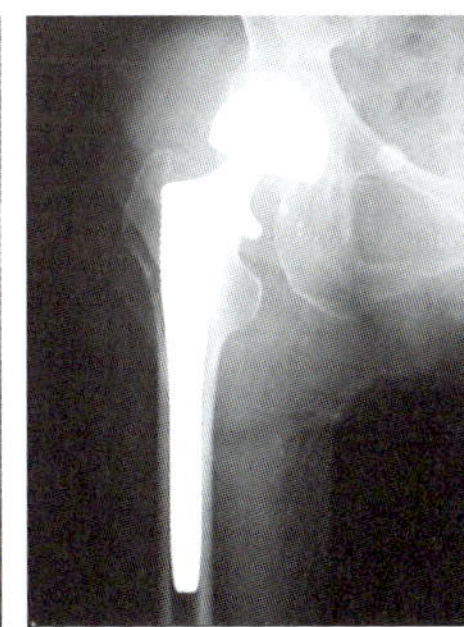
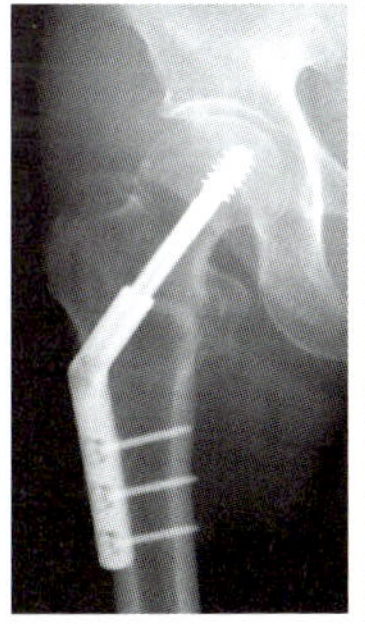
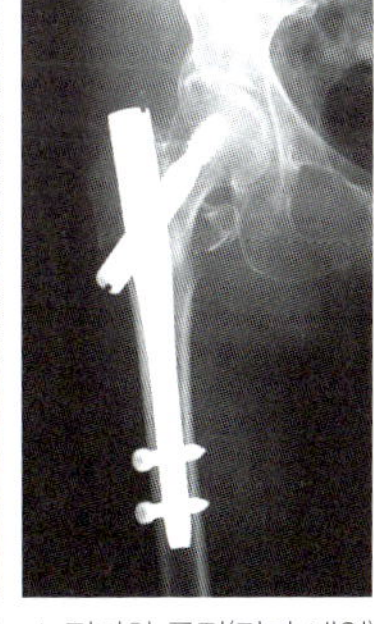

a. 내측 골절(한성 핀 고정술) b. 내부 골절(인공 골두치환술) c. 전자부 골절 임플란트CHS(Compression Hip Screw) d. 전자하 골절(감마 네일)

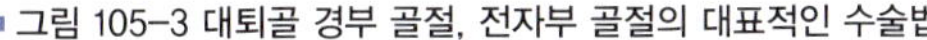

■ 그림 105-3 대퇴골 경부 골절, 전자부 골절의 대표적인 수술법

대퇴골 경부 골절 · 굴림부 골절의 병기 · 병태 · 중증도별 치료 순서도

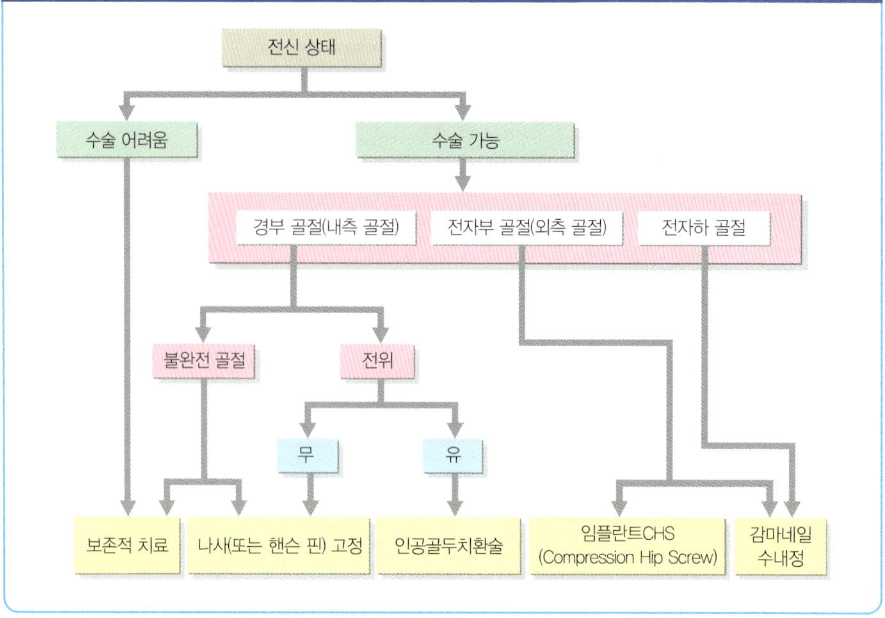

전신 상태

수술 어려움
수술 가능

경부 골절(내측 골절)
전자부 골절(외측 골절)
전자하 골절

불완전 골절
전위

무
유

보존적 치료
나사(또는 핸슨 핀) 고정
인공골두치환술
임플란트CHS
(Compression Hip Screw)
감마네일
수내정

야마모토 이쿠코

간호 과정 순서도

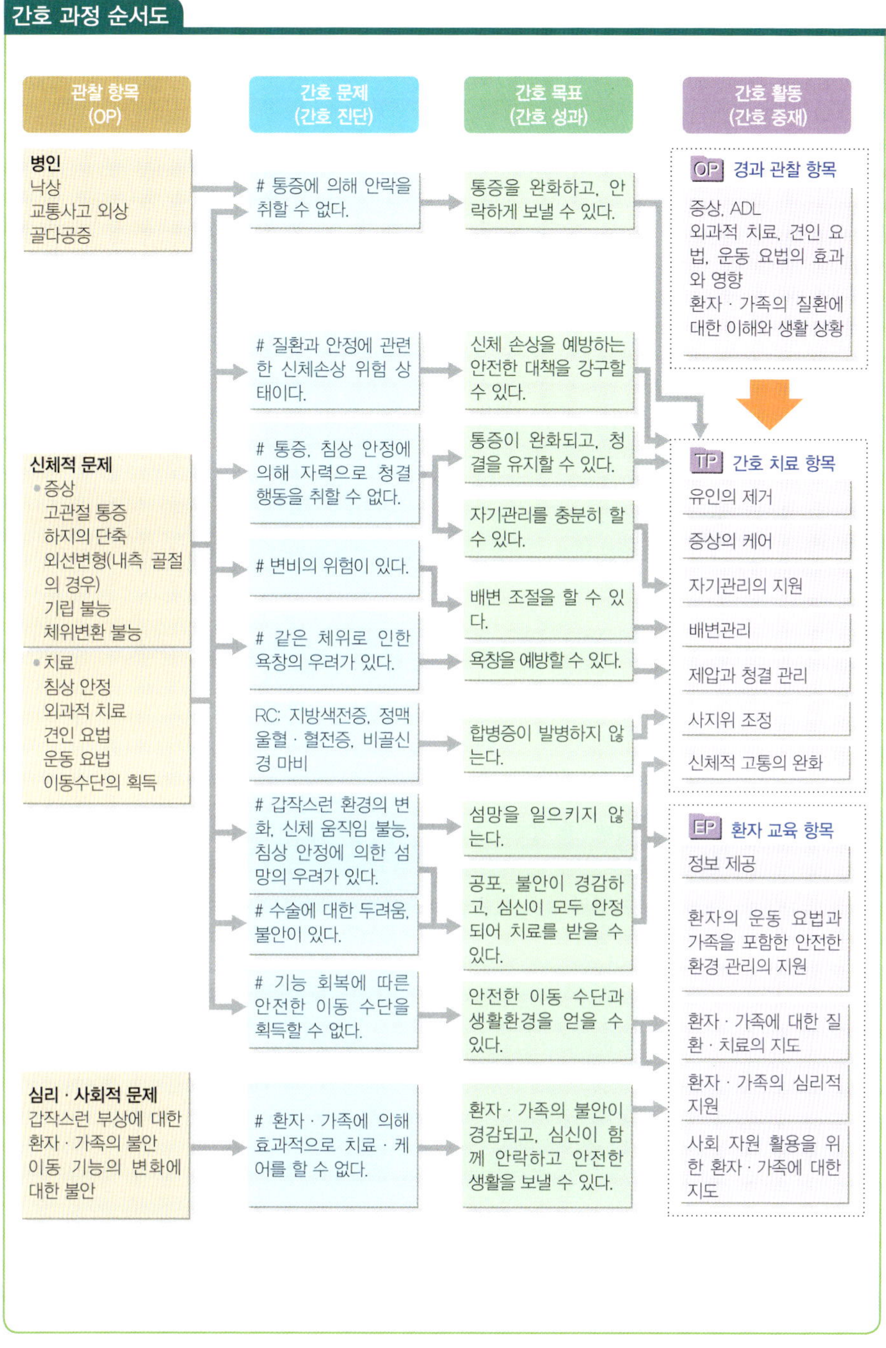

- 고령자가 낙상하여 발생하기 쉬운 외상으로 외과적 치료와 견인 치료가 필요한 경우가 많다.
- 이러한 치료로 인한 합병증 예방과 자기관리 부족을 보충하기 위한 지원, 퇴원 후의 생활을 위한 안전한 이동 수단을 얻기 위한 간호가 필요하다.

Step1 영향 평가	Step2 간호 초점	Step3 계획	Step4 실시	Step5 평가

정보 수집	평가 관점과 근거 · 잠재적 간호 문제
증상 부위, 정도의 관찰	증상을 파악하고 고통의 완화와 합병증 예방을 위한 간호를 실시한다. 부상 직후부터 나타나는 증상과 그 후의 치료에 의해 나타나는 증상이 있다. • 골절부 주위의 통증과 부종, 하지의 단축과 변형이 나타난다. • 부상 직후부터 보행 불능이 된다. • 피부 손상이 있는 개방 골절은 감염의 위험이 높아진다. • 혈관 손상이 있는 경우는 골절부 주변에 혈종이 생긴다. 🔍 잠재적 간호 문제 : 통증에 의한 수면 장애/일상생활에 미치는 영향/이동 기능의 저하 **통증** • 골절부 주위의 통증은 많은 환자에게 나타난다. • 약물 요법이나 사지위 조정으로 경감할 수 있다. 🔍 잠재적 간호 문제 : 통증으로 안락을 얻을 수 없다./통증에 의한 안락 장애/일상생활에 미치는 영향 **변형** • 내측 골절의 경우는 외선 변형이 있고 외측 골절에서는 전위가 적다. 하지의 사지위를 보고 골절의 종류를 구별할 수 있다. • 대부분이 내측 골절이고 외측 골절은 적다. • 장기간 방치하면 근육 위축이 생겨 보행 장애가 발생하므로 수술을 기다리는 동안 견인 요법으로 정복하고 장애의 확대를 예방한다. 🔍 잠재적 간호 문제 : 관절 구축 및 근육 위축에 의한 보행 장애 **단축** • 골절 부위가 중추측으로 전위되어 하지의 단축이 생긴다. • 장기간 방치하면 근육 위축이 생겨 보행 장애가 발생하므로 수술을 기다리는 동안 견인 요법으로 정복하고 장애의 확대를 예방한다. 🔍 잠재적 간호 문제 : 하지의 단축이나 근육 위축에 의한 보행 장애 • 부상 직후 견인 치료 중, 수술 직후에 마취의 영향이 남아 있는 동안 등, 자력으로 환지를 움직일 수 없는 시기에 비골신경 마비가 발생하기 쉽다. • 비골신경이 압박되어 발생하기 때문에, 사지위 조정 시 오금과 비골 소두를 압박하지 않도록 주의할 필요가 있다. • 비골신경 마비의 주요 증상은 비골신경 지각 영역(하퇴 외측면에서 족배)의 저림이나 통증, 지각이 둔해짐, 족관절과 족저의 배굴 불능이다. • 족관절, 족저의 배굴이 불가능하기 때문에 압박의 해제가 지연되는 경우에는 보행 장애를 초래한다. 🔍 공동 문제 : 비골신경 마비 🔍 잠재적 간호 문제 : 통증으로 안락을 얻을 수 없다./족관절, 족저의 배굴 불능에 의한 보행 장애
전신 상태의 관찰	전신 상태의 파악은 환자에게 적합한 치료 및 간호를 계획할 때 중요한 정보가 된다. 또한 지방색전증이나 심부정맥염은 대처가 늦는 경우 치명적이 되기 때문에 예방을 위한 지원과 조기 발견을 위한 경과를 따르는 관찰이 필요하다.

- 병력, 특히 혈관 질환, 호흡기 질환, 신장 질환, 당뇨병은 수술 후 합병증의 위험 요인이 된다.
- 환부 이외의 운동 기능, 골다공증의 유무, 체력은 운동 요법의 효과와 의욕에 영향을 준다.

🔍 **잠재적 간호 문제** : 질환과 안정에 관련된 신체 손상 위험 상태/장기간 침상 안정에 의한 변비의 우려/수술에 대한 공포, 불안

지방색전증
- 부상 후 12~48시간 후에 발병하는 경우가 많기 때문에, 관찰 부족이 되기 쉽다.
- 징후는 발열, 빈맥, 호흡 곤란, 기침, 상부 체간과 액와의 점상출혈, X선 소견 상의 눈보라 같은 음영이다.
- 국소 이외의 관찰을 게을리 하지 않도록 X선 소견 및 혈액 데이터도 경과를 파악해야 할 필요가 있다.

🔍 **공동 문제** : 지방색전증

혈전성 정맥염 · 심부정맥염
- 종아리는 근육 수축에 의한 펌프 기능으로 혈액 순환을 지원하고 있다. 따라서 종아리의 운동량이 감소하여 혈액이 종아리에 정체된 상태가 되어 혈전 형성을 유발하기 쉬워진다.
- 심부정맥염은 혈전이 유리하여 폐색전증이 되고 생명 위기를 초래할 우려가 있다.
- 심부전 또는 전신 쇠약, 교원병, 응고 선용계 이상은 유발 인자가 된다.
- 혈전성 정맥염의 주요 증상은 종아리 통증, 부종이다. 심부정맥염의 주요 증상은 급격한 통증 강화와 부종의 출현, 경도의 미열이다. 족배의 타동적 배굴의 격통은 호만스 현상이라고 하고 심부정맥염의 특징적인 증상이다.
- 혈전성 정맥염은 안정하고 탄력 붕대로 고정하여 몇 주 동안으로 치료되는 경우도 있다. 심부정맥염에는 혈전의 유리에 의한 폐색전증을 예방하기 위한 하지거상과 혈전 예방을 위한 헤파린 요법을 실시한다.

🔍 **공동 문제** : 정맥 울혈 · 혈전증

이동 동작에 관한 관찰	골절 부위의 회복 과정과 전신 상태, 환경에 따른 이동 수단을 평가하고 안전한 이동 수단을 얻기 위한 지원을 하는 것이 필요하다.

- 안정 정도에 따라 실시되는 운동 요법의 성과와 운동 요법 후 환부 증상을 관찰하고 입원 생활에서도 실질적인 훈련을 할 수 있도록 도입한다.
- 안전한 이동 수단을 얻기 위해 휠체어 이승도 전체 지원에서 부분 지원, 지켜보기 등 단계적으로 조정할 필요가 있다. 목발 보행에 대해서는 환자의 운동 능력에 맞는 단계를 선택하고 보행 훈련을 한다.
- 안전한 이동 수단의 획득을 위해 필요한 능력은 환지의 하중 범위, 근력 외에 자세 유지, 입위 유지, 환지 이외의 사지의 근력이 관련된다. 또한 빈혈과 저혈압에 의해 휘청거림, 시력 장애로 인한 안전 확인 부족도 낙상의 유인이 되기 때문에 평가가 필요하다.
- 안전한 이동 수단의 확보에는 환자의 기능 등 인적 요인뿐만 아니라 환경 요인, 상황 요인도 관련이 있기 때문에 이들을 평가할 필요가 있다. 환경 요인은 침대 주위, 복도, 화장실, 세면대, 욕실의 턱, 조명, 난간, 물이 떨어진 유무나 정도 간호사 호출기의 위치, 다른 환자 · 의료진의 상황에 대해 확인해야 한다. 상황 요인은 기상 시나 야간 배설 시에 주의한다.
- 환자의 이동 능력에 맞는 지원을 한다. 자립한 이동을 할 수 있게 될 때까지는 이동이 필요할 때는 반드시 간호사 호출을 하도록 설명한다. 그러나 간호사 호출의 사용을 염려할 수도 있기 때문에 배설 패턴의 파악 및 환경 정비에 의해 간호사 호

대퇴골 경부 골절 · 전자부 골절

<table>
<tr><td></td><td>출의 필요가 없도록 지원을 하는 것도 필요하다. 또한 간호사 호출을 하지 않는 환자는 센서 매트, 적외선 센서 등 환자의 행동을 감지하는 장비를 사용하는 것도 검토한다.
🔍 잠재적 간호 문제 : 통증, 침상 안정에 의해 자력으로 청결을 위한 행동을 취할 수 없다./기능 회복에 따른 안전한 이동 수단을 획득할 수 없다./질환과 안정에 관련된 낙상 위험 상태/같은 체위에 의한 욕창의 위험</td></tr>
<tr><td>환자 · 가족의
심리 · 사회적
측면 파악</td><td>갑자기 당한 부상이기 때문에 심리적 · 사회적으로 준비가 부족한 상태이다. 질환이나 향후 치료 경과, 예측되는 퇴원 시의 상황에 대해 기회를 보면서 설명하고 어떻게 이해하고 있는지 확인하는 것이 필요하다. 가족의 역할 기능을 최대한 살릴 수 있도록 가족의 상황에 맞는 정보 제공이 필요하다.
●환자 · 가족의 부상에 대한 인식 방법을 확인한다.
●퇴원할 때는 목발을 이용한 보행인 경우가 많기 때문에, 집에서 자기방의 위치, 화장실이나 목욕탕의 양식, 집안의 턱, 침실 환경 등을 구체적으로 확인한다.
🔍 잠재적 간호 문제 : 갑작스런 환경의 변화, 신체 움직임 불능, 침상 안정에 따른 정신 착란의 우려가 있다./예후에 대한 불안</td></tr>
</table>

Step1 영향 평가	Step2 간호 초점	Step3 계획	Step4 실시	Step5 평가

간호 문제 리스트

RC: 지방색전증, 정맥 울혈 · 혈전증, 비골신경 마비
#1 통증에 의해 안락을 취할 수 없다(인지-지각 패턴).
#2 갑작스런 환경의 변화, 신체 움직임 불능, 침상 안정에 의한 섬망의 우려가 있다(인지-지각 패턴).
#3 수술에 대한 두려움, 불안이 있다(자기인식 패턴).
#4 통증, 침상 안정에 의해 자력으로 청결 행동을 취할 수 없다(활동-운동 패턴).
#5 기능 회복에 따른 안전한 이동 수단을 획득할 수 없다(건강 지각-건강관리 패턴).
#6 같은 체위로 인한 욕창의 우려가 있다(영양-대사 패턴).

간호의 우선순위 지침

●갑자기 당한 부상이기 때문에 부상 직후에는 신체적 고통이나 심리적 혼란과 관련된 간호 문제에 대한 대응이 우선된다.
●수술 후 회복 과정에서 점차 활동을 확대해 가는 단계에서는 신체적 · 심리적 상황을 평가하면서 환자의 의사를 존중하며 안전을 우선한 대응이 필요하다.
●또한 입원 초기부터 퇴원 후 환경이나 가족의 지원 체제에 대한 정보 수집 및 주거환경의 준비를 정리하고, 다시 낙상하지 않게 준비가 된 상태에서 퇴원을 맞이할 수 있도록 하는 것이 필요하다.

Step1 영향 평가	Step2 간호 초점	Step3 계획	Step4 실시	Step5 평가

공동 문제	간호 목표(간호 성과)
RC: 지방색전증, 정맥 울혈 · 혈전증, 비골신경 마비	〈장기 목표〉 합병증을 발병하지 않는다. 〈단기 목표〉 합병증의 징후를 조기에 발견하고 예방한다.

간호 계획	중재 포인트와 근거
OP 경과 관찰 항목	
지방색전증 ●점상 출혈반, 발열, 빈맥, 호흡 곤란, 저산소혈증, 급격한 헤모글로빈 저하, ESR의 항진, 정맥 울혈 · 혈전증	➲부상 직후에 증상이 없어도 관찰을 계속한다. 근거 부상 후 12~48시간에 발병하는 경우가 많다.

정맥 울혈 · 혈전증
- 하지의 부종, 통증, 압통

비골신경 마비
- 종아리 바깥 측면에서 발등의 저림, 통증, 지각이 둔해짐, 족관절과 족저의 배굴

TP 간호 치료 항목

정맥 울혈 · 혈전증
- 하지의 탄력 붕대 고정, 탄성 스타킹, 하지의 거상

비골신경 마비
- 적절한 사지위 조정

EP 환자 교육 항목

정맥 울혈 · 혈전증
- 족저, 족관절의 굴곡 운동을 지도한다.

⬤증상은 항상 체크한다. **근거** 예방적인 관리가 필요하다. 심부정맥 혈전은 신체 움직임 시에 유리하여 폐색전증을 일으킨다.

⬤증상은 항상 체크한다. **근거** 사지위가 바뀌는 것에 의해 압박 부위도 변화하고 신경 마비가 나타날 우려가 생긴다.

⬤환부의 증상이 악화되지 않는 것을 선택한다. **근거** 정맥 환류를 촉진한다.

⬤사지위 조정을 위해 부드러운 베개를 이용한다. **근거** 비골소두부, 슬와부의 압박 등 잘못된 사지위 조정에 의해 생긴다.

⬤자발적으로 할 수 있을 때까지 간호사와 함께 해본다. **근거** 환자가 스스로 움직이는 데는 불안도 따르기 때문에 올바른 방법으로 운동할 수 있도록 확인하면서 자신감을 가질 수 있게 한다.

1 간호 문제	간호 진단	간호 목표(간호 성과)
#1 통증에 의해 안락을 취할 수 없다.	**급성 통증** **관련 요인:** 골절 **진단 지표** ☐ 신호와 구두로 통증 호소 ☐ 수면 장애 ☐ 통증을 피하기 위한 체위 부여	〈장기 목표〉 일상생활에 영향이 없도록 통증을 관리할 수 있다. 〈단기 목표〉 1) 잠잘 수 있다. 2) 진통의 희망을 말할 수 있다.

간호 계획	중재 포인트와 근거
OP 경과 관찰 항목 - 통증의 부위와 정도	⬤증상의 범위와 지속 기간 등을 구체적으로 확인한다. **근거** 치료 효과와 합병증을 예측하는데 중요한 정보이다.
- 수면 시간, 식사 섭취량, 표정	⬤입원 전의 상황과 비교하면서 확인한다. **근거** 스스로 호소하지 않는 경우도 있으므로, 객관적인 관찰도 실시한다.
- 진통 처치의 효과와 부작용	⬤약효의 발현 시간 등 처치의 특징을 파악한 후 확인한다. **근거** 적절한 처치 방법을 검토하는데 중요한 정보이다.
TP 간호 치료 항목 - 약물 치료, 사지위 조정 및 쿨링을 한다.	⬤효과를 확인하면서 적극적으로 통증을 제거한다. **근거** 불쾌한 증상의 지속과 수면 장애는 섬망의 유인이 되기 때문에 즉각적인 조치가 필요하다.
EP 환자 교육 항목 - 통증 악화 시는 간호사에게 알리도록 설명한다.	⬤참을 필요가 없다는 것을 전한다. **근거** 관찰만으로 파악할 수 없는 경우도 있다.

<table>
<tr><td>2 간호 문제</td><td>간호 진단</td><td>간호 목표(간호 성과)</td></tr>
<tr><td>#2 갑작스런 환경의 변화, 신체 움직임 불능, 침상 안정에 의한 섬망의 우려가 있다.</td><td>급성 혼란 위험 상태
위험 요인: 수면 각성 주기의 변화, 60세 이상 노인, 통증, 인지 기능 장애</td><td>〈장기 목표〉 섬망을 예방할 수 있다.
〈단기 목표〉 잠잘 수 있다.</td></tr>
</table>

간호 계획	중재 포인트와 근거
OP 경과 관찰 항목 • 표정이나 언행 • 수면, 식사, 배설의 상황 **TP 간호 치료 항목** • 신체적 고통을 완화한다. • 입원 전의 습관 등을 살린 환경 정비 및 관리 계획을 세운다. • 가족의 협력을 얻으면서 가능한 한 안정된 환경을 만든다. **EP 환자 교육 항목** • 처치 및 일상생활 지원 방법 등에 대해 환자·가족에게 알기 쉽게 설명한다.	➲ 무표정이나 고통스런 표정, 과묵이나 수다 등 **근거** 불안의 표현은 사람, 상황에 따라 다르다. ➲ 수면 시간과 질, 식이 섭취량 등 입원 전의 상황을 파악하고 비교한다. **근거** 불안으로 보통 생활 패턴도 영향을 받는다. ➲ 환부의 통증 이외에도 같은 체위로 인한 요통 등 **근거** 신체적 스트레스는 정신적인 스트레스의 요인이 된다. ➲ 치료에 방해가 되지 않는 범위에서 환자의 기호를 살린다. **근거** 노인에게 갑작스런 환경의 변화는 스트레스 요인이 된다. ➲ 가족의 부담이 되지 않도록 배려도 필요하다. **근거** 가족의 이해를 얻으면서 가능한 범위의 협력을 얻는 것이 장기적으로 중요하다. ➲ 정보 제공뿐만 아니라 초기부터 환자·가족의 요구에 부응하고자 하는 자세도 전한다. **근거** 환자·가족으로부터도 의료진에게 질문하기 쉬운 상황이 된다.

<table>
<tr><td>3 간호 문제</td><td>간호 진단</td><td>간호 목표(간호 성과)</td></tr>
<tr><td>#3 수술에 대한 두려움, 불안이 있다.</td><td>공포
관련 요인: 입원, 병원에서 처치
진단 지표
□ 무섭다는 호소
□ 걱정이라는 호소
□ 식욕 부진
□ 경계심 증대</td><td>〈장기 목표〉 수술에 대한 공포, 불안을 가족이나 의료진에 전할 수 있고, 안심하고 치료를 받을 수 있다.
〈단기 목표〉 문제에 대처하면서 수술에 임할 수 있다.</td></tr>
</table>

간호 계획	중재 포인트와 근거
OP 경과 관찰 항목 • 수술 설명에 대한 이해 정도, 표정이나 언행 **TP 간호 치료 항목** • 환자·가족의 이야기를 경청한다.	➲ 질문이 없으면 구체적으로 확인한다. **근거** 막연한 불안이 있고, 자발적인 질문은 하기 어려운 상황이기 때문에 중요한 것은 구체적으로 확인한다. ➲ 천천히 이야기를 듣는 시간을 마련할 뿐만 아니라 통상 정중하게 대하는 것이 중요하다. **근거** 경청하면 불안의 내용을 확인할 수 있고, 그것이 불안 완화 치료가 된다.

- 수술에 대한 전후의 처치, 수술까지의 흐름 등에 대하여 환자 · 가족에게 알기 쉽게 설명한다.

➡이해의 내용을 확인하면서 설명한다. **근거** 지나치게 구체적인 설명은 오히려 불안을 증강시키기 때문에 반응을 확인하고 환자 · 가족에 필요한 정보를 정리하면서 설명하는 것이 중요하다.

4 간호 문제	간호 진단	간호 목표(간호 성과)
#4 통증, 침상 안정에 의해 자력으로 청결 행동을 취할 수 없다.	목욕 자기관리 부족 **관련 요인:** 근육 · 골격계 장애, 통증 **진단 지표** □ 욕실을 이용할 수 없다. □ 몸을 씻을 수 없다.	〈장기 목표〉 전신의 청결을 유지할 수 있다. 〈단기 목표〉 1) 청결 유지를 위한 지원을 받을 수 있다. 2) 안전한 청결 행동을 취할 수 있다.

간호 계획	중재 포인트와 근거

OP 경과 관찰 항목

- 피부 증상

➡오염되기 쉬운 부위는 특히 관찰이 필요하다.
근거 피부 증상에 따라 청결 관리 방법, 횟수를 조정한다.

- 청결에 관한 습관

➡습관을 알고 청결 관리 계획을 세운다. **근거** 원래 습관은 욕구에 영향이 있다.

- 청결에 관련되는 상지, 자세 유지, 이동 기능

➡지원 방법의 근거가 된다. **근거** 자기관리 능력을 높이는 결과로 이어진다.

TP 간호 치료 항목

- 물수건으로 닦아서 깨끗이 하는 부분 세정, 세발을 계획 또는 상황에 따라 한다.
- 기능 회복 상태에 따라 안전한 방법으로 청결 관리를 할 수 있도록 지원한다.

➡부족이 없도록 계획적인 실시가 필요 **근거** 청결 케어의 부족은 피부의 약화 및 불편 증상을 증가시킨다.
➡보조 도구나 지원 방법을 조정한다. **근거** 수치심이 따르는 관리이며, 퇴원 후까지 자립하는 것이 바람직하다.

EP 환자 교육 항목

- 퇴원 후의 생활을 상정하고 안전하게 목욕(샤워) 할 수 있도록 안전 확인 방법을 지도한다.

➡난간을 잡는 타이밍이나 갱의 시 자세 등을 확인한다. **근거** 욕실 내에는 젖어 있거나, 물 때문에 미끄러지기 쉬운 위험한 환경이기 때문에 안전 확인이 중요하다.

5 간호 문제	간호 진단	간호 목표(간호 성과)
#5 기능 회복에 따른 안전한 이동 수단을 획득할 수 없다.	비효과적 자기 건강관리 **관련 요인:** 치료 계획의 유익성에 대한 의문 **진단 지표** □ 질환을 관리하고 싶다고 말한다. □ 위험 요인을 감소시키는 행동을 할 수 없다.	〈장기 목표〉 기능을 살린 안전한 이동 방법을 획득할 수 있다. 〈단기 목표〉 1) 움직일 때 간호사에게 알릴 수 있다. 2) 기능 회복에 따른 이동 훈련을 할 수 있다.

간호 계획	중재 포인트와 근거

OP 경과 관찰 항목

- 이동 관련 기능

➡상황별, 환경별로 확인한다. **근거** 낙상 요인에는 개인의 기능 이외에 상황 또는 환경적 요인이 있다.

대퇴골 경부 골절 · 전자부 골절

- 이동 기능과 지원의 필요성에 대한 이해

⦿언어 표현뿐만 아니라 행동에서도 확인한다.
`근거` 스스로 하고 싶다는 생각과 과신은 낙상의 요인이 된다.

- 환부의 증상

⦿통증과 열감의 변화에 대하여 확인한다. `근거` 운동량이 증가함에 따라 증상이 변화한다.

`TP` 간호 치료 항목

- 환경을 조정한다.

⦿항상 안전한 환경을 유지한다. `근거` 사고의 유인을 줄인다.

- 환부의 통증 제거, 냉각 등의 대증 요법

⦿증상에 따른 치료를 한다. `근거` 통증 등의 증상은 낙상의 상황적 요인이므로 완화시킬 필요가 있다.

`EP` 환자 교육 항목

- 기능 회복 상태에 따라 안전한 이동 방법을 지도한다.

⦿운동 요법 이외에도 실시한다. `근거` 훈련실에서 훈련뿐 아니라 퇴원 후의 생활을 상정한 목발보행 등의 훈련이 장기적인 사고 방지로 연결된다.

6 간호 문제	간호 진단	간호 목표(간호 성과)
#6 같은 체위로 인한 욕창의 우려가 있다.	피부 통합성 장애 위험 상태 **위험 요인:** 고령, 신체 움직임 불능, 뼈의 돌출, 습도	〈장기 목표〉 욕창을 예방할 수 있다. 〈단기 목표〉 청결 관리와 압을 제거할 수 있다.

간호 계획	중재 포인트와 근거

`OP` 경과 관찰 항목

- 천골, 종부, 견갑골 부 등 뼈 돌출 부위의 피부의 발적 등의 상황이나 통증 부위

⦿청결 관리, 배설 관리 등을 이용하여 정기적으로 관찰한다. `근거` 관찰은 신체를 움직여야 하기 때문에 환자의 고통이 되지만 정기적으로 필요하다.

- 영양 상태, 체형, 배설 방법

⦿입원 시에 파악한다. `근거` 위험이 높은 경우는 주의가 필요하다.

`TP` 간호 치료 항목

- 부상 직후, 침상 안정을 시작할 때부터 적극적으로 제압매트 등을 이용해 압력을 제거한다.
- 부주의하게 기저귀를 착용하지 않는다.

⦿부상 직후나 수술 직후, 통증에 대한 신체 움직임이 적다. `근거` 예방적 관리가 중요하다.
⦿요의나 요실금의 유무, 배설 횟수 등에 따라 속옷이나 배설 방법을 검토한다. `근거` 습윤 환경은 욕창 형성의 위험이 된다.

`EP` 환자 교육 항목

- 침상 안정 중에도 다치지 않은 무릎을 세우고 허리를 약간 올리고 천골 부위에 압력이 가해지지 않는 방법을 지도한다.

⦿움직여도 좋은 범위, 이동하는 편이 좋은 범위를 구체적으로 전한다. `근거` 적시에 압력을 제거하는 것이 욕창 예방이 된다.

Step1 영향 평가	Step2 간호 초점	Step3 계획	**Step4 실시**	Step5 평가

병기 · 병태 · 중증도별 관리 포인트

【부상 직후】통증과 환부의 안정을 위해 신체 가동역의 저하로 자기관리의 부족과 안락을 얻을 수 없는 상태이다. 고통의 완화와 일상생활 지원이 필요하다.

【주술기】신체 이동성 문제와 고통에 의해 환자가 주체적으로 행동하기 어려운 시기이다. 환자의 신체적 · 심리적 · 사회적 측면을 충분히 평가하면서 합병증의 예방과 고통 완화를 위한 지원을 하는 것이 필요하다.

【회복기】수술 부위의 회복 과정에 맞추어 퇴원 후의 생활환경에 대하여 환자 · 가족에게 정보 수집하면서 안전하게 이동하는 방법을 획득할 수 있도록 지원한다.

간호 활동(간호 중재) 포인트

장애의 확대 방지 및 고통 완화
- 통증 악화 예방을 위한 약물 치료, 사지위 조정 등의 대증 요법은 적극적으로 실시하여 일상생활에 영향을 적게 한다.
- 안정에 따른 근력 저하, 관절 구축을 줄이기 위해 가능한 범위에서 운동 요법을 실시한다.

자기관리 지원
- 환자는 부상 직후나 수술 직후에는 통증이 있어 약간 허리를 들어 올리는 동작을 할 때에도 어떻게 신체를 움직이면 좋을지 모른다. 환자가 어떻게 협력해야 하는지 구체적으로 설명하고 힘을 주는 부분과 움직이는 부위에 손을 받치는 등의 지원을 한다.
- 환부의 회복과 활동의 확대, 운동 요법의 진전 상황에 맞추어 환경 조정, 자조 도구의 사용 등으로 환자가 스스로 할 수 있는 부분을 늘린다.
- 기능적으로 할 수 있을 뿐만 아니라 활동과 휴식의 균형도 고려하면서 지원 방법을 검토한다.
- 궁극적인 목표는 집에서 자기관리를 할 수 있는 것이며, 의식하며 관계한다.

환자 · 가족의 심리 · 사회적 문제에 대한 지원
- 질병, 치료, 향후 경과에 대해 환자 · 가족에게 알기 쉽게 설명한다.
- 주거 환경의 정비, 사회적 자원의 활용 등 필요한 정보를 제공한다.

퇴원 · 요양 지도

- 환자 · 가족에 주거 환경과 생활 습관에 대하여 정보 수집하고, 퇴원 지도에 활용한다.
- 특히 배설, 목욕, 갱의, 취침 등 일상생활 필수 행동에 대해서는 안전한 방법으로 실시할 수 있도록 구체적으로 지도한다.
- 퇴원을 결정하고 실시하는 것이 아니라 입원 초기부터 정보를 수집하고 필요한 경우 퇴원 조정 부문과 연계한다.

Step1 영향 평가 → Step2 간호 초점 → Step3 계획 → Step4 실시 → **Step5 평가**

평가 포인트

간호 목표 달성도
- 신체적 고통의 완화와 정신적인 부담은 수면을 중심으로 한 일상생활에 미치는 영향의 적음으로 평가한다.
- 자기관리에 대하여 어떠한 방법, 어떤 자조 도구의 활용, 어떤 도움으로 수행할 수 있는지 구체적으로 평가한다.
- 환자 · 가족의 불안이 감소하고 퇴원 후의 생활에 생길 수 있다고 예측되는 문제의 해결 방법을 이미지할 수 있는지 확인한다.

병인 악화 요인

낙상 등의 경미한 외력

골다공증

병태

골절부 주위의 연부 조직의 손상

골절

지지성의 상실

증상

통증
기립 불능
체위변환 불능

#1 급성 통증
#4 입욕 자기관리 부족
보행 장애
불면증

RC: 지방색전증, 정맥 울혈 · 혈전증, 비골신경 마비

진단 검사

문진 · 진찰
• 다리 길이 차이의 유무
• 변형의 유무

검사
• X선 검사

치료 간호

견인 치료

수술 치료

운동 요법

#2 급성 혼란 위험 상태
#6 피부 통합성 장애 위험 상태
변비

#3 공포
#5 비효과적 자기 건강관리
낙상 위험 상태

가네코 히토시

눈으로 보는 질환

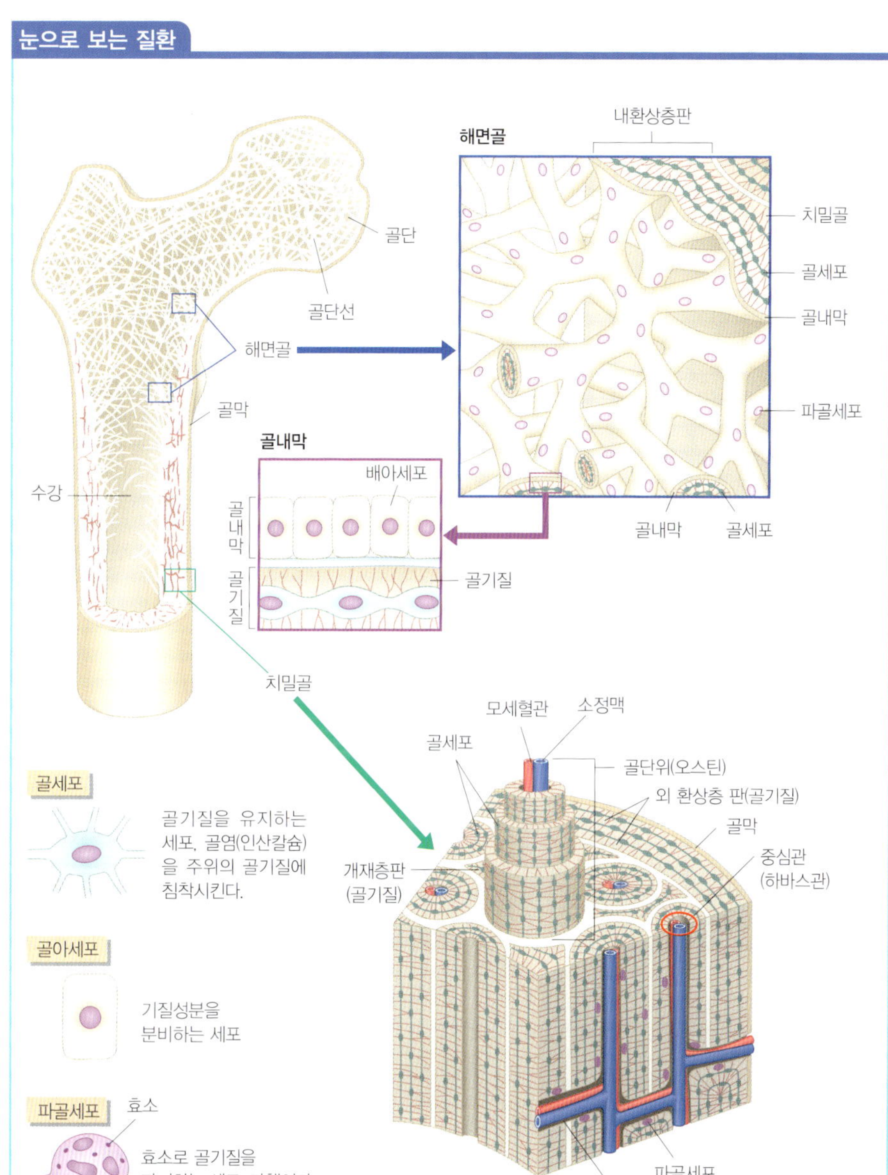

■ 그림 106-1 **치밀골과 해면골**

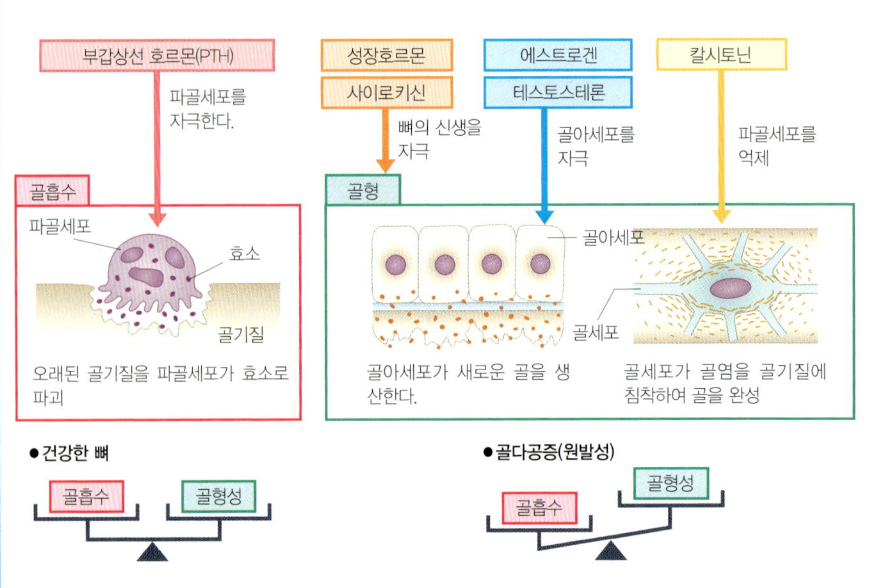

■ 그림 106-2 뼈의 리모델링(재구축)으로 인한 골다공증

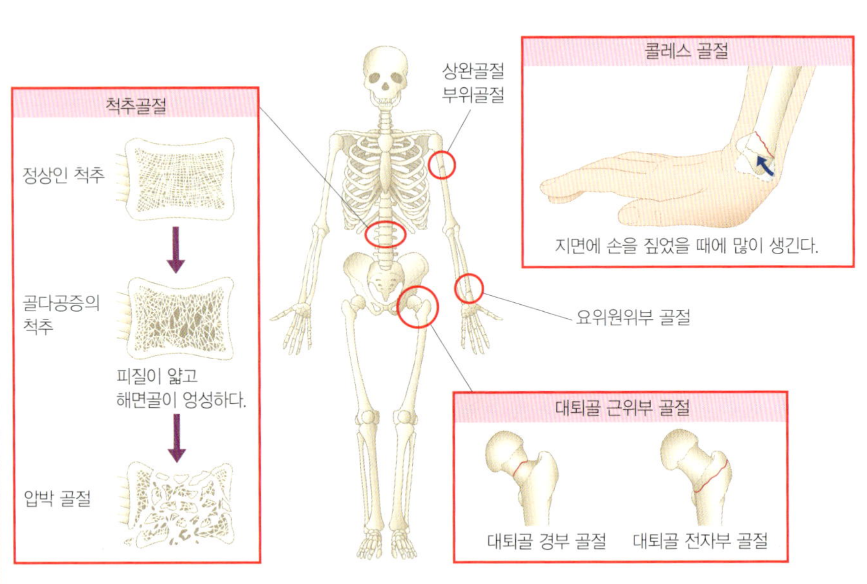

■ 그림 106-3 골다공증에 의한 골절의 호발 부위

▌**골다공증은 골강도의 저하를 특징으로 하고 골절의 위험이 높아지는 골격 질환이다.**
- 골강도는 골밀도와 골질의 두 가지 요소로 구성되며, 골강도의 약 70%가 골밀도, 나머지 30%는 골질로 설명된다.
- 골밀도는 단위 용적당 골염량을 가리킨다.
- 골염량은 이중 에너지 X선 흡수법(DXA), 정량적 CT(QCT), 말초골 QCT(pQCT) 등의 기기로 측정된 것으로, 골량 중 골염(수산화인회석)의 양을 말한다.
- 골질은 골의 미세 구조, 골대사 회전, 미세 손상의 집적, 골조직의 석회화 등으로 설명한다.
- 뼈는 1형 콜라겐을 주체로 하는 골기질에 칼슘(Ca)과 인산으로 이루어진 골염이 침착하여 형성된다. 골기질과 골염의 총합을 골량이라 한다.
- 골다공증은 원발성과 속발성으로 나뉘고, 전자는 폐경, 무월경, 노화 이외에 골대사에 영향을 주는 원질환이 없는데도 골량 감소를 초래하는 질환이며, 후자는 원질환에 의해 2차적으로 발병하는 것이다.

병인 · 악화 요인

- 병인: 뼈는 항상 각처에서 골의 변화(리모델링)가 실시되고 있다(그림 106-2). 골기질의 열화 등을 감지하여 유도된 파골세포가 골흡수를 몇 주간 하고 계속 흡수 부위에 골아세포가 유도되어 몇 달간 골형성이 이루어져, 새로운 뼈로 대체된다. 이 뼈 리모델링의 빈도가 증가할 때, 즉 골흡수가 골형성보다 항진할 때, 골흡수가 골형성을 상회하여 골량이 감소한다. 원발성 골다공증은 에스토로겐 등의 성 호르몬의 저하와 노화의 진행에 의한 칼슘 · 비타민D 결핍, 또한 그 결과 생기는 부갑상선 호르몬(PTH)의 작용 과잉에 의한 조골세포의 기능과 분화에 미치는 영향이 발병에 관여하고 있다. 속발성 골다공증은 원 질환과 관련된 특정 병태 메커니즘에 의해 발병한다.
- 골은 표층의 치밀골(피질골)과 그 내측의 망상을 나타내는 해면골로 구성된다(그림 106-1). 표면적이 크고, 주위에 다수의 혈관 분포와 해면골의 대사회전은 피질골보다 약 8배 크다.
- 폐경기 에스트로겐의 급격한 감소로 인한 골흡수의 항진은 해면골이 풍부한 척추골이나 장관골의 골간 단부에 큰 영향을 미친다. 해면골의 연속성 저하, 단열이 생겨 역학적인 강도가 저하한다.
- 피질골의 감소는 골수강의 확대, 피질골의 비박화, 피질골 자체의 위축화로 해면골의 감소보다 늦어 표면화된다.
- 저골량이나 골다공증에 따른 골절의 위험 인자를 〈표 106-1〉에 나타냈다.

역학 · 예후

- 나이가 들면서 남녀 모두 골량은 감소하지만, 여성의 골량은 항상 남성을 밑돌고 있다. 여자는 에스토로겐의 분비가 저하되는 폐경기에 급격한 골량의 감소가 일어난다.
- 골다공증 유병률: 60대 후반에서 상승하고 80대가 되면 여성의 거의 절반, 남성의 20~30%가 이환된다. 여성의 유병률은 남성의 약 3배이다.
- 예후: 뼈의 취약화에 의한 골절에 의해 등이 굽거나 거북이 등 같은 척추 변형, 자세 이상, 운동기 · 소화기 · 호흡기계의 기능 장애, 만성 요배부통 등을 일으켜 QOL, ADL 저하를 초래한다.

■ 표 106-1 저골량이나 골다공증에 따른 골절의 위험 인자

저골량의 위험 인자
고연령, 여성, 인종(아시아인, 백인), 가족력, 작고 마른 체격, 저영양, 운동 부족(부동성), 흡연, 과도한 알코올, 칼슘 섭취 부족, 비타민D 부족, 비타민K 부족, 난소 기능 부전(늦은 초경 각종 무월경, 조기 폐경), 출산 경력 없음, 스테로이드(글루코코르티코이드)의 복용, 위절제술 예, 여러 종류 질환 합병 예(갑상선 기능 항진증, 당뇨병, 신부전, 간 기능 부전 등)

골다공증에 의한 골절의 위험 인자
저골량, 과거의 골절 유무, 고연령, 야윈 체형, 고신장, 치매와 신경 질환의 합병, 운동 기능 장애나 시력 장애의 합병, 수면제나 혈압 강하제의 복용, 종골 초음파 지표의 낮은 수치, 골흡수 마커의 높은 수치

(골다공증의 예방과 치료 가이드라인 작성위원회 편: 골다공증의 예방과 치료 가이드라인 2006년판. p.10, 라이프 사이언스 출판. 2006)

106

골다공증

- 특히 대퇴골 경부 · 전자부 골절(대퇴골 경부 골절)은 요 간병 상태(누워만 있게 되는 병상)의 원인 중 3위이며, ADL 및 예후를 악화시킨다.

- 골절이 일어나고 골절부의 통증, 척추 지지성의 저하, 운동 기능의 장애로 표면화되는 것이 많다.
- 무증상 또는 요통 · 요배부통뿐이다. 척추 골절이 서서히 일어나는 경우 등이 굽는 것 외에도 신장 (키)의 단축으로 알 수도 있다.

> 골량의 감소, 척추의 변형, 골대사 마커의 이상 등으로 진단한다. 골염량 저하나 골대사 마커 이상을 초래하는 다른 질환과의 감별도 필요하다.

- 원발성 골다공증의 진단 절차를 〈그림 106-4〉에 나타낸다.
- 일차적으로 낮은 저골량의 존재를 확인한다. 이어 낮은 골량을 초래하는 질환과 속발성 골다공증 을 제외한다(그림 106-5). 또한 취약성 골절의 유무로 분류하고 뼈를 평가하여 정상, 골량 감소, 골다공증을 진단한다.
- 진단 시의 구체적 항목
  ① 진찰(문진) · 신체 소견(표 106-2): 의료 면접에 의해 진료의 효율성을 얻을 수 있다. 예방과 치료의 적절한 선택을 하는 실마리가 된다. 신체 소견에서는 골절의 위험의 고저를 가리는 역 할을 한다.

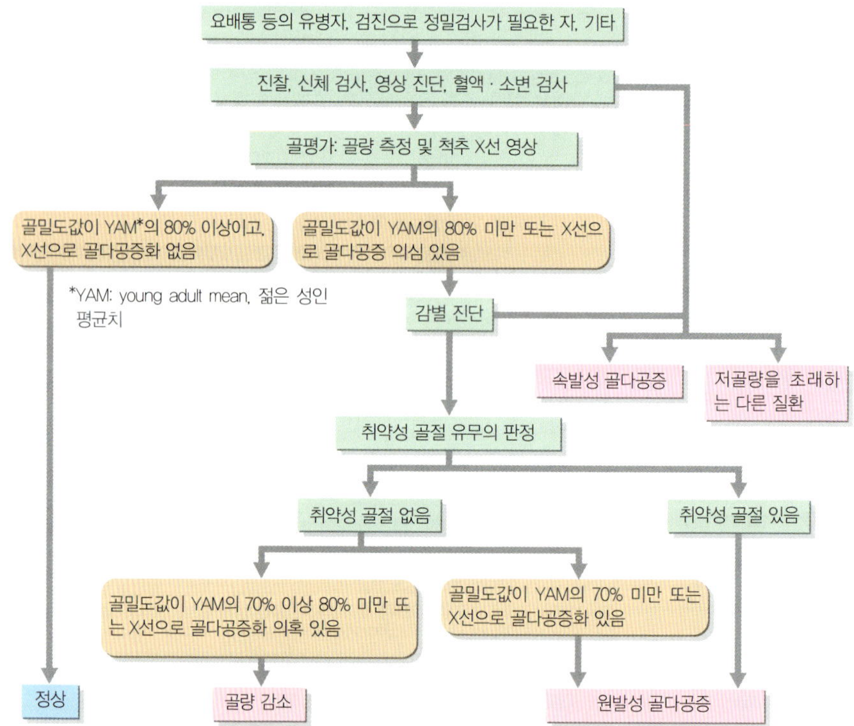

■ 그림 106-4 원발성 골다공증의 진단 순서

(골다공증의 예방과 치료 가이드라인 작성위원회 편: 골다공증의 예방과 치료 지침 2011년판, p.12, 라이프 사이언스 출판, 2011)

저골량을 나타내는 질환

원발성 골다공증
- 폐경 후 골다공증
- 남성 골다공증
- 특발성 골다공증(임신 후 골다공증 등)

속발성 골다공증
- **내분비성**
  - 부갑상선 기능 항진증
  - 갑상선 기능 항진증
  - 성선기능 부전
  - 쿠싱 증후군
- **영양성**
  - 흡수불량 증후군, 위절제 후
  - 신경성 식사부진증
  - 비타민A 또는 D 과잉
  - 비타민C 결핍증
- **약물**
  - 스테로이드제
  - 성호르몬 저하 요법 치료제
  - SSRI(선택적 세로토닌 재흡수 억제제)
  - 기타 약물(와파린 칼륨, 메토트렉세이트, 헤파린 나트륨 등)
- **부동성**
  - 전신성(와상 안정, 하반신 마비, 폐용 증후군, 우주비행)
  - 국소성(골절 후 등)
- **선천성**
  - 골형성부전증
  - 마르판(Marfan) 증후군
- **기타**
  - 류마티스 관절염
  - 당뇨병
  - 만성 신장병(CKD)
  - 간질환
  - 알코올 중독

기타 질환
1) 각종 골연화증
2) 악성 종양의 골전이
3) 다발성골수종
4) 척추혈관종
5) 척추카리에스
6) 화농성 척추염
7) 기타

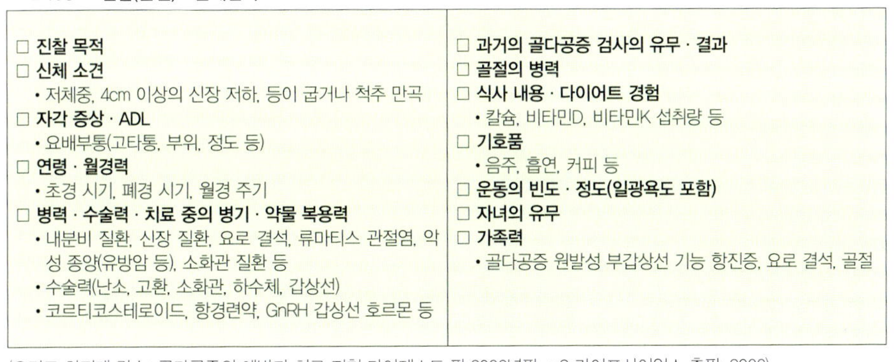

■ **그림 106-5 저골량을 나타내는 질환**
(골다공증의 예방과 치료 가이드라인 작성위원회 편: 골다공증의 예방과 치료 지침 2011년판, p.13, 라이프 사이언스 출판, 2011)

■ **표 106-2 진찰(문진) · 신체검사**

□ **진찰 목적** □ **신체 소견** • 저체중, 4cm 이상의 신장 저하, 등이 굽거나 척추 만곡 □ **자각 증상 · ADL** • 요배부통(고타통, 부위, 정도 등) □ **연령 · 월경력** • 초경 시기, 폐경 시기, 월경 주기 □ **병력 · 수술력 · 치료 중의 병기 · 약물 복용력** • 내분비 질환, 신장 질환, 요로 결석, 류마티스 관절염, 악성 종양(유방암 등), 소화관 질환 등 • 수술력(난소, 고환, 소화관, 하수체, 갑상선) • 코르티코스테로이드, 항경련약, GnRH 갑상선 호르몬 등	□ **과거의 골다공증 검사의 유무 · 결과** □ **골절의 병력** □ **식사 내용 · 다이어트 경험** • 칼슘, 비타민D, 비타민K 섭취량 등 □ **기호품** • 음주, 흡연, 커피 등 □ **운동의 빈도 · 정도(일광욕도 포함)** □ **자녀의 유무** □ **가족력** • 골다공증 원발성 부갑상선 기능 항진증, 요로 결석, 골절

(오리모 하지메 감수: 골다공증의 예방과 치료 지침 다이제스트 판 2006년판, p.8 라이프사이언스 출판, 2006)

방법			측정 부위	원리 검사	시간 측정	정확도	피폭 선량	특징
흡수법(DXA) 이중에너지 X선	DXA 체간골	요추/대퇴골/전신골	X선 빔	5~10분	1~3%	1~5 mrem	2종의 다른 에너지의 X선을 조사하여 뼈와 연부 조직의 흡수율의 차이에 의해 골밀도를 측정한다. 어느 부위라도 정밀하고 신속하게 측정할 수 있다. 골밀도 측정의 표준이다.
	말초골 DXA	요골/종골						
단일에너지 X선 흡수법 (SXA)			요골/종골	X선 빔	5~15분	1~3%	1mrem	단일 에너지 X선을 조사하고 조직의 흡수율로 측정한다. 연부 조직이 얇은 팔 · 발뒤꿈치 뼈가 적용된다. 정밀도는 높고, 측정 시간도 짧다.
RA(MD)			제2 중수골	X선 사진	5~10분	1~2%	5mrem	두께가 다른 알루미늄 판과 손을 나란히 하여 보통의 X선 사진을 촬영하고, 사진에 알루미늄 광학적 농도를 기준으로 골밀도를 측정한다. 디지털 사진을 컴퓨터로 분석하는 방법은 측정 정밀도가 향상된다.
정법 정량적 CT측	QCT		요추	X선 CT	10분	2~4%	50mrem	입체 골밀도(mg/cm3)로 산출한다. 해면골 골밀도를 선택적으로 측정할 수 있다. QCT는 다른 측정법과 비교하여 X선 피폭량이 많다. 감도는 높지만 정밀도가 낮다.
	pQCT		요골(경골)		5~20분	2~4%	5mrem	
정량적 초음파 측정법(QUS)			종골(경골/지골)	초음파	1~10분	3~4%	—	초음파의 전파 속도와 감퇴율에 의해 뼈를 평가하는 방법. 골밀도를 측정하는 것은 아니다. X선을 사용하지 않기 때문에 방사선 노출이 없고, 방사선 관리 구역 이외에서도 사용 가능하다. 측정 정밀도는 낮다.

CT: computed tomography, DXA: dual X-ray absorptiometry, SXA: single X-ray absorptiometry, RA(MD): radiographic absorptiometry(microdensitometry), QCT: quantitative CT, pQCT: peripheral QCT, QUS: quantitative ultrasound
(골다공증의 예방과 치료 가이드라인 작성위원회 편: 골다공증의 예방과 치료 가이드라인 2006년판, p.19, 라이프 사이언스 출판, 2006)

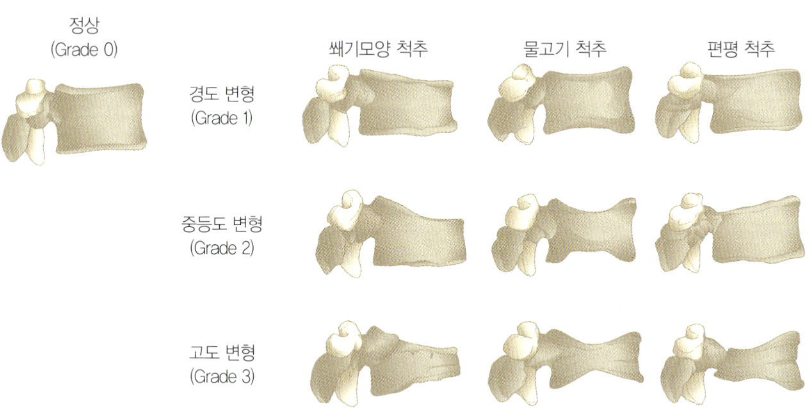

■ 그림 106-6 척추 변형의 반 정량적(SQ) 평가법
(Genant HK, et al: Vertebral fracture assessment using a semiquantitative technique, J Bone Miner Res 8: 1137-1148, 1993)

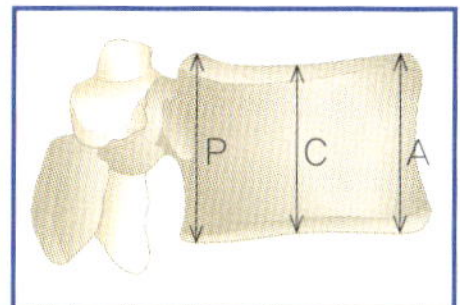

■ 그림 106-7 ACP 측정

■ 표 106-4 추체 골절의 판정법

척추 골절의 판정은 흉요추의 측면 X선 사진을 이용하여 다음 기준에 따라 실시한다.
• 원칙적으로 측정하고 C/A, C/P 중 하나가 0.8 미만 또는 A/P가 0.75 미만인 경우를 압박 골절로 판정한다.
• 추체의 높이가 전체적으로 감소하는 경우(편평 척추)에는 판정 추체의 상위 또는 하위의 A, C, P보다 각각이 20% 이상 감소하고 있는 경우를 압박 골절로 한다.
• 단, 임상적으로 신선한 골절 예로 X선 사진에 분명히 골피질의 연속성이 끊긴 것은 위의 변형에 이르지 않아도 압박 골절이라 해도 좋다.

(오리모 하지메 다른: 원발성 골다공증의 진단 기준(1996년도 개정판), 일본 골대사 잡지 14: 219-233, 1997)

② 골량 측정(표 106-3): 65세 이상 백인 여성, 위험 인자를 가진 65세 미만의 여성의 골절 위험 평가를 위해 효과적이다. 고령의 일본인 여성에 있어서도 권장된다. 취약성 골절이 있는 환자가 중증도 판정을 위한 대상이 된다. 측정법은 체간골 DXA가 최적이지만, 말초골 DXA, RA/MD, 정량적 초음파 측정법(QUS)에 의해서도 위험 평가는 가능하다.

③ 흉요추의 X선 검사: 척추 변형의 반 정량적 평가법(그림 106-6) 및 추체의 전연 높이(A), 중앙 높이(C), 후연 높이(P)를 측정(그림 106-7)하고 평가하는 추체 계측법(표 106-4)로 판정한다.

● 검사값

● 혈액 · 소변 검사, 골밀도 감소의 정도와 골절 위험 예측, 골다공증의 감별 진단하는 수단의 하나로 이용된다(표 106-5).

● 골대사 마커는 골대사 회전의 높낮이의 기준이 되는 것으로, 골형성 마커와 골흡수 마커가 있다.

● 골대사 마커가 이상 높은 수치의 경우 원발성 골다공증 외에도 갑상선 기능 항진증, 부갑상선 기능 항진증, 악성 종양 뼈 전이, 신부전 등의 질환을 고려한다.

● 골흡수 마커가 높은 수치 즉 골흡수가 항진하는 경우에는 골흡수 억제제를 사용한다. 항진의 정도가 작은 경우에는 다른 약제에 의한 치료도 고려한다.

합병증

● 척추 골절: 약 40%는 ADL의 경미한 외력에 의한 골절이다. 후곡 등의 척추 변형, 요배부통, 골절의 후유증으로 인해 동작 시 만성 요배부통을 보인다. 골절이 서서히 진행하는 경우, 골절에 의한 직접적인 통증이 나타나지 않는 경우가 있다.

● 대퇴골 근위부 골절: 낙상 등 비교적 경미한 외력에 의해 발생한다. 통증, 지지 · 보행 장애를 초래하고, 드물게 통증이 경미하기 때문에 절뚝거림으로 아는 경우가 있다.

● 요골 원위부 골절: 낙상 시, 손을 짚은 경우에 발생한다. 손바닥을 짚고 일어나는 콜레스(Colles) 골절이 가장 높은 빈도로, 손 관절부에 현저한 부종, 통증, 포크 모양 변형이라고 불리는 특유의 변형을 초래한다.

● 직접적인 합병증은 골절이지만, 앞으로 파생되는 간접적 합병증도 문제가 된다.

● 대퇴골 경부 · 전자부 골절은 간병이 필요한 상태(장기간 침상 안정)의 원인 중 3위이며, 노인의 치매와 폐렴 등 발병의 위험 인자가 된다.

● 척추 골절이 다발하면 척추 변형을 초래, 복강 내압이 상승하고, 위 · 식도 역류에 의한 식도염, 식도 열공 탈장, 복부 팽만, 변비, 가슴 변형, 호흡 기능 저하, 보행 장애, 균형 장애 등이 발생할 수 있다.

치료법

▌ 영양 요법과 운동 요법이 기본이며, 상태에 따라 에스트로겐 투여 등의 약물 요법을 실시한다.

● 치료 방침

● 치료의 기본은 충분한 영양 섭취와 평소에 근력 강화, 균형 훈련 등의 적당한 운동을 하는 것이다.

● 필요에 따라 약물 요법을 실시하지만 시작 기준은 골다공증 진단 기준과는 별도로 정해져 있다.

● 일본에서는 골절 위험 인자로 낮은 골밀도, 기존 골절, 나이에 대한 근거가 있고, WHO에 따르면 과도한 알코올 섭취, 현재 흡연, 대퇴골 경부 · 전자부 골절의 가족력이 확정되어 있다. 골다공증 약물 치료는 이러한 위험 요인을 고려하고 시작한다(그림 106-8).

■ 표 106-5 골다공증의 감별 진단에 있어서 주목할 만한 검사 소견

백혈구 증다	쿠싱 증후군, 부신피질 호르몬 제제 복용
빈혈	악성 종양
고칼슘혈증	원발성 혹은 속발성 부갑상선 기능 항진증, 다발성 골수종, 악성 종양
저칼슘혈증	흡수 불량 증후군, 판코니 증후군, 비타민D 작용 부전, 신부전
저인혈증	골연화증
알칼리포스파타제 높은 수치	뼈 Paget 병, 골연화증 원발성 혹은 속발성 부갑상선기능 항진증 갑상선기능 항진증, 악성 종양
글로불린 높은 수치	다발성 골수종
고칼슘 요증	원발성 혹은 속발성 부갑상선 기능 항진증 다발성 골수종, 악성 종양, 쿠싱 증후군 신장 특발성 고칼슘 요증

(골다공증의 예방과 치료 가이드라인 작성위원회 편: 골다공증의 예방 및 치료 지침 2006년판, p.30 라이프사이언스 출판, 2006)

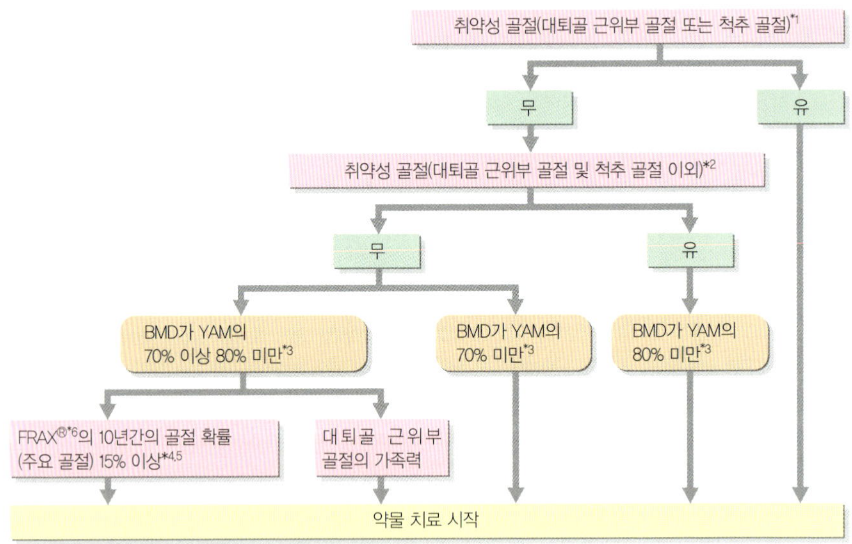

*1: 여성은 폐경 이후, 남성은 50세 이후에 경미한 외력으로 발생한 대퇴골 근위부 골절 또는 척추 골절을 가리킨다.
*2: 여성은 폐경 이후, 남성은 50세 이후에 경미한 외력으로 인한 전완골 원위단 골절, 상완골 근위부 골절, 골반 골절, 하퇴 골절 또는 늑골 골절을 가리킨다.
*3: 측정 부위에 따라 T 점수의 병기가 검토되고 있다.
*4: 75세 미만에 적용한다. 또한 50대를 중심으로 하는 세대에서는 보다 낮은 컷오프 값을 이용한 경우라도 현재의 진단 기준에 따라 약물 치료가 권장되는 집단을 부분적으로밖에 커버하지 않는 등의 한계도 분명하게 되어 있다.
*5: 이 약물 치료 시작 기준은 원발성 골다공증에 관한 것이기 때문에, FRAX 항목 가운데 당질 콜티코이드, 류마티스 관절염, 속발성 골다공증에 해당하는 사람에게는 적용되지 않는다. 즉, 이러한 항목이 모두 '없음'인 증례에 한해서 적용된다.
*6: FRAX®: WHO에 의해 생성된 골절 위험 평가 도구

■ 그림 106-8 원발성 골다공증의 약물 치료 시작 기준

(골다공증의 예방과 치료 가이드라인 작성위원회 편: 골다공증의 예방과 치료 가이드라인 2011년판, p.55, 라이프 사이언스 출판, 2011)

● 약물 요법

〈에스트로겐 제제〉
● 폐경 후 비교적 젊은 증례에서 에스트로겐 결핍 증상을 가진 여자에 유용성이 있지만, 부작용으로
  자궁내막암, 유방암, 혈전증 등이 있다. 자궁 내막암은 황체 호르몬의 병용으로 감소한다.
● 결합형 에스트로겐 증거 수준은 골밀도: 골밀도 증가 효과(등급 A), 추체 골절: 방지 효과(등급
  A), 비추체 골절: 방지 효과(등급 A)이지만, 일본에서는 보험 적용이 되지 않기 때문에 에스트리
  올, 17β에스트라디올이 평가의 대상이 된다. 그러나 이러한 약제의 증거가 적기 때문에 종합 평가
  는 등급 C이다. 자궁이 있는 경우에는 에스트로겐과 프로게스테론을 병용하고(그림 106-9), 자궁
  이 없는 경우에는 황체 호르몬을 제외 에스트로겐만을 사용한다.

Px 처방 예
1) 프레마린 정(0.625mg) 1회 1정 1일 1회 ← 결합형 에스트로겐
2) 에스트릴 정(1mg) 1회 1정 1일 2회 ← 에스트리올
3) 페미에스트 첩부제(4.33mg) 1회 1장 3~4일마다 부착 ← 에스트라디올
4) 에스트라나 첩부제(0.72mg) 1회 1매 격일 부착 ← 에스트라디올

〈황체 호르몬 제제〉
Px 처방 예 주기성 투여의 경우 상기 1)~4) 중 하나에 5)를 병용하고, 지속 투여의 경우 6)을 병용한다.
5) 히스론 정(5mg) 1회 1정 1일 1회 ← 황체 호르몬 제제
6) 프로베라 정(2.5mg) 1회 1정 1일 1회 ← 황체 호르몬 제제
  ※자궁적출 예에서는 황체 호르몬이 필요 없다. 또한 에스트리올의 짧은 연간 사용으로 자궁 내
    막 두께가 두껍지 않으면 단제 사용도 가능하다.

〈활성형 비타민D_3 제제〉
● 고령자는 칼슘 흡수 기능의 저하, 신장에서 비타민D의 활성화 기능의 저하로 2차적인 부갑상선
  호르몬의 분비가 높아져 골흡수가 항진하기 쉽다. 활성형 비타민D의 골밀도 증가 효과는 크지 않
  지만, 골절 억제 효과는 확인되고 있다. 또한 활성형 비타민D_3의 투여는 노인의 낙상 빈도를 감소
  시킨다(종합 평가 B).

Px 처방 예
● 원알파 정(0.25 · 0.5 · 1.0 μg) 1일 1회 0.5~1μg ← 활성형 비타민D_3 제제
● 알파롤 캡슐(0.25 · 0.5 · 1.0 μg) 1일 1회 0.5~1μg ← 활성형 비타민D_3 제제
● 로칼트롤 캡슐(0.5μg) 1회 1정 1일 2회 ← 활성형 비타민D_3 제제
● 에디롤

〈비타민K 제제〉
● 골밀도의 증가를 통하지 않고 골절 예방 효과를 가진다고 생각된다(종합 평가 B).
Px 처방 예
그라케 캡슐(15mg) 1회 1정 1일 3회 아침 · 점심 · 저녁 식사 후 ← 비타민K 제제

〈비스포스포네이트 제제〉
● 강력한 골흡수 억제제이다. 특히 아미노기함유 비스포스포네이트(알렌도로네트, 리세도로 네이
  트)는 후술하는 SERM과 함께 현재 골다공증 약물 치료의 표준적 치료제이며, 종합 평가 A이다.
Px 처방 예
● 다이드로넬 정(200mg) 1회 1정 1일 1회 취침 전 또는 식간 2주간 복용, 10~12주휴 약을
  1쿨한 주기적 간헐 투여 ← 에티드로네이트
● 보나론 정(5mg) 또는 포사막 정(5mg) 5mg/일 또는 35mg/주 기상 시 ← 알렌드로네이트
● 베넷 정(2.5mg) 또는 악토넬 정(2.5mg) 2.5mg/일 기상 시 ← 리세드로네이트

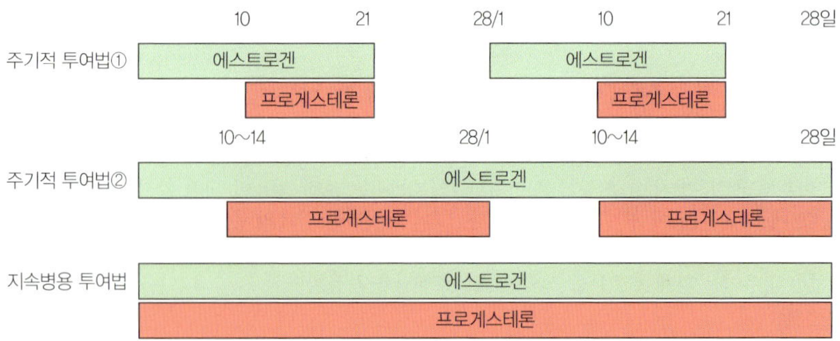

■ 그림 106-9 에스트로겐 + 프로게스테론 병용 투여법

■ 표 106-6 골다공증의 주요 치료제

분류	일반명	주요 상품명	약의 효과 메커니즘	주요 부작용
에스트로겐 제제	결합형 에스트로겐	프레마린	골흡수 억제 작용, 골형성 촉진 작용, 골염량 증가 작용이 있다.	출혈, 발암 혈전
	에스트리올	에스트릴		
	에스트라디올	에스트라나, 페미에스트		
프로게스테론 제제	메드록시프로제스테론 초산에스테르	히스론, 프로베라	강력한 황체 호르몬 작용이 있다.	혈전증
활성형 비타민 D₃ 제제	알파칼시돌	원알파, 알파롤	Ca·골대사 개선 작용이 있다.	과잉증(고칼슘혈증, 고칼슘 요증)
	칼시트리올	로칼트롤		
	엘데칼시톨	에디롤		
비타민K 제제	메나테트레논	그라케	골형성 촉진 작용과 골흡수 억제 작용이 있다.	소화기 증상
비스호스포네이트 제제	에티드론산디나트륨(에티드로네이트)	다이드로넬	파골세포의 억제 작용, 골흡수 억제 작용	상부 소화관 장애, 간 기능 장애
	알렌드론산 나트륨 수화물(알렌드로네이트)	보나론, 포사막		
	리세드론산 나트륨 수화물(리세드로네이트)	베넷, 악토넬		
	미노드론산 수화물	보노테오, 리칼본		
선택적 에스트로겐 수용체 변조기(SERM)	라록시펜 염산염	에비스타	폐경에 따른 골흡수의 항진을 억제	정맥혈전색전증
	바제독시펜 초산염	비비안트		
칼시토닌 제제	엘카토닌	엘시토닌	골흡수 억제 작용, 혈중 Ca·P 저하 작용	쇼크
	연어 칼시토닌	사모토닌, 칼시토란		
부갑상선 호르몬제	테리파라타이드	포르테오	리모델링 촉진, 해면 골량의 증가, 피질골 폭 증가, 피질골 외경 확대	현기증, 하지 경련

〈선택적 에스트로겐 수용체 변조기(SERM)〉
- 유방이나 자궁은 에스트로겐 같은 작용을 발현하지 않지만, 뼈 등에 대해서는 에스트로겐과 거의 동일한 작용을 발휘한다(종합 평가 A).

Px 처방 예
- 에비스타 정(60mg)　1회 1정　1일 1회　아침 식사 후　← SERM

〈칼시토닌 제제〉
- 골다공증에 의한 요배부통에 진통 효과를 갖는다. 파골세포에 직접 작용하여 골 흡수를 억제한다(종합 평가 B).

Px 처방 예
- 엘시토닌 주　1회 10IU　주 2회　근육 주사 ← 칼시토닌 제제
- 사모토닌 근육 주사　1회 10IU　주 2회　근육 주사 ← 칼시토닌 제제
- 칼시토란 주　1회 10IU　주 2회　근육 주사 ← 칼시토닌 제제

골다공증의 병기 · 병태 · 중증도별 치료 순서도

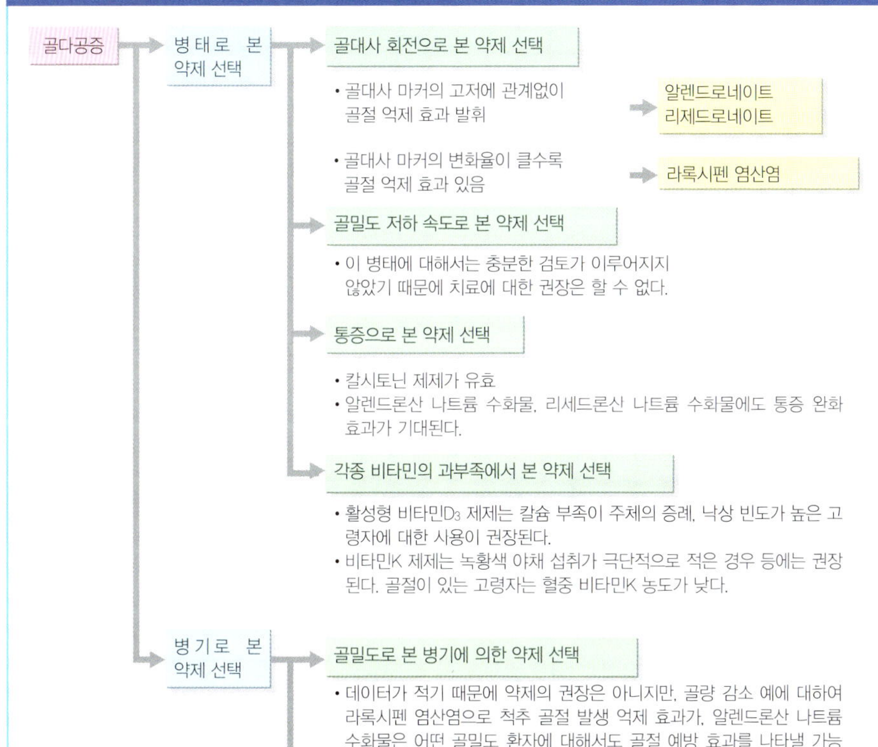

(오리모 하지메 감수: 골다공증의 예방과 치료 지침 다이제스트판 2006년판, p.8 라이프 사이언스 출판, 2006)

골다공증 환자의 간호

마쓰시마 모토코

간호 과정 순서도

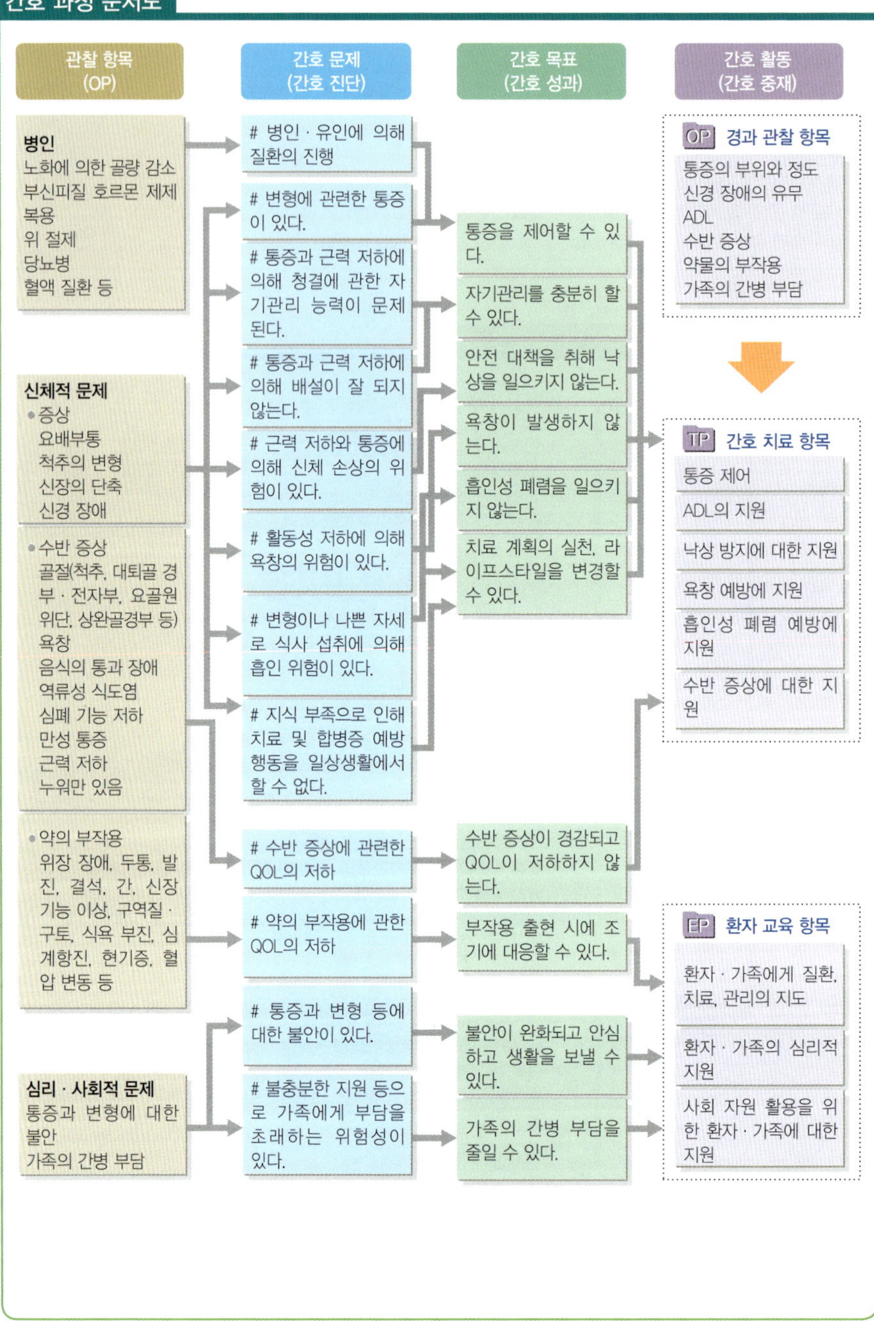

- 골다공증은 척추와 대퇴골 경부 · 전자부 등의 골절을 일으키고, ADL나 QOL을 크게 저하시킨다. 낙상 방지를 위한 위험 평가 및 안전 대책을 실시하여, 골절을 예방할 수 있도록 지원한다.
- 약물 요법이나 식사 · 운동 등의 라이프스타일을 변경하여 골량을 증가시키고 골절, 만성 골격 변형을 방지하고 QOL의 유지 · 향상을 가져올 수 있도록 지원한다.

Step1 영향 평가	Step2 간호 초점	Step3 계획	Step4 실시	Step5 평가

정보 수집	평가 관점과 근거 · 잠재적 간호 문제
전신 상태 파악	특별히 증상은 없지만 요부통증 · 요배부통을 호소하는 경우가 있다. 척추 골절은 등이 굽거나 거북이 등 같은 척추 변형을 초래하고, 소화기 증상, 심폐 기능의 저하를 인정할 수 있다. 또한 골다공증 환자는 노인에서는 다른 질환도 발병하는 경우가 많고, 전신 상태를 파악하는 것으로 종합적인 관리를 할 수 있다. • 척추 변형에 의한 소화기 · 호흡기 · 순환기 증상이 있는지 파악한다. • 병력, 라이프스타일 등에서 병인을 파악한다. 라이프스타일로 조정할 수 있는 요인으로는 운동 부족, 영양실조, 흡연, 과음, 커피를 많이 마시는 것 등이 있다. • 올바른 복약을 하고 있는지 확인한다. 🔍 잠재적 간호 문제 : 지식 부족으로 인해 치료 및 합병증 예방 행동을 일상생활에서 할 수 없다./수반 증상으로 일상생활에 지장이 있다./통증과 근력 저하로 인한 배설 장애
증상 부위, 나타난 상황, 정도의 관찰	척추의 골절이나 변형에 의해 요배부통, 신장의 단축, 신경 장애가 생긴다. 증상의 정도와 부위, 증상을 악화시키는 유인을 관찰한다. • 만성 요배부통의 대부분은 동작 시, 특히 처음 동작을 시작할 때 통증이 나타나기 쉽다. • 척추의 골절이나 변형에 따라, 통증이 늑간신경, 요신경에 따른 체간부, 전흉부, 복부 등에서 볼 수 있는 경우도 있다. • 척추의 변형이나, 통증에 의한 수분 섭취 부족, 나쁜 자세에서의 식사 섭취 등으로 인해 흡인을 일으킬 위험이 있다. • 골절이나 통증에 의해 안정, 척추 변형 등에 의해 욕창 발생의 위험이 높다. 🔍 잠재적 간호 문제 : 변형에 의한 통증이 있다./통증과 근력 저하에 의해 청결에 관한 자기관리 능력의 부족/변형이나 불량 자세로의 식사 섭취에 의한 흡인의 위험이 있다./활동성 저하로 인해 욕창 발생의 위험이 있다.
안전성 파악	골다공증 환자가 가장 피하고 싶은 것이 낙상에 의한 골절이다. • 2011년 일본의 '국민 건강 동향'에서는 간병이 필요하게 된 원인 중 9.3%가 골절, 낙상으로 보고되고 있다. • 골절 중에서도 가장 문제가 되는 것이, 대퇴골 경부 골절, 전자부 골절이다. '대퇴부경부/전자부 골절 진료 지침'에서는 1년 이내의 사망률은 10.7%이다. 또한 부상이전 및 그 이상의 보행 능력을 얻은 환자는 55.8%이고, 절반 가까이가 보행 능력을 떨어뜨리게 된다.[1] 따라서 낙상 방지 대책이 가장 힘을 기울여야 하는 문제이다. • 낙상 위험의 외적 요인을 파악한다. 침대의 높이(단 좌위에서 발바닥이 닿음), 침대 난간, 캐스터 고정, 미끄럼 방지 매트, 낙상 센서, 엉덩이 보호대, 신발, 화장실의 위치 및 구조, 실내의 턱, 조명 등 환자의 상태에 맞는 환경인지 평가한다. • 낙상 위험의 신체적 요인(내적 요인) 파악: 기립성 저혈압, 하지의 근력 약화와 관절구축은 없는지, 신체 능력에 맞는 보조 기구를 사용하고 있는지, 시력에 문제는 없는가? 또는 정신 활동의 저하(섬망, 치매)는 없는지, 요실금이나 변비, 야간 빈뇨는 어떠한가? 🔍 잠재적 간호 문제 : 근력 저하와 통증에 의한 신체 손상의 위험이 있다.

106

골다공증

약의 부작용 관찰	■ 약의 부작용을 관찰한다. 약의 종류에 따라 다음과 같은 부작용이 있으므로 주의한다. ● 칼슘 제제: 위장 장애, 두통, 발진, 결석 등. ● 비타민D 제제: 위장 장애, 간, 신장 기능 장애, 심계항진, 두통, 불면증, 피로 감 등. ● 비스포스포네이트 제제: 역류성식도염, 위장 장애, 간기능장애, 악골괴사, 악골 골수염 등. ● 에스트로겐 제제: 혈전증, 발진, 부정 출혈, 유방 통증, 간기능 장애, 구역질·구 토 등. ● 칼시토닌 제제: 발진, 두드러기, 열감, 심계항진, 흉부 압박감 등. 🔍 잠재적 간호 문제 : 약의 부작용에 의한 일상생활의 지장
환자·가족의 심리·사회적 측면 파악	■ 환자·가족의 질환에 대한 인식을 확인한다. 환자의 일상생활에 대한 불안과 가족의 간병에 대한 불안도 확인한다. ● 가족의 간병 부담에 대해서는 환경 조정, 간병 방법 설명 등의 개입을 하지만, 부 담이 큰 경우 사회 자원 활용 등 지원 시스템을 구축할 필요가 있다. 🔍 잠재적 간호 문제 : 통증과 변형에 대한 불안/부족한 지원 등으로 인한 가족의 간병 부담

| Step1 영향 평가 | Step2 간호 초점 | Step3 계획 | Step4 실시 | Step5 평가 |

간호 문제 리스트

#1 변형에 관련한 통증이 있다(인지−지각 패턴).
#2 통증과 근력 저하에 의해 청결에 관한 자기관리 능력이 문제된다(활동−운동 패턴).
#3 통증과 근력 저하에 의해 배설이 잘 안 된다(활동−운동 패턴).
#4 활동성 저하에 의해 욕창의 위험이 있다(영양−대사 패턴).
#5 근력 저하와 통증에 의해 신체 손상의 위험이 있다(건강 지각−건강관리 패턴).
#6 변형이나 나쁜 자세로 식사 섭취에 의해 흡인 위험이 있다(인지−지각 패턴).
#7 지식 부족으로 인해 치료 및 합병증 예방 행동을 일상생활에서 할 수 없다(건강 지각−건강관리
패턴).
#8 통증과 변형 등에 대한 불안이 있다(자기인식 패턴).
#9 불충분한 지원 등으로 가족에게 부담을 초래하는 위험성이 있다(코핑−스트레스내성 패턴).

간호의 우선순위 지침

● 통증이 있는 경우 고통, 자기관리, 욕창 예방, 낙상 예방에 지원이 우선된다. 또한 흡인성 폐렴 예
방 대책을 실시해, 질환, 치료에 대한 올바른 지식을 제공하고 골량 증가, 골절 예방에 대한 자기
관리를 할 수 있도록 관계한다. 충분한 간병을 지원하고, 환자·가족이 안심하고 퇴원할 수 있도
록 지원한다.

| Step1 영향 평가 | Step2 간호 초점 | Step3 계획 | Step4 실시 | Step5 평가 |

1 간호 문제	간호 진단	간호 목표(간호 성과)
#1 변형에 관련한 통증이 있다.	만성 통증 **관련 요인:** 변형이나 골절 **진단 지표** □ 앓고 있는 근육의 위축 □ 이전 활동을 계속하는 능력의 변화	〈장기 목표〉 통증이 개선되어 일상 활동이 증 가한다.

<table>
<tr><th>간호 계획</th><th>중재 포인트와 근거</th></tr>
</table>

OP 경과 관찰 항목
- 통증의 부위, 정도, 지속 시간
- 통증이 발생하기 쉬운 시간대
- 통증이 일상생활에 미치고 있는 영향: 바로 일어설 수 없고, 위를 향해 잘 수 없으며 장거리 보행이 곤란 등
- 통증을 악화 시키거나 유발시키는 요인

TP 간호 치료 항목
- 지시된 진통제를 사용하여 통증 완화를 도모한다.
- 상태에 따라 비침습 완화 방법을 실시하여 증상 완화를 도모한다. 마사지, 온천, 핫팩, 찜질 등

EP 환자 교육 항목
- 통증의 원인과 치료 방법을 설명한다.

➡ 통증은 요배부, 전흉부, 복부 등에서 볼 수 있는 경우도 있다. **근거** 늑간신경이나 요신경에 따라 골절, 변형 부에서 떨어진 부위에 관련통으로 생긴다.

➡ **근거** 골다공증의 통증은 운동을 시작할 때 생기기 쉽다.

➡ **근거** 찜질은 통증, 근육 경축을 완화한다.

➡ **근거** 환자·가족이 고통을 제어할 수 있다.

2 간호 문제	간호 진단	간호 목표(간호 성과)

#2 통증과 근력 저하에 의해 청결에 관한 자기관리 능력이 문제된다.

목욕 자기관리 부족
관련 요인: 통증, 근력 저하
진단 지표
☐ 목욕탕을 이용할 수 없다.
☐ 몸을 씻을 수 없다.

〈장기 목표〉 청결을 유지할 수 있고 만족감을 얻을 수 있다.

<table>
<tr><th>간호 계획</th><th>중재 포인트와 근거</th></tr>
</table>

OP 경과 관찰 항목
- 피부 상태, ADL 수준
- 청결에 대한 욕구

TP 간호 치료 항목
- 환자의 상태에 맞는 방법을 선택(목욕, 샤워, 물수건으로 닦아서 깨끗이 함)
- 환자에게 고통이 적은 체위를 선택(좌위, 누워서 등)
- 입욕할 경우: 손이 닿는 곳에 입욕 용품을 배열하고 보조 도구(긴 브러시, 샤워 의자 등)를 사용한다. 또한 안전을 확보하고 필요한 지원을 수행한다.
- 자립을 격려하면서 지원한다.

EP 환자 교육 항목
- 필요에 따라 간병을 지원한다.

➡ 환자가 부족해 하는 목욕 행위·행동을 파악한다.

➡ **근거** 통증 등을 고려하여 환자의 그때그때의 상태에 따라 방법을 선택하는 것이 필요하다.

➡ 퇴원 후에도 도움이 필요한 경우, 독거 및 노인 가구 등 간병이 부족한 경우 간병 지원을 한다.

3 간호 문제	간호 진단	간호 목표(간호 성과)

#3 통증과 근력 저하에 의해 배설이 잘 되지 않는다.

배설 자기관리 부족
관련 요인: 통증, 근력 저하
진단 지표
☐ 화장실까지 가지 못한다.
☐ 배설을 하기 위한 의류를 취급하지 못한다.

〈장기 목표〉 통증과 근력에 따른 배설 방법을 선택할 수 있다.

<table>
<tr><th>간호 계획</th><th>중재 포인트와 근거</th></tr>
<tr><td>

`OP` 경과 관찰 항목
- ADL 수준
- 배설에 대한 욕구

`TP` 간호 치료 항목
- 환자의 상태에 맞는 방법을 선택한다(화장실, 휴대용 화장실, 침상 배설 등).
- 안전을 확보하고 필요한 보조 기구의 선택과 지원을 한다.
- 격려하면서 자립할 수 있도록 지원한다.

`EP` 환자 교육 항목
- 필요에 따라 간병을 지원한다.

</td><td>

➡ 환자가 할 수 있는 것과 할 수 없는 것을 파악한다.
`근거` 자립의 정도에 따라 적절한 지원을 하기 위함이다.

➡ `근거` 휠체어로 화장실까지 이동하고 배설 동작은 지켜보지만 장애 정도에 따라 속옷을 올리고 내리거나 둔부를 받치는 등의 가벼운 간병이 필요한 등 개별성이 크다.

➡ 퇴원 후에도 지원이 필요한 경우, 독거 및 노인 가구 등 간병이 부족한 경우 간병 지원을 한다.

</td></tr>
</table>

<table>
<tr><th>4 간호 문제</th><th>간호 진단</th><th>간호 목표(간호 성과)</th></tr>
<tr><td>#4 활동성 저하에 의해 욕창의 위험이 있다.</td><td>피부 통합성 장애 위험 상태
위험 요인: 신체 움직임 불능, 습윤, 뼈의 돌출, 피부 긴장의 변화, 영양 상태의 불균형</td><td>〈장기 목표〉 욕창의 발생이 없고 피부 통합성이 유지된다.</td></tr>
</table>

<table>
<tr><th>간호 계획</th><th>중재 포인트와 근거</th></tr>
<tr><td>

`OP` 경과 관찰 항목
- 피부 상태(발적, 피부 온도, 뼈의 돌출, 습윤, 건조 등), 압박과 마찰의 유무
- 영양 상태의 파악: BMI, 체지방, 근육 단백질, 혈액 데이터(총 단백, 알부민, 헤모글로빈, 혈청철, 총철결합능, 총 콜레스테롤)

`TP` 간호 치료 항목
- 위험 평가 도구를 이용하여 위험 요인을 모니터링

- 체위 변환을 한다.
- 압력을 제거한다.
- 영양 상태를 양호하게 유지한다.
- 피부의 청결을 유지한다.

`EP` 환자 교육 항목
- 피부 모니터링의 필요성, 욕창의 호발 부위, 욕창의 예방 방법에 대해 환자·가족에게 지도한다.

</td><td>

➡ `근거` 저영양, 비만 모두 욕창의 원인이 된다.

➡ `근거` 척추 변형이 있는 경우, 뼈의 돌출에 의해 욕창의 위험이 높아진다.

➡ 환자의 위험과 체위에 맞춘 제압 매트나 에어매트, 쿠션을 선택한다.

</td></tr>
</table>

<table>
<tr><th>5 간호 문제</th><th>간호 진단</th><th>간호 목표(간호 성과)</th></tr>
<tr><td>#5 근력 저하와 통증에 의해 신체 손상의 위험이 있다.</td><td>신체 손상 위험 상태
위험 요인: 근력 저하, 통증</td><td>〈장기 목표〉 안전 대책을 취할 수 있고, 손상 위험이 감소한다.</td></tr>
</table>

<table>
<tr><td>

간호 계획

 경과 관찰 항목
- 낙상 위험의 내적 요인의 관찰
  - 신체적 질환: 치매, 류마티스 관절염, 골절, 기립성 저혈압, 부정맥, 시력 장애 등
  - 약물 치료: 수면제, 항우울제, 강압 이뇨제, 항파킨 슨병 약물
  - 노화: 근력 저하, 균형 기능 저하, 반응시간의 지 연 등
- 낙상 위험의 외적 요인의 관찰: 실내의 단차, 미끄러 지기 쉬운 바닥, 침대의 높이, 침대 난간, 캐스터가 고정되어 있는지, 신발, 양탄자, 조명 불량, 장애물, 화장실 위치 및 구조 등
- 낙상의 경력

 간호 치료 항목
- 낙상 평가 시트를 사용하여 경시적으로 리스크 평가 를 실시한다.
- 적절한 운동을 실시한다.
- 안전한 환경을 정돈한다.

 환자 교육 항목
- 필요한 근력 훈련, 균형 훈련에 대하여 지도한다.

- 퇴원 후 일상 생활 지도를 실시한다.

</td><td>

중재 포인트와 근거

➡근력 저하나 통증에 대한 위험을 인식하지 못하고, 낙상 등을 일으켜 신체를 손상시킬 수 있으므로 그 요 인이 없는지 관찰한다.

➡신발은 운동화 타입으로 한다. 근거슬리퍼는 넘어 지기 쉽고 낙상의 원인이 된다.

➡입원시 재활 시작 시기, 증상이 변화했을 때 등 필요 에 따라 평가한다. 근거낙상의 위험 요인이나 대책은 환자의 상태에 따라 변화한다.
➡낙상을 반복하는 경우 엉덩이 보호대 등 낙상 충격 흡수 속옷의 착용을 검토한다. 근거엉덩이 보호대가 대퇴골 경부를 보호하고 골절을 예방한다.

➡체력·건강 수준에 맞는 계획을 수립한다. 근거일 상생활의 활동 범위가 넓고, 생활 기능이 높아져 낙상 하기 어려운 신체가 만들어진다.
➡외출하는 경우 배낭을 사용하여 양손을 비워 놓게 권한다. 필요한 경우는 지팡이 사용을 권한다. 실내의 단차를 없애거나 목욕, 화장실 난간 및 미끄럼 방지 매 트, 야간 조명 등 환경에 대한 조언을 한다. 필요시 주 택 평가를 실시한다.

</td></tr>
</table>

6 간호 문제	간호 진단	간호 목표(간호 성과)
#6 변형이나 나쁜 자세로 식사 섭취에 의해 흡인 위험이 있다.	흡인 위험 상태 위험 요소: 등뼈의 변형, 불량 자세	〈장기 목표〉 흡인성 폐렴이 발생하지 않는다.

<table>
<tr><td>

간호 계획

 경과 관찰 항목
- 연하 장애의 징후: 발성 발음 장애(걸걸한 소리, 쉰 목소리, 대화중의 헛기침 등), 체위 변환 시와 회화 중의 기침, 타액의 분비, 가래의 증가
- 연하 장애의 증상의 관찰: 식사나 물을 마시는 중에 목이 멘다. 삼킨 후 입과 목에 음식이 남는 등

 간호 치료 항목
- 연하 장애의 징후가 인정되면 먹는 물·식사를 중단 하고 주치의에게 보고한다. 상태에 따라 전문가, 즉 재활과·ST(언어 청각사) 등과 상담하여 훈련을 실 시한다.

</td><td>

중재 포인트와 근거

➡탈수 및 75세 이상 노인의 골절 후 등 전신의 근력 저하가 인정되는 경우, 척추의 변형에 의해 자세 유지 장애가 있는 경우 등은 흡인 위험이 높아 입원 시 세심 한 관찰이 필요하다. 또한 목메임이 없는 불현성 흡인 도 있으므로 주의한다.

</td></tr>
</table>

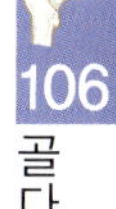

- 구강 간호를 하고 구강 내를 청결하게 한다.
- 삼키는 상태에 적합한 식사를 선택한다.

- 올바른 수유 자세를 취한다.
- 식후에 음식 찌꺼기가 없는지 구강 내를 관찰한다.

 환자 교육 항목
- 상태에 따라 환자·가족에게 흡인의 원인과 사레들림 방지의 방법에 대하여 지도한다.

➡흡인의 위험이 높은 경우는 식사 전후에 구강 간호를 한다. 근거 구강 내의 세균을 감소시켜, 흡인 시 폐렴의 위험을 낮춘다.

➡좌위의 경우 테이블은 신체에 가깝게 앞으로 기운 자세를 피하고 등을 세운 좌위로 한다. 목은 가벼운 전굴이 기본이다. 근거 음식이 인두로 내려가기 어려운 역류의 위험이 적은 자세이다.

7 간호 문제	간호 진단	간호 목표(간호 성과)
#7 지식 부족으로 인해 치료 및 합병증 예방 행동을 일상생활에서 할 수 없다.	비효과적 자기 건강관리 **관련 요인:** 지식 부족 **진단 지표** □ 질환을 관리하고 싶다고 말한다. □ 치료 계획을 일상생활에 넣을 수 없다.	〈장기 목표〉 질환의 치료, 합병증 예방을 위한 행동을 취할 수 있다.

간호 계획	중재 포인트와 근거

OP 경과 관찰 항목
- 질환, 치료에 대한 이해의 정도
- 골절 예방에 대한 이해의 정도
- 지원 시스템
- 라이프스타일

TP 간호 치료 항목
- 자기 효능감을 높일 수 있도록 지원한다.

EP 환자 교육 항목
- 원인과 합병증에 대해 설명한다.

- 수반 증상에 대해 설명한다.

- 약물 치료에 대해 설명한다.

- 골량 증가를 위한 식이 요법에 대해 설명한다.

- 골량 증가, 낙상 방지를 위한 운동 요법에 대해 지도한다.

➡골다공증에 의한 골절의 호발 부위는 대퇴골 경부, 전자부, 척추, 요골 원위단, 상완골 경부, 늑골 등이다.

➡ 근거 골형성의 저하·골흡수의 증가의 결과, 골량이 감소한다. 여성은 폐경으로 에스트로겐이 결핍되고, 소장에서 칼슘(Ca) 흡수가 저하되어 소변 Ca 배설이 증가하기 때문에 골다공증이 되기 쉽다. 65세 이상 여성의 절반 가까이가 골다공증이라고 한다. 일단 골절을 일으킨 사람은 몇 번이나 골절을 반복하는 경우가 많기 때문에 주의가 필요이다.

➡척추의 변형에 의해 음식의 통과 장애, 역류성 식도염, 심폐 기능 저하 등의 증상이 보이는 경우도 있다.

➡약물의 효능, 복용 방법, 부작용, 부작용 발생 시의 대응을 설명한다.

➡인간 갑상선 호르몬 제제인 테리파라티드(유전자 재조합)의 경우 자기 주사 방법에 대하여 설명한다.

➡Ca이 많은 식품: 우유, 탈지 우유, 요구르트, 두부, 낫토, 어린 잎, 마른 미역, 뱅어포 등. 비타민D가 많은 음식: 말린 표고버섯, 생선, 간, 달걀노른자 등

➡상태에 따라 운동 요법을 선택한다. 근거 운동 요법에는 골량을 증가하고, 거북이 등 같은 등뼈 변형 예방, 요통 예방, 골절 예방을 목적으로 한 것 등 종류가 있다.

- 금연, 적당한 음주, 적당한 일광욕 등의 일상생활의 주의 사항, 정기적 진찰에 대하여 설명한다.

➡ **근거** 흡연, 과음, 과도한 커피 섭취는 Ca의 흡수를 막는다. 비타민D는 장에서 Ca 흡수에 필요하고, 비타민D를 만들기 위해 피부에 소량의 자외선이 필요하다. 무리한 다이어트도 Ca 부족의 원인 중 하나이다.

8 간호 문제	간호 진단	간호 목표(간호 성과)
#8 통증과 변형 등에 대한 불안이 있다.	**불안** **관련 요인:** 건강 상태의 변화. 건강 상태에 대한 위협 **진단 지표** □ 불확실성 □ 고통이 강한 고립무원감의 강화	〈**장기 목표**〉 퇴원 후의 생활에 자신감을 갖고 불안이 완화된다.

간호 계획	중재 포인트와 근거
OP 경과 관찰 항목 • 말. 표정. 태도와 불안의 수준 **TP** 간호 치료 항목 • 안심할 수 있는 환경을 정돈한다. • 공감적인 태도로 대한다. • 충분히 통증 제어를 한다. • 일상생활에 자신감을 가질 수 있게 훈련을 반복한다. **EP** 환자 교육 항목 • 필요에 따라 간병을 지원한다.	➡ **근거** 통증 제어는 불안의 경감과 ADL의 향상으로 이어진다. ➡ 독거 및 노인 가구 등 간병의 힘이 부족한 경우 간병을 지원한다.

9 간호 문제	간호 진단	간호 목표(간호 성과)
#9 불충분한 지원 등으로 가족에게 부담을 초래하는 위험성이 있다.	**간병인 역할 긴장 위험 상태** **위험 요인:** 간병 업무의 양	〈**장기 목표**〉 간병의 지속에 있어서 보다 좋은 방법의 선택과 필요한 지원을 받을 수 있다.

간호 계획	중재 포인트와 근거
OP 경과 관찰 항목 • 간병의 내용과 부담도 • 간병 지원 시스템의 상황과 만족도 **TP** 간호 치료 항목 • 필요시 간병 지원 내용의 수정을 제안 · 실시한다. **EP** 환자 교육 항목 • 스트레스 관리에 대해 설명한다.	➡ 필요시 관리담당자와 연대하여 이용할 수 있는 사회 자원의 확인과 간병 방법을 검토한다.

골다공증

병기 · 병태 · 중증도별 관리 포인트

【통증이 없는 경우】 골다공증은 쉽게 골절을 일으키고 골절은 ADL을 현저하게 저하시킨다. 골다공증 치료의 중요성을 충분히 설명하고 약물 · 운동 · 식이 요법, 생활 습관의 변경으로 인해 골량을 증가시켜 골절 예방을 할 수 있게 지원하는 것이 중요하다.

【통증이 있는 경우】 골다공증이 진행되면 압박 골절을 일으켜 척추가 변형되고 요배부통이 나타난다. 강한 통증은 ADL을 저하시킨다. 통증 관리를 도모하고, 필요한 경우 ADL의 지원을 실시하는 것과 동시에, 재골절 예방을 위한 대책을 강구한다. 가족을 포함한 퇴원 후 일상 생활 지도와 필요에 따라 간병 지원 시스템을 구축하는 것이 중요하다.

간호 활동(간호 중재) 포인트

진단 · 치료 지원
- 정해진 시간에 확실히 복용하도록 지도한다.
- 척추 압박 골절을 일으킨 경우, 코르셋 요법(프레임형 코르셋이 많다)을 한다. 이러한 경우, 코르셋의 장착 방법에 관한 지도와 코르셋에 의한 압박 증상, 피부 손상 등의 관찰이 필요하다. 골다공증성 추체압궤의 경우, 척수와 마미를 압박하여 신경 증상이 보이며, 배부통 및 신경 장애가 지속되는 것은 수술의 적응이 될 수 있다. 전방 척추 제압 재건술이 선택되는 경우가 많은데, 이 경우 술식에 따른 수술 전 · 수술 후 관리가 필요하다.
- 부작용이 나타났을 때에는 증상을 관찰하고 의사에게 보고한다.

낙상 방지
- 낙상 평가 시트를 사용하여 시간에 따라 위험 평가를 실시한다.
- 환자의 상태에 따른 안전한 환경을 정돈한다.
- 낙상 예방을 위해 상태에 맞는 근력 훈련, 균형 훈련을 실시한다.

자기관리 지원
- 환자의 통증 등의 증상과 ADL에 맞춘 자기관리 지원을 한다.
- 환자의 안전을 확보하고 필요한 보조 기구의 선택과 지원을 한다.
- 환자의 자립을 격려하면서 꾸준히 지원한다.

환자 · 가족의 심리 · 사회적 문제에 대한 지원
- 질환과 치료 방법, 간병 방법 등을 알기 쉽게 설명하고 불안을 해소하도록 지원한다.
- 가족의 간병 부담을 경감할 수 있도록 환경과 사회 자원의 활용 등 필요한 지원을 한다.

퇴원 · 요양 지도

- 환자 · 가족 모두 안정된 가정생활을 보낼 수 있도록 환경 정비에 대하여 지도한다.
- 통증의 원인과 제어 방법을 지도한다.
- 간병 방법, 사회 자원과 활용 방법을 지도한다.
- 피부 모니터링의 필요성, 욕창의 호발 부위, 욕창 예방 방법에 대하여 지도한다.
- 골다공증의 약물 요법에 대해 지도한다.
- 골절 예방을 위한 식이 요법을 지도한다.
- 골절 예방, 낙상 예방을 위한 운동 요법을 지도한다.
- 금연, 적당한 음주, 적당한 일광욕, 정기 검진 등 퇴원 후 일상생활에 대해 설명한다.
- 가족(간병자)의 스트레스 관리에 대해 지도한다.

평가 포인트

간호 목표 달성도

- 통증이 개선되어 일상의 활동이 증가하고 있는가?
- 청결을 유지할 수 있어 청결에 대한 욕구가 충족되고 있는가?
- 통증과 근력에 맞는 배설 방법을 선택할 수 있는가?
- 욕창의 발생이 없고 피부 통합성이 유지되고 있는가?
- 안전 대책을 취할 수 있어 부상의 위험이 감소했는가?
- 흡인성 폐렴의 발생이 보이지 않는가?
- 질환의 치료, 합병증 예방을 위한 행동을 취할 수 있는가?
- 퇴원 후의 생활에 자신감을 갖고, 불안이 완화했는가?
- 간병의 지속에 있어서 더 나은 방법 선택 및 필요한 지원을 받을 수 있는가?

● 인용 · 참고 자료

1) 일본정형외과학회 진료 지침위원회. 대퇴골 경부/전자부 골절 가이드라인 책정위원회. 후생 노동성 의료 기술 평가 종합 연구 사업 '대퇴골 경부/전자부 골절 가이드라인 작성'반 편: 대퇴골 경부/전자부 골절 진료 가이드라인, 남강당, pp.111–113, 2005.

2) 히로타 다카코, 히로타 겐지: 골절의 예방, 정형외과 간호 춘계증간호 7:74–100, 2002.

3) 모리이 히로요: 골다공증 텍스트–예방과 치료의 올바른 이해를 위해, pp.87–90, 남강당, 1999.

4) 국민 위생의 동향 · 후생 지표 증간 58(9) :84–85, 2011.

골다공증 환자의 병태 관계도와 간호 문제

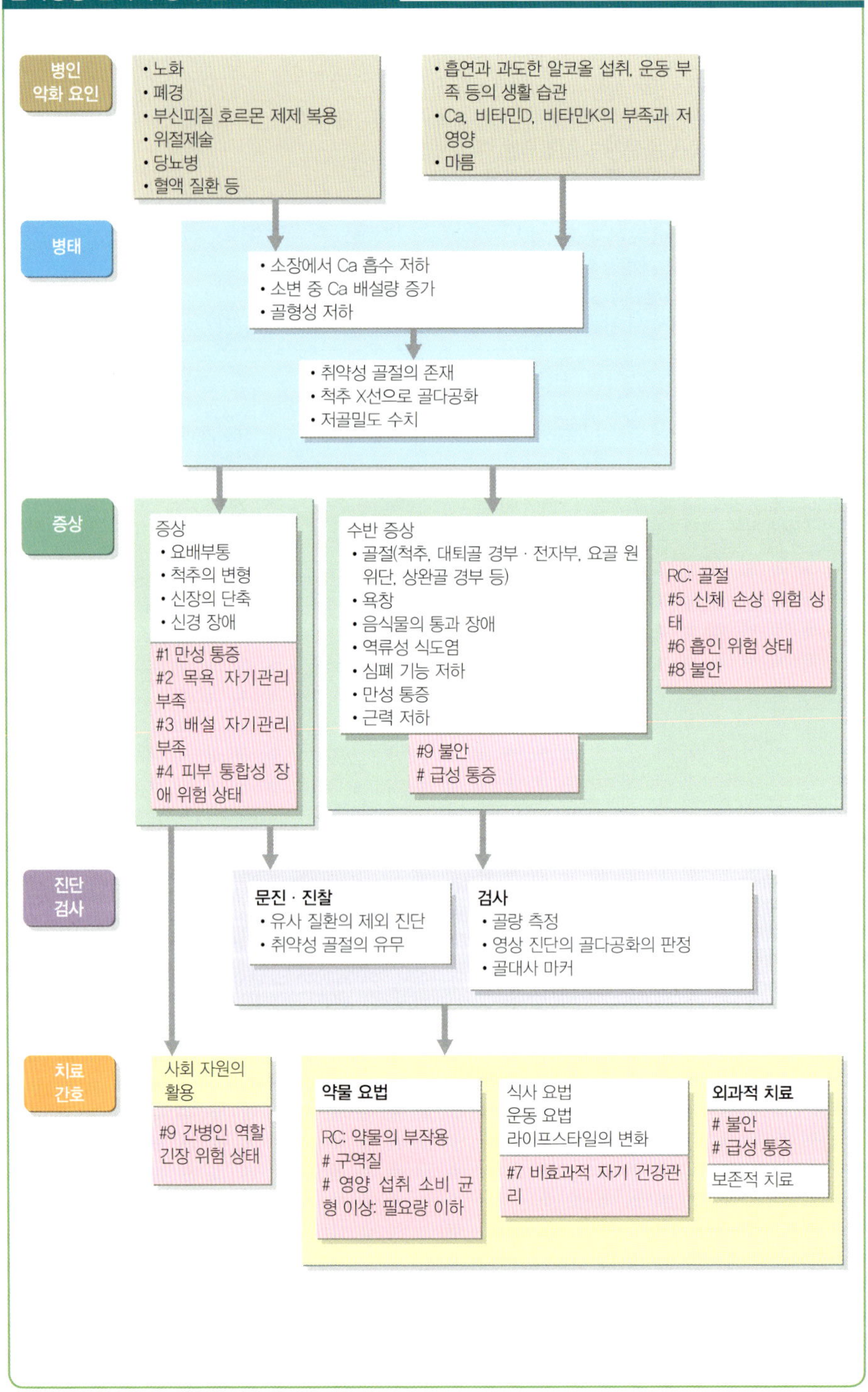

병인
악화 요인
• 노화
• 폐경
• 부신피질 호르몬 제제 복용
• 위절제술
• 당뇨병
• 혈액 질환 등
• 흡연과 과도한 알코올 섭취, 운동 부족 등의 생활 습관
• Ca, 비타민D, 비타민K의 부족과 저영양
• 마름
병태
• 소장에서 Ca 흡수 저하
• 소변 중 Ca 배설량 증가
• 골형성 저하
• 취약성 골절의 존재
• 척추 X선으로 골다공화
• 저골밀도 수치
증상
증상
• 요배부통
• 척추의 변형
• 신장의 단축
• 신경 장애
#1 만성 통증
#2 목욕 자기관리 부족
#3 배설 자기관리 부족
#4 피부 통합성 장애 위험 상태
수반 증상
• 골절(척추, 대퇴골 경부 · 전자부, 요골 원위단, 상완골 경부 등)
• 욕창
• 음식물의 통과 장애
• 역류성 식도염
• 심폐 기능 저하
• 만성 통증
• 근력 저하
RC: 골절
#5 신체 손상 위험 상태
#6 흡인 위험 상태
#8 불안
#9 불안
급성 통증
진단
검사
문진 · 진찰
• 유사 질환의 제외 진단
• 취약성 골절의 유무
검사
• 골량 측정
• 영상 진단의 골다공화의 판정
• 골대사 마커
치료
간호
사회 자원의 활용
#9 간병인 역할 긴장 위험 상태
약물 요법
RC: 약물의 부작용
구역질
영양 섭취 소비 균형 이상: 필요량 이하
식사 요법
운동 요법
라이프스타일의 변화
#7 비효과적 자기 건강관리
외과적 치료
불안
급성 통증
보존적 치료

간호 진단명 색인

이 책의 각 질환별 간호 과정의 설명에서 다룬 간호 진단 이름을 가나다순으로 배열하였다.
간호 진단명은 헤더 하드맨편 일본 간호진단학회 감역 'NANDA-I 간호 진단-정의와 분류 2012-2014'에 근거하였다.
*가 붙은 진단명은 린다 J. 칼페니트=모이에 〈간호진단 핸드북 제9판〉에 따른 것이다.

근거 중심 **질환별 간호 과정 4**

펴   냄   2014년 10월 25일 1판 1쇄 박음 | 2020년 1월 20일 1판 2쇄 펴냄
편   집   이노우에 도모코·사토 치후미
감 수 자   엄옥주
옮 긴 이   이민자
펴 낸 이   김철종
펴 낸 곳   **메디캠퍼스**
등록번호   제1-128호 / 등록일자 1983. 9. 30
주   소   서울시 종로구 삼일대로 453(경운동) KAFFE 빌딩 2층(우 110-310)
             TEL. 02-723-3114(대) / FAX. 02-701-4449
책임편집   한언편집팀
디 자 인   최예슬
마 케 팅   손성문
홈페이지   www.haneon.com
e - m a i l   haneon@haneon.com

이 책의 무단전재 및 복제를 금합니다.
잘못 만들어진 책은 구입하신 서점에서 바꾸어 드립니다.
ISBN 978-89-5596-700-5   14510
          978-89-5596-686-2   14510(세트)

한언의 사명선언문

Since 3rd day of January, 1998

Our Mission – 우리는 새로운 지식을 창출, 전파하여 전 인류가 이를 공유케 함으로써 인류 문화의 발전과 행복에 이바지한다.

– 우리는 끊임없이 학습하는 조직으로서 자신과 조직의 발전을 위해 쉼 없이 노력하며, 궁극적으로는 세계적 콘텐츠 그룹을 지향한다.

– 우리는 정신적, 물질적으로 최고 수준의 복지를 실현하기 위해 노력하며, 명실공히 초일류 사원들의 집합체로서 부끄럼 없이 행동한다.

Our Vision 한언은 콘텐츠 기업의 선도적 성공 모델이 된다.

저희 한언인들은 위와 같은 사명을 항상 가슴속에 간직하고
좋은 책을 만들기 위해 최선을 다하고 있습니다.
독자 여러분의 아낌없는 충고와 격려를 부탁 드립니다.
• 한언 가족 •

HanEon's Mission statement

Our Mission – We create and broadcast new knowledge for the advancement and happiness of the whole human race.

– We do our best to improve ourselves and the organization, with the ultimate goal of striving to be the best content group in the world.

– We try to realize the highest quality of welfare system in both mental and physical ways and we behave in a manner that reflects our mission as proud members of HanEon Community.

Our Vision HanEon will be the leading Success Model of the content group.